HANDBUCH DER INNEREN MEDIZIN

BEGRÜNDET VON
L. MOHR UND R. STAEHELIN

HERAUSGEGEBEN VON
H. SCHWIEGK
MÜNCHEN

ZWEITER BAND
BLUT UND BLUTKRANKHEITEN

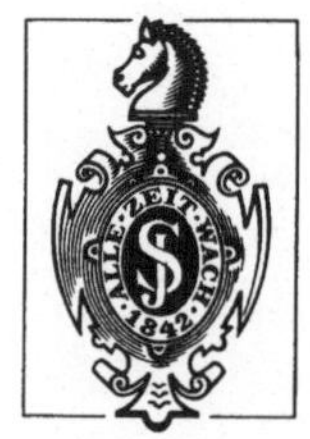

SPRINGER-VERLAG BERLIN HEIDELBERG NEW YORK 1976

BLUT UND BLUTKRANKHEITEN

FÜNFTE VÖLLIG NEU BEARBEITETE UND ERWEITERTE AUFLAGE

TEIL 3

LEUKOCYTÄRES UND RETIKULÄRES SYSTEM I

HERAUSGEGEBEN VON
HERBERT BEGEMANN

BEARBEITET VON
H. BEGEMANN I. BOLL W. KABOTH G. MEURET
I. REISSNER F. TREPEL

MIT 124 ZUM TEIL FARBIGEN ABBILDUNGEN UND 50 TABELLEN

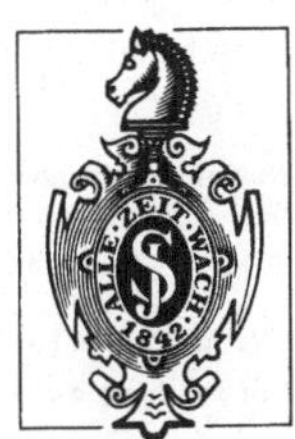

SPRINGER-VERLAG BERLIN HEIDELBERG NEW YORK 1976

ISBN-13:978-3-642-66387-1   e-ISBN-13:978-3-642-66386-4
DOI: 10.1007/978-3-642-66386-4

Library of Congress Cataloging in Publication Data. Main entry under title: Leukozytares und retikuläres System. (Handbuch der inneren Medizin: 2. Band, Blut und Blutkrankheiten; T. 3) Bibliography· v.1: p. Includes index. 1. Reticulo-endothelial system-Diseases. 2. Reticulo-endothelial system. 3. Leucocyte disorders. 4 Leucocytes. 5. Lymphoid tissue. I. Begemann, Herbert. II. Series. RC41.H342 Bd. 2, T. 3, etc. [RC645.5] 616'.026'08s [616 1'5] 76–44834

Vorwort

Endlich kann ein weiterer Teilband des Handbuches vorgelegt werden. Der
ursprüngliche Plan, alle noch fehlenden, das leukozytäre und retikulozytäre
System betreffende Kapitel in diesem Band zusammenzufassen, mußte aus verschiedenen Gründen aufgegeben werden. Vor allem war es die kaum überschaubare Zunahme an Einzelfakten, die eine erneute Aufteilung des Stoffes sinnvoll
erscheinen ließ. Der vorliegende Band behandelt ausschließlich die Physiologie
der genannten Zellsysteme — genauer gesagt: es geht um Morphologie, Funktion, Zellproduktion und -lebensdauer, Zirkulationskinetik sowie andere Daten
des lymphatischen, des granulozytären, des monozytären und retikulären Systems.
Eine Darstellung dieser Thematik liegt in ähnlicher Ausführlichkeit und Ge-
schlossenheit m.W. im medizinischen Schrifttum bisher noch nicht vor. Schon
diese Tatsache verleiht dem vorliegenden Band eine besondere Gewichtigkeit.
Der Leser wird bei der Lektüre der einzelnen Kapitel feststellen, in welchem
Maße sich grundsätzliche biologische und allgemein-zytologische Vorstellungen
im letzten Jahrzehnt gewandelt haben. Diese Wandlung muß sich auch in patho-
logisch-klinischen Überlegungen niederschlagen. Doch wird davon erst in dem
bald folgenden Teilband II/6 die Rede sein.

Der Dank des Herausgebers gilt wie stets an erster Stelle den Autoren der
einzelnen Kapitel, die die übernommenen, z.T. gewaltigen Aufgaben in einem
vergleichsweise kurzen Zeitraum erledigten. Der Leser wird selbst ermessen, was
sie geleistet haben. Danken möchte ich auch meiner Mitarbeiterin Frl. Dr.
J. LENSE, die — wie mir scheint — ein erstklassiges Sachregister erstellte, und
den Mitarbeitern des Springer-Verlages (genannt seien stellvertretend Frau I.C.
LEGNER und Herr W. BERGSTEDT), die mit viel Sachverstand, Geduld und Hilfs-
bereitschaft uns immer zur Seite standen und die technische Herstellung über-
wachten.

Wir — Autoren und Herausgeber — hoffen, daß das vorliegende Buch allen
Wünschen unserer Leser gerecht wird.

München, September 1976   HERBERT BEGEMANN

Mitarbeiterverzeichnis

BEGEMANN, H., Prof. Dr., Städtisches Krankenhaus München-Schwabing, I. Medizinische Abteilung, Kölner Platz 1, 8000 München 40

BOLL, IRENE, Prof. Dr., Krankenhaus Neukölln, Rudowerstraße 56, 1000 Berlin 47

KABOTH, W., Dr., Städtisches Krankenhaus München-Schwabing, I. Medizinische Abteilung, Kölner Platz 1, 8000 München 40

MEURET, G., Privatdozent Dr., Kantonsspital, Medizinische Klinik C, CH-9006 St.-Gallen

REISSNER, I., Dr., Ministerium für Soziales, Gesundheit und Sport. Rheinland-Pfalz, Abt. VII, Bauhofstraße 4, 6500 Mainz

TREPEL, F., Prof. Dr., Abt. Klin. Morphologie Universität Ulm, Oberer Eselsberg, 7900 Ulm

Inhaltsverzeichnis

Das retikuloendotheliale System (RES) oder retikulohistiozytäre System (RHS). H. BEGEMANN
und W. KABOTH. Mit 13 Abbildungen und 1 Tabelle 439

Physiologische Variation der Leukozytenzahl bei üblichen Probeentnahmen. I. REISSNER . . . 471

Das lymphatische Zellsystem:
Struktur, allgemeine Physiologie und allgemeine Pathophysiologie

F. Trepel

Mit 24 Abbildungen und 24 Tabellen

I. Vorbemerkungen

Nachdem in der letzten Auflage dieses Handbuches 1951 die Lymphozyten noch auf 5 Seiten abgehandelt werden konnten, müßte eine umfassende Übersicht heute etwa den 1 000fachen Umfang haben. Bei der Wissensexplosion und dem aktuellen Interesse, das gerade das Gebiet des lymphatischen Zellsystems und der Immunologie in den letzten Jahren erfahren haben, kann ein komprimierter Handbuch-Beitrag trotz aller Objektivitätsbemühungen nur eine mehr oder weniger einseitige Bestandsaufnahme der Fakten und Hypothesen sein, die dem Autor bekannt sind und wichtig erscheinen.

So darf der folgende Beitrag nur als Einführung betrachtet werden, die vor allem der Weitervermittlung des informationssuchenden Lesers an die relevante Originalliteratur dienen soll. Die Darstellung des lymphatischen Zellsystems des Menschen bildet den Schwerpunkt. Tierexperimentelle Befunde werden trotz ihrer zum Teil bahnbrechenden Bedeutung für die Erforschung des lymphatischen Zellsystems nur in so weit referiert, als sie zum Verständnis von Struktur, Funktion und Pathologie des Systems unerläßlich erscheinen. Andere Monographien über das lymphatische Zellsystem oder die Lymphozyten haben andere Schwerpunkte gesetzt: Beziehungen zum Lymphkreislauf und zur Hämopoese (YOFFEY u. COURTICE, 1970), Berücksichtigung nicht-immunologischer Funktionen (ELVES, 1972), Reaktionen auf physiologische und pathologische Faktoren (COTTIER *et al.*, 1969), Rolle der Antigene (NOSSAL u. ADA, 1971), Konzept der T- und B-Lymphozyten (GREAVES *et al.*, 1973) und Lymphozytenfunktionen in vitro (ASTALDI u. LISIEWICZ, 1971).

Für das Verständnis des lymphatischen Zellsystems ist die Kenntnis immunologischer Vorgänge entscheidend, wie umgekehrt gilt, daß die Immunologie, die eine spezielle Physiologie und Biochemie des lymphatischen Zellsystems darstellt, erst verständlich wird, wenn man die zellulären Grundlagen, d.h. die Struktur und allgemeine Physiologie des Systems kennt. Diesbezüglich interessierte Leser werden unter anderem auf folgende Einführungen in die Immunologie verwiesen: BURNET (1969), HUMPHREY *et al.* (1971), UHLENBRUCK (1971), ROITT (1972), GÜNTHER (1974).

II. Definitionen

1. Lymphozyten, lymphatische Zellen, lymphatisches Zellsystem, lymphoretikuläre Zellsysteme, lymphatisches System

Die in der Überschrift genannten Bezeichnungen haben im üblichen Sprachgebrauch keine große Trennschärfe und werden sogar manchmal als Synonyme verwendet. Das führt ebenso wie bei den Bezeichnungen der verschiedenen lymphatischen Zellen (s. u.) zu Mißverständnissen. Im Rahmen dieses Beitrags wird von folgender Definition ausgegangen:

Lymphozyten sind kleine, lichtmikroskopisch meist rundkernige Zellen mit dichter Kernstruktur und spärlichem, wenig differenziertem Zytoplasma, die in der Lymphe, im Blut und in den meisten Organen vorkommen.

Lymphatische Zellen sind die Lymphozyten und lymphozytopoetischen Zellen sowie die mit ihnen verwandten und morphologisch oft sehr ähnlichen Plasmazellen und die plasmozytopoetischen Zellen. Die lymphatischen Zellen sind im *lymphatischen Zellsystem* herkunftsmäßig und funktionell verknüpft.

Die *lymphoretikulären Zellsysteme* stellen eine Zusammenfassung funktionell verknüpfter und topographisch eng benachbarter, jedoch verschiedener Zellsysteme, des lymphatischen und des retikuloendothelial-histiozytären Systems (RES), dar. In diesem Beitrag wird auf Zellen des RES nur eingegangen, wenn es zum Verständnis von Struktur und Funktion des lymphatischen Zellsystems notwendig ist. Einzelheiten des RES sind unter anderem folgenden Übersichten zu entnehmen: Nelson (1969), Pearsall u. Weiser (1970), Stuart (1970), Laskin u. Lechevalier (1972), van Furth *et al.* (1972), Vernon-Roberts (1972), Begemann u. Kaboth (s. Beitrag in diesem Handbuch).

Das *lymphatische System* umfaßt die lymphatischen Zellen, die lymphatischen Organe und das Lymphgefäßsystem. Das letztere wird im Rahmen dieses Beitrages nur in bezug auf die Migrationsströme lymphatischer Zellen gestreift. Ausführliche Darstellungen finden sich bei Földi (1969), Yoffey u. Courtice (1970), Meessen (1972).

2. Spezifische Begriffe im Zusammenhang mit der Struktur, Funktion und Pathologie des lymphatischen Zellsystems

Für die Beschreibung von Zuständen und Funktionen des lymphatischen Zellsystems haben sich termini technici, meist immunologischer Provenienz, eingebürgert, die nicht überall gleichbedeutend verwendet werden. Sie werden daher für die Zwecke dieses Beitrags definiert. Da viele dieser Begriffe im folgenden in verschiedenen Kapiteln auftauchen, soll ihre Erklärung in diesem vorgeschalteten Definitionskapitel erfolgen, das durch alphabetische Aufzählung der Begriffe auch als Glossar dienen kann.

Allogenetisch = (früher) homolog: Zustand der Erb-Ungleichheit (genetische Nicht-Identität) innerhalb einer Tierspezies.

Antigen = Makromolekül, das bestimmte Strukturmerkmale (Antigendeterminanten) trägt, die mit strukturell komplementären Strukturen (z. B. Antikörpern) reagieren, die als Antigenrezeptoren an Zelloberflächen oder extrazellulär vorhanden sind. Wenn ein Antigen Immunreaktionen auslöst, wird es auch als Immunogen, wenn es Immuntoleranz auslöst, als Tolerogen bezeichnet.

Autolog = körpereigen.

B-Zellen = thymus-unabhängige lymphatische Zellen.

Effektorzelle = Immunzelle, die *nach* Antigenkontakt aus einer immunkompetenten Zelle gebildet wird und die zur spezifischen Antigenelimination wesentlich beiträgt (bei T-Effektorzellen Mediatorproduktion oder direkte Zytotoxizität, bei B-Effektorzellen Antikörpersekretion).

Humorale Immunität = historisch entstandene Bezeichnung für die Immunität, die durch Serum übertragbar war: allgemein Immunglobulinfunktion, speziell Antikörperbildung, B-Zell-Immunität (formal nicht ganz korrekte Bezeichnung, weil der humoralen Immunität zelluläre Funktionen wie Antigenerkennung, Zelltransformation, Immunglobulinsynthese zugrundeliegen).

Immunität = Vermögen des Organismus, a) Antigendeterminanten zu erkennen, b) gegen diese Antigendeterminanten gerichtete spezifische Antikörper herzustellen und/oder spezifische Effektorzellen zu bilden und c) einen Mechanismus (immunologisches Gedächtnis) zu entwickeln, über den bei erneutem Antigenkontakt eine noch raschere und stärkere spezifische Immunreaktion erfolgen kann.

Immunkompetente Zelle = Immunzelle, die keine Effektorzellfunktion ausübt, jedoch durch spezifisches Antigen aktiviert werden kann. Startzelle für eine Immunreaktion.

Immunkompetenz = Fähigkeit, auf bestimmte Antigene immunologisch zu reagieren.

Immunologische Gedächtniszellen = memory cells: kleine Lymphozyten, die neben Effektorzellen im Verlauf einer Immunreaktion auf ein spezifisches Antigen gebildet werden und bei erneutem Kontakt mit dem gleichen Antigen besonders rasch aktiviert werden. Während die primär immunkompetenten Zellen schon vor der ersten „Antigenerfahrung" des lymphatischen Zellsystems gebildet werden, sind die „memory cells" immunkompetente Zellen zweiter Ordnung, zu deren Bildung es einer Antigenstimulierung des spezifischen Zellklons bedarf.

Immunologische Spezifität = Eigenschaft des lymphatischen Zellsystems, auf verschiedene Antigene mit verschiedenen Zellklonen zu reagieren. Die Zahl der verschiedenen immunkompetenten Zellklone im System bestimmt die Zahl der möglichen Antigendeterminanten. Eine Substanz wird nicht durch die „Körperfremdheit" seiner Struktur zum Antigen, sondern dadurch, daß ein spezifisch reaktiver Zellklon für diese Struktur zur Verfügung steht.

Makrophag = Zelle des RES, die Makromoleküle oder partikuläre Substanzen, z. B. mit Antigencharakter, phagozytieren kann.

Primärreaktion = Immunreaktion nach Erstkontakt mit einem spezifischen Antigen.

Sekundärreaktion = anamnestische Reaktion, Booster-Effekt: Immunreaktion nach Zweit- oder Mehrfach-Kontakt mit dem gleichen spezifischen Antigen.

Syngenetisch = isolog: Zustand der Erbgleichheit (genetische Identität) innerhalb einer Spezies (Vorkommen bei identischen Zwillingen und als Idealzustand nach langdauernder kontrollierter Inzucht).

T-Zellen = thymusabhängige lymphatische Zellen.

Transformation = Umwandlung eines morphologisch definierten Zelltyps in einen anderen ohne zwischengeschaltete Zellteilung.

Xenogenetisch = heterolog: Zustand der Erb-Ungleichheit (genetische Nicht-Identität) zwischen verschiedenen Tierspezies.

Zellklon = Gruppe erbgleicher Zellen, die aus einer einzigen klonalen Stammzelle hervorgegangen sind. Ein Immunzellklon ist durch die gleiche Antigenspezifität aller Zellen gekennzeichnet, kann jedoch verschiedene Funktionsformen enthalten: immunkompetente Zellen und Effektorzellen.

Zelluläre Immunität = historisch entstandene Bezeichnung für die Immunität, die nur durch lymphatische Zellen übertragbar war: Allergie vom verzögerten Typ (delayed type hypersensitivity), Wirt-gegen-Transplantat-Reaktion, Transplantat-gegen-Wirt-Reaktion, Tumorimmunität, T-Zell-Immunität (formal nicht ganz korrekte Bezeichnung, weil ein Teil der zellulären Immunreaktionen durch humorale Stoffe (Mediatoren) vermittelt wird).

III. Phylogenese des lymphatischen Zellsystems

Bei wirbellosen Tieren (Invertebraten) existiert noch kein organisiertes Zellsystem, das dem lymphatischen Zellsystem der Säuger vergleichbar ist (Andrew, 1965; Fichtelius, 1970). Unklar ist, ob dennoch bei Invertebraten Zellen vorkommen, die den Säuger-Lymphozyten morphologisch entsprechen und ob die Immunreaktionen der Invertebraten von solchen „Lymphozyten" ausgehen. In den niedrigsten Metazoen, bei denen noch keine „Blut"-Zirkulation ausgebildet ist, finden sich lediglich wandernde phagozytierende Amoebozyten im Gewebe (Andrew, 1965). Mit dem Auftreten zirkulierender blutartiger Körperflüssigkeiten bei den etwas höher organisierten Metazoen werden zum Beispiel bei Rhynchocoela und Mollusken unter einer Vielfalt anderer Blutzellen auch kleine und größere Rundzellen mit dichtem Kern und blaß-basophilem Zytoplasma beschrieben und als Lymphozyten bezeichnet (Andrew, 1965). Bei Crustaceen zeigen solche Zellen bei Lebendbeobachtungen sogar die typische „Handspiegelform" der Lokomotion von Säuger-Lymphozyten (Andrew, 1965). Die relativ gering konzentrierten Zellen mit „lymphoider" Morphologie wurden als hämopoetische Vorläuferzellen (Prohämozyten) aufgefaßt (Andrew, 1965; Wittig, 1966). Jedenfalls dominieren in der Hämolymphe oder der Coelomflüssigkeit von Invertebraten andere Zelltypen mit Speicher- und Phagozytoseeigenschaften (Andrew, 1965; Wittig, 1966; Salt, 1970; Baskin, 1974; Hostetter u. Cooper, 1974; Stang-Voss, 1974). Nach Injektion von Tusche oder Latexpartikeln bei Insekten phagozytierten etwa 50% aller Blutzellen (Wittig, 1966).

Trotz des unbedeutenden Vorkommens von „Lymphozyten" sind Vertreter zahlreicher Invertebraten-Klassen und -Familien zu Funktionen fähig, die bei Säugern als Lymphozytenfunktionen gelten. Die Erkennung von „Selbst" und „Nicht-Selbst", zumindest die verschiedene Behandlung körpereigener und mancher körperfremder Strukturen, ist schon bei primitiven Metazoen nachweisbar (Übersicht: Burnet, 1974). Bei höher organisierten Invertebraten treten bereits Agglutinine auf, die verschiedene partikuläre Fremdsubstanzen wie die als Testobjekte benutzten heterologen Erythrozyten agglutinieren, opsonisieren und der

Phagozytose zugänglich machen (Übersicht: ACTON u. WEINHEIMER, 1974; PAULEY, 1974). Diese Agglutinine sind jedoch den Immunoglobulinen der Vertebraten nicht gleichzustellen. Sie haben eine andere Struktur und sind polyspezifisch (Übersicht: CLEM u. LESLIE, 1969; ACTON u. WEINHEIMER, 1974; PAULEY, 1974). Erste eindeutige Erscheinungsformen von spezifischer Immunität wurden bei Anneliden beobachtet. Der Erdwurm Lumbricus terrestris stieß allogenetische Körperwandtransplantate chronisch, im Verlauf von Monaten (COOPER, 1969a) und xenogenetische Transplantate nach 2—5 Wochen ab (COOPER, 1969b), im Falle von Zweittransplantationen vom gleichen Spender (second set) noch rascher (COOPER, 1968, 1969b). Während des Abstoßungsprozesses war das Transplantat mit phagozytierenden mononukleären Zellen infiltiert, die sich auch in der Coelomflüssigkeit fanden und mit denen sich die spezifische Transplantationsimmunität auf artgleiche Erdwürmer übertragen ließ (BAILY et al., 1971). Andere höher organisierte Invertebraten zeigten ungewöhnliche Formen anscheinend spezifischer humoraler Immunität. Beim Meerwurm Dendrostomum zostericolum ließ sich durch Injektion bestimmter Bakterien eine spezifische bakterizide Aktivität der Coelomflüssigkeit induzieren, die erst nach mehreren Wochen ihr Maximum erreichte und nach Zweitinjektion des gleichen Antigens auf ein Vielfaches des Titers nach Erstinjektion anstieg, was als Ausdruck eines immunologischen Gedächtnisses gewertet wurde (EVANS, 1969). Bei der Schabe Periplaneta americana konnte humorale Immunität gegen sonst letale Dosen eines protozoischen Parasiten induziert werden. Durch Zweit- und Drittinjektionen des Antigens stieg der Immobilisationstiter für den Parasiten auf das 20fache der primär induzierten Aktivität (SEAMAN u. ROBERT, 1968). Der Immunfaktor war mit der Hämolymphe auf Tiere der gleichen Art im Sinne der passiven Immunität übertragbar und schien Proteineigenschaften zu haben (SEAMAN u. ROBERTS, 1968). Bei Larven der Wachsmotte Galleria mellonella entwickelte sich nach Injektion von abgetöteten Bakterien Pseudomonas aeroginosa innerhalb von 24 Std Immunität gegen sonst tödliche Dosen lebender Pseudomonas-Bakterien. Mit der zellfreien Hämolymphe der immunisierten Tiere oder einem aus der Hämolymphe isolierten Faktor von Nichtprotein-Charakter und Molekulargewicht um 7000 ließ sich die Immunität passiv übertragen, nicht aber mit Blutzellen (HINK, 1970). Der westindische Hummer Panulirus argus produzierte nach Injektion des EMB-1-Stammes seiner eigenen gram-negativen Darmbakterien ein in der Hämolymphe nachweisbares Bakterizidin, dessen maximale Konzentration nach 24—36 Std erreicht wurde. Weitere Antigengaben führten zur Steigerung des Bakterizidintiters (EVANS et al., 1969). Dieses Bakterizidin war jedoch nur partiell spezifisch: Es reagierte nicht nur mit EMB-1-Bakterien, sondern auch mit Salmonella typhosa sowie mit E. coli und ließ sich auch durch Injektion von Pneumokokken und sogar von Formalin induzieren, wenn auch in geringerer Konzentration als nach EMB-1-Gabe (WEINHEIMER et al., 1969). Immunglobuline konnten bisher bei keinem Invertebraten nachgewiesen werden.

Morphologisch und funktionell eindeutige Lymphozyten sind im Gegensatz zu den Invertebraten bei allen Vertebraten (Wirbeltieren) vorhanden. Bei den als primitivsten Vertretern der Vertebratenreihe angesehenen Hexenfischen, Eptatretus stoutii und Myxine glutinosa (FINSTAD et al., 1964), finden sich kleine Lymphozyten im Blut (FINSTAD et al., 1964; GOOD et al., 1967), im Darmepithel (FICHTELIUS et al., 1969) und vor allem zusammen mit hämopoetischen Zellen herdförmig in der Submukosa des Darmes (FINSTAD et al., 1964) und in einem hämolymphopoetischen Organ, das sich aus dem Pronephros entwickelt (FÄNGE, 1966). Nachdem die ersten Versuche, Immunreaktionen bei Hexenfischen auszulösen, wegen der schwierigen Haltungsbedingungen dieser Tiefseefische fehlschlugen (Finstad u. Good, 1966), gelang es später, sowohl zellgebundene als auch humorale Immunität nachzuweisen: Allogenetische Hauttransplantate wurden primär nach durchschnittlich 10 Wochen und als „second set" nach 4 Wochen abgestoßen (Hildemann u. Thoenes, 1969). Nach Injektion von Schnecken-Hämocyanin (KLH) oder Schafserythrozyten kam es zur Bildung spezifischer Antikörper, die als 28 S-IgM klassifiziert wurden (Thoenes u. Hildemann, 1970; Hildemann u. Thoenes, 1970). Beim Seeneunauge, Petromyzon marinus, das ebenfalls zur Familie der Agnatha oder Cyclostomata gehört, aber etwas höher organisiert ist als die Hexenfische, finden sich Lymphozyten in den gleichen Geweben wir bei diesen (Good et al., 1966). Darüber hinaus wurden bei sehr jungen Exemplaren winzige Lymphozytenakkumulationen im Bereich des Epithels der 2.—5. Schlundtasche beobachtet und als „Protothymus" beschrieben (Finstad et al., 1964). Die Neunaugen stießen allogenetische Hauttransplantate primär nach 20—40 Tagen und als „second set" nach 5 Tagen ab (Finstad u. Good, 1966) und beantworteten einige Antigene mit spezifischer Antikörper-produktion (Finstad u. Good, 1966; Marchalonis u. Edelman, 1968), wobei sich neben 14S- vor allem 7S-Immunglobuline fanden, die zwei schwere und zwei leichte Ketten enthielten und als 7S-IgM aufgefaßt wurden (Marchalonis u. Edelman, 1968). Bei Sekundärreaktion zeigten die Neunaugen erhöhte Anti-körpertiter (Finstad u. Good, 1966).

Bei der nächst höheren Ordnung, den Knorpelfischen, tritt ein voll entwickelter Thymus auf, in der Milz haben sich weiße und rote Pulpa herausgebildet und — zumindest bei den höher organisierten Haien — finden sich Plasmazellen (Good et al., 1966). Plasmazellen von Fischen (Chiller et al., 1969) und von Amphibien (Cowden et al., 1968) zeigen licht-, elektronen- und fluoreszenz-mikroskopisch die vom Säuger her bekannte typische Morphologie reifer anti-körpersezernierender Zellen. Auf dieser Entwicklungsstufe treten neben den vor-herrschenden 18S-Immunglobulinen, die als typisches IgM klassifiziert werden, auch 7S-Immunglobuline auf, die funktionell an das IgG der höheren Vertebraten erinnern, jedoch gleich schwere Ketten wie die 18S-Ig aufweisen (Clem u. Leslie, 1969). Bei den Knochenfischen (Chondrostier, Teleostier) ist keine wesentliche Weiterentwicklung des lymphatischen Zellsystems über die Stufe der niedrigeren Ordnung der Knorpelfische hinaus feststellbar (Finstad u. Good, 1966).

In der Klasse der Amphibien treten bei den Anuren erstmalig lymphknoten-artige Organe auf. Sie wurden bei Meereskröten, Bufo marinus und beim Ochsen-frosch, Rana catesbeiana, als abgegrenzte lymphatische Gewebe beschrieben, die entlang großer Blutgefäße in der oberen Körperhälfte liegen, Blut und Lymphe filtrieren, ohne in ein Lymphgefäßnetz eingeschaltet zu sein (Evans et al., 1966; Cooper et al., 1971). Sie sind insofern mehr als Vorstufe der Säuger-Hämolymph-knoten (Folse et al., 1971) einzustufen. Kaulquappen von Rana catesbeiana oder Rana pipiens stießen allogenetische Hauttransplantate in 10—15 Tagen ab (Cooper u. Hildemann, 1965; Curtis u. Volpe, 1971). Amphibien scheinen 7S-Immunglobuline zu besitzen, die sich immunchemisch vom höhermolekularen IgM unterscheiden und als IgG klassifiziert werden können (Clem u. Leslie, 1969; Ambrosius, 1970).

Bei einigen Vertretern der Klasse der Reptilien, den Schildkröten Chelydra serpentina und Testudo polyphenus sowie beim Alligator mississippiensis wurden in der Kloakenregion auffällige subepitheliale Lymphozytenakkumulationen be-schrieben, die als Vorläufer der Bursa Fabricii gedeutet wurden. Es fehlte aller-dings die für die Vogel-Bursa typische Follikelstruktur (Sidky u. Auerbach, 1968; Borysenko u. Cooper, 1972). Bei Chelydra serpentina wurden im Pharynxbereich auch Tonsillen beobachtet, jedoch fand man weder bei dieser Schildkröte noch bei

Tabelle 1. Phylogenese lymphatischer Zellen und immunologischer Reaktionen

Gruppe/Klasse	Thymus	Bursa	Milz	L.I.T.[a]	LK[b]	KZ[c]	Plasma-zellen	Transpl.-abstoß.	IgM	IgG	H.I.[d]	Memory
Invertebraten[e]	0	0	0	0	0	0	0	0/+	0	0	0/+	0/+
Cyclostomata	?	0	(+)	+	0	0	0	+	+	0	0	+
Knorpelfische	+	0	+	+	0	0	+	+	+	(+)	0	+
Knochenfische	+	0	+	+	0	0	+ +	+	+	(+)	0	+
Amphibien	+	0	+	+	(+)	0	+ +	+	+	+	0	+
Reptilien	+	?	+	+	(+)	0	+ +	+	+	+	0	+
Vögel	+	+	+	+	+	+	+ +	+	+	+ + +	0	+
Säuger	+	0	+	+ + +	+ + +	+	+ + +	+	+	+ + +	0	+

[a] L.I.T. = Lymphatisches Gewebe des Intestinaltrakts
[b] LK = Lymphknoten
[c] KZ = Keimzentren
[d] H.I. = Humorale Immunität vom Nicht-Ig-Typ
[e] Invertebraten = Wirbellose Tiere; die übrigen aufgeführten sieben Klassen gehören dem Unterstamm der Vertebraten (Wirbeltiere) an

anderen Reptilien Keimzentren (Cohen, 1971; Borysenko u. Cooper, 1972). Reptilien zeigen ausgeprägte, oft im Vergleich zu Vögeln und Säugern jedoch verlangsamte Immunreaktionen vom zellgebundenen und humoralen Typ (Übersicht: Cohen, 1971).

Bei den Vögeln erscheint ein neues lymphoepitheliales Organ, die Bursa Fabricii, ein follikuläres lymphatisches Gewebe in engster Verbindung mit dem Epithel der Kloakenregion. Es ist in dieser Form auf die Klassen der Vögel beschränkt (Übersicht: Good et al., 1967). Neben der Bursa treten bei den Vögeln erstmals in der Phylogenese Keimzentren auf. Der am besten untersuchte Vertreter der Vögel, das Haushuhn, Gallus domesticus, ist zu intensiven zellgebundenen und humoralen Immunreaktionen fähig (Jankovic et al., 1963; Valentova et al., 1967). Während die 16S-Immunglobuline der Vögel weitgehend dem IgM der Säuger entsprechen (Clem u. Leslie, 1969), werden ihre 7S-Immunglobuline als typisches (Cooper et al., 1972) oder untypisches IgG (Clem u. Leslie, 1969) aufgefaßt.

Bei den Säugern fehlt die Bursa Fabricii. Andererseits erfährt das lymphatische Gewebe des Oro-Gastro-Intestinaltrakts mit den Tonsillen, den Peyerschen Plaques und der Appendixschleimhaut eine auffallende Weiterentwicklung (Übersicht: Cooper u. Lawton, 1972). Auch die Lymphknoten zeigen bei den Säugern die höchste Entwicklungsstufe (Übersicht: Good et al., 1967). Der Prototyp des Lymphknotens, d.h. die Einschaltung von Lymphfollikeln in das Lymphgefäßsystem, der für Vögel typisch ist (Kondo, 1937; Biggs, 1957), findet sich noch beim primitivsten lebenden Vertreter der Säugerklasse, dem australischen Tachyglossus aculeatus (Diener et al., 1967b). Säuger sind einschließlich des erwähnten Tachyglossus (Diener et al., 1967a) trotz des Fehlens der Bursa Fabricii bekanntlich zur maximalen IgM-, IgG- und IgA-Produktion sowie zur Ausbildung eines langdauernden immunologischen Gedächtnisses fähig. Das Problem eines Bursa-Äquivalents wird in Kap. VI, 1, D erörtert.

Zusammenfassend ist die stammesgeschichtliche Entwicklung des lymphatischen Zellsystems und der wesentlichsten Formen der Immunität in Tabelle 1 dargestellt. Die Phylogenese dieses Zellsystems ist gekennzeichnet durch eine mehr oder weniger kontinuierliche Entwicklung von morphologisch und funktionell primitiven nicht-lymphatischen Vorläufern bei Invertebraten zu den ersten eindeutigen Lymphozyten beim einfachsten Vertebraten mit folgender zunehmender Organisation und Spezialisierung einzelner Systembestandteile in der aufsteigenden Vertebratenreihe bis zur morphologisch ausgeprägtesten und funktionell leistungsfähigsten Form bei Vögeln und Säugern.

IV. Ontogenese des lymphatischen Zellsystems

1. Physiologie

Die ontogenetische Beschreibung wird hier auf die Lebensphasen beschränkt, in denen sich das lymphatische Zellsystem bis zu seinen typischen morphologischen und funktionellen Merkmalen entwickelt, d.h. auf die Zeit von der embryonalen bis zur frühen postnatalen Periode. Die anschließenden Veränderungen des Systems im Kindes- und Erwachsenenalter werden in Kap. VI, 3 behandelt. Im folgenden wird nicht nur auf die Ontogenese des menschlichen lymphatischen Zellsystems eingegangen, sondern auch auf die Entwicklung von Thymus und Bursa Fabricii beim Huhn und auf die fetale Immunkompetenz des Schafes, weil die Befunde bei diesen beiden Spezies von grundsätzlicher Bedeutung für die Ontogenese der Lymphozyten und ihrer Funktionen sind.

Die ersten Lymphozyten in der menschlichen Ontogenese wurden bei Feten mit einer Scheitel-Steiß-Länge von 1,9 cm, entsprechend einem Alter von etwa 8 Wochen, im Blut beobachtet (PLAYFAIR et al., 1963). Bei etwa 9 Wochen alten Feten wurden neben Blutlymphozyten auch Akkumulationen von Lymphozyten im Mesenchym des Halses beschrieben (GILMOUR, 1941). Immunglobulin-tragende Lymphozyten fanden sich bei 9,5 Wochen alten Feten in der Leber (LAWTON et al., 1972). Lymphozyten im Thymus wurden etwa von der 10.—12. Woche an nachgewiesen (GILMOUR, 1941; COTTIER et al., 1969; AUGUST et al., 1971). Lymphatische Zellen in der Milz wurden in der 11.—14. Woche gefunden (GITLIN u. BIASUCCI, 1969; AUGUST et al., 1971; LAWTON et al., 1972). Der Nachweis primitiver Lymphknoten gelang in der 12. (GILMOUR, 1941) bzw. in der 20. Lebenswoche (COTTIER et al., 1969). Peyersche Plaques sollen in der 15. Woche entstehen (EBERL-ROTHE u. LANGEGGER, 1953). Bei einem 24 Wochen alten Feten fanden sich bereits 45 Peyersche Plaques (CORNES, 1965). Die Tonsilla palatina weist vom 6. Fetalmonat an (vorher wurde nicht untersucht) reichliche Lymphozytenansammlungen im engen Kontakt mit dem Kryptenepithel auf (FOERSTER, 1923). Wenn auch alle lymphatischen Organe bis zur Geburt angelegt und bereits mit Lymphozyten besiedelt sind, so erfahren normalerweise doch nur zwei eine intensive Entwicklung: Thymus und Blut. Der Thymus wächst, überwiegend durch Zunahme des lymphatischen Parenchyms (HAMMAR, 1936), bis kurz vor der Geburt exponentiell und im Vergleich zur gesamten Körpermasse überproportional (SCAMMON, 1927; KAY et al., 1962). Die Blutlymphozyten steigen von 200—1 000/mm³ bei 12 Wochen alten Feten auf Werte um 5 000/mm³ nach 18—24 Wochen an, d. h. auf Konzentrationen, die postnatal nicht wieder erreicht werden (PLAYFAIR et al., 1963). In den übrigen, normalerweise zur Zeit der Geburt noch rudimentären lymphatischen Geweben setzt eine wesentliche Vermehrung und Differenzierung der Zellen und Strukturen erst ein, wenn eine Stimulation durch Antigene erfolgt. Das geschieht natürlicherweise im Anschluß an die Geburt. In wenigen Wochen entwickeln Lymphknoten, Tonsillen, Milz und Darmschleimhaut ihre typischen lymphatischen Strukturen mit Keimzentren und Plasmazellen (FOERSTER, 1923; BRIDGES et al., 1959; SILVERSTEIN u. LUKES, 1962). Wenn die Antigenexposition schon vor der Geburt erfolgt, beispielsweise durch intrauterine Lues- oder Toxoplasmose-Infektion, treten reichlich Plasmazellen, Keimzentren und Akkumulationen von Lymphozyten auch pränatal auf, wie an 29—39wöchigen Feten gezeigt wurde (SILVERSTEIN u. LUKES, 1962).

Diese Beobachtung wies bereits darauf hin, daß der menschliche Fetus immunologisch reagieren kann. Es wurde später nachgewiesen, daß menschliche Feten intrauterin immunisierbar sind und spezifische Antikörper bilden (Übersicht: ADINOLFI, 1969; SOLOMON, 1971). Zellen, die Immunglobuline an der Zellmembran tragen, was bei postnatalen Lymphozyten im allgemeinen als Kriterium der B-Zellnatur gilt (s. Kap. V, 5, C), fanden sich schon bei menschlichen Feten. In der 10. Woche waren IgM-positive Zellen, von der 11. bis 12. Woche an auch regelmäßig IgG- und IgA-positive Zellen in der Leber nachweisbar (LAWTON et al., 1972), von der 13.—14. Woche an auch in der Milz, im Blut, Knochenmark und Thymus (VAN FURTH et al., 1965; LAWTON et al., 1972). Außer den relativ zahlreichen Lymphozyten mit Oberflächenimmunglobulin wurden bei normalen Feten auch wenige, meist große bis mittelgroße, manchmal plasmazellähnliche Zellen mit intrazytoplasmatischem IgM- und IgG-Gehalt nachgewiesen, die als Immunglobulinproduzenten gelten (VAN FURTH et al., 1965; LAWTON et al., 1972). Immunglobulinsekretion normalen fetalen Milzgewebes wurde schon von der 11. bzw. der 20. Woche an beobachtet (van Furth et al., 1965; Gitlin u. Biasucci, 1969). Lymphozyten aus dem Thymus 12wöchiger Feten waren mit Phytohämagglutinin (PHA) stimulierbar, Milzzellen 2—4 Wochen später (August et al., 1971). Blutzellen von 14wöchigen Feten ließen sich schwach mit PHA stimulieren (Stites et al., 1972), von 28- bis 34wöchigen Feten dagegen stark (Prindull, 1971). Bei 14wöchigen Feten waren Thymuszellen anscheinend stärker PHA-stimulierbar als Blutlymphozyten (Stites et al., 1972). Im Thymus fand sich von der 11.—19. Fetalwoche auch stets ein wesentlich höherer Anteil an Zellen, die spontan Rosetten mit Schafserythrozyten bildeten (Stites et al., 1972). Schon von der 13. Fetalwoche an ergaben Thymuszellen in der gemischten Lymphozytenkultur mit inaktivierten adulten Lymphozyten eine positive Reaktion (Hayward u. Soothill, 1972). Fetale Thymus- und Blutlymphozyten zeigten nach PHA-Stimulierung unspezifische Zytotoxizität gegen heterologe Zellen (Hayward u. Soothill, 1972; Stites et al., 1972).

Was die Herkunft der Lymphozyten beim Menschen betrifft, so ist man auf Analogieschlüsse aus Tierversuchen angewiesen. Beard (1900) postulierte nach seinem morphologischen Untersuchungen an Knorpelfischen, daß alle Lymphozyten — auch beim Säuger — aus den Thymusepithelien hervorgingen. Auch neuere Methoden wie Kultivierung von fetalem Mäusethymus (Ball u. Auerbach, 1960; Auerbach, 1964) und elektronenmikroskopische Untersuchung von fetalem Hamsterthymus (Ackerman u. Knouff, 1965) wurden im Sinne einer epithelialen Genese der Thymuslymphozyten gedeutet. Maximow formulierte aufgrund vielseitiger morphologischer Untersuchungen an Säugerfeten die entgegengesetzte These, daß Lymphozyten mesenchymalen Ursprungs seien, schon zusammen mit den ersten Blutzellen des Körpers bei der primitiven Dottersackhämopoese entständen (Maximow, 1909a) und später in die epitheliale Thymusanlage einwanderten (Maximow, 1909b). Erst in jüngerer Zeit wurde bei Mäusen bewiesen, daß die primitiven hämopoetischen Stammzellen des Dottersacks zugleich Stammzellen der Lymphozytopoese im Thymus und den anderen lymphatischen Organen sein können (Moore u. Metcalf, 1970) und daß die fetale Leber, schon ehe die Thymuslymphozytopoese in Gang kommt, Stammzellen für das lymphatische Zellsystem enthält (Tyan, 1968; Tyan u. Herzenberg, 1968). Prinzipiell das gleiche — sogar unter Einschluß der Bursa-Lymphozytopoese — gilt für das Huhn. Der Thymus zeigt eine lymphatische Differenzierung schon vor der Bursa, beide Organe haben jedoch gemeinsam, daß sie sich in der Ontogenese früher und weitaus stärker entwickeln als alle übrigen lymphatischen Gewebe (Papermaster u. Good, 1962). Sowohl der Thymus als auch die Bursa erhalten ihre Stammzellen aus der Dottersack-Hämopoese (Moore u. Owen, 1965, 1967a, 1967b). Diese Untersuchungen widerlegten die auf elektronenmikroskopische Befunde gestützte Annahme, daß die meisten Bursalymphozyten aus dem Bursaepithel hervorgehen würden (Ackerman, 1962). Einen Tag nach Beginn der Bursa-Lymphozytopoese wurden in den Bursafollikeln die ersten immunglobulinhaltigen Zellen des Hühnerembryos gefunden (Kincade u. Cooper, 1971). Einige Tage später, kurz vor dem Schlüpfen des Kükens, begann die Aussaat von immunglobulin-tragenden B-Zellen aus der Bursa in die übrigen lymphatischen Gewebe (Übersicht: Cooper et al., 1972).

Untersuchungen an fetalen Schaflämmern verdanken wir die bisher genauesten Einblicke in die Ontogenese der Immunität. Beim Schaf-Feten, dessen Gestation 150 Tage dauert, wurden die ersten auffindbaren Lymphozyten 35—40 Tage post conceptionem im Blut entdeckt. Die ersten Lymphozyten in der epithelialen Thymusanlage fanden sich nach 40—45 Tagen, und seine volle Differenzierung erreichte der Thymus nach 70—75 Tagen. In den Lymphknoten und der Milz wurden die ersten Lymphozyten nach 50—60 Tagen beobachtet, in der intestinalen Schleimhaut erst jenseits des 80. Tages. Mit Ausnahme des Thymus blieben alle lymphatischen Strukturen normalerweise bis zur Geburt rudimentär und entfalteten sich erst voll in den beiden ersten postnatalen Lebensmonaten (SILVERSTEIN u. PRENDERGAST, 1970; COLE, 1973). Diese Sequenz der Entwicklung der lymphatischen Organe ist praktisch die gleiche wie beim diesbezüglich ebenfalls konsequent untersuchten Schweinefeten (KRUML et al., 1970). Fetale Lämmer waren in utero zu Immunreaktionen fähig, wobei verschiedene Antigene bemerkenswert unterschiedlich beantwortet wurden. Bakteriophagen lösten bereits vom 41. Gestationstag ab eine maximale, erwachsenen Tieren vergleichbare Antikörperproduktion aus. Pferdeferritin wurde erst etwas später, jenseits des 65. Tages beantwortet, und Ovalbumin war erst vom 125. Tag an immunogen. In der Fetalzeit als Antigen unwirksam waren Salmonella typhosa, Diphterietoxoid und BCG, obwohl sie postnatal regelmäßig eine Immunantwort auslösten (SILVERSTEIN et al., 1963; SILVERSTEIN u. KRANER, 1965). Mit Brucella abortus wurde in utero nach einer schwachen Primär- eine starke Sekundärreaktion erzielt (RICHARDSON et al., 1971). Allogenetische Hauttransplantate wurden in utero nach Transplantation jenseits des 77. Schwangerschaftstages in der für erwachsene Schafe typischen Zeit von 7—10 Tagen abgestoßen (SILVERSTEIN et al., 1964). Fetale Thymektomie im zweiten Schwangerschaftsdrittel führte bei den sich später zu normalen Schafen entwickelnden thymektomierten Lämmern zu keiner wesentlichen Immunsuppression (MORRIS, 1973; SILVERSTEIN u. PRENDERGAST, 1973), obwohl die Lymphozytenkonzentration im Blut und den lymphatischen Organen deutlich herabgesetzt war (MORRIS, 1973). Aus diesen Untersuchungen wurde geschlossen, daß erstens effektive Immunreaktionen, beispielsweise auf Bakteriophagenantigen, ohne vorherige Ausbildung eines organisierten lymphatischen Zellsystems möglich sind und daß zweitens der Thymus für die Ausbildung der Immunkompetenz entbehrlich zu sein scheint, obwohl er für die volle morphologische Entwicklung des lymphatischen Zellsystems wesentlich ist. Trotz der Beachtung, die diese Befunde und Interpretationen verdienen, dürfen sie nicht verallgemeinert werden. Beim Menschen und bei der Maus hat das Ausbleiben der Thymusentwicklung während der Ontogenese einen ausgeprägten Defekt der zellulären Immunität zur Folge (s. Kap. IV, 2.). Bei Mäusen, die immunologisch wesentlich unreifer geboren werden als Schafe und Menschen (SOLOMON, 1971; MORRIS, 1973), bewirkt sogar die neonatale Thymektomie noch eine schwere Immunsuppression (s. Kap. VI, 1, B).

Abschließend kann die embryonale Ontogenese des lymphatischen Zellsystems wie folgt beurteilt werden: Der Thymus — und bei Vögeln auch die Bursa — entwickeln sich in utero bzw. in ovo *antigen-unabhängig* als primäre lymphatische Organe, während die übrigen lymphatischen Gewebe zunächst nur rudimentär angelegt werden und ihre volle Entfaltung als sekundäre lymphatische Organe *antigen-abhängig* erst nach der Geburt erfahren.

Nicht zur Ontogenese, aber zur Fetalzeit gehören weitere Phänomene des lymphatischen Zellsystems, der diaplazentare Übertritt von Lymphozyten und immunologisch aktiven Substanzen beim Menschen. Fetale Lymphozyten wurden im mütterlichen Blut gefunden (SCHRÖDER u. CHAPELLE, 1972). Häufig gelang der Nachweis, daß mütterliche Lymphozyten in den Feten übertreten (EL ALFI u. HATHOUT, 1969; Übersicht bis 1967: ADINOLFI, 1969). Jedoch wurden auch negative Resultate berichtet (KAY u. MARGOLES, 1971). Der Übertritt humoraler Mediatoren der zellgebundenen Immunität von der Mutter auf den Feten wurde vermutet (FIELD u. CASPARY, 1971). Regelmäßig nachweisbar ist der Übertritt von maternalem IgG. Dieser hat nicht nur eine große Bedeutung für die Immunität des Neugeborenen, sondern wirkt möglicherweise auch vorübergehend hemmend auf die Entwicklung dessen sekundärer lymphatischer Organe (Übersicht: Adinolfi, 1969).

Auf die im Verlauf der Ontogenese sich ausbildende Vielfalt der immunologischen Spezifität und die Selbst-Toleranz wird in Kap. VI, 1, E eingegangen.

2. Pathophysiologie: Angeborene Immundefekte

Die seltenen angeborenen oder primären Immundefektsyndrome fallen naturgemäß in die Zuständigkeit der Pädiatrie, in deren neueren Lehr- und Textbüchern sie genau beschrieben sind. Sie werden hier nur erwähnt, weil sie erstens als „Experimente der Natur" die Kenntnisse der Struktur und Funktion des lymphatischen Zellsystems beim Menschen entscheidend gefördert haben und weil sie zweitens zur Definition von T- und B-Zellkrankheiten führten, wie sie derzeit auch bei lymphatischen Systemerkrankungen des Erwachsenen diskutiert werden (s. Kap. X, 2). Sie können folgendermaßen definiert werden: Ein Immundefekt liegt vor, wenn mehrere oder alle Immunreaktionen auf viele Antigene ausbleiben — im Unterschied zur Immuntoleranz, bei der (von den körpereigenen „Selbst-Antigenen" abgesehen) nur wenige bestimmte Antigene unbeantwortet bleiben. Die primären Immundefekte manifestieren sich meist schon im frühen Säuglingsalter. Sie haben oft eine genetische Basis mit autosomal rezessivem oder geschlechtsgebundenem Erbgang (Übersicht: Fudenberg et al., 1971). Im Gegensatz zu den primären Immundefekten treten sekundäre Immundefekte bei Veränderungen des lymphatischen Zellsystems aus anderer Ursache, z. B. bei malignen lymphatischen Systemerkrankungen oder aufgrund einer immunosuppressiven Therapie auf.

Die wichtigsten Schlußfolgerungen können bisher aus den folgenden vier Arten von angeborenen Immundefektsyndromen abgeleitet werden: Die *infantile geschlechtsgebundene Agammaglobulinämie* (Bruton-Typ-Agammaglobulinämie) ist gekennzeichnet durch Serumimmunglobulinkonzentrationen unter 200 mg/ 100 ml, meist im Bereich der methodischen Nachweisgrenze von 10 mg/100 ml, d.h. von 1 % des Normwertes, Fehlen einer spezifischen Antikörperbildung, der intakte Reaktionen der zellulären Immunität gegenüberstehen, normale oder mäßig verminderte Lymphozytenzahlen im Blut und in den lymphatischen Geweben, jedoch Fehlen von follikulären Strukturen und von Plasmazellen, extreme Verminderung von B-Zellen im Blut, Vorhandensein eines wenig veränderten Thymus, Anfälligkeit für Infektionen mit pyogenen Bakterien (Übersicht: Peterson et al., 1965; Rosen et al., 1966; Fudenberg et al., 1971; Cooper et al., 1973).

Die *Thymushypoplasie (Schlundtaschen-Syndrom, DiGeorge-Syndrom)* ist durch Aplasie oder subtotale Hypoplasie bestimmter Schlundtaschenabkömmlinge wie Thymus und Nebenschilddrüse gekennzeichnet. Reaktionen der zellulären Immunität fehlen oder sind minimal, während einige Antigene normale Antikörperproduktion auslösen und die Immunglobuline im Normbereich liegen. Die Lymphozytenzahlen im Blut können normal sein, im Gewebe sind sie vermindert, während follikuläre Strukturen, Plasmazellen und B-Zellen reichlich vorkommen. T-Zellen sind stark verringert. Die Kinder sind infektanfällig und weisen eine typische Calcium-Stoffwechselstörung auf. (Übersicht: Lischer u. di George, 1969; Rosen, 1972; Steele et al., 1972; Cooper et al., 1973).

Die *kombinierten Immundefekte* (bekannteste Form: Agammaglobulinämie vom Schweizer Typ) sind gekennzeichnet durch mehr oder weniger vollständiges

Fehlen der humoralen und zellulären Immunität. Die Immunglobulinkonzentration im Serum liegt unter 100 mg/100 ml, die Blutlymphozytenzahl unter 1 000/mm³ (d. h. für Kleinkinder bei weniger als $\frac{1}{4}$ der Norm). Der Thymus enthält keine Lymphozyten und Hassallschen Körperchen, die lymphatischen Gewebe bleiben rudimentär. Plasmazellen fehlen fast vollständig. Es besteht eine extreme Infektanfälligkeit gegenüber pathogenen und anderen sonst apathogenen Mikroorganismen (Übersicht: HOYER *et al.*, 1968; ROSEN, 1972; COOPER *et al.*, 1973).

Der *selektive IgA-Mangel* ist charakterisiert durch wechselnd starke, bisweilen extreme Verminderung des IgA im Blut und in den Schleimhautsekreten, während die übrigen Immunglobulinklassen und deren Antikörperfunktionen normal sind. Das lymphatische Zellsystem ist morphologisch normal. Auffallenderweise finden sich neben B-Zellen mit Oberflächen-IgM und -IgG auch normale Zahlen von B-Zellen mit Oberflächen-IgA, die sich in vivo nicht, wohl aber in vitro zur Differenzierung in IgA-sezernierende Zellen stimulieren lassen (COOPER *et al.*, 1973). Der IgA-Mangel ist oft mit Infektionsanfälligkeit des Respirations- und Gastrointestinaltrakts verbunden (Übersicht: AMMAN u. HONG, 1971; COOPER *et al.*, 1973).

Die beiden erstgenannten Krankheitsbilder zeigen, daß die bei Vögeln bewiesene Zweiteilung des lymphatischen Zellsystems in ein offensichtlich mit dem Thymus in Verbindung stehendes System der zellgebundenen Immunität und ein ohne Thymus entwickeltes System der humoralen Immunität auch beim Menschen besteht (PETERSON *et al.*, 1965; GOOD *et al.*, 1968). Es hat sich eingebürgert, diese beiden in ihrer Entwicklung voneinander unabhängigen, nichtsdestoweniger funktionell teilweise verknüpften Systeme als T-Zellsystem und B-Zellsystem zu klassifizieren (Definition: s. Kap. VI, 1, F. Eigenschaften: s. Kap. V, VI, VII). Beide Systeme können, wie das Beispiel primärer Immundefekte zeigt, getrennt erkranken. Die Krankheitsbilder mit kombinierten Immundefekten ließen es möglich erscheinen, daß es Entwicklungsstörungen des lymphatischen Zellsystems gibt, die schon vor der Aufspaltung in die T- und B-Zellreihe lokalisiert sind. Dies wurde dadurch bewiesen, daß mit der Transfusion lymphopoetischer Stammzellen eine Wiederherstellung des T- *und* B-Zellsystems bei Kindern mit kombinierten

Tabelle 2. Klassifizierung primärer Immundefektsyndrome (WHO-Committee 1971)

Syndrom	B-Zell-	T-Zell-	Stammzell-Defekt
Infantile geschlechtsgebundene Agammaglobulinämie	+		
Selektiver Immunglobulinmangel (IgA)	+[a]		
Transistorische infantile Hypogammaglobulinämie	+		
Geschlechtsgebundener Immundefekt mit Hyper-IgM	+		
Thymushypoplasie (DiGeorge's Schlundtaschensyndrom)		+	
Episodische Lymphopenie mit Lymphotoxin		+	
Immundefekt mit oder ohne Hypergammaglobulinämie	+	+[a]	
Immundefekt bei Louis-Bar-Syndrom	+	+	
Immundefekt bei Wiskott-Aldrich-Syndrom	+	+	
Immundefekt bei Thymom	+	+	
Immundefekt bei bestimmten Zwergwuchsformen	+	+	
Immundefekt bei generalisierter hämopoetischer Hypoplasie	+	+	+
Schwere kombinierte Immundefekte:			
a) autosomal-rezessiv	+	+	+
b) geschlechtsgebunden	+	+	+
c) sporadisch	+	+	+
Variable Immundefekte	+	+[a]	

[a] Nur ein Teil der B- bzw. T-Zellen ist betroffen

Immundefekten erzielt werden konnte (Übersicht: Fudenberg *et al.*, 1971; Cooper *et al.*, 1973). Der isolierte Mangel nur einer Immunglobulinklasse, IgA, zeigt schließlich, daß Störungen, zumindest der B-Zellreihe, erst sehr spät in der Entwicklung auftreten können, denn es ist dort nur der letzte Differenzierungsschritt vom mutmaßlich immunkompetenten IgA-tragenden B-Lymphozyten zur IgA-sezernierenden Plasmazelle blockiert (Cooper *et al.*, 1973).

Aufgrund dieser Beobachtungen an Patienten mit Immundefektsyndromen wurde das Konzept der T- und B-Zell-Krankheiten entwickelt (Good *et al.*, 1968; Cooper *et al.*, 1973). Dementsprechend wurde von einer Expertengruppe der Weltgesundheitsorganisation (Fudenberg *et al.*, 1971) der Versuch unternommen, die primären Immundefektsyndrome pathophysiologisch zu klassifizieren (Tabelle 2).

V. Allgemeine Beschreibung lymphatischer Zellen

1. Volumen, Dichte, Gewicht

Das Volumen von runden Zellen kann mit Hilfe der Kugelformel ($\frac{4}{3}\pi r^3$) berechnet werden, wenn der Zelldurchmesser (2 r) bekannt ist. Die Durchmesser lebender suspendierter menschlicher Blutlymphozyten wurden mit 6 (5—7) µm (Kristenson, 1949) und 6,7 (6—8) µm (Marshall u. Roberts, 1965) angegeben. Dem würden Lymphozytenvolumina von 113 (66—180) µm^3 bzw. 158 (115—235) µm^3 entsprechen. Eine direkte Messung wurde durch die Einführung elektronischer Zellzählgeräte mit angeschlossenem Impulshöhenanalysator möglich. Für normale menschliche Blutlymphozyten wurden folgende Durchschnittswerte (als Modalwerte von Verteilungskurven) angegeben: 145—195 µm^3 (Thom, 1972), 142—265 µm^3 (Zucker u. Cassen, 1969), 191 $\pm$ 6 µm^3 (Humphries u. Miller, 1972). In diesem Bereich liegt die Mehrheit der Zellen, doch zeigen alle Verteilungskurven, daß es einige Lymphozyten gibt, die kleinere und nicht selten viel größere Volumina haben. Solche großen Volumina sind bei proliferierenden lymphatischen Zellen anzunehmen. Aus den Durchmessern phytohämagglutin-stimulierter Lymphozyten ergaben sich für Blasten in der G_2- und M-Phase Volumina von etwa 2000 µm^3 und in der frühen G_1-Phase von etwa 900 µm^3 (Marshall u. Roberts, 1965). Zum Vergleich seien die Volumina von anderen Leukozyten genannt: Granulozyten 245—290 µm^3 (Thom, 1972), 350—500 µm^3 (Zucker u. Cassen, 1969), 343 $\pm$ 9 µm^3 (Humphries u. Miller, 1972) sowie Monozyten 300—350 µm^3 (Thom, 1972) und etwa 600 µm^3 (Zucker u. Cassen, 1969). Die mitgeteilten direkten Messungen der Lymphozytenvolumina dürfen nicht mit den sogenannten Kernvolumina verwechselt werden, die in histologischen Präparaten anhand von Kernschnittflächen errechnet werden (Karyometrie) und aufgrund der präparationsbedingten Schrumpfung zu klein sein müssen, z.B. nur 18—71 µm^3 bei kleinen und großen Lymphozytenkernen ergeben haben (Lennert u. Remmele, 1958). Elektronische Zellvolumenmessungen brachten bei einigen Tierspezies folgende Mittelwerte: Thymuslymphozyten und Ductus thoracicus-Lymphozyten von Mäusen 116—128 bzw. 167—179 µm^3 (Aisenberg u. Murray, 1971). Thymuslymphozyten von Ratten 130—210 µm^3 (Shortman, 1968) und Ductus thoracicus-Lymphozyten vom Kalb 250—650 µm^3 (Sipe *et al.*, 1966).

Die Dichte lymphatischer Zellen wurde mit Hilfe sogenannter Dichtegradienten (hochtourige Zentrifugierung von Zellsuspensionen in kolloidalen isoosmotischen Lösungen mit abgestufter definierter Dichte) bestimmt: Bei menschlichen Blutlymphozyten ergaben sich Mittelwerte von $1,0632 \pm 0,025$ g/cm³ (ZUCKER u. CASSEN, 1969) und von 1,065 (1,055—1,075) g/cm³ (THOM, 1972). Die größeren Lymphozyten wiesen beim Menschen (ZUCKER u. CASSEN, 1969) und bei Tieren (SHORTMAN, 1968; AISENBERG u. MURRAY, 1971) eine geringere Dichte als kleinere Lymphozyten auf. Bei Ratten betrug die Dichte der meisten Thymuslymphozyten 1,066—1,071 g/cm³ (SHORTMAN, 1968), bei Mäusen 1,07—1,09 g/cm³ (SHORTMAN et al., 1972), während bei dieser Spezies Ductus thoracicus-Zellen und Milzzellen eine etwas geringere Dichte hatten (AISENBERG u. MURRAY, 1971; SHORTMAN et al., 1972).

Die beobachteten Dichteunterschiede innerhalb lymphatischer Zellpopulationen wurden mit Hilfe komplizierter Verfahren (SHORTMAN, 1968) zur Auftrennung von Zellen mit verschiedenen funktionellen Eigenschaften benutzt (AISENBERG u. MURRAY, 1971; ARGYRIS u. HARITOU, 1972; KONDA et al., 1972; SHORTMAN et al., 1972). Man erreichte damit ebenso wie mit dem Verfahren der „velocity sedimentation", bei dem eine Separation vor allem von der Zellgröße und weniger von der Dichte abhängig ist (MILLER u. PHILLIPS, 1969; LAFLEUR et al., 1972), lediglich Anreicherungen aber kaum vollständige Trennungen funktionell verschiedener lymphatischer Zellklassen oder Subpopulationen. Dagegen ermöglichen die großen Dichteunterschiede der Hauptblutzellarten (nach ZUCKER u. CASSEN [1969] beim Menschen mit folgenden mittleren Dichten: Erythrozyten $1,0793 \pm 0,031$ g/cm³, Granulozyten $1,0747 \pm 0,054$ g/cm³, Lymphozyten $1,0632 \pm 0,025$ g/cm³) mit Hilfe geeigneter einfacher Dichtegradienten (BØYUM, 1968; OTTO u. SCHMIDT, 1970) oder von Spezialrotoren, wie beim kontinuierlichen Blutzellseparator (SCHWARZENBERG et al., 1968), die Gewinnung ziemlich reiner Lymphozytensuspensionen aus dem Blut für präparative oder therapeutische Zwecke.

Das Gewicht des einzelnen Lymphozyten ergibt sich aus seinem Volumen und seiner Dichte und würde demnach bei einem kleinen Lymphozyten mit 170 µm³ und einer Dichte von 1,064 g/cm³ $1,81 \times 10^{-10}$ g betragen. Daraus folgt, daß beim Menschen die 10^{10} zirkulierenden Blutlymphozyten zusammen nicht mehr als zwei Gramm wiegen.

2. Lichtmikroskopische Morphologie und Zellklassifizierung

Zur Einführung in die Problematik dieses Kapitels gibt es wohl nichts Treffenderes als eine Passage aus WEIDENREICHs Arbeit „Zur Morphologie und morphologischen Klassifizierung der ungranulierten Leucocyten: Lymphocyten des Blutes und der Lymphe" (1909): „... Welche Zellformen unter granulierten Leucocyten zu verstehen sind, kann keinen Augenblick zweifelhaft sein. Sehr viel schwieriger ist es dagegen, wenn man sich über die ungranulierten Leucocyten (Lymphocyten) des Blutes verständigen will ... Eine größere Verwirrung als sie zur Zeit auf diesem Gebiete der Hämatologie allein in Fragen der Nomenklatur herrscht, ist sonst in der Biologie kaum vorhanden: einen bestimmten Namen anzuwenden, ist fast unmöglich, weil nahezu jeder unter einem solchen Namen etwas anderes verstanden wissen will, so daß hier tatsächlich der seltsame Fall vorliegt, daß ein Name nicht das Objekt benennt und seine Unterscheidung ermöglicht, sondern gerade umgekehrt zur Verwischung des Begriffes beiträgt. Geht man den Gründen dieser Erscheinung nach, so findet man, daß die Schuld auf seiten der „Hämatologen" oder wenigstens mancher Hämatologen liegt, die mit dem Namen nicht rein morphologische Begriffe verbunden haben, sondern auch ganz bestimmte genetische und besonders auch pathologisch-anatomische Vorstellungen damit verknüpfen, die sich aber wieder kaum bei zwei Autoren unter der recht beträchtlichen Zahl vollständig deckten. Dabei sind sehr viele dieser Benennungen oft so kompliziert, daß es selbst dem mit der Sache einigermaßen Vertrauten schwerfällt, eine klare Vorstellung von der bezeichneten Zellform zu gewinnen. Zellen, die z.B. der eine Autor als „lymphoide Leucocyten" bezeichnet, nennt der andere „leucocytoide Lymphocyten" und versteht unter jenem Namen wieder eine ganz andere Zellform. Da gibt es Proto-, Pseudo- und Metalymphocyten, Mikro- und Makrolymphocyten, große Lymphocyten und Großlymphocyten, myeloide Lymphoblasten und lymphoide Myeloblasten, Lymphoidocyten, Leucolymphocyten und Lympholeucocyten, und zu diesen Hauptwörtern kommt womöglich noch eine Reihe von näher beschreibenden Adjektiven, bis wir zum „myeloiden schmalleibigen myeloblastischen lymphoiden Myelocyten" gelangen. Abhandlungen, in denen mit solchen Begriffen gearbeitet wird, erwecken dadurch bei dem Fernerstehenden den Eindruck, als handle es sich hier um eine besonders schwierige Geheimwissenschaft. . . ."

Es vergingen etwa 50 Jahre, bis diese „Geheimwissenschaft" transparenter wurde und etwa 40 allein für die Lymphknotenzytologie zur Verfügung stehende Bezeichnungen auf 10 lymphatische Zelltypen reduziert und genau definiert wurden (Lennert, 1961). Die folgenden Jahre, gekennzeichnet durch den Siegeszug funktioneller Untersuchungsmethoden auf dem Gebiet der zellulären Immunologie, haben zum anderen Extrem geführt. Man unterschied oft nur noch kleine und große lymphoide Zellen oder nur noch „Milzzellen" von „Thymuszellen" und versuchte, lymphatische Zellpopulationen allein nach ihrer Funktion zu klassifizieren (Übersicht: Greaves et al., 1973). Die „Einsparung" morphologischer Namen wurde jedoch durch eine neue Generation funktionsbezogener, z.T. konkurrierender Zellbenennungen wie „antigen-reactive cell", „antigen-sensitive cell", „antigen-sensitive unit", „bursa-equivalent-derived cell", „bone marrow-derived cell", „thymus-independent cell" usw. aufgewogen, so daß die Gesamtmasse an Namen für lymphatische Zellen in den letzten 65 Jahren annähernd konstant geblieben ist.

Bei dieser Situation wird sogar ein Handbuchautor gezwungen, ausdrücklich Stellung zu beziehen. Im folgenden wird daher eine einfache morphologische Klassifizierung der lymphatischen Zellen verwendet, mit der sich zytologisch orientierte Hämatologen und histologisch arbeitende Pathologen verständigen können, und die einen Vergleich mit der vorherrschenden Nomenklatur der angelsächsischen Länder zuläßt (Tabelle 3). Diese Klassifizierung geht von einem Memorandum der Weltgesundheitsorganisation zur Standardisierung der Lymphknotenzell-Nomenklatur aus, das die Unterscheidung von 5 morphologisch definierbaren lymphatischen Zelltypen vorschlägt: small lymphocytes, mediumsized lymphocytes, large lymphoid cells, mature plasma cells, immature plasma cells (Cottier et al., 1972). Innerhalb der lymphatischen Zellen handelt es sich um eine Klassifizierung aufgrund der Kerngröße und der Menge an basophilem Zytoplasma, d.h. aufgrund der wenigen gesicherten lichtmikroskopischen Kriterien von funktioneller Relevanz (Trepel u. Rastetter, 1967; Bessis, 1973; Cottier et al., 1973). Zur Abgrenzung gegenüber den Zellen des Res und der Hämopoese dienen die genannten strukturellen Merkmale. Eine Abgrenzung pathologischer Zellen ist mit Hilfe dieser Klassifizierung allein nicht möglich. Die zytologische Diagnose einer lymphatischen Systemerkrankung wird wie bisher —mit Ausnahme der Reed-Sternbergschen Riesenzelle beim M. Hodgkin—nicht auf qualitative Veränderungen einer Einzelzelle, sondern auf relative Verschiebungen der Zell-

Tabelle 3. Lichtmikroskopisch-morphologische Klassifizierung lymphatischer Zellen des Menschen. (Basierend auf COTTIER, TURK u. SOBIN, 1972)

	Morphologie[a]	
Bezeichnung	Ausstrich- und Tupfpräparat	Histologie
Kleine Lymphozyten (small lymphocytes)	Kleine runde Zellen; runder bis ovaler Kern (mittlerer Kerndurchmesser < 8,5 µm); dichte, grobe, meist schollige Chromatinstruktur, bei panoptischer Färbung keine Nukleolen; schmaler, selten mäßig breiter Zytoplasmasaum, schwach bis stark basophil, gelegentlich Azurgranulation; keine Mitosen	Struktur ähnlich wie im Ausstrich; Kern (mittlerer Durchmesser < 5 µm) oft eingekerbt und mit 1 − 2 Nukleolen; keine Mitosen Vorkommen: in allen lymphatischen Geweben, einschließlich Blut, Lymphe und Knochenmark, diffus oder herdförmig
Mittlere Lymphozyten (medium-sized lymphocytes)	Zwischenform zwischen den kleinen Lymphozyten und den großen lymphoiden Zellen; mittlerer Kerndurchmesser 8,5 − 10 µm; selten Mitosen	Zwischenform zwischen kleinen Lymphozyten und großen lymphoiden Zellen; mittlerer Kerndurchmesser 5 − 6,5 µm; selten Mitosen
Große lymphoide Zellen (large lymphoid cells) (Synonima: stimulierter oder aktivierter Lymphozyt, Immunoblast, lymphatische Retikulumzelle, basophile Stammzelle, Germinoblast, Lymphoblast, Proplasmoblast, große Übergangszelle)	Große runde bis polygonale Zelle; runder oder ovaler Kern (mittlerer Durchmesser > 10 µm); feinnetzige lockere oder dichte, niemals grobe Chromatinstruktur; ein oder mehrere, z. T. große Nukleolen; Zytoplasma bisweilen schmal, häufiger mittelbreit, dann mit perinukleärer Aufhellung; mäßige bis starke Basophilie; häufig Mitosen	Struktur ähnlich wie im Ausstrich; Kern (mittlerer Durchmesser > 6,5 µm) z. T. eingekerbt, „bläschenförmig" mit prominenten Nukleolen; häufig Mitosen Vorkommen: Rinde der Lymphknoten und des Thymus, weiße Milzpulpa, Peyersche Plaques und Tonsillen, Lymphe, Blut und Knochenmark
Unreife Plasmazellen (immature plasma cells) (Synonym: Plasmoblasten)	Mittelgroße bis große runde oder ovale Zellen; runder Kern (mittlerer Durchmesser 8,5 − 10 µm); manchmal exzentrisch liegend, dichtes, meist dunkles Chromatin, gelegentlich mit dunkelblauen Nukleolen; Zytoplasma mäßig breit bis breit, perinukleäre Aufhellung; mittlere bis starke Basophilie; häufig Mitosen	Struktur ähnlich wie im Ausstrich; Kern (mittlerer Durchmesser 5 − 6,5 µm) mit prominenten Nukleolen; häufig Mitosen Vorkommen: Lymphknotenmark, rote Milzpulpa, Darmschleimhaut, Knochenmark, Lymphe und Blut
Reife Plasmazellen (mature plasma cells)	Mittelgroße ovale, seltener runde Zellen; runder Kern (mittlerer Durchmesser < 8,5 µm) meist exzentrisch liegend; dichtes scholliges Chromatin ohne Nukleolen; Zytoplasma mäßig breit bis sehr breit, perinukleäre Aufhellung; mittlere bis starke Basophilie, oft Zytoplasmavakuolen; keine Mitosen	Struktur ähnlich wie im Ausstrich; Kern (mittlerer Durchmesser < 5 µm) kaum Nukleolen; keine Mitosen Vorkommen: ubiquitär (jedoch selten im Blut); im Knochenmark und nichtlymphatischen Gewebe vor allem perikapillär

[a] Die Beschreibung der Zellmorphologie und die Angabe von Kerndurchmessern beruhen auf hämatologischen und histologischen Standardpräparaten, d. h. sie gelten nicht für Ausstrich- und Tupfpräparate mit zu dicker Zellagerung oder mit übermäßig flach ausgebreiteten Zellen sowie für nichtoptimal fixierte histologische Präparate

mehrheit von den normalerweise überwiegenden kleinen Lymphozyten zu größeren lymphatischen Zellen oder auf die absolute Vermehrung eines Zelltyps gegründet bleiben (KLIMA u. BEYREDER, 1953).

Die Klassifizierung nach Tabelle 3 ermöglicht eine gleichartige Benennung von lymphatischen Zellen in allen Geweben und im Blut. Sie läßt es dem erfahrenen Untersucher offen, für bestimmte Zwecke, z.B. in lymphatischen Geweben mit Sekundärfollikeln. Keimzentrumszellen (LENNERT, 1957, 1961) oder im Knochenmark „transitional cells" (YOFFEY et al., 1965) innerhalb der Klassen der großen lymphoiden Zellen und der mittleren Lymphozyten abzugrenzen. Die genannten 5 lichtmikroskopisch klassifizierten Zelltypen werden anschließend genauer beschrieben.

Die *kleinen Lymphozyten* (Abb. 1) sind aufgrund ihrer Häufigkeit und ihrer Unverwechselbarkeit mit anderen Zellen der Prototyp der lymphatischen Zellen. Über die Geschichte ihrer Entdeckung und Abgrenzung von den anderen Leukozyten informieren andere Übersichten (WEIDENREICH, 1909; CRONKITE, 1970). Während in älteren Untersuchungen die kleinen Lymphozyten in allen Geweben als gleichartig galten (MAXIMOW, 1909; HAMMAR, 1936), wurde später ihre morphologische Heterogenität erkannt. Kleine Thymuslymphozyten sind bei Mäusen im Durchschnitt kleiner als kleine Lymphozyten der Lymphknoten (METCALF, 1966), und die kleinen Lymphozyten des Thymus sowie des Knochenmarks sollen bei Meerschweinchen kleiner sein als die kleinen Lymphozyten der übrigen

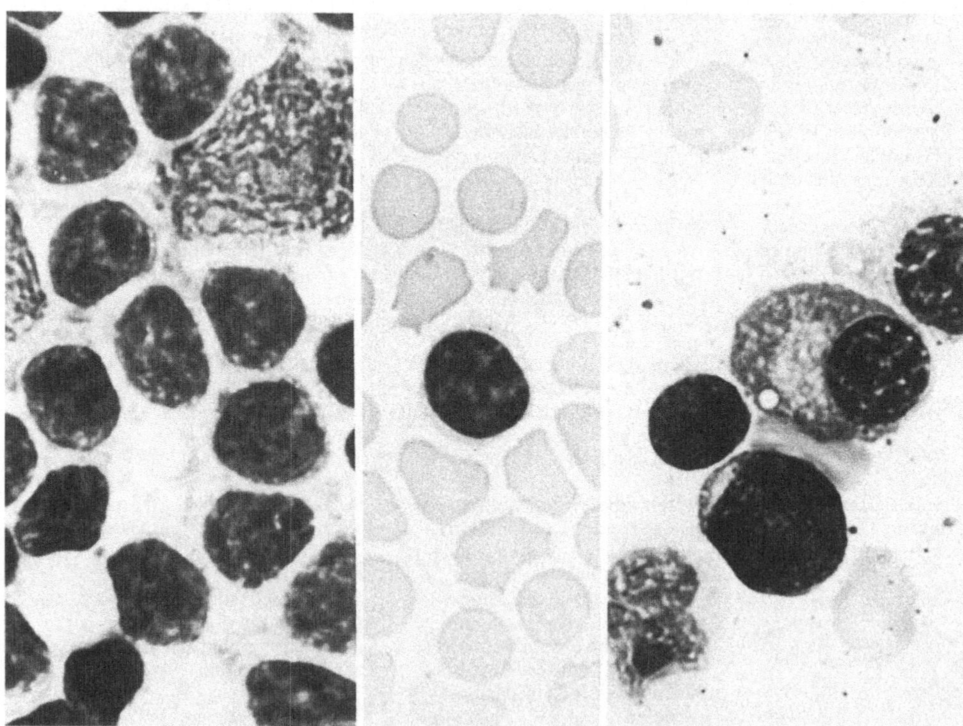

Abb. 1a–c. (a) Kleine Lymphozyten aus dem Blut (Mitte), Lymphknoten (links) und Knochenmark (rechts); (b) große lymphoide Zelle aus dem Knochenmark (rechts); (c) reife Plasmazelle aus dem Knochenmark (rechts). (Ausstrichpräparate aus normalem menschlichen Blut, Lymphknoten- und Knochenmarkgewebe, May-Grünwald-Giemsa-Färbung × 1750). Eine detaillierte Synopsis der verschiedenen lymphatischen Zelltypen des Blutes geben SCHICK et al., 1968)

Gewebe (YOFFEY *et al.*, 1965). Bei Färbungen mit Methylenazur, das in den üblichen hämatologischen Färbegemischen enthalten ist, wurden bei etwa $\frac{1}{3}$ der menschlichen Blutlymphozyten grobe violette 0,3—0,6 µm messende Zytoplasmagranulationen, die sogenannte Azurgranulation, entdeckt (MICHAELIS u. WOLFF, 1902). Spätere Untersucher fanden einen niedrigeren Lymphozytenanteil mit Azurgranulation: 11,7 (5—15)% (CLEMENCON, 1959), 4,6 (3—8)% (SAHI *et al.*, 1971). Azurgranulation wurde nur in hellplasmatischen, nicht in basophilen Lymphozyten, unabhängig von der Zellgröße beobachtet (JORKE, 1963; SCHICK *et al.*, 1968; DRESCHER u. DIEDENHOFEN, 1973). Es handelt sich offensichtlich um variable Granulationen, die im lymphatischen Gewebe meist fehlen (MICHAELIS u. WOLFF, 1902; BEGEMANN, 1953) und die im Blut innerhalb von 30 min entstehen sollen (CLEMENCON, 1959). Natur und mögliche Bedeutung der Azurgranulation werden in einer neuen Übersicht diskutiert (SAHI *et al.*, 1971 a). Die Basophilie des Zytoplasmas ist nicht nur bei größeren (s. u.), sondern auch bei kleinen Lymphozyten verschieden stark ausgeprägt. Während bei Ratten und Meerschweinchen regelmäßig eine Unterteilung der kleinen Blutlymphozyten in etwa $\frac{1}{3}$ mit basophilem Zytoplasma und $\frac{2}{3}$ mit blassem oder hellem Zytoplasma möglich ist (WAUBKE *et al.*, 1967; SCHICK *et al.*, 1968), scheinen beim Kaninchen und beim Menschen die Grenzen fließender zu sein, weil neben etwa 5% stark basophilen Zellen und durchschnittlich 45—50% hellplasmatischen Lymphozyten auch noch eine große Zwischengruppe mit mittlerem Basophiliegehalt beschrieben wurde (WISEMAN, 1931). Das morphologische Kriterium der Zytoplasmabasophilie, d. h. der farbliche Hinweis auf hohen RNS-Gehalt (s. u.), hat möglicherweise funktionelle Bedeutung. Basophile kleine Lymphozyten scheinen im allgemeinen jünger zu sein als hellplasmatische (WISEMAN, 1931) und rascher umgesetzt zu werden (TREPEL u. RASETTER, 1967). Hellplasmatische kleine Blutlymphozyten waren mit Funktionen der zellulären Immunität korrelierbar (TREPEL *et al.*, 1967 a; SCHICK *et al.*, 1968; TREPEL *et al.*, 1969; SAHI *et al.*, 1971 b). Auch die Kernstruktur kleiner Lymphozyten ist nicht einheitlich. Neben rundlichen Kernen mit der klassischen kompakten Struktur wurden im Knochenmark (KEISER *et al.*, 1965; YOFFEY *et al.*, 1965 a) und in den Keimzentren (LENNERT, 1953) kleine Lymphozyten mit aufgelockertem Chromatin bzw. typischen Kerneinbuchtungen beschrieben, die in den genannten Geweben regelmäßig vorkommen. Bei Ratten und Menschen lassen sich kleine Lymphozyten mittels einer Methylenblaufärbung auch aufgrund ihrer Nukleolen unterscheiden, wobei 75—90% makronukleoläre Lymphozyten mit 1—2 großen Nukleolen von 10—17% poly- oder mikronukleolären Lymphozyten mit mehreren sehr kleinen Nukleolen abgegrenzt wurden (GRUNDMANN, 1958; BEGEMANN *et al.*, 1963; WAUBKE *et al.*, 1967). Es wurde angegeben, daß die mikronukleolären Lymphozyten bei chronischen Infektionen oder Reizzuständen und die makronukleolären Lymphozyten bei der chronischen lymphatischen Leukämie relativ und absolut vermehrt sind (GRUNDMANN, 1961; BEGEMANN *et al.*, 1963). Selten, jedoch bei Durchmusterung großer Zellzahlen regelmäßig, finden sich Lymphozyten mit zwei kleinen Kernen, deren Einzeldurchmesser unter 8,5 µm liegt. Solche doppelkernigen kleinen Lymphozyten hatten bei Gesunden eine durchschnittliche Häufigkeit von 0,014% (bezogen auf alle Lymphozyten) und nach akzidentellen Ganzkörperbestrahlungen mit 20—50 rad eine Frequenz von 0,06—0,35% (ROY-TARANGER *et al.*, 1965).

Die *mittleren Lymphozyten* scheinen keine Merkmale zu haben, die nicht auch bei den kleinen Lymphozyten einerseits und den großen lymphoiden Zellen andererseits vorkommen: Es gilt alles bei den kleinen Lymphozyten Erwähnte über Azurgranulation, Grad der Zytoplasmabasophilie und Nukleolenart auch für die mittleren Lymphozyten. Jedoch ist ein geringer Anteil der mittleren Lymphozyten im Gegensatz zu den kleinen Lymphozyten im Proliferationszyklus — ebenso wie viele große lymphoide Zellen. Aufgrund der in Blutausstrichen gemessenen Zelldurchmesser (nicht Kerndurchmesser!) von menschlichen lymphatischen Zellen (Hernberg, 1953) und der elektronischen Volumenmessung von lymphatischen Zellen der Ductus thoracicus-Lymphe von Kälbern (Sipe *et al.*, 1966) ergaben sich nur zwei Gipfel in den Verteilungskurven, bei 9—11 µm und 17—19 µm bzw. bei 250 µm³ und 650 µm³. Diese Verteilung spricht dafür, daß es sich bei den mittleren Lymphozyten nur um die sich mischenden relativ großen Mitglieder der Population kleiner Lymphozyten und relativ kleinen Mitglieder der Population großer lymphoider Zellen handelt. Diese Interpretation wird durch weitere Befunde gestützt: Langlebige kleine Lymphozyten der Ratte nahmen nach Pertussisvakzine oder nach subletaler Ganzkörperbestrahlung an Größe zu, ohne die Kategorie der großen lymphoiden Zellen zu erreichen (Rieke *et al.*, 1963a). Mittlere Lymphozyten sind im Thymus von Mäusen eine vollständig und rasch proliferierende Größenklasse (Metcalf u. Wiadrowski, 1966), im Lymphknoten von Ratten und Menschen sind sie teils im Proliferationszyklus, teils ruhen sie (Rieke *et al.*, 1963b; Trepel u. Schick, unveröff. Befunde); im Blut von Ratten und Menschen werden einige der mittleren Lymphozyten ebenso wie große lymphoide Zellen rasch, einige aber wie die meisten kleinen Lymphozyten langsam umgesetzt (Trepel u. Rastetter, 1967; Schick *et al.*, 1973). Abgesehen von dem statistischen Verteilungsproblem, das zur Mischung von kleineren und größeren lymphatischen Zellen in der Gruppe der mittleren Lymphozyten führt, gibt es auch echte Übergangs- oder Entwicklungsformen von stimulierten kleinen Lymphozyten zu proliferationsfähigen großen lymphoiden Zellen, wie z.B. in der phytohämagglutinin-stimulierten Lymphozytenkultur gezeigt wurde (Yoffey *et al.*, 1965b). Trotz ihrer theoretisch begründeten Überflüssigkeit bzw. Nicht-Existenz ist es aus praktischen Gründen ratsam, die Größenklasse mittlerer Lymphozyten bei zytologischen Auswertungen beizubehalten, weil auf diese Weise eine „Puffergruppe" zwischen die morphologisch eindeutig klassifizierbaren typischen kleinen und großen lymphatischen Zellen geschoben wird. Diese Puffergruppe macht normalerweise nicht mehr als 10% der lymphatischen Zellen aus. Die genannten Einschränkungen betreffen das normale, ruhende oder immunologisch reagierende lymphatische Zellsystem. Bei malignen lymphatischen Systemerkrankungen können „mittlere Lymphozyten" durchaus eine abgrenzbare oder sogar dominierende Zellpopulation sein.

Die *großen lymphoiden Zellen* (Abb. 2 u. 3) sind die von jeher heterogenste Klasse jeder lymphatischen Zellklassifizierung gewesen. Übersichten über die historische Entwicklung und die Vielfalt des Begriffs sowie die Synonyma großer proliferierender lymphatischer Zellen geben unter anderen Weidenreich (1909), Fagraeus (1948), Lennert (1961) und Jorke (1963). In der Folgezeit wurde noch ein weiterer Name für diese Zellen geprägt, „Immunoblast" (Dameshek, 1963), der alle bis dahin verwendeten morphologisch oder zellgenetisch begründeten Benennungen in einem funktionsbezogenen Begriff zusammenzufassen suchte. Die Definition des Immunoblasten als Produzent von Immunozyten (Dameshek, 1963) schließt bereits einige große lymphatische Zellen aus, z.B. die großen lymphoiden Zellen des normalen Knochenmarks, die wahrscheinlich nicht nur Zellen mit immunologischer Funktion produzieren (Yoffey *et al.*, 1965a; Osmond *et al.*, 1973; Yoffey *et al.*, 1973). Die typische Morphologie des Immunoblasten und der korrespondierenden Zellen anderen Namens wie „basophile Stammzelle" (Lennert, 1961) und „lymphatische Retikulumzelle" (Begemann u. Rastetter, 1972) als 15—30 µm große Zellen mit lockerem nukleolenreichen Kern und relativ reichlichem basophilen Zytoplasma schließt die großen lymphoiden Zellen des Thymus (Metcalf, 1966; Goldstein u. Mackay, 1969), der

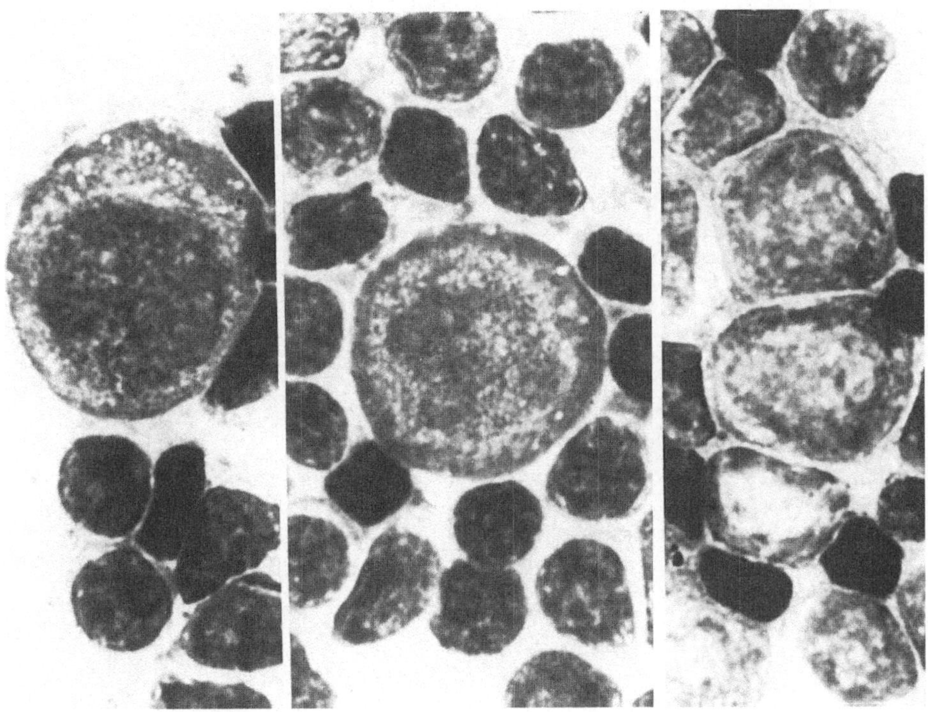

Abb. 2. Große lymphoide Zellen aus dem Lymphknoten (Tupfpräparate aus normalen bzw. hyperplastischen menschlichen Lymphknoten, May-Grünwald-Giemsa-Färbung × 1700)

Keimzentren (LENNERT, 1961) und des Knochenmarks (YOFFEY *et al.*, 1965a) aus. Die großen lymphoiden Zellen der Keimzentren, die 10—19 μm große „Germinoblasten", mit feiner verwaschener Chromatinstruktur und schmalem basophilen Zytoplasmasaum (LENNERT, 1961), könnten im Falle der Ausschwemmung aus den Keimzentren leicht mit den morphologisch sehr ähnlichen „Lymphoblasten" des Thymus oder den großen lymphoiden Zellen des Knochenmarks (YOFFEY *et al.*, 1965a) verwechselt werden. So bleibt der Begriff „große lymphoide Zelle" als neutraler deskriptiver Begriff übrig, der nur im konkreten Fall wie folgt ergänzt werden sollte: „große lymphoide Zelle mit regelmäßiger/unregelmäßiger Kernform, einem/mehreren kleinen/großen Nukleolen, schmalem/breitem, schwach/mittel/stark basophilem, homogenem/vakuolisiertem Zytoplasma". Daraus ergeben sich relativ sichere Schlüsse auf einige Funktionen der betreffenden Zelle: lymphatische Zellen mit einem gemittelten Kerndurchmesser über 10 μm und mittelgradiger bis starker Zytoplasmabasophilie sind überwiegend oder vollständig im Proliferationszyklus (QUEISSER *et al.*, 1966; TREPEL *et al.*, 1966; SAFIER *et al.*, 1967; THEML *et al.*, 1967; TREPEL u. RASTETTER, 1967). Große lymphoide Zellen mit reichlichem stark basophilen Zytoplasma bilden und sezernieren, wie elektronenmikroskopische Untersuchungen gezeigt haben, häufig Immunglobuline — Zellen mit gleichgroßen Kernen aber schmalem oder weniger basophilem Zytoplasma dagegen nicht (s. u.). Große lymphoide Zellen mit schmalem basophilen Zytoplasmasaum finden sich vor allem im Thymus (METCALF, 1966), in der Bursa Fabricii der Vögel (CLAWSON *et al.*, 1967), im Knochenmark (YOFFEY *et al.*, 1965a) und in den Keimzentren (LENNERT, 1961; MORI u. LENNERT, 1969). Große lymphoide Zellen mit reichlich basophilem Zytoplasma kommen vor allem

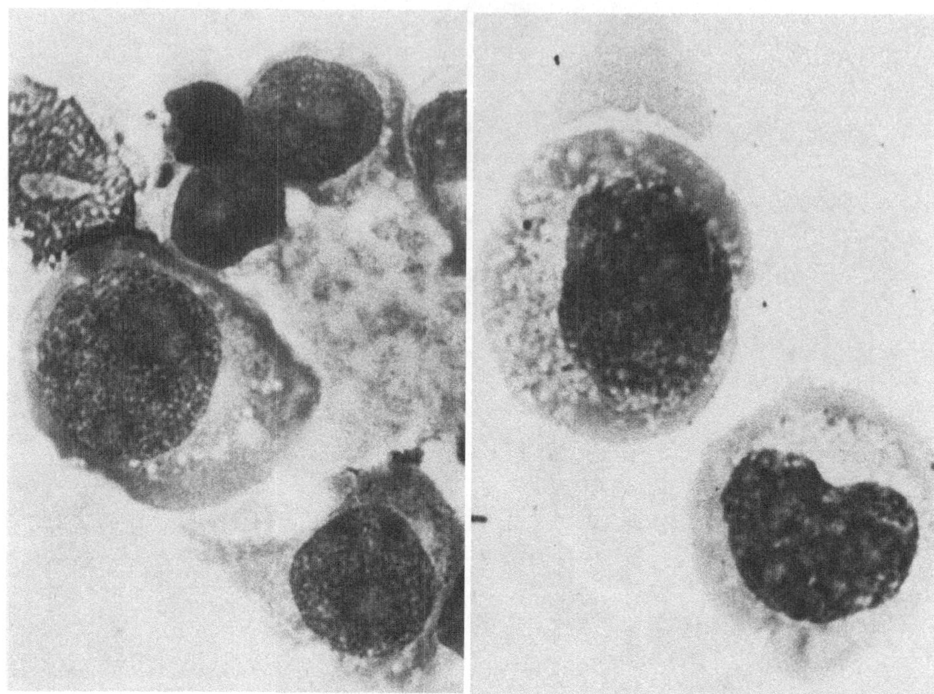

Abb. 3a u. b. Große lymphoide Zellen aus Lymphozytenkulturen. (a) Aktivierte Blutlymphozyten 72 Stunden nach PHA (links); (b) große Zellen der Lymphoblastenlinie WI-L2 (rechts); (Zytozentrifugenpräparate, May-Grünwald-Giemsa-Färbung × 1650)

in der Rinde und an der Rinden-Mark-Grenze der Lympknoten (Scothorne u. McGregor, 1955; Lennert, 1961; Burwell, 1962) sowie in den periarteriolären Lymphozytenscheiden und an der weiß-roten Pulpagrenze der Milz (Langevoort, 1963), in den lymphatischen Geweben der Schleimhäute, z.B. in Tonsillen (Queisser et al., 1966), in der efferenten Lymphe (Hall u. Morris, 1963; Hamburger et al., 1971), im Blut (s.u.), im Zellinfiltrat von allogenetischen Transplantaten (Pedersen u. Morris, 1970) und in der Lymphozytenkultur, beispielsweise 2—3 Tage nach PHA (Yoffey et al., 1965b), vor. Die großen lymphoiden Zellen stellen außer bei einigen malignen lymphatischen Systemerkrankungen stets nur eine Minderheit der lymphatischen Zellen von weniger als 10%, oft weniger als 1% (s.S. 101). Über die Herkunft der großen lymphoiden Zellen wie auch der unreifen Plasmazellen unterrichtet Kap. VIII.

Die *unreifen Plasmazellen* (Abb. 4) sind eine einheitliche Zellklasse, bei der — abgesehen vom definitionsgemäß größeren Kerndurchmesser — die Ähnlichkeit zur klassischen reifen Plasmazelle verschieden stark sein kann, wobei Extreme mit stark exzentrischer Kernlage und sehr breiten basophilem Zytoplasma und konzentrischer Kernlage mit tiefbasophilem mäßig breiten Zytoplasmasaum vorkommen (Abb. 4). Zellen dieser Art zeigen elektronenmikroskopisch ein deutliches Ergastoplasma als Zeichen der Eiweißsekretion, tragen also den Namen Plasmazellen zu recht (s.u.). Unreife Plasmazellen proliferieren (Schooley, 1961; Rieke et al., 1963b; Queisser et al., 1966; Theml et al., 1967). Sie finden sich wie die reifen Plasmazellen im Lymphknotenmark, in der roten Milzpulpa, besonders angrenzend an die weiße Pulpa, subepithelial in den Schleimhäuten des Intestinal-

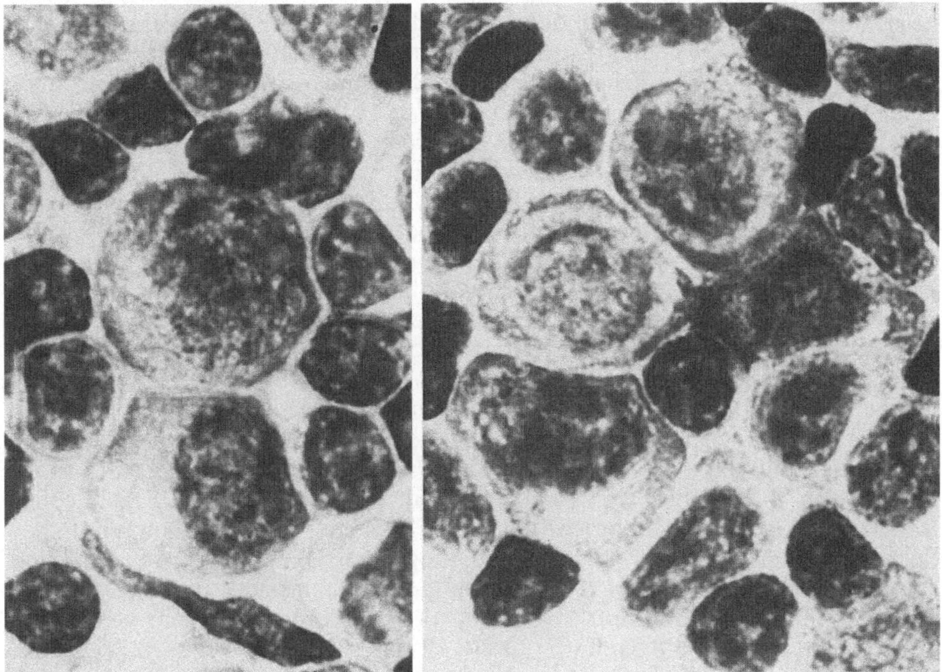

Abb. 4. Unreife Plasmazellen aus dem Lymphknoten (Tupfpräparate normaler bzw. hyperplastischer menschlicher Lymphknoten, May-Grünwald-Giemsa-Färbung × 1650)

trakts, jedoch auch in den anderen Schleimhäuten und in chronischen Entzündungsinfiltraten. Dort, wie auch im Knochenmark, überwiegen die reifen Plasmazellen, während in der efferenten Lymphe (BIRBECK u. HALL, 1967; HAY *et al.*, 1972) und im Blut (s. u.) die unreifen Plasmazellen häufiger sind als die reifen.

Seit TÜRK (1898) sie erstmals beschrieb, haben die „lymphatischen Reizformen", die bei Reizzuständen der lymphoretikulären Zellsysteme, besonders im Verlauf von viralen Infektionskrankheiten, im Blut auftauchen, in der Hämatologie großes Interesse gefunden, was sich unter anderem in ihren vielen Bezeichnungen — JORKE (1963) zählt 28 auf — niederschlug. Die „Türkschen Reizformen", mittelgroße und große mononukleäre Blutzellen mit runden, ovalen oder leicht gebuchteten Kernen von weniger dichter Chromatinstruktur als kleine Lymphozyten, oft mit Nukleolen und mit ausgeprägtem basophilen Zytoplasma, sind weitgehend identisch mit den „atypical lymphocytes, Type I" (DOWNEY u. MCKINLAY, 1923), den „Lymphoidzellen" (SIEDE, 1949), den „lymphoblastischen Reaktionsformen" (KLIMA, 1963), den „großen Lymphoidzellen und lymphoiden Plasmoblasten" (JORKE, 1963), den „atypical lymphocytes, plasmocytoid type" (WOOD u. FRENKEL, 1967), den mittleren und großen basophilen Mononukleären (TREPEL u. RASTETER, 1967), den „large lymphoid blood cells" (CROWTHER *et al.*, 1969) und den „basophilen Reaktionsformen III—V (DRESCHER u. DIEDENHOFEN, 1973). Ein wechselnder, oft hoher Anteil dieser Zellen entpuppte sich bei elektronenmikroskopischen (SPRIGGS u. JERROME, 1967; CROWTHER *et al.*, 1969) und Immunfluoreszenzstudien (ASAMER *et al.*, 1971) als unreife Plasmazellen. Die größeren basophilen Reizformen entsprechen den Kriterien normaler, großer lymphoider Zellen. Obwohl diese Zellen im Verlauf von „lymphatischen Reaktionen" (KLIMA, 1963) auf Viren, bestimmte Bakterien und unbelebte Antigene sowie bei Morbus

Hodgkin stark ausgeschwemmt und damit leicht nachweisbar werden, so lassen sie sich dennoch auch bei Gesunden regelmäßig in geringer Konzentration (nach Efrati u. Rozenszayn [1960] sowie Crowther *et al.* [1969]$\leq$0,5% der mononukleären bzw. lymphatischen Zellen) im Blut finden. Sie gelten als normale Zellen (Jorke, 1963; Wood u. Frenkel, 1967).

Die *reifen Plasmazellen* (Abb. 1 u. 9) wurden als einheitliche Zellklasse 1895 von v. Marschalkó erstmals beschrieben und als spezialisierte lymphatische Entzündungszellen klassifiziert. Später wurde von vielen Untersuchern angenommen, daß es neben den „lymphatischen Plasmazellen" im lymphatischen Gewebe, die sich aus Lymphozyten oder lymphatischen Vorläuferzellen entwickelten, auch „retikuläre Plasmazellen" gäbe, die ortsständig, beispielsweise im Knochenmark, aus lymphoiden Retikulumzellen hervorgingen (Pappenheim, 1907; Moeschlin, 1940; Siede, 1949; Rohr, 1949; Jordan, 1954; Lennert, 1961). Inzwischen ist nachgewiesen worden, daß alle diesbezüglich untersuchten Plasmazellen, unabhängig von ihrer Lokalisation im lymphatischen Gewebe, extralymphatischen Gewebe oder Knochenmark, Immunglobuline sezernieren (s. Kap. V, 8, B). Man weiß ferner, daß das Knochenmark die als Vorläufer von Plasmazellen in Frage kommenden B-Lymphozyten reichlich enthält (s. Kap. VII, 1, D). Schließlich lassen die derzeitigen Theorien über die Entstehung der immunologischen Spezifität keinen Platz mehr für eine Beteiligung von Retikulumzellen (s.S. 39 f. und 110). Somit besteht kaum noch ein Zweifel an der Einheit der Plasmazellen und ihrer lymphatischen Herkunft. Trotz des kleinen Kerns mit einem gemittelten Durchmesser von 7,5—8,5 µm (Sachetti, 1951; Pimenta de Mello u. Velludo, 1955) kann die reife Plasmazelle im Ausstrich einen maximalen Zelldurchmesser von 9—20 µm (Sachetti, 1951; Lennert, 1961), bei einem mittleren Zelldurchmesser von 12,7 ± 1,25 µm (Pimenta de Mello u. Velludo, 1955) erreichen. Der mittlere Kerndurchmesser und Zelldurchmesser sind bei Plasmozytomzell-Populationen größer (Pimenta de Mello u. Velludo, 1955), weil sich unreife und reifere Plasmazellen mischen. Relativ häufig kommt es zur Bildung zahlreicher eiweißhaltiger Vakuolen, den „Russell-Körperchen" im Zytoplasma, die bei Größenzunahme fast die ganze Zelle einnehmen, den Kern zusammendrängen und das seltene Bild der „Mott-Zelle" verursachen (Bessis, 1973). Reife Plasmazellen sind nicht teilungsfähig (Schooley, 1961; Rieke *et al.*, 1963b; Queisser *et al.*, 1966). Reife Plasmazellen sind ausgesprochen ortsständig und gelangen selten ins Blut, am ehesten bei bestimmten Virusinfektionen wie Röteln (Moeschlin, 1940) und Hepatitis epidemica (Siede, 1949), vor allem aber bei der Serumkrankheit (Zwicker, 1954; Trepel *et al.*, 1968). Bei der Beurteilung des Plasmazellgehalts in Geweben ist zu beachten, daß in Ausstrich- oder Tupfpräparaten wesentlich weniger Plasmazellen zu finden sind als in histologischen Präparaten der gleichen Gewebsprobe, z. B. bei der Milz (Fagraeus, 1948). Vermutlich sind Plasmazellen weniger leicht als Lymphozyten und andere Leukozyten aus dem Gewebe herauslösbar (Fagraeus, 1948).

3. Phasenkontrastmikroskopische Morphologie und Supravitalmorphologie

Eine reiche Dokumentation der phasenkontrastmikroskopischen Morphologie lymphatischer Zellen des Menschen wird im Atlas von Rind (1958) vorgelegt. Die folgende Beschreibung beruht auf den Angaben von Rind (1958) und Bessis (1973). Kleine und mittlere Lymphozyten haben einen überwiegend runden oder leicht ovalen Kern mit unregelmäßigen fleckförmigen Chromatinverdichtungen. Das meist spärliche Zytoplasma enthält zahlreiche feine, rundliche, dunkle Granula, die sich vor allem im Bereich des Centrosoms finden, wo der Kern oft leicht eingedellt ist. Bei einigen Lymphozyten werden sogenannte Glanzkörner im Zytoplasma beobachtet. Die Lymphozyten der chronischen lymphatischen Leukämie scheinen sich, von einer Tendenz zur Vergröberung der Zytoplasmagranula abgesehen, nicht wesentlich von den normalen Lymphozyten zu unterscheiden. Große lymphoide Zellen zeigen blasse, lockere Kerne, die oft einen großen Nukleolus erkennen lassen. In der meist vorhandenen Kernbucht häufen sich dunkle Granula und häufig Filamente. Unreife Plasmazellen haben meist einen ovalen, leicht eingebuchteten hellen Zellkern mit mehreren dunklen Nukleolen. Das reichliche, dichte Zytoplasma enthält grobe, dunkle Granula und oft filamentös-tubuläre Strukturen, die ein helles Archoplasma (perinukleäre Aufhellung) umgeben. Reife Plasmazellen haben einen exzentrisch gelegenen runden oder ovalen Kern mit streifiger oder fleckiger Struktur. Das Zytoplasma ist ähnlich wie bei den unreifen Plasmazellen, nur noch dunkler. Vakuolige Einschlüsse oder Strukturen im Sinne der „Russell-Körperchen" und Glanzkörner sind auffällige Erscheinungen. Bei Plasmozytomen sollen die Kerne meist Nukleolen und das Zytoplasma gröbere Granula und Tubuli enthalten.

Plasmazellen zeigen anscheinend nur träge Bewegungen mit Vorstrecken von Pseudopodien, während die Lymphozyten eine charakteristische Bewegungsform erkennen lassen, die als „Handspiegel-" oder „Birnenform" bekannt ist. Dabei liegt der Zellkern zusammen mit wenigen Zytoplasmaorganellen an einem breiten Pol der Zelle, während der schmalere Zytoplasmastiel oder -schweif der Zelle, der Granula, Vakuolen und filamentäre Strukturen erkennen läßt, meist zum entgegengesetzten Pol weist. Dieser typische Zytoplasmaschweif einiger Lymphozyten, der „Uropod" genannt wurde (McFarland et al., 1966), soll weniger der Lokomotion der Lymphozyten (s. Kap. V, 5, E), sondern mehr dem interzellulären Kontakt zu anderen Lymphozyten und Makrophagen dienen (McFarland et al., 1966). Der Uropod, der bisher aus technischen Gründen nur an lymphatischen Zellen in vitro beobachtet werden konnte, gilt als morphologisches Zeichen der Aktivierung bestimmter T-Zellen (McFarland et al., 1966; Biberfeld, 1971; Matter et al., 1972; Rosenstreich et al., 1972).

Bei Supravitalfärbung von menschlichen lymphatischen Zellen mit Neutralrot und Pinacyanol zeigten die kleinen Lymphozyten einen wechselnden, oft sehr geringen Gehalt an Farbvakuolen; große lymphoide Zellen ebenso wie Plasmazellen wiesen mehr Vakuolen auf (Schwind, 1950). Nach Wiseman (1931/32) sollen in supravital mit Neutralrot und Janusgrün gefärbten Blutpräparaten von erwachsenen Menschen und Kaninchen etwa 5% der lymphatischen Zellen (häufig große lymphoide Zellen) mehr als 20 Mitochondrien enthalten, während etwa 45% der Lymphozyten 10—20 Mitochondrien und weitere 45% nur 1—10 und 5% keine Mitochondrien aufweisen sollen. Ernström et al. (1969) benutzten die durch Supravitalfärbung ermittelte Mitochondrienzahl zur Lymphozytenklassifizierung beim Meerschweinchen.

4. Elektronenmikroskopische Morphologie

Die allgemeine Beschreibung der elektronenmikroskopischen Morphologie lymphatischer Zellen stützt sich auf drei umfassende Übersichten: die von Bernhard und Leplus (1964) sowie von Mori und Lennert (1969) über Lymphknotenzellen des Menschen und diejenige von Zucker-Franklin (1969) über lymphati-

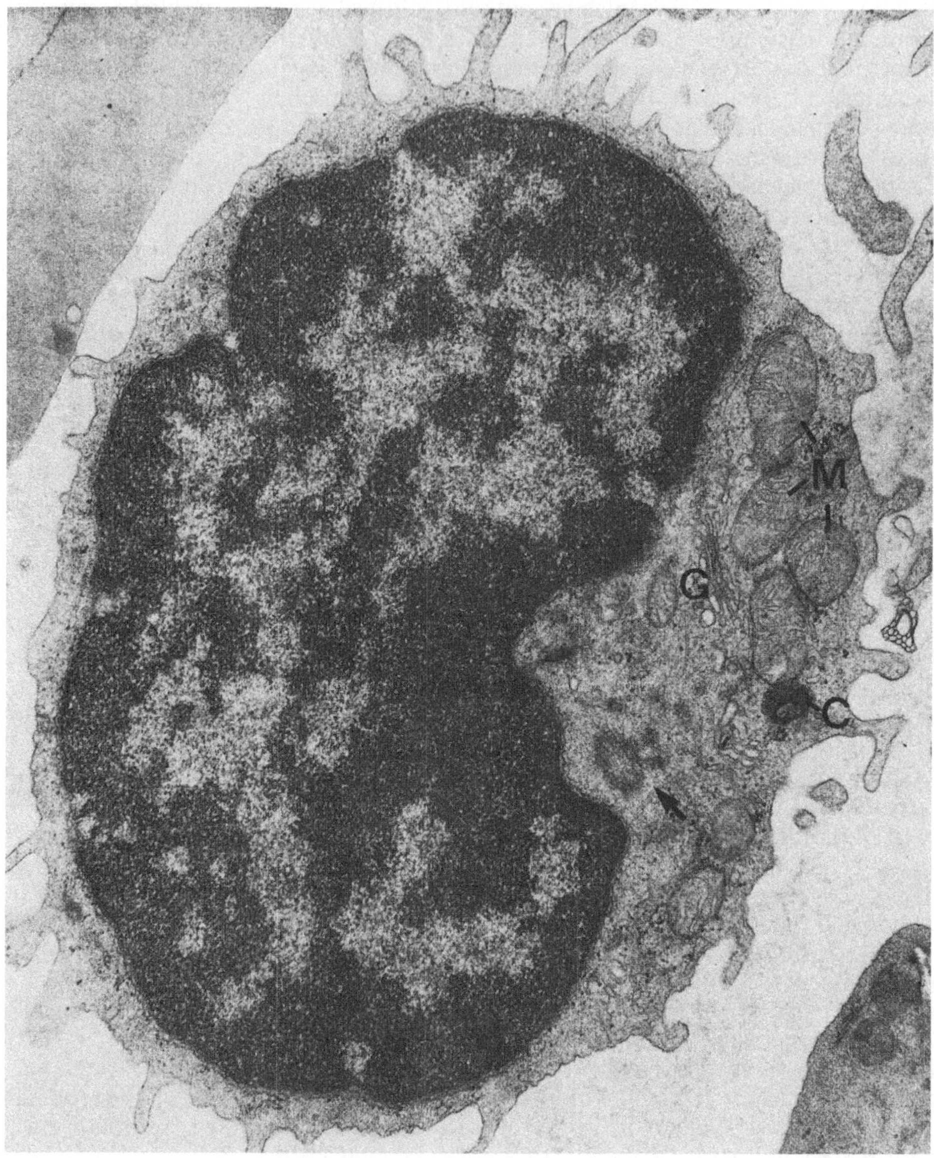

Abb. 5. Elektronenmikroskopische Aufnahme eines kleinen Lymphozyten aus dem menschlichen Blut. Das Zytoplasma enthält wenige Ribosomen, ein kleines Golgi-Feld (G), mehrere Mitochondrien (M), Zytosomen (C) und ein Zentrosom (Pfeil). Vergrößerung 25 500fach, d. h. etwa doppelte Vergrößerung im Vergleich zu Abb. 7 und 8. (Freundlicherweise zur Verfügung gestellt von D. Huhn, München)

sche Zellen des Blutes und der Ductus thoracicus-Lymphe beim Menschen. Darüber hinausgehende spezielle Beobachtungen, durch besondere Methoden erhaltene Ergebnisse oder pathologische Befunde werden den jeweiligen Autoren zugeordnet.

Kleine und mittlere Lymphozyten (Abb. 5) haben einen rundlichen Kern, der nicht selten eine tiefe Einkerbung aufweist. Das grobe Chromatin konzentriert sich in großen dichten Zonen vor allem entlang der Kernmembran. Der meist kleine Nukleolus ist nicht in jeder Schnittebene sichtbar. Das Zytoplasma, das etwa die Hälfte repräsentativer Schnittflächen einnimmt (SCHRECK et al., 1971), zeigt nicht bei allen Zellen das gleiche Bild. Verhältnismäßig gleichartig sind die spärlichen Mitochondrien. Stets finden sich diffus verteilte Ribosomen, gelegentlich auch Polyribosomen. Die Außenseite der doppel-lamellären Kernmembran scheint immer von Ribosomen besetzt zu sein (ZUCKER-FRANKLIN, 1969), was besondere Beachtung verdient, weil diese Region (perinukleärer Raum) in Lymphozyten ohne ein Ergastoplasma den ersten oder hauptsächlichen Ort einer Antikörpersynthese darstellt (MURPHY et al., 1972). Ein gering entwickeltes, glattes endoplasmatisches Retikulum (ER) scheint immer vorhanden zu sein, ein rauhes (mit Ribosomen besetztes) ER weniger regelmäßig und in rudimentärer Form. Unter den Blutlymphozyten gesunder erwachsener Menschen wurden 3% Zellen mit stärker ausgeprägtem rauhem ER, das an das Ergastoplasma der Plasmazellen erinnert (s.u.) gefunden (HUHN, 1968). Der Golgi-Apparat ist meist gering, selten stärker entwickelt. Zentriolen sind vorhanden. Gelegentlich finden sich Vakuolen und amorphe, granuläre oder kristalline Einschlüsse im Zytoplasma.

Kleine Lymphozyten wiesen bei der Maus im Thymus signifikant kleinere Volumina der Nukleolen und des Zytoplasmas als in den Lymphknoten auf (HEINIGER et al., 1967). Beim jungen Huhn sollen die Thymuslymphozyten im Durchschnitt kleiner sein als die Bursalymphozyten und wesentlich weniger Polyribosomen enthalten (CLAWSON et al., 1967). Im Knochenmark von Mäusen wurden nach bestimmten Anreicherungsverfahren Zellen beschrieben, die licht-mikroskopisch kleinen oder mittleren Lymphozyten ähnelten und anscheinend identisch mit pluripotenten hämopoetischen Stammzellen waren (VAN BEKKUM et al., 1971; RUBINSTEIN u. TROUBAUGH, 1973). Diese Zellen, die 0,3—0,8% aller suspendierbaren Knochenmarkzellen und bei einer Knochenmarklymphozyten-Konzentration von 20% etwa $\frac{1}{50}$—$\frac{1}{25}$ aller Knochenmarklymphozyten ausmachten, wurden elektronenmikroskopisch mit kleinen Milz- und Lymphknoten-Lymphozyten, nicht jedoch mit den typischen kleinen Knochenmarklymphozyten verglichen. Dabei zeigten die mutmaßlichen Stammzellen eine charakteristische wellenförmige Kernbegrenzung und weniger dichtes Chromatin sowie weniger Zytoplasmaorganellen als die klassischen Lymphozyten (VAN BEKKUM et al., 1971; RUBINSTEIN u. TROUBAUGH, 1973). Der als morphologisches Merkmal der Aktivierung bestimmter kleiner Lymphozyten im Kap. V, 3 beschriebene Uropod läuft, wie elektronenmikroskopische Untersuchungen zeigten, in charakteristischen Zotten, Mikrovilli, aus, mit denen anscheinend Kontakte besonders leicht hergestellt werden können (BIBERFELD, 1971; ROSENSTREICH et al., 1972). Durch Rasterelektronenmikroskopie in Verbindung mit einem neuen Zelltrocknungsverfahren gelang es, die Zelloberflächen von Lymphozyten mit einer Auflösung bis 160 Å (0,016 µm) sichtbar zu machen (Abb. 6). Etwa 70% der Blutlymphozyten gesunder Menschen zeigten eine ziemlich glatte Oberfläche mit 0—50 kurzen Mikrovilli von etwa 0,05—0,3 µm Breite und bis zu 0,35 µm Länge, etwa 10% trugen etwa 100 kurze Mikrovilli pro Zelle, während etwa 20% ausgesprochen „zottige Lymphozyten" mit durchschnittlich 300 etwa 1 µm langen Mikrovilli waren (POLLIACK et al., 1973). In Thymuszellsuspensionen hämatologisch gesunder Kinder hatten die meisten Lymphozyten gar keine Zotten, und keine Zelle trug mehr als 80 kurze Mikrovilli. Dieser Befund und parallele Untersuchungen an den gleichen Zellsuspensionen, die im Blut durchschnittlich zu 80% sowie im Thymus zu über 90% spontan Rosetten mit Schafserythrozyten bildeten und im Blut zu 20—30% Anti-Immunglobin oder aggregiertes γ-Globulin banden, ermöglichten eine Klassifizierung der Lymphozyten nach ihrer Oberflächen-

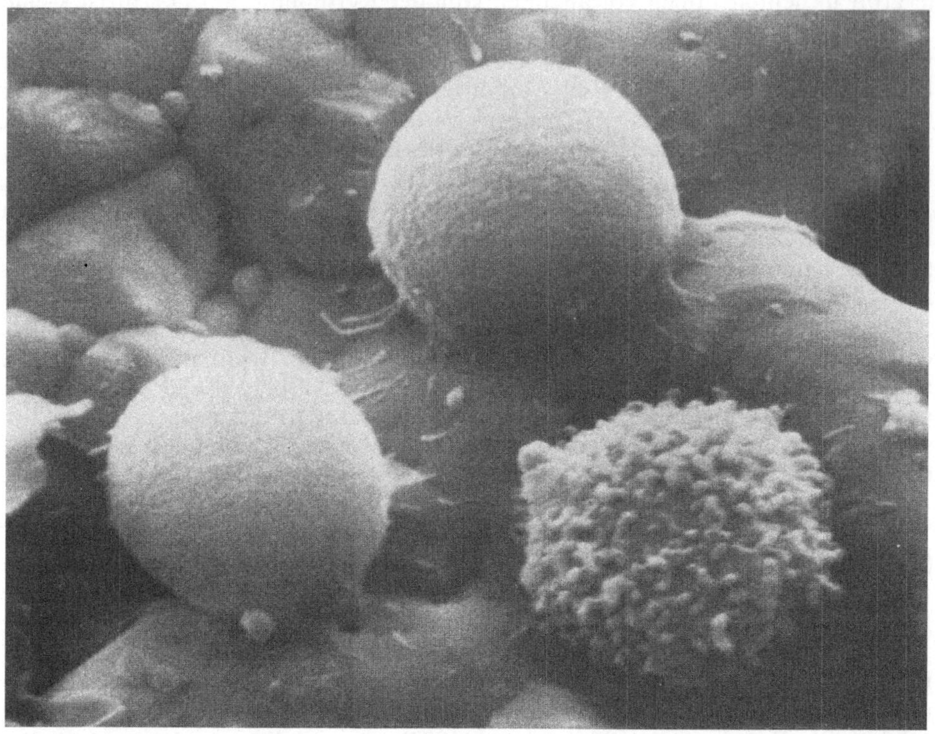

Abb. 6. Rasterelektronenmikroskopische Aufnahme von Lymphozyten des menschlichen Blutes. Zwei (T-)Lymphozyten mit glatter Oberfläche und ein (B-)Lymphozyt mit zottiger (villöser) Oberfläche. Vergrößerung 9000fach. (Freundlicherweise zur Verfügung gestellt von A. Polliack, Jerusalem)

struktur: Danach gelten Lymphozyten mit glatter Oberfläche oder kurzen Zotten als T-Zellen und Lymphozyten mit vielen langen Zotten als B-Zellen (Polliack *et al.*, 1973). Diese Interpretation wurde bewiesen, indem eine andere Arbeitsgruppe direkt zeigte, daß im Zentrum von Spontanrosetten ein Lymphozyt mit wenigen kurzen Zotten lag, während die als B-Zellen geltenden EAC-Rosettenbildner (s. Kap. V, 5, C, b) überwiegend stark zottig waren (Lin *et al.*, 1973).

Die kleinen Lymphozyten der chronischen lymphatischen Leukämie zeigen im Elektronenmikroskop wechselnd häufige, meist geringe quantitative Strukturunterschiede zu den normalen Blutlymphozyten (Zucker-Franklin, 1969; Huhn, 1970; Schreck *et al.*, 1971; Bessis, 1973).

Die *großen lymphoiden Zellen* der Lymphknoten (Bernhard u. Leplus, 1964; Mori u. Lennert, 1969), des Blutes (Spriggs u. Jerrome, 1967) und der efferenten Lymphe (Zucker-Franklin, 1969) bieten ein kontinuierliches ultrastrukturelles Spektrum, das von Merkmalen der schon beschriebenen kleinen Lymphozyten, bis zur Ähnlichkeit mit den unten folgenden unreifen Plasmazellen, reicht. Die großen lymphoiden Zellen (Abb. 7) haben meist ovale, auf manchen Schnittebenen eingekerbte Kerne mit zarter Chromatinstruktur und großen Nukleolen in Ein- oder Mehrzahl. Die zahlreichen Ribosomen liegen meist als Polyribosomen vor, was den Zellen nach Färbung lichtmikroskopisch ihre charakteristische Basophilie verleiht. Das ER ist gering bis deutlich ausgeprägt und ist im letzteren Fall mit Polyribosomen besetzt, wobei in einzelnen Zellen die Entwicklungsstufe eines Ergastoplasmas erreicht wird, das allerdings im Gegensatz zu den typischen un-

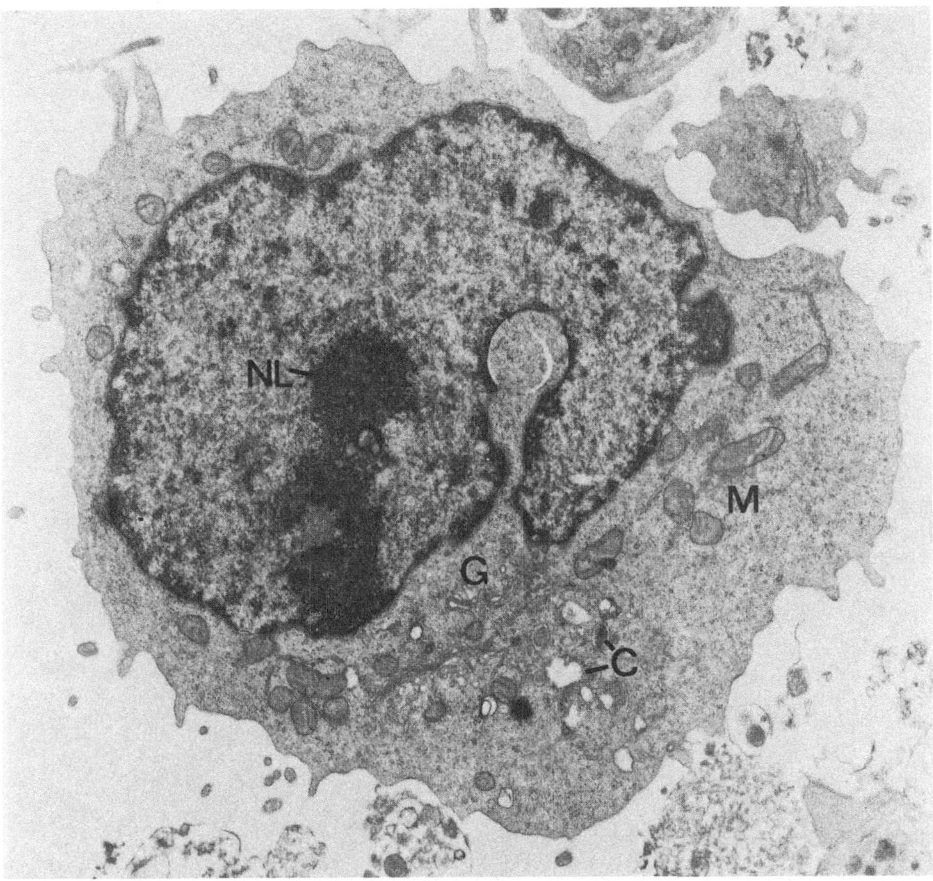

Abb. 7. Elektronenmikroskopische Aufnahme eines Phytohämagglutinin-aktivierten menschlichen Blutlymphozyten. Kern mit lockerem gleichmäßig verteiltem Chromatin und Nukleolus (NL); im Zytoplasma zahlreiche Polyribosomen und einige kurze Ergastoplasmalamellen; Golgi-Feld (G), einzelne Zytosomen (C) und Mitochondrien (M). Vergrößerung 12500fach. (Freundlicherweise zur Verfügung gestellt von D. Huhn, München)

reifen und reifen Plasmazellen noch nicht den größten Teil des Zytoplasmas einnimmt. Parallel zum Differenzierungsgrad des ER ist der Golgi-Apparat mittelgradig oder stark entwickelt. Die in der PHA- oder gemischten Lymphozytenkultur entstehenden großen lymphoiden Zellen unterscheiden sich von den in vivo anzutreffenden nur geringgradig (Firket, 1969; Douglas, 1971). Die Zuordnung der großen lymphoiden Zellen zur T-Zell- oder B-Zell-Reihe, speziell zur Gruppe von Plasmazell-Vorläuferzellen gelingt elektronenmikroskopisch besser als bei normaler lichtmikroskopischer Technik, jedoch keineswegs sicher. Die in den ersten Tagen von Immunreaktionen, die zur Produktion humoraler Antikörper führten, beobachteten proliferierenden großen lymphoiden Zellen zeigten oft noch kein Ergastoplasma, obwohl sie bereits Antikörper bildeten (Gudat et al., 1971; Murphy et al., 1972) und mit größter Wahrscheinlichkeit die Vorläufer von Plasmazellen waren (Birbeck u. Hall, 1967; Gudat et al., 1971; Murphy et al., 1972). Die großen lymphoiden Zellen, die bei typischen zellgebundenen Immunreaktionen auftraten, entwickelten erwartungsgemäß kein ausgeprägtes rauhes

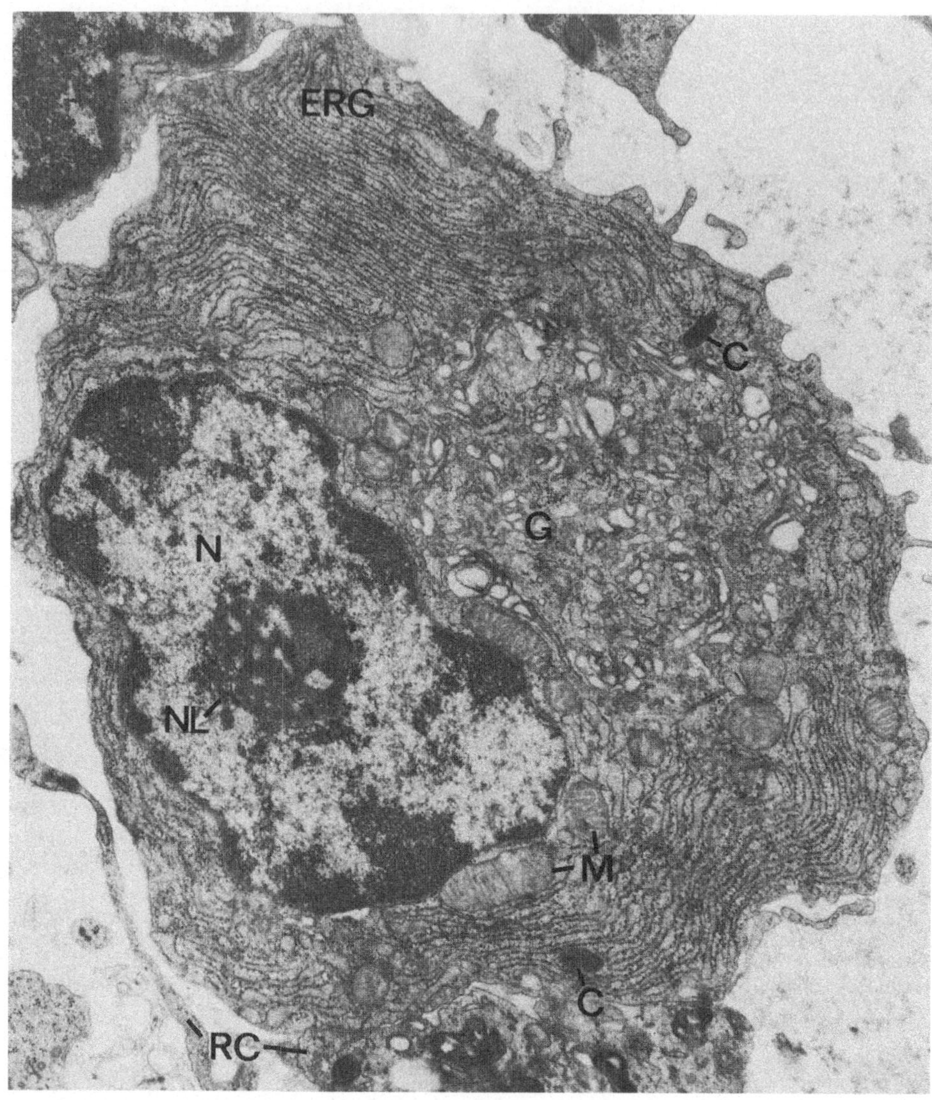

Abb. 8. Elektronenmikroskopische Aufnahme einer reifen Plasmazelle aus dem menschlichen Knochenmark. Kern mit Nukleolus (NL); im Zytoplasma Ergastoplasma-Lamellen (ERG), ein ausgedehntes Golgi-Feld (G), einige Mitochondrien (M) sowie vereinzelte Zytosomen (C). Vergrößerung 16000fach. (Freundlicherweise zur Verfügung gestellt von D. Huhn, München)

ER (de Petris et al., 1966; Pedersen u. Morris, 1970). Rasterelektronenmikroskopisch zeigten die großen lymphoiden Zellen von Lymphoblastenkulturen vom B-Zelltyp die typische auch bei normalen kleinen B-Lymphozyten beobachtete zottige Oberfläche und „T-Lymphoblasten-Kulturen" die charakteristische relativ glatte Zelloberfläche (Polliack et al., 1973).

Die *unreifen Plasmazellen* haben einen meist runden, zentral oder exzentrisch gelegenen Kern mit je nach Reifegrad zartem bis mäßig dichtem bis zum Teil kompakten Chromatin und 1—2 Nukleolen. Charakteristisch ist das Zytoplasma, das

Tabelle 4. Übersicht über einige wichtige elektronenmikroskopischen Befunde am Zytoplasma lymphatischer Zellen des Menschen

	Ribo-somen	Polyribo-somen	ER	Ergasto-plasma	Golgi-Appar.	Mikro-villi
Kleine u. mittlere Lymphozyten	+ +/+ + +	+/+ +	+/+ +	−/(+)	+	−/+ + +
Große lymphoide Zellen	+ + +	+/+ + +	+/+ + +	−/+	+ +	−/+ + +
Unreife Plasmazellen	+	+ + +	+ + +	+ +	+ + +	?
Reife Plasmazellen	+	+ + +	+ + +	+ + +	+ + +	?

mehrere parallel verlaufende, den Kern teilweise umschließende Ergastoplasmaschläuche und einen stark ausgeprägten Golgi-Apparat enthält. Der Ablauf und die topographische Lokalisation der Immunglobulinsynthese in Plasmazellen wird in Kap. V, 8, B dargestellt.

Die *reifen Plasmazellen* (Abb. 8) zeigen elektronenmikroskopisch einen exzentrisch liegenden, runden, dichten Kern mit verklumptem Chromatin und manchmal einem Nukleolus. Das Zytoplasma ist angefüllt von parallel verlaufenden Ergastoplasmaschläuchen, die oft zu Zisternen erweitert sind, die bei starker Dilatation als „Russell-Körperchen" imponieren. Wie bei den unreifen Plasmazellen enthält ein Teil der Ergastoplasmahohlräume Glykoproteine von Immunglobulincharakter. Der Golgi-Apparat ist sehr prominent und bewirkt aufgrund seiner RNS-Armut die lichtoptisch sichtbare „perinukleäre Aufhellung" bzw. den „perinukleären Hof" als typisches Plasmazellmerkmal.

Die Plasmazellen von Plasmozytomen sind oft von normalen reifen und unreifen Plasmazellen nicht zu unterscheiden, zeigen allerdings meist eine größere Polymorphie, gelegentlich auch amorphe und kristalline Einschlüsse (ZUCKER-FRANKLIN, 1964). Bei Makroglobulinämie Waldenström sollen 10—50% der lichtmikroskopisch wenig auffälligen Blutlymphozyten ein deutliches Ergastoplasma enthalten, was sie als Blutplasmazellen ausweisen würde (ZUCKER-FRANKLIN, 1964). Tabelle 4 faßt die wesentlichsten elektronenmikroskopischen Befunde an lymphatischen Zellen zusammen.

5. Oberflächeneigenschaften

A. Allgemeines*

Die meisten Angaben über Eigenschaften der Zelloberfläche lymphatischer Zellen beruhen nicht auf direkten Beobachtungen, sondern auf indirekten Nachweismethoden. So sind einige Zelloberflächeneigenschaften als „Antigene", z. B. Histokompatibilitäts- und Differenzierungsantigene definiert, weil sie mit Hilfe spezifischer Antikörper nachgewiesen wurden. Andere Oberflächenmerkmale werden als „Rezeptoren" beschrieben, weil sie bestimmte Substanzen bevorzugt an die Zelle binden, z. B. als Rezeptoren für Komplement oder Phytohämagglutinin. Mit diesen Bezeichnungen soll nicht suggeriert werden, daß die Funktion der Zelloberflächenantigene in vivo die von Antigenen wäre oder daß die genannten Rezeptoren nur mit den entsprechenden Nachweissubstanzen funktionieren würden. Es handelt sich um Arbeitstitel, nicht um Funktionsbezeichnungen.

* Siehe auch: LADOULIS, C.T., GILL, T.J., CHEN, S.H., MISRA, D.N.: The structure and metabolism of lymphocyte membranes. Progr. Allergy **18**, 205—288 (1975).

B. Histokompatibilitätsantigene

Die Histokompatibilitätsantigene spielen eine entscheidende Rolle bei allogenetischen Organ- und Zelltransplantationen (Übersichten: BATCHELOR u. BRENT, 1972; TERASAKI, 1972; REGAMEY u. SPÄRCK, 1973; THORSBY, 1974; Transplantation Proceedings 5, No. 4, 1973) und gewinnen Beachtung als Indikatoren für eine genetische Disposition zu bestimmten Krankheiten (Übersicht: MORRIS, 1974). Trotzdem gehören sie nicht zum Thema dieses Beitrags, weil sie nicht lymphozytenspezifisch sind, sondern in den Zellmembranen der meisten Körperzellen vorkommen (SNELL u. STIMPFLING, 1966; AOKI *et al.*, 1969; NATHENSON, 1970). Die Histokompatibilitätsantigene weisen anscheinend ein typisches Verteilungsmuster an der Oberfläche der Lymphozyten auf (KARNOVSKY *et al.*, 1972).

C. Differenzierungsmerkmale

a) Thymusabhängige Differenzierungsmerkmale

Bei der Untersuchung von Oberflächenmerkmalen lymphatischer Zellen wurden drei grundsätzliche Beobachtungen gemacht:
— In den meisten Lymphozytenpopulationen bestand Heterogenität, charakterisiert dadurch, daß einige Lymphozyten das Merkmal X, andere das Merkmal Y und weitere Zellen die Merkmale Y + Z trugen.
— Eine Ausnahme bildeten die lymphatischen Zellen des Thymus, die zu fast 100% die gleichen Merkmale, beispielsweise X, trugen, während andere, in peripheren Lymphozytenpopulationen vorkommende Merkmale, beispielsweise Y und Z, an fast allen Thymuszellen nicht nachweisbar waren.
— Bei Fehlen des Thymus (aufgrund angeborenen Defektes oder neonataler Thymektomie) fehlten auch in der Peripherie ganz oder teilweise die Zellen, die das für den Thymus typische Oberflächenmerkmal trugen. Aufgrund dieser Beobachtungen wurde der Begriff „thymusabhängige Differenzierungsmerkmale" geprägt und den thymusunabhängigen Lymphozytenmerkmalen gegenübergestellt. Die grundlegenden Befunde sind an der Maus erhoben worden, bei der inzwischen bereits verschiedene Systeme von thymusabhängigen Oberflächenmerkmalen bekannt sind (Übersicht: GREAVES *et al.*, 1973). Beim Menschen sind bisher zwei Oberflächeneigenschaften von Lymphozyten als thymusabhängig akzeptiert: die Reaktionsfähigkeit mit Anti-Thymuslymphozytenseren und die Fähigkeit, Schaftserythrozyten zu binden.

Anti-Human-Thymozytenseren wurden durch Immunisierung von Kaninchen mit fetalen oder kindlichen Thymuszellen vom Menschen erzeugt. Das so gewonnene rohe Anti-Lymphozytenserum, das noch vielfältige Anti-Humangewebs- (d.h. spezies-spezifische) Antikörper und allgemeine antilymphozytäre Antikörper enthielt, wurde durch Absorption an Erythrozyten, Lebergewebe und B-Lymphozyten vom Menschen „T-zellspezifisch" gemacht (AISENBERG *et al.*, 1973; SMITH *et al.*, 1973; WILLIAMS *et al.*, 1973). Eine ähnliche T-Zellspezifität wurde auch erreicht, wenn zur Immunisierung der Kaninchen statt Thymuszellen B-zellfreie Blutlymphozyten (von Patienten mit Agammaglobulinämie vom Bruton-Typ) verwendet wurden (AIUTI u. WIGZELL, 1973). In Analogie zu der Oberflächenantigen-Verwandtschaft von Thymus- und Gehirnzellen bei Mäusen (GOLUB, 1971; THIELE *et al.*, 1972) reagierten auch beim Menschen xenogenetische Anti-Humangehirnseren nach geeigneter Absorption bei Testung an Lymphozyten selektiv mit thymusabhängigen Oberflächenmerkmalen (BROWN u. GREAVES, 1974b). Mit diesen Antiseren gegen menschliche thymusabhängige Oberflächen-

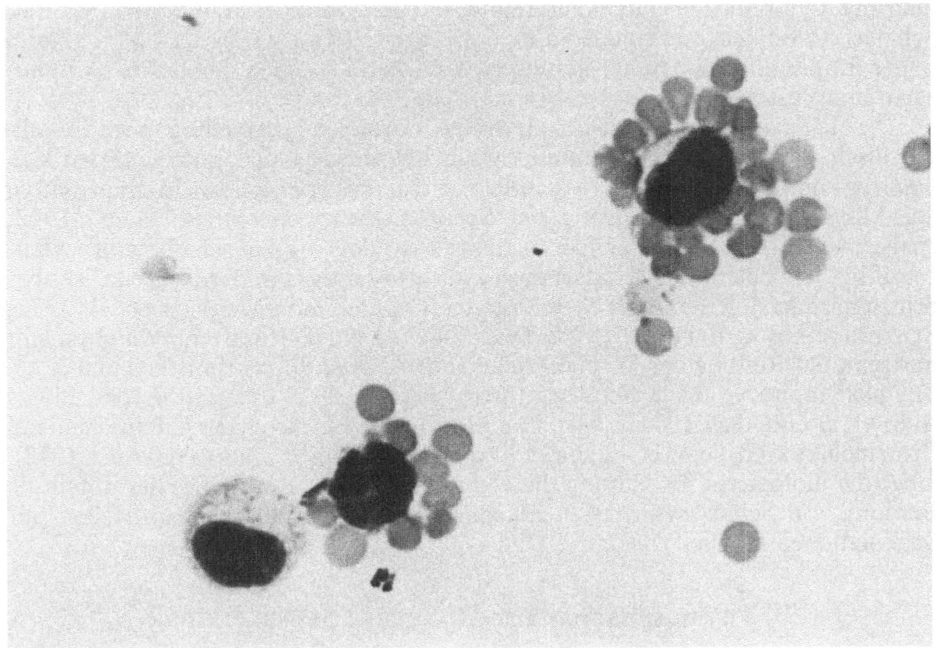

Abb. 9. Spontanrosetten (E-Rosetten) von lymphatischen Zellen des menschlichen Blutes mit Schafserythrozyten. Zwei positive Lymphozyten und eine negative Blut-Plasmazelle. (Präparat von P. SCHICK, München, Giemsa-Färbung × 1600)

merkmale (nach AIUTI *et al.* [1974]: „HuTLA = human T-lymphocyte antigens") reagierten in immunfluoreszenzmikroskopischen oder zytotoxischen Tests 93—100% der Thymuszellen und 50—90% (Durchschnitt etwa 80%) der Blutlymphozyten gesunder Menschen. B-Lymphozyten reagierten mit diesen Antiseren (AISENBERG *et al.*, 1973; BROWN u. GREAVES, 1974b; SMITH *et al.*, 1974) praktisch nicht.

Als weiteres thymusspezifisches Oberflächenmerkmal normaler Lymphozyten des Menschen gilt die Fähigkeit, ohne vorausgegangene spezifische Immunisierung Schafserythrozyten zu binden. Der Nachweis dieser Eigenschaft erfolgt im *E-Rosettentest* (Abb. 9), bei dem gewaschene Schafserythrozyten mit weitgehend humanerythrozyten-freien Lymphozytensuspensionen einige Stunden bei 0—4° zusammengebracht werden. Die Methoden, die zur Entdeckung dieser Eigenschaft führten (LAY *et al.*, 1971; FRÖLAND, 1972; WYBRAN *et al.*, 1972) wurden inzwischen weiterentwickelt und standardisiert (JONDAL *et al.*, 1972; BENTWICH *et al.*, 1973a; AIUTI *et al.*, 1974). So wurden im Thymus von Kindern 98—99% (BROWN u. GREAVES, 1974b; JONDAL *et al.*, 1972) und unter den Blutlymphozyten normaler Menschen 60—80% E-Rosetten (JONDAL *et al.*, 1972; BENTWICH *et al.*, 1973a; ROSS *et al.*, 1973) nachgewiesen, während bei einem Kind mit Thymusaplasie nur 0,2% E-Rosetten unter den Blutlymphozyten gefunden wurden (MOE *et al.*, 1973). Wenn an der gleichen Lymphozytensuspension der E-Rosettentest einerseits und der Nachweis von hochkonzentriertem membrangebundenem Oberflächenimmunglobulin als sicherster B-Lymphozytentest (s. u.) andererseits durchgeführt wurden (BENTWICH *et al.*, 1973a; ROSS *et al.*, 1973; BROWN u. GREAVES, 1974b), ergab sich praktisch keine Überschneidung, so daß der E-Rosettentest in dieser Form als T-zellspezifisch gelten kann. Wenn dagegen der E-Rosettentest durch Vorbehandlung der Lymphozyten mit Neuraminidase (Bentwich *et al.*, 1973b) oder der Schafserythrozyten mit einem Sulfhydrylreagenz (Kaplan u. Clark, 1974) in seiner Empfindlichkeit weiter gesteigert wird, kann er einen Teil der B-Lymphozyten miterfassen.

Die E-Rosetten sind demnach unter normalen Testbedingungen T-zellspezifisch, sie sind jedoch immunologisch unspezifisch und unterscheiden sich damit grundsätzlich von den (wesentlich selteneren) spezifischen Immunrosetten der Maus nach Immunisierung mit Schafserythrozyten (Biozzi *et al.*, 1972; Ashman u. Raff, 1973). Der E-Rosettentest ist nicht einmal schafserythrozytenspezifisch; er scheint mit Schafserythrozyten am besten standardisierbar, ist aber prinzipiell auch mit den Erythrozyten anderer Spezies möglich (Seiler *et al.*, 1972; Stathopoulos u. Elliott, 1974). Die Fähigkeit zur E-Rosettenbildung scheint nicht mit der Reifung der T-Zellen zuzunehmen, denn durchschnittlich bindet ein Thymuslymphozyt mehr Schafserythrozyten als ein T-Lymphozyt des Blutes (Brown u. Greaves, 1974b). Der Rezeptor für die Erythrozyten hat anscheinend Proteincharakter, denn er ist durch Trypsin inaktivierbar (Jondal *et al.*, 1972). Über die biologische Bedeutung dieses lymphozytären Rezeptors, der durch die Bindung von Schafserythrozyten erkennbar geworden ist, sind einstweilen nur Spekulationen möglich (Siegel, 1973).

b) Thymusunabhängige Differenzierungsmerkmale

Da man bei Hühnern beobachtet hatte, daß bestimmte Zelloberflächenmerkmale in der Bursa Fabricii stark und im Thymus schwach ausgeprägt sind (McArthur *et al.*, 1971; Albini u. Wick, 1973) und nachdem ähnliche thymusunabhängige Oberflächeneigenschaften in den lymphatischen Zellen thymusloser Mäuse gefunden worden waren (Raff *et al.*, 1971; Basten *et al.*, 1972a; Übersicht: Greaves *et al.*, 1973) suchte man nach den entsprechenden thymusunabhängigen Differenzierungsmerkmalen auch an den Zellmembranen menschlicher Lymphozyten.

Anti-Human-B-Lymphozytenantigen (HuBLA)-Seren wurden durch Immunisierung von Kaninchen mit pathologischen menschlichen Lymphozyten, die keine thymusabhängigen Differenzierungsmerkmale zeigten (oberflächenimmunglobulinpositive CLL-Zellen und Lymphoblasten-Zellinien), erzeugt und durch Absorption an Erythrozyten, Leberzellen, Thymozyten und Immunglobulin vom Menschen „B-zellspezifisch" gemacht (Greaves u. Brown, 1973; Smith *et al.*, 1974). Diese Seren reagierten negativ mit über 95% menschlicher Thymuszellen und der Blutlymphozyten von Patienten mit Agammaglobulinämie, positiv jedoch mit 15% der normalen Blutlymphozyten und mit mehr als 90% der Zellen der chronischen lymphatischen Leukämie und von Burkitt-Lymphomen (Smith *et al.*, 1974). Die B-Zellspezifität dieser Antiseren entsprach dem Nachweis von Oberflächenimmunglobulin (Greaves u. Brown, 1973; Smith *et al.*, 1974).

Membrangebundenes Oberflächenimmunglobulin in hoher Konzentration, d.h. in leicht nachweisbarer Form, ist bei Mäusen ein thymusunabhängiges Differenzierungsmerkmal (Übersicht: Greaves *et al.*, 1973). Unter membrangebundenem Immunglobulin (Oberflächenimmunglobulin) werden Immunglobulinmoleküle verstanden, die in der betreffenden Zelle synthetisiert und in die äußere Zellmembran eingebaut sind. Passiv angelagertes Immunglobulin wird durch Waschung der Zellen vor der Untersuchung so stark verdünnt, daß es unter der Nachweisschwelle für Oberflächenimmunglobulin liegt. Der Nachweis von Oberflächenimmunglobulin an Lymphozyten des Menschen erfolgt mit markierten Antiseren gegen menschliches Immunglobulin (methodische Übersicht: Aiuti *et al.*, 1974). Durch Verwendung von Antiseren gegen κ, λ, μ, γ, α, δ und ε können die beiden

Leichtketten und die 5 bisher bekannten Immunglobulinklassen an der Zelloberfläche differenziert werden. Bei Markierung der Anti-Human-Ig-Seren handelt es sich um die direkte Nachweismethode, bei Verwendung eines markierten Antiserums gegen ein zuvor an die Zelle angelagertes unmarkiertes Anti-Human-Ig-Serum um den indirekten Ansatz. Die Markierung der Antiseren kann mit Fluoreszenzfarbstoffen (Immunfluoreszenz, z. B. PERNIS et al., 1970), Enzymen (Immunzytochemie, z. B. STEIN u. DRESCHER, 1973) oder Isotopen (Immunautoradiographie, z. B. NOSSAL et al., 1972) erfolgen. Ein weiterer Weg zur indirekten Erfassung von Oberflächenimmunglobulin ist die gemischte Antiglobulin-Rosetten-Methode (HALLBERG et al., 1974). Voraussetzungen für ein korrektes Ergebnis sind strenge Spezifität und hoher Antikörpergehalt des Anti-Human-Ig-Serums (AIUTI et al., 1974). Bei üblicher Technik erfaßt diese Methode nur Oberflächenimmunglobulin. Zur Darstellung des intrazytoplasmatischen Immunglobulins, z. B. in Plasmazellen, müssen die Zellen fixiert oder histologisch geschnitten werden, damit die markierten Antiseren durch die zerstörten Zellmembranen in das Zytoplasma eindringen können (VAN FURTH et al., 1966 a; ASAMER u. BRAUNSTEINER, 1969).

Die lymphatischen Zellen, die Oberflächenimmunglobuline in leicht nachweisbarer Form enthalten, d. h. B-Lymphozyten (s. u.), tragen Immunglobulinmoleküle in ziemlich gleichmäßiger, hoher Dichte. Für B-Lymphozyten der Maus wurden 50000—300000 (RABELLINO et al., 1971; MARCHALONIS et al., 1972) Oberflächenimmunglobulinmoleküle pro Zelloberfläche geschätzt, wobei der Abstand der einzelnen Moleküle meist unter 140 Å betragen soll (KARNOVSKY et al., 1972). Bei normalen menschlichen B-Lymphozyten des Blutes wurden durchschnittlich 90000 Oberflächenimmunglobulinmoleküle, bei den Lymphozyten der chronischen lymphatischen Leukämie dagegen im Durchschnitt nur 9000 (TERNYNCK et al., 1974) und bei Burkitt-Lymphomzellen 100000 Immunglobulinmoleküle je Zelloberfläche (SHERR et al., 1972) geschätzt. Da Oberflächenimmunglobuline nicht nur mit Anti-Fab-Seren, sondern auch mit Anti-Fc-Seren reagieren (FRÖLAND u. NATVIG, 1973) und aufgrund immunradiochemischer Befunde (MARCHALONIS et al., 1972) ist zu vermuten, daß der größte Teil des Immunglobulinmoleküls aus der Zelle herausragt, wobei die untere Hälfte des Fc-Stücks das Immunglobulin in der Zellmembran fixiert, während die antigenbindenden Fab-Stücke frei zugänglich sind. Alle bisher bekannten Ig-Klassen wurden durch Nachweis der fünf typischen Schwerketten und der beiden Leichtketten auch als oberflächengebundenes Immunglobulin an B-Lymphozyten gefunden (s. u.). Von wenigen fraglichen Ausnahmen abgesehen trägt eine einzelne Zelle stets nur einen Leichtkettentyp, entweder Kappa *oder* Lambda (AISENBERG BLOCH, 1972; SELIGMANN et al., 1973). Im allgemeinen trägt eine Zelle auch nur einen Schwerkettentyp und damit eine Ig-Klasse, jedoch scheint es auch einzelne Lymphozyten mit zwei oder mehr Oberflächenimmunglobulin-Klassen zu geben (VAN BOXEL et al., 1972; AIUTI et al., 1974), deren Nachweis nicht auf methodischem Irrtum (SELIGMANN et al., 1973; AIUTI et al., 1974) beruht. Als häufigste Oberflächen-Ig-Klasse wurde meist IgM (AISENBERG u. BLOCH, 1972; FRÖLAND u. NATVIG, 1973; SELIGMANN et al., 1973; AIUTI et al., 1974), von einigen Arbeitsgruppen auch IgG (z. B. COOPER et al. [1973], GAJL-PECZALSKA et al. [1973]) gefunden. Bei immunchemischer Analyse der Oberflächenimmunglobuline von Lymphozyten der Maus (VITETTA u. UHR, 1972) und des Menschen (MARCHALONIS et al., 1972) dominierte das 8 S- bzw. 7 S-Monomer von IgM, d. h. eine Untereinheit des sezernierten 19 S-IgM. Membrangebundenes Oberflächenimmunglobulin dient als Antigenrezeptor der immunkompetenten Zellen (s. S. 40).

Wenn B-Lymphozyten unter den Bedingungen eines reduzierten Energiestoffwechsels, d. h. bei 0—4 °C oder in Gegenwart von Stoffwechselinhibitoren, mit markierten Anti-Ig-Seren inkubiert werden, resultiert eine gleichmäßige fein-fleckige Markierung der Zelloberfläche. Wenn dagegen die Inkubation bei normalem Energiestoffwechsel erfolgt, bildet sich innerhalb von Minuten eine huf-eisen- bis kappenförmige Konzentration („cap-formation") der markierten Anti-serum-Oberflächenimmunglobulin-Komplexe an einem Zellpol (Taylor et al., 1971; Karnowsky et al., 1972; Loor et al., 1972; Huber et al., 1972). Diese Komplexe lösen sich teils ab (Engers u. Unanue, 1973), teils werden sie von der Träger-zelle pinozytiert (Taylor et al., 1971; Engers u. Unanue, 1973). Da Oberflächen-immunglobulinmoleküle als antigenbindende Rezeptoren gelten und Oberflächen-immunglobulin-Antigen-Reaktionen unter in vivo-Bedingungen zur „cap for-mation" führen müßten, wird vermutet, daß „cap formation" und Pinozytose des Immunglobulin-Antigen-Komplexes die Stimulation der immunglobulintragen-den Zelle auslösen (Diener, 1973). Die zur „cap formation" führende Aggregation von Oberflächenimmunglobulinmolekülen wird durch Vernetzung der Rezeptoren mittels des von mehreren Rezeptoren gebundenen Substrats (Taylor et al., 1971; Karnovsky et al., 1972) erklärt, wobei die Rezeptoren in der halbflüssigen Zell-membran frei flottieren und sich zu immer größeren Komplexen vereinigen sollen (Singer u. Nicolson, 1972). Dieses Phänomen ist nicht spezifisch für oberflächen-immunglobulin-tragende Lymphozyten. Es wurde auch bei der Schafserythrozy-tenbindung an T-Lymphozyten (Yu, 1974) und bei Mäusefibroblasten, die mit Anti-H 2-Seren reagierten (Edidin u. Weiss, 1972), beobachtet.

Befunde an B-Lymphozyten der Maus sprechen dafür, daß Oberflächen-immunglobulin ständig in den betreffenden Lymphozyten synthetisiert und in Golgi-Vesikeln membranständig wird, dann mit der Vesikelwand nach außen gestülpt und damit Teil der Zellmembran wird (Vitetta u. Uhr, 1972). Bei nicht-proliferierenden lymphatischen Zellen des Menschen soll das Verhältnis von intra-zytoplasmatischem zu Oberflächen-Immunglobulin etwa 5 : 1 (Lerner et al., 1972; Cooper et al., 1973), bei proliferierenden B-Zellen etwa 50 : 1 (Lerner et al., 1972) betragen. Plasmazellen sind durch einen sehr hohen intrazytoplasmatischen Immunglobulingehalt und nur geringe Mengen an Oberflächenimmunglobulin gekennzeichnet (Lamelin et al., 1972). Oberflächenimmunglobulin scheint bei Mäuse- und Menschenlymphozyten rasch, mit einer Halbwertszeit von 1—8 Std, umgesetzt zu werden (Lerner et al., 1972; Loor et al., 1972; Vitetta u. Uhr, 1972).

Oberflächenimmunglobulin ist ein Differenzierungsmerkmal reiferer B-Lym-phozyten, das z. B. bei Mäusen an neugebildeten Knochenmarklymphozyten noch kaum vorhanden ist aber innerhalb 2—3 Tagen nach Entstehung der Zellen in der typischen Konzentration, wie sie an Milz- und Lymphknoten-Lymphozyten zu finden ist, nachweisbar wird (Osmond u. Nossal, 1974 b).

Im menschlichen Blut wurden oberflächenimmunglobulintragende Lympho-zyten bei einem großen Kollektiv von Gesunden durchschnittlich in folgendem Prozentsatz gefunden (Aiuti et al., 1974): insgesamt 21 (16—28%), verteilt auf die einzelnen Schwer- und Leichtketten: IgM 8,9 (6,7—13,0) %, IgG 7,1 (4,0—12,7) %, IgD 6,2 (5,2—8,2) %, IgA 2,2 (1,0—4,3) %, Kappa 13,9 (10,0—18,6) % und Lambda 6,8 (5,0—9,3) %. Hier erscheinen die Werte für IgD ungewöhnlich hoch. Andere Autoren fanden Durchschnittswerte von 0,9—3,0% (Aisenberg u. Bloch, 1972; van Boxel et al., 1972; Aiuti et al., 1973 a). Nach Aisenberg und Bloch (1972), Aiuti et al. (1973 a) und Gajl-Peczalska et al. (1973) sollen 0,7—3,0% der normalen Blutlymphozyten IgE tragen. Im Thymus waren 1% oder weniger Zellen mit leicht nachweisbarem Oberflächenimmunglobulin vorhanden (Ross et al., 1973; Brown u. Greaves, 1974 b).

Einige Lymphozyten haben die Fähigkeit, Antigen-Antikörper-Komplement-Komplexe zu binden. Sie scheinen diese Komplexe mittels eines Rezeptors für die aktivierte Komplementkomponente C3 zu binden (BIANCO *et al.*, 1970). Zum Nachweis dienen xenogenetische *E*rythrozyten (meist vom Schaf) als Antigen, ein Anti-Schaferythrozyten-IgM als *A*ntikörper und frisches Mäuseserum als Komplement *(C)*. Diese „EAC" werden mit humanerythrozytenfreien Lymphozyten-suspensionen inkubiert, wobei die C3-bindenden Zellen als Rosetten erkennbar werden (BIANCO *et al.*, 1970; SEILER *et al.*, 1972; SHEVACH *et al.*, 1973). Die meisten Komplementrezeptor-Lymphozyten (CRL) tragen Oberflächenimmunglobuline, während umgekehrt die Mehrheit der oberflächenimmunglobulin-positiven Lymphozyten EAC binden (NUSSENZWEIG u. PINCUS, 1972; JONDAL *et al.*, 1973; ROSS *et al.*, 1973). Die biologische Bedeutung der Komplement-Rezeptoren an Lymphozyten wird darin gesehen, Antigen-Antikörper-Komplement-Komplexe in der frühen (IgM)-Phase der Immunantwort an immunkompetente Lympho-zyten, vor allem in den sogenannten B-Regionen des lymphatischen Gewebes (s.S. 84) zu binden (NUSSENZWEIG u. PINCUS, 1972; SHEVACH *et al.*, 1973). Im Blut normaler Menschen wurden durchschnittlich 10—19% CRL gefunden (AIUTI *et al.*, 1974), im Thymus nur etwa 1% (ROSS *et al.*, 1973). Komplementrezeptoren sind auch auf Monozyten vorhanden (s. u.).

Einige Lymphozyten sind in der Lage, Antikörperkomplexe oder Antigen-Antikörper-Komplexe zu binden. Bei Mäusen wurde bewiesen, daß die Antigen-*IgG-Komplex-bindenden Lymphozyten* thymus-unabhängige B-Zellen sind, welche die Bindung des IgG-Komplexes ohne Hilfe von Komplement mit einem Rezeptor für die Fc-Stücke der IgG-Moleküle herstellen (BASTEN *et al.*, 1972a, 1972b). Möglicherweise wird an menschlichen Lymphozyten der gleiche Fc-Rezeptor bei der Bindung von IgG-Komplexen (aggregiertem IgG) erfaßt (DICKLER u. KUNKEL, 1972; BENTWICH u. KUNKEL, 1973). Die Lymphozyten, die aggregiertes IgG binden, scheinen meist auch Oberflächenimmunglobulin und Komplement-rezeptoren zu tragen (DICKLER u. KUNKEL, 1972; BENTWICH u. KUNKEL, 1973; JONDAL *et al.*, 1973). Diese Eigenschaft ist jedoch nicht rein B-zellspezifisch, da anscheinend auch einige T-Lymphozyten aggregiertes IgG binden (BROWN u. GREAVES, 1974b). Widerspruchsvoll sind die Ergebnisse, die bei Verwendung von Antigen-Antikörper-Komplexen aus *E*rythrozyten (von Schaf oder Mensch) und entsprechenden anti-erythrozytären *A*ntikörpern meist der IgG-Klasse, ohne Komplement-Zusatz erzielt wurden. Lymphozytenhaltige Zellsuspensionen bilden bei Inkubation mit diesen „EA-Komplexen" sogenannte EA-Rosetten, wobei weitgehende Identität von EA- und EAC-Rosetten (SEILER *et al.*, 1972), völlige Verschiedenheit von EA-rosettenbildenden Zellen einerseits und Komplement-rezeptor-Lymphozyten oder oberflächenimmunglobulintragenden Lymphozyten andererseits (FRÖLAND u. NATVIG, 1973; SHEVACH *et al.*, 1973; FRÖLAND *et al.*, 1974) beschrieben wurden. Eine Überschneidung von EA- und E-Rosetten bestand nicht (FRÖLAND u. NATVIG, 1973). Von normalen menschlichen Blutlymphozyten binden 11—22% aggregiertes IgG (AIUTI *et al.*, 1974) und 10—20% EA-Komplexe (SEILER *et al.*, 1972; FRÖLAND u. NATVIG, 1973; FRÖLAND *et al.*, 1974).

Plasmazellen scheinen — zumindest bei Mäusen — Oberflächendifferenzie-rungsmerkmale zu tragen, die weder mit Oberflächenimmunglobulin (TAKAHASHI *et al.*, 1970) noch mit den B-Lymphozyten-Oberflächenantigenen (TAKAHASHI *et al.*, 1972) identisch sind.

c) T- und B-Zell-Klassifizierung

Aufgrund der Evidenz, daß sich einige der genannten Oberflächenmerkmale nur an thymusabhängigen Lymphozyten und andere nur an thymus-unabhängigen

Lymphozyten finden, wurden diese Merkmale zur Klassifizierung von T- und B-Zellen in heterogenen lymphatischen Zellgemischen verwendet. Es handelt sich wohlgemerkt um eine praktische Einteilung der Zellen anhand ihrer bei bestimmten in vitro-Testen festgestellten Oberflächenmerkmale, nicht um eine funktionelle oder zellgenetische Zuordnung. Die theoretische Ableitung des Konzepts des thymusabhängigen und -unabhängigen Zellsystems und dessen Funktionen werden auf S. 80f. und 63f. dargestellt. Tabelle 5 gibt einen Überblick über den derzeitigen Stand der einzelnen Oberflächenmerkmale.

Die Klassifizierung von lymphatischen Zellen in T- und B-Zellen aufgrund der bis jetzt bekannten Oberflächenmerkmale muß noch als vorläufig gelten, weil 1. die testbaren Oberflächeneingenschaften nur bedingt spezifisch sind, 2. nicht alle Lymphozyten mit den zur Verfügung stehenden Tests erfaßbar sind („Null-Zellen") und 3. die einzelnen Tests bei pathologischen lymphatischen Zellen die unter Normalbedingungen definierte Spezifität nicht mehr garantieren:

zu 1. Die absolute Spezifität der Anti-TLA- und Anti-BLA-Seren ist nicht prüfbar. Der E-Rosettentest mit Schafserythrozyten scheint nur bei niedriger oder mittlerer Empfindlichkeit reine T-Lymphozyten zu erfassen, reagiert jedoch bei sehr hoher Empfindlichkeit auch mit oberflächenimmunglobulin-positiven Zellen (s.S. 34). Der E-Rosettentest mit Mäuseerythrozyten soll sogar eher B- als T-zellspezifisch sein (Stathopoulos u. Elliott, 1974). Der Nachweis von Oberflächenimmunglobulin mit Methoden, die wie die Immunfluoreszenz nicht extrem empfindlich sind, ist unter normalen Bedingungen ein verläßlicher B-Zelltest (über Störungsmöglichkeiten durch Autoantikörper siehe: Bentwich u. Kunkel [1973], Seligmann [1973]). Es ergaben sich jedoch Hinweise, daß der Oberflächenimmunglobulingehalt B-Lymphozyten von T-Lymphozyten nicht qualitativ und absolut, sondern nur quantitativ unterscheidet. Bei einer wesentlichen Empfindlichkeitssteigerung der Untersuchungsmethode scheinen Oberflächenimmunglobuline nämlich auch an T-Zellen nachweisbar zu sein, z.B. durch Markierung der Anti-Ig-Seren mit Radiojod (Nossal et al., 1972), durch Absorption von Anti-Ig-Seren an Lymphozytenoberflächen (Grey et al., 1972; Cooper et al., 1973), durch Blockierungsexperimente von Antigenrezeptoren mit Anti-Ig-Serum (Roelants et al., 1974b) und durch immunradiochemische Analysen (Marchalonis et al.,

Tabelle 5. Oberflächenmerkmale von lymphatischen und retikulohistiozytären Zellen des Menschen

Oberflächenmerkmal	Test	T-Ly	B-Ly	Pz[a]	M[b]
T-Lymphozyten-Antigen	Reaktion mit Anti-TLA-Seren	+ + +	0	0	0
Erythrozyten-Rezeptoren	E-Rosettenbildung	+ + +	0	0	0
B-Lymphozyten-Antigen	Reaktion mit Anti-BLA-Seren	0	+ + +	+ +[c]	0
Oberflächen-Ig	Starke Reaktion mit Anti-Ig-Seren	0	+ + +	+[d]	±
Komplement-Rezeptor	EAC-Rosettenbildung	0	+ +	0[e]	+ + +[f]
Fc-Rezeptor {	Bindung von aggr. IgG	0→+	+ +	?	+ + +?
	EA-Rosettenbildung	0	0→+	?	+ + +[g]
Antigen-Rezeptor	Spezifische Bindung von Antigenen	+ +	+ + +	?	0→+[h]

[a] Plasmazellen: Die Angaben beziehen sich auf Befunde an der Maus
[b] Monozyten/Makrophagen: Spezifische Antigenbindung ist indirekt über die Absorption von spezifischen Antikörpern durch Komplement- und Fc-Rezeptor möglich
[c] Lamelin et al., 1972
[d] Lamelin et al., 1972; Perkins et al., 1972
[e] Levy u. Scott, 1972
[f] Huber u. Douglas, 1971; Aiuti et al., 1974
[g] Shevach et al., 1973
[h] Diener, 1973

1972; MARCHALONIS u. CONE, 1973). Andere Autoren fanden allerdings auch mit hochempfindlichen Methoden (VITETTA *et al.*, 1972) keinen Anhalt für Oberflächenimmunglobulin an T-Lymphozyten (Übersicht: GREAVES *et al.*, 1973).

zu 2. Bei Addition der verläßlichsten Testergebnisse für T- und B-Lymphozyten, d. h. der E-rosettenbildenden und der oberflächenimmunglobulin-tragenden Zellen, in einer Zellpopulation bleibt fast immer ein Rest von 2—10% der Lymphozyten, die „Nullzellen", die in beiden Tests negativ reagieren. Es ist nicht ausgeschlossen, daß diese Zellen bei größerer Testempfindlichkeit doch zuzuordnen wären und nur eine besondere Subpopulation der T- oder B-Lymphozyten darstellen (zur Diskussion dieses Problems siehe FRÖLAND u. NATVIG [1973], GREAVES *et al.* [1973]).

zu 3. Die meisten Lymphozyten der chronischen lymphatischen Leukämie (CLL) zeigen alle bekannten B-Zell-Oberflächenmerkmale (BENTWICH u. KUNKEL, 1973; POLLIACK *et al.*, 1973; ROSS *et al.*, 1973; AISENBERG *et al.*, 1974; BROWN *et al.*, 1974). Einige CLL-Fälle weisen nur *ein* B-Zellmerkmal (AIUTI *et al.*, 1973a; BENTWICH u. KUNKEL, 1973; PIESSENS *et al.*, 1973; ROSS *et al.*, 1973), andere keines (ROSS *et al.*, 1973; BROWN *et al.*, 1974) auf, und bei einer Minderheit von weniger als 5% der CLL-Fälle dominieren T-Zell-Merkmale (AIUTI *et al.*, 1973a; BENTWICH u. KUNKEL, 1973; BROWN *et al.*, 1974; EDELSON *et al.*, 1974). Während hier und bei vielen Nicht-Hodgkin-Lymphomen noch eine Klassifizierung in B- oder T-Zell-Erkrankung möglich erscheint, wobei einzelne fehlende Oberflächenmerkmale durch Differenzierungsverlust in den pathologischen Zellen erklärt werden könnten, gibt es auch pathologische lymphatische Zellen, bei denen B- *und* T-Merkmale an der gleichen Zelle oder in der gleichen Zellpopulation ausgeprägt sind. Dieses Phänomen, das das Prinzip der T-B-Zellklassifizierung auf der Grundlage von Zelloberflächenmerkmalen in Frage stellt, wurde bei einigen Fällen von Burkitt-Lymphom (MAGRATH, 1974; SMITH *et al.*, 1974) und von CLL (POLLIACK *et al.*, 1973; EDELSON *et al.*, 1974) beschrieben. Auf die Bedeutung der T- und B-Zelltests für die Klassifizierung von lymphatischen Systemerkrankungen wird auf S. 138f. eingegangen.

Zum Abschluß dieses Kapitels muß noch auf eine Fehlerquelle hingewiesen werden, die nicht in den Testmethoden der T- und B-Zelloberflächenmerkmale, sondern in der vorbereitenden Zellseparation liegt. Alle Methoden, die durch Adhärenz an Wattefasern oder Glasperlen Granulozyten und Monozyten aus einer Lymphozytensuspension herausfiltern, neigen auch zur Retention von B-Lymphozyten (EISEN *et al.*, 1972; FRÖLAND u. NATVIG, 1973; AISENBERG *et al.*, 1974; BROWN u. GREAVES, 1974a), während Methoden, die Erythrozyten von Lymphozyten durch Agglutinations- oder Dichteunterschiede trennen (Dextran, Plasmagel, Ficoll-Isopaque), T-Lymphozytenverluste herbeiführen können (BROWN u. GREAVES, 1974a). Daher sind die Angaben zur T- und B-Zellverteilung im Körper, die meist auf Ergebnisse von Zellseparationen beruhen, als vorläufig zu betrachten (s.S. 97).

d) Antigenbindung

Lymphozyten binden Antigene (Übersicht der älteren Literatur: ADA, 1970). Das wurde durch die Bindung von korpuskulären Antigenen (CRUSHAUD u. FREI, 1967; WILSON, 1971; BIOZZI *et al.*, 1972; ELLIOTT u. HASKILL, 1972), von radiojod-markierten Antigenen (BYRT u. ADA, 1969; DAVIE *et al.*, 1971; DWYER *et al.*, 1971; ROELANTS u. RYDEN, 1974). von fluoreszenzfarbstoff-markierten Antigenen (JULIUS *et al.*, 1972) und von Antigenen mit Enzymaktivität (MILLER *et al.*, 1971; MODABBER, 1973) an Lymphozyten in vitro gezeigt. Dabei ergab sich regelmäßig, daß bei nicht-immunisierten Tieren jeweils nur wenige Zellen mit den einzelnen

Antigenen reagierten: 0,01—1,0%, im allgemeinen um 0,1% (s. Tabelle 14, S. 114). Bei spezifisch immunisierten Tieren war die Konzentration der Zellen, die das spezifische Antigen banden, 10—150mal höher als bei nicht-immunisierten (Tabelle 14). Es ist zu beachten, daß alle Angaben über die Konzentration antigenbindender und spezifisch immunkompetener Zellen noch mit methodischen Unsicherheitsfaktoren belastet sind (BANKHURST u. WILSON, 1971; ROELANTS u. RYDEN, 1974), also nur die Größenordnung verläßlich widerspiegeln dürften.

Dem theoretischen Postulat entsprechend binden sowohl B- als auch T-Lymphozyten Antigene (Übersicht: GREAVES et al., 1973). Mit den oben genannten Methoden der Inkubation von Lymphozyten mit optisch nachweisbaren Antigenen ist es verhältnismäßig leicht, Antigenrezeptoren an B-Zellen, jedoch komplizierter, solche auch an T-Zellen zu zeigen (ASHMAN u. RAFF, 1973; ELLIOTT u. HASKILL, 1973; DAVIE u. PAUL, 1974; ROELANTS u. RYDEN, 1974), weil die Antigenbindungstendenz (Avidität) der T-Zellen in vitro um ein Vielfaches schwächer ist als die der B-Zellen (MILLER et al., 1971; ROELANTS u. RYDEN, 1974). Die Dichte der Antigenrezeptoren scheint jedoch auf T- und B-Lymphozyten etwa gleich zu sein (ROELANTS u. RYDEN, 1974). Es wurde geschätzt, daß ein Lymphozyt 5×10^4 bis 1×10^6 Antigenmoleküle binden kann (BYRT u. ADA, 1969; MILLER et al., 1971), was zur angenommenen Zahl der Oberflächenimmunglobulinmoleküle eines B-Lymphozyten von 5×10^4 bis 3×10^5 (s.S. 35) passen würde. Nach der Antigenbindung an der Zelloberfläche kann es — wahrscheinlich ähnlich wie bei der Pinozytose von Oberflächenimmunglobulin-Anti-Ig-Komplexen (s.S. 36) — zur Inkorporation des Antigens in das Zytoplasma (DIENER, 1973) und den Kern der Lymphozyten (MERLER u. SILBERSCHMIDT, 1972) kommen.

Genau wie es EHRLICH (1900) postuliert hatte, erfolgt die Antigenbindung an die Antigenrezeptoren der Lymphozyten spezifisch, d.h. an denjenigen immunkompetenten Zellen, die als einzige zu einer Immunreaktion gegen das betreffende Antigen fähig sind. Der überzeugendste Beweis dafür ist die selektive Ausschaltung der spezifischen Immunantwort durch Bindung des spezifischen, jedoch künstlich zytotoxisch gemachten Antigens an die verantwortlichen Zellen („suicide by hot antigen"): Proteinantigene, die mit einer Überdosis Radiojod markiert worden waren, wurden wie normale Antigene spezifisch an einer kleinen Zahl von Lymphozyten gebunden und töteten dabei nur diese Zellen, so daß die entsprechende Immunantwort ausblieb, während gleichzeitig gegebene nicht-markierte Antigene anderer Spezifität normale Immunreaktionen auslösten (ADA u. BYRT, 1969; BASTEN et al., 1971; UNANUE, 1971). Die Tatsache der spezifischen Antigenbindung durch eine kleine Zahl von lymphatischen Zellen, die sich nach Immunisierung vergrößert, ist eine wesentliche Stütze der klonalen Selektionstheorien (s.S. 80f. und 113f.).

Die Natur der Antigenrezeptoren von Lymphozyten steht im Brennpunkt der immunologischen Forschung. Übereinstimmung besteht darin, daß die Antigenrezeptoren der B-Zellen Oberflächenimmunglobuline sind. Die Antigenbindung in vitro an B-Lymphozyten (DAVIE et al., 1971; MILLER et al., 1971) sowie die in vitro- und in vivo-Aktivierung von spezifisch immunkompetenten B-Lymphozyten (DAGUILLARD u. RICHTER, 1970; DAVIE u. PAUL, 1974) wurden durch Vorbehandlung der Zellen mit Anti-Ig-Serum verhindert. Bei einigen Patienten mit Überproduktion monoklonaler Immunglobuline trugen Lymphozyten Oberflächenimmunglobuline, die nicht nur die gleiche Ig-Klasse, sondern auch die gleiche Antigenbindung wie das zirkulierende monoklonale Immunglobulin aufwiesen, d.h. identische Antikörper waren (WERNET et al., 1972; SELIGMANN et al., 1973). Dagegen sind, was die Antigenrezeptoren der T-Lymphozyten betrifft, die Befunde und noch mehr die Interpretationen uneinheitlich, z. T. diametral entgegengesetzt. Einige Autoren konnten mit Anti-Ig-Seren, vor allem Anti-μ- und Anti-Leichtketten-Serum, die Antigenbindung von T-Lymphozyten verhindern (z. B. BASTEN et al., 1971; WARNER et al., 1972; ASHMAN u. RAFF, 1973; ROELANTS et al., 1974; Übersicht: GREAVES et al., 1973). Von T-Zellen isolierte Oberflächenimmunglobuline sollen sogar Spezifität für Antigene aufweisen, mit denen die Tiere zuvor immunisiert worden waren (MARCHALONIS u. CONE, 1973). In diesem Zusammenhang gewinnt ein Befund aus der Phylogenese Bedeutung: Bei Amphibienlarven treten die ersten oberflächenimmunglobulin-tragenden Zellen im Thymus auf, wo sie bis zu 80% der Lymphozyten ausmachen (DU PASQUIER et al., 1972). Andere Untersucher konnten die Funktionen (einschließlich der Antigenbindung) von T-Zellen durch Gabe von Anti-Ig-Seren nicht beeinflussen (Übersichten: GREAVES et al., 1973; WIGZELL, 1974). Daraus wurde der Schluß gezogen, T-Zellen hätten einen Antigenrezeptor, der entweder keine Immunglobulinnatur, habe, oder der ein „IgX" sei, dessen Struktur mit keiner der bekannten Immunglobulinklassen übereinstimme (VITETTA et al., 1972). Eine Überbrückung der verschiedenen Auffassungen stellt die Hypothese WARNER's (1972a) dar, nach der lediglich die variablen Teile der Fab-Stücke oder auch nur der Leichtketten aus der Zellmembran der T-Lymphozyten herausragen sollen, was für eine Antigenbindung ausreichen, oft aber keine zum Immunglobulinnachweis führende Reaktion mit (den meist gegen die konstanten Teile der L- und H-Ketten gerichteten) Anti-Ig-Seren erlauben würde.

Die Kontroverse um die Natur der Antigenrezeptoren von T-Lymphozyten hat besondere theoretische Bedeutung. Wenn der Rezeptor Immunglobulincharakter hätte, wäre die Einheit der antigen-erkennenden Struktur an allen lymphatischen Zellen gewahrt und die Unterschiede zwischen B- und T-Zellen wären mehr quantitativer als qualitativer Art. Wenn dagegen die T-Zellen Antigene mittels einer grundsätzlich anderen Struktur als einem Immunglobulin binden, erkennen und angreifen, müssen zwei getrennte Mechanismen zur Entstehung der Vielfalt der Antigenspezifitäten (s.S. 80f.) gefordert werden. Es ergaben sich Hinweise, daß die noch nicht identifizierten Produkte der IR („immune response")-Gene an der Oberfläche von T-Zellen bei der Antigenbindung und -beantwortung mitwirken (BENACERRAF u. MCDEVITT, 1972; SHEVACH et al., 1972).

D. Elektrische Ladung

In einer einfachen Zellelektrophoresekammer zeigte ABRAMSON (1925), daß alle Blutlymphozyten einer gesunden Versuchsperson in Richtung der Anode wanderten, d. h. daß die Lymphozyten eine elektronegative Oberflächenladung hatten. Dieser grundlegende Befund wurde mit den modernen Zellelektrophoresegeräten bestätigt. Es sind zwei verschiedene Verfahren gebräuchlich, die analytische oder Mikrozellelektrophorese, bei der die Zellwanderung im elektrischen Feld mikroskopisch gemessen wird (RUHENSTROTH-BAUER u. LÜCKE-HUHLE, 1968; RHIE u. SEHON, 1972; WIOLAND et al., 1972) und die präparative Zellelektrophorese, bei der die Zellen entsprechend ihrer Oberflächenladung aus einem vertikalen Pufferstrom horizontal abgelenkt und in größeren Mengen separiert werden können (HANNIG u. ZELLER, 1969; NORDLING et al., 1972; STEIN et al., 1973). Zellelektrophoretisch am genauesten wurden bisher lymphatische Zellpopulationen der Maus untersucht. Es fanden sich zwei nur wenig überlappende Lymphozytenpopulationen, die schnell mit dem Strom wandernden (stark elektronegativen) und die langsam wandernden (schwach negativen) Zellen. Nach NORDLING et al.

(1972) und Andersson *et al.* (1973) ergab sich durchschnittlich folgende Verteilung (schnell wandernd/langsam wandernd): Blutlymphozyten 70%/30%, Lymphknotenzellen 70%/30%, Milzzellen 40%/60%, Thymuszellen 20%/80%, Knochenmarklymphozyten < 10%/90%. Die gleichen Autoren zeigten durch zusätzliche Prüfung verschiedener T- und B-zellspezifischer Oberflächeneigenschaften, daß die elektrophoretisch schnell wandernden Lymphozyten fast vollständig als T-Lymphozyten und die langsamer wandernden Zellen in Blut, Lymphknoten und Milz überwiegend als B-Zellen zu klassifizieren waren. Aufgrund von Zellkooperationsexperimenten bei der Immunantwort auf Schafserythrozyten von elektrophoretisch separierten Mäuselymphozyten ergab sich der Analogieschluß, daß die langsam wandernden Knochenmarklymphozyten B-Zellen enthalten mußten (Zeiller *et al.*, 1972). Es gibt Hinweise, daß verschiedene Subpopulationen von T-Zellen elektrophoretisch charakterisiert werden können (Wioland *et al.*, 1972). Bei Ratten ergaben sich ähnliche elektrophoretische Lymphozytenverteilungskurven wie bei Mäusen (Zeiller u. Hannig, 1971; Zeiller *et al.*, 1971). Plasmazellen scheinen in den langsamen Zellpopulationen zu wandern (Hannig u. Zeiller, 1969). Bei Menschen liegen zellelektrophoretische Untersuchungen der Blutlymphozyten vor. Danach scheint ebenfalls eine gewisse Trennung von schnell und langsam beweglichen Lymphozyten möglich zu sein (Sabolovic *et al.*, 1972; Stein *et al.*, 1973), wobei sich unter den stark elektronegativen Lymphozyten die stärkste PHA-Stimmulierbarkeit und unter den schwächer elektronegativen Zellen der größte Prozentsatz an Lymphozyten mit Oberflächenimmunglobulin fanden (Stein *et al.*, 1973). Die Blutlymphozyten von Patienten mit chronischer lymphatischer Leukämie erwiesen sich in jedem Einzelfall als eine elektrophoretisch homogene Zellpopulation, deren elektrophoretische Beweglichkeit jedoch von Fall zu Fall schwankte (Sabolovic *et al.*, 1973).

E. Lokomotion und Haftfähigkeit

Lymphozyten haben die Fähigkeit zur Eigenbewegung (Lokomotion). Bei Inkubation in Kammern, die der mikroskopischen Beobachtung zugänglich waren, erwiesen sich alle Blutlymphozyten eines gesunden Spenders als bewegungsfähig. Ihre Wanderungsgeschwindigkeit betrug durchschnittlich etwa 10 µm/min, was ungefähr ein Drittel der Leistung der hochgradig wanderungsaktiven Granulozyten bedeutete (McCutcheon, 1924). Im Gegensatz zu den Granulozyten zeigten die wandernden Lymphozyten keine Chemotaxis in bezug auf Bakterien oder Zellnekrosen (Harris, 1953; McCutcheon, 1955). Der besondere Bewegungstyp der Lymphozyten, gekennzeichnet von einem zytoplasmatischen Konstriktionsring, durch den sich erst der Kern und dann die Masse des Zytoplasmas zwängen, wurde von Lewis (1931) vorbildlich beschrieben. Diese oft „handspiegelartige“ Bewegungsform der Lymphozyten wurde auch in vivo gefunden (Ebert *et al.*, 1940). Die Fähigkeit, den Zelleib durch den eigenen engen Konstriktionsring zu schieben, erklärt vielleicht, warum die Lymphozyten in der Lage sind, aus den Blutgefäßen zu emigrieren und verschiedene Gewebe in kurzer Zeit zu durchwandern (s.S. 91 und 124f.). Die normale Wanderungsfähigkeit der Lymphozyten in vivo wurde bei Ratten durch Ablösung der N-Acetyl-Neuraminsäure von der Zellmembran mittels Neuraminidase stark beeinträchtigt (Woodruff u. Gesner, 1969).

Lymphozyten sind in vitro weniger „klebrig“ als Monozyten und Granulozyten, d.h. ihre Adhärenzneigung an nicht-biologischen Oberflächen, wie Deckgläsern (Levis u. Robbins, 1972), Glaswolle und Glasperlen (Rabinowitz, 1964),

Baumwolle (LAMVIK, 1966), Nylonwatte (EISEN *et al.*, 1972; GREENVALT *et al.*, 1962; LEVIS u. ROBBINS, 1972), ist relativ gering. Diese unterschiedliche Haftfähigkeit der verschiedenen Leukozytenarten wird mit Erfolg zur Separation von Lymphozyten gegenüber Granulozyten und Monozyten verwendet (Autoren: s.o.). Jedoch sind die Lymphozyten in ihrem Adhärenzverhalten nicht einheitlich. Die meisten B-Lymphozyten scheinen in vitro haftfähiger zu sein als T-Lymphozyten (EISEN *et al.*, 1972; FRÖLAND u. NATVIG, 1973; AISENBERG *et al.*, 1974; BROWN u. GREAVES, 1974 a), was zur Isolierung von T-Lymphozyten aus T-B-Zellgemischen benutzt werden kann. Die geringe Haftneigung der meisten Lymphozyten an nicht-biologischen Oberflächen schließt eine größere Affinität der Lymphozyten zu biologischen Strukturen nicht aus. Anscheinend haben viele Lymphozyten (HUMBLE *et al.*, 1956; McFARLAND *et al.*, 1966; BIBERFELD, 1971 a) und Plasmazellen (SZASZ u. KOVACS, 1966) eine starke Adhärenzneigung an Zellmembranen stoffwechselaktiver Zellen, z.B. Makrophagen und Tumorzellen. Über Lymphozytenadhärenz an xenogenetischen Erythrozyten s.S. 33f. und über Lymphozytenadhärenz bei Zytotoxizitätsreaktionen s. z.B. AX *et al.* (1968) und ROSENAU (1968).

6. Phagozytose

Es besteht kein Zweifel, daß die Phagozytose in erster Linie in den Zellen des RES stattfindet (Literaturübersichten s.S. 2). Umstritten ist die Frage, ob auch Lymphozyten phagozytieren können. Während viele Autoren diese Frage verneinten, fanden andere Untersucher, daß Lymphozyten unter bestimmten Bedingungen partikuläres Material so fest an oder in der Zelle banden, daß lichtmikroskopisch kein Unterschied zur klassischen Phagozytose bestand (Übersichten: KOSZEWSKI *et al.*, 1957; TREPEL *et al.*, 1966; JOOS *et al.*, 1969). Als eindeutiger Beweis der Phagozytosefähigkeit von Lymphozyten kann die elektronenmikroskopische Beobachtung der Inkorporation von Mykoplasmen und Thorotrast in Blut- und Ductus thoracicus-Lymphozyten des Menschen gelten (ZUCKER-FRANKLIN *et al.*, 1966). Es muß betont werden, daß bei allen Untersuchungen, die phagozytoseartige Phänomene an Lymphozyten zeigten, die Aktivität in Lymphozyten stets viel geringer war als in RES-Zellen. Die alte Kontroverse, ob Lymphozyten wirklich phagozytieren können oder ob es sich bei den phagozytierten Zellen um lymphozytenähnliche Monozyten gehandelt habe, verliert angesichts der häufig nachgewiesenen Pinozytosefähigkeit von zweifelsfreien Lymphozyten (TAYLOR *et al.*, 1971; ENGERS u. UNANUE, 1973) an Bedeutung; denn Pinozytose als Inkorporation von löslichem, auch makromolekularem Material geht fließend in die Phagozytose von partikulärem Material über.

7. Biochemie und Zytochemie[1]

Für die Untersuchung der Chemie der Lymphozyten stehen — wie allgemein für die Zellchemie — zwei verschiedene methodologische Ansätze zur Verfügung: biochemische und zytochemische Verfahren. Die biochemischen Untersuchungen bieten den Vorteil größerer Empfindlichkeit und genauerer quantitativer Ergebnisse, haben jedoch den Nachteil, nur Durchschnittswerte von den im allgemeinen

---

[1] Dieses Kapitel wurde in Anlehnung an zwei neuere Übersichten von HENRY *et al.* (1972) und von ELVES (1972) verfaßt.

untersuchten heterogenen Lymphozytengemischen zu liefern. Die zytochemischen Verfahren haben dagegen den Vorzug, einzelne Zellen einer chemischen Untersuchung zugänglich zu machen, weisen aber den Nachteil auf, daß sie viel unempfindlicher als die biochemischen Methoden sind und daß sie nur „semiquantitative" Aussagen gestatten. Im folgenden wird die Chemie lymphatischer Zellen anhand biochemischer und zytochemischer Ergebnisse kurz dargestellt, wobei der kleine Lymphozyt als Prototyp der lymphatischen Ruhezellen und der durch Phytohämagglutinium (PHA) aktivierte Lymphozyt (s.S. 57f.) als Prototyp der großen proliferierenden lymphatischen Zellen dienen.

Nukleinsäuren. Die DNS wird zytochemisch durch die Feulgen-Reaktion spezifisch dargestellt (PETRAKIS, 1953; QUEISSER *et al.*, 1966). Der ruhende Lymphozyt enthält etwa 7×10^{-12} g DNS (Übersicht: PABST u. TREPEL, 1975a). Davon sollen etwa $\frac{2}{3}$ als dichtes Heterochromatin und $\frac{1}{3}$ als lockeres Euchromatin vorliegen (DRINGS u. HARBERS, 1969). Es wurde mit biochemischen Methoden gefunden, daß ruhende Lymphozyten notwendige Enzyme des DNS-Stoffwechsels, wie DNS-Polymerase (LOEB *et al.*, 1968), Desoxythymidinphosphorylase, Pyrimidindesoxyribosyltransferase, Desoxyadenosindesaminase und Purinnukleosidphosphorylase (GALLO *et al.*, 1969), enthalten. Trotzdem findet in ruhenden kleinen Lymphozyten keine nachweisbare DNS-Synthese statt (s.S. 101). Die RNS wird zytochemisch durch die Pyroninfärbung (SCOTT, 1967), weniger eindeutig durch die Methylenblaufärbung (STOCKINGER u. KELLNER, 1952) sowie durch die basischen Farbstoffe in den üblichen hämatologischen Färbelösungen (RHEINGOLD u. WISLOCKI, 1948; ACKERMAN, 1960) dargestellt. In kleinen Lymphozyten wurden durchschnittlich $2,5 \times 10^{-12}$ g RNS/Zelle gefunden (GLEN, 1967; NEIMAN u. HENRY, 1961). Kleine Lymphozyten synthetisieren RNS, wie durch Einbau von ^{3}H-Cytidin oder ^{3}H-Uridin (SCHICK *et al.*, 1975a; TORELLI *et al.*, 1968; Übersicht: COOPER, 1972) gezeigt wurde. Etwa 90% der RNS-Synthese sollen auf einen kurzlebigen heterogenen Typ von ribosomaler RNS und Transfer-RNS (TORELLI *et al.*, 1968; COOPER, 1972) entfallen. Ähnliche Verhältnisse sind anscheinend bei der RNS-Synthese in den Lymphozyten der chronischen lymphatischen Leukämie (CLL) anzutreffen (HENRY *et al.*, 1967). Jedoch soll sich die Struktur der rasch synthetisierten heterogenen Kern-RNS bei normalen und CLL-Lymphozyten deutlich unterscheiden (NEIMAN u. HENRY, 1969). Auch wurde in CLL-Lymphozyten ein höherer Gehalt an Ribosenukleotiden gefunden als in normalen Lymphozyten (KISS *et al.*, 1967; Übersicht über den Nukleinsäurestoffwechsel der CLL-Lymphozyten: SEEBER u. SCHMIDT, 1974).

Normale große lymphatische Zellen enthalten entsprechend ihrer jeweiligen Zellzyklusphase (s.S. 101) die gleiche bis doppelte Menge DNS wie die ruhenden Lymphozyten (QUEISSER *et al.*, 1966; COOPER *et al.*, 1967). Bei malignen lymphatischen Systemerkrankungen treten auch hyperdiploide lymphatische Zellen mit einem Vielfachen des normalen DNS-Gehaltes auf (PECKHAM u. COOPER, 1969, 1970). Die Häufigkeit DNS-synthetisierender lymphatischer Zellen und ihre Bedeutung für die Untersuchung der Kinetik des lymphatischen Zellsystems werden auf S.100f. beschrieben. Übersichten über die Biochemie der DNS-Synthese und die Methoden ihrer Untersuchung geben CLEAVER (1967), FEINENDEGEN (1967) und HARBERS (1969). In PHA-stimulierten transformierten Lymphozyten steigt die gesamte RNS-Synthese, vor allem die Neubildung der ribosomalen RNS, stark an (TORELLI *et al.*, 1968; COOPER, 1972), so daß in den proliferierenden Blasten schließlich die Syntheserate von ribosomaler RNS etwa 50mal höher ist als in ruhenden Lymphozyten (COOPER, 1972). Die Unterschiede des RNS-Stoffwechsels von ruhenden und aktivierten Lymphozyten werden eingehend in den Übersichten von COOPER (1971, 1972) und RUBIN (1971) dargestellt.

Proteine. Nach QUEISSER *et al.* (1968) ist in lymphatischen Zellen eine selektive zytochemische Färbung der Gesamtproteine mit Naphtolgelb und der Kern-Histone mit Fastgreen möglich. Kleine Lymphozyten synthetisieren, nachgewiesen anhand des autoradiographisch gemessenen Einbaus von markierten Aminosäuren, Eiweiß, wobei die Einbaurate verglichen mit derjenigen in Plasmazellen nur etwa $\frac{1}{7}$ beträgt (TORELLI *et al.*, 1963; CITOLER *et al.*, 1966). Bei der immunelektrophoretischen Charakterisierung extrahierter markierter Proteine ergaben sich Hinweise, daß Blutlymphozyten α-, β-, γ-Globuline und Transferrin synthetisieren (SMITH *et al.*, 1967). Kleine Lymphozyten synthetisieren Immunglobuline (s.S. 36 und 52).

Große lymphatische Zellen haben einen höheren Kernhistongehalt und wie die Plasmazellen einen wesentlich höheren Gesamtproteingehalt als die kleinen Lymphozyten (QUEISSER *et al.*, 1968). Die Einbaurate markierter Aminosäuren in großen lymphatischen Zellen (mit Ausnahme von unreifen Plasmazellen) soll nur gering über der in kleinen Lymphozyten liegen (TORELLI *et al.*, 1963). Andererseits wurde berichtet, daß die Inkorporation von markierten Aminosäuren in Lymphozyten nach Stimulierung mit PHA hochgradig gesteigert ist (HUBER *et al.*, 1967). Die Synthese einer Vielzahl von Enzymen nimmt in aktivierten vergrößerten lymphatischen Zellen stark zu (Übersicht: HENRY *et al.*, 1972). Lymphatische Zellmembranen wurden nach Isolierung aus kleinen und großen Tonsillenzellen des Menschen biochemisch untersucht (LOPES *et al.*, 1973). Dabei konnte man mindestens 26 verschiedene Proteine und 5 Glykoproteine darstellen. Die Zellmembranproteine machten etwa 0,7% der gesamten Zellproteine aus und enthielten als Markerenzym 5'-Nukleotidase.

Lipide. Mit den üblichen zytochemischen Methoden, z.B. den Sudan-Färbungen, lassen sich Lipide in Lymphozyten nur selten darstellen (Übersicht: ELVES, 1972). In normalen menschlichen Blutlymphozyten wurden durchschnittlich etwa 11×10^{-12} g Lipide/Zelle gefunden (GOTTFRIED, 1967). Dabei erwiesen sich Phospholipide, vor allem Lezithine, als häufigste Lipidfraktion (GOTTFRIED, 1967; HUBER *et al.*, 1968). Nach Zellaktivierung durch PHA wurde eine deutliche Steigerung der Lipidsynthese beobachtet (HUBER *et al.*, 1968; FISHER u. MUELLER, 1969; Übersicht: HENRY *et al.*, 1972).

Kohlenhydrate. Unter den Kohlenhydraten läßt sich Glykogen als hochmolekulares Polysaccharid zytochemisch mit der PAS-Reaktion darstellen. Eine positive PAS-Reaktion ergeben etwa 10% der normalen und ein oft wesentlich höherer Prozentsatz der lymphatischen Zellen bei der CLL und bei einigen malignen Lymphomen (Übersicht: ELVES, 1972). Der Glykogenumsatz von Blut- und Ductus thoracicus-Lymphozyten wurde mit 0,004—0,03 µMol/10^8 Zellen/Std gemessen (STJERNHOLM *et al.*, 1969). Das war $\frac{1}{30}$—$\frac{1}{10}$ des Glykogenumsatzes von Granulozyten (STJERNHOLM *et al.*, 1969). Demgegenüber wurde gleichfalls unter aeroben Bedingungen an Schweinemilzen, die pro Gramm etwa 7×10^8 Lymphozyten und 5×10^8 RES- und Bindegewebszellen enthalten, eine Glukoseutilisation von durchschnittlich 42 µMol/g/Std gemessen (PABST u. TREPEL, 1974). Die Lymphozyten verwerten Glukose oxydativ über den Zitratzyklus und durch Glykolyse über den Embden-Meyerhof-Abbauweg (HEDESKOV u. ESMANN, 1966; PACHMAN, 1967; STJERNHOLM *et al.*, 1969; STUART *et al.*, 1972). Sie zeigen Pasteur- und Crabtree-Effekt (HEDESKOV u. ESMANN, 1966; LASZLO, 1967). Die Meinungen, ob in den Lymphozyten unter aeroben Bedingungen die oxydative oder glykolytische Verwertung der Glukose überwiegt, divergieren (Übersicht: ELVES, 1972). Durch PHA-Stimulation entstandene große lymphatische Zellen bestritten ebenso wie Burkitt-Lymphomzellkulturen den überwiegenden Teil ihres Energiestoffwechsels durch Glykose (POLGAR *et al.*, 1968; STUART *et al.*, 1972). Die

Sauerstoffaufnahme von menschlichen Lymphozyten betrug nach einer Literaturzusammenstellung von Elves (1972) bei erheblicher Streuung durchschnittlich etwa 2 µMol/10^8 Zellen/Std. In Schweinemilzen, die neben anderen Zellen (s. o.) pro Gramm etwa 7×10^8 Lymphozyten enthalten, wurde der O_2-Verbrauch mit 0,6 ml/g/Std oder 26 µMol/g/Std bestimmt (Pabst u. Trepel, 1974). Die O_2-Aufnahme von normalen Lymphozyten und CLL-Lymphozyten scheint gleich zu sein (Astaldi u. Lisiewicz, 1971; Thomson u. O'Connor, 1971).

Enzymzytochemie. Übersichten über die vielfältige Literatur geben Ackerman (1960), Lennert (1961) und Lennert et al. (1962), Astaldi u. Lisiewicz (1971). Im allgemeinen hat sich ergeben, daß Lymphozyten, verglichen mit den anderen Leukozyten, zytochemisch darstellbare Enzyme in geringerer oder nicht-nachweisbarer Konzentration enthalten. Bei Fermenten, die wie das lysosomale Enzym saure Phospatase bei lichtmikroskopischer Zytochemie nur in einem kleinen Anteil der Lymphozyten darstellbar sind (Brittinger et al., 1971), gelingt der Nachweis regelmäßig bei Anwendung der elektronenmikroskopischen Zytochemie (Douglas et al., 1973). Beim letztgenannten Verfahren ergab sich parallel zur biochemischen Messung der Enzymaktivität, daß der Gehalt an Lysosomen und lysosomalen Enzymen in CLL-Lymphozyten im Vergleich zu normalen Lymphozyten deutlich reduziert war (Douglas et al., 1973).

8. Sekretion

A. Mediatoren

Lymphatische Zellen können makromolekulare Stoffe abgeben. Dabei handelt es sich im allgemeinen nicht um das passive Austreten aus geschädigten Zellen, sondern um die aktive Freisetzung von in der Zelle synthetisierten Substanzen, so daß dieses Phänomen als Sekretion anzusehen ist. Seit langem bekannt ist die Sekretion von Immunglobulinen (s.u.). In den 60er Jahren wurde darüber hinaus entdeckt, daß Lymphozyten lösliche Stoffe sezernieren können, die keinen Immunglobulincharakter haben. Wegen ihrer spezifischen biologischen Wirkungen bei in vitro-Modellen immunologischer Reaktionen wurden sie als „Lymphokine" oder „Mediatoren der zellulären Immunität" bezeichnet (Dumonde et al., 1969; Granger, 1962; Pick u. Turk, 1972). Die Definition für Lymphokine lautet (Dumonde et al., 1969): „cell free soluble factors which are generated during interaction of sensitised lymphocytes with specific antigen but which are expressed without reference to immune specificity".

Der Nachweis der Lymphokine erfolgte im allgemeinen so: Lymphozytenhaltige Zellsuspensionen wurden in vitro mit spezifischen Antigenen oder mit unspezifischen Stimulatoren (s.S. 57f.) zusammen kultiviert. Nach bestimmter Zeit wurde der zellfreie Kulturüberstand auf Indikatorzellkulturen, seltener auf Indikatortiere, übertragen, wobei Kulturüberstände von nicht-stimulierten lymphatischen Zellen als Kontrolle dienten (Übersicht: Pick u. Turk, 1972). Aufgrund der vielseitigen Effekte der mediatorhaltigen Kulturüberstände auf die verschiedenen Indikatoren oder Target-Zellen wurden unter anderem folgende Mediatoren beschrieben (Übersicht: Granger, 1972):

1. Lymphozytentransformierender Faktor, mitogener Faktor, LTF (Maini et al., 1969; Falk et al., 1970; Smith et al., 1970): Dieser Faktor stimuliert die DNS-Synthese in anderweitig unstimulierten autologen oder allogenetischen Lymphozyten.

2. Chemotaktische Faktoren für Granulozyten und für Monozyten (Ward et al., 1970).

3. Zytotoxischer Faktor, Lymphotoxin oder LT (Pincus, 1967; Ruddle u. Waksman, 1967; Williams u. Granger, 1969a; Granger *et al.*, 1969): Lymphotoxin bewirkt eine Zerstörung (Zytolyse) von Zellkulturen. Diese humorale unspezifische Zytotoxizität durch den Mediator Lymphotoxin ist zu unterscheiden von der spezifischen Zytotoxizität durch Immunglobuline (zytotoxische komplementabhängige Antikörper oder zytotoxische zellabhängige Antikörper) und von der direkten zellgebundenen Zytotoxizität durch Lymphozyten.

4. Proliferationshemmfaktor, PIF (Green *et al.*, 1970; Smith *et al.*, 1970).

5. „Interferon" (Green *et al.*, 1969; Wheelock, 1966; Gifford *et al.*, 1971; Pidot *et al.*, 1972): eine Substanz, die die in vitro-Replikation von Viren in infizierten Zellen hemmt, jedoch nicht mit dem klassischen Interferon identisch sein muß (Pick u. Turk, 1972).

6. Makrophagenwanderungshemmfaktor, „migration inhibition factor" = MIF (David, 1966; Bennett u. Bloom, 1967; Bloom u. Jiminez, 1970; Rocklin *et al.*, 1970): Dieser Faktor arretiert die Makrophagen in ihrer Wanderung, ohne die Makrophagen zu schädigen. Er ist möglicherweise verwandt mit dem Makrophagenaggregationsfaktor (Gottoff u. Vizral, 1972), mit dem Makrophagenaktivierungsfaktor (Mooney u. Waksman, 1970) und mit dem Makrophagenausbreitungshemmfaktor (Dekaris *et al.*, 1969).

7. Hautreaktiver Faktor, skin reactive factor = SRF (Pick *et al.*, 1969; Schwartz *et al.*, 1970): Substanzen, die nach intrakutaner Injektion beim Meerschweinchen entzündliche Reaktionen, z.T. von der Art der Allergie vom verzögerten Typ hervorrufen.

8. Darüber hinaus wurde eine weitere Stoffgruppe, der „Transferfaktor" ·beschrieben, der im Gegensatz zu den anderen sieben Mediatoren *spezifische* Immunität übertragen kann (Übersichten: Lawrence, 1970; Granger, 1972; Hitzig, 1973; Lancet, 1973a). Alle Mediatoren mit Ausnahme des hautreaktiven Faktors wurden auch aus menschlichen Lymphozytenkulturen gewonnen. Die geeignetste Spezies für die Untersuchung von Lymphokinen scheinen Meerschweinchen bzw. ihre Lymphozyten und Makrophagen zu sein. Die Mediatorstudien, vor allem die Standardisierung der Indikatorsysteme stehen erst am Anfang. Der praktikabelste Test scheint bisher der Migrationshemmtest (Nachweis von MIF) zu sein, der auch in der klinischen Diagnostik als in vitro-Korrelat zur zellulären Immunität verwendet werden kann (Übersicht: Pick u. Turk, 1972). Zwar zeigen die meisten Befunde, daß T-Lymphozyten Mediatoren sezernieren, aber eine Beteiligung von B-Lymphozyten scheint nicht ausgeschlossen (Übersichten: Granger, 1972; Lancet, 1973b).

Alle Lymphozytenmediatoren werden nach Inkubation bzw. Kultivierung immunisierter Lymphozyten mit den jeweiligen spezifischen Antigenen sezerniert. Bei fast allen gelang jedoch auch der Nachweis nach Stimulation der Lymphozyten mit unspezifischen Mitogenen wie Phytohämagglutinin (Übersichten: Granger, 1972; Pick u. Turk, 1972). Es scheint hier eine Parallele zur Lymphozytenaktivierung (s.S. 63) vorzuliegen: Ein Antigen löst die Aktivierung und damit die Mediationssekretion zunächst nur in den Lymphozyten aus, die mittels ihrer antigen-spezifischen Rezeptoren das betreffende Antigen binden können und durch diesen Vorgang spezifisch aktiviert werden. Entsprechend lösen unspezifische Mitogene die Mediatorsekretion unspezifisch aus. Im Testansatz ist die Sekretion nur nachweisbar, wenn ein Antigen gewählt wird, für das genügend viele spezifisch immunkompetente Lymphozyten zur Verfügung stehen, was im allgemeinen nur nach vorheriger Immunisierung des Lymphozytenspenders oder in der gemischten Lymphozytenkultur der Fall ist (s.S. 114). So dürfte die Mediatorsekretion zwar spezifisch ausgelöst werden, die Mediatoren wirken aber im Gegensatz zu den Immunglobulinen immunologisch unspezifisch (Übersichten:

Granger, 1972; Pick u. Turk, 1972). Ein besonderes Beispiel für die Unspezifität der Mediatoren ist die Produktion des Makrophagenmigrationshemmfaktors (MIF) durch Lymphoblastenlinien und sogar durch nicht-lymphatische Zellen wie Hela- und Fibroblastenkulturen (Tubergen *et al.*, 1972; Glade u. Papageorgiou, 1973).

Die Mediatoren werden offensichtlich schon im Frühstadium der Lymphozytenaktivierung, noch vor der blastoiden Zelltransformation und vor Beginn der DNS-Synthese sezerniert: So waren Lymphotoxin schon nach 2 Std (Williams u. Granger, 1969b) und MIF nach 6—24 Std (Bennett u. Bloom, 1967; Pick *et al.*, 1969) nachweisbar. Ihre Produktion dauert dann für die Zeit der Aktivierung in der Lymphozytenkultur an. Die Biosynthese und Sekretion der Mediatoren sind durch Behandlung der Lymphozyten mit Proteinsynthesehemmstoffen wie Puromycin hemmbar (Übersicht: Granger, 1972). Die ersten Versuche, die Mediatoren biochemisch zu definieren, haben ergeben, daß es sich um Proteine mit Molekulargewichten von 10000—150000 handelt, die sich darin und in ihrer Hitzeinaktivierbarkeit, enzymatischen Spaltbarkeit und anderen Kriterien teilweise deutlich voneinander unterscheiden. Chemische Ähnlichkeiten mit Immunglobulinen wurden nicht gefunden (Übersichten: Granger, 1972; Pick u. Turk, 1972; Remold, 1972).

Da eingehende in vivo-Untersuchungen an Lymphozytenmediatoren noch nicht vorliegen, sind über die biologische Bedeutung dieser Stoffe einstweilen nur Spekulationen möglich, haben aber bereits präjudizierenden Einfluß, wie die Bezeichnung „Mediatoren der zellulären Immunität" verrät. Es wird vermutet, daß T-Lymphozyten nach spezifischem Antigenkontakt mittels der freigesetzten Mediatoren als „short-range-hormones" andere Zellen wie B-Lymphozyten und vor allem Monozyten/Makrophagen zur Beteiligung an der begonnenen Immunreaktion rekrutieren (Übersichten: Andersson *et al.*, 1972; Granger, 1972; Pick u. Turk, 1972; Remold, 1972; Greaves *et al.*, 1973).

B. Immunglobuline

Allgemeines. Immunglobuline sind Produkte lymphatischer Zellen. Sie können folgendermaßen definiert werden: Immunglobuline sind eine große heterogene Gruppe von Proteinen, die eine typische Grundstruktur, gekennzeichnet durch die Kombination bestimmter schwerer (langer) und leichter (kurzer) Polypeptidketten, besitzen und die die Antikörper enthalten. Antikörper sind Immunglobuline, die Antigene spezifisch binden. Die große praktische und theoretische Bedeutung der Immunglobuline hat vielseitige Untersuchungen angeregt. Die gesammelten imponierenden Kenntnisse, die den quantitativ exaktesten Teil des derzeitigen Wissenskatalogs der Immunologie darstellen, sind unter anderem in folgenden Übersichten referiert und interpretiert: Potter (1968), Hilschmann (1969), Tomasi (1970), Fahey (1972), Gally u. Edelman (1972), Huber u. Braunsteiner (1972), Buxbaum (1973), Möller (1973), Natvig u. Kunkel (1973).

Klassifizierung. Bezüglich der Nachweismethoden (Immunelektrophorese, quantitative Immunodiffusionstechniken, Radioimmunoassays, proteinchemische Verfahren usw.) sei auf die genannten und auf weitere Übersichten (Waldmann u. Strober, 1969; Fudenberg *et al.*, 1971; Cunningham, 1973) verwiesen. Die Grundeinheit der Immunglobuline besteht aus zwei Paaren von Polypeptidketten, die kovalent durch Disulfidbrücken und außerdem durch nicht-kovalente Kräfte zusammengehalten werden. Die Immunglobulingrundeinheit zeigt eine typische Polarität: die variablen Teile (sog. N-terminaler Teil=Abschluß der

Polypeptidkette durch eine NH_2-Gruppe) mit 107—115 Aminosäuren in jeder Kette und die konstanten Teile (sog. C-terminaler Teil = Abschluß der Polypeptidketten durch COOH-Gruppen), die in der leichten Kette 107—110 und in der schweren Kette 310—330 Aminosäuren enthalten. Der variable Teil hat in jedem spezifischen Antikörper andere Aminosäuresequenzen, eine andere Tertiärstruktur und ist nach der Formulierung von UHR u. FINKELSTEIN (1967) „stereospezifisch für das Antigen", d. h. nur der variable Teil eines Immunglobulins ermöglicht die spezifische Antigenbindung. Der konstante Teil der Schwerketten, der innerhalb einer Immunglobulin-Subklasse bei allen Antikörpern identisch ist, bestimmt die übrigen biologischen Eigenschaften der Immunglobuline wie Komplementfixierung, Interaktion mit Rezeptoren an Zellmembranen usw. (NATVIG u. KUNKEL, 1973). Durch präparative Molekülspaltung werden unter anderem charakteristische Bruchstücke gewonnen: das Fab-Fragment, d. h. die ganze Leichtkette plus der mit ihr verbundene variable Teil und ein Stück des konstanten Teils der Schwerkette sowie das Fc-Fragment, d. h. die verbundenen restlichen Hauptstücke des konstanten Teils der Schwerketten.

Die leichten Ketten (L-Ketten) treten in zwei Typen auf, κ und λ. Sie haben ein Molekulargewicht von ca. 22000 (FAHEY, 1972). Bei den Schwerketten (H-Ketten) gibt es fünf verschiedene Typen (in der Reihenfolge ihrer Häufigkeit): γ, α, μ, δ und ε. Die γ-Kette hat ein Molekulargewicht von ca. 52000, die anderen Schwerketten scheinen durch einen höheren Kohlenhydratanteil etwas schwerer zu sein (FAHEY, 1972; GALLY u. EDELMAN, 1972). Die 5 H-Ketten bestimmen die 5 Klassen der Immunglobuline. Darüber hinaus gibt es noch Unterklassen, bisher am genauesten bekannt bei IgG und sog. Allotypen (Übersicht: NATVIG u. KUNKEL, 1973). Alle diese Klassen, Subklassen und Typen werden durch die konstanten Anteile der H- und L-Ketten definiert. Der variable Teil der jeweils kombinierten H- und L-Kette bestimmt den Idiotyp, das individuelle Immunglobulin, wie es in reiner Form bei monoklonalen „Paraproteinämien" gewonnen wird (s. u.). Die Grundeinheit der zwei Doppelketten wird variiert beim IgM durch eine sternförmige Pentamerisierung und Anlagerung einer immunologisch unspezifischen J-Kette sowie beim IgA durch teilweise Dimerisierung mit Anlagerung der J-Kette und eines immunologisch unspezifischen „Sekretionsstücks", durch welches IgA seine besonderen Eigenschaften als Sekret-Immunglobulin erhält (Übersichten: TOMASI, 1970; GALLY u. EDELMAN, 1972). Tabelle 6 faßt einige allgemeine Charakteristika der Immunglobuline zusammen.

Vorkommen und Umsatz im Organismus. Produktion, Umsatz und Verteilung der Immunglobuline in den einzelnen Organen hängen naturgemäß vom jeweiligen immunologischen Funktionszustand, dem Typ und der Zahl der lymphatischen Zellen in den verschiedenen Geweben ab. So produzieren die Milz, die Lymphknoten und das Knochenmark normalerweise wesentlich mehr Immunglobuline als der Thymus, die Lunge, Leber und Schilddrüse (VAN FURTH *et al.*, 1966 b). Außerdem wurde demonstriert, daß die einem hohen Antigenzustrom ausgesetzten subepithelialen Ansammlungen lymphatischer Zellen, wie der Dünndarmmukosa (CRABBÉ *et al.*, 1965), einen hohen Gehalt an immunglobulinproduzierenden Zellen aufweisen. Wie Tierversuche gezeigt haben, findet die Antikörperproduktion überwiegend in den sekundären lymphatischen Geweben wie den Lymphknoten (EHRLICH u. HARRIS, 1942; CUNNINGHAM, 1973) und der Milz (FAGRAEUS, 1948; COONS *et al.*, 1955; JERNE *et al.*, 1963) statt. Dabei scheinen die Antikörper ihre Bildungsstätten in den Lymphknoten vorwiegend mit der efferenten Lymphe zu verlassen (HALL *et al.*, 1967), während die in der Milz sezernierten Antikörper zweifellos direkt ins Blut gelangen. Bei gesteigerter Immunstimulation wie bei vielen subakuten und chronischen Infektionen (Übersicht: WALDMANN u. STRO-

Tabelle 6. Eigenschaften menschlicher Immunglobulinklassen. (modifiziert nach Gally u. Edelman 1972)

	IgG	IgA	IgM	IgD	IgE
Kettenformel	$L_2\gamma_2$	$L_2\alpha_2$ $(L_2\alpha_2)_2$ ST, J	$(L_2\mu_2)$ 5 J	$L_2\delta_2$	$L_2\varepsilon_2$
Sedimentations-konstante	6,6 S	6,8 – 11,4 S	19 S	7 S	8 S
Molekulargewicht	150 000	152 000 oder 385 000	900 000	175 000	190 000
κ/λ-Verhältnis[b] bei d. Leichtketten (L)	2 : 1	1 : 1	3 : 1	1 : 4	?
Physiologische Funktionen	verzögerte Bildung, C-Fixierung zytophil[c], diaplazentarer Transport	Anreicherung in Sekreten	frühzeitige Bildung, C-Fixation	?	Mastzell-fixation, Reagin-aktivität

[a] ST = Sekretionsstück des IgA
[b] Nach Fahey, 1972
[c] Nach Huber u. Braunsteiner, 1972

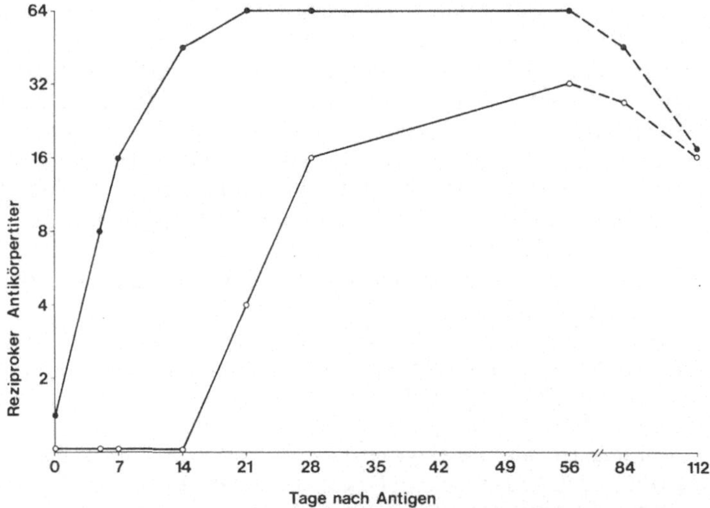

Abb. 10. Spezifische Antikörperbildung beim Menschen. Primärreaktion auf s. c. Injektion des Antigens KLH (Hämozyanin einer Meeresschnecke) bei 14 gesunden Versuchspersonen (Mittelwerte). Die schwarzen Kreise geben den Gesamt-Titer spezifischer Antikörper wieder, die offenen Kreise dagegen den Titer der 7S-Antikörper. (Modifiziert nach Curtis et al., 1970)

ber, 1969) und bei bestimmten Autoimmunerkrankungen (Übersicht: Waldenström, 1968) kommt es zur Vermehrung der Immunglobuline. Bei den diesbezüglich am besten untersuchten Labornagern steigt die Konzentration spezifischer Antikörper auf eine Antigengabe hin nach meist 2—3tägiger Latenzphase mit einer Verdoppelungszeit von etwa 7 Std bis zu einem Maximum nach 5—10 Tagen an, worauf je nach Antigen ein mehr oder weniger langdauerndes Plateau mit schließlichem Absinken des Antikörpertiters folgt (Übersichten: Makinodan u. Albright, 1967; Uhr u. Finkelstein, 1967). Beim Menschen scheint der Antikörperanstieg im Blut nach Antigengabe etwas langsamer zu erfolgen (Abb. 10).

Unter Normalbedingungen, d. h. im Zustand des Gleichgewichts mit der antigenen Umwelt wurden Durchschnittswerte für die Produktion, den Umsatz und die Verteilung der Immunglobuline des Menschen, meist aufgrund quantitativer Bestimmung der Immunglobulinkonzentration im Serum und aufgrund von Umsatzstudien injizierter radiojodmarkierter Immunglobuline ermittelt (Übersicht: WALDMANN u. STROBER, 1969). Dabei ergaben sich typische Unterschiede zwischen den einzelnen Ig-Klassen. IgG hat eine etwa viermal längere Umsatzzeit als die anderen Ig-Klassen. So kommt es, daß bei gleicher täglicher Syntheserate IgG etwa viermal so hoch konzentriert ist wie IgA. IgM und IgD scheinen außer im lymphatischen Gewebe vor allem intravasal vorzukommen, während IgG und IgA nur zu knapp 50% im Blut und zu mehr als der Hälfte in den Geweben zu finden sind (Übersicht: WALDMANN u. STROBER, 1969). Eine Prädilektion für Schleimhäute und Sekrete zeigt das IgA, das dort oft in 10facher Konzentration aller übrigen Immunglobuline auftritt (Übersicht: TOMASI, 1970). Aus den zur Verfügung stehenden Meßwerten läßt sich ableiten, daß ein gesunder 70 kg schwerer Mensch etwa 95 g Immunglobuline enthält — davon die Hälfte intravasal — und täglich etwa 4—5 g Immunglobuline produziert bzw. umsetzt (FAHEY, 1972). Die wichtigsten quantitativen Daten sind in Tabelle 7 zusammengestellt.

Die meisten Störungen der Immunglobulinbilanz, die von WALDMANN u. STROBER (1969) umfassend referiert werden, haben als hautpsächliche Ursache eine erhöhte Immunglobulinproduktion (Plasmozytom, Makroglobulinämie und weitere Paraproteinämien, Hypergammaglobulinämien bei Infekten, chronischen Lebererkrankungen u.a.) oder eine verminderte Immunglobulinbildung (Agammaglobulinämien oder isolierter Ig-Klassen-Mangel). So kann die tägliche IgG-Produktion des Körpers auf das 35fache der Norm erhöht (SULLIVAN u. SALMON, 1972) oder auf $^1/_{50}$ herabgesetzt sein (WALDMANN u. SCHWAB, 1965).

Immunglobulinsezernierende Zellen. Nachdem die Plasmazellen schon bei ihrer Erstbeschreibung durch v. MARSCHALKO (1895) mit Entzündungsexsudaten in Verbindung gebracht worden waren, schlossen MAGNUS-LEVI (1934) sowie BING u. PLUM (1937) aus klinisch-hämatologischen Beobachtungen bei Plasmozytomen und Hyperglobulinämien, daß die Plasmazellen mit der gesteigerten Globulinproduktion in Zusammenhang stehen. UNDRITZ (1938) kam mit seiner Formulierung, daß „die Plasmazellen Drüsenzellen seien, die Bluteiweiß sezer-

Tabelle 7. Durchschnittswerte von Verteilung und Umsatz der Immunglobuline beim normalen Menschen. (Nach WALDMANN u. STROBER, 1969; EDELMAN u. GALLY, 1972; FAHEY, 1972)

	IgG	IgA	IgM	IgD	IgE
Konzentration im Serum (mg/100 ml)	1200	250	100	3	0,03
Anteil intraval[a] (%)	48	42	76	75	
Zirkulierender Pool (mg/kg)	510	90	36	1	
Halbwertzeit im Serum (Tage)	21	6	5	3	2
Syntheserate: (mg/kg/Tag)	30	27[b]	5,5	0,4	
(g/70 kg/Tag)	2,1	1,9[b]	0,4		

[a] Der Rest ist in den Geweben verteilt. Dabei liegt wahrscheinlich im Fall des IgA eine Überschätzung des intravasalen und Unterschätzung des extravasalen Anteils vor

[b] Es ist wahrscheinlich, daß die tägliche IgA-Produktionsrate höher ist als 1,9 g (WALDMANN u. STROBER, 1969; GALLY u. EDELMAN, 1972)

nieren", den heutigen Vorstellungen bereits sehr nahe. Eine Stütze fanden diese Hypothesen, als Bridges *et al.* (1959) bei Verlaufsbeobachtungen eines bei Geburt agammaglobulinämischen, jedoch später sich immunologisch normal entwickelnden Kindes eine strenge Korrelation des Auftretens der Gammaglobuline und der Plasmazellen feststellten. Schon 1948 hatte Fagraeus mit genialen Experimenten an immunisierten Kaninchen zeigen können, daß Plasmazellbildung und spezifische Antikörperproduktion nach Antigenstimulierung Hand in Hand gehen. Nach Einführung der Immunfluoreszenztechnik wurde wiederum an Kaninchen demonstriert, daß die nach Immunisierung in Massen auftretenden basophilen lymphatischen Zellen in der Milz oder in den Lymphknoten spezifische Antikörper enthielten (Coons *et al.*, 1955) und daß es sich bei den antikörperhaltigen Zellen vorwiegend um klassische Plasmazellen handelte (Vasquez, 1961). An Zellsuspensionen aus menschlichen lympathischen Geweben und Blut wurde mit verfeinerten immunfluoreszenzzytologischen Methoden bestätigt, daß vor allem Plasmazellen reichlich intrazytoplasmatisches Immunglobulin enthalten[2] (van Furth *et al.*, 1966a, 1966b; Hijmans *et al.*, 1969). Elektronenmikroskopisch gelingt die genaue Lokalisation von Immunglobulinen in und an Zellen durch Verwendung von Antiseren, die mit Ferritin oder Peoxydase gekoppelt sind (Übersicht: Bessis, 1973). Große intrazelluläre Immunglobulinmengen finden sich nur in unreifen und reifen Plasmazellen.

Das Auftreten und Verschwinden, d.h. die Morphologie und Kinetik, spezifisch antikörperbildender Zellen nach Antigengabe sind am besten bei Tieren untersucht worden. Eine Übersicht der Methoden und Ergebnisse der Untersuchung von Antikörpern in Einzelzellen gibt Cunningham (1973). Innerhalb von 2–3 Tagen nach primärer Antigengabe (Nossal, 1959; Langenvoort *et al.*, 1963; Nossal *et al.*, 1963; Russel u. Diener, 1970; Hay *et al.*, 1972) und von 1—2 Tagen nach sekundärer Antigengabe (Fagraeus, 1948; Schoenberg *et al.*, 1968; Hay *et al.*, 1972) treten in den stimulierten Milzen oder Lymphknoten und deren efferenter Lymphe große basophile lymphoide Zellen auf, in denen teilweise schon Antikörper nachweisbar sind. In weiteren 1—2 Tagen gehen aus den großen lymphoiden Zellen typische unreife Plasmazellen hervor, die maximale Antikörpermengen enthalten. Reife Plasmazellen und mittlere, selten kleine Lymphozyten mit geringerem Antikörpergehalt finden sich 5 und mehr Tage nach Antigengabe. Cunningham (1973) bildet ein Spektrum von 20 morphologisch verschiedenen antikörpersezernierenden Zellen ab. Die meisten ortsständigen Antikörperbildner zum Höhepunkt der Immunantwort nach 4—7 Tagen enthalten die Antikörper in ihrem ausgeprägten endoplasmatischen Retikulum (Schoenberg *et al.*, 1968; Hummeler *et al.*, 1972; Murphy *et al.*, 1972). Dagegen sind die ausgeschwemmten antikörpersezernierenden Zellen meist vom Typ großer lymphoider Zellen und mittlerer bis kleiner Lymphozyten (Hummeler *et al.*, 1972; Murphy *et al.*, 1972), die Antikörperkonzentrationen im perinukleären Spaltraum und in Nachbarschaft von diffusen Polyribosomen aufweisen (Murphy *et al.*, 1972). Abb. 11 zeigt ein typisches Beispiel der Kinetik von Zellen mit starker Antikörpersekretion in der Mäusemilz nach primärer Antigengabe. Fast alle nach Antigenangebot auftretenden spezifisch antikörpersezernierenden Zellen werden durch Proliferation neu gebildet (Übersicht: s.S. 107).

Biosynthese und Sekretion. Ausgezeichnete Übersichten zu diesem Thema liegen von Uhr (1970) sowie von Buxbaum (1973) vor. Die meisten Untersuchungen

---

[2] Ohne Fixierung erhält man durch Oberflächenimmunglobulin an vielen lymphatischen Zellen eine schwache Immunfluoreszenz, nach Fixierung (z.B. durch alkoholische Lösungen) dagegen aufgrund intrazytoplasmatischer Immunglobuline in selteneren lymphatischen Zellen, besonders in Plasmazellen, eine starke Immunfluoreszenz (s.S. 35).

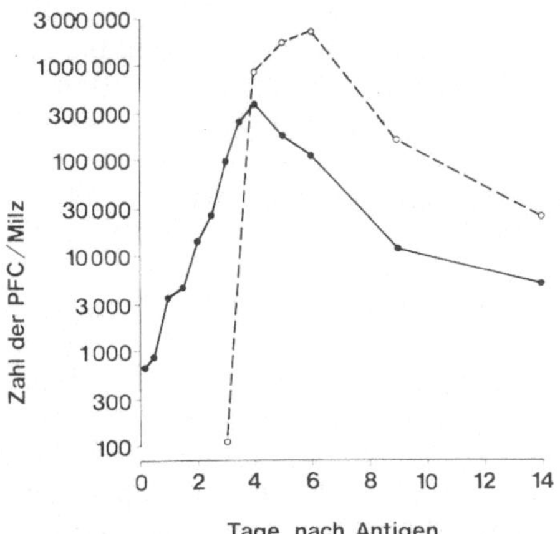

Abb. 11. Spezifische Antikörperbildung bei der Maus. Primärreaktion auf i. p. Injektion von Schafs-erythrozyten bei einem großen Tierkollektiv (Mittelwerte). Dargestellt ist das Auftreten von PFC (plaque forming cells, die spezifisches Hämolysin sezernieren): schwarze Kreise = direkte PFC (IgM-sezernierende Zellen), helle Kreise = indirekte PFC (IgG-sezernierende Zellen). (Modifiziert nach Nossal et al., 1971)

beziehen sich auf relativ homogene immunglobulinproduzierende Zellpopula-tionen, wie sie Plasmozytome der Maus und des Menschen sowie Lymphoblasten-linien darstellen. Es besteht jedoch bisher kein Anlaß, ihre prinzipielle Übertrag-barkeit auf normale immunglobulinproduzierende Zellen des Menschen zu be-zweifeln. Anscheinend werden die Schwer- und Leichtketten innerhalb des Zyto-plasmas an verschiedenen Polyribosomen, denen jeweils die kettenspezifische mRNA angelagert ist, synthetisiert. In Nachbarschaft der Ribosomen, bei Plas-mazellen vorzugsweise im Kanalsystem des endoplasmatischen Retikulums, soll die Verbindung der Schwer- und Leichtketten und die Paarung dieser Doppel-ketten zum monomeren Immunglobulin-Prototyp folgen. Die Polymerisierung des sekretorischen IgM durch Zusammenlagerung von fünf μ_2 L_2-Einheiten und die Anlagerung des J-Stücks an IgM und IgA (Halpern u. Koshland, 1970; Park-house, 1972) scheinen gleichfalls im allgemeinen intrazellulär vorzugehen. Die Immunglobulin-Polypeptidkettenkomplexe werden vorzugsweise im endoplasma-tischen Retikulum zu den Golgi-Vesikeln transportiert, wobei auf dem Wege dorthin und im Golgi-Apparat selbst der Einbau von Kohlenhydraten in die Schwerketten stattfindet. Uhr (1970) nimmt an, daß sich dann Vesikel, gefüllt mit Immunglobulin, vom Golgi-Apparat ablösen, zur Zellmembran wandern und in einer Art „umgekehrter Pinozytose" nach außen gestülpt werden, wobei das Vesikel platzt und die Immunglobulin-Moleküle sezerniert werden. Das Sekre-tionsstück, ein Glykoprotein, das im IgA der Schleimhäute und Sekrete enthalten ist, scheint außerhalb der Plasmazellen, möglicherweise in den Mukosaepithelien gebildet und erst beim Schleimhautdurchtritt an IgA gebunden zu werden (Übersicht: Tomasi, 1970). Die Zeit vom Beginn der Synthese eines Immunglo-bulins bis zu seiner Sekretion soll minimal 20—40 min betragen (Salmon u. Smith, 1970; Laskov et al., 1971). Die Sekretionsraten von Immunglobulin wurden bei menschlichen Plasmozytomzellen in vitro mit $2,5—35 \times 10^{-12}$ g/Zelle/Tag (Übersicht: Salmon, 1973), bei einer menschlichen Plasmoblasten-Linie mit 18×10^{-12} g/Zelle/Tag (Matsuoka et al., 1968) gemessen und bei normalen Plasmazellen von Ratten mit 40×10^{-12} g/Zelle/Tag berechnet (Nossal u. Mäkelä, 1962). Daraus würde sich eine Sekretionsleitung von etwa 10^8 Immunglobulinmolekülen/Plasmazelle/Tag ergeben. Ähnlich wie in vivo (s.o.) scheint die Immunglobulinsynthese auch in vitro in proliferierten Zellen höher zu sein als in ruhenden (Lerner et al., 1972), am höchsten während der S-Phase des Zellzyklus (Buell u. Fahey, 1969; Yagi, 1970).

Diese Feststellungen gelten für Plasmazellen, d.h. Zellen mit leicht nachweisbarer Immunglobulinsekretion. Außerdem wurde nachgewiesen, daß auch kleine Lymphozyten, vor allem B-Zellen (Vitetta u. Uhr, 1972), möglicherweise auch T-Zellen (Marchalonis u. Cone, 1973). Immunglobulin nicht nur synthetisieren und als Oberflächenimmunglobulin an der Zellmembran tragen (s.S. 34f.), sondern auch in beschränktem Maße sezernieren. Auf Teilaspekte der Regulation der Immunglobulinsekretion wird im Rahmen der Regulation des lymphatischen Zellsystems eingegangen.

Spezifität von Immunglobulinen, Antikörpern und der immunglobulinsezernierenden Zellen. Bei der immunfluoreszenzmikroskopischen Untersuchung menschlicher lymphatischer Gewebe mit Antiseren gegen IgG und IgM, γ-, μ-, κ- oder λ-Ketten zeigte es sich, daß fast alle positiven Zellen nur eine Ig-Klasse und einen Leichtkettentyp enthielten (Bernier u. Cebra, 1964, 1965; Chiappino u. Pernis, 1964; Pernis u. Chiappino, 1964). Ein kleiner Anteil der Zellen (ca. 1%) schien dagegen IgG *und* IgM zu enthalten. Ähnliche Beobachtungen wurden an menschlichen Lymphoblasten-Linien gemacht (Übersicht: Yagi, 1970): Die Mehrheit der Kulturen produzierte nur eine Ig-Klasse oder nur einen Schwerketten- bzw. nur einen Leichtkettentyp. Einige Kulturen enthielten zwei verschiedene Zellklone, von denen jeder nur eine Ig-Klasse synthetisierte. Jedoch gab es auch Kulturen, deren Zellen *verschiedene Schwerketten* neben *einem Leichtkettentyp* aufwiesen (Yagi, 1970; Bloom et al., 1971). Aus diesen Befunden, aus Untersuchungen an tierischen immunglobulinproduzierenden Zellen (Übersichten: Gally u. Edelman, 1972; Cunningham, 1973) und aufgrund der Beobachtungen bei den menschlichen Paraproteinämien (s.u.), wurde der Schluß gezogen, daß eine immunglobulinproduzierende Zelle nur *einen Leichtkettentyp,* dagegen *verschiedene Schwerkettentypen* bilden könne, wobei die Pluralität der Schwerketten selten vorkomme. Nossal et al. (1964), Cooper et al. (1972 und Stuttman (1973) entwickelten die Hypothese, daß die immunglobulinproduzierenden Zellklone erst eine IgM-Phase durchmachen, ehe sie auf die Bildung von γ- und α-Ketten, d.h. auf die Produktion von IgG und IgA umschalten können.

Da die einzelne immunglobulinsezernierende Zelle bei Konstanz ihres Leichtkettentyps in bestimmten Phasen der Zelldifferenzierung verschiedene Schwerkettentypen synthetisieren kann, ist es zunächst schwer verständlich, daß sie trotzdem offensichtlich nur Antikörper mit der gleichen Antigenspezifität bildet, d.h. immunologisch spezifisch festgelegt ist. Diese Monospezifität der antikörperproduzierenden Zellen wird in Übersichten von Mäkelä (1967), Mäkelä und Cross (1970) und Cunningham (1973) mit einer Vielzahl von Befunden an tierischen lymphatischen Zellen belegt. Bei einem Plasmozytom-Patienten, der zwei Paraproteine, IgG ($\gamma\kappa$) und IgM ($\mu\kappa$) produzierte, wurde durch Sequenzanalyse der Aminosäuren des variablen Teils der Ig-Polypeptide nachgewiesen, daß nicht nur die κ-, sondern auch die γ- und μ-Ketten die gleiche Idiotypie zeigten, also die gleiche Antigenspezifität haben müßten (Wang et al., 1970). Die sogenannten Paraproteine, d.h. in hoher Konzentration nachweisbare einheitliche „monoklonale" Immunglobuline, die bei verschiedenen malignen und benignen Erkrankungen des lymphatischen Zellsystems auftreten können (Waldenström, 1968), sind aufgrund ihrer Struktur als normale Immunglobuline aufzufassen (Gally u. Edelman, 1972; Potter, 1968; Hilschmann, 1969), die von einem immunologisch und zellgenetisch homogenen Zellklon aufgrund pathologischer Mechanismen in extremem Überschuß gebildet werden (METZGER, 1969; SELIGMANN u. BROUET, 1973; WETTER, 1973). Bei einigen dieser monoklonalen Paraprotein-Immunglobuline wurden jeweils spezifische Antikörperaktivitäten gegen verschiedene alltägliche, aber auch seltenere Antigene entdeckt (Übersichten: METZGER, 1969; SELIGMANN u. BROUET, 1973). Die Bedeutung der monoklonalen Antikörperbildung für die Theorie des lymphatischen Zellsystems wird auf S. 40 u. 80 erörtert.

Bei der Diskussion der Identität von Immunglobulinen und Antikörpern verdient noch der Hinweis Beachtung, daß bei älteren Menschen zwar die Immunglobulinkonzentration im Blut auf der gleichen Höhe ist wie bei jungen, daß aber die Antikörperaktivitäten gegen bakterielle und virale Antigene niedriger sein sollen (SCHWICK u. BECKER, 1969).

9. Vitalkonservierung[3]

Menschliche Blutlymphozyten überleben in normalen Blutkonserven bei 4 °C überraschend lange: Nach 7 Tagen Lagerung waren noch etwa 50%, nach 21 Tagen noch etwa 20% der Lymphozyten morphologisch intakt (MCCULLOUGH et al., 1969). Bei der gleichen Untersuchung wurde gefunden, daß die Lymphozyten nach 5—7 tägiger Lagerung noch eine normale Stimulation durch Phytohämagglutinin (PHA) und selbst noch nach 14 Tagen eine meßbare PHA-Reaktion zeigen. Dem entspricht, daß nach Transfusion von 12 Tage gelagertem allogenetischen Blut bei einem immundefekten Empfänger eine Transplantat-gegen-Wirt-Reaktion beobachtet wurde (HATHAWAY et al., 1967). Lymphatische Gewebe, z.B. lebensfrische Milzen von Schweinen und Menschen, halten sich nach rascher Abkühlung durch Auswaschung mit eiskalten Lösungen und anschließender Haltung bei 0—2 °C mindestens 4 Std, wahrscheinlich wesentlich länger, vital (PABST u. TREPEL: unveröffentlichte Befunde). Eine langfristige Vitalkonservierung ist mit der Cryopräservation möglich, bei der Zellsuspensionen zusammen mit cryoprotektiven Substanzen wie Glyzerin oder häufiger DMSO langsam unter Kontrolle der Abkühlungsrate eingefroren, bei ultratiefen Temperaturen (unter −130 °C) gehalten und später rasch wieder aufgetaut werden. Zur Viabilitätskontrolle der aufgetauten und vom DMSO durch Waschen befreiten Lymphozyten diente vor allem der Nachweis der Lymphozytenaktivierung in vitro durch PHA oder Antigene (DAVIES et al., 1966; SYMES u. RIDELL, 1966; BÖHM u. RYCHLIKOVA, 1967; BERMAN et al., 1968; BRODY et al., 1968; WYBRAN, 1969; ELGEKLINT et al., 1969; MANGI u. MARCHINEY, 1970; THOMSON u. O'CONNER, 1971; FARRANT et al., 1972).

10. Kultivierbarkeit

A. Inkubation

Inkubationen lymphatischer Zellen in Kulturmedien bei 37 °C bis zu mehreren Stunden Dauer wurden in der Annahme, der Stoffwechsel der frisch präparierten Zellen würde den in vivo-Verhältnissen entsprechen, zu verschiedenen Zwecken durchgeführt. Unter anderem handelte es sich um biochemische Untersuchungen (s.S. 44f.), Erfassung der DNA-synthetisierenden Zellen (TREPEL et al., 1966; COOPER et al., 1968; SCHIFFER, 1971; KLEIN et al., 1972), Markierung der RNS (TORELLI et al., 1963; BREMER et al., 1973; SCHICK et al., 1975a, b) Prüfung der Immunglobulinsekretion (VAN FURTH et al., 1966a; SALMON u. SMITH, 1970) Bestimmung des Umsatzes von Rezeptoren an der Zellmembran (TAYLOR et al.,

---

[3] Der Verfasser dankt Herrn Dr. C. BRUCH, Abt. f. Klin. Physiologie der Universität Ulm, für wertvolle Hinweise.

1971; Loor *et al.*, 1972; Roelants *et al.*, 1974), Markierung von Proteinen der äußeren Zellmembran (Vitetta *et al.*, 1972; Marchalonis u. Cone, 1973), Testung von Zytostatika-Effekten (Trepel *et al.*, 1967b). Ein vor allem bei Tierversuchen oft verwendetes Standardverfahren zur Erfassung von Zellen mit spezifischer Antikörpersekretion, die Jerne-Plaque-Technik (Jerne *et al.*, 1963), beruht ebenso wie die in vitro-Tests der zellgebundenen Zytotoxizität (z.B. Perlmann, 1972) auf der Inkubation von lymphatischenZellen zusammen mit Indikatorzellen.

B. Kurzkulturen

a) Allgemeines

Aufgrund ihrer Langlebkeit und Proliferationsfähigkeit eignen sich bestimmte lymphatische Zellen besonders für Zellkulturen. Dazu kommt der praktische Vorteil, daß lymphatische Zellen entweder schon natürlicherweise — wie im Blut — in einer Zellsuspension vorliegen oder leicht aus dem lymphatischen Geweben isoliert werden können. Deshalb und wegen ihrer vielseitigen Aussagemöglichkeiten sind Lymphozytenkulturen zum häufigst verwendeten Typ von Zell- oder Gewebekulturen geworden. Im allgemeinen wird die Lymphozytenkultur in Form einer 3—7 tägigen Kurzkultur angewandt, von der die mehrtägige bis mehrwöchige lymphatische Organkultur und die Dauerkulturen lymphatischer Zell-Linien abzugrenzen sind. Der Siegeszug der Lymphozyten-Kurzkultur begann mit der Zufallsentdeckung, daß sich Blut-Lymphozyten des Menschen in vitro künstlich zur Proliferation stimulieren lassen (Nowell, 1960). Bei der Lymphozyten-Kultur werden lymphozytenhaltige Zellsuspensionen oder reine Lymphozytensuspensionen zusammen mit einer stimulierenden Substanz (Mitogen) bei 37 °C in Kulturmedien inkubiert, während ein Parallelansatz ohne Zugabe des Mitogens als Kontrolle dient (Übersicht: Ling, 1968). Der Effekt der stimulierenden Substanz wird auf verschiedene Art gemessen: morphologisch (Transformation kleiner Lymphozyten zu großen lymphatischen Zellen, sogenannten Blasten und Auftreten von Mitosen), autoradiographisch (Zunahme des Anteils ^{3}H-Thymidin-einbauender Zellen) oder mit dem Szintillationszähler (globale Steigerung der Einbaurate von ^{3}H- oder ^{14}C-markiertem Thymidin, Cytidin oder Uridin in die Nukleoproteinfraktion der kultivierten Zellen). Die letztgenannte Art der Quantifizierung von Kulturergebnissen wird aufgrund ihrer Praktikabilität und hohen Meßgenauigkeit bevorzugt. Dabei wird nicht immer beachtet, daß die Einbaurate von markiertem Thymidin in die säureunlösliche Zellfraktion nicht nur von der DNS-Syntheserate abhängig ist (Sample u. Chretien, 1971; Opitz *et al.*, 1975). Bei allen quantitativen Angaben über die Aktivierung von Lymphozyten in vitro ist zu berücksichtigen, daß sich das Meßergebnis nur auf die unter den jeweiligen Kulturbedingungen überlebenden Lymphozyten bezieht, also nicht repräsentativ für die gesamte in die Kultur gegebene Lymphozytenpopulation sein muß. Es wurde angegeben, daß nach 2—6 tägiger Lymphozytenkultur auch unter optimalen Bedingungen nur 50—90% der initial kultivierten Zellen überlebten (Coulson u. Chalmers, 1967; Ling, 1968; Wilson u. Thomson, 1968; Wilson *et al.*, 1968).

Die Lymphozyten-Kurzkultur hat drei große Anwendungsbereiche: Sie dient 1. als in vitro-Modell für die Aktivierung von Lymphozyten und damit als ein Modell der immunologischen Lymphozytenfunktion in vivo; 2. als Testmethode für Histokompatibilitätsunterschiede und 3. als bequemer Weg, Mitosen für die Chromosomenanalyse in der Zytogenetik zu gewinnen. Dabei ist eine unspezifische von einer spezifischen Aktivierung der Lymphozyten zu unterscheiden. Unspezifische Mitogen aktivieren einen großen Anteil der kultivierten Lymphozyten, und ein Zusammenhang mit einer vorherigen Immunisierung des Lymphozytenspenders mit dem Mitogen ist nicht erkennbar. Spezifische Mitogene aktivieren dagegen — dem Postulat der immunologischen Selektionstheorien entsprechend — nur einen kleinen Prozentsatz der kultivierten Lymphozyten, und die Stärke der in vitro-Reaktion ist meist von einer vorherigen Immunisierung des Lymphozytenspenders mit dem als spezifisches Mitogen verwendeten Antigen abhängig (s. u.). Die Reaktion ist antigenspezifisch. Als „Mitogene" werden die Substanzen bezeichnet, die Lymphozyten in vitro zur Mitose, d. h. zur Proliferation anregen. Diese Stoffe sind aber nicht nur Mitogene im Sinne dieser engen Bezeichnung, sondern auch Stimulatoren oder Aktivatoren verschiedener weiterer Zelleistungen bis hin zur typischen Zelldifferenzierung (s. u.).

b) Lymphozytenkultur mit unspezifischen Mitogenen

α) *Phytohämagglutinin als Prototyp*

Seit der Erkenntnis, daß Phytohämagglutinin (PHA) normale menschliche Leukozyten in vitro zum Wachstum anregt (NOWELL, 1960) ist eine kaum mehr überschaubare Literatur über die Anwendung von PHA in der Lymphozytenforschung entstanden (Übersichten: ASTALDI u. LISIEWICZ, 1971; DOUGLAS, 1971; ELVES, 1972; HEINE, 1973). Das PHA stellt ein Gemisch chemisch eng verwandter Glykoproteine aus Extrakten der Bohnen von Phaseolus vulgaris dar (RIGAS u. OSGOOD, 1955; Übersichten: LING, 1968; ASTALDI u. LISIEWICZ, 1971). Die starke hämagglutinierende Komponente des PHA läßt sich von seiner lymphozytenaktivierenden Komponente abtrennen (Übersicht: LING, 1968). Wie alle Mitogene in Lymphozytenkulturen hat auch PHA sein Wirkungsoptimum (Abb. 12), das in Abhängigkeit von jeweiligen PHA-Präparat und von den wechselnden Kulturbedingungen in den einzelnen Labors differiert. Es können lymphozytenhaltige ungereinigte Leukozytensuspensionen aus dem Blut und Knochenmark (nach Entfernung der Erythrozyten) oder Zellsuspensionen mit hohem Lymphozytenanteil, wie gereinigte Blutlymphozyten oder Zellsuspensionen, aus lymphatischen Organen kultiviert werden, wobei die optimale Lymphozytenkonzentration bei $0{,}5$—$2{,}5 \times 10^6$/ml Kulturmedium liegt (Übersicht: DOUGLAS, 1971; LING, 1968). Als Medium haben sich TCM 199 und MEM (plus L-Glutamin) bewährt, wobei im allgemeinen ein Zusatz biologischer Faktoren in Form von 10—20% fetalem Kälberserum, autologem Serum oder nichtzytotoxischem allogenetischem AB-Serum für optimales Lymphozytenwachstum nötig ist (s. unter anderem: LING, 1968; DOUGLAS, 1971). Jedoch scheint — wenigstens beim Huhn — eine erfolgreiche Lymphozyten-Kurzkultur auch mit rein synthetischen Medien möglich (WEBER, 1970). Der pH-Wert optimaler Lymphozytenkulturen sollte durch Begasung mit 5% CO_2 oder durch Pufferung mit TRIS bzw. HEPES auf $7{,}0$—$7{,}2$ gehalten werden.

In Lymphozyten-Kulturen mit Mitogenen kommt es zu typischen Veränderungen der Lymphozytenmorphologie (Transformation). Eine genaue lichtmikroskopische Beschreibung der Zelltransformation von Blutlymphozyten in der PHA-Kultur geben YOFFEY *et al.* (1965): Nach 24 Std werden bereits besondere, mittelgroße Zellen gesehen, die morphologisch zwischen normalen kleinen Lymphozyten und großen lymphatischen Zellen stehen, indem sie bei nur geringer Größenzunahme Kernauflockerung und Demaskierung der Nukleolen zeigen. Nach 48 Std sind große lymphatische Zellen, Blasten mit großen, lockeren, nukleolenhaltigen Kernen und verbreitertem basophilem Zytoplasma, aufgetreten, die nach 72 Std das Bild beherrschen (Abb. 3). Die Kinetik der morphologischen Veränderungen

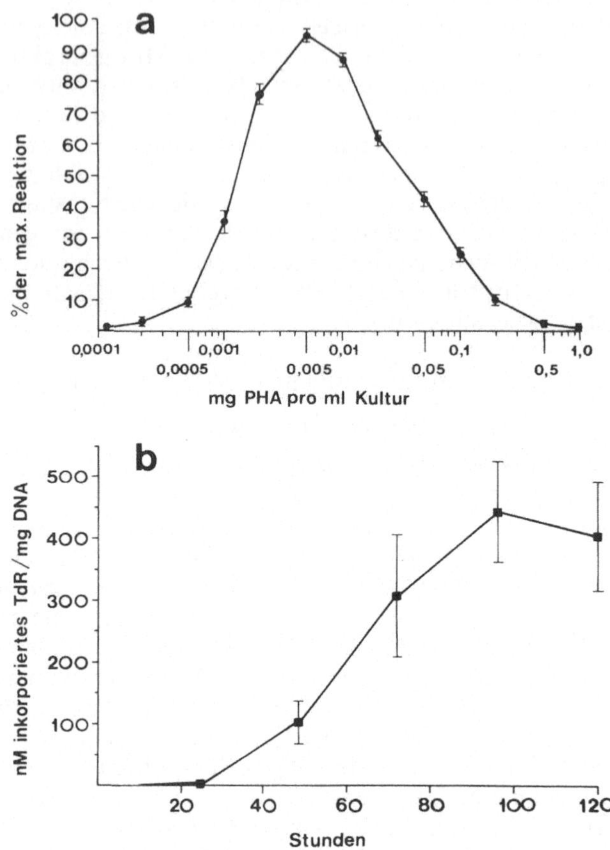

Abb. 12a u. b. Dosis-Wirkungskurve (a) und Zeit-Wirkungskurve (b) von Phytohämagglutinin (PHA-P) in Kurzkulturen menschlicher Blutleukozyten. Als Maß für den Effekt von PHA diente der Einbau von ^{14}C-Thymidin in die DNS der kultivierten Lymphozyten (modifiziert nach RIGAS u. TISDALE, 1969 und RIGAS *et al.*, 1970)

in der PHA-Kultur wird schematisch in Abb. 13 gezeigt. Die Gesamtheit nukleolenhaltiger mittlerer und großer lymphatischer Zellen in der Lymphozytenkultur wird als Gruppe transformierter Zellen zusammengefaßt und ihr Anteil an der Zellpopulation in Form des Transformationsindex angegeben. Der Transformationsindex beträgt 72 Std nach PHA meist etwa 80% mit einem Streubereich von 40—90% (Übersicht: HEINE, 1973). Daß es sich bei den beobachteten morphologischen Veränderungen der kultivierten Zellpopulation tatsächlich um eine Transformation kleiner Lymphozyten und nicht um die Selektion schon vorher vorhandener großer lymphatischer Zellen handelt, wurde durch mikrokinematographische Untersuchungen von einzelnen stimulierten Lymphozyten bewiesen (MARSHALL u. ROBERTS, 1965).

Der Mitoseindex, der in unstimulierten Kontrollkulturen um Null liegt, begann 42—67 Std nach PHA stark anzusteigen (BENDER u. PRESCOTT, 1962; MCKINNEY *et al.*, 1962; MARSHALL u. ROBERTS, 1965; YOFFEY *et al.*, 1965) bis auf Maximalwerte von 3—4% nach 72 Std (YOFFEY *et al.*, 1965). Die DNS-Synthese in stimulierten Lymphozyten setzte schon 24 Std nach PHA ein (MCKINNEY *et al.*, 1962; KILLANDER u. RIGLER, 1965). Das Maximum der DNS-Synthese bzw. der

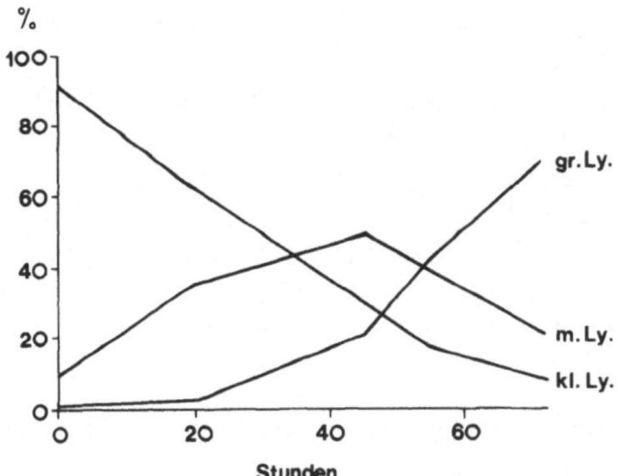

Abb. 13. Relative Zellverteilung im Verlauf einer typischen Lymphozyten-Kurzkultur mit PHA. Änderung des Verteilungsmusters von der 1. bis zur 72. Kultustunde (nach ELVES, 1972). Kl. Ly = kleine Lymphozyten, m. Ly = mittlere transformierte Lymphozyten, gr. Ly = große transformierte Lymphozyten

Zahl ^{3}H- oder ^{14}C-Thymidin-inkorporierender Zellen fand sich 72—96 Std nach PHA (LING, 1968; DOUGLAS et al., 1969). Die Zellzyklen in der Lymphozytenkultur verlaufen asynchron (WILSON et al., 1968; HERZOG, 1970; SMITH et al., 1970). Transformierte Lymphozyten können sich in der Kultur mehrfach teilen (MARSHALL u. ROBERTS, 1965; SASAKI u. NORMAN, 1966; WILSON et al., 1968). Die Zellzyklusparameter proliferierender Zellen in der Lymphozytenkultur sind in Tabelle 12 zusammengefaßt. Bei nur 24 stündiger PHA-Exposition und anschließender Weiterkultivierung der Zellen ohne PHA wurde beobachtet, daß die transformierten großen lymphatischen Zellen sich wieder verkleinerten bzw. kleine Tochterzellen bildeten. Die nach 9 tägiger Kultur (8 Tage nach Auswaschung des PHA) wieder dominierenden kleinen Lymphozyten waren durch eine zweite PHA-Gabe restimulierbar (POLGAR et al., 1968).

Die Lymphozytentransformation ist mit dem Elektronenmikroskop früher erkennbar als mit dem Lichtmikroskop. Schon 1—5 Std nach PHA treten Aggregation und Uropodenbildung (handspiegelförmige Polarisierung) von Lymphozyten und Ribosomenaggregationen im Zytoplasma auf (BIBERFELD, 1971 a, b). Nach 5—9 Std kommen Auflockerung und Wachstum des Kerns und des Nukleolus der Lymphozyten hinzu (BIBERFELD, 1971 b). Nach 48—72 Std zeigen die vergrößerten lymphatischen Zellen eine starke Vermehrung der freien und aggregierten Ribosomen, des überwiegend glatten endoplasmatischen Retikulums und der Lysosomen sowie eine Zunahme des Golgi-Komplexes (BIBERFELD, 1971 b; DOUGLAS et al., 1973), außerdem hohe Endozytoseaktivität und lebhafte Abgabe von Zytoplasmateilchen im Sinne einer „Clasmatosis" oder eines „Shedding" (BIBERFELD, 1971 a, b).

Aus der Fülle der mitgeteilten zytochemischen und biochemischen Untersuchungen der Lymphozytenaktivierung durch PHA seien hier nur einige Angaben herausgegriffen (Übersichten: ASTALDI u. LISIEWICZ, 1971; COOPER, 1971, 1972; DOUGLAS 1971; ELVES, 1972). Es scheint schon in den ersten Stunden nach PHA zu einer Labilisierung der Lysosomenmembran zu kommen (HIRSCHHORN et al., 1968). Die spätere Aktivitätszunahme lysosomaler Enzyme erstreckt sich auf die saure Phosphatase und anscheinend nicht auf die β-Glukuronidase (BRITTINGER et al., 1971). Änderungen des RNS-Stoffwechsels scheinen bereits 15—30 min nach PHA einzutreten (COOPER u. RUBIN, 1966). Es ergaben sich Hinweise, daß die Transkription an der DNS von Lymphozyten bereits 4 Std nach PHA auf das Dreifache des Ruhewertes gesteigert ist (WEISSMANN u. HIRSCHHORN, 1971).

Später kommt es zum starken Anstieg der RNS-Synthese mit typischer phasenverschobener Dominanz der verschiedenen RNS-Klassen (Cooper, 1971). Als typisch wird auch die ausgeprägte Zunahme des Zytoplasma-Glykogens, zytochemisch dargtellbar mit der PAS-Reaktion, an den ersten zwei Tagen nach PHA beschrieben (Quaglino et al., 1962; Gough u. Elves, 1966).

Die meisten bei der Lymphozytenaktivierung durch PHA induzierbaren Phänome wurden auch bei der Lymphozytenaktivierung durch andere Mitogene beobachtet. Auf einzelne typische Unterschiede bei den verschiedenen Mitogenen wird im folgenden hingewiesen.

β) Weitere Phytomitogene und andere unspezifische Mitogene

Unspezifische Aktivierung von Lymphozyten in vitro wurde auch durch andere pflanzliche Mitogene, meist — ebenso wie PHA — Extrakte aus Bohnenpflanzen, erzielt (Übersichten: Douglas et al., 1969; Astaldi u. Lisiewicz, 1971; Douglas, 1971). Die größte Bedeutung unter ihnen haben Concanavalin A (Con A), ein Protein aus Bohnen von Canavalia ensiformis und Pokeweed-Mitogen (PWM), ein Protein aus der Wurzel von Phytolacca americana, erlangt. Con A hat in der Wirkung viele Gemeinsamkeiten mit PHA, während sich PWM in wichtigen Punkten von PHA und Con A unterscheidet (s. u.). So zeigt Abb. 14, daß die Lymphozytenaktivierung nach PWM deutlich schwächer und verzögerter verläuft als nach PHA und Con A. Auch die Morphologie der aktivierten Zellen ist andersartig. Nach PWM treten in Blutlymphozyten-Kulturen neben dem Typ großer lymphatischer Zellen, der aus PHA- und Con A-Kulturen bekannt ist, etwa 10% typische unreife und reife Plasmazellen auf (Chessin et al., 1966; Douglas u. Fudenberg, 1969; Douglas, 1971).

Auch bestimmte bakterielle Produkte können neben der spezifischen (s. u.) eine unspezifische Aktivierung von Lymphozyten auslösen. Filtrate von Staphylococcus aureus-Kulturüberstand, SF (Ling, 1968) und Streptokokkenprodukte wie Streptolysin S, SLS (Hirschhorn et al., 1964), stimulieren einen ähnlich hohen Prozentsatz menschlicher Blutlymphozyten wie PHA, allerdings um 1—2 Tage verzögert. Ein anderes Streptokokkenprodukt, Streptolysin O, SLO, soll gleichfalls überwiegend unspezifisch stimulieren (Heine et al., 1968; Heine, 1973), wurde andererseits auch als spezifisch stimulierendes Antigen eingestuft (Hirschhorn et al., 1964). Die Lipopolysaccharid-Komponente, LPS, von Endotoxin aus gram-negativen Bakterien, besonders E. coli, ist ein potenter unspezifischer Aktivator von bestimmten Lymphozytenpopulationen der Maus (s. u.), jedoch nicht des Menschen (Peavy et al., 1970; Andersson et al., 1972; Gery u. Spiesel, 1972; Greaves u. Janossy, 1972).

Xenogenetisches Antileukozyten- oder Antilymphozytenserum (ALS) führte — vor allem bei Ausschluß der zytotoxischen Wirkung des ALS durch Komplementinaktivierung — zur unspezifischen Aktivierung eines hohen Prozentsatzes von Lymphozyten (Gräsbeck et al., 1963; Holt et al., 1966; Woodruff et al., 1967; Fries et al., 1969). Der stimulierende Effekt von ALS war auch bei Affen (Mackler et al., 1972) und Meerschweinchen (Foerster et al., 1969) von ähnlicher Größenordnung und Kinetik wie derjenige von PHA.

Xenogenetische Anti-Immunglobulinseren stimulierten in vitro Lymphozyten des Menschen (Adinolfi et al., 1967; Greaves, 1970; Frøland u. Natvig, 1973), wobei die Aktivierung verglichen mit PHA, wesentlich schwächer war und verzögert erfolgte. Bei einigen Tierspezies wurde eine sehr starke Lymphozytenstimulierung durch Anti-Immunglobulinseren beobachtet, z. B. bei Kaninchen (Sell, 1967; Daguillard u. Richter, 1970) und bei Hühnern (Weber, 1973).

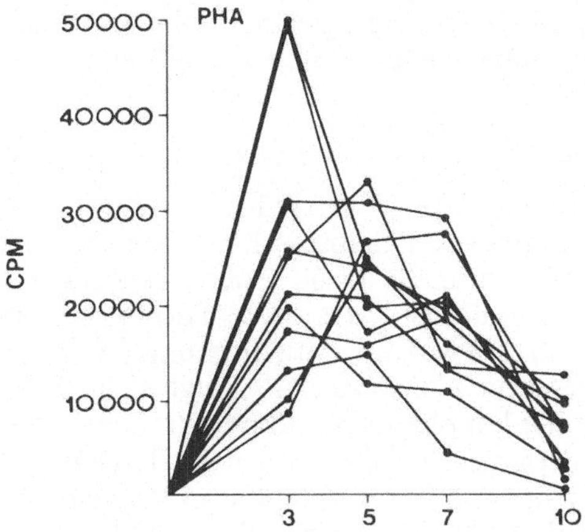

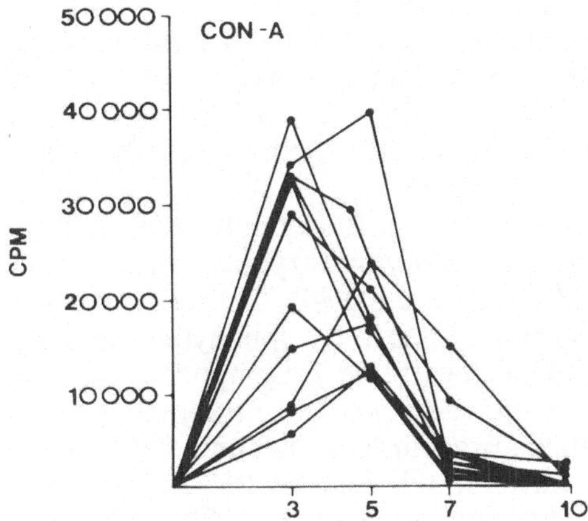

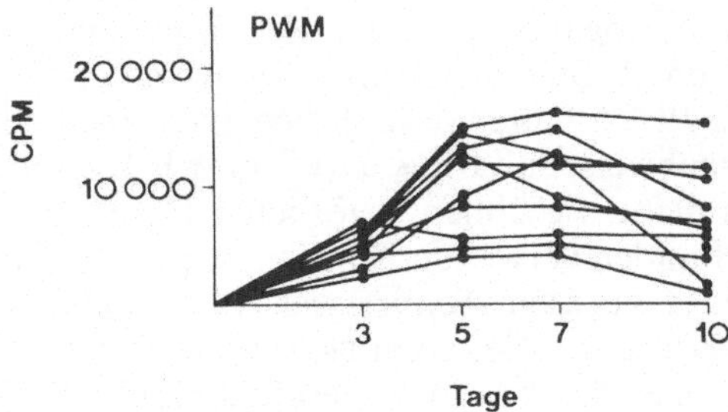

Abb. 14. Wirkungsprofile von optimal stimulierenden Konzentrationen von Phytohämagglutin (PHA), Concanavalin A (Con A) und Pokeweed-Mitogen (PWM) in 10 tägigen Lymphozytenkurzkulturen. Einzelkurven von jeweils 10 – 12 geunden Lymphozytenspendern. Der Effekt des jeweiligen Mitogens wurde durch die Einbaurate von ^{14}C-Thymidin in die Nukleoproteinfraktion der Zellen gemessen (nach DOUGLAS *et al.*, 1969)

Schwermetallionen, insbesondere Quecksilbersalze (Schöpf, 1971) und Zinksalze (Kirchner u. Rühl, 1971) scheinen gleichfalls in der Lage zu sein, eine schwache unspezifische Lymphozytenaktivierung auszulösen.

γ) Unspezifische Aktivierung von T- und B-Lymphozyten

Unspezifische Aktivierung bedeutet nicht, daß jedes unspezifische Mitogen wahllos jeden Lymphozyten aktivieren kann. Selbst PHA — neben Con A das stärkste bekannte Mitogen — scheint nicht mehr als 60% der menschlichen Blutlymphozyten zur Transformation zu stimulieren (Wilson u. Thomson, 1968). Der Anteil von Lymphozyten, der durch PWM und Anti-Immunglobulinseren stimuliert wird, ist mit Sicherheit wesentlich niedriger. Es zeigt sich, daß unspezifische Mitogene bevorzugt bestimmte lymphatische Subpopulationen stimulieren.

Patienten mit einem isolierten T-Zell-Defekt wie der Thymusphypoplasie (Di George-Syndrom) reagierten in der Lymphozytenkultur kaum auf PHA (August et al., 1968; Cleveland et al., 1968). Dagegen ließen sich die Lymphozyten von Patienten mit einem isolierten B-Zell-Defekt wie der infantilen geschlechtsgebundenen Agammaglobulinämie (Bruton-Typ) normal mit PHA stimulieren (Cooperband et al., 1968). Nach Elimination von etwa 90% der T-Lymphozyten aus der Population normaler Blutlymphozyten sank die PHA-Reaktivität der Restpopulation auf etwa 15% der Norm ab (Phillips u. Roitt, 1973). In PHA-Kulturen normaler Blutlymphozyten traten, anders als nach „B-Zell-Mitogenen" (s. u.), weder plasmozytoide Zellen (Douglas u. Fudenberg, 1969) noch eine Steigerung der Immunglobulinsynthese (McMillan et al., 1970) auf. Die transformierten großen lymphatischen Zellen (Blasten) in Blutlymphozyten-Kulturen mit Con A und PHA zeigten zu 60—70% das T-Lymphozytenkriterium der E-Rosettenbildung (Jondal et al., 1973; Mendes et al., 1974). Daraus ist abzuleiten, daß PHA und Con A beim Menschen in erster Linie T-Lymphozyten stimulieren. Es ergaben sich jedoch Hinweise, daß in Gegenwart von T-Lymphozyten auch B-Lymphozyten durch PHA und Con A transformiert werden (Philips u. Roitt, 1973; Mendes et al., 1974). Im Prinzip ähnliche Ergebnisse erhielt man bei Mäusen: T-zellhaltige Lymphozytensuspensionen waren durch gelöstes PHA und Con A stimulierbar, reine B-Zellsuspensionen nicht (Doenhoff et al., 1970; Blomgren u. Svedmyr, 1971; Stockman et al., 1971; Andersson et al., 1972; Gery u. Spiesel, 1972; Greaves u. Bauminger, 1972; Smith, 1972; Stobo et al., 1972;). Jedoch wurde in keiner der genannten Untersuchungen ausgeschlossen, daß in normalen T-B-Zellgemischen neben den überwiegenden T-Lymphozyten auch einige B-Lymphozyten aktiviert werden. Es wurde sogar gezeigt, daß B-Lymphozyten ebenso wie T-Lymphozyten PHA und Con A binden (Andersson et al., 1972; Greaves u. Janossy, 1972; Stobo et al., 1972). Unter veränderten experimentellen Bedingungen gelang schließlich der Nachweis, daß PHA und Con A B-Lymphozyten stimulieren: Wenn die Mitogene nicht wie üblich in löslicher Form, sondern in hoher Konzentration kovalent gebunden verwendet wurden, wobei die Bindung im Fall des PHA an Sepharoseperlen (Greaves u. Bauminger, 1972) und im Fall des Con A an die Plastiksubstanz des Kulturgefäßes (Andersson et al., 1972) erfolgte, kam es in reinen B-Lymphozytensuspensionen zu ausgeprägter Zellaktivierung. Ebenso genügt die Zugabe von T-Zellfaktoren, gewonnen aus dem Überstand ruhender oder stimulierter Thymuszellen, um reine B-Zellsuspensionen mit löslichem Con A zu aktivieren (Andersson et al., 1972). Lediglich beim Huhn konnte die Aktivierung von B-Lymphozyten durch lösliches Con A in Gegenwart von T-Zellen ausgeschlossen werden (Weber, 1973). Angesichts dieser Befunde muß die oft zitierte Regel, nach der PHA und Con A in löslicher Form reine T-Zell-Mitogene wären, zumindest bei Mensch und Maus in Frage gestellt werden. Die Aussage, die Aktivierung von Lymphozyten durch PHA und Con A setze das Vorhandensein bzw. die Beteiligung von T-Zellen voraus, entspricht dem derzeitigen Wissensstand besser.

Es herrscht Einigkeit darüber, daß PWM bei allen bisher untersuchten Spezies, so auch beim Menschen (DOUGLAS u. FUDENBERG, 1969; DOUGLAS, 1971; WU *et al.*, 1973; MENDES *et al.*, 1974) und bei der Maus (STOCKMAN *et al.*, 1971; GREAVES u. BAUMINGER, 1972; GREAVES u. JANOSSY, 1972) sowohl T- als auch B-Lymphozyten aktiviert. Aufgrund der relativ niedrigen Transformationsrate nach PWM ist zu folgern, daß neben einem unbekannt großen Anteil der B-Lymphozyten nur eine kleinere Subpopulation der T-Lymphozyten aktiviert wird.

Reine B-Zell-Mitogene scheinen Endotoxin und Anti-Immunglobulinseren zu sein. Endotoxin oder LPS, hochmolekulare Lipopolysaccharide aus Coli-Bakterien und Salmonellen, führen bei Mäusen zur maximalen Stimulierung von B-Lymphozyten (ANDERRSON *et al.*, 1972; GERY u. SPIESEL, 1972; GREAVES u. JANOSSY, 1972; SMITH, 1972), während Endotoxin bei menschlichen Lymphozyten anscheinend wirkungslos ist (PEAVY *et al.*, 1970). Anti-Immunglobulinseren, die bei menschlichen Lymphozyten nur eine schwache Stimulation hervorrufen (ADINOLFI *et al.*, 1967; GREAVES, 1970; FRØLAND u. NATVIG, 1973), sind aus theoretischen Gründen (s.S. 34f.) und aufgrund von Befunden bei Kaninchen (DAGUILLARD u. RICHTER, 1969, 1970) und Hühnern (WEBER, 1973) als B-zellspezifische Mitogene anzusehen.

Die meisten Untersuchungen mit Mitogenen beim Menschen sind an Blutlymphozyten und nur vereinzelt an Zellsuspensionen aus lymphatischen Geweben vorgenommen worden. Ein Vergleich der Stimulierbarkeit durch PHA scheint dem Gehalt der untersuchten Gewebe an reifen T-Lymphozyten zu entsprechen: starke Stimulation der Lymphozyten aus dem Blut, den Lymphknoten und der Milz (CRADDOCK, 1972), eine geringere der Thymuslymphozyten (CLAMAN u. BRUNSLETTER, 1968; WINKELSTEIN u. CRADDOCK, 1967) und eine schwache der Knochenmarklymphozyten (DICKE *et al.*, 1970; BORELLA u. GREEN, 1972; PARK *et al.*, 1972).

δ) *Unspezifische Lymphozytenaktivierung als Modell der Immunfunktion des Lymphozyten*

Allgemein gesehen handelt es sich bei der unspezifischen Lymphozytenaktivierung um ein Modell der Aktivierung einer ruhenden Zelle zu einer proliferierenden Zelle und insofern um ein bedeutsames biologisches Modell, in vieler Hinsicht vergleichbar mit der Aktivierung zellkinetisch ruhender Leberzellen durch Teilhepatektomie (Übersicht: COOPER, 1971). Die Möglichkeiten, welches intrazelluläre Ereignis nach Bindung des Mitogens an die Zellmembran die Aktivierung der Zelle in Gang setzt (Synthese neuer „messenger"-RNA; Verwertung von „messenger"-RNA, die im Ruhezustand zwar gebildet aber nicht translatiert wird; Bereitstellung von ribosomale RNA stabilisierenden Proteinen oder RNA-Transportproteinen z.B. durch Freisetzung lysosomaler Enzyme) werden von COOPER (1971) sowie WEISSMANN und HIRSCHHORN (1971) diskutiert. Unklar ist auch, wie die Bindung von Mitogenen an der Zelloberfläche so weitreichende Konsequenzen für den intrazellulären Stoffwechsel hat. SMITH (1972) vermutet, daß nach Bindung des Mitogens eine Inkorporation von Membran-Mitogen-Komplexen in die Zelle erfolge. GREAVES und JANOSSY (1972) nehmen an, daß es durch Bindung zahlreicher Mitogenmoleküle an eng benachbart liegenden Rezeptoren zur Vernetzung der Rezeptoren und damit zur massiven Veränderung der Zellmembran komme. Dabei soll die zur Aktivierung führende Rezeptorvernetzung an B-Lymphozyten dichter sein als an T-Lymphozyten. Andersson *et al.* (1972) postulieren aufgrund ihrer Experimente, daß der Mitogenrezeptor nach Bindung des Mitogens noch mit einer weiteren Zelloberflächenstruktur reagieren müsse, die an T-Lymphozyten höher konzentriert sei als an B-Lymphozyten, ehe eine Zellaktivierung ausgelöst werden könne. Ein „Capping", d. h. Konfluenz von Mitogen-Rezeptor-Komplexen an einem Zellpol, ist zur Zellaktivierung nicht erforderlich (Andersson *et al.*, 1972; Greaves u. Janossy, 1972). Viele Befunde sprechen dafür, daß das Signal zur Aktivierung von der veränderten Zelloberfläche her erfolgt, ohne daß das verantwortliche Mitogen in die Zelle gelangen muß (Übersicht: Greaves u. Janossy, 1972). Jedoch ist der Hinweis zu beachten, daß PHA auch direkt an isolierten Kernen eine Genaktivierung, d. h. einen Anstieg der RNA-Synthese, auslösen soll (Rubin u. Schulz, 1974).

Die bisherigen Befunde am Modell der Lymphozytenaktivierung lassen sich wie folgt deuten (Übersicht: Greaves u. Janossy, 1972): Die unspezifische Aktivierung durch Mitogene in vitro und die spezifische Aktivierung in vitro und in vivo durch Antigene sind grundsätzlich gleichwertig, d. h. Bindungskomplexe an Zelloberflächenrezeptoren lösen nach Überschreiten einer Reizschwelle die Aktivierung aus. Die unspezifische Aktivierung unterscheidet sich von der spezifischen nur dadurch, daß für das Antigen als spezifisches Mitogen nur wenige Zellen mit dem passenden Rezeptor vorhanden sind, während viele Zellen die unspezifischen Mitogenrezeptoren tragen (spezifische „monoklonale" und unspezifische „polyklonale" Aktivierung). Während der Prozeß der Aktivierung als monoton angesehen werden kann, entscheidet die genetische Programmierung der stimulierten Zellen, welche besonderen Zelldifferenzierungen auf die Aktivierung folgen: Produktion von T-Zellfaktoren oder Synthese und Sekretion von Immunglobulinen gleicher oder verschiedener Spezifität. Für den einzelnen Lymphozyten scheint es belanglos, ob er spezifisch durch ein passendes Antigen oder unspezifisch durch ein allgemeines Mitogen aktiviert wird. B-Lymphozyten von Menschen (Douglas u. Fudenberg, 1969; Wu *et al.*, 1973) und von der Maus (Andersson *et al.*, 1972; Greaves u. Janossy, 1972) bildeten nach unspezifischer Stimulation nicht nur plasmazelluläre Strukturen aus, sondern sezernierten auch Immunglobuline. Obwohl diese Immunglobulinproduktion durch unspezifische Stimulation ausgelöst worden war, handelte es sich um spezifische Antikörper gegen verschiedene Antigene (Andersson *et al.*, 1972).

Wenn die unspezifische Aktivierung in vitro[4] sich von der spezifischen nur durch die Art der Besetzung verschiedener Zellmembranrezeptoren unterscheiden würde, könnte sie als Globaltest für die Stimulierbarkeit und Differenzierunsfähigkeit der Lymphozyten in vivo verwendet werden. Von dieser Möglichkeit wird in der Klinik reichlich Gebrauch gemacht. Es ist jedoch zu beachten, daß die unspezifische Aktivierung mit der möglichen Ausnahme der Aktivierung durch Anti-Immunglobulinseren (Daguillard u. Richter, 1969, 1970; Greaves *et al.*, 1973) nicht durch Reaktion mit den antigenspezifischen Rezeptoren der Zelloberfläche zustande kommt. Insofern wird mit der unspezifischen Aktivierung der Lymphozyten nur die zweite Stufe ihrer Immunfunktion, nämlich die Stimulierbarkeit und Differenzierung, nicht aber die zur ersten Stufe der Immunfunktion gehörige Antigenbindungsfähigkeit erfaßt. Ebensowenig kann der unspezifische Lymphozytenstimulationstest die Bindungsfähigkeit der Lymphozyten für mögliche Mediatoren der Lymphozytenkooperation bei der spezifischen Immunantwort (s.S. 48) testen. Ein lehrreiches Beispiel für die Einschränkungen der Aussage von unspezifischen Lymphozytenstimulationstests ist die optimale Aktivierung der

---

[4] Eine unspezifische Lymphozytenaktivierung mit PHA (Naspitz *et al.*, 1968; Szasz, 1967) und PWM (Barker *et al.*, 1966) ist anscheinend auch in vivo möglich.

B-Lymphozyten von Patienten mit bestimmten Agammaglobulinämieformen durch PWM in vitro (Wu *et al.*, 1973).

ε) Unspezifische Lymphozytenaktivierung als klinischer Lymphozytenfunktionstest

Aus dem Vorhergehenden folgt, daß die unspezifischen Lymphozytenstimulationstests bei positivem Ergebnis (unspezifische Lymphozytenaktivierung) nicht die Aussage gestatten, die getesteten Lymphozyten seien normal, daß aber ein negatives Ergebnis (ausbleibende unspezifische Aktivierung) die Annahme rechtfertigt, die getesteten Lymphozyten seien funktionell gestört.

Aus den vielfältigen und z. T. widerspruchsvollen Literaturangaben über die Anwendung unspezifischer Stimulationstests an Blutlymphozyten in der Klinik können hier nur einige referiert werden (Übersichten: Astaldi u. Lisiewicz, 1971; Elves, 1972; Heine, 1973). Die Lymphozytenaktivierbarkeit durch PHA erreicht ein Maximum um die Zeit der Pubertät und sinkt danach langsam ab, liegt jedoch auch im hohen Alter durchschnittlich noch über 50 % des jugendlichen Maximalwerts (Pisciotta *et al.*, 1967; Heine *et al.*, 1969; Sutherland *et al.*, 1971). In der Schwangerschaft scheint es zur Einschränkung der unspezifischen Stimulierbarkeit der Lymphozyten zu kommen (Finn *et al.*, 1972; Purtilo *et al.*, 1972). Bei angeborenen Immundefektsyndromen (s.S. 12f.) mit Ausnahme der meisten Fälle von infantiler geschlechtsgebundener Agammaglobulinämie (Cooperband *et al.*, 1968; Douglas *et al.*, 1969; Wu *et al.*, 1973) und von Wiskott-Aldrich-Syndrom (Gajl-Peczalska *et al.*, 1973), ist die unspezifische Stimulierbarkeit durch PHA und PWM häufig stark herabgesetzt. Widersprüchliche Befunde wurden bei den oft mit Immundefektsyndromen einhergehenden malignen lymphatischen Systemerkrankungen erhoben. Bei der Lymphogranulomatose wurden normale und stark erniedrigte unspezifische Stimulationswerte gefunden (Übersicht: Cohnen u. Brittinger, 1971). Wenn die meist normalen relativen Stimulationsraten pro konstante Lymphozytenzahl auf die absolute Zahl der Lymphozyten pro Volumeneinheit Blut umgerechnet wurden, ergab sich viel häufiger eine eingeschränkte Kapazität zur unspezifischen Stimulation (Heine, 1973). Bei der chronischen lymphatischen Leukämie (CLL) mit Blutlymphozytenzahlen über 30000/mm^3 war die unspezifische Aktivierung der Lymphozyten stets *relativ* vermindert und verzögert (Elves *et al.*, 1967; Havemann u. Rubin, 1968; Smith *et al.*, 1972; Cohnen *et al.*, 1973; Heine, 1973); bei CLL mit niedrigeren Blutlymphozytenzahlen war das Kulturergebnis meist normal. Wenn bei der CLL auf *absolute* Zahlen stimulierbarer Lymphozyten im Blut umgerechnet wurde, resultierten gegenüber der Norm z. T. stark erhöhte Werte (Heine, 1973). Bei Karzinomen scheint die unspezifische Lymphozytenaktivierbarkeit erst in den späten Stadien der Generalisierung des Tumorbefalls depremiert zu sein (Sutherland *et al.*, 1971). Während und unmittelbar nach einer zytotoxischen Chemotherapie wurden reversible Suppressionen der unspezifischen Lymphozytenstimulation beobachtet (Hersh u. Oppenheim, 1967; Winkelstein *et al.*, 1972; Green u. Borella, 1973). Bei Verwendung von autologem Serum als Zusatz zum Gewebekulturmedium darf eine verminderte Lymphozytenaktivierung nicht ohne weiteres auf einen zellulären Defekt bezogen werden, da im Serum von Patienten mit unbehandelter Lymphogranulomatose (Scheurlen *et al.*, 1971; Zorrini *et al.*, 1974), Karzinomen (Scheurlen *et al.*, 1971; Whittacker *et al.*, 1971; Brooks *et al.*, 1972; Edwards *et al.*, 1973), Urämie (Harris *et al.*, 1972) und Viruskrankheiten (s.S. 73) häufig Hemmfaktoren demonstriert wurden, nach deren Ausschaltung die Lymphozyten normal aktivierbar waren.

ζ) Weitere Anwendung der unspezifischen Lymphozytenaktivierung in vitro

Die Lymphozytenkultur mit PHA ist zum bequemen Mitoselieferanten für die Chromosomenanalyse in der Zytogenetik geworden. Neuerdings scheint die chromosomale Geschlechtsbestimmung auch an unstimulierten ruhenden Lymphozyten mittels einer spezifischen Fluoreszenz des y-Chromosoms möglich (Polani u. Mutton, 1971). Während Lymphozyten bei den genannten Methoden nur als Chromosomenträger verwendet werden, dienen sie nach Zytostatika- oder Strahlen-Therapie als beonders empfindlicher Indikator für Chromosomenschäden (Buckton et al., 1967; Nowell, 1967; Visfeldt, 1967; Bauchinger u. Hug, 1968; Bauchinger u. Schmid, 1969; Field et al., 1972).

c) Lymphozytenkultur mit Antigenen

α) Kultivierung mit Antigenen (außer Histokompatibilitätsantigenen)

Makrophagenhaltige Lymphozytensuspensionen (Oppenheim et al., 1968; Levis u. Robbins, 1970) sind in der Lage, auf bestimmte Antigene in vitro mit plastischer Transformation und gesteigerter DNS-Synthese zu reagieren. Die Aktivierung in vitro durch Antigene erfolgt langsamer als diejenige durch PHA und Con A, bei Lymphozyten des Menschen meist in 5—7 Tagen (Übersichten: Caron et al., 1965; Astaldi u. Lisievicz, 1971; Elves, 1972; Heine, 1973). Die Zahl der aktivierten Zellen in antigenstimulierten Kulturen ist deutlich geringer als nach PHA. So fand man nach Kultivierung menschlicher Blutlymphozyten mit Tuberkulin 15% transformierte Zellen im Vergleich zu durchschnittlich 82% nach PHA (Heine, 1973) und mit dem Antigen KLH nur einen maximalen ^{3}H-Thymidin-Einbau von $\frac{1}{10}$—$\frac{1}{5}$ der Einbaurate nach PHA (Curtis et al., 1970). Die Stimulation ist insofern spezifisch, als sie bei den meisten untersuchten Antigenen nur nach vorheriger Immunisierung in vivo mit dem betreffenden Antigen in vitro meßbar wird. Das gilt beim Menschen unter anderem für Tetanus-Toxoid, Diphterie-Toxoid (Elves et al., 1963; Copperband et al., 1968), Pockenvakzine (Elves et al., 1963; Oppenheim et al., 1968), Candida-Antigen (Gotoff, 1968; Green u. Borella, 1973) und — nach natürlicher oder BCG-Immunisierung — für Tuberkulin (Permain et al., 1963; Coulson u. Chamers, 1967; Rauch, 1967; Hinz et al., 1970; Nilsson, 1972; Heine, 1973). Die Spezifität der in vitro-Reaktion auf das starke Antigen KLH (keyhole limpet hemocyanin) läßt sich beispielsweise durch die 10fache Zunahme der Lymphozytenaktivierung nach in vivo-Immunisierung beweisen (Abb. 15).

Nachdem bei Mäusen in vitro-Primärreaktionen auf Antigene demonstriert worden sind (Mishell u. Dutton, 1967), erscheint eine in vitro-Aktivierung von Lymphozyten durch Antigene ohne vorherige in vivo-Immunisierung auch bei Meerschweinchen (Osmond u. Yoshida, 1971), Kaninchen (Singhal u. Richter, 1968) und beim Menschen (Green u. Borella, 1971; Nilsson, 1972) möglich. Das Zustandekommen solcher Primärreaktionen auf Antigene in vitro ist wahrscheinlich kein grundsätzliches, sondern nur ein quantitatives Problem, gegeben durch die sehr geringe Konzentration von spezifisch kompetenten Lymphozyten[5] für die getesteten Antigene. Die leichtere Nachweisbarkeit der in vitro-Sekundärreaktionen auf die oben genannten Antigene würde sich durch die relativ hohe Konzentration an „memory cells" (s.S. 111) erklären lassen, ebenso wie die regelmäßig demonstrierbare in vitro-Primärreaktion in der gemischten Lymphozytenkultur (s.u.) durch die große Zahl an immunkompetenten Zellen für Histokompatiblitätsantigene (Tabelle 14).

---

[5] Theoretisch präziser formuliert: die sehr geringe Konzentration von Lymphozyten, deren Rezeptoraffinität für eine zellaktivierende Bindung der getesteten Antigene ausreicht (Nilsson 1972, Paul et al., 1968).

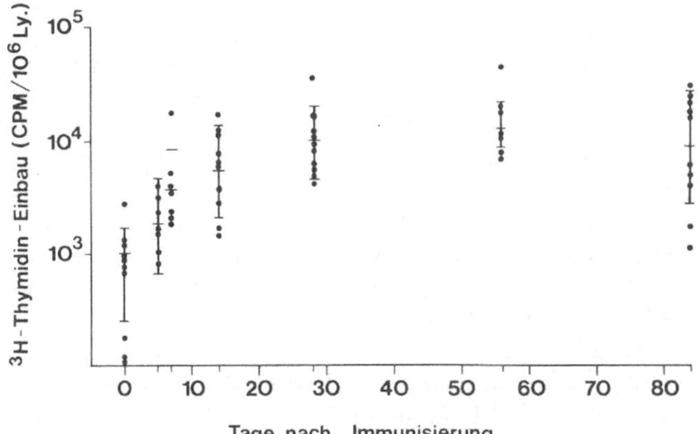

Abb. 15. Zunahme der Stimulierbarkeit der Blutlymphozyten in vitro durch das Antigen KLH im Verlauf einer in vivo-Primärreaktion auf KLH bei 14 Normalpersonen. Dargestellt sind die Einzel- und Mittelwerte (sowie deren Standardabweichung) der ^{3}H-TdR-Inkorporationsrate am 5. Kulturtag mit KLH. Die Werte am Tag 0 beziehen sich auf 5tägige Lymphozytenkulturen mit KLH vor der in vivo-Immunisierung mit KLH. Beachte die semilogarithmische Darstellung! (Nach Curtis et al., 1970)

Es besteht meist eine positive Korrelation zwischen in vitro-Stimulierbarkeit durch ein Antigen und der Allergie vom verzögerten Typ gegen das gleiche Antigen in vivo: z.B. bei Tuberkulin (Rauch, 1967; Hinz et al., 1970; Nilsson, 1972), Candida-Antigen (Gostoff, 1968) und KLH (Curtis et al., 1970). Das gleiche gilt für in vitro-/in vivo-Vergleichsuntersuchungen an Meerschweinchen (Oppenheim et al., 1967; Bast et al., 1971). Daraus wurde allgemein der Schluß gezogen, die in vitro-Aktivierung durch Antigene sei auf T-Lymphozyten beschränkt. Eine mögliche Mitwirkung von B-Lymphozyten an in vitro-Reaktionen auf Antigene wurde jedoch beim Menschen nicht grundsätzlich ausgeschlossen. In Mäuse-Milz-zellsuspensionen nahmen auch B-Zellen an Primär- und Sekundärreaktionen in vitro teil (Mishell u. Dutton, 1967; Vischer u. Jacquet, 1972). Das beim Menschen als spezifisches T-Zell-Mitogen geltende PPD (purified protein derivative of tuberculin) soll zumindest bei Mäusen ein unspezifisches B-Zell-Mitogen sein (Sultzer u. Nilsson, 1972).

β) Kultivierung mit Histokompatibilitätsantigenen (gemischte Lymphozytenkultur)

Lymphozyten werden durch allogenetische histo-inkompatible Zellen aktiviert. Das geschieht in vivo durch die Transplantation (Befunde am Menschen: Ham-Burger et al., 1971; Hersh et al., 1971; Schechter et al., 1972; Befunde an Tieren: Pedersen u. Morris, 1970; Sprent u. Miller, 1971) und in vitro in der gemischten Lymphozytenkultur (Übersicht: Sørensen, 1972). Die Bezeichnung „mixed lymphocyte culture" (MLC) oder „mixed lymphocyte reaction" (MLR) setzen voraus, daß die kultivierten histoinkompatiblen Lymphozyten einerseits den entscheidenden mitogenen Stimulus liefern und andererseits mit Aktivierung beantworten. Die MLC funktioniert jedoch nur, wenn auch ein geringer Prozentsatz „adhärenter Leukozyten" bzw. Makrophagen zusammen mit dem Lympho-zyten kultiviert wird (Übersicht: Elves, 1972; Sørensen, 1972). Da in der klassischen MLC, bei der die Lymphozyten von zwei Spendern zusammen kultiviert werden, nicht erkennbar ist, ob und wie die Lymphozyten eines einzelnen Individuums aktiviert werden, bedient man sich der „Einweg-Stimulation". Dabei werden die unbehandelten Lymphozyten („responder cells") eines Spenders mit transformationsunfähigen Lymphozyten („stimulator cells") eines anderen Spenders kultiviert, nachdem die „stimulator cells" durch Röntgenbestrahlung (Kasakura u. Lowenstein, 1968) oder Behandlung mit Mitomycin C (Bach u. Voynow, 1966) in vitro sterilisiert wurden, aber noch begrenzt lebensfähig sind (Elves, 1969). Die Lymphozytenaktivierung in der MLC ist verglichen mit der unspezifischen Aktivierung durch PHA und Con A verzögert, d. h. sie erreicht ihr Maximum nach 4—6 Tagen (Übersicht: Sørensen 1972), und sie ist schwächer, indem nach 4—6 tägiger MLC nur etwa 10% der Lymphozyten transformiert sind (Elves, 1972). Die Aktivierung in der MLC erfolgt spezifisch, d. h. durch einzelne allogenetische Histokompatibilitätsantigene, wie an Ratten (Wilson u. Nowell, 1970) und an Menschen (Zoschke u. Bach, 1971) gezeigt wurde. Die MLC-Reaktion erfaßt beim Menschen über die serologisch definierten HL-A-Antigene hinaus noch weitere bisher undefinierte Histokompatibilitätsantigene, die möglicherweise durch einen „MLC-Genlocus", der mit den HL-A-Loci gekoppelt jedoch nicht identisch ist, gesteuert wird (Übersicht: Sørensen, 1972; Thorsby, 1974). Deshalb ist die MLC neben der HL-A-Analyse ein wichtiger Test für die Spender-Empfänger-Auswahl in der Transplantationsmedizin geworden. Da die MLC bei HL-A-verschiedenen normalen Lymphozyten stets zur Stimulation führt, ohne daß eine vorherige in vivo-Immunisierung gegen Histokompatibilitätsantigene durch kreuzreagierende mikrobielle Antigene anzunehmen ist (Wilson u. Fox, 1971), kann die MLC-Reaktion als Primärreaktion menschlicher Lymphozyten in vitro gelten. Die Konzentration immunkompetenter Zellen für allogenetische Histokompatibilitätsantigene scheint schon primär so hoch zu sein (s. u.), daß eine spezifische Immunisierung mit allogenetischen Zellen in vivo die folgende sekundäre MLC-Reaktion gegen die immunisierenden Zellen nicht mehr wesentlich zu steigern vermag (Wilson u. Nowell, 1971). Bei der MLC-Reaktion induzieren die fremden Histokompatibilitätsantigene nicht nur die blastische Transformation und Proliferation der spezifischen immunkompetenten Zellen, sondern auch die Ausbildung einer spezifischen Zytotoxizität gegen Zellen mit den gleichen fremden Histokompatibilitätsantigenen, wie bei Mäusen (Häyry u. Defendi, 1970) und Menschen (Solliday u. Bach, 1970; Eijsvoogel et al., 1972) gezeigt wurde. Die verantwortlichen Zellen für die MLC-Reaktion scheinen T-Lymphozyten zu sein. Bei Mäusen (Vischer u. Jacquet, 1972) und Ratten (Johnston u. Wilson, 1970) waren mindestens 90% der reagierenden Zellen T-Lymphozyten.

γ) Die „Target-Zellen" für Mitogene in der Lymphozytenkultur

In den vorausgehenden Kapiteln über die Lymphozytenaktivierung in vitro wurde im Zusammenhang mit der Transformationstheorie der ruhende kleine Lymphozyt als die „Zielzelle" für unspezifische und spezifische Mitogene, d. h. als das Objekt der Aktivierung, dargestellt. Zwar besteht Einigkeit darüber, daß kleine Lymphozyten des Blutes und der sekundären lymphatischen Gewebe die Masse der transformierbaren Zellen bei Stimulation mit PHA, mit Antigenen und in der MLC stellen (Marshall u. Roberts, 1965; Wilson et al., 1968; August et al., 1970; Smith, 1972), aber zumindest unter den Thymuszellen scheinen auch große lymphatische Zellen durch PHA und Alloantigene aktivierbar zu sein (August et al., 1970; Smith, 1972; Knight et al., 1973). Dieser Befund würde implizieren, daß große lymphatische Zellen des Thymus im Gegensatz zu den großen lymphatischen Zellen der sekundären lymphatischen Gewebe trotz Proliferation nicht voll aktiviert, also noch zusätzlich stimulierbar sind. Die ruhenden kleinen Lymphozyten, die in vitro unspezifisch oder spezifisch aktiviert werden, sind größtenteils langlebig (BUCKTON *et al.*, 1967; NORMAN *et al.*, 1967; DOENHOFF *et al.*, 1970; NOWELL u. WILSON, 1971), bei jungen Tieren in der Aufbauphase des lymphatischen Zellsystems möglicherweise z. T. auch kurzlebig (RIEKE u. SCHWARZ, 1967; STAYNER u. SCHWARZ, 1969; NOWELL u. WILSON, 1971). Bei unspezifischer Stimulation durch sehr effektive Mitogene, wie PHA, ist mit einer Stimulation von mindestens 60% (z. B. WILSON u. THOMSON, 1968) der Blutlymphozyten zu rechnen, während bei der spezifischen Stimulation durch Antigene nur höchstens 2% der Blutlymphozyten (COULSON u. CHALMERS, 1967; WILSON *et al.*, 1968; BACH *et al.*, 1969; MARSHALL *et al.*, 1969; JIMENEZ *et al.*, 1971) transformiert werden (Einzelheiten der Zellkinetik: s.S. 104, 110, 113).

C. Lymphatische Organkulturen

Schon vor der Ära der Lymphozytensuspensionskulturen wurde ein prinzipiell andersartiger Weg eingeschlagen, lymphatische Zellen zu kultivieren, die Kultur lymphatischer Gewebe (Übersicht der älteren Literatur: TROWELL, 1959). Die lymphatische Organkultur hat gegenüber den Suspensionskulturen den theoretischen Vorteil, daß die Lymphozyten zunächst im natürlichen Zellverband unter partieller Erhaltung ihrer normalen Mikroökologie und ohne Mitogene kultiviert werden können, weist aber praktische Nachteile auf, indem Ernährungsstörungen des Gewebes auftreten und indem quantitative Untersuchungen in Organkulturen erschwert sind.

Zwei methodisch verschiedene Ansätze der lymphatischen Organkultur wurden angewandt: 1. die Kultur von etwa 1 mm^3 großen Gewebestückchen aus Lymphknoten, Milz oder Thymus, die auf saugfähigem Material wie Zellulose oder Gelatine über dem Gewebekulturmedium gehalten wurden (TROWELL, 1955; JENSEN *et al.*, 1964; SAUNDERS u. KING, 1966; GLOBERSON u. AUERBACH, 1966; PORTER u. VIROLAINEN, 1968; NILSSON, 1971); 2. die mehrtägige Perfusion der Milz (ATKINS *et al.*, 1970; TREPEL u. FRÖHLICH, 1971; PAPST u. TREPEL, 1974) und des Thymus (FOLKMAN *et al.*, 1968). In diesen Kultursystemen wurden Lymphozytopoese und Plasmozytopoese, Antikörperbildung sowie Primär- und Sekundärreaktionen auf Antigene beobachtet.

D. Dauerkulturen (Lymphoblasten-Linien)

Wenn Blutleukozyten von gesunden oder kranken Menschen längere Zeit unter geeigneten Kulturbedingungen (z. B. regelmäßiger Mediumwechsel, gelegentliches Konzentrieren der Zellen zum Ausgleich von Zellverlusten) gehalten wurden, entwickelten sich nach durchschnittlich 50—60 Tagen mit einer bisher beobachteten Streuung von 11—210 Tagen exponential wachsende Zell-Linien (Übersicht: MOORE, 1972). Ähnliche proliferierende Zellkulturen entstanden 40—70 Tage nach Explantation von Knochenmark- (BENYESH-MELNICK *et al.*, 1963, 1968), Milz- (LEVY *et al.*, 1968) und Lymphknotengewebe (LEVY *et al.*, 1968; NILSSON, 1971a, 1971b) von Patienten mit malignen und benignen Erkrankungen der hämo-lymphopeotischen Zellsysteme. Bei Verwendung von Blutleukozyten als Ausgangsmaterial lassen sich Dauer-Zellkulturen nach MOORE (1972) am leichtesten mit Zellen von Patienten mit Viruskrankheiten, besonders mit infektiöser Mononukleose, etablieren (50—66% der Fälle). Eine relativ hohe Ausbeute erzielte man (MOORE, 1972) mit Zellen von gesunden Personen und Patienten mit akuter und chronischer myeloischer Leukämie und mit Karzinomen (20—40% der Fälle), dagegen eine sehr geringe Ausbeute mit Zellen von Patienten mit Lymphogranulomatose (etwa 2%) und chronischer lymphatischer Leukämie (etwa 1%

der Fälle). Unter den gesunden Normalpersonen scheint man höhere Etablierungsquoten von Dauerkulturen zu erreichen, wenn die Zellspender zuvor eine Infektion mit Epstein-Barr-Virus (EBV) durchgemacht hatten (Nilsson et al., 1971; Gerber, 1973). Die Ausbeute an Zell-Linien aus dem Blut von Gesunden ließ sich auch durch in vitro-Infektion der Leukozyten mit EBV-haltigen Parynxsekreten von Patienten mit infektiöser Mononukleose stark erhöhen (Chang et al., 1973).

Die aus Leukozytenkulturen hervorgegangenen proliferierenden Zell-Linien gleichen morphologisch z. T. den blastoiden großen lymphatischen Zellen der PHA-stimulierten Kurzkultur (Abb. 3), enthalten aber auch Formen unreifer Plasmazellen, mehrkerniger Riesenzellen und Makrophagen (Übersicht: Moore, 1972) sowie kleinere lymphozytenähnliche Zellen (Levy et al., 1968; Minowada et al., 1972). In fast allen dieser Zell-Linien wurde die Produktion von Immunglobulinen festgestellt (Yagi, 1970; Moore, 1972). Eine Zell-Linie, bei der ein Immunglobulin-Nachweis nicht gelang, hatte statt dessen die T-Lymphozyteneigenschaft der E-Rosettenbildung (Minowada et al., 1972; Jondal u. Klein, 1973). Außerdem wurde gezeigt, daß etablierte Leukozyten-Linien Mediatoren produzieren, die als lymphozytenspezifisch gelten (Übersicht: Glade u. Papageorgiou, 1973). Da die Zell-Linien, auch wenn sie aus dem Blut von Patienten mit myeloischen Leukämien stammen, Eigenschaften zeigen, die typisch für proliferierende lymphatische Zellen sind, werden sie als „Lymphoblastenkulturen" oder „lymphoid cell lines" aufgefaßt und mit den ihnen in vielen Punkten ähnlichen Lymphoblastenkulturen aus Burkitt-Lymphomen gleichgestellt (Moore, 1972; Epstein u. Achong, 1973a, b; Gerber, 1973). Außerdem wurde von der Etablierung menschlicher Plasmoblasten-Linien aus dem Knochenmark von Plasmozytom-Patienten berichtet (Moore u. Kitamura, 1968; Yagi, 1970). Innerhalb einer einzelnen Lymphoblastenlinie sind die Zellen nicht völlig homogen: Die Dichte von Zellmembranrezeptoren variiert erheblich, und in Kulturen mit konstanter EBV-Produktion produzieren stets nur wenige Zellen das Virus (Jondal u. Klein, 1973).

Unklar ist der Vorgang und die Natur der Entstehung von permanent proliferierenden Lymphoblasten aus Blutleukozyten. Moore (1972) zählt eine Reihe von Möglichkeiten auf: a) Mutation, b) spontane Transformation zur Malignität, c) Transformation durch EBV, d) Stimulation (ohne genetische Transformation) durch die in vitro-Bedingungen, e) klonale Proliferation und Differenzierung von hämopoetischen oder lymphopoetischen Stammzellen zu lymphatischen Zell-Linien. Moore (1972) selbst bevorzugt die letzte Hypothese. Die Mehrheit der Autoren (Übersicht: Chang et al., 1973; Epstein u. Achong, 1973a; Gerber, 1973) hält dagegen eine Transformation durch das EBV oder mit ihm assoziierte Faktoren für wahrscheinlich. Im Frühstadium der Kultur aus normalen Blutlymphozyten scheint eine polyklonale Zelltransformation vorzuliegen, während sich in der späteren Stabilisierungsphase anscheinend ein einzelner Zellklon durchsetzt (Nilsson, 1971b). Lymphoblasten-Linien aus normalen Blutleukozyten entwickeln zusätzlich zu ihren normalen Histokompatibilitätsantigenen weitere Transplantationsantigene, wie in „autologen" gemischten Zellkulturen (MLC) von etablierten Lymphoblasten mit frischen Lymphozyten des gleichen Spenders nachgewiesen wurde (Han et al., 1970). Ob es sich dabei um tumor- oder EBV-spezifische „Neoantigene" handelt, ist noch ungeklärt. Einerseits vertrugen nicht-immunsuppremierte Patienten die Injektion mehrerer hundert Gramm lebender autologer und allogenetischer Lymphoblasten ohne Schaden (Moore u. Gerner, 1970), andererseits erzeugte die Injektion von „normalen" Lymphoblastenkulturzellen bei immunsuppremierten neugeborenen Nagern letale generalisierte Tumorbildungen (Adams et al., 1973; Gerber, 1973).

Einen Überblick über die derzeitigen und in naher Zukunft möglich erscheinenden Anwendungsgebiete der Lymphoblasten-Kultur in der immunologischen und genetischen Forschung sowie in der Immunotherapie gibt MOORE (1973).

11. Infizierbarkeit durch Viren

Viren scheinen leicht in lymphatische Zellen gelangen zu können (Übersicht: GRESSER u. LANG, 1966). Ob dabei besondere Rezeptoren an der Lymphozytenoberfläche, wie sie von JONDAL und KLEIN (1973) für das Epstein-Barr-Virus oder von WOODRUFF und WOODRUFF (1972) für das Newcastle-Disease-Virus beschrieben wurden, eine entscheidende bzw. selektionierende Rolle spielen, ist noch ungeklärt. Offensichtlich können lymphatische Zellen auf die *infizierenden* Viren verschiedenartig reagieren. Drei Möglichkeiten zeichnen sich ab: 1. die einfache Aufnahme des Virus in die Zelle, ohne daß einerseits das Virus oder andererseits die Zelle aktiviert werden (Übersicht: GRESSER u. LANG, 1966), 2. die Virusproduktion durch die Zelle (s. u.) oder 3. die irreversible Transformation der Zelle (s. u.).

Eine eindeutige Virusproduktion findet in kleinen Lymphozyten nicht statt. Das wurde anhand von 1—4 wöchigen Leukozytenkulturen gezeigt, denen, ohne sonstige Stimulation, ECHO- (BERG, 1961), Masern- (BERG u. ROSENTHAL, 1961), Herpes simplex- (NAHMIAS *et al.*, 1964), Newcastle-Disease- (WHEELOCK, 1966), Vesicular-Stomatitis- (EDELMAN u. WHEELOCK, 1966), Mumps- (DUC-NGUYEN u. HENLE, 1966), Pockenvakzine- und Poliomyelitis-Virus (WILLEMS *et al.*, 1969) zugesetzt worden waren. Dagegen kommt es zur Virusproduktion, wenn die Lymphozyten in vitro mit PHA stimuliert werden, wie die genannten Autoren mit den gleichen Viren nachweisen konnten. Eine erhöhte Virusausbeute wurde auch nach Infektion tuberkulinstimulierter Lymphozyten mit Newcastle-Disease- und Vesicular-Stomatitis-Virus beobachtet (BLOOM *et al.*, 1970). Andererseits reichte selbst eine PHA-Stimulation nicht aus, um Influenza-, Sendai-, Reo- und Herpes simplex-Viren in Leukozytenkulturen zu vermehren (WILLEMS *et al.*, 1969). Virusproduzierende Zellen gehen schließlich zugrunde: zytopathischer Effekt durch viral diktierten Zellstoffwechsel (Übersichten: KLEIN 1972; EPSTEIN u. ACHONG, 1973a). Insgesamt scheinen Lymphozyten nur eine geringe Rolle bei der Virusvermehrung zu spielen (NAHMIAS *et al.*, 1964; DUC-NGUYEN u. HENLE, 1966). Selbst ausgesprochen lymphotrope Viren, wie die onkogenen Herpesviren, werden nur ausnahmsweise in den infizierten lymphatischen Zellen produziert (Übersicht: KLEIN, 1972; EPSTEIN u. ACHONG, 1973a).

Die dritte Art lymphatischer Zellen, auf ein infizierendes Virus zu reagieren, die irreversible Zelltransformation, ist bisher nur für die onkogenen Herpesviren gesichert und kann darüber hinaus bei potentiell onkogenen Viren oder Angenzien postuliert werden. Diesbezüglich ist das Epstein-Barr-Virus (EBV), ein potentiell onkogenes DNS-Virus aus der Herpesvirengruppe, am besten untersucht (Übersicht: EPSTEIN u. ACHONG, 1973a). Wenn normale Blutlymphozyten mit EBV zusammen kultiviert werden, kommt es nach 1—2 Wochen zu blastischen Transformation und DNS-Synthese einiger Lymphozyten (GERBER u. HOYER, 1971; GERBER u. LUCAS, 1972) und zur Entwicklung von stabilen proliferierenden Lymphoblastenlinien innerhalb von 24—26 Tagen (GERBER *et al.*, 1969). In einem Zeitraum von 18—27 Tagen entstehen Lymphoblastenlinien aus Leukozyten von Patienten mit frisch aufgetretener infektiöser Mononukleose (DIEHL *et al.*, 1968). Aus Leukozyten von Personen, die keine infektiöse Mononukleose durchgemacht oder die keine Antikörper gegen EBV haben, lassen sich im allgemeinen keine Lymphoblastenlinien züchten (Gerber *et al.*, 1969; Nilsson *et al.*, 1971; Moore, 1972; Chang *et al.*, 1973). Die aus Leukozyten nach in vitro- oder in vivo-Infektion mit EBV entstandenen permanent proliferationsfähigen Lymphoblasten enthalten nur in höchstens 3% der Zellen oder gar nicht das komplette Virus (Übersicht: Epstein u. Achong, 1973a). Alle Lymphoblasten zeigen jedoch die „Fußspuren" des EBV, bestimmte intrazelluläre und/oder zellmembrangebundene virus-abhängige Antigene (Übersichten: Klein, 1971; Smith u. Bausher, 1972; Epstein u. Achong, 1973a). Dementsprechend wurde in allen untersuchten Lymphoblastenlinien von EBV-infiziertem Ausgangsmaterial, einschließlich der Burkittlymphome (s.u.), Virus-DNS nachgewiesen (Übersichten: Klein, 1972; Epstein u. Achong, 1973a). Es wurde geschätzt, daß 0,06—1,6% der Lympho-blasten-DNA auf das integrierte EBV-Genom entfällt (Nonoyama u. Pagano, 1971). Offensichtlich ist das in die Zelle integrierte EBV-Genom unter den üb-lichen in vitro-Bedingungen der Lymphoblastenkultur und den in vivo-Bedin-gungen des Burkitt-Lymphoms nicht fähig, die Produktion kompletter Viren in der Zelle auszulösen, Die Veränderung des Wirtszellgenoms bzw. die Bildung einiger viraler Proteine scheinen jedoch auszureichen, die infizierte Zelle in einen perma-nenten Proliferationszustand zu versetzen, d.h. onkogen zu transformieren (Klein, 1972).

Das EBV ist mit einer an Sicherheit grenzenden Wahrscheinlichkeit der Er-reger der infektiösen Mononukleose (Evans *et al.*, 1968; Henle *et al.*, 1968; Niedermann *et al.*, 1968; Gerber *et al.*, 1969; Grace *et al.*, 1969) und ist in 100% der Fälle mit dem klassischen Burkitt-Lymphom assoziiert (Übersichten: Klein, 1972; Epstein u. Achong, 1973a, b). Warum bei der „self-limited proliferation" der infektiösen Mononukleose die mutmaßlich irreversibel transformierten Lymphoblasten eliminiert werden können und beim Burkitt-Lymphom nicht, ist noch unklar (Carter, 1975). Es gibt Hinweise, daß im Falle des Burkitt-Lym-phoms Malaria-Plasmodien die Prädisposition zur malignen Variante der EBV-Infektion schaffen (Burkitt, 1969; Jerusalem, 1971). Das EBV scheint nach Überimpfung auf bestimmte Primaten in der Lage, maligne Lymphone auszu-lösen (Übersicht: Lancet-Editorial, 1974). Zwei ebenfalls der Herpesgruppe zuge-hörige, bei Affen vorkommende Viren, Herpesvirus Saimiri und Herpesvirus Ateles, werden als gesicherte Erreger von malignen Lymphomen bei Primaten angesehen (Melendez *et al.*, 1969, 1972). Von Bedeutung ist der Befund, daß EBV selektiv B-Lymphozyten von Menschen und Primaten transformiert (Pattengale *et al.*, 1973; Jondal u. Klein, 1973), während das Herpesvirus Saimiri offensichtlich Primaten-T-Zellen transformiert (Jondal u. Klein, 1973).

Bekanntlich gibt es neben den genannten Herpesviren die zu den onkogenen DNA-Viren gehören, auch onkogene RNA-Viren (Übersicht: Epstein, 1971; Chandra *et al.*, 1973). Aufgrund des Nachweises der RNA-abhängigen DNA-Polymerase und relativ hoher Hybridisierungsgrade von virusabhängiger DNA und Wirtszell-RNA ergab sich der Verdacht, daß Leukämien, Sarkome und einige Lymphome des Menschen mit einem onkogenen RNA-Virus, das mit dem murinen Rauscher-Leukämie-Virus verwandt ist, assoziiert sind (Hehlmann *et al.*, 1973). Allgemein wurden, ausgehend von Befunden an der Maus, Hypo-thesen formuliert, daß jedes Lymphom — auch des Menschen — durch Aktivie-rung ruhender onkogener Viren aufgrund von Störungen des Gleichgewichts im lymphatischen Zellsystem entstünden (Hirsch *et al.*, 1971; Schwartz, 1972).

Zum Abschluß dieses Kapitels sollen noch zwei Phänomene skizziert werden, die zwar nicht zum Thema der Virusinfektion von Lymphozyten gehören, die aber zum Verständnis der Lymphozytenfunktion bei Virusinfektionen *anderer* Zellen wichtig sind: die Immunsuppression durch Viren und die Immunität gegen

Viren. Es ist anzunehmen, daß diese Beziehungen zwischen Viren und Lymphozyten im täglichen Leben eine größere Rolle spielen als die virale Infektion der lymphatischen Zellen. Seit der Erstbeschreibung durch v. PIRQUET (1908) ist die Anergie bei Hauttests der verzögerten Allergie während der Masern bekannt. STARR und BERKOVICH (1964) zeigten, daß diese Anergie schon in der Inkubationszeit beginnt und noch 18 Tage nach Abklingen des Masern-Exanthems bestehen kann, also kein dermatologisches Epiphänomen, sondern ein zentrales Masernsymptom darstellt. In der Folgezeit wurde eine ähnliche Anergie auf verschiedene Antigene auch bei anderen Viruserkrankungen, wie der infektiösen Mononukleose (HAIDER et al., 1973; MANGI et al., 1974) oder der Hepatitis (MELLA u. LANG, 1967), demonstriert. Außerdem wurde gezeigt, daß der Zusatz von Masern- (SMITHWICK u. BERKOVICH, 1966; ZWEIMAN, 1972; FINKEL u. DENT, 1973), Röteln- oder Newcastle-Disease- (MONTGOMERY et al., 1967), Polio-, Echo-, Influenza A-, Vesicular-Stomatitis-, Sendai-, Reo 3- und Herpes simplex-Viren (WILLEMS et al., 1969) in vitro die Lymphozytenstimulation durch PHA oder Tuberkulin reduzierte. Von besonderer Bedeutung war dabei, daß inaktiviertes Masernvirus wirksamer war als normales infektiöses Virus (ZWEIMAN, 1972). Das spricht zusammen mit dem Nachweis von humoralen Hemmfaktoren bei der Hepatitis (MELLA u. LANG, 1967) sowie von lymphotoxischen Antikörpern bei infektiöser Mononukleose, Röteln und Masern (MOTTIRONI u. TERASAKI, 1970) für indirekte Viruseffekte neben einer möglichen viralen Infektion der Lymphozyten (Übersicht: NOTKINS et al., 1970). Der lymphozytenschädigende, immunosuppressive Effekt der meisten Viren kann eine wirkungsvolle Immunreaktion nicht unterbinden: bekanntlich hinterlassen Virusinfektionen bzw. entsprechende Impfungen starke spezifische Immunität gegen die betreffenden Virusantigene (ALLISON u. BURNS, 1972). Parallel mit der in vivo-Immunität werden in vitro-Lymphozytenstimulationstests positiv, beispielsweise mit Pockenvakzine (OPPENHEIM et al., 1968). Herpes simplex-Virus (ROSENBERG et al., 1972) und EBV (GERBER u. LUCAS, 1972).

VI. Lymphatische Organe

1. Primäre lymphatische Organe

A. Definition

Als primäre lymphatische Organe werden die lymphatischen Gewebe bezeichnet, die sich in der Ontogenese als erste entwickeln (s.S. 9f.). Sie haben Funktionen, die sich von den ontogenetisch später entwickelten sekundären lymphatischen Geweben grundsätzlich unterscheiden. Von einigen Autoren werden andere Bezeichnungen verwendet: „zentrale" statt primäre und „periphere" statt sekundäre lymphatische Organe (z.B. COOPER et al., 1966).

Primäre lymphatische Organe bei Vögeln sind Thymus und Bursa Fabricii, bei Säugern der Thymus und ein Bursa-Äquivalent, das allerdings nur die Funktion, nicht die Form eines selbständigen Organs hat.

B. Thymus

Kein lymphatisches Organ ist intensiver untersucht worden als der Thymus. Die Folge ist eine Fülle von Befunden, von revolutionierenden Theorien und von Widersprüchen. Neuere Übersichten zum Thymusproblem, basierend auf experimentellen Befunden an Tieren stammen von Metcalf (1966), Miller u. Osoba (1967), Davies (1969), Davies u. Carter (1973) und Rygaard (1973). Ein großer Teil dessen, was über den menschlichen Thymus aufgrund anatomischer, entwicklungsgeschichtlicher und klinischer Studien bekannt geworden ist, ist in den exzellenten Monographien von Hammar (1929, 1936) und Goldstein u. Mackay (1969) zusammengefaßt.

Der Thymus des Menschen ist bekanntlich ein paariges Organ, das hinter dem Sternum im oberen Mediastinum liegt. Aufgrund des entwicklungsgeschichtlichen Deszensus der Thymusanlage aus der dritten Schlundtasche gibt es bei zahlreichen Tieren, z. B. Rind, Schwein, Meerschweinchen, auch zervikales Thymusgewebe. Beim Menschen soll „ektopisches", d. h. extrathorakales Thymusgewebe in etwa 20% der Fälle vorkommen (Goldstein u. Mackay, 1969), was bei der Beurteilung der Thymektomieergebnisse zu bedenken ist (Hayward u. Soothill, 1973). Quantitative Angaben über das Gewicht des Gesamtorgans und seiner Parenchymanteile in den verschiedenen Lebensaltern finden sich zusammen mit entsprechenden Daten der anderen lymphatischen Organe auf S. 93.

Der Thymus stellt nach allgemeiner Auffassung ein Maschenwerk von epithelialen und mesenchymalen Retikulumzellen dar, das in der Jugend besonders zahlreiche lymphatische Zellen beherbergt. Durch die hohe Konzentration von Lymphozyten läßt sich die Rinde leicht vom lymphozytenärmeren Mark unterscheiden. Das Mark enthält die Hassallschen Körperchen, besondere Epithelzellen, die beim Menschen oft schalenartig aneinandergelegt oder verschmolzen sind (Hammar, 1936; Goldstein u. Mackay, 1969), bei anderen Spezies, wie z. B. Mäusen, dagegen einzellig bleiben (Hammar, 1936; Metcalf, 1966). Den Hassallschen Körperchen oder mit ihnen verwandten Epithelzellen des Thymusmarks wird eine Sekretionsfunktion zugeschrieben (Clark, 1966; Vetters u. McAdam, 1973), was im Zusammenhang mit der Sekretion von „Thymushormonen" (s. u.) Beachtung verdient. Außerdem finden sich im Mark in geringer Zahl langgestreckte sog. Myoidzellen, die eine quergestreifte Faserstruktur aufweisen und neben der morphologischen Muskelzellähnlichkeit auch eine Antigenverwandtschaft mit der quergestreiften Muskulatur zeigten (Goldstein u. Mackay, 1969). Aufgrund seiner epithelialen Herkunft hat der Thymus eine sonst bei keinem lymphatischen Organ des Säugers anzutreffende Gefäßstruktur: Arteriolen, Kapillaren und Venolen sind perivaskulär von einer zum Epithel gehörenden Basalmembran umgeben, der vor allem in der Thymusrinde epitheliale Retikulumzellen dicht aufsitzen (Gaudecker u. Hinrichsen, 1965; Goldstein u. Mackay, 1969; Chapman u. Bopp, 1970; Raviola u. Karnovsky, 1972). Diese besondere Gefäßanatomie scheint ähnlich wie die Blut-Liquor-Schranke im Gehirn einen Ein- und Austritt von Zellen und makromolekularen Substanzen in der Thymusrinde stark einzuschränken (Raviola u. Karnovsky, 1972), während ein intensiver Zell- und Makromolekül-Transport durch die Markgefäße möglich ist (Goldstein u. Mackay, 1969; Raviola u. Karnovsky, 1972). Der Thymus scheint keine afferenten Lymphbahnen zu haben. Diese Gefäßarchitektur liefert einen der Gründe dafür, daß Antigene die Thymusrinde nicht oder nur in minimaler Konzentration erreichen und daß die große Masse der Thymusrindenlymphozyten nicht an der Rezirkulation teilnimmt (s.S. 125f.). Wenn die Gefäßpermeabilität unter pathologischen Bedingungen, z. B. aufgrund von Entzündungen, gesteigert wird, dringen auch Antigene in den Thymus ein, und es treten Strukturelemente der sekundären lymphatischen Gewebe wie Keimzentren und Plasmazellansammlungen auf (Übersicht: Goldstein u. Mackay, 1969).

Die Thymusrinde ist die konzentrierteste Lymphozytopoesezone im jugendlichen Organismus (Übersicht: METCALF, 1966). Zumindest jenseits der frühen postnatalen Aufbauphase des lymphatischen Zellsystems scheinen die meisten der neugebildeten Thymuslymphozyten noch in der Thymusrinde wieder zugrundegehen (MATSUYAMA, 1966; ERNSTRÖM u. SANDBERG, 1970; FEINENDEGEN et al., 1973). Die Lymphozyten, die die Thymusrinde verlassen, müssen anscheinend erst von der Rinde ins Mark gelangen (KÖBBERLING, 1965), wo sie in die Markvenolen einwandern können (GOLDSTEIN u. MACKAY, 1969).

Der Zustand der Thymuslosigkeit, entweder als angeborene Thymusagenesie (s. u.) oder — häufiger — experimentell herbeigeführt durch Thymektomie (Übersicht: HESS, 1968), hat entscheidende Kenntnisse über die Thymusfunktion und das lymphatische Zellsystem vermittelt. Dabei wurde festgestellt, daß die Thymusfunktion in verschiedenen Lebensaltern und bei verschiedenen Spezies bei grundsätzlicher Ähnlichkeit stark unterschiedliche Ausprägungen zeigt.

Angeborenes Fehlen oder extreme Hypoplasie des Thymus bei der Maus (Übersicht über die „nude mouse": RYGAARD, 1973) und beim Menschen (Übersicht über das DiGeorge-Syndrom: LISCHER u. DIGEORGE, 1969) haben einen totalen oder subtotalen Ausfall der zellulären Immunität und geringere Störungen der Immunglobulin- bzw. Antikörperbildung zur Folge. Bei „neonataler Thymektomie" von Mäusen, Ratten und Hühnchen, entwickelt sich deren sekundäres lymphatisches Gewebe nur unvollständig, die zelluläre Immunität ist mehr oder weniger vollständig defekt und trotz noch vorhandener Immunglobulinsynthese ist die Bildung spezifischer Antikörper gegen die meisten Antigene eingeschränkt (Übersichten: MILLER u. OSOBA, 1967; DAVIES, 1969; WARNER, 1972b). Demgegenüber bleiben bei großen Säugern, wie Schafen (MORRIS, 1973), Hunden (VAN DE WATER et al., 1964) und Schweinen (PESTANA et al., 1965), nach neonataler (bei Schafen sogar nach pränataler) Thymektomie dramatische Effekte aus. Lediglich die Lymphozytenzahlen in den sekundären lymphatischen Geweben und im Blut scheinen vermindert, die Immunreaktionen zumindest im ersten Lebensjahr noch weitgehend intakt. „Adulte Thymektomie", d.h. Thymusentfernung im juvenilen oder erwachsenen Alter, hat bei Mäusen erst nach etwa $\frac{1}{2}$ Jahr, also einem Viertel ihrer gesamten Lebenszeit deutlich zunehmende Immundefekte und stärkere Lymphopenie zur Folge (METCALF, 1960, 1965; MILLER, 1965; TAYLOR, 1965). In Anbetracht der langen Latenz bis zum Auftreten der adulten Thymektomiefolgen bei den kurzlebigen Nagetieren verwundert es nicht, daß nach insgesamt 1100 adulten Thymektomien beim Menschen, die wegen Myasthenia gravis vorgenommen worden waren, keine klinisch relevanten Immundefekte auffielen (HARVEY, 1948; KEYNES, 1949; ROSS, 1952; SIMPSON, 1958; HENSON et al., 1965; PERLO et al., 1966; KREEL et al., 1967; VESSEY u. DOLL, 1972). Dazu muß jedoch einschränkend bemerkt werden, daß die Beobachtungszeit nach diesen Thymektomien meist wesentlich kürzer als $\frac{1}{4}$ des normalen Menschenlebens war und daß offensichtlich keine gezielten immunologischen Untersuchungen bei diesen Patienten durchgeführt wurden. Die adulte Thymektomie hat bei Mäusen dann ähnlich schwere und unmittelbare Folgen wie die neonatale Thymektomie, wenn sie mit einer subletalen Ganzkörperbestrahlung (FELDMAN u. GLOBERSON, 1964) oder mit einer letalen Ganzkörperbestrahlung und anschließender Knochenmarksübertragung (MILLER et al., 1963) kombiniert wird. Dies zeigt, daß der Thymus nicht nur in der ontogenetischen Entwicklungsphase, sondern auch bei massiven Regenerationsanforderungen an das lymphatische Zellsystem im Erwachsenenalter unentbehrlich ist.

Bei neonatal thymektomierten Mäusen und Ratten traten die schweren Immundefekte nicht auf oder bildeten sich vollständig zurück, wenn die Tiere in den ersten Lebenswochen syngenetisches Thymusgewebe subkutan oder unter die Nierenkapsel transplantiert erhielten (Übersichten: Metcalf, 1966; Miller u. Osoba, 1967). Das gleiche gilt für die thymuslosen „nackten Mäuse" (Übersicht: Rygaard, 1973). Später wurde gezeigt, daß ein Thymustransplantat nur relativ kurze Zeit einwirken mußte, um die Immunkompetenz wiederherzustellen, z.B. konnte das Transplantat bei jungen, neonatal thymektomierten Mäusen nach 10—30 Tagen ohne folgende gravierende Immundefekte wieder entfernt werden (Stutman et al., 1972). Da transplantiertes Thymusgewebe bei Mäusen nur 2—3 Wochen lang Spenderlymphozyten enthält und später vollständig von Wirtslymphozyten besiedelt wird (Dukor et al., 1965; Ford et al., 1966a; Koller et al., 1967), war zu vermuten, daß nicht die transplantierten Thymuslymphozyten, sondern das Thymusstroma mit seinen epithelialen Retikulumzellen für den Effekt der Thymustransplantation verantwortlich war, was anschließend experimentell bewiesen wurde (Hays, 1967; Hays u. Alpert, 1969). Noch radikalere Versuche waren schon vorher durchgeführt worden, indem Thymusgewebe in zelldichten, jedoch für Flüssigkeiten und Makromoleküle permeablen Diffusionskammern transplantiert wurde und somit nicht nur eine Zellwanderung aus dem Thymus, sondern auch direkte Wirts- zu Spenderzellkontakte auszuschließen waren. Wiederum stellte sich eine Besserung der Immundefekte bei den neonatal thymektomierten Empfängern ein, wenngleich nicht so vollständig wie nach normaler Thymustransplantation (Übersicht: Miller u. Osoba, 1967). Aus diesen Befunden ergab sich die Schlußfolgerung, daß das Thymusstroma humorale Faktoren sezerniert, die die immunologische Reaktionsfähigkeit der Lymphozyten in einem thymuslosen Tier verstärken oder erst ermöglichen.

Vor allem in den letzten 10 Jahren wurde eine Vielzahl von Thymusextrakten, Thymusfaktoren oder Thymushormonen beschrieben, die bei neonatal thymektomierten Mäusen mehr oder weniger deutliche rekonstitutive Effekte innerhalb des unterentwickelten lymphatischen Zellsystems oder immunfunktionssteigernde Wirkungen hatten (Übersichten: Goldstein u. White, 1973; Trainin u. Small, 1973; Luckey, 1973; Stutman u. Good, 1973; Lancet-Editorial, 1975a). Einige dieser Faktoren, vor allem das „Thymosin", führten in vitro an Mäuselymphozyten unter anderem zur Ausprägung von so anerkannten T-Zelleigenschaften wie θ-Antigen (Bach et al., 1971; Komuro u. Boyse, 1973), TL-Antigen (Komuro u. Boyse, 1973; Scheid et al., 1973) und der Kooperationsfunktion mit B-Lymphozyten bei der Antikörperbildung gegen Antigene (Scheid et al., 1973). Da Thymosin diese Effekte auf Nicht-T-Lymphozyten innerhalb von 5—60 min (Bach et al., 1971, 1973) bzw. 60—90 min (Komuro u. Boyse, 1973) ausübt, bleibt die Frage offen, ob es sich dabei lediglich um eine Reifungsbeschleunigung schon vorgeprägter T-Zell-Vorläufer oder um eine echte Rekrutierung von undifferenzierten Stammzellen zu T-Lymphozyten handelt. Ebenso unklar bleibt, ob diese im Experiment sehr hochkonzentriert verwendeten Extrakte normalerweise in vivo gleichartige Wirkungen haben. Schließlich ist zu beachten, daß die T-Zelldifferenzierungsfaktoren zwar aus den Thymi aller bisher untersuchten Spezies, aber — wenn auch seltener — auch aus einigen anderen Geweben extrahierbar waren (Scheid et al., 1973). Sogar als unphysiologisch geltende Polyadenyl-Polyuridylsäure-Komplexe (Poly A:U) zeigen eine T-zelldifferenzierungsfördernde Wirkung (Cone u. Johnson, 1971; Scheid et al., 1973).

Obwohl beim Menschen meist bei kombinierten Immundefekten angewandt, die weniger klare Ursachen haben als die Immundefekte bei neonatal thymektomierten Mäusen oder bei der konnatal thymuslosen „nude mouse", brachten die Thymustransplantation und die Untersuchung von Thymusfaktoren oft ähnliche Ergebnisse wie bei der Maus. Vor allem beim DiGeorge-Syndrom kam es nach Transplantationen fetaler Thymi zu langdauernden Besserungen der Immundefekte (AUGUST et al., 1968; CLEVELAND et al., 1968). Bei schweren kombinierten Immundefekten wurde selten von Erfolgen der Thymustransplantation (AMMANN et al., 1973; BELLANTI et al., 1973), meist jedoch von Wirkungslosigkeit (HITZIG et al., 1965; GITHENS et al., 1973) oder nur von kurzfristigen Effekten (FLAD et al., 1971; HONG et al., 1972) berichtet. Fetale Thymustransplantationen sollen sogar beim zellulären Immundefekt der Lymphogranulomatose einen günstigen Einfluß ausüben (STUTZMAN et al., 1971; MARCOLONGO u. DI PAOLO, 1973). Obwohl in einem Fall von fetaler Thymustransplantation bei einem Kind mit kombiniertem Immundefekt später Lymphozyten vom Thymusspender im Empfänger nachgewiesen wurden (AMMANN et al., 1973), scheint in der Regel der rekonstitutive Effekt der Thymustransplantation durch humorale Faktoren ausgeübt zu werden: Thymustransplantation in zellundurchlässigen Diffusionskammern hatte eindeutige Effekte (STEELE et al., 1972; BELLANTI et al., 1973), und die nach Thymustransplantation auftretenden PHA-stimulierbaren Lymphozyten bei DiGeorge-Syndrom stammten vom Empfänger, nicht vom Spender (AUGUST et al., 1968; CLEVELAND et al., 1968). Dabei war der PHA-stimulierungssteigernde Effekt der Thymusfaktoren auf die Blutlymphozyten des Empfängers in vivo schon 6 Std nach Thymustransplantation nachweisbar (STEELE et al., 1972). Ein thymosinartiger Faktor wurde im Serum gesunder junger Menschen nachgewiesen, während er nach Thymektomie (wegen Myasthenie) und bei Menschen jenseits des 30. Lebensjahres nicht mehr gefunden wurde (BACH et al., 1972). Kalbsthymosin bewirkte bei Patienten mit Defekten der zellulären Immunität in vitro und in vivo eine deutliche Zunahme des T-Zellmerkmales (s.S. 33f.) der E-Rosettenbildung (WARA et al., 1975). Auf die Regulation der Thymusfunktion und der Thymuslymphozytopoese wird auf S. 80f. und 133f. eingegangen.

Von den oben (S. 12f.) z.T. schon genannten konnatalen Emtwicklungsstörungen des Thymus (Übersichten: GOLDSTEIN u. MACKAY, 1969; FUDENBERG et al., 1971; COOPER et al., 1973) können erworbene oder jenseits des Säuglingsalters auftretende Erkrankungen oder Miterkrankungen des Thymus unterschieden werden.

Der in der älteren Literatur oft als eine zum plötzlichen Kindstod prädisponierende Anomalie aufgefaßte „Status thymolymphaticus" stellte sich später als Irrtum heraus, weil man den physiologisch großen Thymus plötzlich verstorbener junger Menschen mit einem falschen „Normwert" verglichen hatte: dem pathologisch kleinen Thymus der Mehrheit der Sektionsfälle, bei denen eine längere zur Thymusinvolution führende Krankheit dem Tod vorausgegangen war (Übersichten: YOUNG u. TURNBULL, 1931; HAMMAR, 1936).

Bei mutmaßlichen Autoimmunkrankheiten ist der Thymus oft affiziert (Übersicht: GOLDSTEIN u. MACKAY, 1969). Beim Lupus erythematodes findet sich eine extreme Rindenatrophie mit Anzeichen einer Markhyperplasie (GOLDSTEIN u. MACKAY, 1969). Bei Myasthenia gravis ist der Thymus nach CASTLEMAN (1960) in 83% der Fälle verändert (13% Thymome, 70% Markhyperplasie mit Keimzentren). Nach GOLDSTEIN u. MACKAY (1969) soll die Myasthenie durch eine Thymitis bzw. die Entstehung eines Thymoms ausgelöst werden, wobei kreuzreagierende Antikörper zwischen Thymusmyoidzellen und quergestreiftem Muskelgewebe sowie humorale Thymusfaktoren eine Rolle spielen könnten.

Während bei Mäusen viele Lymphome und Leukämien vom Thymus ihren Ausgang nehmen oder von Thymusfaktoren abhängig sind (Übersicht: METCALF, 1966), spielt der Thymus in der Pathogenese von Leukämien und Lymphomen des Menschen nur eine untergeordnete Rolle. Thymome des Menschen sind anscheinend überwiegend Lymphoepitheliome, bei denen die Lymphozyten Begleit-

und nicht Tumorzellen sind (Übersichten: Castleman, 1955; Lattes, 1962; Goldstein u. Mackay, 1969). Möglicherweise entstehen seltene Lymphom- oder Leukämiearten des Menschen (Kaplan et al., 1974; Lukes u. Collins, 1974) im Thymus. Die meisten Lymphome des Menschen werden derzeit als thymusunabhängige (B-Zell-)Tumoren klassifiziert (s.S. 138f.) Obwohl die Mehrzahl der menschlichen Thymome nicht-lymphatischer Natur ist, scheinen dennoch einige dieser Thymome besondere Wirkungen auf das lymphatische Zellsystem auszuüben. So treten erworbene Hypogammaglobulinämien bei Patienten mit Thymom signifikant gehäuft auf (Übersichten: Jeunet u. Good, 1968; Goldstein u. Mackay, 1969). Ein Hemmeffekt des Thymoms auf die Immunglobulinsekretion ist auszuschließen, weil es nach Thymomexstirpation zu keinem Anstieg der Immunglobuline kommt. Da bei diesen Patienten vor allem die von der T-/B-Zellkooperation abhängenden IgG und IgA vermindert sind und außerdem die zelluläre Immunität oft mitbetroffen ist (Jeunet u. Good, 1968), könnte die Hypogammaglobulinämie auch die Folge einer jahrelangen Funktionslosigkeit des erkrankten Thymus in seiner Rolle als T-Zellreifungsorgan darstellen.

C. Bursa Fabricii der Vögel

Die Bursa Fabricii ist in typischer Form nur in der Klasse der Vögel ausgebildet (s.S. 8). Die Bursa ist eine mit lymphatischen Zellen besiedelte dorsale Epithelausstülpung der Kloake (Jolly, 1911). Sie entwickelt sich *nach* dem Thymus, aber *vor* allen übrigen lymphatischen Organen (s.S. 10) und erreicht bei Hühnern je nach Rasse 5—12 Wochen nach dem Schlüpfen ihre maximale Größe, wonach eine rasche Involution einsetzt. Ähnlich wie beim Thymus handelt es sich um ein epitheliales Maschenwerk mit eingelagerten Lymphozyten, wobei sich in der Bursa eine follikuläre Struktur mit hellen Innenzonen (=Mark) und dunkleren Außenzonen (=Rinde) ausbildet (Übersichten: Metcalf u. Moore, 1971; Cooper et al., 1972). Alle wesentlichen Untersuchungen der Bursafunktion sind bisher an Hühnern durchgeführt worden, so daß die Ergebnisse möglicherweise ebenso einseitig sind, als würde bei Säugern die Thymusfunktion allein nach Untersuchungen bei Mäusen beurteilt.

Die ersten immunglobulinhaltigen Zellen des Kükens treten in der Bursa, etwa am 14. Bruttag, auf (Kincade u. Cooper, 1971; Choi u. Good, 1972). Frühzeitige Ausschaltung der Bursa, z.B. durch Bursektomie kurz nach dem Schlüpfen der Hühnerküken (Glick et al., 1956; Isakovic et al., 1963; Lerner et al., 1971; Moticka u. van Alten, 1971; Kincade et al., 1973), oder durch Testosteronbehandlung des Hühnerembryos während der Bebrütungszeit (Warner et al., 1962; Warner et al., 1969; Lerner et al., 1971) hatte eine Hypoplasie der follikulären Strukturen, insbesondere der Keimzentren sowie eine Verminderung der Plasmazellen in den sekundären lymphatischen Organen zur Folge. Außerdem war die Antikörperbildung auf bestimmte Antigene gestört. Jedoch erwiesen sich die Befunde als nicht einheitlich. Vor allem die IgM-Produktion ist durch die isolierte Bursaausschaltung kaum zu unterdrücken (van Meter et al., 1969; Lerner et al., 1971; Kincade et al., 1973). Eine totale Agammaglobulinämie läßt sich nur durch Bursaausschaltung und anschließende subletale Bestrahlung (Cooper et al., 1966; van Meter et al., 1969) oder Cyclophosphamidbehandlung (Weber, 1972) erzielen. Die Folgen der Bursektomie können teilweise durch Übertragung von Bursazellen kompensiert werden (Gilmour et al., 1970; Toivanen et al., 1972a, b; Weber, 1972). Bursazellen haben nach Transfusion in normale Hühner anscheinend die Tendenz, sich vor allem in Keimzentren anzusiedeln (Durkin et al., 1971). Die Suche nach humoralen Bursafaktoren mittels Transplantation von Bursagewebe in Diffusionskammern brachte noch keine eindeutigen Ergebnisse (DENT *et al.*, 1968; WARNER, 1972b). Eine Bursaausschaltung beim Küken hinterläßt keine wesentlichen Störungen der zellulären Immunität (WARNER *et al.*, 1962; JANKOVIC *et al.*, 1963; COOPER *et al.*, 1966), während „neonatale" Thymektomie nach dem Schlüpfen die humorale Immunität kaum beeinflußt (ISAKOVIC *et al.*, 1963; COOPER *et al.*, 1966).

D. Bursaäquivalente beim Säuger

Da Säugetiere ebenso wie Vögel neben der zellulären Immunität auch eine humorale Immunität besitzen und die Ausschaltung des Thymus in den Entwicklungsphasen des lymphatischen Zellsystems mehr zu Störungen der zellulären als der humoralen Immunität führt, war es notwendig, bei Säugern nach einem Entwicklungsorgan der humoralen Immunität, d.h. nach einem Bursaäquivalent, zu suchen. Nach einer engen Definition müßte das Bursaäquivalent ein lymphoepitheliales Organ sein, als primäres lymphatisches Organ schon vor der Entwicklung der sekundären lymphatischen Gewebe ausgebildet sein, die ersten im Körper nachweisbaren immunglobulintragenden Zellen enthalten, und nach seiner prä- oder neonatalen Ausschaltung müßte es zur Hypoplasie der follikulären Strukturen und der Plasmazellreihe im lymphatischen Gewebe sowie zu Defekten der humoralen Immunität kommen. Nach einer allgemeineren Definition müßte das Bursaäquivalent nur die Bursafunktion der Vögel übernehmen: die antigenunabhängige Induktion der Immunglobulinsynthese in lymphohämopoetischen Stammzellen.

Nach Übersichten von COOPER und LAWTON (1972) und WARNER (1972b) kommen zwei Organe als Bursaäquivalente in Frage: das lymphatische Gewebe des Darmtrakts und das Knochenmark. Die lymphatischen Strukturen des Verdauungstrakts, nämlich Tonsillen, Peyersche Plaques und Appendix, weisen zwar kein epitheliales Maschenwerk wie Thymus und Bursa auf, aber sie zeigen ausgedehnte Kontaktzonen von Schleimhautepithel und lymphatischen Zellen (JOLLY, 1911). Beim Kaninchen, das ein ungewöhnlich ausgeprägtes darmassoziiertes lymphatisches Gewebe besitzt, führt die Exstirpation dieses Gewebes mit anschließender subletaler Ganzkörperbestrahlung zu Defekten des B-Zellsystems (s.u.) und der humoralen Immunität (Übersicht: COOPER u. LAWTON, 1972). Andererseits entwickelt sich bei den meisten Säugerspezies, so bei der Maus (RAFF u. OWEN, 1971; JOEL *et al.*, 1972), beim Schaf (SILVERSTEIN u. PRENDERGAST, 1971; COLE, 1973) und Schwein (KRUML *et al.*, 1970) sowie beim Menschen (BRIDGES *et al.*, 1959) das lymphatische Gewebe des Darmtraktes erst mit der beginnenden Antigenstimulierung nach der Geburt — also entsprechend dem Typ des sekundären lymphatischen Gewebes. Die ersten B-Lymphozyten werden bereits *vor* Ausprägung des darmassoziierten lymphatischen Gewebes bei Mäusefeten nach 17 Schwangerschaftstagen (NOSSAL u. PIKE, 1973) und bei Menschenfeten nach 10—12 Schwangerschaftswochen (LAWTON *et al.*, 1972) gefunden, meist in Blut, Milz und Leber. Das Knochenmark ist bekanntlich kein lymphoepitheliales Organ. Es enthält jedoch wie seine ontogenetischen Vorläufer in der Hämopoese, die fetale Leber und fetale Milz, relativ hohe Konzentrationen an B-Zellen (ABDOU u. ABDOU, 1972; LAFLEUR *et al.*, 1972; LAWTON *et al.*, 1972; NOSSAL u. PIKE, 1973; OSMOND u. NOSSAL, 1974a). Im letal bestrahlten erwachsenen Organismus wird das immunglobulinproduzierende Zellsystem nach Knochenmarktransplantation wieder aufgebaut (Übersicht: GREAVES *et al.*, 1973). Diese Befunde reichen jedoch nicht aus, das Knochenmark als Bursaäquivalent einzustufen (WARNER, 1972b). Das Experimentum crucis, nämlich die selektive

Ausschaltung aller B-Zellen in den hämopoetischen Geweben bzw. im Knochenmark während der Entwicklungsphase des lymphatischen Zellsystems bei gleichzeitiger Schonung der Hämopoese und der lymphatischen Stammzellen für die T-Zellreihe, scheint undurchführbar.

Die Frage nach dem Bursaäquivalent ist möglicherweise falsch gestellt, weil eine Bursa in der Phylogenese der Vertebraten die Ausnahme, nicht aber die Regel darstellt. Ohne Bursa sind alle Vertebratenklassen, außer den Vögeln, in der Lage, ein immunglobulinproduzierendes Zellsystem aufzubauen (s.S. 6f.). Wesentlicher scheint die Frage, welche Zellen im Vertebratenorganismus durch direkten Kontakt oder durch humorale Faktoren in welchen Organen lymphatische Stammzellen zur Immunglobulinsynthese präparieren (Warner, 1972b). Es wurde die Hypothese aufgestellt, daß das Darmepithel (Fichtelius et al., 1968) oder sogar alle Epithelien der inneren und äußeren Körperoberfläche (Fichtelius, 1970) die B-Zelldifferenzierung induzieren können. So könnte man sich bei allen Vertebraten eine *Fernwirkung* des epithelialen B-Zell-Induktors auf die hämolymphopoetischen Stammzellen (bei den Säugern im Knochenmark) und darüber hinaus bei den Vögeln eine besondere Konzentration des Induktors mit „*short-range*"*-Effekt* im Epithel des Enddarms vorstellen.

E. Allgemeine Funktion der primären lymphatischen Organe

Die allgemeine Funktion der primären lymphatischen Organe besteht in der Induktion der Differenzierung von immunologisch inkompetenten hämo-lymphopoetischen Stammzellen zu immunkompetenten Lymphozyten, die die Fähigkeit zu Reaktionen der zellulären und der humoralen Immunität haben (Cooper et al., 1972a; Warner, 1972b). Es ist erwiesen, daß die Induktion zur Expression von Eigenschaften, die zur zellulären Immunität befähigen, bei den Vertebraten (s.S. 5f.) vor allem im Thymus erfolgt. Bei allen Vertebraten, mit Ausnahme der Vögel, ist der Ort der primären Induktion zur Immunglobulinsynthese noch nicht bekannt; bei den Vögeln ist es vor allem die Bursa Fabricii. Bei sehr frühzeitigem Ausfall des Thymus (Breton et al., 1963; Umiel, 1971; Morris, 1973) oder der Bursa (Lerner et al., 1971) in der Ontogenese, scheinen andere Gewebe in beschränkter (und für ein normales Leben meist insuffizienter) Weise die Induktorfunktion der primären lymphatischen Organe zu übernehmen. Nach einer Hypothese von Fichtelius (1970) kommen alle Epithelien der inneren und äußeren Körperoberfläche als solche Induktoren in Frage.

Die primären lymphatischen Organe sind wahrscheinlich der Ort, an dem die Vielfalt der immunologischen Spezifitäten („antibody diversity") entsteht (Burnet, 1969; Jerne, 1971; Cooper et al., 1972a, b). Nachdem die Instruktionstheorien zur Entstehung der Antikörper-Vielfalt, bei denen die Antigene die Prägung der passenden Antikörper induzieren sollten, unhaltbar geworden sind (Übersichten: Haurowitz, 1967; Burnet, 1969), werden heute nur noch Selektionstheorien diskutiert. Allen Selektionstheorien[6] ist gemeinsam, daß sie von der Programmierung einer immunkompetenten Zelle für ein einziges oder wenige Antigene ausgehen, wobei die Programmierung *vor* dem ersten Antigenkontakt erfolgt. Da die einzigen antigenunabhängig entwickelten lymphatischen Organe der Thymus und die Bursa sind, ist zu vermuten, daß sie im Programmierungsprozeß der lymphatischen Zellen eine wesentliche Rolle spielen. Es kann als

---

[6] Selektion im doppelten Sinn: 1. ontogenetische Selektion der Zellen, die nicht auf körpereigene Antigene reagieren („negative Selektion durch Antigene") und 2. spätere Selektion spezifisch reaktiver immunkompetenter Zellen durch die jeweils spezifischen Antigene („positive Selektion durch Antigene") (Burnet, 1969; Jerne, 1971).

sicher gelten, daß die befruchtete Eizelle die Gene für die Differenzierung zur lymphatischen Zelle besitzt, ohne selbst eine Immunfunktion auszuüben. Verschiedene Auffassungen bestehen nur darüber, ob die Zygote bereits *alle* Gene für die später in den immunkompetenten Zellen anzutreffenden vielfältigen immunologischen Spezifitäten enthält (Keimbahntheorie) oder ob die Vielfalt der Spezifitäten erst im Laufe der Ontogenese durch Mutationen eines vorgegebenen genetischen Grundmusters (somatische Mutationstheorie) entsteht. Argumente für die Keimbahntheorie finden sich in den Übersichten von HILSCH-MANN (1969), HOOD und TALMAGE (1970), WIGZELL (1973), Argumente für die Mutationstheorien in Übersichten von BURNET (1969), COHN (1970), JERNE (1971), CAPRA und KEHOE (1974) sowie von CUNNINGHAM und PILARSKI (1974). Hämopoetische Stammzellen, die als unmittelbare Vorläufer der lymphatischen Zellen gelten (s.S. 108f.), sind noch nicht immunkompetent, d.h. noch unfähig zur immunologischen Reizbeantwortung (LAFLEUR *et al.*, 1972; NOSSAL u. PIKE, 1973). Diese Stammzellen wandern in die Thymus- und Bursaanlage ein, und nach einer größeren Zahl von Zellteilungen entstehen aus den Stammzellen immunkompetente Lymphozyten mit verschiedenen Eigenschaften (JERNE, 1971; COOPER *et al.*, 1972a). Es muß demnach angenommen werden, daß im primären lymphatischen Organ die pluripotenten Stammzellen mindestens drei Signale erhalten: das erste zur Ausprägung der Eigenschaften, die für T- oder B-Lymphozyten (s.S. 38, 83) und Abb. 16) typisch sind; das zweite zur Bildung einer großen Zahl von antigenspezifischen Rezeptoren; das dritte zur Beendigung dieses „entfesselten" Differenzierungs- und Proliferationsprozesses. Dabei wird von BURNET (1969) wie JERNE (1971) angenommen, daß auto-reaktive „forbidden clones" noch im primären lymphatischen Organ eliminiert werden. Ergebnis der Passage einer immunologisch inkompetenten Stammzelle durch das primäre lymphatische Organ wäre demnach: 1. eine Multiplikation der Zellzahl, 2. die Ausrichtung der Zellen auf

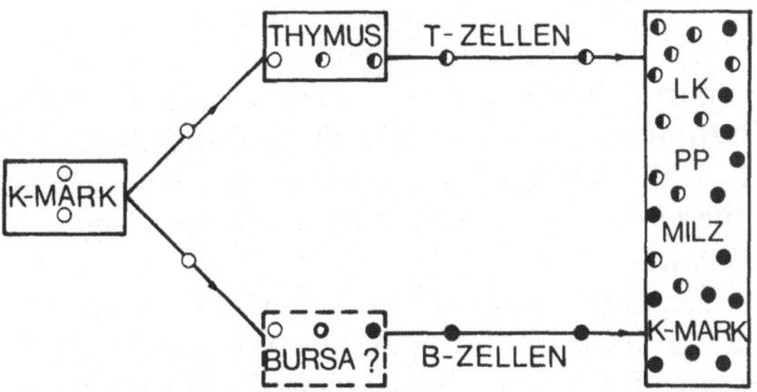

Abb. 16. Strom und Differenzierung der Stammzellen im lymphatischen Zellsystem.
Die T-Zellinie: Undifferenzierte Stammzellen (helle Kreise) verlassen das Knochenmark und erreichen mit dem zirkulierenden Blut den Thymus. Dort differenzieren sie sich schrittweise zu immunkompetenten T-Lymphozyten (schwarz-weiße Kreise), die aus dem Thymus ausgeschwemmt werden und anschließend vor allem die Lymphknoten (LK), die Peyerschen Plaques (PP) und die Milz besiedeln.
Die B-Zellinie: Undifferenzierte Stammzellen verlassen das Stammzell-Kompartiment im Knochenmark, wobei noch nicht geklärt ist, ob sie beim Säuger zur Differenzierung in immunkompetente B-Lymphozyten (schwarze Kreise) eines extramedullären Schleimhautkontaktes (Bursa) bedürfen oder ob sie schon im Knochenmark zu B-Lymphozyten reifen. Jedenfalls ist ihre Konzentration im Knochenmark am höchsten, in der Milz und in den Peyerschen Plaques relativ hoch und in den Lymphknoten relativ niedrig. (Die Tatsache, daß aus einer Stammzelle im Thymus und der Bursa viele immunkompetente Zellen entstehen, ist hier aus Vereinfachungsgründen nicht berücksichtigt)

Funktionen im Rahmen der zellulären *oder* humoralen Immunität, 3. die Entstehung einer Vielfalt von spezifischen Bindungsstellen für verschiedene Antigene an der Zelloberfläche, 4. die Beschränkung der so entstandenen Zellen auf Rezeptorexpression für eine oder nur wenige Antigendeterminanten.

Ob der Thymus über seine *Induktionsfunktion* hinaus noch eine lebenslange *Überwachungsfunktion* („Surveillance") ausübt, d.h. die immunologische Ausschaltung von auto-immunologisch reaktiven Lymphozytenklonen (WALFORD, 1969; YUNIS *et al.*, 1972) und von Tumorzellklonen in allen Geweben, wird diskutiert (BURNET, 1970; WALDMANN u. STROBER, 1972; RYGAARD, 1973).

Die Entwicklung der primären lymphatischen Organe erfolgt antigenunabhängig, wie es bei keimfreien Mäusen für den Thymus (WILSON *et al.*, 1965) und an keimfreien Hühnerembryonen für die Bursa (KINCADE u. COOPER, 1971) gezeigt wurde. Im Gegensatz dazu entwickeln sich die sekundären lymphatischen Organe weitgehend in Abhängigkeit von der Antigenstimulation (s.S. 133).

Zumindest der Thymus scheint üblichen populationsgrößen-regulierenden Mechanismen nicht zu unterliegen: Wenn bei jungen Mäusen die eine Thymushälfte entfernt wird, wächst die verbleibende zweite Hälfte anscheinend unbeeinflußt weiter, ohne sich kompensatorisch zu vergrößern (BORUM, 1969). Erhalten Mäuse multiple syngenetische Thymi gleichzeitig transplantiert, z.B. bis zu 22mal soviel Thymusgewebe wie sie natürlicherweise besitzen, so wachsen alle transplantierten Thymi *und* der eigene Thymus anscheinend unabhängig voneinander bis zu ihrer altersentsprechenden Normgröße (MATSUYAMA *et al.*, 1966).

Eindeutig abhängig sind Entwicklung und Involution der primären lymphatischen Organe vom Lebensalter. Thymus und Bursa erreichen ihre maximale Größe kurz vor der Pubertät (JOLLY, 1911; HAMMAR, 1936; METCALF, 1966; METCALF u. MOORE, 1971) und verfallen dann einer speziesbedingt verschieden stark ausgeprägten Involution ihres Parenchyms. Die Involution der primären lymphatischen Organe geht der Rückbildung der sekundären lymphatischen Gewebe immer voraus (s.S. 92f.). Faktoren, die neben den Sexualhormonen eine Rolle bei der Thymusinvolution spielen könnten, werden von HAMMAR (1929) und WALFORD (1969) diskutiert. Die Thymusinvolution scheint nie zum völligen Verschwinden des Thymusgewebes zu führen (HAMMAR, 1936; GOLDSTEIN u. MACKAY, 1969), und ein in Rückbildung begriffener Thymus ist nicht funktionslos, wie die Spätfolgen nach adulter Thymektomie zeigen (s.S. 75). Die Rückbildung des Thymusparenchyms ist wahrscheinlich nicht durch eine Verringerung hämopoetischer Stammzellen (die zugleich Stammzellen der Thymuslymphozytopoese sind: s.S. 109) bedingt, denn diese scheinen zumindest bei der Maus bis ins hohe Alter die gleiche Zahl zu haben wie in der Jugend (COGGLE u. PROUKAKIS, 1970; YUNIS *et al.*, 1972).

Thymus (Übersicht: GREAVES *et al.*, 1973) und Bursa (TOIVANEN *et al.*, 1972b,c) enthalten überwiegend immuninkompetente Vorläuferzellen und im Vergleich zu den sekundären lymphatischen Geweben verhältnismäßig wenig reife immunkompetente Lymphozyten.

F. T-/B-Konzept

Aufgrund der eindeutig verschiedenen Folgen, die eine „neonatale" Thymektomie und eine „neonatale" Bursektomie beim Hühnchen für die morphologische und funktionelle Entwicklung des lymphatischen Zellsystems haben und basierend auf Beobachtungen von angeborenen Immundefekten beim Menschen, wobei isolierte Störungen der zellulären Immunität oder der humoralen Immunität gefunden wurden, entstand die Theorie von der Spaltung oder Aufzweigung der

Immunzellsysteme in ein System der zellulären Immunität und ein System der humoralen Immunität (COOPER *et al.*, 1966; COOPER *et al.*, 1967; GOOD *et al.*, 1968). Die Entwicklung der zellulären Immunität sollte vom Thymus, diejenige der humoralen Immunität von der Bursa oder einem Bursaäquivalent ausgehen. ROITT *et al.* (1969) wandten diese Theorie auf die kleinen Lymphozyten an und schlugen vor, die Lymphozyten, welche die zelluläre Immunität vermitteln, T-Lymphozyten = thymusabhängige Lymphozyten zu nennen, während die Lymphozyten, welche sich zu Plasmazellen entwickeln und Antikörper produzieren können, als B-Lymphozyten = Bursaäquivalent-Lymphozyten oder thymus*un*abhängige Lymphozyten zu bezeichnen wären. Diese Kurzformeln für die immunkompetenten Zellen der zellulären und humoralen Immunität haben sich im Sprachgebrauch mittlerweile von der Originaldefinition mehr oder weniger weit entfernt. GREAVES *et al.* (1973) zählen einige Synonyma auf: T-lymphozytes = T-cells, thymus-derived, thymus-processed, thymus-dependent lymphocytes; B-lymphocytes = B-cells, bursa equivalent-derived, non-thymus-processed, thymus-independent lymphocytes. Dazu kommt die zur Zeit häufig benutzte Definition der B-Lymphozyten als „bone marrow-derived" oder „bone marrow-dependent"-lymphocytes. Diese Definition des B-Lymphozyten ist irreführend, weil sie die nicht bewiesene Bursa-Äquivalenz des Knochenmarks unterstellt und weil auch T-Lymphozyten letztlich aus dem Knochenmark stammen (WARNER, 1972b; GREAVES *et al.*, 1973). So erscheint die ursprüngliche Definition der T- und B-Lymphozyten von 1969 noch heute als die korrekteste. Historisch gesehen war das T- und B-Zell-Konzept eine zellgenetische Klassifizierung, die einen Teil der Lymphozyten dem prägenden Thymuseinfluß und den anderen Teil dem Bursaeinfluß zuordnete. So wird diese Klassifizierung auch derzeit meist verwendet, d. h. das Vorhandensein eines „thymusabhängigen" Oberflächenmerkmals wird zur Klassifizierung der betreffenden Zelle als T-Lymphozyt benutzt (s.S. 32f.). GREAVES *et al.* (1973) beschränken die T-B-Zell-Klassifizierung auf Zellen, die bereits reife immunkompetente T- und B-Lymphozyten, also vor allem extrathymische und extrabursale Zellen sind. Wenn dieser Vorschlag von GREAVES *et al.* (1973) konsequent befolgt werden würde, wären die meisten beim Menschen bisher durchgeführten Untersuchungen zur T- und B-Zell-Natur der Lymphozyten vorläufig, weil sie noch nicht mit dem Nachweis der Immunkompetenz der Zellen korreliert sind. Außerdem würde sich eine Klassifizierung in T- und B-Zellerkrankungen verbieten, weil gerade bei den in Frage kommenden Krankheiten die Immunkompetenz der betroffenen lymphatischen Zellen oft unklar ist.

2. Sekundäre lymphatische Organe

A. Allgemeine Organisationsprinzipien der sekundären lymphatischen Gewebe

a) Diffuse und follikuläre Organisation

Sekundäre lymphatische Organe oder lymphatisch organisierte Gewebe zeigen ein typisches Nebeneinander von diffuser „Infiltration" und follikulärer oder nodulärer Anordnung lymphatischer Zellen. Früher wurde versucht, aufgrund dieser Kriterien lymphatische Gewebe im engeren Sinne (mit Follikeln) von lymphoiden Geweben (ohne Follikel) abzugrenzen (Übersichten: ASCHOFF, 1926; HELLMAN, 1930).

Bei den Follikeln oder Knötchen unterscheidet man *Primärfollikel* (Ehrich, 1946), synonym mit dem „lymphozytären Follikel" (Cottier et al., 1972), und *Sekundärfollikel* (Flemming, 1885; Hellman, 1930; Ehrich, 1946), d. h. das helle Keimzentrum (germinal center) mit oder ohne dunklen lymphozytären Randsaum. Die Zentren der Sekundärfollikel sind von jeher auch Zentren wissenschaftlicher Auseinandersetzungen gewesen. Flemming (1885) faßte sie als hauptsächliche Bildungsstätten — Keimzentren im eigentlichen Sinn des Wortes — der Lymphozyten auf; Hellman (1921), Heiberg (1922/23) und Hellman (1926) deuteten sie als Reaktionszonen gegenüber Toxinen, in denen nicht die Zellbildung, sondern der Zelluntergang überwiege. Wir wissen heute, daß die hellen Zentren sowohl Keimzentren lymphatischer Zellen mit starker Zellproliferation (Fliedner et al., 1964; Hanna, 1964; Everett u. Tyler-Caffrey, 1967; Koburg, 1967) als auch Reaktionszentren auf Antigene (Übersicht: Hanna u. Hunter, 1971) mit relativ starkem Zelluntergang, sichtbar als tingible Körperchen (Fliedner et al., 1964; Hinrichsen u. Prindull, 1966; Cottier et al., 1967; Odartchenko et al., 1967) sind. Die Funktion der Keimzentren ist jedoch noch unbekannt. Die zelluläre Immunität ist von Keimzentren unabhängig (s. u.). Bei Primärreaktionen der humoralen Immunität werden zumindest IgM-Antikörper *vor* Auftreten von Keimzentren gebildet (Ehrich et al., 1949; Kim u. Watson, 1971; Pelc et al., 1972; Anderson, 1973). Vielmehr scheinen die Keimzentren bei Säugern mit humoralen Sekundärreaktionen und der IgG-Bildung in Zusammenhang zu stehen (Cottier et al., 1964; Hanna u. Hunter, 1971; Laissue et al., 1971). Es ergaben sich Hinweise, daß die Keimzentren Vorläuferzellen der Plasmazellen und „memory cells" für die humorale Immunität bilden (Hanna, 1964; Nieuwenhuis et al., 1974; Nieuwenhuis u. Keuning, 1974). Andererseits zeigt ein phylogenetischer Vergleich (s.S. 7), daß immunologisches Gedächtnis und IgG-Bildung auch ohne Keimzentren möglich sind. Keimzentren haben eine besondere Tendenz zur Antigenbindung (Übersichten: Hanna u. Hunter, 1971; Nossal u. Ada, 1971). Eine wichtige Rolle für die Antigenbindung spielen spezifische Antikörper, die überwiegend extrazellulär in den Keimzentren lokalisiert sind (Sordat et al., 1970). Ein Keimzentrum kann Antikörper verschiedener Spezifität enthalten (van Rooijen, 1972). Auch Keimzentren des Menschen weisen extrazellulär eine hohe Konzentration an Immunglobulinen auf (Braylan u. Rappaport, 1973). Millikin (1966) gibt eine detaillierte morphologische Beschreibung voll ausgebildeter Keimzentren des Menschen. Schon Flemming (1885) wies jedoch darauf hin, daß die Keimzentren temporäre, außerordentlich wandlungsfähige Gebilde sind, was später durch exakte Messungen bestätigt wurde, z.B. können Keimzentren in Mäuse-Lymphknoten innerhalb von zwei Tagen nach sekundärer Antigengabe entstehen und mit einer Verdopplungszeit von 10 Std wachsen (Cottier et al., 1967).

b) Thymus- und „Bursa"-abhängige Regionen

Aufgrund mehr oder weniger selektiver Zellentleerungen in bestimmten Regionen der sekundären lymphatischen Gewebe nach neonataler Thymektomie oder langdauernder Ductus thoracicus-Drainage (s.S. 125) und anschließender ebenso selektiver Wiederbesiedlung dieser Gewebezonen mit T- oder B-Lymphozyten wurden bei Mäusen und Ratten T- und B-Regionen in den sekundären lymphatischen Geweben postuliert (Goldschneider u. McGregor, 1968; Parrott u. de Sousa, 1971; Rygaard, 1973; de Sousa, 1973; Sprent, 1973). Als T-Regionen galten der Paracortex der Lymphknoten und der zentrale Hauptteil der periarteriolären Lymphozytenscheiden der weißen Milzpulpa, und als B-Regionen wurden im Lymphknoten die äußere Rinde mit Primär- und Sekundärfollikeln sowie das Mark, in den Peyerschen Plaques die Follikel und in der Milz die Primär- und Sekundärfollikel (Malpighische Körperchen), die Außenzone der periarteriolären Lymphozytenscheiden sowie die rote Pulpa angenommen. Diese Zuordnung wurde bei Mäusen später durch die spezifische Reaktion von Anti-T-Zell- und Anti-B-Zell-Seren (GUTMAN u. WEISSMAN, 1972) oder durch EAC-Bindung (s.S. 37) an Schnitten (DUKOR *et al.*, 1970) weitgehend bestätigt. Mit ähnlichen Methoden wurden auch beim Menschen Hinweise gewonnen, daß alle Follikel B-Regionen (SILVEIRA *et al.*, 1972; EDELSON *et al.*, 1973; JAFFE *et al.*, 1974) und der Paracortex der Lymphknoten sowie die weiße Milzpulpa außerhalb der Sekundärfollikel überwiegend T-Zell-Regionen (SILVEIRA *et al.*, 1972) sind. Das würde sich mit den histologischen Befunden an lymphatischen Organen bei der (sub)totalen B-Zell-Hypoplasie der konnatalen Agammaglobulinämie (GOOD, 1955) und bei der (sub)totalen T-Zell-Hypoplasie des DiGeorge-Syndroms (COOPER *et al.*, 1973) decken. Die Unterscheidung von T- und B-Regionen in den sekundären lymphatischen Organen ist wohlbegründet, jedoch nicht absolut und schließt gewisse „Grenzüberschreitungen" nicht aus (s. die obengenannten Literaturangaben). In gröberer Form deckt sich die alte morphologische Unterscheidung von diffusen und follikulären Strukturen mit der moderner funktionsbezogener T- und B-Zellregionen: Alle follikulären Strukturen sind B-Regionen (einschließlich der Bursa Fabricii) und die meisten diffusen Strukturen (einschließlich des Thymus) sind T-Regionen. Ausnahmen bilden die diffusen Zonen der äußeren Lymphknotenrinde, die diffuse Anordnung der Plasmazellen im Lymphknotenmark sowie die schüttere diffuse Lymphozytendurchsetzung der roten Milzpulpa und des Knochenmarks, die allesamt trotz diffuser Lymphozytenlagerung B-Zell-dominant sind.

B. Lymphknoten

Lymphknoten sind in die Lymphbahnen eingeschaltete organisierte lymphatische Gewebe[7]. Die Lymphknoten haben drei Parenchymzonen: 1. die äußere Rinde mit den Primär- und Sekundärfollikeln, 2. den Paracortex und 3. das Mark (Übersicht: COTTIER *et al.*, 1972). Einzelheiten der Anatomie des Lymphknotens sowie seines Lymphsinus- und Blutgefäßsystems sind den histologischen Lehr- und Handbüchern zu entnehmen (z.B. HELLMAN, 1930; LENNERT, 1961). Die genannten drei Parenchymzonen finden sich offensichtlich in allen Säugerlymphknoten, wenn auch z.B. bei Schweinen in ungewöhnlicher topographischer Anordnung (GRAU, 1972; MCFARLIN u. BINNS, 1973). Die äußere Rinde enthält neben Follikeln auch diffuse Lymphozytenansammlungen. Der Paracortex, früher auch Tertiärknötchen (EHRICH, 1946; SCOTHORNE u. MCGREGOR, 1955) oder Pseudofollikel (TJENBERG, 1967) genannt, ist die mehr oder weniger dicht gelagerte Masse kleiner Lymphozyten mit eingestreuten, einzeln oder herdförmig liegenden großen lymphoiden Zellen zwischen Rinde und Mark. Gekennzeichnet ist der Paracortex durch besondere postkapilläre Venolen mit ungewöhnlich hohem kubischem Endothel (s. u.). Das in Parenchymsträngen angeordnete Mark enthält neben einigen Lymphozyten je nach Funktionszustand des Lymphknotens einige oder sehr viele Plasmazellen. Den drei Lymphknotenparenchymzonen entsprechen auch unterschiedliche Anordnungen des retikulären Fasergerüsts, das

---

[7] Eine den Lymphknoten nur oberflächlich ähnliche lymphatische Organform sind die sog. Hämolymphknoten, die sich bei Mensch (WARTHIN, 1901) und Tier (FOLSE *et al.*, 1971) in kleinerer Zahl finden. Da sie keine afferenten und efferenten Lymphbahnen haben und statt dessen besondere Blutsinus besitzen, sind sie eher mit dem Milzgewebe vergleichbar.

anscheinend im Paracortex Zellwanderungen begünstigt und in den Marksträngen verhindert (Denz, 1947; de Sousa, 1969).

Eine wesentliche Lymphknotenfunktion ist die Filtration der Lymphe (Übersicht: Yoffey u. Courtice, 1970), die vor allem eine Leistung des RES der Lymphknoten darstellt. Als zweite Funktion der Lymphknoten kommt ein besonderes Transportsystem für lymphatische Zellen hinzu: Zirkulierende Lymphozyten verlassen das Blut im Paracortex, wobei sie das hohe Endothel der postkapillären Venolen durchwandern. Das wurde bei Mäusen (Sprent, 1973), Ratten (Marchesi u. Gowans, 1964) und beim Menschen (Schulze, 1925; Manaster et al., 1973) gezeigt. So scheint ständig eine Einwanderung von Lymphozyten in den Paracortex zu erfolgen. Die gleichzeitige Auswanderung der lymphatischen Zellen aus dem Paracortex soll in Form von „mud streams" in die großenteils offen im Paracortex endenden Marksinus erfolgen (Sönderström u. Stenström, 1969). Dieser durch das Fasergerüst und Gefäßstrukturen gebildete Drainageweg könnte erklären, warum kleine Lymphozyten den Paracortex rasch durchwandern (Rezirkulation, s.S. 124f.) und warum die an der Paracortex-/Mark-Grenze oder an den Paracortex-/Follikel-Grenze liegenden unreifen Plasmazellen leicht in die efferente Lymphe ausgeschwemmt werden (Effektorzellstrom, s.S. 131f.), während die in den Marksträngen gebundenen reifen Plasmazellen kaum mobilisierbar sind (de Sousa, 1969). Die postkapillären Venolen werden möglicherweise auch in „verkehrter" Richtung, d.h. vom Paracortex zum Blut von Lymphozyten durchwandert (Sainte-Marie et al., 1967; McFarlin u. Binns, 1973). Die dritte Funktion der Lymphknoten ist die immunologische Reaktion. Vor allem nach Antigenangebot auf dem natürlichen Weg der afferenten Lymphe schwillt der betroffene regionale Lymphknoten innerhalb 2—4 Tagen auf das Doppelte oder Mehrfache seiner Normgröße an. Bei Antigenen, die zu einer überwiegenden oder begleitenden T-Zell-Reaktion führen, nimmt vor allem der Paracortex zu (Scothorne u. McGregor, 1955; Burwell, 1962; Macher, 1962; Oort u. Turk, 1965; Dvorak et al., 1971). Bei Antigenen, die eine überwiegende oder starke Mitreaktion des B-Zell-Systems auslösen, kommt es zur starken Vergrößerung der follikulären Strukturen (Good, 1955; André et al., 1962; Cottier et al., 1964; Oort u. Turk, 1965; Dvorak et al., 1971). Diese Veränderungen kommen durch Lymphozyteneinwanderung (s.S. 130) *und* durch Lymphozytentransformation mit anschließender Proliferation zustande. Sie scheinen beim Menschen sehr ähnlich abzulaufen wie bei den genauer untersuchten Tieren. Jedenfalls war die reaktive Immunproliferation im regionalen Lymphknoten von typhusvakzinierten Kindern nach 4 Tagen maximal ausgeprägt (Good, 1955). In Anbetracht der antigenbedingt stark wechselnden proliferativen Aktivität der verschiedenen Lymphknoten scheint es fragwürdig, von oligo-synthetischen = inaktiven, z.B. poplitealen oder axillären Lymphknoten einerseits und polysynthetischen = aktiven, z.B. mesenterialen Lymphknoten andererseits (Olson u. Yoffey, 1967) zu sprechen.

C. Subepitheliale lymphatische Gewebe

Als subepithelial können diejenige lymphatischen Gewebe bezeichnet werden, die an Epithelien anderer Organe angelagert sind, ohne daß eine vollständige lympho-epitheliale Verflechtung wie im Thymus oder in der Bursa Fabricii vorliegt. Das subepitheliale Gewebe kommt in Form von kleinen diffusen Lymphozytenkonzentrationen, von Solitärfollikeln und von abgrenzbaren lymphatischen Organen, wie den Tonsillen, den Peyerschen Plaques und der Ileo-Coecal-Appendix-Region, vor, deren morphologische Details den einschlägigen Anatomie-Werken zu entnehmen sind.

Nach FOERSTER (1923) handelt es sich bei den Tonsillen der Mund- und Rachenhöhle um lymphatische Gewebspolster, die eingesenkte epitheliale Krypten eng umschließen. Die epitheliale Basalmembran ist stellenweise lückenhaft. An diesen Stellen gelangen lymphatische Zellen ins Epithel. Primär- und Sekundärfollikel treten im lymphatischen Gewebe der Tonsillen erst in den ersten postnatalen Lebensmonaten auf (STÖHR, 1891; FOERSTER, 1923). Sie machen im ersten Lebensjahrzehnt etwa 20% des lymphatischen Tonsillengewebes aus (AWAYA, 1969). Zusammen mit der reichlichen Zahl an immunglobulinproduzierenden Zellen (CRABÉ u. HEREMANS, 1967) ist das ein Zeichen für die starke Immunstimulation der Tonsillen im Jugendalter. Tonsillen besitzen wie die Lymphknoten besondere postkapilläre Venolen mit hohem Endothel (SORDAT et al., 1971). Obwohl die Tonsillen auch efferente Lymphbahnen haben, unterscheiden sie sich von Lymphknoten durch ihre unmittelbar subepitheliale Lage und das — dementsprechende — Fehlen afferenter Lymphbahnen (SCHLEMMER, 1921). Ob die Tonsillektomie einen wesentlichen „Schutzwall" gegen pathogene Keime beseitigt oder voll durch andere lymphatische Gewebe kompensierbar ist, wird noch diskutiert. Nach den Untersuchungen einer Arbeitsgruppe (VIANNA et al., 1971) soll das Risiko, an Lymphogranulomatose zu erkranken, nach Tonsillektomie ansteigen, während andere Untersucher (JOHNSON u. JOHNSON, 1972) keinen statistisch signifikanten Zusammenhang zwischen Tonsillektomie und Lymphogranulomatose fanden.

Nach CARLENS (1928) kommen bei großen Säugern drei Arten von darmassoziiertem lymphatischem Gewebe vor: Peyersche Plaques, lymphatische Krypten und Solitärfollikel. Die Anordnung und Ausdehnung dieser lymphatischen Strukturen hängt von der Spezies und wohl auch vom Nahrungstyp (Herbi- oder Ominivoren) ab. Das darmassoziierte lymphatische Gewebe liegt teils in der Lamina propria mucosae die Epithelzellen berührend, zum größeren Teil aber epithelfern in der Submukosa. Obwohl im darmassoziierten lymphatischem Gewebe große Sekundärfollikel dominieren, besteht keine ultrastrukturelle Verwandtschaft zur Bursa Fabricii, weil die für Bursafollikel typischen epithelialen Zellen und die Basalmembran fehlen (ACKERMAN, 1966). Die Peyerschen Plaques wurden als Aggregationen von mehr als 5 Solitärfollikeln definiert (HELLMAN, 1921b; CORNES, 1965), wobei etwa die Hälfte der Peyerschen Plaques 6—25 und die andere Hälfte mehr als 25 Follikel enthält (CORNES, 1965). Beim jungen Erwachsenen werden etwa 250 Peyersche Plaques, bekanntlich nur im Dünndarm, gefunden (CORNES, 1965). Peyersche Plaques besitzen wie die Lymphknoten hochendotheliale postkapilläre Venolen, aus denen eine starke Lymphozytenemigration erfolgt (SCHOEFL u. MILES, 1972). Bei Mäusen und Ratten enthalten die Peyerschen Plaques vor allem Lymphozyten, die in Beziehung zur humoralen Immunität und weniger zur zellulären Immunität stehen (HEIM et al., 1970; CRAIG u. CEBRA, 1971; PEREY u. GUTTMANN, 1972). CARLENS (1928) faßt die mehrschichtige Aggregationen von Solitärfollikeln im Ileocoecalbereich und in der Appendix von Tieren als Sonderform der Peyerschen Plaques auf. Die Appendix des Menschen ist nach BRAUS (1934) ein rudimentäres, in ein lymphatisches Organ umgewandeltes Darmstück. Es wurde berichtet, daß Appendektomie das Risiko einer späteren Erkrankung an Karzinomen und Lymphomen heraufsetzt (BIERMAN, 1968; HYAMS u. WYNDER, 1968). Solitärfollikel sind beim Menschen in großer Menge, etwa 15000 im Dünndarm und 8000—20000 im Dickdarm, nachweisbar (HELLMAN, 1921b). Neben diesen organisierten Ansammlungen lymphatischer Zellen in der Darmwand finden sich in der Lamina propria mucosae diffus verteilte lymphatische Zellen in großer Zahl (MUTHMANN, 1913; KINDRED, 1942; GOWANS u. KNIGHT, 1964; PABST u. TREPEL, 1975a).

Weitere epithelnahe Lymphozytenansammlungen wurden in der Larynxschleim-
haut, den Ösophagusschleimdrüsen, der Parotis, dem Pankreas, der Rektal-
schleimhaut, der Vaginalschleimhaut, der Epidermis des Gehörganges und des
Skrotums (Fichtelius *et al.*, 1969a) sowie der Bronchialschleimhaut (v. Hayek,
1970) beschrieben. Bei Vögeln zeigen die Drüsen der Orbita, insbesondere ein
tränendrüsenartiges Organ, die Hardersche Drüse und die eigentliche Tränen-
drüse einen hohen Gehalt an Plasmazellen und/oder Sekundärfollikeln (Mueller
et al., 1971).

Im Zusammenhang mit den subepithelialen lymphatischen Geweben muß noch
auf die intraepithelialen Lymphozyten hingewiesen werden, die sich in etwa
5—10% der Dünndarmepithelzellen (Fichtelius *et al.*, 1969b) und 3—5% der
basalen Vaginalepithelien (Pots *et al.*, 1971) finden. Die intraepithelialen Lymphozyten scheinen das Epithel nicht im Sinne einer Emigration zu durchwandern
(Meader u. Landers, 1967; s. auch S. 123).

D. Milz

Die Milz ist ein in die Blutbahn eingeschaltetes lymphatisches Organ und unterscheidet sich damit grundsätzlich von den Lymphknoten, die in die Lymphbahn
eingeschaltet und von den subepithelialen lymphatischen Geweben, die bis an
die inneren Körperoberflächen vorgeschoben sind. Man kann die Milz auch als
ein in die Blutbahn eingeschaltetes retikulo-endothelialhistiozytäres Organ mit
einer integrierten lymphatischen Gewebskomponente betrachten. Eine umfassende Übersicht über die Milz gibt Tischendorf (1969).

Das in der Milz dominierende nicht-lymphatische Gewebe ist vor allem die
rote Pulpa (Moore *et al.*, 1964; Weiss, 1965; Stutte, 1974). Die rote Pulpa
scheint überwiegend ein Speicher- und Abbauorgan für Blutzellen zu sein (Übersicht: Fischer, 1971). Dazu kommt in der Ontogenese und unter pathologischen
Bedingungen eine extramedulläre Hämopoese (Übersicht: Tischendorf, 1969).
Da die rote Pulpa neben RES-Zellen auch Lymphozyten (Moore *et al.*, 1964;
Ruchti *et al.*, 1970) und Plasmazellen (Fagraeus, 1948; Langevoort, 1963)
enthält, spielt sie eine wichtige Rolle bei der Antikörperbildung in der Milz
(Übersicht: Bürki *et al.*, 1974).

Das organisierte lymphatische Gewebe der Milz wird als weiße Pulpa bezeichnet. Es kann zweckmäßig in drei Regionen unterteilt werden: die periarteriolären Lymphozytenscheiden, die Follikel (meist Sekundärfollikel) und die
Marginalzone, die zwischen den lymphozytenreichen Regionen der weißen Pulpa
und der roten Pulpa liegt (Moore *et al.*, 1964; Weiss, 1964, 1965; Nossal u. Ada,
1971). Die weiße Pulpa macht beim jungen Erwachsenen nur durchschnittlich
14% des gesamten Milzgewebes aus und enthält im Durchschnitt 120000 Sekundärfollikel, wobei diese wiederum nur etwa $^1/_{20}$ der Masse der weißen Pulpa darstellen (Hellman, 1926).

Die Milz nimmt ständig große Mengen von Blutlymphozyten auf und setzt
gleichzeitig aus ihren Lymphozytenspeichern entsprechende Lymphozytenmen-
gen frei, die wieder ins Blut eingeschwemmt werden (Ford, 1969; Pabst u.
Trepel, 1975b, c). An den Milzen junger Schweine wurde festgestellt, daß die
Ausschwemmung bzw. Mobilisierung von Lymphozyten etwa 3×10^6 Zellen/g
Milz/min beträgt (Pabst u. Trepel, 1975b). Die Lymphozytenrezirkulation durch
die Milz scheint zumindest bei Ratten und Mäusen folgende Wege zu benutzen:
Eintritt durch die Kapillaren der Marginalzone (Goldschneider u. McGregor,
1968; Ford u. Nieuwenhuis, 1974), vorübergehende Ansiedlung in den peri-
arteriolären Lymphozytenscheiden, wobei die T-Zellen nach wenigen Stunden

wieder ausgeschwemmt werden, während sich die B-Zellen im Lymphozytensaum der Sekundärfollikel sammeln (FORD u. NIEUWENHUIS, 1974). Die Ausschwemmung der Lymphozyten, vor allem der T-Zellen aus der weißen Pulpa, soll durch „marginal zone bridging channels", d.h. präformierte radiale Gewebsspalten, die von der weißen Pulpa durch die Marginalzone hindurch in die Sinus der roten Pulpa führen, erfolgen (MITCHELL, 1973). Die Blutlymphozytose, die sich innerhalb 30 min nach i.m. oder s.c. Adrenalininjektion einstellt, wurde früher, in der Annahme, sie sei Folge einer gesteigerten Ausschwemmung von Lymphozyten aus der Milz, als Milzfunktionsprobe vorgeschlagen (FREY u. HAGEMANN, 1921). Da die „Adrenalinlymphozytose" auch bei Splenektomiertem auslösbar ist, muß die obige Interpretation falsch sein (STEEL et al., 1971).

Die Milz zeigt die stärkste reaktive Immunproliferation nach Antigeninjektion in die Blutbahn (FAGRAEUS, 1948; LANGEVOORT et al., 1963; FRIEDMAN, 1964; CHAPERON et al., 1968). Die Zellproliferation beginnt in den periarteriolären Lymphozytenscheiden und führt bei Reaktionen der humoralen Immunität schließlich zur Bildung von Plasmazellen im Grenzgebiet von der weißen zur roten Pulpa, wobei die Plasmazellen durch Wachstumsschub oder durch Ausschwemmung und Wiederansiedlung tiefer in die rote Pulpa hineingelangen (s. Effektorzellstrom, S. 131).

Die Splenektomie bleibt zumindest unter den Lebensbedingungen der modernen Zivilisation meist ohne schwerwiegende Folgen, weil offensichtlich das RES und die restlichen sekundären lymphatischen Gewebe einschließlich des Blutes die Milzfunktionen in ausreichendem Umfang übernehmen können (EK u. RAYNER, 1950; MCBRIDE et al., 1968; BEGEMANN u. RASTETTER, 1971). Es kommt zum Anstieg der Leukozyten, insbesondere der Lymphozyten- und Monozytenzahlen im Blut (MCBRIDE et al., 1968), jedoch zum Absinken des IgM (LENNERT et al., 1969). Im frühen Kindesalter (ELLIS u. SMITH, 1966) und bei bestimmten Infektionen, z.B. mit Hepatitis-Virus (STONE et al., 1967) und Pneumokokken (WHITAKER, 1969), scheinen die Kompensationsmechanismen nach Splenektomie oft unzureichend zu sein. Die Problematik der Splenektomie bei der Lymphogranulomatose wird in einer Übersicht von BEGEMANN (1975) diskutiert.

E. Andere Lokalisationen, einschließlich Knochenmark

Lymphatische Zellen finden sich in vielen weiteren Organen, wobei jedoch die lymphatischen Zellen unter physiologischen Bedingungen nie so stark konzentriert sind wie in den lymphatischen Geweben.

Regelmäßig enthält das Knochenmark lymphatische Zellen: vor allem kleine Lymphozyten und reife Plasmazellen. Wie histologische Untersuchungen zeigten, ist die Lymphozytenlagerung diffus oder in kleinen Aggregation perivaskulär, so daß manchmal der Eindruck von Primärfollikeln besteht (SUNDBERG, 1955; BURKHARDT, 1970). Solche Primärfollikel sollen nach einer Übersicht von WILLIAMS (1939) bei Menschen unter 40 Jahren in durchschnittlich 24% der Fälle und bei älteren Menschen in 39% der Fälle nachweisbar sein. Sekundärfollikel scheinen unter physiologischen Bedingungen im Knochenmark nicht vorzukommen, finden sich jedoch vereinzelt bei hyperergischen und chronisch-entzündlichen Prozessen (KABELITZ, 1950, 1958; SUNDBERG, 1955; BURKHARDT, 1970). Die Lymphozyteninfiltration des Knochenmarks bei der chronischen lymphatischen Leukämie ist meist diffus, nur selten herdförmig (BURKHARDT, 1970). Plasmazellen sind im Knochenmark normalerweise an die Umgebung von arteriellen Kapillaren gebunden, denen sie oft „weidenkätzchenartig" aufsitzen

(Kabelitz, 1958; Burkhardt, 1970). Bei hyperergischen und chronisch-entzündlichen Zuständen sind die Plasmazellen oft stark vermehrt und kommen dann auch, ebenso wie beim Plasmozytom und bei der Makroglobulinämie diffus im Knochenmark vor (Kabelitz, 1958; Burkhardt, 1970). Die Tatsache, daß das Knochenmark neben Lymphozyten auch Plasmazellen enthält und Antikörper produziert (van Furth et al., 1966b; Chaperon et al., 1968), erinnert an die sekundären lymphatischen Gewebe. Jedoch ist es fraglich, ob unter physiologischen Bedingungen eine reaktive Immunproliferation im Knochenmark stattfindet. Vielmehr haben sich vor allem in Tierversuchen Hinweise ergeben, daß die Plasmazellvorläufer in Form des Effektorzellstroms (s.S. 131) aus Milz und Lymphknoten über den Blutweg ins Knochenmark einwandern, wofür auch die perikapilläre Lagerung der Plasmazellen spricht (Friedman, 1964; van Furth et al., 1966b; Chaperon et al., 1968; Spry, 1972; Tyler u. Everett, 1972).

In fast allen extralymphatischen Geweben können, besonders im Falle von chronischen Entzündungen, lymphatische Solitärfollikel in Form von Primäroder Sekundärfollikeln auftreten (Kühne, 1960; Silverstein u. Prendergast, 1971). Besonders markante Beispiele sind das Trachom (Silverstein u. Prendergast, 1971) und die Plasmazellhepatitis (Page u. Good, 1960). Wo sich an beliebigen Orten der Antigenlokalisation in den Geweben lymphatische Zellinfiltrate bilden (Smith et al., 1970), kann es auch zur Antikörperproduktion kommen (White et al., 1955). Die Plasmazellen liegen in solchen Infiltraten oder Granulomen vorwiegend perikapillär (Sternberg, 1913; Amano u. Tanaka, 1956). Auch in anderen Körperflüssigkeiten als Blut und Lymphe, so in der Peritonealflüssigkeit (Joos et al., 1969; Rosenstreich et al., 1971) und im Liquor cerebrospinalis (Bischoff, 1960; Olischer, 1966; Sayk, 1966), finden sich lymphatische Zellen, vor allem nach Einwirkung entzündlicher Reize.

F. Allgemeine Funktion der sekundären lymphatischen Gewebe
a) Aufnahme und Präsentierung von Antigenen

In den sekundären lymphatischen Geweben werden Antigene aufgenommen und gespeichert. Dieser Vorgang erfolgt im allgemeinen nicht diffus, sondern ist an bestimmten Strukturen bzw. Zellen im lymphatischen Gewebe gebunden. Nossal u. Ada (1971) geben eine instruktive Übersicht zum Thema der Antigenlokalisation, das sie vor allem zusammen mit den Arbeitsgruppen von Hanna et al. sowie Humphrey et al. (Lit. bei Nossal u. Ada, 1971) bei Ratten, Mäusen und Kaninchen bearbeitet haben. Danach werden lösliche Antigene 1. unabhängig von einer vorherigen Immunisierung der Tiere in Makrophagen aufgenommen und 2. abhängig von einer vorherigen Immunisierung, d.h. vom Vorhandensein von spezifischen Antikörpern, in den Follikeln gespeichert. Bei Antigenangebot mit der afferenten Lymphe nehmen die Makrophagen der filternden Marksinus einen Teil des Antigens auf und bauen es ab. Ein weiterer Teil des Antigens gelangt in geringer Konzentration in die Lymphknotenrinde, wo bei nicht-immunisierten Tieren langsam im Verlauf von Tagen, bei Vorhandensein von Antikörpern jedoch in wenigen Stunden, eine deutliche Konzentrierung des Antigens in den Primärund Sekundärfollikeln erfolgt. Nach intravenöser Antigengabe zeigt unter den lymphatischen Organen die Milz die stärkste Antigenraffung. Das Antigen wird vor allem von Makrophagen der Marginalzone aufgenommen und — abhängig vom Grad der Immunisierung — folgt eine langsame oder rasche Antigen-Speicherung in den Follikeln der weißen Pulpa. In den Follikeln der Lymphknotenrinde und der weißen Pulpa wird das Antigen an der Oberfläche von

„dendritischen" Retikulumzellen, d. h. von RES-Zellen mit langen Zytoplasma-fortsätzen, gebunden. Wegen der offenkundigen Abhängigkeit dieses Vorgangs vom Mitwirken spezifischer Antikörper ist anzunehmen, daß die Antigene als Antigen-Antikörper-Komplex mittels Rezeptoren der Zelloberfläche für die Fc-Stücke der Antikörper und/oder Komplement (s.S. 36f.) gebunden werden. Diese besonderen Präsentation des Antigens durch Retikulumzellen der Follikel, könnte die Basis für das immunologische Gedächtnis bzw. die Sekundärreaktion bei der humoralen Immunität darstellen. Die typische Anlagerung von Antigen an die Oberfläche der dendritischen Zellen wurde bisher nur bei löslichen Anti-genen beobachtet. Partikuläre Antigene müssen wahrscheinlich erst durch Makrophagen zerlegt werden, ehe sie follikulär gebunden werden können. Neben dieser groben Antigenlokalisation im lymphatischen Gewebe, die an bestimmte RES-Zellen gebunden ist, ist noch eine quantitativ viel geringere spezifische Antigenbindung an allen immunkompetenten Lymphozyten mit dem entsprechen-den antigenspezifischen Rezeptor (s.S. 39f.) anzunehmen.

b) Zellakkumulation und Zellkooperation

Injizierte Lymphozyten verlassen die Blutbahn rasch und siedeln sich vor allem in den sekundären lymphatischen Geweben an (GOWANS u. KNIGHT, 1964; GOLDSCHNEIDER u. MCGREGOR, 1968; PARROTT u. de SOUSA, 1971; SPRENT, 1973; FORD u. NIEUWENHUIS, 1974), und der rezirkulierende Lymphozytenpool (s.S. 127f.) dürfte zu etwa 90% in den sekundären lymphatischen Geweben lokalisiert sein. Die schon im „steady state" offenkundige Tendenz der Lymphozyten, sich in den sekundären lymphatischen Geweben zu sammeln, wird nach Antigenstimulation des jeweiligen lymphatischen Gewebes noch stärker, so daß das betreffende lymphatische Organ noch vor Beginn der Immunproliferation seine Zellzahl wesentlich erhöhen kann: „Trapping of lymphocytes", s.S. 130).

Durch die Akkumulation lymphatischer Zellen auf engem Raum sind in den sekundären lymphatischen Geweben optimale Bedingungen für interzelluläre Kontakte gegeben. In allen follikulären Strukturen sowie in den Marksinus der Lymphknoten und der Marginalzone der weißen Milzpulpa kommen lympha-tische Zellen mit Antigenen in Berührung (s.S. 90). An den sich überlappenden Grenzen der T- und B-Regionen (s.S. 84f.) sind T- und B-Zellen vermischt. Aufgrund dieser Gegebenheiten sind die sekundären lymphatischen Gewebe die Prädilektionsorte für die Kooperation von T-, B-Zellen und Makrophagen, die den meisten Immunreaktionen zugrunde liegt (Übersichten: CLAMAN u. CHAPE-RON, 1969; TAYLOR, 1969; MACKANESS, 1970; UNANUE u. CEROTTINI, 1970; MILLER, 1972; BASTEN u. HOWARD, 1973; DIENER, 1973; GREAVES et al., 1973; RAFF, 1973; SERCARZ et al., 1974).

Aufgrund der Fluktuation der lymphatischen Zellen (s. S. 124f.) und der Regene-rationsfähigkeit des lymphatischen Zellsystems (s.S. 108f.) bleiben die Folgen massiver Exstirpationen von sekundären lymphatischen Geweben ohne schwer-wiegende Folgen: Bei Kaninchen (SANDERS u. FLOREY, 1940), Ratten (FUKUTANI, 1959; ANDREASEN u. GOTTLIEB, 1947) und Mäusen (SWARTZENDRUBER et al., 1961) führte die operative Entfernung von etwa 90% der sekundären lymphatischen Organe nur zu einer mäßigen Blutlymphozytopenie sowie zu kompensatorischen Ansammlungen lymphatischen Gewebes in Leber und Lunge. Vorübergehend war die humorale Immunität deutlich, die zelluläre Immunität dagegen nur gering eingeschränkt (SWARTZENDRUBER et al., 1961). Exstirpierte Lymphknoten rege-nerieren nicht, jedoch scheint es auch beim Menschen zur kompensatorischen Hyperplasie benachbarter, bei der Operation wegen ihrer Winzigkeit übersehenen

Lymphknötchen zu kommen (Hartgill, 1970). Nach Splenektomie stellt sich beim Menschen meist eine Blutlymphozytose (McBride *et al.*, 1968), bei Ratten eine Lymphozytose des Knochenmarks (Bierring u. Grunnet, 1964a, b) ein.

3. Masse (Gewicht) und Altersveränderungen des lymphatischen Gewebes

A. Lebensalterbedingte Gewebsveränderungen

Es gibt keinen Normwert für die Masse des lymphatischen Gewebes, wie er beispielsweise von Morgan (1955) mit 700 g für den Menschen angegeben wurde. Die Masse des lymphatischen Gewebes ist vielmehr streng abhängig von zwei Variablen: dem Grad der Antigenstimulation (s.S. 133) und dem Lebensalter.

In Tabelle 8 und Abb. 17 sind die zur Verfügung stehenden Daten über lebensalterbedingte Veränderungen der Masse des lymphatischen Gewebes zusammengestellt. Diese Daten stammen von gesunden, plötzlich — meist durch Unfall — verstorbenen Menschen Europas und Nordamerikas, bei denen eine gewisse Konstanz der antigenen Umwelt vorausgesetzt werden kann. Hinweise auf die pränatale Ontogenese der lymphatischen Gewebe finden sich auf S. 9f. Bei Geburt ist der Thymus das größte lymphatische Organ. Er erreicht beim Menschen wie bei den anderen Säugetieren und den Vögeln (Hammar, 1936; Metcalf, 1966) seine maximale Parenchymmasse noch vor der Pubertät. Die subepithelialen lymphatischen Gewebe des Darmes, Appendixschleimhaut (Hwang u. Krumbhaar, 1940) und die Peyerschen Plaques (Hellman, 1921b; Cornes, 1965), zeigen eine stürmische Expansion im ersten Lebensjahrzehnt und haben anscheinend gleichfalls kurz vor der Pubertät ihre maximale Größe. Ähnliche Verhältnisse wurden bei den großen Haustieren gefunden (Carlens, 1928). Im Gegensatz dazu scheinen die weißen Milzpulpa und das Lymphknotenparenchym eher parallel zum Körperwachstum ihren maximalen Umfang erst zwischen dem 15. und 21. Lebensjahr zu erreichen. Nach den jeweiligen Maxima kommt es beim Thymus zur raschen, bei den sekundären lymphatischen Geweben dagegen zur langsameren Abnahme des Parenchyms. Die Zahl der Sekundärfollikel und die Aktivität der Keimzentren sind in den Lymphknoten (Denz, 1947), der Milz. (Hellman, 1926) und in der Tonsilla palatina (Awaya, 1969) im ersten Lebensjahrzehnt maximal, sie zeigen bereits bis zum 21. Lebensjahr einen leichten und daran anschließend einen starken Rückgang.

B. Lebensalterbedingte Funktionsveränderungen

Kurze Übersichten über altersabhängige Veränderungen der Immunfunktion geben Mackay (1972) für den Menschen und Walford und Tittor (1973) für Tiere. Bei kleinen Kindern ist die absolute Zahl von B-Lymphozyten/mm^3 Blut mehr als doppelt so hoch wie beim erwachsenen und alten Menschen (Augener *et al.*, 1974; Gajl-Peczalska *et al.*, 1974; Diaz-Jouanen *et al.*, 1975). Dagegen scheint die Zahl der T-Lymphozyten/mm^3 Blut bis ins 4. Lebensjahrzehnt sich wenig zu ändern und erst jenseits des 50. Lebensjahres deutlich auf etwa $^2/_3$ des Wertes im Kindes- und jungen Erwachsenenalter abzusinken (Augener *et al.*, 1974; Diaz-Jouanen *et al.*, 1975). Ähnliche Aussagen lassen sich auch aus den angegebenen Relativwerten von Carosella *et al.* (1974) und Smith *et al.* (1974) ableiten. Nach Mackay (1972) soll die humorale Immunität gegen fremde Anti-

Tabelle 8. Masse lymphatischer Organe des Menschen in verschiedenen Lebensaltern (Durchschnittswerte von 300 – 2000 plötzlich Verstorbenen

Altersgruppen (Jahre)	0 – 1	1 – 5	6 – 10	11 – 15	16 – 20	21 – 25	26 – 30	31 – 35	36 – 45	46 – 55	56 – 65	66 – 90
Thymus[b] (g)	15,2	25,7	29,4	29,4	26,2	21,1	19,5	20,2	19,0	17,3	14,3	14,1
Thymus[a] (g)	24,8	23,3	28,7	33,9	21,3	18,4	14,8	14,8	14,2	15,3	—	—
größter zervikaler Lymphknoten (ccm)[a]	0,13	0,53	0,83	1,50	1,1	0,78	0,51	—	0,37	0,23	—	—
größter mesenterialer Lymphknoten (ccm)[a]	0,28	0,90	0,50	0,77	0,76	0,70	0,54	—	0,31	0,15	—	—
Tonsilla palatina (ccm)[a]	0,45	1,42	2,00	2,10	2,50	1,90	2,60	—	1,59	1,10	—	—
Milz (g)[c]	12	58	78	107	154	148	136	146	137	133	135	110

[a] Nach YOUNG u. TURNBULL (1931); dabei wurden die Volumina der Lymphknoten und der Tonsillen palatina nach der Ellipsoidformel umgerechnet
[b] Nach HAMMAR (1936)
[c] Nach KRUMBHAAR u. LIPPINCOTT (1939)

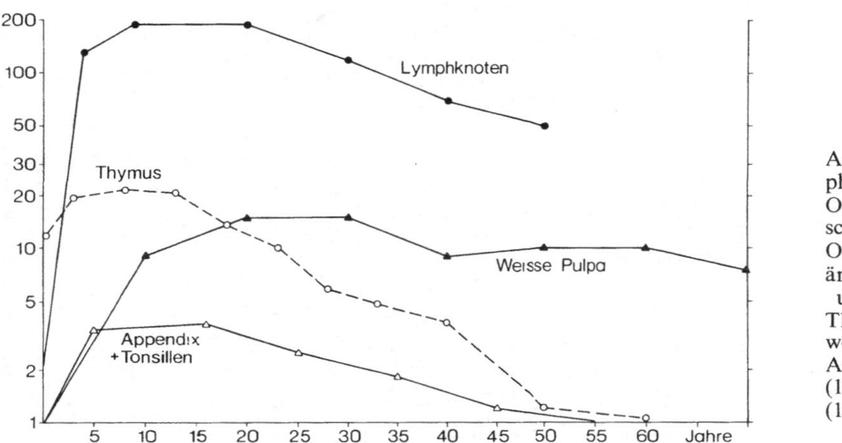

Abb. 17. Altersabhängige Veränderungen der Parenchymmenge in lymphatischen Organen des Menschen. Lymphatisches Parenchym = Organgewicht minus Gewicht von nicht-lymphatischem Gewebe (einschließlich Bindegewebe). Beachte, daß aus technischen Gründen die Ordinate einen logarithmischen Maßstab hat. Dadurch sind die Veränderungen in den höheren Gewichtsbereichen graphisch unterbewertet und diejenigen im niedrigen Gewichtsbereich graphisch überbetont! Thymus: Meßwerte nach HAMMAR (1936). Weiße Milzpulpa: Mittelwerte nach Angaben von HELLMAN (1926) und HWANG et al. (1938). Appendix plus Tonsillen: Schätzwerte nach Angaben von AWAYA (1969), HWANG und KRUMBHAAR (1940) sowie YOUNG und TURNBULL (1931). Lymphknoten: Grobe Schätzwerte nach Angaben von DENZ (1947), TREPEL (1974) und YOUNG und TURNBULL (1931)

gene im Alter nur wenig depremiert sein, während die Antikörperkonzentrationen gegen körpereigene Antigene ständig ansteigen. Reaktionen der zellulären Immunität, geprüft mit Hauttests auf verschiedene Antigene, sind spätestens jenseits des 80. Lebensjahres deutlich herabgesetzt (Waldorf et al., 1968; Mackay, 1972). Bei Mäusen zeigen alte (im letzten Lebensdrittel befindliche) Tiere im Vergleich zu jungen, erwachsenen Tieren bei Primär- und Sekundärreaktionen auf verschiedene Antigene mehr oder weniger stark verminderte Antikörperbildung (Legge u. Austin, 1968; Makinodan et al., 1971; Price u. Makinodan, 1972a). Es wurde gezeigt, daß für diese humorale Immuninsuffizienz sowohl eine Verminderung spezifisch immunkompetenter B-Zellen (Price u. Makinodan, 1972a; Williamson u. Askonas, 1972) als auch nicht-lymphozytäre, mikroökologische Faktoren (Hanna et al., 1971; Price u. Makinodan, 1972b) beteiligt sind. Wie beim Menschen steigen Auto-Antikörper auch bei Mäusen mit zunehmendem Alter an (Yunis et al., 1972; Walford u. Tittor, 1973). In vitro-Reaktionen der zellulären Immunität bei Mäusen beginnen nach dem ersten Lebensdrittel abzunehmen (Adler et al., 1971; Walford u. Tittor, 1973).

VII. Verteilung und Zahl lymphatischer Zellen

1. Relative Verteilung, Zellkonzentrationen, Differentialzählungen

A. Blut

Die Konzentration der Blutlymphozyten schwankt beim gesunden Erwachsenen in einem ziemlich breiten Bereich: 832—3140/mm^3 (Zacharski et al., 1971), 1300—5000/mm^3 (Heilmeyer, 1942), 1000—3600/mm^3 (Begemann et al., 1970), 1490—3930/mm^3 (Wintrobe, 1967) und 1000—4800/mm^3 (Altmann u. Dittmer, 1961). Mittelwerte wurden von Altman und Dittmer (1961) mit 2500/mm^3, Heilmeyer (1942) mit 2520/mm^3 sowie von Wintrobe (1967) mit 2710 ± 610/mm^3 angegeben. Bei Kindern liegen die Lymphozytenkonzentrationen wesentlich höher, z.B. bei Säuglingen zwischen 1500 und 10500 (Begemann et al., 1970), mit Mittelwerten um 6000/mm^3 (Altman u. Dittmer, 1961). Für Schulkinder wurden ein Bereich von 2000—6000 (Begemann et al., 1970) und Mittelwerte um 3000/mm^3 (Altman u. Dittmer, 1961) mitgeteilt. Bei alten Menschen scheinen die Mittelwerte der Blutlymphozytenkonzentration niedriger zu sein als bei jungen Erwachsenen (z.B. Augener et al., 1974; Diaz-Jouanen et al., 1975), jedoch fielen alle Meßwerte bei älteren Menschen (Zacharski et al., 1971) und sogar von Hundertjährigen (Undritz, 1964) in den Normalbereich.

In Anbetracht der starken Schwankung der normalen Blutlymphozytenkonzentration ist es problematisch, die Grenzen zur Lymphozytopenie und zur Lymphozytose festzulegen. Für den Erwachsenen hat es sich eingebürgert, eine Lymphozytenzahl unter 1000/mm^3 als absolute Lymphozytopenie zu betrachten (Shillitoe, 1950; Hoffbrand, 1968; Begemann et al., 1970; Zacharski u. Linman, 1971). Die Ursachen der Lymphozytopenie sind vielfältig: neben den Folgen einer zytostatischen oder radiologischen Therapie sind es vor allem Karzinome (Ruhl et al., 1971; Zacharski u. Linman, 1971), schwere Herzinsuffizienz (Shillotoe, 1950; Hurdle et al., 1966), Lymphogranulomatose (Aisenberg, 1965), Sarkoidose (Hofbrand, 1968) u.a. Von einer sicheren Lymphozytose kann man nur sprechen, wenn die Lymphozytenkonzentration sehr hoch ist (z.B. über 5000/mm^3 beim Erwachsenen) oder wenn der individuelle Normwert des betreffenden Patienten vor Eintritt der Lymphozytose bekannt ist. Lymphozytosen treten, abgesehen von der chronischen lymphatischen Leukämie, bei den meisten akuten Viruserkrankungen mit Ausnahme von Masern, Influenza und Polyomylitis (Übersicht: GRESSNER u. LANG, 1966) auf, ferner — oft in extremer Form, d.h. bis zu $100000/mm^3$ — bei Pertussis (PEARSON u. NEWNS, 1937), bei der Lymphocytosis benigna acuta (DOWNEY u. MCKINLEY, 1923) sowie bei leukämoiden Reaktionen in seltenen Fällen von Karzinomen (WALTHER, 1960; STACHER u. BÖHNEL, 1966) und von chronischen Entzündungen (STACHER, 1963). FICHTELUIS et al. (1957) haben die Begriffe „Produktionslymphozytose" und „Mobilisierungslymphozytose" geprägt. Typische Produktionslymphozytosen liegen bei der chronischen lymphatischen Leukämie (THEML et al., 1973) und bei der infektiösen Mononukleose (MOESCHLIN, 1941; CARTER, 1975) vor. Dagegen sind die Lymphozytose bei Pertussis (RAI et al., 1971; TAUB et al., 1972; ATHANASSIADES u. MORSE, 1973) sowie nach Injektion von Adrenalin (STEEL et al., 1971) und von Heparin (JANSEN u. KUYL, 1968; GODLOWSKI, 1951) und wahrscheinlich auch die Lymphozytose nach Splenektomie (MCBRIDE et al., 1968) Mobilisierungslymphozytosen, bei denen es zu einer vorübergehenden Verlagerung von Lymphozytenmassen aus den Geweben ins Blut kommt. (Beim Menschen würde bereits die Mobilisierung von $^1/_7$ der Milzlymphozyten oder $^1/_{20}$ der Lymphknotenlymphozyten ausreichen, um den zirkulierenden Blutlymphozytenpool zu verdoppeln: s.S. 98.)

Im Normalfall sind 80—90% der Blutlymphozyten kleine Lymphozyten und weniger als 5% große lymphoide Zellen, der Rest von 5—15% entfällt auf mittlere Lymphozyten (WISEMAN, 1931/32; TREPEL et al., 1968; CROWTHER et al., 1969). Nach Virusinfektionen (DOWNEY u. MCKINLAY, 1923; BENJAMIN u. WARD, 1932; MOESCHLIN, 1940; SIEDE, 1949; EPSTEIN u. BRECHER, 1965; ASAMER et al., 1971), nach Vakzinationen (CROWTHER et al., 1969), bei aktiven Phasen der Lymphogranulomatose (CROWTHER et al., 1967; SCHICK et al., 1973), sowie bei Nebennierenrindenversagen (HERNBERG, 1953) treten vermehrt große lymphoide Zellen im Blut auf.

B. Lymphe

Die afferente (periphere) Lymphe ist normalerweise zellarm. Beim Menschen wurden 150—200 Lymphozyten/mm^3 in der Lymphe des Unterschenkels gefunden (ENGESET et al., 1973). Die Lymphozytenkonzentration der efferenten Lymphe, z.B. im Ductus thoracicus, lag bei 2000—5000/mm^3 (SARLES et al., 1970; BREMER et al., 1973a), d.h. eher etwas höher als im Blut. Ähnliche Verhältnisse herrschten beim Schaf: Die afferente Lymphe der Gliedmaßen und der inneren Organe (mit Ausnahme der konzentrierteren Leberlymphe) enthielt 150—800 Lymphozyten/mm^3, die efferente Lymphe dagegen 3000—12000 Lymphozyten/mm^3 (SMITH et al., 1970). Normalerweise sind 90% der Lymphzellen kleine Lymphozyten (SARLES et al., 1970; BEATHARD et al., 1971). Der Rest sind mittlere und große Lymphozyten sowie, seltener, Plasmazellen und Makrophagen.

C. Lymphatische Gewebe und Knochenmark

Die Beurteilung der Zellzusammensetzung in den lymphatischen Geweben ist problematisch, wenn man sich allein auf Gewebsausstriche stützt: Plasmazellen lassen sich aus dem Gewebe schlechter abtupfen als Lymphozyten und erscheinen daher im Ausstrich unterrepräsentiert (FAGRAEUS, 1948). Bei histologischer Zellauszählung findet man in der entbluteten Milz etwa 55% lymphatische Zellen (PABST u. TREPEL, 1975a), während es im Ausstrichpräparat des gleichen Gewebes mindestens 90% sind. KINDRED führte histologische Zellzählungen an lymphatischen Organen junger Ratten durch und fand im allgemeinen etwa 90% kleine Lymphozyten und etwa 1% große lymphoide Zellen. Der Rest verteilte sich auf mittlere Lymphozyten, Plasmazellen und RES-Zellen. In Ausstrichen von normalen Lymphknoten oder Lymphknoten mit „unspezifischer Lymphadenitis" des Menschen wurden etwa 95% kleine Lymphozyten, 1% große lymphoide Zellen und 0,5% Plasmazellen gefunden (MOESCHLIN, 1940; LENNERT, 1961). In Ausstrichen von normalen Milzpunktaten wurden durchschnittlich 80% kleine Lymphozyten, 5% größere lymphatische Zellen und 0,2% Plasmazellen gesehen (SHIELDS u. HARGRAVES, 1956). Bei starker immunologischer Stimulation kann der Gehalt an großen lymphoiden Zellen und an Plasmazellen stark ansteigen, z.B. bei den Plasmazellen auf 3% (LENNERT, 1961) bis 14% (SCHOOLEY, 1961).

Ausstriche von Knochenmarkpunktaten führen wahrscheinlich oft zur Überschätzung des Lymphozytenanteils, weil das unvermeidlich gleichzeitig aspirierte Blut im allgemeinen einen höheren Lymphozytenanteil hat als das Markgewebe (HARRISON, 1962; PARK et al., 1972). Anhand von Ausstrich-Differentialzählungen wurden für normale Erwachsene folgende Werte ermittelt: Lymphozyten: 3,6 (0,4—8,6)% (HEILMEYER, 1942), 4,9—18,0% (ROHR, 1949), 10 (3—17)% (WINTROBE, 1967); Plasmazellen: 0,9% (KÜHBÖCK, 1973), 1,6 (0,96—2,66)% (SACHETTI, 1951), 0,4 (0—2)% (WINTROBE, 1967). Bei Kindern lagen ähnlich wie bei Nagetieren (RAMSELL u. YOFFEY, 1961; BIERRING u. GRUNNET, 1964; OSMOND u. NOSSAL, 1974a) die Lymphozytenwerte höher: 10,1 (4,4—17,0)% (GOOD u. CAMPBELL, 1950) bzw. 24,0—29,5% (GLASER et al., 1950), während die Plasmazellkonzentration mit 0,4 (0—1,0)% ähnlich war wie in Knochenmarkausstrichen von Erwachsenen.

D. Verteilung der T- und B-Zellen

Am eingehendsten wurde die Verteilung von T- und B-Zellen an der Maus untersucht. Tabelle 9 faßt die wichtigsten Befunde zusammen. Die Ergebnisse anderer Untersucher stimmen weitgehend mit den tabellarisierten Angaben überein (Übersicht: GREAVES et al., 1973). Obwohl die Befunde an lymphatischen Geweben und Zellpopulationen des Menschen noch lückenhaft und vorläufig sind, ähneln sie in der Tendenz den Verhältnissen bei der Maus. Mit den für den Menschen zur Verfügung stehenden T-Zell-Tests wurden im Thymus 96—99% der Lymphozyten als T-Zellen klassifiziert (JONDAL et al., 1972; WILLIAMS et al., 1973; BROWN u. GREAVES, 1974b). In Knochenmarkpunktaten reagierten nur 18 (8—26)% der Lymphozyten mit einem Anti-T-Zell-Serum (WILLIAMS et al., 1973), wobei dieser

Tabelle 9. Verteilung von mutmaßlichen T- und B-Zellen in verschiedenen lymphatischen Geweben jung-erwachsener CBA-Mäuse. (Nach RAFF et al., 1971)

	Positiv mit Anti-B-Lymphozytenserum (Anti-MBLA)	Positiv mit Anti-T-Lymphozytenserum (Anti-θ)
Thymus	0%	99%
Knochenmark	50%[a]	0%
Blut	30%	70%
Lymphknoten	30%	60%
Milz	56%	30%
Peyersche Plaques	68%	35%
Ductus thoracicus-Lymphe	15%[a]	85%[b]

[a] Oberflächenimmunglobulin-positive Lymphozyten. (Nach OSMOND u. NOSSAL, 1974a)
[b] Nach RAFF u. OWEN, 1971

Wert aufgrund der T-Lymphozyten-reichen Blutbeimischung (PARK *et al.*, 1972) noch überschätzt sein dürfte. Im Blut des Menschen werden im allgemeinen 60—80% T-Lymphozyten (JONDAL *et al.*, 1972; WILLIAMS *et al.*, 1973; BROWN u. GREAVES, 1974a; KAPLAN u. CLARK, 1974; DIAZ-JOUANEN *et al.*, 1975) und 16—28% B-Lymphozyten (Übersicht: AIUTI *et al.*, 1974; Lit. s.S. 36) angegeben. Im Lymphknoten fanden RICHTERS und KASPERSKI (1975) durchschnittlich 30% B-Zellen (bei erheblicher Streuung). In Milzen wurden 37% T-Zellen (HABESHAW u. STUART, 1974) beobachtet und für B-Zellen 21—39% (ROSS *et al.*, 1973), 25—45% (FRØLAND u. NATVIG, 1973), 45% (HABESHAW u. STUART, 1974) sowie 35—50% (WILLIAMS *et al.*, 1973) angegeben. In Tonsillen fand man 53% T-Zellen (GREAVES u. BROWN, 1973) und durchschnittlich 34 bzw. 43% B-Zellen (FRØLAND u. NATVIG, 1973; GREAVES u. BROWN, 1973). Bei Ductus thoracicus-Lymphozyten wurden 95—99% T-Zellen (WILLIAMS *et al.*, 1973) und 12—26% B-Zellen (ROSS *et al.*, 1973) beschrieben. Aus diesen Angaben und der Verteilung der absoluten Zahlen lymphatischer Zellen im menschlichen Körper (s.S. 98) kann approximativ abgeleitet werden, daß etwa $^3/_4$ der Lymphozyten als T-Lymphozyten und $^1/_4$ als B-Lymphozyten zu bezeichnen sind. Unter Berücksichtigung der noch ziemlich unbestimmten Plasmazellgesamtzahl (s.S. 98) könnte sich ein ausgeglichenes Verhältnis von T- zu B-Zellen im Organismus ergeben.

Einige Autoren geben nicht nur die Relation von T- und B-Zellen im Blut, sondern auch deren absolute Konzentration an: bei gesunden, jungen Erwachsenen für T-Lymphozyten $1930\pm320/mm^3$ (BROWN u. GREAVES, 1974a), $1573\pm599/mm^3$ (DIAZ-JOUANEN *et al.*, 1975) sowie $1260\pm210/mm^3$ (AUGENER *et al.*, 1974) und für B-Lymphozyten $350\pm30/mm^3$ (AUGENER *et al.*, 1974; BROWN u. GREAVES, 1974a), $553\pm281/mm^3$ (DIAZ-JOUANEN *et al.*, 1975) oder $527\pm345/mm^3$ (GAJL-PECZALSKA *et al.*, 1974).

2. Quantitative Verteilung und absolute Zellzahlen

A. Lymphozyten

Die Zahlen lymphatischer Zellen (meist ohne Plasmazellen) in den lymphatischen Geweben wurden mittels morphometrischer Methoden oder quantitativer DNA-Extraktion nach Wägung oder Volumenmessung der lymphatischen Gewebe bestimmt. Da diesbezüglich die genauesten Meßwerte bei Ratten und Schweinen gewonnen wurden, sind sie zum Vergleich den Meß- und Schätzwerten der Lymphozytenzahlen des Menschen gegenübergestellt (Tabelle 10). Es zeigt sich, daß junge Schweine (vor der Pubertät) und junge, erwachsene Ratten pro Gewichtseinheit des Körpergewichts doppelt bis viermal soviel Lymphozyten besitzen wie der junge, erwachsene Mensch. Vor allem der Thymus der jungen Tiere enthält relativ viel mehr Lymphozyten als der menschliche Thymus. Tabelle 11 gibt einen Überblick über die Absolutzahlen und die mutmaßliche Verteilung der Lymphozyten eines etwa 20jährigen 70 kg schweren gesunden Menschen. Es handelt sich um Schätzwerte mit verschiedenem Verläßlichkeitsgrad (TREPEL, 1974). Die gleiche Absolutzahl von 400 bis 500×10^9 Lymphozyten dürfte (bei entsprechend höherer Konzentration pro kg Kp.-Gew.) schon im Alter von 10 Jahren erreicht werden. Vom 3. Lebensjahrzehnt an ist mit einer allmählichen Reduktion der Lymphozytenzahlen zu rechnen, die etwa der Involution des lymphatischen Parenchyms (Abb. 17) parallel gehen könnte. Über die Höhe der Gesamtlymphozytenzahl bei chronischer lymphatischer Leukämie ist nichts bekannt.

Tabelle 10. Zahl in Milliarden lymphatischer Zellen in verschiedenen lymphatischen Geweben junger Schweine sowie jung-erwachsener Ratten und Menschen

		Ratte[a] ($\times 10^9$)	Schwein[b] ($\times 10^9$)	Mensch[a] ($\times 10^9$)
Blut	(absolut)	0,11	10,4	10
	(/kg Körpergew.)	0,55	0,4	0,14
Thymus	(absolut)	1,3	140,3	50
	(/kg KG)	6,5	5,4	0,71
Lymphknoten	(absolut)	1,9	99,6	190
u. Tonsillen	(/kg KG)	9,5	3,8	2,71
Peyersche Plaques	(absolut)	0,22	15,2[c]	20
	(/kg KG)	1,10	0,6	0,29
Milz	(absolut)	0,6	29,3	70
	(/kg KG)	3,0	1,1	1,0
Knochenmark	(absolut)	0,8	16,0	50
	(/kg KG)	4,0	0,6	0,71
Übrige Gewebe	(absolut)	?	10,5	70
	(/kg KG)		0,4	1,0
Gesamtzahl	(absolut)	4,9	321,3	460,0
	(/kg KG)	24,5	13,6	6,6

[a] Übersicht: Trepel, 1974
[b] Pabst u. Trepel, 1975a
[c] Peyersche Plaques plus follikulär und diffus verteilte Lymphozyten der Darmwand

Tabelle 11. Zahl und Verteilung der Lymphozyten bei einem gesunden jung-erwachsenen Menschen. (Nach Trepel, 1974)

Blut	$\sim 10 \times 10^9$	2,2%
Thymus	$\sim 50 \times 10^9$	10,9%
Lymphknoten u. Tonsillen	$\sim 190 \times 10^9$	41,3%
Darm-assoziiertes ly. Gewebe	$\sim 20 \times 10^9$	4,3%
Milz	$\sim 70 \times 10^9$	15,2%
Knochenmark	$\sim 50 \times 10^9$	10,9%
Übrige Gewebe	$\sim 70 \times 10^9$	15,2%
Gesamtzahl	$\sim 460 \times 10^9$	100,0%

B. Plasmazellen

Quantitative Daten über die Zahl der Plasmazellen in den einzelnen Geweben mit Ausnahme der Lamina propria der menschlichen Dünndarmschleimhaut, in der durchschnittlich $2,3 \times 10^5$ Plasmazellen pro mm^3 gefunden wurden (Crabbé u. Heremans, 1965), liegen noch nicht vor. Man kann lediglich, unter der Annahme, daß das Verhältnis von Plasmazellen zu Lymphozyten von etwa 1:20 abgesehen vom plasmazellfreien Thymus und vom plasmazellarmen Blut in allen Geweben gilt, aus dem Schätzwert der Gesamtlymphozytenzahl (ohne Thymus) eine Plasmazellgesamtzahl ableiten. Diese würde beim jungen, erwachsenen Menschen 20×10^9 betragen, was wahrscheinlich eine Unterschätzung darstellt, weil die z. T. hohe Plasmazellkonzentration im extralymphatischen Gewebe nicht berücksichtigt ist. Ein anderer Ansatz wäre die Schätzung der Zahl immunglobulinsezernierender Zellen. Dabei würde sich aus der täglichen Ig-Sekretionsrate des Menschen von 4,5 g (Gally u. Edelman, 1972) und einer mutmaßlichen täglichen Ig-Sekretionsrate von etwa 20×10^{-12} g pro Plasmazelle (Nossal u.

MÄKELÄ, 1962; MATSUOKA *et al.*, 1968; SALMON, 1973) eine Zellzahl von 225×10^9 ergeben. Da auch nicht-plasmazelluläre B-Zellen Immunglobuline sezernieren, handelt es sich hierbei eindeutig um eine Überschätzung der Plasmazellzahl. Bei Plasmozytomen soll die Zahl der Plasmazellen bis auf 10^{12} oder 10^{13} ansteigen (Übersicht: SALMON, 1973).

VIII. Kinetik lymphatischer Zellen

1. Allgemeines

Die Zellkinetik beschreibt die dynamischen Vorgänge der Vermehrung und Elimination sowie des Gestalts- und Ortswechsels von Zellen in Zellsystemen.

Es ist üblich, die hämopoetischen Zellsysteme des Knochenmarks in folgende kinetisch definierte Zellpools zu gliedern: Stammzell-, Proliferations-, Reifungs- und Funktionspool (FLIEDNER u. CALVO, 1969). Dabei sind die Pools in der genannten Reihenfolge hintereinandergeschaltet. Es besteht ein ständiger Einstrom von Stammzellen in die Erythro-, Granulo-, Mono- und Thrombozytopoese. Die aus dem Stammzellpool in die jeweiligen Zellreifungsreihen einströmenden Zellen werden im Proliferationspool vermehrt, wobei aus einer eintretenden Stammzelle z. B. durch 4 Teilungen 16 Nicht-Stammzellen werden. Diese reifen nach Verlassen des Proliferationspools ohne weitere Zellteilung weiter und gelangen schließlich als reife Zellen in den Funktionspool, der außerhalb des Knochenmarks, überwiegend im Blut, lokalisiert ist. Ein Wiedereintritt der reifen Zellen in den Proliferationspool ist — mit möglicher Ausnahme der Monozyten — ausgeschlossen. Sie sind Endzellen, die nach Stunden (Granulozyten), Tagen (Thrombozyten) oder Monaten (Erythrozyten) sterben.

Das lymphatische Zellsystem hat eine andere kinetische Struktur, die in Abb. 18 skizziert ist. Auch hier begegnen uns Stammzellpool und Proliferationspool. Es fehlt jedoch ein Reifungspool und ein nachgeschalteter Pool von Zellen, die allgemein als Funktionszellen beschrieben werden könnten. Im lymphatischen Zellsystem üben einerseits proliferierende Zellen spezifische Funktionen aus, etwa die Antikörpersynthese, und andererseits können sich „reife Endzellen" wie kleine Lymphozyten wieder in proliferierende Zellen zurückverwandeln. Da eine Definition der Reife im lymphatischen Zellsystem — mit Ausnahme der Plasmazellen — noch fehlt, ist es einfacher, zunächst Stammzell- und Proliferationspool auf der einen und den Ruhezellpool auf der anderen Seite zu unterscheiden. Seine kinetische Kompliziertheit erhält das System dadurch, daß der Ruhezellpool aufgrund seiner kinetischen und funktionellen Heterogenität in mindestens drei Subpools aufgeteilt werden muß: die reifen Plasmazellen, die sicher Endzellen sind (und darin am ehesten den Funktionszellen der Hämopoese entsprechen), die kurzlebigen kleinen Lymphozyten, die wahrscheinlich Endzellen sind, und die langlebigen kleinen Lymphozyten, die keine Endzellen sind, sondern die Fähigkeit zur Transformation in proliferierende lymphatische Zellen haben. Die schon im abstrakten Modell sichtbare Kompliziertheit wird in der Realität vor allem durch folgende Umstände noch gesteigert:

die extreme Heterogenität lymphatischer Zellen bei ähnlicher Morphologie (klonale Vielfalt, T- und B-Zellen, primär immunkompetente Zellen, „memory cells", Effektorzellen u. a.);

die Verschiedenartigkeit der lymphatischen Zellen in den primären und sekundären lymphatischen Geweben;

die räumliche Desintegration des lymphatischen Zellsystems;

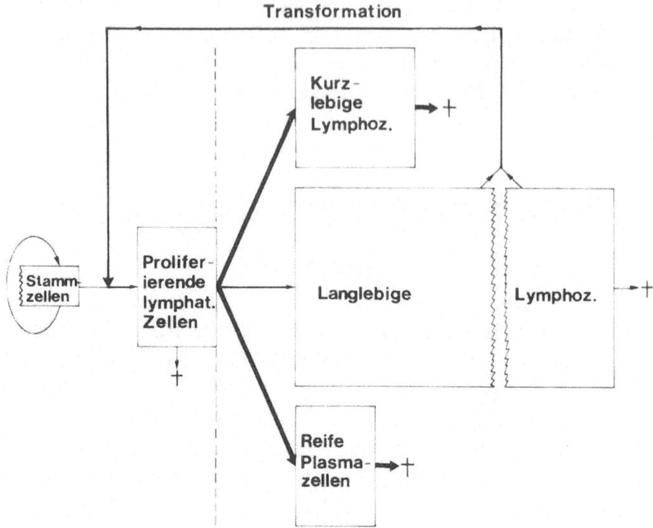

Abb. 18. Allgemeines kinetisches Modell des normalen lymphatischen Zellsystems: Die Kästen symbolisieren Zellpools. Die Länge der Kästen in horizontaler Richtung soll die Länge der Lebensdauer der Zellen in den jeweiligen Pools andeuten (die Lebensdauer der Stammzellen ist unbekannt, die der langlebigen Lymphozyten zu groß für den Abbildungsmaßstab). Die Fläche der Kästen gibt die relative Größenordnung der Zellpools wieder. Die Pfeile zeigen den Fluß aus einem Pool in den anderen, die Stärke der Pfeile entspricht der Stärke des Zellflusses. Die Kreuze repräsentieren den Zelltod. Die gestrichelte vertikale Linie markiert die Grenze zwischen proliferationsfähigen bzw. proliferierenden Zellen (links) und ruhenden Zellen (rechts)

das Fehlen von Ausschwemmungsschranken, so daß reife wie unreife Zellen ausgeschwemmt werden können;

den wiederholten Eintritt der gleichen Zellen in die Blutbahn (Rezirkulation).

Da die meisten dieser Phänomene quantitativ nicht definiert sind und bei der experimentellen Untersuchung eines Faktors nicht einmal alle anderen mit Sicherheit konstant gehalten werden können, sind umfassende Aussagen über die Kinetik des lymphatischen Zellsystems heute nur als Schätzungen und Tendenzbeschreibungen zu betrachten.

Obwohl die Darstellung der Kinetik lymphatischer Zellen formal mit den Stammzellen beginnen sollte, wird hier aus Gründen der Anschaulichkeit zuerst die Proliferation im lymphatischen Zellsystem beschrieben, dann folgen die Stammzellen, die Ruhezellen und der Ortswechsel der Zellen.

2. Proliferation

A. Lymphozytopoese

Die Proliferation im lymphatischen Zellsystem dient der Lymphozytopoese und Plasmozytopoese. Unter Lymphozytopoese wird die Neubildung von Lymphozyten verstanden, wobei hier auch die mitotische Entstehung großer lymphoider Zellen, die morphologisch oder funktionell nicht eindeutig zur Plasmazellreihe gehören, einbezogen wird.

Lymphozytopoese wurde in allen lymphatischen Organen und Geweben beschrieben: in der Thymusrinde (Sainte-Marie u. Leblond, 1958; Craddock *et al.*,

1964; KÖBBERLING, 1965; METCALF, 1966; CHANANA *et al.*, 1971), im Knochenmark (KEISER *et al.*, 1964; ROSSE, 1972; OSMOND *et al.*, 1973; OSMOND u. NOSSAL, 1974b), in der Lymphknotenrinde außerhalb (SCOTHORNE, 1955; BURWELL, 1962; OORT u. TURK, 1965) und innerhalb der Keimzentren (COTTIER *et al.*, 1967; OLSON, 1971), in der weißen Milzpulpa (LANGEVOORT, 1963; FLIEDNER *et al.*, 1964; HANNA, 1964), in den Peyerschen Plaques und der Appendixschleimhaut (COOPER u. LAWTON, 1972; NIEUWENHUIS *et al.*, 1974), in den Tonsillen (KOBURG, 1967), in der efferenten Lymphe (WEIDENREICH, 1909; HALL u. MORRIS, 1963; WAGNER *et al.*, 1967; WAGNER u. ECKMANN, 1970) und an beliebigen Orten der Antigenlokalisation im Gewebe, z.B. in allogenetischen Transplantaten (PEDERSEN u. MORRIS, 1970; HAMBURGER *et al.*, 1971).

Die Zellen der Lymphozytopoese sind meist große lymphoide Zellen, weniger mittlere Lymphozyten. Kleine Lymphozyten proliferieren nicht. Die Häufigkeit der lymphozytopoetischen Zellen differiert von Gewebe zu Gewebe und hängt von dessen aktuellem Funktionszustand ab. Im jugendlichen Thymus und im immun-stimulierten Lymphknoten finden sich bis zu 10% proliferierende lymphatische Zellen, im ruhenden Lymphknoten und im Blut sind es meist weniger als 1% („growth fraction", s.u.). Die geringe Konzentration proliferierender Zellen im lymphatischen Gewebe konnte auf verschiedene Weise nachgewiesen werden. Mikrospektrophotometrische Untersuchungen von normalen Lymphknoten ergaben, daß die meisten Zellen den normalen diploiden DNA-Gehalt (2 n) von Ruhezellen und nur wenige einen erhöhten DNA-Gehalt ($>2\,n<4\,n=$ DNA-Synthesephase, $4\,n=$ prämitotische Ruhephase oder Mitose) aufwiesen (HALE u. WILSON, 1961; QUEISSER *et al.*, 1966). Der Mitoseindex im lymphatischen Gewebe junger, erwachsener Ratten ist mit Werten von 0,05—0,5% sehr niedrig (KINDRED, 1942; ANDREASEN u. CHRISTESEN, 1949). Dem entspricht auch der initiale ^{3}H-Thymidin-Markierungsindex von nur 0,5—10%, der den Anteil DNA-synthetisierender Zellen an den Zellpopulationen des lymphatischen Gewebes anzeigt (MITCHELL *et al.*, 1963; COTTIER *et al.*, 1967; WINKELSTEIN u. CRADDOCK, 1967; COOPER *et al.*, 1968; WERDELIN *et al.*, 1971). Im normalen Blut liegt der Anteil ^{3}H-Thymidin-inkorporierender lymphatischer Zellen unter 0,2% (BOND *et al.*, 1959; WINKELSTEIN u. CRADDOCK, 1967; KILLMANN *et al.*, 1968; CROWTER *et al.*, 1969).

Der in anderen Zellsystemen gesetzmäßige Zellteilungsablauf, der Zellzyklus (MITCHISON, 1971), gilt auch für das lymphatische Zellsystem. In einer postmitotischen Ruhephase, G_1, bereitet sich die proliferierende Zelle auf die Chromosomenverdopplung vor, die sie anschließend in der DNA-Synthesephase, S, vollzieht. Danach folgt die prämitotische Ruhephase (G_2), ehe die Zellteilung mit der Mitosephase (M) den Zellzyklus beschließt. Die Zellzykluszeit oder Generationszeit (t_G) ist die Zeitdauer, die eine Zelle von ihrer Geburt durch Zellteilung bis zur nächsten Teilung benötigt. Die Zellen einer Population, die proliferieren, d.h. die sich im Zellzyklus befinden, werden als Wachstumsfraktion bezeichnet. Der Rest der Zellpopulation sind die Ruhezellen, die ihrerseits zwei Kategorien zugehören können, den *proliferationsunfähigen Endzellen* und den aktuell ruhenden aber *potentiell proliferationsfähigen G_0-Zellen*, die auf bestimmte Reize hin in die G_1-Phase und damit in den Zellzyklus wieder eintreten können (s.S. 68, 110). Der Zellzyklus oder seine Teilphasen werden in vivo und in vitro mittels Autoradiographie nach [3]H- oder ^{14}C-Thymidin-Markierung, mit der Mitoseblockungstechnik durch Colchicin oder durch mikrospektrophotometrische Messung des DNA-Gehaltes in Einzelzellen sowie in vitro durch Mikrokinematographie untersucht. Die einzige direkte Meßmethode ist die letztgenannte. Sie ist jedoch dadurch limitiert, daß sie nur bei Zellkulturen anwendbar ist und nur Aussagen über die Generationszeit und Mitosezeit liefert. Ob die in vitro-Resultate mit dem proliferationskinetischen Verhalten der Zellen in vivo gleichgesetzt werden dürfen, ist nicht sicher. Alle anderen Methoden sind indirekte Messungen, bei denen anhand der gemessenen Einstromrate markierter Zellen in bestimmte Zellzyklusphasen die entsprechende Phasendauer berechnet oder geschätzt wird. Alle diese indirekten Verfahren führen nur unter bestimmten Voraussetzungen (Asynchronie der Zellteilungen, Homogenität der untersuchten proliferierenden Zellen, bekannte Populationsdynamik wie „steady state", lineares oder exponentielles Wachstum, Ausschluß von Reutilisation der Markiersubstanz) zu korrekten Ergebnissen. Da das gleichzeitige Vorliegen aller dieser Voraussetzungen in vivo bisher nicht garantiert ist, dürfen die Angaben über den Zellzyklus lymphatischer Zellen nur als Schätzwerte betrachtet werden. Sie sind in Tabelle 12 zusammengestellt. Die Generationszeiten betragen beim Menschen meist 12—24 Std, wobei etwa 8—12 Std auf die DNA-Synthesephase und etwa $\frac{1}{2}$ Std auf die Mitose entfallen. Zum Vergleich seien einige Zellzyklusparameter von tierischen lymphatischen Zellen angeführt. Die Generationszeiten betrugen bei großen und mittleren Thymuszellen von Mäusen 7—9 Std (Metcalf u. Wiadrowski, 1966; Michalke et al., 1966), bei großen lymphoiden Zellen und unreifen Plasmazellen der Mäusemilz 7—13 Std (Rowley et al., 1968; Tannenberg u. Malaviya, 1968), bei großen lymphoiden Zellen des Knochenmarks von Meerschweinchen etwa 15 Std (Rosse, 1972), bei großen basophilen lymphoiden Zellen der Ductus thoracicus-Lymphe von Kälbern 5—7 Std (Wagner et al., 1967; Vincent et al., 1969) und in Kurzkulturen von Rattenlymphozyten mit allogenetischen Zellen 8—9 Std bzw. mit Phytohämagglutinin mehr als 18 Std (Wilson et al., 1968). Die DNA-Synthesephasen wurden von diesen Autoren meist mit 4—7 Std angegeben. Die Divergenzen sind also bei den Tierdaten, auch innerhalb einer Spezies, ebenso erheblich wie beim Menschen. Es ist nicht zu entscheiden, ob die Heterogenität lymphatischer Zellen oder methodische Gründe maßgebend für die große Streuung der Zellzyklusparameter sind.

Im Gegensatz zu den Verhältnissen bei der Erythro- und Granulozytopoese, bei der die morphologisch definierten „Reifungsteilungen" allgemein bekannt sind, ist die Hierarchie in der lymphatischen Zellteilungsreihe nur in Umrissen bekannt: Große lymphoide Zellen scheinen sich in mittlere Lymphozyten und diese wiederum in kleine Lymphozyten zu teilen (Sainte-Marie u. Leblond, 1958; Schooley u. Berman, 1960; Rieke et al., 1963; Ford et al., 1966b; Metcalf, 1966; Hawrylko u. Mackaness, 1972; Osmond et al., 1973).

Während in der Erythro- und Granulozytopoese durchschnittlich vier Teilungsschritte vom ersten klassifizierbaren Blasten bis zu den ersten teilungsunfähigen Zellen als gesichert gelten (Weicker, 1954; Cronkite u. Vincent, 1969; Dörmer, 1973), liegen für proliferierende lymphatische Zellen, sowohl der Lympho- als auch der Plasmotytopoese, widersprüchliche Schätzungen vor. Sie liegen zwischen 3 (Lennert u. Remmele, 1959) und 10 Teilungsschritten (Makinodan u. Albright, 1967). Aufgrund eigener nicht publizierter Untersuchungen nehmen wir bei den proliferierenden lymphatischen Zellen der sekundären lymphatischen Gewebe (s.S. 83f.) 3—5 Teilungen als Norm an. In den primären lymphatischen Geweben (s.S. 73f.) liegen zwischen den lymphatischen Stammzellen und dem Auftreten der ersten reifen T- und B-Lymphozyten mit Sicherheit wesentlich mehr Teilungsschritte. Beispielsweise kann im Thymus jugendlicher Mäuse aufgrund einer Durchgangszeit durch den Proliferationspool von 5—10 Tagen (Metcalf u. Wakonig-Vaartaja, 1964; Koller et al., 1967) und aufgrund einer Generationszeit der proliferierenden Thymuszellen von etwa 7—9 Std (Metcalf u. Wiadrowski, 1966; Michalke et al., 1966) mit 15—30 auf-

Tabelle 12. Zellzyklusparameter lymphatischer Zellen des Menschen (T_G = Generationszeit, G_1 = G_1 Phase, S = S-Phase, G_2 = G_2-Phase, M = Mitosephase, jeweils in Stunden)

Zellart	T_G	G_1	S	G_2	M	% in S	Methoden	Autoren
Große basophile Zellen Zellen d. Lymphknotens						40−60	^{3}H-TdR	THEML *et al.* (1967)
Große lymphoide Zellen d. Lymphknotens						17−44	^{3}H-TdR	COOPER *et al.* (1968)
Große lymphoide Zellen d. Blutes u. d. Lymphknotens	~24						^{3}H-TdR, Kornzahlhalbierung	SCHICK *et al.* (1975a)
Große lymphoide Zellen d. Tonsille			11−14			18−35	^{3}H-TdR, ^{14}C-TdR-Doppelmark.	SCHIFFER (1971)
Große lymphoide Zellen d. Milz	26−40		8,4			21−32	^{3}H-TdR, ^{14}C-TdR-Doppelmark.	SCHIFFER u. MIGLIORATO (1972)
Große lymphoide Zellen der Ductus-lymphe	8−9	<1	7	<1	~0,5	80	^{3}H-TdR, mark. Mitosen	WAGNER u. ECKMANN (1970)
Unreife Plasmazellen d. Lymphknotens	7−8				0,5−0,7		Mikrokinemato-graphie	RONDANELLI *et al.* (1969)
Große lymphoide Zellen d. „mixed lymphocyte culture"	14−17		10				^{3}H-TdR, mark. Mitosen	WILSON *et al.* (1968)
Große lymphoide Zellen d. „mixed lymphocyte culture"	18−21			3−9			^{3}H-TdR, mark. Mitosen	BACH *et al.* (1969)
Große lymphoide Zellen d. antigen-stimulierten Ly.-Kultur	8−13						Mikrokinematographie	MARSHALL *et al.* (1969)
Große lymphoide Zellen d. PHA-Lymphozytenkultur	23−38						Mikrokinematographie	MARSHALL u. ROBERTS (1965)
Große lymphoide Zellen d. PHA-Lymphozytenkultur	18−21		10				^{3}H-TdR, mark. Mitosen	WILSON *et al.* (1968)
Große lymphoide Zellen d. PHA-Lymphozytenkultur	16−18		9−10	2		55	^{3}H-TdR, mark. Mitosen	JOHNSON *et al.* (1969)
Große lymphoide Zellen d. PHA-Lymphozytenkultur	26−27	~5	16−19	~4			^{3}H-TdR, mark. Mitosen	HERZOG (1970)
Große lymphoide Zellen d. PHA-Lymphozytenkultur	15	~1	10	~3			^{3}H-TdR, mark. Mitosen	SMITH *et al.* (1970)
Große lymphoide Zellen d. PHA-Lymphozytenkultur	31		12−13				^{3}H-TdR, ^{14}C-TdR-Doppelmarkierung	PAPPAS *et al.* (1971)

[a] ^{3}H-TdR = ^{3}H-Thymidin

einander folgenden Teilungen gerechnet werden. Regulationsmechanismen der Lymphozytopoese werden auf S. 76 und 133 f. behandelt.

Die Bildungszeit kleiner Lymphozyten von der pluripotenten, undeterminierten Stammzelle (s.S. 107 f.) an scheint bei Mäusen für T- und B-Lymphozyten mimimal 9—10 Tage und durchschnittlich etwa 3—4 Wochen zu betragen (BLOMGREN u. SVEDMYR, 1971; NOSSAL u. PIKE, 1973) und ist bei Menschen wahrscheinlich noch länger (COOPER et al., 1973). Die Zeitspanne vom Eintritt der Stammzellen in die Lymphozytopoese bis zum Erscheinen der ersten „reifen" Lymphozyten bestimmt den Beginn der Regeneration des lymphatischen Zellsystems nach subtotaler Zerstörung oder nach totaler Aplasie und therapeutischer Stammzelltransplantation, beispielsweise nach Knochenmarkzell-Transfusion mit vorausgehender immunosuppressiver Therapie (VAN BEKKUM, 1972; PHILLIPS u. COWAN, 1972; SANTOS, 1972; THOMAS et al., 1972). Die *Bildungszeit kleiner Lymphozyten bei Immunreaktionen,* d.h. von den determinierten Stammzellen (s.S. 111 f.) an ist wesentlich kürzer: Sie setzt sich zusammen aus der Transformationszeit vom immunkompetenten Lymphozyten zur proliferierenden großen lymphoiden Zelle von etwa 2 Tagen und der Durchgangszeit durch den Proliferationspool im sekundären lymphatischen Gewebe von etwa 3 Tagen. Demnach können beim Menschen etwa 5 Tage nach Auslösung eines Antigenreizes die ersten im Verlauf dieser Immunreaktion neugebildeten kleinen Lymphozyten erwartet werden. Bei Nagetieren scheint die Bildungszeit kleiner Lymphozyten im gleichen Bereich zu liegen (FORD et al., 1966 b; OORT u. TURK, 1965).

Die Tagesproduktion von Lymphozyten im gesamten Organismus ist noch nicht gemessen worden. Es liegen bisher nur Schätzwerte über die Produktionsraten in einigen Lymphozytenkompartimenten bei jungen, erwachsenen Ratten vor. Aufgrund von Mitosezählungen und einer angenommenen Mitosedauer von 0,5 oder 1 Std errechnete KINDRED (1942) eine tägliche Lymphozytenproduktion von 5—10% der Lymphozyten in allen lymphatischen Organen, unter Ausschluß des Knochenmarks. Aus der Akkumulation von Mitosen nach Colchicin leiteten OSOGOE et al. (1957) ab, daß im Thymus und in den Lymphknoten zusammen täglich 12% der Zellen neu gebildet werden, wobei in dieser Produktionsrate neben den Lymphozyten auch die Plasmazellen enthalten sind. EVERETT et al. (1964) schätzen aufgrund mit ^{3}H-Thymidin-Markierung gefundener Zellumsatzraten, daß im kurzlebigen Kompartiment der Thymuslymphozyten und im Pool der langlebigen Lymphozyten, die in der Summe etwa $^2/_3$ der Rattenlymphozyten ausmachen, zusammen etwa 25% der kleinen Lymphozyten täglich neu gebildet werden. Beim normalen erwachsenen Menschen ist die tägliche Neubildungsrate von ruhenden Lymphozyten mit Sicherheit niedriger. Als Orientierungshilfe kann ein Schätzwert von 2—5%, entsprechend 8—25 × 10^9 Zellen/Tag, dienen, wobei der tiefere Wert eher für ältere und der höhere eher für jüngere Individuen gelten würde.

Die Lymphozytenproduktionsrate des Gesamtorganismus gibt Aufschluß über die allgemeine Aktivität der Lymphozytopoese, die eine Summe unterschiedlicher Zellneubildungsraten in den verschiedenen lymphatischen Kompartiments darstellt. Bei Nagetieren weisen kleine Lymphozyten des Knochenmarks und der Thymusrinde die höchste Neubildungsrate auf: 50%/Tag im Knochenmark der Ratte (CRADDOCK, 1965; EVERETT u. TYLER, 1967), 40%/Tag im Knochenmark der Maus (OSMOND u. NOSSAL, 1974 b) und 60%/Tag im Knochenmark des Meerschweinchens (OSMOND et al., 1973) sowie 22%/Tag (OSOGOE et al., 1957) bis 33%/Tag (EVERETT u. TYLER, 1967) im Thymus der Ratte und etwa 30%/Tag im Mäusethymus (METCALF, 1966). Befunde am ^{3}H-Thymidin-markierten Kälberthymus (IORIO et al., 1970) und der hohe Anteil proliferierender Zellen im menschlichen Thymus (WINKELSTEIN u. CRADDOCK, 1967) sprechen dafür, daß die Lymphozyten-Neubildungsrate im Thymus jugendlicher großer Säugetiere gleichfalls hoch ist. Im Gegensatz zu den Befunden an Nagern scheint jedoch die Lymphozytenneubildung im Knochenmark großer Säugetiere wesentlich geringer zu sein: nach Einzelbeobachtungen bei normalen Hunden um 10%/Tag (KEISER et al., 1964) und im morphologisch normalen Mark von Patienten mit Karzinomen oder Lymphogranulomatose um 5—10%/Tag (SCHICK u. TREPEL: unveröffentlichte Befunde). Bei unbehandelten Patienten mit akuter Leukämie betrug die Neubildungsrate der Knochenmarklymphozyten 2 bis 6%/Tag (CLARKSON et al., 1970).

Die Lymphozyten-Neubildung in den übrigen lymphatischen Organen ist selbst bei den am besten untersuchten Labornagern quantitativ noch nicht genau beschrieben. Im Gegensatz zu Thymus und Knochenmark unterliegen die Lymphknoten, die Peyerschen Plaques, die Milz und das Blut einem hohen Einstrom von Zellen aus anderen Lymphozytenkompartimenten. So liefert die gleiche Methode der ^{3}H-Thymidin-Markierung, die unter bestimmten Voraussetzungen für die Thymus- und Knochenmark-Lymphozyten Neubildungsraten berechnen läßt, in den übrigen Lymphozytenkompartimenten nur Akkumulationsraten neugebildeter Lymphozyten, die sich aus der eigentlichen Neubildung *im* betreffenden Organ, der Abstromrate und der Einstromrate markierter Zellen zusammensetzen. Ein Beispiel für die Akkumulation von neugebildeten Lymphozyten in verschiedenen lymphatischen Geweben gibt Tabelle 13. Erwartungsgemäß findet sich die stärkste Akkumulation neugebildeter Lymphozyten in den primären lymphatischen Geweben, die bei jungen Mäusen die höchsten Zellneubildungsraten aufweisen. In den sekundären lymphatischen Geweben fällt eine ähnlich hohe Akkumulationsrate neugebildeter lymphatischer Zellen nur in den aktiven Keimzentren auf, was sich vor allem in der Gesamtakkumulation neugebildeter Zellen in den keimzentrumsreichen Peyerschen Plaques niederschlägt. Außerhalb der Keimzentren ist die Lymphozytopoese sowohl in T- als auch in B-Regionen gering. Die Milz, bei der täglichen Akkumulationsraten neugebildeter kleiner Lymphozyten von 5—10% bestimmt wurden (FORD, 1969; PABST u. TREPEL, 1976a), wäre in Tabelle 13 zwischen den Peyerschen Plaques und den Lymphknoten einzuordnen. Die Ductus thoracicus-Lymphe würde in der Akkumulation neugebildeter Lymphozyten dem Verhalten der Lymphknotenrinde entsprechen (RÖPKE u. EVERETT, 1973; SPRENT u. BASTEN, 1973). Die Akkumulationsraten von Lymphozyten im Blut scheinen bei Mäusen und Ratten in Abhängigkeit vom jeweiligen Funktionszustand des lymphatischen Zellsystems stark zu

Tabelle 13. Akkumulation markierter Lymphozyten (kleiner plus großer Zellen) in verschiedenen lymphatischen Geweben nach 5tägiger ^{3}H-Thymidin-Dauermarkierung von jung-erwachsenen Mäusen. (Nach COTTIER u. Mitarb., 1971)

Knochenmark	99%
Thymusrinde	99%
Keimzentren	99%
Peyer-Plaques	38 — 72%
Blut	25 — 35%
Lymphknoten:	
Paracortex	6 — 18%
Kz-Mantel[a]	3 — 10%
Primärfollikel	4 — 6%

[a] lymphozytäre Mantelzone der Keimzentren

schwanken, von 1—3%/Tag (Röpke u. Everett, 1973; Osmond u. Nossal, 1974b) bis zu 10—18%/Tag (Everett *et al.*, 1964; Schaer *et al.*, 1970). Bei hämatologisch normalen Karzinom-Patienten wurden Akkumulationsraten neugebildeter Lymphozyten von 0,5—1,5%/Tag (Trepel *et al.*, unveröff. Befunde) und bei Patienten mit akuter Leukämie von 1—3%/Tag (Clarkson *et al.*, 1970) bestimmt. Die niedrigen Akkumulationsraten neugebildeter kleiner Lymphozyten im Blut erklären, warum eine Lymphozytopenie des Blutes nach extrakorporaler Bestrahlung bei Tieren (Cronkite *et al.*, 1963), nach Teilkörperbestrahlung (Buckton *et al.*, 1967; McCredie *et al.*, 1972; Stjernwärd *et al.*, 1972) oder Zytostatikabehandlung beim Menschen (Sen u. Borella, 1973) erst nach 3—60 Monaten ausgeglichen wird.

Die aufgeführten Raten der Lymphozytenneubildung beziehen sich auf den Normalzustand, bei dem der Organismus im Gleichgewicht mit seiner antigenen Umwelt steht. Bei Stimulierung des lymphatischen Zellsystems durch zusätzliche ausgeprägte Immunreaktionen kann die Zellproduktion sich vervielfachen (sowohl die Lympho- als auch die Plasmozytopoese), und die Akkumulationsraten neugebildeter Lymphozyten können kurzfristig stark zunehmen (Hall u. Morris, 1962, 1963; Pedersen u. Morris, 1970; McGregor *et al.*, 1971; Walp *et al.*, 1971).

B. Plasmozytopoese

Die Orte der Plasmozytopoese sind durch die Gegenwart unreifer Plasmazellen gekennzeichnet. Es handelt sich um das Lymphknotenmark (Ehrich *et al.*, 1949; Leblond u. Sainte-Marie, 1960), die rote Milzpulpa (Fagraeus, 1948; Langevoort, 1963), die organisierten und diffusen lymphatischen Gewebe der Darmschleimhaut (Gowans u. Knight, 1964; Hall *et al.*, 1972), wahrscheinlich beliebige Gewebsbezirke, die einer chronischen Entzündung unterworfen sind (Page u. Good, 1960; Silverstein u. Lukes, 1962; Silverstein u. Prendergast, 1971) und möglicherweise das Knochenmark. Dieses enthält zwar regelmäßig reife, aber selten eindeutige unreife Plasmazellen (Moeschlin, 1940), so daß erwogen werden muß, ob die Plasmazellbildung im Knochenmark anderen Gesetzen unterliegt als in den sekundären lymphatischen Geweben (s.S. 90). Dieses Problem scheint noch nicht mit zweifelsfreier Methodik untersucht worden zu sein. Im sekundären lymphatischen Gewebe sind, wie erwähnt, die unreifen Plasmazellen Indikatoren für die Plasmazytopoese. Sie entstehen durch Differenzierung und Teilung großer lymphoider Zellen (Birbeck u. Hall, 1967; Gudat *et al.*, 1971 b) und proliferieren selbst, wobei ihre Generationszeiten bei Tieren (Nossal *et al.*, 1963; Wagner *et al.*, 1967; Rowley *et al.*, 1968) und Menschen (Rondanelli *et al.*, 1969; Wagner u. Eckmann, 1970) mit 6—10 Std kürzer zu sein scheinen als die der lymphozytopoetischen Zellen (Tabelle 12). Es kann als sicher gelten, daß die unreifen Plasmazellen durch mitotische Teilung zunehmend reifere Plasmazellen bilden (Zlotnik, 1967; Rondanelli *et al.*, 1969). Obwohl 8—10 Teilungsschritte in der Plasmazellreihe postuliert wurden (Leblond u. Sainte-Marie, 1958; Mäkelä u. Nossal, 1962; Makinodan u. Albright, 1967), steht eine Schätzung von etwa 3—5 Teilungen zwischen großen lymphoiden Zellen und reifen Plasmazellen in besserer Übereinstimmung mit den Befunden. Die Bildungszeit reifer Plasmazellen von der Antigengabe an scheint sich aus einer etwas längeren Transformationszeit von B-Lymphozyten (Davie *et al.*, 1966; Lamelin *et al.*, 1972) und einer kürzeren Durchgangszeit durch den Proliferationspool zusammenzusetzen, so daß reife Plasmazellen bei Nagetieren nach 5—6 Tagen (Langevoort, 1963; Mitchell *et al.*, 1963; Cottier *et al.*, 1964; Gudat *et al.*, 1970, 1971 b) und bei Menschen nach 5—7 Tagen (MOESCHLIN, 1940; TREPEL *et al.*, 1968) auftreten.

Aussagen über die Produktion reifer Plasmazellen können sich nur auf wenige quantitative Literaturhinweise stützen. In den mesenterialen Lymphknoten junger Ratten (RIEKE *et al.*, 1963) und in der Milz junger Schweine (PABST u. TREPEL, 1976) ergaben sich Neubildungsraten der reifen Plasmazellen von mindestens 50%/Tag, in hyperimmunisierten Lymphknoten von Mäusen sogar von 100%/Tag (SCHOOLEY, 1961). Bei einem Patienten mit chronischer lymphatischer Leukämie, IgG-Hypergammaglobulinämie und etwa 500 morphologisch normalen reifen Plasmazellen im Kubikmillimeter Blut betrug die Einstromrate neugebildeter Plasmazellen mindestens 60%/Tag (THEML *et al.*, 1973). Neben der rasch umgesetzten Mehrheit der Plasmazellen in den sekundären lymphatischen Organen scheint es bei Mensch und Tier auch eine langsamer umgesetzte und folglich mit niedrigerer Neubildungsrate produzierte Plasmazellpopulation im Knochenmark zu geben (s.S. 122). Eine sehr grobe Schätzung der Plasmazellproduktion des Menschen würde, basierend auf der geschätzten Plasmazellgesamtzahl von 20×10^9 (s.S. 98) und einer durchschnittlichen Neubildungsrate von 50%/Tag, einen Wert von 10×10^9/Tag ergeben und damit von gleicher Größenordnung sein wie die Produktion kleiner Lymphozyten (s.S. 104).

Wichtiger als die Bildung der morphologisch definierten reifen Plasmazellen ist die Kenntnis der Produktion antikörpersezernierender Zellen überhaupt, von denen die Plasmazellen lediglich eine große Subpopulation darstellen (s.S. 52, 54). Bei Mäusen und Ratten steigt während einer Primär- und Sekundärreaktion auf Schafserythrozytenantigene zwischen dem 2. und 5. Tag die Zahl spezifisch antikörpersezernierender lymphatischer Zellen exponential mit einer Verdoppelungszeit von 6—7 Std (TANNENBERG u. MALAVIYA, 1968) auf das 1000—2000fache des Ausgangswertes an (JERNE, 1963; MAKINODAN u. ALBRIGHT, 1966; WORTIS *et al.*, 1966; ROWLEY *et al.*, 1968). Dabei erhöht sich die Konzentration in Milzzellsuspensionen beispielsweise von 0,00002—0,0002% auf 0,025—0,4% (JERNE *et al.*, 1963; SZENBERG u. CUNNINGHAM, 1968). Auf dem Höhepunkt der Sekundärreaktion auf das Antigen Meerrettichperoxydase produziert der popliteale Lymphknoten beim Schaf mindestens 10^9 antikörpersezernierende Zellen pro Tag (HAY *et al.*, 1972).

Fast alle im Verlauf einer Immunreaktion auftretenden Plasmazellen oder Effektorzellen mit spezifischer Antikörpersekretion werden nach Einwirken des auslösenden Antigenreizes durch Zellteilung gebildet (BANEY *et al.*, 1962; NOSSAL u. MÄKELÄ, 1962; MAKINODAN u. ALBRIGHT, 1967; ROWLEY *et al.*, 1968; SZENBERG u. CUNNINGHAM, 1968; TANNENBERG u. MALAVIYA, 1968). Während der Proliferation der B-Zellen kommt es zur Zelldifferenzierung, die schließlich die Bildung und Sekretion der Antikörper ermöglicht. Die Antikörpersekretion setzt auf einer Differenzierungsstufe zwischen großen lymphoiden Zellen und typischen unreifen Plasmazellen ein (FAGRAEUS, 1948; NOSSAL *et al.*, 1963; HAY *et al.*, 1972; MURPHY *et al.*, 1972).

C. Lymphatische Stammzellen

Stammzellen der Hämopoese, zu der definitionsgemäß auch die Lymphozytopoese gehört, werden von METCALF und MOORE (1971) wie folgt definiert: Stammzellen sind primitive hämopoetische Zellen mit der Fähigkeit zur fast unbegrenzten Selbsterneuerung und zur Differenzierung in verschiedenen Zell-Linien. Den Stammzellen nachgeordnet ist eine weitere Art von primitiven Vorläuferzellen mit begrenzter Fähigkeit zur Selbsterneuerung, mit der Möglichkeit zur Differenzierung in nur eine Zell-Linie und mit anderer Regulation als die eigentlichen Stammzellen.

Das Experimentum crucis zum Nachweis von Stammzellen in der Hämatologie ist der Wiederaufbau eines durch letale Granzkörperbestrahlung zerstörten Zellsystems nach Übertragung stammzellhaltiger Suspensionen oder Gewebe von einem normalen isogenetischen Tier auf das bestrahlte Tier. Versuche, das zerstörte lymphatische Zellsystem durch Transfusion großer Mengen von Ductus thoracicus-Lymphozyten vollständig wiederaufzubauen, scheiterten am zu geringen Gehalt der Lymphozyten an hämopoetischen Stammzellen. Die bestrahlten Tiere starben an der strahleninduzierten hämopoetischen Insuffizienz, ehe die lymphatische Regeneration beurteilbar in Gang gekommen war (GESNER u. GOWANS, 1962; STORB et al., 1968). Dagegen gelang es regelmäßig, nicht nur die Hämopoese, sondern auch die Lymphozytopoese letal bestrahlter Tiere durch Transfusion von Knochenmarkzellen zur Regeneration zu bringen (CUDKOWICZ et al., 1964; STORB et al., 1968; HAAS et al., 1971). Eine ähnlich effektive Repopulation des lymphatischen Zellsystems ließ sich bei Tieren (MOORE u. OWEN, 1967a, b; NOSSAL u. PIKE, 1973) und anscheinend ebenso bei Menschen (COOPER et al., 1973) mit embryonalen hämopoetischen Stammzellen aus dem Dottersack oder der Leber erreichen. Stammzellen des lymphatischen Zellsystems kommen auch beim erwachsenen Menschen in hoher Konzentration im Knochenmark vor. Das wurde durch Knochenmarktransplantation bei Kindern mit angeborenen Immundefekten (s.S. 12f.) gezeigt, die mit einer Entwicklung ihres zuvor aplastischen lymphatischen Zellsystems reagierten (Übersicht: VAN BEKKUM, 1972), und bei Erwachsenen mit aplastischer Anämie, deren nach der Transplantation neu aufgebautes Kompartiment PHA-stimulierbarer Blutlymphozyten komplett von Knochenmarkspenderzellen abstammte (THOMAS et al., 1972). Entsprechend wurde bei bestrahlten und unbestrahlten Mäusen nach Transplantation von kongenetischen chromosomenmarkierten Knochenmarkzellen ein stetiger Stammzelleinstrom aus dem Knochenmark in die lymphatischen Organe gefunden (FORD et al., 1966; KOLLER et al., 1967; WU et al., 1968; DAVIES et al., 1971). Dabei wird die Lymphozytenpopulation des Thymus innerhalb einiger Wochen und die der Lymphknoten im Verlauf einiger Monate durch knochenmarkstämmige Zellen ausgetauscht (FORD et al., 1966; KOLLER et al., 1967; WU et al., 1968; DOENHOFF et al., 1970). Außerdem wurde bei Mäusen und Ratten, die chromosomal oder genetisch markierte Stammzellen erhalten hatten, anhand typischer Immunreaktion demonstriert, daß sowohl das T- als auch das B-Zellsystem von Zellen des Knochenmarks aufgebaut werden (TRENTIN et al., 1967; McGREGOR, 1969; NOWELL et al., 1970).

Schließlich ergaben sich zwingende Hinweise, daß bei der Maus (TRENTIN et al., 1967; WU et al., 1968; EDWARDS et al., 1970) sowie bei der Ratte (NOWELL et al., 1970) die pluripotente hämopoetische Stammzelle entweder identisch mit der Stammzelle des lymphatischen Zellsystems oder die Vorstufe der lymphatischen Stammzelle ist, so daß zumindest bei Maus und Ratte die Erythro- und Thrombopoese sowie die gesamte Leukopoese aus gemeinsamen Stammzellen hervorgehen. Für den Menschen ist das noch nicht bewiesen. Man vermutete sogar getrennte Stammzellen für die Hämo- und die Lymphozytopoese, weil sich bei den meisten Fällen von chronischer myeloischer Leukämie das Philadelphia-Chromosom nur in der Granulo-, Erythro- und Thrombozytopoese, nicht aber in PHA-stimulierbaren Blutlymphozyten fand (WHANG et al., 1963; TJIO et al., 1966). Ähnliches gilt für die Panmyelopathie, bei der in der genau dokumentierten Studie von MOHLER et al. (1958) nur 5 von 41 Patienten mit Leukozytopenie im Rahmen einer Panzytopenie auch eine Lymphozytopenie (<1500 Zellen/mm^3

Blut) zeigten, während die anderen 36 normale oder sogar erhöhte absolute Lymphozytenzahlen hatten. Damit ist nicht erwiesen, daß ein Versagen der hämopoetischen Stammzellen beim Menschen nur die Erythro-, Granulo- und Thrombozytopoese trifft und die Lymphozytopoese nicht berührt. Diese Interpretation ist nicht schlüssig, weil im erwachsenen Organismus der Stammzelleinstrom in das Kompartiment der langlebigen PHA-stimulierbaren Lymphozyten sehr gering ist (s. u.), so daß sich ein signifikanter Anteil Philadelphiachromosomaler Lymphozyten erst nach einer Zeitspanne zeigen würde, die über der üblichen Überlebenszeit der chronischen myeloischen Leukämie liegt, und weil das lymphatische Zellsystem bei abgeblocktem Einstrom undeterminierter Stammzellen mit Hilfe seiner intakten determinierten Stammzellen (s. u.) sich über längere Zeit fast konstant erhalten kann.

Mit Ausnahme der Tatsache, daß die undeterminierten lymphatischen Stammzellen im Knochenmark vorkommen, ist beim Menschen nichts über ihre Verteilung und Konzentration in den Geweben bekannt. Da die undeterminierten lymphatischen Stammzellen mit den pluripotenten hämopoetischen Stammzellen verwandt oder identisch sind, könnte die Verteilung der letzteren auch derjenigen der undeterminierten lymphatischen Stammzellen entsprechen. Nach einer Übersicht von METCALF und MOORE (1971) sind bei erwachsenen Mäusen durchschnittlich 86,5% der undeterminierten hämopoetischen Stammzellen im Knochenmark, 13% in der Milz, 0,04% im Blut, 0,02% in den Lymphknoten und 0,01% im Thymus lokalisiert. Bezogen auf gleiche Zellzahlen ist die Stammzellkonzentration bei Mäusen im Knochenmark 50—150mal höher als im Blut (GOODMAN u. HODGSON, 1962; LEWIS et al., 1968). In Anbetracht der führenden Rolle des Thymus bei der Entwicklung des lymphatischen Zellsystems überrascht sein sehr geringer Gehalt an undeterminierten Stammzellen. Die Thymuslymphozytopoese muß durch Nachschub von knochenmarkstämmigen, undeterminierten Stammzellen aufrecht erhalten werden (FORD et al., 1966). Dagegen enthält der Thymus bei Mäusen eine große Zahl an determinierten lymphatischen Stammzellen (s. u.), die langlebige lymphatische T-Zellpopulationen in den sekundären lymphatischen Organen aufbauen können (DOENHOFF et al., 1970; DAVIES et al., 1971). Hinweise auf den hohen Gehalt determinierter lymphatischer Stammzellen (möglicherweise in Kombination mit wenigen undeterminierten Stammzellen) im Thymus eines 14 Wochen alten menschlichen Feten ergaben sich durch Thymustransplantation bei einem Kind mit kombiniertem Immundefekt (AMMANN et al., 1973). Die Erfolge der Thymustransplantation bei Fällen von Di George-Syndrom (s.S. 76f.) sind dagegen nicht durch lymphatische Stammzellen im Thymus, sondern durch einen stimulierenden differenzierungsfördernden Effekt des Thymusgewebes auf die Stammzellen des Empfängers bedingt (AUGUST et al., 1968; CLEVELAND, 1968).

Die genannten Untersuchungen haben gezeigt, daß das lymphatische Zellsystem durch Einstrom von Knochenmarkzellen neu aufgebaut oder erhalten werden kann, sie brachten aber noch einen weiteren wesentlichen Befund: Bei unbestrahlten oder vor längerer Zeit vorbestrahlten Mäusen vollzog sich der Einstrom knochenmarkstämmiger Zellen in den Thymus zwar rasch, derjenige in die Populationen der Lymphknotenlymphozyten oder der PHA-stimulierbaren Blutlymphozyten jedoch sehr langsam (FORD et al., 1966; WU et al., 1968; DOENHOFF et al., 1970). Das liegt nicht nur daran, daß viele dieser Lymphozyten langlebig sind, sondern auch daran, daß sie sich durch Zellteilung z.T. selbst erhalten können, ohne auf ständigen Ersatz durch neu zuströmende Stammzellen aus dem Knochenmark angewiesen zu sein (FORD et al., 1966; WU et al., 1968; DOENHOFF et al., 1970; SPRENT u. BASTEN, 1973b). Demnach scheint das lymphatische Zellsystem sich zwar nicht vollständig, aber doch teilweise bzw. zeitweise selbst erhalten zu können.

Lymphozyten transformieren sich unter Antigeneinfluß in proliferierende Blasten, die neben Plasmazellen wiederum Lymphozyten produzieren (Übersicht: Gowans u. McGregor, 1965). Nach Kennedy *et al.* (1966) sollen aus einer einzigen immunkompetenten Zelle nach geeigneter Stimulation mindestens 16—128 Zellen hervorgehen. Noch eindeutiger als in vivo konnte in vitro die potentielle Proliferationsfähigkeit ruhender Lymphozyten demonstriert werden, sei es mit Hilfe unphysiologischer Mitogene oder durch Antigene (s. S. 57f. und S. 66f.). Zum Beispiel können innerhalb von $2^1/_2$ Tagen aus einem in vitro tuberkulinstimulierten menschlichen Blutlymphozyten durch exponentielle Proliferation 48 „Tochterzellen" entstehen (Marshall *et al.*, 1969).

Damit war gezeigt, daß Lymphozyten, vom T- wie vom B-Zelltyp, prinzipiell die Potenz zur Zellvermehrung und zur Erzeugung von erneut proliferationsfähigen Zellen haben und damit bestimmte Stammzelleigenschaften aufweisen. Maximow (1909c) formulierte das wie folgt: „Die kleinen Lymphozyten entstehen im erwachsenen Organismus meistens durch Wucherung größerer Zellen... Daß diese reifen kleinen Lymphozyten weiter entwicklungsfähig sind, das halte ich für absolut sicher. Sie gelangen ins Blut und zirkulieren, und wenn sie passenden Bedingungen begegnen, dann können sie wieder als vollwertige indifferente Mesenchymzellen zum Ausgangspunkt verschiedenartiger Entwicklungsprozesse werden; sie können sich sogar sicherlich wieder durch Hypertrophie in teilungsfähige Großlymphozyten verwandeln..." Nachdem diese These fast ein halbes Jahrhundert lang bestritten worden war, wurde sie von Klima (1952) aufgrund klinisch-morphologischer Befunde wieder aufgegriffen: „Am Lymphozyten zeigt sich die reaktive Umbildung zunächst in einer Verbreiterung und zunehmenden Basophilie des Protoplasmas. Dazu kommt früher oder später auch ein Umbau des Kerns. Sein vorher dichtes Chromatin beginnt sich aufzulockern... Durch die Plasmavermehrung und Kernauflockerung werden die Zellen größer... In diesem Stadium haben die Zellen die Fähigkeit, sich durch mitotische Teilung zu vermehren. Es ist gewissermaßen ein Beweis dafür, daß für die Entstehung solcher Zellen keine besonderen Stammzellen notwendig sind."

Morphologisch sind die Zellen, von denen die begrenzte Selbsterneuerung im lymphatischen Zellsystem ausgeht, im unstimulierten Zustand überwiegend oder sogar ausschließlich kleine Lymphozyten (Gowans u. McGregor, 1965; Marshall *et al.*, 1965 u. 1969; Nossal *et al.*, 1967; Wilson *et al.*, 1968; Strober, 1972), die sich nach Stimulation durch Antigene in große proliferierende lymphatische Zellen umwandeln. Weniger gut bekannt ist die Morphologie der hämopoetischen oder undeterminierten lymphatischen Stammzellen. In der älteren Literatur wurde häufig die Umwandlung von Retikulumzellen des lymphatischen Gewebes in proliferierende Lymphozyten oder Plasmazellen beschrieben (Downey u. Weidenreich, 1912; Fagraeus, 1948; Sundberg, 1955, 1960; Trowell, 1958; Leblond u. Sainte-Marie, 1960; Lennert, 1961; Rebuck u. Logrippo, 1961), und Adventitiazellen kleiner Blutgefäße sollten sich in Plasmazellen umformen können (Amano u. Tanaka, 1956). Auf der Basis von Zellseparationsversuchen bei der Maus (Bennet u. Cudkowicz, 1967) und von Langzeitmarkierungen mit ^{3}H-Thymidin bei der Ratte (Bohne *et al.*, 1970; Haas *et al.*, 1971) wurde vermutet, daß die pluripotenten Stammzellen unter den kleinen Knochenmarklymphozyten zu suchen seien. Andere Zellseparationsuntersuchungen bei der Maus deuteten auf hämopoetische Stammzelleigenschaften großer lymphoider Knochenmarkzellen hin (Murphy *et al.*, 1969). Aufgrund zellkinetischer Studien bei der Ratte wurde vermutet, daß die hämopoetischen Stammzellen die Form atypischer kleiner Monozyten hätten (TYLER u. EVERETT, 1966). Beim Meerschweinchen sprachen morphologische und zellkinetische Untersuchungen sowie Experimente mit gesteigertem oder reduziertem Stammzelleinstrom in die Erythropoese dafür, daß hellplasmatische, größere atypische Knochenmarklymphozyten („transitional cells") als hämopoetische Stammzellen fungieren (OSMOND et al., 1973; ROSSE, 1973; YOFFEY, 1973).

Untersuchungen der elektronenmikroskopischen Morphologie und Stammzellpotenz nach Knochenmarkzellseparation deuteten auf bestimmte atypische, mittelgroße Knochenmarklymphozyten als Kandidaten für die pluripotente hämopoetische Stammzelle bei der Maus (VAN BEKKUM et al., 1971; RUBINSTEIN u. TROUBAUGH, 1973) und für die granulozytopoetisch determinierte Stammzelle bei Affen und Menschen hin (DICKE et al., 1973). Zusammenfassend läßt sich sagen, daß die Zellen mit begrenzter Selbsterneuerungspotenz im lymphatischen Zellsystem klassische Lymphozyten (typische Morphologie, immunologische Funktion) sind, während die hämopoetischen Stammzellen des lymphatischen Zellsystems nur lymphozyten-ähnlich (atypische Morphologie, keine direkte Immunfunktion [LAFLEUR et al., 1972]) und daher nicht Bestandteile des definierten lymphatischen Zellsystems sind.

Aus dem Vorhergehenden ergibt sich, daß das lymphatische Zellsystem über zwei Arten von Stammzellen verfügt: erstens die *undeterminierte* Stammzelle, aus der das ganze Zellsystem in der Ontogenese aufgebaut wird, und die nach Abschluß der Entwicklung für langsamen Ersatz für die ausscheidenden lymphatischen Zellen aller Art sorgt; zweitens die *determinierten* Stammzellen, die, nachdem sie durch Differenzierung aus undeterminierten Stammzellen entstanden sind, jeweils nur eine lymphatische Zellfamilie (Zellklon) aufbauen und möglicherweise auch Zellverluste in diesem Klon vollständig oder teilweise ausgleichen können.

Die Stellung der beiden Stammzellarten im lymphatischen Zellsystem wird unter Berücksichtigung der Rolle der Antigene und der Zelldifferenzierung in Abb. 19 graphisch vereinfachend dargestellt. Die undeterminierten Stammzellen, in der Embryonalzeit den primitiven hämopoetischen Geweben (s.S. 9f.), später dem Knochenmark entstammend, differenzieren sich sowohl zu T-Zellen (de KONING et al., 1969; NOWELL et al., 1970; THOMAS et al., 1972) als auch zu B-Zellen (TRENTIN et al., 1967; de KONING et al., 1969; NOSSAL u. PIKE, 1973). Diese Differenzierung erfolgt für das T-Zellsystem im Thymus (DAVIES et al., 1971) und für das B-Zellsystem beim Säuger vor allem im Knochenmark, weniger in der Milz (LAFLEUR et al., 1972; NOSSAL u. PIKE, 1973; OSMOND u. NOSSAL, 1974) und bei Vögeln vor allem in der Bursa Fabricii (COOPER et al., 1972).

Immunkompetent werden die reifenden T- und B-Zellen erst gegen Ende ihrer primären Differenzierung im Thymus bzw. Knochenmark, wonach sie diese Organe verlassen, um als determinierte lymphatische Stammzellen zu fungieren. Sie bilden die Stammzellen der spezifisch immunkompetenten T- und B-Zellklone, die sich nach Kontakt mit ihren jeweils spezifischen Antigenen z.T. stark vermehren (JERNE et al., 1963; MAKINODAN u. ALBRIGHT, 1967; SERCARZ u. BYERS, 1967; STERZL, 1967; WILSON u. NOWELL, 1970). Die im Zuge der reaktiven Immunproliferation gebildeten immunkompetenten immunologischen Gedächtniszellen (memory cells) können nach Kontakt mit ihrem spezifischen Antigen ähnlich den primären immunkompetenten Zellen proliferieren und erneut lymphatische Zellen mit der gleichen Antigenspezifität bilden. Sie sind also wahrscheinlich wie die primär immunkompetenten Zellen determinierte, auf ihren Zellklon beschränkte Stammzellen. Ob die „memory cells" funktionell den primär immunkompetenten Lymphozyten völlig gleichen oder von ihnen verschieden sind, ist noch nicht generell entschieden. Im B-Zellsystem sollen sie verschieden,

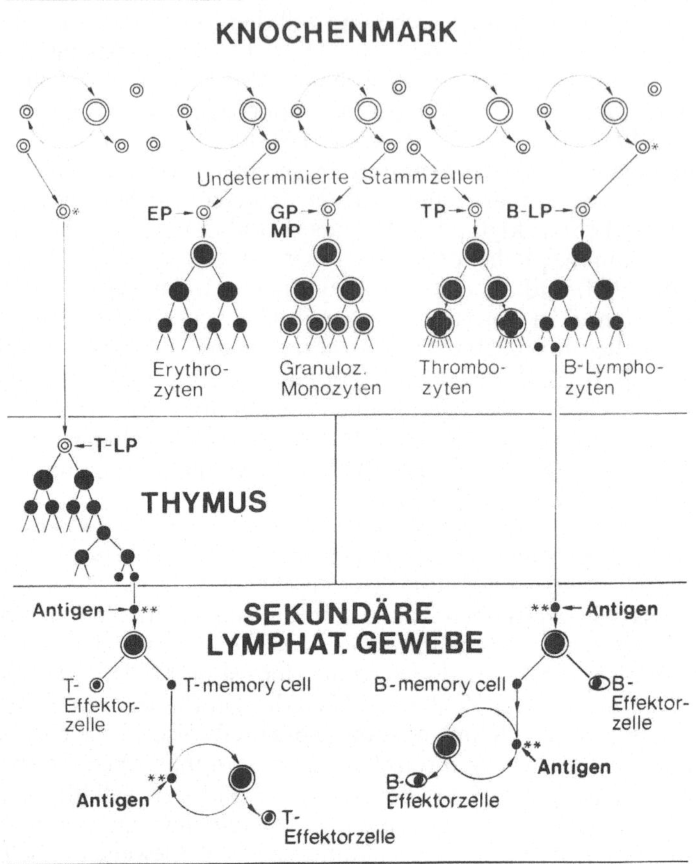

Abb. 19. Schemazeichnung der hypothetischen Stammzelldifferenzierung im Knochenmark und lymphatischen Gewebe.
1. Undeterminierte Stammzellen (graphisch: helle Zellen), die teils im Zellzyklus sind und teils zellkinetisch ruhen, werden wahllos für die Hämopoese und Lymphozytopoese (graphisch: dunkle Zellen) rekrutiert. Das geschieht durch zellsystemspezifische „Poetine": Erythropoetin (EP), Granulopoetin (GP), Monopoetin (MP), Thrombopoetin (TP) und B-Lymphopoetin (B-LP) vor allem im Knochenmark und nach Ausschwemmung undeterminierter Stammzellen durch T-Lymphopoetin (T-LP) vor allem im Thymus.
2. Die bei der primären B- und T-Lymphozytopoese entstehenden reifen immunkompetenten kleinen Lymphozyten, die determinierten Stammzellen der Immunzellklone, wandern in die sekundären lymphatischen Gewebe und werden durch ihre spezifischen Antigene zur Proliferation stimuliert, wobei sie lymphatische T- und B-Effektorzellen und „memory cells" bilden. Bei Stimulation der „memory cells" wiederholt sich dieser Proliferations- und Differenzierungszyklus.
(Zur Vereinfachung wurden Effektor- und Memory-Zellen als Töchter einer Mutterzelle dargestellt, während in der Natur zwei verschiedene Mutterzellen anzunehmen sind. Die Kreise mit Pfeilrichtungen symbolisieren den Zellzyklus undeterminierter und determinierter Stammzellen). (Trepel, 1975)

im T-Zellsystem identisch sein (Celada, 1971; Miller u. Cudkowicz, 1972; Mitchell et al., 1972). Primär immunkompetente Zellen des T-Systems sowie die „memory cells" des T- und B-Systems rezirkulieren als kleine langlebige Lymphozyten (Gowans et al., 1962; Gowans u. Uhr, 1966; Nossal et al., 1967; Vischer u. Stastny, 1967; Bosman u. Feldmann, 1968; Wilson et al., 1968; Strober,

1970; STROBER, 1972; MILLER, 1973). Die primär immunkompetenten B-Zellen für die meisten untersuchten Antigene sind jedoch kurzlebig (NOSSAL *et al.*, 1967; STROBER, 1972) und rezirkulieren kaum (ELLIS *et al.*, 1967; NOSSAL *et al.*, 1967; STROBER, 1970). Eine Ausnahme scheinen die primär immunkompetenten B-Zellen der Maus für Antigene von Schaferythrozyten zu machen, die unter den kleinen rezirkulierenden Lymphozyten zu finden sind (NOSSAL *et al.*, 1967).

Als Modell für die Zellproliferation und -differenzierung im B-Zellsystem wurde in den 60iger Jahren das sogenannte x-y-z-Schema vorgeschlagen (COONS, 1965; NOSSAL, 1965; DOWDEN u. SERCARZ, 1967; SERCARZ u. BYERS, 1967; BYFIELD u. SERCARZ, 1969): Primär immunkompetente ruhende x-Zellen transformieren sich bei Kontakt mit ihrem spezifischen Antigen in y-Zellen, die als „memory cells" bei erneutem oder weiterem Antigenkontakt proliferieren und antikörpersezernierende z-Zellen produzieren. Auch in diesem Modell sind die immunkompetenten Zellen und „memory cells" (x + y) als determinierte Stammzellen anzusehen.

Genaue *quantitative Angaben* über die Größe der lymphatischen Stammzellpools oder den täglichen Stammzelleinstrom ins lymphatische Zellsystem sind nicht verfügbar. Die folgenden Schätzungen, auf wenigen Einzeldaten beruhend, sollen nur die wahrscheinlichen Größenordnungen umreißen.

Am gründlichsten untersucht wurde bislang die Konzentration der immunkompetenten Zellen und „memory cells" für verschiedene Antigene (Tabelle 14). Damit liegen Anhaltspunkte über die Häufigkeit einiger determinierter lymphatischer Stammzellen in den untersuchten Geweben vor. Der Gehalt an diesen klonalen Stammzellen in 10^6 Zellen aus lymphatischen Organen variiert von 1 bis 30000 für die einzelnen Antigene. Die außerordentlich großen Unterschiede scheinen weniger speziesabhängig als vielmehr vor allem antigenbedingt zu sein. Für die meisten der untersuchten Antigene liegt die Konzentration der spezifisch immunkompetenten Zellen weit unter 0,1%. Hohe Werte von 1—2% wurden nur für Histokompatibilitätsantigenkomplexe und — im Falle sekundären Antigenkontaktes — für Tuberkulin gefunden. Da die Konzentration immunkompetenter Zellen nicht nur für verschiedene Antigene, sondern auch unter den verschiedenen lymphatischen Geweben schwankt (ARMSTRONG *et al.*, 1969; BYRT u. ADA, 1969), sind die angegebenen Konzentrationen nicht repräsentativ für das ganze lymphatische Zellsystem. Es kann lediglich als gesichert gelten, daß die Konzentration an determinierten Stammzellen für die einzelnen antigenspezifischen Lymphozytenklone im allgemeinen gering ist, wobei jedoch erhebliche Größenunterschiede zwischen den verschiedenen Klonen bestehen. Über die Zahl verschiedener (antigenspezifischer und kreuzreagierender) Klone im gesamten lymphatischen Zellsystem sind nur Spekulationen möglich (TREPEL, 1975).

Die Anteile, die die determinierten Stammzellen einerseits und die undeterminierten andererseits an der Konstanterhaltung des lymphatischen Zellsystems haben, sind quantitativ noch nicht bestimmt worden. Man kann davon ausgehen, daß der Einstrom undeterminierter Stammzellen in das lymphatische Zellsystem in der frühen Jugend dominiert (s.S. 92f.) und daß spätestens mit voller Ausbildung des Systems zur Zeit der Pubertät der Anteil der determinierten Stammzellen bei weitem überwiegt. Dafür spricht:

1. daß die Unterbrechung des Hauptwegs des Einstroms undeterminierter Stammzellen in die T-Zellreihe durch Thymektomie (METCALF, 1960; METCALF, 1965; HAYWARD u. SOOTHILL, 1973; SPRENT u. BASTEN, 1973) im Erwachsenenalter für eine beträchtliche Zeit des Lebens (bei Mäusen: Monate, bei Menschen: Jahre) keine wesentliche Verminderung der Lymphozytenzahl und der T-Zell-Funktion zur Folge hat:

Tabelle 14. Häufigkeit von primär immunkompetenten (unprimed immunocompetent cells) und immunologischen Gedächtniszellen (memory cells) für verschiedene Antigene

Zell-suspension	Spezies	Antigen	Methode	Häufigkeit pro 10^6 Zellen	Autoren
Blut-Lymphozyten	Huhn	Histokomp. Antigene	Limiting dilution assay	10000 – 20000	NISBET et al. (1969)
Milz	Maus	Rattenery-throzyten	Limiting dilution assay	1	MAKINODAN u. ALBRIGHT (1967)
Milz	Maus (immunisiert)	Rattenery-throzyten	Limiting dilution assay	100	MAKINODAN u. ALBRIGHT (1967)
Milz	Maus	Schafsery-throzyten	Limiting dilution assay	$1 - 10^a$	SHEARER et al. (1968)
Milz	Maus (immunisiert)	Schafsery-throzyten	Limiting dilution assay	$10 - 20^a$	SHEARER et al. (1969)
Milz	Maus	Schafsery-throzyten	Limiting dilution assay	10	KENNEDY et al. (1966)
Milz	Maus	Endotoxin	Limiting dilution assay	100^a	MÖLLER u. MICHAEL (1971)
Milz	Maus	Endotoxin	Limiting dilution assay	4 – 19	PRICE u. MAKI-NODAN (1972a)
Milz	Maus	Phagen	Limiting dilution assay	30	JONARD u. PANIJEL (1973)
Milz	Maus	Salmonellen-flagellin	Limiting dilution assay	4 – 20	ARMSTRONG u. DIENER (1969)
Milz	Maus	Salmonellen flagellin	Antigen-binding capacity	300	DWYER et al. (1971)
Milz	Maus	Hämocyanin	Antigen-binding capacity	1000	DWYER et al. (1971)
Milz	Maus	DNP-BSA	Antigen-binding capacity	2000	DWYER et al. (1971)
Knochenmark	Maus (immunisiert)	Schafsery-throzyten	Limiting dilution assay	1000	MILLER u. CUD-KOWICZ (1971)
Milz	Maus	β-Galakto-sidase	Antigen-binding capacity	20000	MILLER et al. (1971)
Thymus	Maus	β-Galakto-sidase	Antigen-binding capacity	2000	MILLER et al. (1971)
Thymus	Maus	β-Galakto-sidase	Antigen-binding capacity	100	MODABBER (1973)
Milz	Maus	Schafsery-throzyten	Rosettenbildung	100	ELLIOTT u. HASKILL (1973)
Milz	Maus (immunisiert)	Schafsery-throzyten	Rosettenbildung	3000	ELLIOTT u. HASKILL (1973)
Lymphknoten und Milz	Maus	TIGAL (synthetisches Antigen)	Antigen-binding capacity	5000	ROELANTS u. RYDEN (1974)
Blut-Lymphozyten	Ratte	Histokomp. Antigene	Kinet. Analyse	10000 – 30000	WILSON et al. (1968)
Lymphknoten	Meer-schweinchen	DNP + Carrier	Antigen-binding capacity	400	DAVIE et al. (1971)
Lymphknoten	Meer-schweinchen (immunisiert)	DNP + Carrier	Antigen-binding capacity	60000	DAVIE et al. (1971)
Lymphknoten	Meer-schweinchen (immunisiert)	Tuberkulin	Plaque assay	1000 – 10000	BLOOM et al. (1970)
Blut-lymphozyten	Mensch (immunisiert)	Tuberkulin	Plaque assay	4000	JIMENEZ et al. (1971)
Blut-lymphozyten	Mensch (immunisiert)	Tuberkulin	Blasten-Index	8000	COULSON u. CHALMERS (1967)
Blut-lymphozyten	Mensch (immunisiert)	Tuberkulin	Blasten-Index	20000	MARSHALL et al. (1969)

[a] Originalgaben von Autoren, die einen „homing factor" außer acht ließen, wurden zum Zweck der Vergleichsbarkeit auf einen „homing factor" von 10% (KENNEDY et al., 1966) bezogen, d.h. in dieser Tabelle mit 10 multipliziert.

2. daß individuelle (durch idiotypische Antikörpereigenschaften gekennzeichnete) B-Zell-Klone beispielsweise bei Kaninchen trotz dauernder Stimulation durch das spezifische Antigen mehr als 5 Monate persistieren (SPRING *et al.*, 1971), was bei einem nennenswerten Einstrom undeterminierter Stammzellen kaum möglich wäre.

Über die Regulation des Einstroms undeterminierter Stammzellen ins lymphatische Zellsystem ist nichts Genaues bekannt. Es ergaben sich Hinweise auf eine Art Wettbewerb um die Stammzellen zwischen der Hämopoese und der Lymphozytopoese, wobei die Hämopoese „bevorzugt" wird (GRIFFITH, 1969; BLOMGREN, 1971; NOSSAL u. PIKE, 1973; ROSSE, 1973). Als sicher kann gelten, daß der Stammzelleinstrom in die primären lymphatischen Organe Thymus und Bursa antigenunabhängig erfolgt (MATSUYAMA *et al.*, 1966; BOSMA *et al.*, 1967; KINCADE u. COOPER, 1971; DECKER *et al.*, 1973). Dagegen werden die determinierten lymphatischen Stammzellen in den sekundären lymphatischen Organen eindeutig durch Antigene reguliert (s.S. 66f., 133).

D. Pathophysiologie der Proliferation

Dieses Kapitel soll einen kurzen Überblick geben über die verschiedenen Arten veränderter Proliferation bei malignen lymphatischen Systemerkrankungen und wird dabei summarisch einige der zur Verfügung stehenden Daten vergleichen. Einzelheiten der komplizierten Proliferationsverhältnisse bei den verschiedenen Krankheitsgruppen sind den Spezialbeiträgen dieses Handbuchs zu entnehmen.

Jede unbehandelte maligne lymphatische Systemerkrankung ist durch zunehmende Vermehrung oder Akkumulation von Zellen, manifestiert in diffuser Infiltration lymphatischer und nicht-lymphatischer Gewebe oder durch lokalisierte Tumoren lymphatischer Organe, gekennzeichnet. Die Zunahme der Zellzahl kann durch verschiedene Mechanismen zustandekommen, bei denen der gemeinsame Nenner das Überwiegen der Zellneubildung über den Zellabbau ist (Tabelle 15). Wenn einer der Mechanismen B, C oder D längere Zeit oder permanent im lymphatischen Zellsystem wirkt, kommt es zum Bild einer malignen lymphatischen Systemerkrankung. Ob im Beginn solcher Erkrankungen die Möglichkeit B, beispielsweise bei lymphatischen Sarkomen oder die Möglichkeit D, etwa bei der chronischen lymphatischen Leukämie (CLL) realisiert wird, ist denkbar, aber noch unbewiesen. Im fortgeschrittenen Stadium, das bei klinischer Diagnostizierbarkeit stets vorliegt (SALMON, 1973), wird immer die Konstellation C (s. Tabelle 15) angetroffen. Die Zellneubildung ist stark gesteigert (CRADDOCK, 1972; SALMON, 1973; SCHICK *et al.*, 1973; THEML *et al.*, 1973; IVERSEN *et al.*, 1974; TREPEL u. SCHICK, 1976) und die Zellelimination gleichfalls verstärkt (SCHICK *et al.*, 1973; THEML *et al.*, 1973; IVERSEN *et al.*, 1974). Die Steigerung der Proliferationsaktivität eines

Tabelle 15. Wachstum und Tumorbildung als Bilanzproblem im lymphatischen Zellsystem

Index	Zellneubildung	Zellabbau	Ergebnis
A	normal	normal	Gleichgewicht
B	gesteigert	normal	Wachstum
C	stark gesteigert	gesteigert	Wachstum
D	normal	vermindert	Wachstum
E	vermindert	normal	Hypoplasie
F	normal	gesteigert	Hypoplasie
G	gesteigert	stark gesteigert	Hypoplasie
H	gesteigert	gesteigert	Gleichgewicht

Lymphoms wird übersehen, wenn man mit den üblichen Methoden nach einstündiger Inkubation den Einbau von markierten DNA-Bausteinen in die DNA-synthetisierenden Zellen mißt und dabei die Werte auf eine Gewichtseinheit oder eine Standardzellzahl bzw. auf eine besondere zytologische Gruppe, etwa große lymphoide Zellen, bezieht. Bei solchem Vorgehen liegen Gewebsproben vor allem bei der CLL (Trepel *et al.*, 1966; Theml *et al.*, 1967; Cooper *et al.*, 1968; Craddock, 1972), aber auch bei Fällen von lymphatischen Sarkomen und von Lymphogranulomatose (Trepel *et al.*, 1966; Theml *et al.*, 1967; Peckham u. Cooper, 1970; Klein *et al.*, 1972) im Normbereich. Wenn man dabei noch in Rechnung stellt, daß Lymphomzellen durchschnittlich längere Generationszeiten haben als normale proliferierende lymphatische Zellen (s. u.), ergibt sich der (Fehl-) Schluß, die Proliferation im Lymphom sei nicht gesteigert oder sogar herabgesetzt. Für die Beurteilung der Zellproduktion in Lymphomzellpopulationen ist es wesentlich, daß die Lymphomzellmasse die normale Zahl lymphatischer Zellen, sei es in einem Lymphknoten oder im ganzen Körper, um ein Vielfaches übertrifft, so daß „normale" relative Proliferationsaktivitäten von Lymphomzellpopulationen immer absoluten Proliferationssteigerungen entsprechen. Das ist bei der Interpretation der in Tabelle 16 zusammengestellten Angaben über die Proliferation

Tabelle 16. Kinetische Parameter proliferierender normaler und pathologischer Lymphknotenzellen des Menschen

Die eingeklammerten Zahlen sind geschätzte Mittelwerte. Die eingeklammerten Buchstaben hinter den Zahlen geben den Literaturbeleg für den jeweiligen Meßwert an: a = Clarkson *et al.* (1965), b = Cooper *et al.* (1968), c = Cooper *et al.* (1966), d = Iversen *et al.* (1974), e = Klein *et al.* (1972), f = Peckham *et al.* (1969), g = Peckham *et al.* (1970), h = Rondanelli *et al.* (1969), i = Schick *et al.* (1973, 1975a), j = Schiffer (1971), k = Schiffer u. Migliorato (1972), l = Theml *et al.* (1967), m = Tsirimbas *et al.* (1970), n = Trepel *et al.* (1972), o = Wagner u. Eckmann (1970)

Gewebe	% in DNS-Synthese	DNS-Synthesezeit (Std)	Generationszeit (Std)	Wachstumsfraktion (%)
Lymphknotenhyperplasie:				
Gesamtpopulation	2,2 − 6,6 (b)			< 10
Gr. basophile ly.	40 −60 (l)	7 − 12 (j, k, o)	8 − 40 (h, k, o)	∼100 (n)
Zellen	(50)	(10)	(24)	
Chron. lymphat. Leukämie:				
Gesamtpopulation	0,3 − 1,5 (b)			< 5
Gr. basophile ly.	40 −50 (l, n)	20 − 40 (m)		<100 (n)
Zellen				
Lympho/Retikulosarkom:				
Gesamtpopulation	0,4 − 46 (g)			
Sarkomzellen	5,4 − 48 (e, g, l)	8 − 24 (e, j)	28 − 92 (a, e)	<100
	(25)	(12)	(40)	
Burkitt-Lymphom:				
Gesamtpopulation	10 − 45 (c, d)	6,5 (d)	26 − 64 (d)	90 (d)
	(22)		(40)	
Lymphogranulomatose:				
Gesamtpopulation	0,8 − 5,2 (f)			< 10
Gr. basophile ly.	34 −77 (f, l)	8 − 12 (j, k)	24 (i)	∼100 (k)
Zellen	(50)			
Hodgkin-Zellen	9 − 35 (f, l)	13 (j)	43 − 46 (e)	<100

von Lymphomzellen zu berücksichtigen. Aus Tabelle 16 ergibt sich unter anderem, daß die Generations- und DNA-Synthesezeiten von Lymphomzellen im Vergleich zur Norm meist verlängert sind und daß innerhalb der einzelnen Lymphomgruppen erhebliche Schwankungen vorkommen. Weitere Proliferationsanomalien, vor allem Unterbrechungen des Zellzyklus (DNA-Synthese-Stop in der S-Phase oder G_2-Arrest) bei Lympho/Retikulosarkomen (PECKHAM *et al.*, 1970) und unregelmäßige Polyploidisierung bei Hodgkin-Zellen (PECKHAM *et al.*, 1969) wurden beschrieben.

Ein Charakteristikum aller menschlichen Geschwülste und damit auch der malignen lymphatischen Systemerkrankungen ist, daß sich nicht alle Zellen an der Proliferation beteiligen, d.h. daß die Wachstumsfraktion weniger als 100% beträgt (Übersicht: KLEIN *et al.*, 1972). Dieser Umstand ist entscheidend dafür, daß die Lymphomzellpopulationen keineswegs so schnell wachsen wie sie es

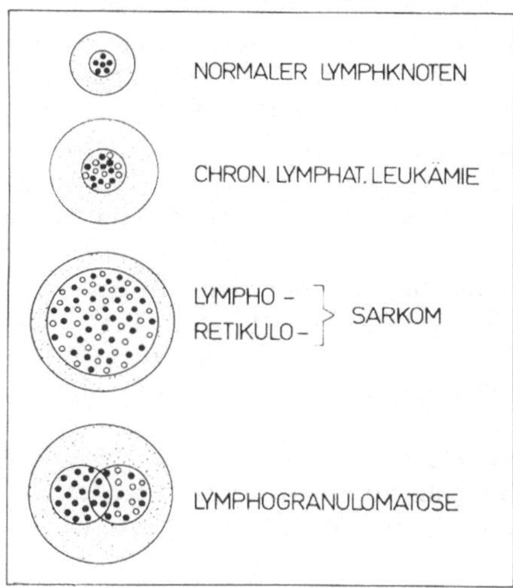

Abb. 20. Zellproliferation und Wachstumsfraktion in Normal- und Lymphomlymphknoten.
1. In normalen Lymphknoten findet sich unter der Masse kleiner ruhender Lymphozyten nur ein kleiner Anteil großer lymphatischer Zellen, die alle proliferieren.
2. Bei der CLL enthalten die Lymphknoten absolut mehr Lymphozyten. Der Anteil großer lymphoider Zellen ist jedoch ebenso klein oder sogar kleiner als im normalen Lymphknoten. Darüber hinaus proliferieren nicht alle großen lymphoiden Zellen. Trotzdem ist die Absolutzahl proliferierender lymphatischer Zellen gegenüber der Norm erhöht.
3. Bei den lymphatischen Sarkomen ist die Zellzahl in den erkrankten Lymphknoten, vor allem durch die Zunahme großer lymphoider Zellen, stark vermehrt. Von den Sarkomzellen proliferiert jedoch nur ein kleinerer Anteil.
4. Bei der Lymphogranulomatose ist vor der Auslösung von Zelldepletionen durch aggressive Therapie der absolute Zellgehalt im erkrankten Lymphknoten erhöht. Die selten mehr als 10% der gesamten Zellen ausmachenden großen lymphoiden Zellen treten in zwei Formen auf: als morphologisch normale Zellen, die sämtlich proliferieren und als atypische Zellen (Hodgkin- und Sternberg-Zellen), die nur zu einem kleineren Teil proliferieren. (Modifiziert nach TREPEL, 1972)

könnten, wenn alle proliferierenden Zellen mit ihrer festgestellten Generationszeit weiterproliferieren würden. Das ergibt sich aus folgendem Beispiel: Eine Lymphomzellpopulation habe 1,6% Zellen, die bei 1stündigem ^{3}H-Thymidin-Angebot markierbar, also in der S-Phase des Zellzyklus sind. Die S-Phase betrage 12 Std und die Generationszeit 24 Std, also Werte, wie sie in Lymphomen oft angetroffen werden (s. Tabelle 16). Da in diesem Fall die Hälfte aller proliferierenden Zellen in der S-Phase ist, beträgt die Wachstumsfraktion der Zellpopulation 3,2%. Wenn diese 3,2% der Zellen sich 5mal hintereinander teilen, haben sie 102,4% Zellen neu gebildet, d.h. die entsprechende Lymphomzellpopulation ist auf 102,4% + 96,8% (alte Zellen, die nicht zur Wachstumsfraktion gehören) = 199,2% der Ausgangszellzahl angewachsen, und die Wachstumsfraktion wäre auf 51,2% gestiegen. Die Zellzahl hätte sich nach 5 Teilungen in 5 × 24 Std praktisch verdoppelt. Die Verdopplungszeit der Gesamtpopulation würde in diesem Beispiel also 5 Tage betragen. Solche extrem kurzen Verdopplungszeiten wurden bei menschlichen Lymphomen, von ungewöhnlichen Lokalisationen abgesehen[8], nicht beobachtet. Die kürzesten Verdopplungszeiten betragen etwa 10 Tage (Mac Donald et al., 1968), das geometrische Mittel liegt bei 30 Tagen (Mac Donald et al., 1968; Charbit et al., 1971). Bei der unbehandelten CLL ergeben sich meist Verdopplungszeiten von 2—12 Monaten (Trepel u. Schick, 1976). IgG-Plasmozytome verdoppeln ihre Zellzahl durchschnittlich alle 6 Monate (Salmon, 1973). Die Tatsache, daß die Lymphomzellpopulationen langsamer wachsen, als es ihrem Proliferationspotential entspricht, wird so gedeutet, daß entweder proliferierende Zellen absterben (Iversen et al., 1974) oder daß sie und ihre Tochterzellen in den proliferationskinetischen Ruhezustand (G_0-Phase) übergehen (Salmon, 1973; Trepel u. Schick, 1976), was in beiden Fällen zu einer Verkleinerung der Wachstumsfraktion führt.

Von theoretischer Bedeutung, in bezug auf die mögliche Ätiologie, ist die Frage, ob die Zellpopulationen von malignen lymphatischen Systemerkrankungen mono- oder polyklonalen Ursprungs sind, d.h. beim einzelnen Kranken von einer einzigen oder von verschiedenen Stammzellen abstammen. Für die Plasmozytome und einige Fälle von CLL gilt der monoklonale Ursprung als gesichert (Salmon, 1973; Seligmann et al., 1973), bei den lymphatischen Sarkomen ist er wahrscheinlich, bei der Lymphogranulomatose unwahrscheinlich (Trepel und Westerhausen, 1977).

Eine zusammenfassende Übersicht über die Proliferationskinetik der Lymphome gibt Abb. 20. Sie geht von quantitativen Kriterien aus und berücksichtigt pathogenetisch ebenso wichtige qualitative Aspekte wie Veränderungen der Zelldifferenzierung nicht.

3. Umsatz und Lebenszeit

A. Lymphozyten

Die Begriffe Umsatz (turnover) und Umsatzzeit sind geeignet zur allgemeinen kinetischen Beschreibung des Gemisches kinetisch verschiedenartiger Populationen lymphatischer Zellen. Der Umsatz wird mit den gleichen Methoden untersucht wie die Zellproduktion (s.S. 104, 119). Meist wird die Umsatzrate als prozentualer Umsatz pro Zeiteinheit in einem Kompartiment bestimmt und daraus unter „steady-state-Bedingungen die Umsatzzeit durch Extrapolation auf 100%

---

[8] Die bei Kindern mit Burkitt-Lymphomen gemessenen Verdopplungszeiten von 2,7 Tagen bei frisch aufgetretenen Hautknoten müssen als Ausnahme gelten, weil es sich um junge Lymphomherde mit noch ungewöhnlich hoher Wachstumsfraktion von etwa 90% handelte (Iversen et al., 1974).

oder der Umsatz durch Multiplikation mit der absoluten Zellzahl errechnet. Die meisten Angaben über Produktion und Lebenszeit lymphatischer Zellen sind letztlich Schätzungen aufgrund gemessener Umsatzraten.

Die Umsatzraten kleiner Lymphozyten in verschiedenen lymphatischen Organen entsprechen den Produktionsraten oder ergeben sich als Schätzwerte aus den täglichen Akkumulationsraten neugebildeter Lymphozyten (s.S. 105). Es ist eindeutig, daß die Umsatzraten bei Ratten und Mäusen im Thymus und im Knochenmark weit höher sind als in allen anderen Organen und daß die kleinen Lymphozyten der Lymphknoten und der Ductus thoracicus-Lymphe die niedrigsten Umsatzraten aufweisen, während die kleinen Lymphozyten der Milz und des Blutes in der Mitte stehen. Bei größeren Säugetieren und beim Menschen sind ähnliche Relationen zwischen den verschiedenen lymphatischen Organen wahrscheinlich — mit Ausnahme des Knochenmarks, in dem die kleinen Lymphozyten offensichtlich einem geringeren Umsatz unterliegen als bei den Nagetieren. Der Gesamtumsatz kleiner Lymphozyten läßt sich bei jung erwachsenen Ratten auf 9×10^8/Tag und bei normalen Menschen auf etwa $8—25 \times 10^9$/Tag schätzen. Den angegebenen Umsatzraten würden folgende *durchschnittliche* Umsatzzeiten kleiner Lymphozyten entsprechen: Bei Ratten und Mäusen im Knochenmark 2—2,5 Tage, im Thymus 3,3 Tage, in der Milz etwa 15 Tage, in den Lymphknoten 25—50 Tage, im Kompartiment der Blutlymphozyten 20—50 Tage und beim erwachsenen Menschen im Kompartiment der Blutlymphozyten 100—200 Tage (s.S. 106). Es wurde versucht, auch aus der Eliminationsrate von ^{51}Cr-markierten autotransfundierten Blutlymphozyten Aufschluß über den Umsatz der Lymphozyten beim Menschen zu gewinnen. Die bei Normalpersonen beobachteten Halbwertszeiten des Verschwindens der Blutlymphozytenaktivität von 17 bzw. 13 Tagen (PFISTERER *et al.*, 1967; HERSEY, 1971), die mittleren Umsatzzeiten von 25 bzw. 19 Tagen entsprechen würden, müssen als methodisch bedingte Unterschätzungen betrachtet werden, weil die Chromelution aus den markierten Zellen nicht berücksichtigt werden konnte.

Die Angabe von Umsatzzeiten täuscht eine kinetische Homogenität der betreffenden Zellpopulation vor, wie sie bei den kleinen Lymphozyten in keinem Kompartiment gegeben ist. Die vorhandene kinetische Heterogenität wird durch den Begriff der Lebenszeit von Lymphozytenpopulationen besser charakterisiert. Unter Lebenszeit eines Lymphozyten wird die Zeit verstanden, die die Zelle in der definierten Form des Lymphozyten lebt. Das Leben eines Lymphozyten beginnt nach der Mitose der letzten Vorläuferzelle und endet mit dem Zelltod oder mit der Transformation in eine andere, nicht-lymphozytäre Zelle. Während die Umsatzzeit aus der Anstiegsrate neugebildeter Zellen ermittelt wird, kann die Lebenszeit der Lymphozyten aus der „Absterberate" der Zellen, d.h. aus der Eliminationskurve *markierter* oder *unmarkierter* Lymphozyten nach einem bestimmten Markierungstermin abgeleitet werden.

Zur Markierung einer Stichprobe von neugebildeten Lymphozyten diente meist eine Einzelinjektion (Pulsmarkierung) von ^{3}H-Thymidin, in der Frühphase der Zellmarkierungsära auch von ^{32}P. Zur Markierung einer großen Menge lymphatischer Zellen wurde ein Langzeitangebot von ^{3}H-Thymidin, entweder kontinuierlich als Infusion oder diskontinuierlich als 1—4malige Injektion täglich (Dauermarkierung), verwendet. Die Dauermarkierung ist von einem Nachteil der Pulsmarkierung, der Reutilisation von Markiersubstanz, unabhängig und gestattet die Ausklammerung einer möglichen Strahlentoxizität des ^{3}H-Thymidin, indem nicht nur die tritiumhaltigen, sondern auch die unmarkierten Zellen kinetisch analysiert werden (s. Abb. 21). Ein ganz anderer Weg, Lebenszeiten von Lymphozyten zu bestimmen, wurde bei strahlenbiologischen Untersuchungen

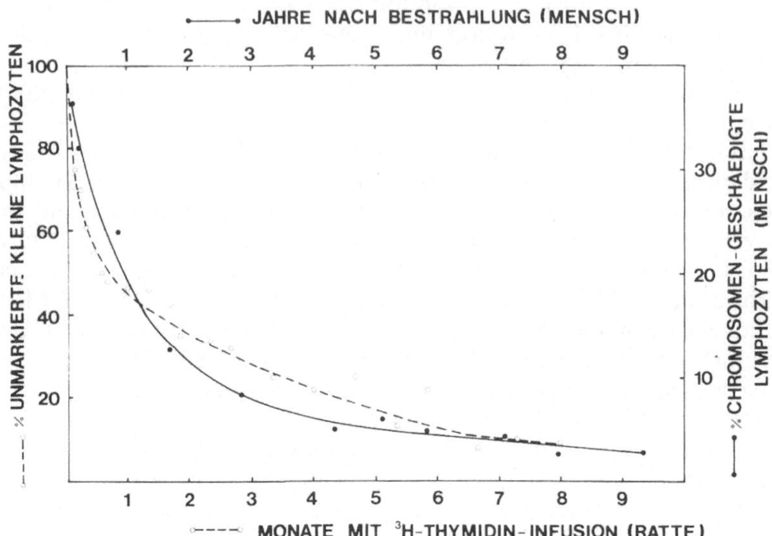

Abb. 21. Lebenszeitkurven von Blutlymphozyten.
Die offenen Punkte um die gestrichelte Kurve (bezogen auf die untere Abszisse und die linke Ordinate) zeigen das Verschwinden *un*markierter kleiner Lymphozyten nach Beginn einer 9monatigen Dauermarkierung aller neugebildeten Lymphozyten bei Ratten.
Die dunklen Punkte und die durchgezogene Kurve (bezogen auf die obere Abszisse und die rechte Ordinate) zeigen das Verschwinden chromosomengeschädigter phytohämagglutinin-stimulierbarer Lymphozyten in den ersten 9½ Jahren nach therapeutischer Bestrahlung (1500 rad) der kaudalen Wirbelsäule und Teilen des Beckens bei Patienten mit Spondylitis ankylopoetica.
8–9 Monate nach Start der Dauermarkierung lebten noch etwa 8% der ursprünglich unmarkierten Lymphozyten und 8–9 Jahre nach Bestrahlung noch etwa 8% der ursprünglich strahlengeschädigten Lymphozyten mit instabilen Chromosomenaberrationen.
Bei den Ratten, deren Lymphozytenzahl während der Untersuchung im „steady state" war, ist ein steiler initialer Abfall der Überlebenskurve unmarkierter Lymphozyten entsprechend einer $T_{1/2}$ von 3,5 Tagen und ein anschließender flacherer Abfall entsprechend einer $T_{1/2}$ von 90 Tagen festzustellen.
Bei den Menschen, bei denen in den ersten 3 Jahren eine strahlenbedingte Lymphozytopenie bestand, ist der steile initiale Abfall der Kurve auf den die Lymphozytopenie ausgleichenden relativ vermehrten Einstrom normaler neugebildeter Lymphozyten zurückzuführen. Die dann unter „steady-state"-Bedingungen folgende flachere Abfallkomponente entspricht einer $T_{1/2}$ von 1100 Tagen. Graphik nach Daten von Robinson *et al.* (1965) (Dauermarkierung) und Buckton *et al.* (1967) (Chromosomenanalyse)

entdeckt. Ein Teil der Lymphozyten überlebt ionisierende Strahlen in niedriger und mittlerer Dosis, wie sie (re)zirkulierende Lymphozyten z. B. bei therapeutischen Bestrahlungen größerer Körperregionen unbeabsichtigt erhalten. Ein großer Teil der überlebenden Lymphozyten weist dann strahleninduzierte instabile Chromosomenaberrationen, wie azentrische Fragmente, dizentrische Chromosomen und Ringchromosomen, auf (Norman *et al.*, 1966; Buckton *et al.*, 1967; Fitzgerald, 1967; Bauchinger, 1968), die im Gegensatz zu anderen Chromosomenanomalien eine Teilung der Zelle durch Mitose unmöglich machen sollen. Das würde bedeuten, daß die Lymphozyten, bei denen zu irgendeinem Zeitpunkt nach der Strahlenexposition instabile Chromosomenaberrationen nachgewiesen werden, seit der Zeit der „Chromosomenmarkierung" durch die Bestrahlung gelebt haben. Da noch keine Methode zur Chromosomenanalyse an Ruhezellen zur Verfügung steht, müssen die Lymphozyten zuvor zur Proliferation gebracht werden (z. B. durch Phytohämagglutinin), um analysierbare Mitosen zu erhalten. So können mit dieser Methode nicht alle Lymphozyten, sondern nur die in vitro stimulierbaren Zellen kinetisch analysiert werden (NORMAN *et al.*, 1966; BUCKTON *et al.*, 1967). In Abb. 21 werden die Daten der detailliertesten Stunde über die Persistenz chromosomengeschädigter Lymphozyten nach Strahlenexposition (BUCKTON *et al.*, 1967) mit den Ergebnissen der längsten ^{3}H-Thymidin-Dauermarkierung (ROBINSON *et al.*, 1965) verglichen. Es scheint dabei belanglos, daß es sich bei der Chromosomenstudie um menschliche Lymphozyten und bei der Dauermarkierung um Rattenlymphozyten handelt, weil nach allen bisherigen Befunden die Kinetik der Blutlymphozyten bei Mensch und Ratte grundsätzlich die gleiche ist.

Aus Abb. 21 ergibt sich eine Grundregel über die Lebenszeit von Lymphozyten. Die Lymphozyten haben keine einheitliche Lebensdauer, sondern weisen eine kontinuierliche Verteilung ihrer Lebenszeiten von 1 Tag bis „unendlich" auf. Bei der Überlebenskurve der Ratten-Lymphozyten fallen zwei Komponenten, eine mit sehr kurzer, die andere mit sehr langer Halbwertszeit, auf. Das gleiche gilt im Prinzip für die meisten Lymphozytenpopulationen auch außerhalb des Blutes. Dieses Phänomen der größeren initialen Steilheit und der späteren Abflachung der Kurven wurde im allgemeinen etwas vordergründig zur Trennung der kleinen Lymphozyten in eine kurzlebige und eine langlebige Population benutzt, wobei als Kriterium der Kurzlebigkeit eine Umsatzzeit von weniger als 5 Tagen und als das der Langlebigkeit eine solche von mehr als 14 Tagen benutzt wurde (EVERETT *et al.*, 1964; EVERETT u. TYLER, 1970; ROSSE, 1972). Das führte zu Fehldeutungen, wenn mit Hilfe solcher Umsatzzeiten Lymphozytenpopulationen charakterisiert oder in ihrer Größe bestimmt werden sollten. Wie alle genau dokumentierten Markierungskurven von Lymphozyten in der Anstiegsphase bei genügend langer Markierungsdauer oder in der Eliminationsphase nach Absetzen des ^{3}H-Thymidin gezeigt haben (LITTLE *et al.*, 1962; ROBINSON *et al.*, 1965; BUCKTON *et al.*, 1967; COTTIER *et al.*, 1969; SCHICK *et al.*, 1973; THEML *et al.*, 1973; OSMOND u. NOSSAL, 1974b), werden Lymphozyten nicht wie Erythrozyten nach Ablauf einer determinierten Lebensdauer, sondern nach „Zufallsmuster", d.h. charakterisierbar durch eine Halbwertszeit, eliminiert. Das bedeutet, daß eine kinetisch homogene Zellpopulation mit der kurzen $T_{1/2}$ von 3 Tagen nach 14 Tagen noch etwa 4% der Zellen enthält, die zum Zeitpunkt Null schon gelebt haben, also definitionsgemäß schon „langlebig" sein müßten. Auch das Gegenteil ist offenkundig: selbst eine Lymphozytenpopulation mit einer $T_{1/2}$ von 1000 Tagen enthält Zellen, die schon innerhalb der ersten 5 Tage nach ihrer Geburt sterben, also „kurzlebig" sind. Da die 5- oder 14-Tagesgrenze Lymphozytenpopulationen nicht sicher voneinander trennt, ist es korrekter, schnell und langsam umgesetzte Lymphozytenpopulationen, charakterisiert durch ihre Halbwertszeiten, zu unterscheiden. Aus der Halbwertszeit läßt sich die mittlere Lebenserwartung ableiten, die nur den Durchschnittswert stark streuender individueller Zell-Lebenszeiten darstellt. Nur in diesem Sinne sind die Begriffe „kurzlebig" und „langlebig" als Kurzformeln für Lymphozytenpopulationen mit kurzer und langer Halbwertszeit oder mittlerer Lebenserwartung verwendbar.

Die kurzlebigen kleinen Lymphozyten haben bei Nagetieren (EVERETT *et al.*, 1964; METCALF u. WIADROWSKI, 1966; ROSSE, 1972; RÖPKE u. EVERETT, 1973) und Menschen (OTTESEN, 1954; TREPEL *et al.*, 1976) etwa die gleiche Halbwertszeit von 4 Tagen, entsprechend einer mittleren Lebenserwartung von 6 Tagen. Die mittlere Lebenserwartung der langlebigen Lymphozyten scheint dagegen mit der Lebensdauer der jeweiligen Spezies korreliert zu sein und beträgt bei Mäusen etwa 75 Tage (RÖPKE u. EVERETT, 1973), bei Ratten etwa 130 Tage (ROBINSON *et al.*, 1965) und bei Menschen 150—200 Tage (OTTESEN, 1954), etwa 500 Tage (NORMAN *et al.*, 1966; SCHICK, 1973), etwa 1000 Tage (TREPEL *et al.*, 1976) oder etwa 1500 Tage (Buckton *et al.*, 1967). Die kurzlebigen Lymphozyten machen bei Nagetieren 90% oder mehr der Thymus- und Knochenmarklymphozyten aus (Everett *et al.*, 1964; Metcalf u. Wiadrowski, 1966; Osmond *et al.*, 1973), während im Blut, in der Ductus thoracicus-Lymphe und in den Lymphknoten die langlebigen Lymphozyten bis zu einem Anteil von 95% dominieren (Everett *et al.*, 1964; Röpke u. Everett, 1973; Sprent u. Basten, 1973). Der Anteil kurzlebiger Lymphozyten im Blut kann jedoch — wahrscheinlich aufgrund stärkerer Immunstimulation normaler Tiere — erheblich höher liegen als 5% (Everett *et al.*, 1964; Robinson *et al.*, 1965; Schaer *et al.*, 1971). Bei älteren erwachsenen Menschen ohne hämatologische und infektiöse Erkrankungen wurden im Blut 5—22% kurzlebige und 78—95% langlebige Lymphozyten gefunden (Ottesen, 1954; Schick, 1973; Trepel *et al.*, 1976). Wie bei den kleinen gibt es auch bei den mittleren Lymphozyten und großen lymphoiden Zellen rasch und langsam umgesetzte Zellen, wobei im ganzen, vor allem aber in den lymphatischen Organen, die kurzlebigen überwiegen (Rieke *et al.*, 1963; Trepel u. Rastetter, 1967; Schaer *et al.*, 1971; Schick *et al.*, 1977). T- und B-Lymphozyten scheinen sich in ihrem Umsatz nicht grundsätzlich voneinander zu unterscheiden. Befunde bei Mäusen (Lamelin *et al.*, 1972; Sprent u. Basten, 1973) und Menschen (Sen u. Borella, 1973) können jedoch so gedeutet werden, daß B-Lymphozyten im allgemeinen etwas höhere Bildungsraten und eine etwas kürzere mittlere Lebenserwartung haben als T-Lymphozyten. Bei der chronischen lymphatischen Leukämie des Menschen dominieren langlebige Lymphozyten (Theml *et al.*, 1973; Schick, 1973), während es bei der Lymphogranulomatose zu einer oft sehr ausgeprägten Steigerung des Anteils kurzlebiger Lymphozyten kommt (Schick *et al.*, 1973).

B. Plasmazellen

Die Umsatz- und Lebenszeiten der reifen Plasmazellen scheinen vom Milieu abzuhängen, in dem die Plasmazellen sich befinden. In Lymphknoten und in der Milz junger Nager und Schweine mit lebhafter Immunproliferation betrug die mittlere Umsatz- und Lebenszeit der reifen Plasmazellen 1—2 Tage (Schooley, 1961; Rieke *et al.*, 1963; Sado *et al.*, 1967; Pabst u. Trepel, 1976a). Andererseits wiesen in ruhenden Lymphknoten viele reife Plasmazellen eine Lebensdauer von mehr als 4 Tagen auf (Nossal u. Mäkelä, 1962) und im Knochenmark von Ratten (Caffrey *et al.*, 1966) und Meerschweinchen (Rosse, 1971) waren viele Plasmazellen durch mehrtägige Dauermarkierung mit ^{3}H-Thymidin nicht markierbar. Aus einer Studie, die vor allem den langlebigen Plasmazellen gewidmet war (Miller, 1964), ist abzuleiten, daß Plasmazellen bei Immunreaktionen rasch in großen Mengen gebildet und verbraucht werden, daß aber einige — schätzungsweise 10% aller Plasmazellen — dem raschen Eliminierungsprozeß entgehen und mehrere Monate überleben können. Bei fortgeschrittenen Plasmozytomen des Menschen zeigen die meisten pathologischen Plasmazellen einen langsamen Umsatz (Killmann *et al.*, 1962; Salmon u. Smith, 1972).

4. Zelltod und Zelltransformation

Lymphatische Zellen können ihr Zellsystem durch Tod oder durch Umwandlung in nicht-lymphatische Zellen verlassen.

Der Tod *lymphatischer Zellen* kann innerhalb oder außerhalb der lymphatischen Gewebe erfolgen. Genaue Todesraten konnten bislang nicht bestimmt werden, weil einerseits die Durchgangszeiten sterbender lymphatischer Zellen durch das Stadium einer „todesspezifischen" Anfärbbarkeit, der Pyknose oder der Karyorhexis und andererseits die Austrittsrate von Lymphozyten durch die Schleimhäute ungenügend bekannt sind. Es kann jedoch postuliert werden, daß die Todesrate der Lymphozyten niedrig ist, weil im „steady state" folgendes gilt: Eliminationsrate = Todesrate + Transformationsrate. So kann die Todesrate der Lymphozyten/Tag beim normalen Menschen nur maximal gleich der durchschnittlichen täglichen Neubildungsrate von 2—5% (s.S. 104) sein. Dagegen dürfte die Todesrate der überwiegend kurzlebigen Plasmazellen hoch, und zwar gleich ihrer Bildungsrate von etwa 50%/Tag (s.S. 107) sein, weil eine nennenswerte Transformation der Plasmazellen in andere Zellen ausgeschlossen werden kann. Dem entspricht, daß einerseits in plasmazellreichen lymphatischen Geweben viele Plasmazellpyknosen zu sehen sind, und daß andererseits in normalen Rattenlymphknoten nur 1% Lymphozytenpyknosen (TROWELL, 1958) gefunden wurden. Nach Anwendung einer möglicherweise zelltodspezifischen Färbung wurde vermutet, daß sich bei jungen erwachsenen Mäusen etwa 10% der Zellen der mesenterialen Lymphknoten (hoher Plasmazellanteil?), 5% der Thymuszellen und 1% der Blutlymphozyten in einem Degenerationszustand befinden (CLAESSON, 1970a, b; CLAESSON u. OLSSON, 1971). Entsprechend der hohen Produktionsrate kurzlebiger Lymphozyten scheinen im Thymus erwachsener Mäuse (METCALF, 1966a) und Meerschweinchen (ERNSTRÖM u. SANDBERG, 1970) sehr viele Lymphozyten zu sterben. Bemerkenswert ist, daß im Meerschweinchen-Knochenmark, das eine etwa ebenso starke Lymphozytenproduktionsrate aufweist wie der Thymus, unter physiologischen Bedingungen selbst bei elektronenmikroskopischer Untersuchung keine Lymphozytenpyknosen gefunden wurden (YOFFEY, 1973b). Seit FLEMMINGS Erstbeschreibung der Keimzentren (1885) ist oft auf die hohe Todesrate von Keimzentrumszellen, sichtbar durch die „tingiblen Körperchen" hingewiesen worden (KINDRED, 1942; FLIEDNER *et al.*, 1964; COTTIER *et al.*, 1967; ODARTCHENKO *et al.*, 1967; HINRICHSEN u. PRINDULL, 1966). Durch ^{3}H-Thymidinmarkierung und Mikrospektrophotometrie wurde gezeigt, daß es sich bei den tingiblen Körperchen um Kerntrümmer von proliferierenden großen Keimzentrumszellen handelt (FLIEDNER, 1967; ODARTCHENKO *et al.*, 1967). Eine einfache Kalkulation anhand von Mäusedaten erweist, daß der zu manchen Spekulationen Anlaß gebende Zelltod in den Keimzentren oft weit überbewertet wurde; da der Zelltod in den Keimzentren nur etwa 4—8% der täglich im Keimzentrum neu gebildeten Zellen betrifft.

Über den Tod lymphatischer Zellen in nicht-lymphatischen Geweben ist nichts Genaues bekannt. Widersprüchliche Angaben sind über den Verlust von Lymphozyten durch die Schleimhäute des Verdauungstrakts gemacht worden: JASSINOWSKI (1928) fand bei Spülung operativ isolierter Darmschlingen, daß beim Kaninchen pro cm^2 Dünndarmschleimhaut durchschnittlich 5000 Lymphozyten/min und beim Hund etwa 1000 Lymphozyten/min in das Darmlumen abgegeben wurden. Bei jungen Ratten wurde mit ähnlicher Methodik ein Lymphozytenaustritt in das Dünndarmlumen von durchschnittlich 212×10^6/Tag gemessen, was bei den 100 g schweren Tieren etwa das Fünffache der zirkulierenden Blutlymphozyten ausmachte (KOTANI *et al.*, 1967). STENQVIST (1934) und MITCHISON (1953) zeigten an Kaninchen, daß die bei den oben genannten Experimenten vorgenommene Darmschlingenpräparation bereits genügen kann, durch eine Schleimhautschädigung die Emigration der Lymphozyten zu verhundertfachen. Diese Autoren fanden ebenso wie MUTHMANN (1913) bei histologischer Untersuchung der Darmschleimhaut mehrerer Säugerspezies keine Hinweise auf eine nennenswerte Emigration von Lymphozyten ins Darmlumen. Ähnliche Divergenzen gab es um die Lymphozytenauswanderung in die Mundhöhle.

Während aufgrund histologischer Studien zunächst auf eine intensive Lymphozytenemigration durch die Mundschleimhaut im Bereich der Gaumentonsillen geschlossen wurde (Stöhr, 1882/83), wurde eine solche Lymphozytenauswanderung bei einer Neuuntersuchung des Problems nicht bestätigt (Hellman, 1932). Für die letzte Version spricht, daß sich bei Rachenabstrichen von jungen Menschen bei einem Sechstel der Untersuchten keine Lymphozyten fanden, während bei den übrigen nur 9,4—17% der leukozytären „Speichelkörperchen" als Lymphozyten identifiziert wurden (Ikeda, 1950/51). In die Zirkulation gelangende geschädigte Lymphozyten scheinen außer in der Milz vor allem im RES der Leber abgefangen zu werden (Hersey, 1971). Auch die Lunge soll ständig Lymphozyten aus dem Blut sequestrieren, da die Lymphozytenkonzentration in der A. femoralis um 200—300/mm^3 unter derjenigen der A. pulmonalis zu liegen schien (Jorke, 1963). Diese Angaben müssen auf einem Irrtum beruhen, denn sie würden bei einem Herzminutenvolumen von 5 Litern einer Lymphozytensequestration von 1 bis $1,5 \times 10^9$/min, d.h. der Vernichtung aller zirkulierenden Blutlymphozyten in der Lunge innerhalb 10 min entsprechen.

Nachdem Maximow (1909a, b) die Umwandlung von Lymphozyten in Entzündungszellen und hämopoetische Zellen postuliert hatte, wurde auch in jüngerer Zeit auf die mögliche *Transformation von Lymphozyten* in Zellen der Erythropoese (Übersicht: Yoffey, 1964), Makrophagen (Rebuck *et al.*, 1955; Braunsteiner *et al.*, 1958) und Mastzellen (Ginsburg *et al.*, 1964) hingewiesen. Durch Nachprüfungen mit moderneren Methoden wurden diese Hypothesen weitgehend widerlegt. Eine direkte Umwandlung von typischen Lymphozyten in hämopoetische Zellen des Knochenmarks ist nicht nachweisbar. Der Weg verläuft umgekehrt (s.S. 107f.). Fast alle Makrophagen in Entzündungsexsudaten und im RES stammen vom Monozytensystem ab (Übersicht: van Furth *et al.*, 1972). Lediglich unter den Extrembedingungen einer Graft-versus-host-Reaktion scheinen bei Mäusen auch zirkulierende Lymphozyten zur Umwandlung in Makrophagen fähig zu sein (Boak *et al.*, 1968).

Die Transformation von kleinen Lymphozyten in proliferierende große lymphoide Zellen, bei der die Zellen das lymphatische Zellsystem nicht verlassen, wird auf S. 57f. und 110f. diskutiert.

5. Ausschwemmung und Rezirkulation

A. Allgemeines

Lymphatische Zellen werden aus allen lymphatischen Organen ausgeschwemmt und scheinen sich in jedem Organ und vaskularisierten Gewebe des Körpers ansiedeln zu können. Die Fähigkeit zur Ausschwemmung, Zirkulation und Ansiedlung ist jedoch unter den lymphatischen Zellen sehr verschieden. Als allgemeine Regel kann gelten, daß reife Plasmazellen selten ausgeschwemmt werden (Hall *et al.*, 1967; Trepel *et al.*, 1968; Beathard *et al.*, 1971; Hummeler *et al.*, 1972), unreife Plasmazellen und große lymphoide Zellen häufiger (Weidenreich, 1909; Ehrich u. Harris, 1942; Gowans u. Knight, 1964; Birbeck u. Hall, 1967; Hall *et al.*, 1967; Wagner *et al.*, 1967; Pedersen u. Morris, 1970; Wagner u. Eckmann, 1970), am meisten aber kleine Lymphozyten (Ehrich u. Harris, 1942; Cronkite *et al.*, 1964; Gowans u. Knight, 1964; Yoffey, 1964; Sarles *et al.*, 1967; Schnappauf *et al.*, 1968; Sprent, 1973).

B. Rezirkulation der Lymphozyten

Die Rezirkulation als Möglichkeit lymphatischer Zellen, durch Blut *und* Gewebe zu zirkulieren, wurde bereits von Flemming (1885) diskutiert, später von Sjövall

Schema der Lymphozytenrezirkulation

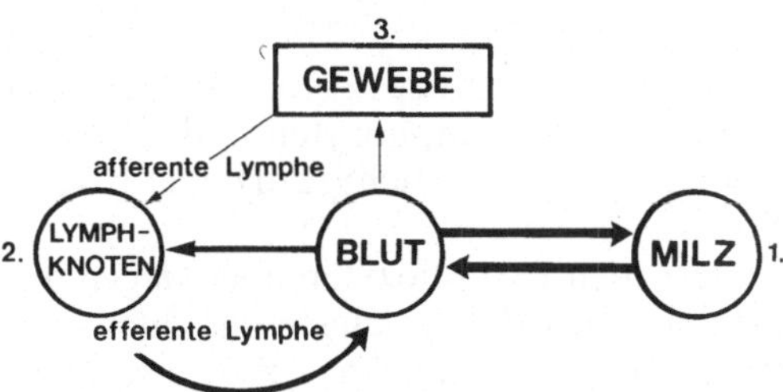

Abb. 22. Schema der Lymphozytenrezirkulation: Kleine Lymphozyten verlassen das Blut auf drei Ausstromwegen und kehren auf zwei Einstromwegen zurück. Die Strichdicke der Pfeile soll Unterschiede in der Stromstärke verdeutlichen (TREPEL, 1975)

(1936) und EHRICH (1946) vermutet, von YOFFEY (1935/36) entdeckt, jedoch unzutreffend interpretiert und schließlich exakt bewiesen von GOWANS (1959). Drei *Rezirkulationswege* sind bekannt (Abb. 22):

1. Rezirkulation durch die Milz. Lymphozyten verlassen das Blut in besonderen Arteriolen und Kapillaren, die am Rand der weißen Pulpa in die Marginalzone münden (MOORE et al., 1964; WEISS, 1965). Von dort wandern sie in die periarteriolären lymphatischen Begleitscheiden, die sie später durch präformierte Gewebskanäle (MITCHELL, 1973) wieder verlassen und dabei ins Milzvenenblut gelangen.

2. Rezirkulation durch die Lymphknoten. Lymphozyten verlassen das Blut in den besonders strukturierten postkapillären Venolen der tiefen Lymphknotenrinde (Paracortex) und durchwandern das lockere Fasergerüst des Paracortex (DE SOUSA, 1969), das über präformierte Gewebsspalten Anschluß an die Lymphsinus des Lymphknotenmarks hat (SÖNDERSTRÖM u. STENSTRÖM, 1969). Auf diesem Wege gelangen die Lymphozyten in die efferente Lymphe und von dort über den Ductus thoracicus oder die anderen Hauptlymphgänge wieder ins Blut.

3. Rezirkulation durch die Gewebe. Lymphozyten verlassen das Blut in den Kapillaren und Venolen der Gewebe (VEJLENS, 1938; ILLIG, 1961; SMITH et al., 1970). Von dort gelangen sie mit der afferenten Lymphe zu den regionalen Lymphknoten und erreichen über deren Lymphsinus die efferente Lymphe, mit der sie wieder ins Blut geschwemmt werden.

Die *rezirkulierenden Zellen* sind in erster Linie kleine Lymphozyten. Das wurde unter anderem durch Transfusion markierter kleiner Lymphozyten bei Ratten (GOWANS u. KNIGHT, 1964) und Menschen (REVILLARD et al., 1968) bewiesen. Dem entspricht, daß kleine Lymphozyten massenhaft beim Durchtritt durch die Wand der postkapillären Venolen der Lymphknoten bei Ratten (GOWANS u. Marchesi, 1964) und beim Menschen (MANASTER et al., 1973) gefunden wurden. Zellen der Plasmazellreihe und große Lymphozyten rezirkulieren nicht oder relativ zur Zahl rezirkulierender kleiner Lymphozyten in unbedeutender Menge (GOWANS u. KNIGHT, 1964; GRISCELLI et al., 1969). Nicht alle kleinen Lymphozyten beteiligen sich an der Rezirkulation. Nach Entleerung des rezirkulierenden Lymphozytenpools durch Ductus thoracicus-Drainage bei verschiedenen Tierspezies und beim Menschen bleiben in der Ductus thoracicus-Lymphe durchschnittlich 10% und im Blut etwa 20% der ursprünglichen Lymphozytenzahl, davon etwa die Hälfte kleine Lymphozyten, zurück, die demnach durch Ableitung des rezirkulierenden Zellpools nicht eliminiert werden konnten (CAFFREY et al., 1962; SARLES et al., 1967 u. 1970; REVILLARD et al., 1968; SCHNAPPAUF et al., 1968; SPRENT, 1973). Ein noch höherer Anteil kleiner Lymphozyten blieb nach langdauernder Ductus thoracicus-Drainage oder einer im Effekt ähnlichen Methode, der extrakorporalen Blutbestrahlung, in den Lymphknoten, in der Milz und im Thymus von Kälbern, Mäusen und Menschen erhalten (Sarles *et al.*, 1967; Fish *et al.*, 1970; Ruchti *et al.*, 1970; Sprent, 1973). Das gleiche scheint bei der Ratte für die Lymphozyten des Thymus und des Knochenmarks zu gelten (Yoffey *et al.*, 1964; Ford, 1968). Von den Blutlymphozyten und Ductus thoracicus-Lymphozyten des Menschen sollen etwa 20% nicht rezirkulieren (Revillard *et al.*, 1968; Schick *et al.*, 1975b).

Unter den rezirkulierenden Lymphozyten überwiegen die T-Zellen. 80—85% der Ductus-Lymphozyten von Mäusen trugen das thymusspeczifische θ-Antigen (Raff u. Owen, 1971; Sprent, 1973). An T-zellfreien Ratten (Howard, 1972) und Mäusen (Sprent, 1973) wurde gezeigt, daß etwa 25% bzw. 15% der normalerweise in der Ductus-Lymphe auffindbaren kleinen Lymphozyten B-Zellen sind, die überwiegend an der Rezirkulation teilnehmen müssen. Als Unterschied zu den rezirkulierenden T-Lymphozyten ergab sich lediglich, daß die kleinen B-Lymphozyten der Ductus-Lymphe langsamer rezirkulieren und sich in anderen Zonen des lymphatischen Gewebes ansiedeln als die T-Zellen (Howard, 1972; Howard *et al.*, 1972; Sprent, 1973). Diese Zonen entsprechen den T- und B-Regionen der sekundären lymphatischen Organe (s.S. 84f.). Praktisch alle rezirkulierenden Zellen scheinen zu den sogenannten „langlebigen", d.h. langsam umgesetzten Lymphozyten, zu gehören (s.S. 121f.).

Bei technisch einwandfreier Ductus thoracicus-Drainage werden mit zunehmender Drainagedauer gesetzmäßige Veränderungen des Lymphozytenausstoßes in der Ductus-Lymphe beobachtet, die bei den meisten Säugerspezies und bei Menschen (Sarles *et al.*, 1967, 1970; Revillard *et al.*, 1968) trotz quantitativer Unterschiede grundsätzlich gleich sind (Abb. 23 u. 24). Nach einigen Stunden bis

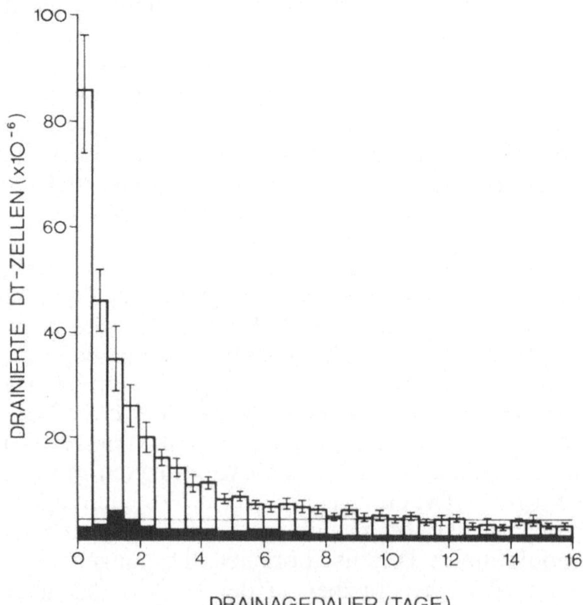

Abb. 23. Langzeitdrainage des Ductus thoracicus bei normalen jung-erwachsenen CBA-Mäusen. Die Säulen zeigen die in 12-Std-Portionen gesammelten Zellmengen, wobei die schwarzen Säulen den Anteil an großen lymphatischen Zellen darstellen. Oberhalb der gestrichelten Linie liegt der leicht mobilisierbare bzw. leicht zu entleerende Pool (ca. 230×10^6 kleine Lymphozyten), unterhalb der Basisausstoß (ca. 70×10^6 Zellen in 16 Tagen). (Nach Sprent, 1973)

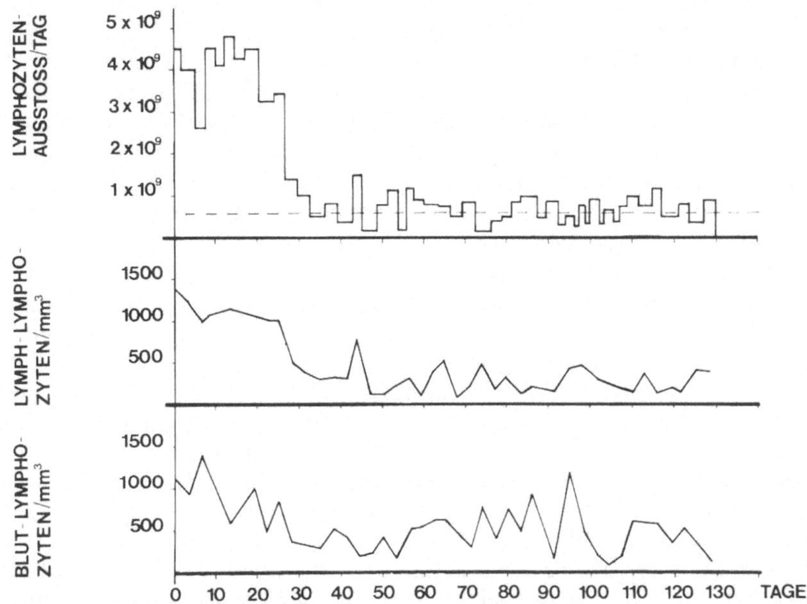

Abb. 24. 130tägige Ductus thoracicus-Drainage bei einem 23jährigen Patienten mit chronischer Nephritis. Die Abbildung zeigt von oben nach unten: den täglichen Lymphozytenausstoß mit der Ductus-Lymphe, die Lymphozytenkonzentration der Ductus-Lymphe und die Lymphozytenkonzentration des Blutes. Der leicht mobilisierbare Lymphozytenpool wird in 25 – 30 Tagen mobilisiert. Er enthält etwa 100×10^9 Lymphozyten. Unabhängig davon besteht ein mit dem schwer mobiliserbaren Lymphozytenpool in Beziehung stehender Basisausstoß von etwa $0,5 \times 10^9$ Zellen/Tag (in der Graphik durch die gestrichelte Linie angezeigt). Die Relation des leicht mobilisierbaren Pools zum zirkulierenden Blutlymphozytenpool beträgt in diesem Beispiel etwa 16 : 1. Parallel zur Elimination des leicht mobilisierbaren Pools fällt die Lymphozytenkonzentration der Ductus-Lymphe auf etwa 20% und die Lymphozytenkonzentration des Blutes auf etwa 30% des Ausgangswertes ab (modifiziert nach SARLES *et al.*, 1967)

Tagen mit konstantem oder kaum abnehmendem Lymphozytenausstoß kommt es innerhalb weniger weiterer Tage zu einem steilen Abfall des Lymphozytenstromes und dann zum Einpendeln auf ein niedriges Ausstoßniveau, das auch bei Fortführung der Drainage über Wochen nur sehr langsam weiter absinkt. Die bis zum Erreichen des neuen erniedrigten Lymphozyten-Ausstoßniveaus drainierte Lymphozytenmenge wird nach Abzug dieses niedrigen Dauerausstoßes als „leicht mobilisierbarer" Lymphozytenpool bezeichnet. Die bei der niedrigen Basiskonzentration wochenlang drainierbare Lymphozytenmasse gilt als der „schwer mobilisierbare" Lymphozytenpool. Beim Kalb beträgt die Halbwertszeit der Entleerung des leicht mobilisierbaren Pools 1,2 Tage und diejenige des schwer mobilisierbaren Pools 29,5 Tage (CRONKITE *et al.*, 1968). Der leicht mobilisierbare Pool wird mit dem rezirkulierenden Lymphozytenpool gleichgesetzt und beträgt durchschnittlich bei Mäusen 10×10^9 Lymphozyten/kg Kp.-Gew. (GESSNER u. GOWANS, 1962). bei Ratten $7,8 \times 10^9$/kg (CAFFREY *et al.*, 1962), bei Kälbern 3 bis 4×10^9/kg (CRONKITE *et al.*, 1968; SCHNAPPAUF *et al.*, 1968a), bei Schafen 3×10^9/ kg und bei Hunden 2×10^9/kg (SCHNAPPAUF *et al.*, 1968), bei Meerschweinchen 2×10^9/kg (DINEEN u. ADAMS, 1970) sowie bei Menschen mit chronischer Urämie und Blutlymphozytopenie von 1000 Lymphozyten/mm³ 1 bis 2×10^9 Lymphozyten/kg (REVILLARD *et al.*, 1968; SARLES *et al.*, 1967, 1970). Diese sich auf lymphozytopenische Patienten beziehenden Angaben sollten ebensowenig mit dem Normwert des gesunden Erwachsenen gleichgesetzt werden, wie der auf etwa 10×10^9 Lymphozyten/kg Kp.-Gew. schätzbare leicht mobilisierbare Lymphozytenpool eines 5 Monate alten Ductus thoracicus-drainierten Kindes (Absolon *et al.*, 1964).

Ein Lymphozytenpool, der dem durch Ductus thoracicus-Drainage definierten leicht mobilisierbaren Pool ähnlich ist, wird durch 12—48 stündige extrakorporale Blutbestrahlung beim Kalb (Cronkite *et al.*, 1964) und beim nicht-leukämischen Menschen (Andersen *et al.*, 1968; Field *et al.*, 1972) entleert bzw. zerstört. Dagegen ist die Senkung der Lymphozytenzahlen bei der chronischen lymphatischen Leukämie durch extrakorporale Blutbestrahlung vor allem durch Vernichtung schwer mobilisierbarer Lymphozytenpools bedingt (Schiffer, 1968). Der im normalen Organismus schwer mobilisierbare Lymphozytenpool enthält neben langlebigen auch kurzlebige kleine Lymphozyten (Koster, 1971) und zahlreiche große proliferierende lymphatische Zellen (Cronkite *et al.*, 1964; Gowans u. Knight, 1964; Wagner *et al.*, 1967; Sprent, 1973), so daß er nicht nur die langsame Entleerung eines überwiegend im Gewebe fixierten Lymphozytenpools widerspiegelt, sondern auch in Beziehung zur Zellproduktion in den Lymphknoten der unteren Körperhälfte steht. Eine totale Entleerung des schwer mobilisierbaren Pools konnte auch bei extrem langer Ductus thoracicus-Drainage von 35 Tagen bei der Maus (Sprent, 1973) oder von 120 Tagen beim Menschen (Sarles *et al.*, 1967, 1970) nicht erreicht werden. Die Grenze zum gewebsfixierten Lymphozytenpool (Schiffer, 1968) scheint fließend zu sein. Daher sind genaue quantitative Angaben über diesen Pool oder seine Lokalisation im lymphatischen Gewebe nicht möglich. Bei der Ratte (Gowans u. Knight, 1964), beim Kalb (Cronkite u. Chanana, 1970) und beim normalen Menschen (Trepel, 1975) wurde geschätzt, daß etwa 50% aller Lymphozyten auf den leicht mobilisierbaren, rezirkulierenden Pool und etwa 50% auf den schwer mobilisierbaren und den gewebsfixierten Lymphozytenpool entfallen.

Wegen der Kontraindikationen einer Ductus thoracicus-Drainage wurden bei Patienten häufiger andere Methoden zur indirekten Bestimmung des rezirkulierenden Pools verwendet. Frisch entnommene Blutlymphozyten wurden in vitro mit dem radioaktiven RNA-Baustein ^{3}H-Cytidin (Bremer *et al.*, 1973; Schick *et al.*, 1975c) oder mit Radiochrom, ^{51}Cr (Merritt *et al.*, 1969; Hersey, 1971; Scott, *et al.*, 1972), markiert und anschließend intravenös in den Spender autotransfundiert. Durch Autoradiographie (nach ^{3}H-Cytidin) und Aktivitätsmessungen (nach ^{51}Chrom) von Blutproben wurde zu verschiedenen Zeitpunkten nach Gabe der markierten Lymphozyten deren Verdünnung im bekannten Blutvolumen bestimmt und daraus auf die Größe des mit dem Blutpool kommunizierenden Zellpools geschlossen, in dem sich die markierten Zellen verteilt hatten. Dieser, als „leicht austauschbarer" Lymphozytenpool bezeichnet, wurde bei hämatologisch normalen Patienten nach Verwendung von ^{3}H-Cytidin-markierten Lymphozyten auf die 6—19 fache Größe (Bremer *et al.*, 1973) bzw. auf die 20—40 fache Größe (Schick *et al.*, 1975b) des zirkulierenden Blutlymphozytenpools geschätzt, soll dagegen aufgrund der Radiochrom-Messungen nur doppelt so groß sein wie der Blutlymphozytenpool (Scott *et al.*, 1972) oder kann auf die 50 fache Größe des Blutlymphozytenpools berechnet werden (Merritt *et al.*, 1969; Hersey, 1971). Die Chrommarkierung der Lymphozyten scheint für quantitative Untersuchungen der Lymphozytenkinetik nicht geeignet (s. o.), so daß die angeführten widersprüchlichen Angaben hier nicht diskutiert zu werden brauchen. Dagegen liegen die mit der ^{3}H-Cytidin-Markierung gefundenen Größenverhältnisse des leicht austauschbaren Pools gegenüber dem zirkulierenden Pool von 6 : 1 bis 40 : 1 im gleichen Bereich, wie er mit Ductus thoracicus-Drainage für den rezirkulierenden Pool bestimmt werden kann, nämlich etwa 10 : 1 (Revillard et al., 1968) oder 10 : 1

bis 30 : 1 (SARLES *et al.*,1967, 1970) bei chronisch Nierenkranken, 10 : 1 bis 15 : 1 bei Hunden, Schafen und Kälbern (SCHNAPPAUF *et al.*, 1968) sowie etwa 15 : 1 bis 20 : 1 bei Ratten (FORD u. GOWANS, 1969). Aufgrund dieser Synopsis kann beim Menschen die Größe des rezirkulierenden Lymphozytenpools bei einer Blut-Lymphozytenzahl von 2000/mm³, normalem Blutvolumen und normalen lymphatischen Organen auf $100—300 \times 10^9$ oder $1,5—4,0 \times 10^9$/kg Kp.-Gew. geschätzt werden.

Bei einer quantitativen Beschreibung der Lymphozytenrezirkulation ist neben der Größe des rezirkulierenden Pools die durchschnittliche Rezirkulationsgeschwindigkeit, d. h. die Durchgangszeit durch den rezirkulierenden Pool, wesentlich. Als geeigneter Ausgangspunkt, die Rezirkulationsgeschwindigkeit zu berechnen, erweist sich die Messung oder Schätzung der Verweildauer rezirkulierender Lymphozyten im Blut. Aufgrund der Eliminationsrate von mittels extrakorporaler Blutbestrahlung letal geschädigten Lymphozyten im „steady state" wurde beim Kalb eine durchschnittliche Verweildauer der normalen Blutlymphozyten von 20 bis 40 min (CRONKITE *et al.*, 1963, 1964) und bei chronisch nierenkranken Menschen eine solche von maximal 60 min (FIELD *et al.*, 1972) errechnet. Aus den Halbwertzeiten der Eliminationskurven von intravenös injizierten autologen tritiummarkierten kleinen Lymphozyten bei chronisch Nierenkranken (REVILLARD *et al.*, 1968) und hämatologisch normalen Patienten (SCHICK *et al.*, 1975 b) ergaben sich Verweildauern rezirkulierender Zellen im Blut von 20—35 min. Der rasche Einstrom von Lymphozyten ins Blut wurde auch durch Leukophoresen bewiesen, bei denen Normalpersonen Blutlymphozytenverluste von 115—190% sofort wieder ausglichen (SCHWARZENBERG *et al.*, 1968). Mit 1. diesen Werten, 2. den bekannten Zahlen des zirkulierenden Blutlymphozytenpools, von dem etwa 80% rezirkulieren und 3. der Größe des gesamten rezirkulierenden Pools läßt sich die durchschnittliche Rezirkulationszeit berechnen:

$$\text{Rezirkulationszeit} = \text{Blutverweildauer} \times \frac{\text{Rezirkulierender Pool}}{\text{Zirkulierender Pool} \times 0,8}$$

Bei Einsetzung der häufigsten Meßwerte und der wahrscheinlichsten Schätzwerte in dieser Formel ergeben sich für den normalen Menschen Rezirkulationszeiten von 10—12 Std. Tabelle 17 faßt einige quantitative Daten der Lymphozytenrezirkulation beim Menschen zusammen.

Da im Ductus thoracicus innerhalb 10 Std nicht der ganze rezirkulierende Lymphozytenpool ins Blut gelangt, sondern beim Menschen täglich das 1—2 fache des zirkulierenden Blutlymphozytenpools (SARLES *et al.*, 1967 u. 1970; REVILLARD *et al.*, 1968; TILNEY u. MURRAY, 1968; GIRARDET u. BENNINGHOFF, 1972; YONEMOTO u. TERASAKI, 1972), d. h. in 10 Std nur etwa $\frac{1}{30}$ des rezirkulierenden Pools, muß der Haupteinstrom der rezirkulierenden Lymphozytenmasse ins Blut auf anderen „Zugängen" erfolgen. Der Hauptort für Ein- und Ausstrom rezirkulierender Lymphozyten scheint die Milz zu sein. Der Anteil der Milz an der Rezirkulation durch die Gewebe beträgt bei Ratten mehr als 50% (FORD u. GOWANS, 1969)

Tabelle 17. Quantitative Angaben (Durchschnittswerte) über die Lymphozytenrezirkulation beim normalen erwachsenen Menschen. (Die Literaturreferenzen sind dem Text zu entnehmen.)

Anteil rezirkulierender Lymphozyten im Blut	$\sim 80\%$
Rezirkulierender Pool	$2—4 \times 10^9$/kg
Verhältnis des rezirkulierenden Pools zum zirkulierenden Blutlymphozyten-Pool	$10—30 : 1$
Täglicher Lymphozytenausstoß mit der Ductus-thoracicus-Lymphe	$0,2—0,3 \times 10^9$/kg
Verweildauer rezirkulierender Lymphozyten im Blut	$20—60$ min
Mittlere Rezirkulationszeit	$10—12$ Std

und bei jungen Schweinen anscheinend bis zu 90.% (Pabst u. Trepel, 1975b, 1976b). Demnach ist nach Splenektomie mit einer erheblichen Verlangsamung der Rezirkulationsgeschwindigkeit zu rechnen.

Zur *Pathophysiologie der Lymphozytenrezirkulation* liegen wenige Untersuchungen vor. Bei der chronischen lymphatischen Leukämie (CLL) beteiligen sich die meisten Lymphozyten nicht an der normalen Rezirkulation: Während bei hämatologisch gesunden Personen und Patienten ohne lymphatische Systemerkrankungen die Konzentration der Lymphozyten in der Ductus thoracicus-Lymphe stets höher ist als im Blut, ist es bei leukämischen CLL-Patienten umgekehrt (Bierman *et al.*, 1953; Binet *et al.*, 1967; Bremer *et al.*, 1973a; Flad *et al.*, 1973). Der leicht austauschbare Lymphozytenpool scheint bei der CLL relativ vermindert (Bremer *et al.*, 1973b; Manaster *et al.*, 1973). Es ergaben sich Hinweise, daß bei der CLL eine Minderheit der Lymphozyten normal rezirkuliert (Bremer *et al.*, 1973a) und daß in der Ductus thoracicus-Lymphe normale PHA-stimulierbare Lymphozyten in höherer Konzentration vorkommen als im Blut (Flad *et al.*, 1973). Schiffer (1968) entwickelte Modellvorstellungen über verschiedenen Lymphozytenpools bei der CLL. Bei der Lymphogranulomatose scheint die Rezirkulation nicht grundsätzlich gestört zu sein, wie durch Ductus thoracicus-Drainage bei Patienten mit supradiaphragmalem und mit abdominalem M. Hodgkin (Engest *et al.*, 1971) und durch Autotransfusion ^{3}H-Cytidin-markierter Blutlymphozyten bei Patienten mit Stadium II—IV (Schick *et al.*, 1975b) gezeigt wurde. Es ergaben sich jedoch Hinweise, daß die Größe des rezirkulierenden Lymphozytenpools bei den meisten Patienten mit Lymphogranulomatose proportional zur Konzentration der Blutlymphozyten vermindert ist (Engeset *et al.*, 1971; Schick *et al.*, 1975b).

Die *Funktion der Lymphozytenrezirkulation* kann folgendermaßen interpretiert werden: Durch die Rezirkulation wird erreicht, daß etwa die Hälfte des gesamten Lymphozytenbestandes ständig und rasch alle Gewebe des Körpers „durchkämmt", wobei sich spezifisch immunreaktive und unspezifisch aktivierte Lymphozyten in großen Mengen an Orten der Antigenlokalisation im Gewebe ansammeln können, ein Vorgang, der als „trapping of lymphocytes" bezeichnet wurde (Hall u. Morris, 1965; Ford, 1969; Pedersen u. Morris, 1970; Zatz u. Lance, 1971; Rowley *et al.*, 1972). Da eingedrungene Antigene zum großen Teil durch die afferente Lymphe zu den regionalen Lymphknoten oder durch das Blut in die Milz transportiert werden (s.S. 90), ist das antigeninduzierte „trapping" rezirkulierender Lymphozyten in diesen Organen am stärksten. Nach Injektion von Antigenen in die Fußsohle bei Ratten verfünffachte der popliteale Lymphknoten innerhalb von 4 Tagen seine Lymphozytenzahl, wobei die meisten Lymphozyten nicht lokal neugebildet, sondern aus dem rezirkulierenden Pool eingewandert waren (Werdelin, 1972). Bei subkutaner Injektion verschiedener Antigene war das „trapping" der Lymphozyten im regionalen Lymphknoten nach 24 Std (Zatz u. Lance, 1971) und bei intravenöser Injektion in der Milz nach 6 bis 24 Std maximal (Ford, 1969; Zatz u. Lange, 1971). Dagegen erreichte die Lymphozytenspeicherung in den drainierenden Lymphknoten von Haut-Allotransplantaten bei der Ratte erst nach 3 bis 9 Tagen ihren Höhepunkt (Zatz u. Lance, 1971). Das „trapping" der rezirkulierenden Lymphozyten erfolgt für einen kleineren Anteil der Zellen antigenspezifisch (Sprent *et al.*, 1971; Rowley *et al.*, 1972; Ford u. Atkins, 1973), bei der Mehrheit der Lymphozyten jedoch unspezifisch (Emerson u. Thursh, 1971; Zatz u. Lance, 1971) nach dem Rekrutierungsmuster von immunologischen Entzündungsinfiltraten (Asherson u. Allwood, 1972). An Orten der Antigenlokalisation kommt es nach dem initialen „trapping" von Lymphozyten, das zu einer vorübergehenden Einschränkung der

Rezirkulation führt, später zu einer lokalen Beschleunigung der Rezirkulation, wie an Schafslymphknoten gezeigt wurde (HALL u. MORRIS, 1963; HALL, 1967).

C. Weitere Zellströme

Wenn in Blut und Lymphe nicht 100%, sondern nur 80% der Lymphozyten rezirkulieren, müssen die restlichen ausgeschwemmten oder zirkulierenden lymphatischen Zellen anderen Migrationsströmen angehören, von denen einige aufgrund der Funktion und Ontogenese des lymphatischen Zellsystems postuliert werden können: 1. ein Strom von Effektorzellen, die bei spezifischen Immunreaktionen in den sekundären lymphatischen Organen gebildet werden und zu den in anderen Geweben lokalisierten Antigenen zu transportieren sind; 2. ein Strom von Thymuslymphozyten, die die T-Zellregionen der sekundären lymphatischen Organe (s.S. 84f.) in der späten Ontogenese besiedeln und 3. ein Strom von „Bursa"-Lymphozyten, die die B-Zellregionen der sekundären lymphatischen Organe aufbauen. In Übereinstimmung mit den theoretischen Erwartungen wurden diese lymphatischen Zellströme an Tieren nachgewiesen.

Der *Effektorzellstrom* (HALL, 1969) folgt den Wegen, die sich durch die jeweilige Lage des Bildungsortes der immunologischen Effektorzellen ergeben:

1. von den peripheren Lymphknoten mit der efferenten Lymphe zu anderen zentraleren Lymphknoten (BIRBECK u. HALL, 1967; HALL *et al.*, 1967) oder mit der efferenten Lymphe ins Blut (HALL *et al.*, 1967);

2. von der Milz direkt ins Blut (CANNON u. WISSLER, 1967; CHAPERON *et al.*, 1968; ERNSTRÖM u. SANDBERG, 1972);

3. von Gewebsbezirken mit hoher Antigenkonzentration, beispielsweise nach subkutaner Injektion von heterologen Erythrozyten (HALL u. MORRIS, 1963) oder aus einer transplantierten histoinkompatiblen Niere (PEDERSEN u. MORRIS, 1970; HAMBURGER *et al.*, 1971) mit der afferenten Lymphe zum regionalen Lymphknoten oder auch direkt ins Blut.

Der Effektorzellstrom stellt in fast jeder Beziehung das Gegenteil des Rezirkulationsstroms dar. Die dominierenden Zellen des Effektorzellstroms sind große, basophile lymphoide Zellen. Bei elektronenmikroskopischer Untersuchung zeigen sie einen hohen Ribosomengehalt, oft in Form rosettenartiger Polyribosomen, jedoch mit gering entwickeltem endoplasmatischen Retikulum (BIRBECK u. HALL, 1967; HALL *et al.*, 1967; PEDERSEN u. MORRIS, 1970; BEATHARD *et al.*, 1971). Nur wenige Zellen können aufgrund des Nachweises eines Ergastoplasmas als unreife Plasmazellen bezeichnet werden (HALL *et al.*, 1967; BEATHARD *et al.*, 1971; MURPHY *et al.*, 1972). Dennoch handelt es sich bei den meisten großen lymphoiden Zellen des Effektorzellstroms um Plasmazellvorläufer, die nach ihrer Ansiedlung im Gewebe typische Plasmazellen bilden (GOWANS u. KNIGHT, 1964; BIRBECK u. HALL, 1967; HALL *et al.*, 1972). In der Ductus thoracicus-Lymphe des Kalbes fanden sich neben 92,7% kleinen Lymphozyten 5,7% große lymphoide Zellen mit zahlreichen fein verteilten Ribosomen, 1% große lymphoide Zellen mit Polyribosomen, 0,5% unreife Plasmazellen und 0,1% Plasmazellen (BEATHARD *et al.*, 1971). Im Ductus thoracicus normaler Ratten liegt der Anteil großer lymphatischer Zellen, d.h. mutmaßlicher Effektorzellen, um oder unter 5% (GOWANS u. KNIGHT, 1964; HALL *et al.*, 1972). In der efferenten Lymphe von antigenstimulierten Lymphknoten von Schafen können die großen Effektorzellen 10—50% der Zellpopulation ausmachen (HALL u. MORRIS, 1963, HALL *et al.*, 1972). Das gleiche gilt für die Lymphe aus histokompatiblen Nierentransplantaten beim Schaf (PEDERSEN u.

Morris, 1970) und beim Menschen (Hamburger *et al.*, 1971). Solche Zellen treten bei ausgeprägten Immunreaktionen auch in auffallender Anzahl im Blut auf, z. B. beim Menschen in Konzentrationen bis zu 1000/mm³ (Moeschlin, 1940; Zwicker, 1954; Trepel *et al.*, 1968). Dieses Phänomen ist so regelmäßig nachweisbar, daß es als diagnostisches Kriterium für eine intensive Stimulation des lymphatischen Zellsystems empfohlen wurde (Crowther *et al.*, 1969). Hier ist jedoch zu betonen, daß die derzeitigen Kenntnisse nicht ausreichen, jede große basophile lymphoide Zelle im Blut des Menschen, z. B. bei der infektiösen Mononukleose oder bei der Lymphogranulomatose als Effektorzelle zu klassifizieren. Die mit der Lymphe ausgeschwemmten großen Effektorzellen proliferieren anscheinend alle (Wagner *et al.*, 1967, 1970; Pedersen u. Morris, 1970; Hall *et al.*, 1972), die ins Blut ausgeschwemmten nur zu einem kleineren Teil (Trepel u. Rastetter, 1967; Crowther *et al.*, 1969). Neben großen lymphoiden Zellen müssen auch einige kleine Lymphozyten zu den Effektorzellen gerechnet werden. Sie sind unter den kleinen Lymphozyten zu finden, die bei bestimmten Immunreaktionen, z. B. nach Infektion mit Listeria monocytogenes (McGregor *et al.*, 1970; Koster u. McGregor, 1971), nach histo-inkompatibler Gewebetransplantation (Walb *et al.*, 1971), oder bei Autoimmunprozessen (Werdelin, 1972) vermehrt gebildet und in die Zirkulation ausgeschwemmt werden. Die Ausschwemmung von Effektorzellen beginnt 2—3 Tage nach Stimulierung des lymphatischen Gewebes und erreicht je nach Art der stimulierenden Antigene nach 4—15 Tagen ihr Maximum (Hall u. Morris, 1963; Hall, 1967; Trepel *et al.*, 1968; Crowther *et al.*, 1969; Pedersen u. Morris, 1970; Hamburger *et al.*, 1971).

Die Zellen des Effektorzellstroms sind in ihrer großen Mehrheit, vielleicht sogar in ihrer Gesamtheit, kurzlebig (Sprent *et al.*, 1971). Das gilt für die beteiligten kleinen Lymphozyten, deren Lebenszeit bei Listeria-immunisierten Ratten weniger als 7 Tage beträgt (McGregor *et al.*, 1971) und erst recht für die großen proliferierenden lymphatischen Zellen des Effektorzellstroms, deren Lebenszeit mit ihren kurzen Generationszeiten (s. S. 103) identisch ist. Die kurze Lebenszeit der Effektorzellen entspricht ihrer Funktion (s. S. 3). In Erfüllung dieser Aufgabe scheinen die Effektorzellen zugrundezugehen. Die Effektorzellen scheinen nicht spezifisch durch das Antigen „angelockt" zu werden, das ihre Produktion ausgelöst hatte. Sie zeigen vielmehr die Tendenz, sich an Orten beliebiger Immunreaktionen und sogar in Infiltraten unspezifischer Entzündungen anzusiedeln: So fanden sie sich bei Kaninchen nicht nur im zellulären Infiltrat von Allotransplantaten, gegen die sie gerichtet waren, sondern beteiligten sich auch an der Abstoßung von weiteren Allotransplantaten, gegen die sie nicht sensibilisiert sein konnten (Prendergast, 1964). Gegen Listeria monocytogenes gerichtete kurzlebige Immunzellen sammelten sich bei Ratten in hoher Konzentration in Entzündungsexsudaten an, gleichgültig ob diese durch Listerien oder durch unspezifische Reize (Koster u. McGregor, 1971) oder durch Tuberkelbakterien (Hawrylko u. Mackaness, 1972) erzeugt wurden. Schließlich zeigen große basophile Effektorzellen der efferenten Lymphe, zumindest bei den diesbezüglich eingehend untersuchten Ratten, eine ausgeprägte Affinität zur Dünndarmschleimhaut (Gowans u. Knight, 1964; Hall *et al.*, 1972), und zwar unabhängig davon, ob diese Effektorzellen im Rahmen von Immunreaktionen gegen Antigene von Darmkeimen gebildet worden waren. Erwartungsgemäß wurden auch antigenspezifisch siedelnde Effektorzellen nachgewiesen, z.B. in Allotransplantaten bei Mäusen (Lance u. Cooper, 1972) und in den Gewebsinfiltraten der Allergie vom verzögerten Typ bei Ratten (Werdelin, 1972).

Der *Thymuszellstrom* ist, wie durch isolierte Markierung von Thymuszellen nachgewiesen wurde, bei Mäusen, Ratten und Meerschweinchen in den ersten

Tagen nach der Geburt sehr stark (NOSSAL, 1964; WEISSMAN, 1967; JOEL *et al.*, 1972), während er bei normalen erwachsenen Tieren nur noch minimal zu sein scheint (NOSSAL, 1964; WEISSMAN, 1967; RUSKAANEN u. KONVALAINEN, 1972). Wenn jedoch im erwachsenen Organismus das lymphatische Zellsystem nach partieller Zerstörung regeneriert, scheint der Thymus wieder eine ähnliche Funktion einzunehmen wie in der ontogenetischen Aufbauphase des lymphatischen Zellsystems, und der Thymuszellstrom steigt, zumindest bei Mäusen, steil an (KOLLER *et al.*, 1967; DOENHOFF *et al.*, 1970).

Der *Bursa-Zellstrom* von der Bursa Fabricii in die anderen lymphatischen Organe beginnt beim Hühnerküken schon vor dem Schlüpfen (KINCADE *et al.*, 1971, 1973) und hält möglicherweise an, bis das B-Zellsystem 10 Wochen nach dem Schlüpfen stabil aufgebaut ist (TOIVANEN *et al.*, 1972b). Ob der bei erwachsenen Säugetieren nachgewiesene *Knochenmarklymphozytenstrom* (EVERETT u. CAFFREY, 1967; LIDEN u. LINNA, 1969; LINNA u. LIDEN, 1969; BRAHIM u. OSMOND, 1970) dem Bursa-Zellstrom junger Vögel entsprechen könnte, wird im Zusammenhang mit dem Problem des Bursa-Äquivalents beim Säugetier diskutiert (s.S. 79f.).

IX. Regulation des lymphatischen Zellsystems

Antigene üben einen sehr starken Einfluß auf das lymphatische Zellsystem aus. Das verwundert nicht, denn Antigene sind das natürliche Substrat, mit dem lymphatische Zellen reagieren. Antigene scheinen der Hauptregulator von Größe und Funktionszustand der sekundären lymphatischen Gewebe zu sein (TREPEL u. SCHICK, 1975). Das sekundäre lymphatische Gewebe entwickelt sich bei Tieren (GYLLENSTEN, 1950; ACKERMAN, 1966; SILVERSTEIN u. PRENDERGAST, 1971) und Menschen (FOERSTER, 1923; BRIDGES *et al.*, 1959; SILVERSTEIN u. LUKES, 1962) vollständig erst nach Antigenkontakt, d.h. normalerweise erst nach der Geburt. Bei keimfrei aufgezogenen Tieren sind die sekundären lymphatischen Gewebe im allgemeinen kleiner und zellärmer, und sie enthalten wesentlich weniger Plasmazellen und Keimzentren als bei normalen Tieren (GLIMSTEDT, 1932; GORDON, 1959; THORBECKE, 1959; MIYAKAWA, 1959, GORDON u. WOSTMAN, 1960; OLSON u. WOSTMAN, 1966a). In einer anderen Studie wurden keine eindeutigen Unterschiede der lymphatischen Zellsysteme von keimfreien Mäusen und konventionellen Vergleichstieren, die mit einer keimfreien Diät ernährt wurden, gefunden (CLAESSON *et al.*, 1974). Das könnte dadurch bedingt sein, daß eine keimfreie Diät immer noch genug Antigene (z. B. abgetötete Bakterien) enthalten kann, um lymphatische Zellen zu stimulieren. Jedenfalls führt eine keimfreie *und* antigenarme Diät bei keimfreien Tieren zu einer wesentlich ausgeprägteren Lymphozytopenie und Hypogammaglobulinämie als eine lediglich sterilisierte Nahrung (WOSTMANN *et al.*, 1970). Im Gegensatz zu den sekundären lymphatischen Geweben ist der Thymus bei keimfreien Tieren nicht oder nur minimal verkleinert (GORDON, 1959; GORDON u. WOSTMANN, 1960; WILSON *et al.*, 1965), ebenso wie sich die Bursa Fabricii antigenunabhängig entwickelt (KINCADE u. COOPER, 1971). Die weitgehend antigenunabhängige Entwicklung der primären lymphatischen Organe scheint auszureichen, um den Organismus mit immunkompetenten Zellen für immunologische Primärreaktionen auszustatten, denn keimfreie Tiere reagieren auf verschiedene getestete Antigene mit normalen oder nur gering abgeschwächten Funktionen der humoralen (OLSON u. WOSTMANN, 1966b; BOSMA *et al.*, 1967; BAUER, 1968; HANNA *et al.*, 1969) und zellulären Immunität (NIELSEN, 1972). Neben der im

Vordergrund stehenden stimulierenden Wirkung auf das lymphatische Zellsystem können Antigene auch einen inaktivierenden Effekt auf einzelne immunkompetente Zellklone ausüben und zur spezifischen Immuntoleranz führen (allgemeine Übersicht: Burnet, 1969; spezielle Übersicht über die Rolle der Antigene bei der Toleranzerzeugung: Mitchison, 1972).

Nicht nur Antigene, sondern auch Antikörper steuern Immunreaktionen (Übersichten: Möller et al., 1968; Uhr, 1968; Hellström u. Hellström, 1972) und regulieren damit das lymphatische Zellsystem. Hohe Konzentrationen spezifischer Antikörper mit starker Antigenaffinität (meist IgG) hemmen die Produktion von Antikörpern mit schwächerer Affinität für das gleiche Antigen (IgM und z.T. auch IgG), wie in Tierversuchen gezeigt wurde (Möller et al., 1968; Rowley u. Fitch, 1968; Uhr, 1968; Safford u. Tokuda, 1971; Davie u. Paul, 1974). Nach einem ähnlichen Prinzip läßt sich auch beim Menschen durch passive Immunisierung mit hohen Dosen von spezifischen Antikörpern die körpereigene Antikörperbildung unterdrücken, wie es zur Vermeidung der Rh-Sensibilisierung Rh-negativer Mütter nach Geburt eines Rh-positiven Kindes praktisch angewandt wird (Clarke u. McConnel, 1972). Die Hemmung der spezifischen Antikörperbildung scheint nur durch Antikörper der gleichen Spezifität möglich, so daß der Hemmeffekt wahrscheinlich nicht direkt durch die erhöhte Antikörperkonzentration, sondern indirekt durch beschleunigte Antigenelimination zustandekommt (Möller et al., 1968; Uhr, 1968; Uhr et al., 1971). Weniger klar ist der Wirkungsmechanismus der „blockierenden Antikörper", die die zelluläre Immunität bei der Abstoßung autochthoner und transplantierter Tumoren und bei anderen Zuständen der zellulären Immuntoleranz hemmen (Übersicht: Hellström u. Hellström, 1972).

Unter den Hormonen üben einige einen stimulierenden, andere einen supprimierenden Einfluß auf das lymphatische Zellsystem aus. Bei Mäusen (Pierpaoli et al., 1970) und Ratten (Pandian u. Talwar, 1971) steigert somatotropes Hormon die Lymphozytopoese im Thymus und in den sekundären lymphatischen Geweben und erhöht die Immunkompetenz sowohl bei Reaktionen der zellulären als auch der humoralen Immunität. Schilddrüsenhormone, wie Thyroxin, scheinen einen ähnlichen Effekt zu haben (Dougherty, 1952; Pierpaoli et al., 1970). Dem entspricht, daß bei den meisten Menschen mit Hyperthyreose (M. Basedow) eine Vergrößerung des Thymusparenchyms gefunden wurde (Hammar, 1929). Sexualhormone, sowohl männliche als auch weibliche, wirken hemmend auf das lymphatische Zellsystem und seine Immunfunktion ein, wie bei Tieren (Nelson et al., 1967; Batchelor, 1968; Eidinger u. Garrett, 1972) und Menschen (Hammar, 1929; Nelson u. Hall, 1965) gezeigt wurde. Wahrscheinlich leitet die sexuelle Reifung die Involution des lymphatischen Zellsystems ein (s.S. 82, 93), jedenfalls führt Kastration zur Thymushyperplasie (Hammar, 1929; Eidinger u. Garrett, 1972). Unklar ist noch die physiologische Rolle der Kortikosteroide als regulierende oder hemmende Substanzen. Während Dougherty et al. (1962) auf der Basis von Untersuchungen an kortikosteroid-empfindlichen Nagern eine „hormonale Kontrolle" des lymphatischen Zellsystems durch Kortikosteroide für wahrscheinlich halten, sprechen neuere Befunde an höheren Säugern und am Menschen dafür, daß Kortikosteroide in physiologischer Konzentration keinen nachweisbaren Effekt auf lymphatische Zellen haben (Übersicht: Claman, 1972). Die sogenannten Thymushormone werden auf S. 76 behandelt.

Nachdem physiologische Hemmstoffe des Zellwachstums, die die Zellproliferation gewebsspezifisch regulieren, sogenannte Chalone, in einigen Geweben bzw. Zellsystemen beschrieben worden waren (Übersichten: Maugh, 1972; Paukovits, 1973), wurden sie auch im lymphatischen Zellsystem gesucht und gefunden (Übersicht: LOZZIO, 1973). Chalone können definiert werden als endogene Proliferationsinhibitoren, die die Zellteilung durch einen „negativen feedback"-Mechanismus hemmen (MAUGH, 1972), oder als Proliferationsinhibitoren, welche in dem selben Gewebe produziert werden, dessen Teilungsaktivität sie auf nicht-toxische, reversible Weise hemmen (PAUKOVITS, 1973). Der Theorie entsprechend müssen die reifen Zellen Chalone synthetisieren und abgeben, während die unreifen Zellen des Zellsystems darauf reagieren.

Wäßrige Extrakte aus Schweinelymphknoten setzten die Mitose und ^{3}H-Thymidininkorporationsrate in menschlichen PHA-stimulierten Blutlymphozyten herab (MOORHEAD et al., 1969). Extrakte aus Milz und Thymus von Kälbern oder Ratten reduzierten bei Mäusen, Ratten oder Menschen den ^{3}H-Thymidineinbau in lymphatischen Organen und Zellen (nicht in anderen Zellen) sowie humorale und zelluläre Immunreaktionen (GARCIA-GIRALT et al., 1970; HOUCK et al., 1971; KIGER et al., 1972). Andererseits ergaben sich auch Hinweise auf eine unspezifische Wirkung, indem Lymphknotenextrakte von Schweinen nicht nur die Proliferation von PHA-stimulierten Menschen- und Schweinelymphozyten, sondern auch die Proliferation von Zellen der akuten lymphatischen *und* myeloischen Leukämie des Menschen zu hemmen schienen (MOORHEAD et al., 1969; JONES et al., 1970). Die Lymphozytenchalone sollen Proteine mit einem Molekulargewicht von etwa 30000—50000 sein (HOUCK et al., 1971; KIGER et al., 1972). Eine klare Stellungnahme zu den Lymphozytenchalonen und ihrer eventuellen Rolle als physiologische Regulatorstoffe ist zur Zeit noch nicht möglich. Einige Beobachtungen scheinen mit der Existenz wirkungsvoller Chalone im lymphatischen Zellsystem nicht vereinbar: Bei Transplantationen von bis zu 48 syngenetischen Thymi auf eine einzige Maus wuchsen alle Transplantate bis zu altersentsprechenden Größe, so daß das Tier schließlich die 22fache Masse seines normalen Thymusgewebes trug. Trotzdem proliferierten die Zellen im transplantierten Gewebe normal (MATSUAYAMA et al., 1966). Nach erheblicher Dezimierung der Lymphozytenzahl durch Ductus thoracicus-Drainage bei Mäusen und Ratten kam es zu keiner meßbaren Steigerung der Lymphozytopoese (VAUGHAN u. MC-GREGOR, 1972; SPRENT u. BASTEN, 1973), und die Wiederherstellung normaler Blutlymphozytenzahlen *nach* Strahlen- oder Zytostatikatherapie beim Menschen kann Jahre beanspruchen (s.S. 106). Im Fall einer wirkungsvollen Chalon-Regulation hätte man bei der Überladung mit Thymusgewebe eine verringerte Proliferation und nach der Elimination vieler reifer Lymphozyten eine gesteigerte Lymphozytopoese erwartet.

Ein besonderer Regulationsvorgang scheint auf das lymphatische Zellsystem bei starker Unterernährung einzuwirken, was möglicherweise auch für die Immunfunktion von akut oder chronisch unterernährten Patienten von Bedeutung ist (SMYTHE et al., 1971). Bei Ratten (ANDREASEN, 1943) sowie Kaninchen und Hunden (JOLLY, 1914) war nach einwöchigem Fasten das Gewicht der lymphatischen Gewebe etwa doppelt so stark abgefallen wie das Körpergewicht.

X. Lymphatische Systemerkrankungen

1. Das Problem der Definition

Der Begriff „lymphatische Systemerkrankungen" wird meist als Sammelbezeichnung für primäre Erkrankungen des lymphatischen Zellsystems verwendet. Die ungewöhnlich komplizierte Zusammensetzung dieses Zellsystems aus Tausenden von relativ unabhängig regulierten Zellklonen macht jedoch eine einheitliche Definition von lymphatischen Systemerkrankungen unmöglich. So ist es theoretisch inkonsequent, mutmaßliche Entgleisungen einzelner Zellklone, wie bei der chronischen lymphatischen Leukämie (CLL), bei der Makroglobulinämie und beim Plasmozytom (Salmon u. Seligmann, 1974) oder beim Burkitt-Lymphom (Fialkow *et al.*, 1970), als lymphatische Systemerkrankung zu bezeichnen, weil der größte Teil des lymphatischen Zellsystems während des längsten Teils der Erkrankungsdauer nicht oder nur wenig betroffen ist. Streng genommen würde der Begriff „lymphatische Systemerkrankungen" nur zutreffen, wenn ein großer Anteil des Zellsystems erkrankt ist, wie bei polyklonalen Affektionen und Immundefektsyndromen (s. u.).

Weitere Definitionsprobleme treten bei Virusinfektionen auf. Die infektiöse Mononukleose wird als lymphatische Systemerkrankung aufgefaßt (Übersicht: Carter, 1975), während andere Viruskrankheiten, deren Einfluß auf das lymphatische Zellsystem zumindest kurzfristig ebenso stark zu sein scheint (Moeschlin, 1940; Starr u. Berkovich, 1964), außer acht bleiben. Schließlich besteht noch keine Einigkeit darüber, ob so exemplarische Krankheiten wie die Lymphogranulomatose und die Sarkoidose primäre Erkrankungen des lymphatischen Zellsystems oder des RES sind (Dameshek, 1966; Hoffbrand, 1968; Strum u. Rappaport, 1970; Chretien u. Saltiel, 1971; Lukes u. Collins, 1974) und ob die akute Lymphoblastenleukämie (ALL) eine primär lymphatische oder primär hämopoetische Erkrankung ist (Brown *et al.*, 1974; Kaplan *et al.*, 1974; Flandrin *et al.*, 1975; Lancet-Editorial, 1975).

Das fehlende allgemeingültige Konzept spiegelt sich auch in den Bezeichnungen wider, die z. T. synonym mit dem Begriff der lymphatischen Systemerkrankungen gebraucht werden: „lymphoproliferative", „immunoproliferative" und „T- oder B-Zell-Krankheiten" sowie „ maligne Lymphome".

2. Klassifizierungen

Störungen im lymphatischen Zellsystem, die zu Krankheiten führen, wurden unter verschiedenen Gesichtspunkten klassifiziert:

a) *Ätiologisch:* Mit der Erkenntnis, daß das Epstein-Barr-Virus eine wesentliche Rolle bei der Entstehung der infektiösen Mononukleose und des Burkitt-Lymphoms spielt (Übersicht s.S. 72), wurde der Anfang einer ätiologischen Klassifizierung von lymphatischen Erkrankungen gemacht.

b) *Klinisch-pathologisch:* Aufgrund des klinischen Verlaufs wurden benigne oder reaktive lymphatische Systemerkrankungen (z. B. infektiöse Mononukleose und Sarkoidose) von Neoplasien des lymphatischen Zellsystems, d. h. Plasmozytomen und malignen Lymphomen (Lymphogranulomatose und Nicht-Hodgkin-Lymphomen) abgegrenzt und bei den letzteren leukämische sowie nichtleukämische Erkrankungen unterschieden.

c) *Patholgisch-anatomisch:* Die nach Abtrennung der Lymphogranulomatose in der Gruppe der malignen Lymphome verbleibenden Nicht-Hodgkin-Lymphome sind in den letzten Jahren verschiedenen Klassifizierungen unterworfen worden. Dabei traten überwiegend deskriptive Bezeichnungen an die Stelle der älteren nicht-standardisierten Diagnosen „Lymphosarkom", „Retikulosarkom" und „großfollikuläres Lymphoblastom". Die wesentlichen morphologischen

Kriterien für die neuen Klassifikationen waren das histologische Bild, d.h. folliküläre oder diffuse Struktur und die zytologische Zelldifferenzierung, d.h. überwiegende Kleinzelligkeit oder Großzelligkeit des Lymphoms. Dabei erwiesen sich folliküläre Struktur und Kleinzelligkeit als prognostisch günstiges Zeichen, während Großzelligkeit, d.h. hoher Anteil an proliferationsfähigen Zellen (s. S. 116f.) mit ungünstiger Prognose korreliert war. In den Tabellen 18 bis 21 werden die Standardklassifizierung von 1966 und drei modifizierende Klassifikationsvorschläge von 1974 gegenübergestellt.

d) *Zellgenetisch-zellphysiologisch:* Aufgrund der typischen erworbenen Immundefektsyndrome entweder vorwiegend der zellulären Immunität oder vorwiegend der humoralen Immunität und aufgrund des Plasmazellverhaltens wurde schon vor Anbruch der T-B-Zell-Ära vermutet, daß die Lymphogranulomatose eine Erkrankung des thymusabhängigen und die CLL sowie das Plasmozytom Erkran-

Tabelle 18. Morphologische Klassifikation der Nicht-Hodgkin-Lymphome
(RAPPAPORT *et al.*, 1956; RAPPAPORT, 1966)

Nodular (Follicular)	Diffuse
Undifferentiated	Undifferentiated
Lymphocytic, well differentiated	Lymphocytic, well differentiated
Lymphocytic, poorly differentiated	Lymphocytic, poorly differentiated
Lymphocytic and histiocytic	Lymphocytic and histiocytic
Histiocytic	Histiocytic

Tabelle 19. Morphologische Klassifikation der Nicht-Hodgkin-Lymphome (DORFMAN, 1974)

Follicular	Diffuse
Small Lymphoid	Small lymphocytic (CLL)
	Small lymphocytic and plasmaytoid
Mixed small and large lymphoid	Atypical small lymphocytic
	Convoluted lymphocytic (thymic)
Large lymphoid	Large lymphoid
	Mixed small and large lymphoid
	Histiocytic
	Burkitt's lymphoma
	Mycosis fungoides
	Undefined

Tabelle 20. Morphologische Klassifikation der Nicht-Hodgkin-Lymphome (BENNET *et al.*, 1974)

Grade 1[a]	Grade 2[b]
Follicular:	*Diffuse:*
Follicle cell, predominantly small	Lymphocytic, poorly differentiated
Follicle cell, mixed small and large	Mixed small lymphoid and undifferentiated large cell
Follicle cell predominantly large	Undifferentiated large cell
	Plasma cell
Diffuse:	Histiocyte
	Unclassified
Lymphocytic, well differentiated	
Lymphocytic, intermediate differentiation	

[a] niedriger Malignitätsgrad (im Durchschnitt)
[b] hoher Malignitätsgrad (im Durchschnitt)

Tabelle 21. Morphologische Klassifikation der Nicht-Hodgkin-Lymphome (Gerard-Marchant *et al.*, 1974; Lennert, 1974)

Low-grade malignancy	High-grade malignancy
Lymphocytic (CLL etc.) Lymphoplasmocytoid (immunocytic) Centrocytic Centroblastic-centrocytic (follicular) (follicular and diffuse) (diffuse)	Centroblastic Lymphoblastic (Burkitt type) (Convoluted-cell type) (others) Immunoblastic

kungen des thymusunabhängigen Zellsystems darstellen könnten (Cooper *et al.*, 1966 a; Good *et al.*, 1968). Nach Untersuchung B-zelltypischer Zellmembran-merkmale, wie Oberflächen-Immunglobulin (Aisenberg u. Bloch, 1972; Peter *et al.*, 1974) oder Komplementrezeptoren (Jaffe *et al.*, 1974) oder des Immun-globulingehaltes (Stein *et al.*, 1973) in Lymphomgeweben, wurde gefolgert, daß sich die Mehrzahl der Nicht-Hodgkin-Lymphome von B-Lymphozyten herleitet. Das gleiche gilt für die Blutlymphozyten in etwa 95% der Fälle von CLL (Selig-mann *et al.*, 1973; Brown *et al.*, 1974; weitere Literaturangaben: s.S. 39). Auf-grund der Kriterien Oberflächen-Immunglobulinkonzentration einerseits und Immunglobulinsekretion andererseits wurde die CLL als Erkrankung primitiver B-Lymphozyten, das Plasmozytom und die Schwerkettenkrankheit als Erkran-kung differenzierter B-Zellen und die meisten Nicht-Hodgkin-Lymphome als Erkrankungen von B-Zellen mit wechselndem, meist geringerem Differenzierungs-grad angesehen (Salmon u. Seligmann, 1974). Das Fehlen eindeutiger B-Zell-vermehrungen und die normalen oder verminderten Anteile von T-Zellen (Aisen-berg u. Bloch, 1972; Aiuti u. Wigzell, 1973; Aiuti *et al.*, 1973 a; Gajl-Peczals-ka *et al.*, 1973) sprechen neben den bekannten zellulären Immundefekten (Über-sicht: Cohnen u. Brittinger, 1971; Kaplan, 1972) für eine T-Zellaffektion bei der Lymphogranulomatose. Bei der Mycosis fungoides und beim mit dieser ver-wandten Sézary-Syndrom scheint die T-Zell-Natur der pathologischen Lympho-zyten gesichert (Brouet *et al.*, 1973; Lutzner *et al.*, 1973; Edelson *et al.*, 1974).

Tabelle 22. Zellgenetische Klassifizierung der malignen Lymphome (Lukes u. Collins, 1974)

I. Undefined cell type

II. T cell types
    Mycosis fungoides and Sézary syndrome
    Convoluted lymphocyte
    Immunoblastic sarcoma?
    Hodgkin's disease?

III. B cell types
    Small lymphocyte (CLL)
    Plasmacytoid lymphocyte
    Follicular center cell types
    (follicular, diffuse, sclerotic)
        small cleaved
        large cleaved
        small non-cleaved
        large non-cleaved
    Immunoblastic sarcoma

IV. Histiocytic type

V. Unclassifiable

In einer hypothetischen „funktionellen Klassifikation" teilen Lukes und Collins (1974) die malignen Lymphome in T- und B-Zell-Lymphome und in undifferenzierte Lymphome ein (Tabelle 22). Eine Klassifizierung der malignen Lymphome nach ihrer T- oder B-Zell-Zugehörigkeit scheint derzeit noch verfrüht, weil die zur Verfügung stehenden T- oder B-zelltypischen Merkmale an pathologischen Zellen oft zweideutig sind (s.S. 39). Wenn trotzdem die gebräuchlichen T- und B-Zell-Tests als Zuordnungskriterien verwendet werden, ist eine Unvereinbarkeit mit den bisher klinisch-pathologisch definierten Krankheitseinheiten festzustellen: etwa 95% der CLL-Fälle scheinen B-Zell-Erkrankungen (s.o.), etwa 5% dagegen T-Zellerkrankungen zu sein (Lille et al., 1973; Polliak et al., 1973; Brown et al., 1974; Edelson et al., 1974). Die follikuläre Struktur von Lymphomen scheint nicht nur bei B-zelligen, sondern auch bei T-zelligen Lymphomen

Tabelle 23. Funktionell-morphologische Klassifizierung der „immunoproliferativen Erkrankungen"
(Dameshek, 1966)

Lymphoproliferative disorders	Infectious mononucleosis
	Chronic lymphocytic leukaemia
	Lymphosarkomatosis
	Makroglobulinaemia
	Heavy chain disease
Plasmaproliferative disorders	Multiple Myeloma
Reticuloproliferative disorders	Hodgkin's disease
	Sarcoidosis

Tabelle 24. Zusammenfassender Vergleich lymphatischer Systemerkrankungen unter Ausschluß der primären Immundefektsyndrome[a]. (Nach Trepel und Westerhausen, 1977)

	Störung der			Mono-klonal	Poly-klonal	Diffe-renzie-rungs-grad	Proli-fera-tions-rate
	T[b]	B[b]	U[b]				
	Zellen						
Akute lymphatische Leukämie	~30%	~2%	>50%	?		− oder +	+++
CLL (+ „well differentiated lymphoma")	~5%	~95%	~1%	ja		+	+ bis ++
Waldenström-Makroglobulinämie		ja		ja		++	+
Plasmozytom		ja		ja		++ bis +++	++
Malignes Lymphom („poorly diff.")	~10%	~80%	~10%	ja	?	+ bis ++	+++
Sézary-Syndrom	ja			ja	?	+	+
M. Hodgkin	ja	?		?	ja	++	++
Lymphogranulomatoisis X	ja	ja			ja	++	+++
Infektiöse Mononukleose	ja	ja			ja	++	++

[a] Das normale lymphatische Zellsystem verteilt sich etwa zu gleichen Teilen auf die T- und B-Zell-Reihe und ist aus vielen Zellklonen zusammengesetzt, die je nach Funktionszustand mäßig bis stark differenziert sind und sehr gering bis stark proliferieren.
[b] T, B, U = T-Zellen, B-Zellen, undifferenzierte Zellen.
− = fehlend; (+) = sehr gering; + = mäßig; ++ = ausgeprägt; +++ = sehr stark; % = Inzidenz von T-, B- oder U-Typ.
Die Prozentangaben bedeuten, in wieviel % der untersuchten Krankheitsfälle eine überwiegende T- oder B- oder U-Zellstörung gefunden wurde.

vorzukommen (Peter *et al.*, 1974) und großzellige (immunoblastische) Lymphome werden für die T- und B-Zellreihe postuliert (Lukes u. Collins, 1974).

e) *Morphologisch-funktionell:* Ein Versuch, klassische lymphatische Erkrankungen unter dem Oberbegriff „immunoproliferative Erkrankungen" zu ordnen, wurde 1966 von Dameshek unternommen (Tabelle 23), wobei trotz des funktionellen Bezugs die Zellmorphologie entscheidend bleib.

f) *Zellsystem-physiologisch:* Ausgehend von der Tatsache, daß das lymphatische Zellsystem im Gegensatz zu den meisten anderen Zellsystemen aus einer Vielzahl einzelner differenter Zellklone aufgebaut ist (s.S. 80f.), scheint es sinnvoll, lymphatische Erkrankungen nach dem Kriterium zu klassifizieren, ob ein generalisierter, d.h. alle bzw. viele Klone betreffender Prozeß oder ein solitärer, d.h. von einem bzw. wenigen Zellklonen ausgehender Prozeß vorliegt (Trepel u. Westerhausen, 1977). Dieser Klassifizierungsvorschlag ist nicht klinisch-pathologisch-diagnostisch, sondern pathogenetisch orientiert. Er impliziert, daß die Pathomechanismen bei den polyklonalen und den monoklonalen lymphatischen Erkrankungen grundsätzlich verschieden sind.

Bei dieser pathophysiologischen Betrachtungsweise lymphatischer Systemerkrankungen können neben der Klonalität auch die Zugehörigkeit zum T- oder B-Zellsystem, der Grad der Zelldifferenzierung sowie die Proliferationsrate der mutmaßlich erkrankten lymphatischen Zellpopulation berücksichtigt werden (Tabelle 24).

XI. Literatur

Abdou, N.J., Abdou, N.L.: Bone marrow: the bursa equivalent in man? Science **175**, 446—448 (1972).

Abramson, H.A.: The influence of a low electromotive force on the electrophoresis of lymphocytes of different ages. J. exp. Med. **41**, 445—450 (1925).

Absolon, K.G., Rikkers, H., Hagihara, P.: Experimental lymphocytopenia and hypogammaglobulinemia production. Surg. Forum **15**, 149—150 (1964).

Ackerman, G.A.: Cytochemistry of the lymphocytes. In: Rebuck, J.W. (Ed.): The Lymphocyte and Lymphocytic Tissue, p. 28—53. New York: Hoeber 1960.

Ackerman, G.A.: Electron microscopy of the bursa of Fabricius of the embryonic chick with particular reference to the lympho-epithelial nodules. J. Cell Biol. **13**, 127—146 (1962).

Ackerman, G.A.: The origin of the lymphocytes in the appendix and tonsil iliaca of the embryonic and neonatal rabbit. Anat. Rec. **154**, 21—29 (1966).

Ackerman, G.A., Knouff, R.A.: The epithelial origin of the lymphocytes in the thymus of the embryonic hamster. Anat. Rec. **152**, 34—54 (1965).

Acton, R.T., Weinheimer, P.F.: Hemagglutinins: Primitive receptor molecules operative in invertebrate defense mechanisms. *In:* Cooper, E.L. (Ed.): Contemporary Topics in Immunobiology, Volume 4: Invertebrate Immunology, p. 271—282. New York-London: Plenum Press 1974.

Ada, G.L.: Antigen-binding cells in tolerance and immunity. Transplant. Rev. **5**, 105—129 (1970).

Ada, G.L., Byrt, P.: Specific inactivation of antigen reactive cells with I^{125}-labelled antigen. Nature **222**, 1291—1292 (1969).

Adams, R.A., Foley, G.E., Farber, S., Hellerstein, E.E., Pothier, L.: The oncogenicity of cell cultures isolated from normal subjects and from patients with infectious mononucleosis, Letterer-Siwe-disease or Hodgkins disease. *In:* Bergsma, D. (Ed.): Long-Term Lymphocyte Cultures in Human Genetics, p. 200—211. New York: The National Foundation-March of Dimes 1973.

Adinolfi, M., Gardner, B., Gianelli, F., McGuire, M.: Studies on human lymphocytes stimulated in vitro with anti-γ and anti-μ antibodies. Experientia (Basel) **23**, 271—273 (1967).

Adinolfi, M., Wood, C.B.S.: Ontogenesis of immunoglobulins and components of complement in man. *In:* Adinolfi, M. (Ed.): Immunology and Development, p. 27—61. London: Heinemann 1969.

Adler, W.H., Takiguchi, T., Smith, R.T.: Effect of age upon primary alloantigen recognition by mouse spleen cells. J. Immunol. **107**, 1357—1362 (1971).

Aisenberg, A.C.: Lymphocytopenia in Hodgkin's disease. Blood **25**, 1037—1042 (1965).

AISENBERG, A. C., BLOCH, K. J.: Immunoglobulins on the surface of neoplastic lymphocytes. New Engl. J. Med. **287**, 272–276 (1972).

AISENBERG, A. C., BLOCH, K. J., LONG, J. C., COLVIN, R. B.: Reaction of normal human lymphocytes and chronic lymphocytic leukemia cells with an antithymocyte antiserum. Blood **41**, 417–423 (1973).

AISENBERG, A. C., LONG, J. C., WILKES, B.: Chronic lymphocytic leukemia cells: rosette formation and adherence to nylon fiber columns. J. nat. Cancer Inst. **52**, 13–17 (1974).

AISENBERG, A. C., MURRAY, C.: Size and density analysis of rodent lymphoid cells. J. Immunol. **107**, 284–288 (1971).

AIUTI, F., CEROTTINI, J. C., COOMBS, R. R. A., COOPER, M., DICKLER, H. B., FRØLAND, S. S., FUDENBERG, H. H., GREAVES, M. F., GREY, H. M., KUNKEL, H. G., NATVIG, J. B., PREUD'HOMME, J. L., RABELLINO, E., RITTS, R. E., ROWE, D. S., SELIGMANN, M., SIEGAL, F. P., STERNSWÄRD, J., TERRY, W. D., WYBRAN, J.: Identification, enumeration and isolation of B and T lymphocytes from human peripheral blood. Scand. J. Immunol. **3**, 521–532 (1974).

AIUTI, F., LAVAVA, V., FIORILLI, M., CIARLA, M. V.: Lymphocyte surface markers in lymphoproliferative disorders. Acta haemat. (Basel) **50**, 275–283 (1973).

AIUTI, F., WIGZELL, H.: Function and distribution pattern of human T lymphocytes. II. Presence of T lymphocytes in normal humans and in humans with various immunodeficiency disorders. Clin. Exp. Immunol. **13**, 183–189 (1973a).

AIUTI, F., WIGZELL, H.: Function and distribution pattern of human T lymphocytes. I. Production of anti-T lymphocyte specific sera as estimated by cytotoxicity and elimination of function of lymphocytes. Clin. Exp. Immunol. **13**, 171–181 (1973b).

ALBINI, B., WICK, G.: Immunoglobulin surface determinants on chicken lymphoid cells. In: JANKOVIC, B. D., ISAKOVIC, K. (Eds.): Microenvironmental Aspects of Immunity, p. 203–208. New York-London: Plenum Press 1973.

ALLISON, A. C., BURNS, W. H.: Immunogenicity of animal viruses. In: BOREK, F. (Ed.): Immunogenicity, p. 155–203. Amsterdam-London: North Holland Publishing 1972.

ALTMAN, P. L., DITTMER, D. S.: Blood and other Body Fluids. In: Biological Handbooks, Washington: Federation of American Societies for Experimental Biology 1961.

AMANO, S., TANAKA, H.: Further observation of the plasma cell generation from the vascular adventitial cells through metamorphosis by ultrathin sections under electron microscope. Acta haemat. jap. **19**, 738–741 (1956).

AMBROSIUS, H.: Die Phylogenese der Serumproteine, insbesondere der Immunoglobuline. Folia haemat. **93**, 277–293 (1970).

AMMANN, A. J., HONG, R.: Selective IgA-deficiency: Presentation of 30 cases and review of the literature. Medicine (Baltimore) **50**, 223–236 (1971).

AMMANN, A. J., WARA, D. W., SALMON, S., PERKINS, H.: Thymus transplantation. Permanent reconstitution of cellular immunity in a patient with sexlinked combined immunodeficiency. New Engl. J. Med. **289**, 5–9 (1973).

ANDERSEN, V., SORENSEN, S. F., KILLMANN, S. A.: Traitement de la leucémie lymphoide chronique par l'irradiation extra-corporelle du sang. Nouv. Rev. franç. Hémat. **8**, 709–718 (1968).

ANDERSON, J. C.: The use of germ-free piglets in the study of lymphoid tissue and germinal centre formation. In: JANKOVIC, B. D., ISAKOVIC, K. (Eds.): Microenvironmental Aspects of Immunity, p. 643–649. New York-London: Plenum Press 1973.

ANDERSSON, J., SJÖBERG, O., MÖLLER, G.: Mitogens as probes for immunocyte activation and cellular cooperation. Transplant. Rev. **11**, 131–177 (1972).

ANDERSSON, L. C., NORDLING, S., HÄYRY, P.: Fractionation of mouse T and B lymphocytes by preparative cell electrophoresis. Cell. Immunol. **8**, 235–248 (1973).

ANDREASEN, E.: Studies on the thymolymphatic system. Acta path. microbiol. scand., Suppl. **49**, 1–171 (1943).

ANDREASEN, E., CHRISTENSEN, S.: The rate of mitotic activity in the lymphoid organs of the rat. Anat. Rec. **103**, 401–412 (1949).

ANDREASEN, E., GOTTLIEB, O.: On the removal of the lymphoid organs and its effect on the blood count. Acta physiol. scand. **13**, 35–44 (1947).

ANDRÉ, J. A., SCHWARTZ, R. S., MITUS, W. J., DAMESHEK, W.: The morphologic responses of the lymphoid system to homografts. I. First and second set responses in normal rabbits. Blood **19**, 313–333 (1962).

ANDREW, W.: Comparative Hematology. New York-London: Grune and Stratton 1965.

AOKI, T., HÄMMERLING, U., DE HARVEN, E., BOYSE, E. A., OLD, L. J.: Antigenic structure of cell surfaces. An immunoferritin study of the occurence and topography of H-2, θ, and TL alloantigens on mouse cells. J. exp. Med. **130**, 979–1001 (1969).

ARGYRIS, B. F., COONEY, A., HARITOU, H.: Density gradient fractionation of mouse lymphoid tissues. II. Effect of anti-thymus and anti-bone marrow sera. Cell. Immunol. **5**, 264–279 (1972).

ARMSTRONG, W. D., DIENER, E.: A new method for the enumeration of antigen-reactive cells responsive to a purified protein antigen. J. exp. Med. **129**, 371–391 (1969).

Armstrong, W.D., Diener, E., Shellam, G.R.: Antigen-reactive cells in normal, immunized, and tolerant mice. J. exp. Med. **129**, 393–410 (1969).

Asamer, H., Braunsteiner, H.: Der zytologische Immunglobulinnachweis in lymphatischen Reizzellen. Acta haemat. (Basel) **42**, 230–240 (1969).

Asamer, H., Huber, C., Huhn, D., Braunsteiner, H.: Immunzytologische, autoradiographische und elektronenmikroskopische Untersuchungen an peripheren lymphatischen Reizformen. Blut **23**, 133–138 (1971).

Aschoff, L.: Die lymphatischen Organe. Med. Klin. **22**, Suppl., 1–22 (1926).

Asherson, G.L., Allwood, G.G.: Imflammatory lymphoid cells. Immunology **22**, 493–502 (1972).

Ashman, R.F., Raff, M.C.: Direct demonstration of theta-positive antigen-binding cells, with antigen-induced movement of thymus-dependent cell receptors. J. exp. Med. **137**, 69–84 (1973).

Astaldi, G., Lisiewicz, J.: Lymphocytes. Structure, Production, Functions. Naples: Idelson 1971.

Athanassiades, T.J., Morse, S.J.: Lymphocytosis induced in mice by supernatant fluids of Bordetella pertussis cultures: A histopathological study. Blood **42**, 611–621 (1973).

Atkins, R.C., Robinson, W.A., Eiseman, B.: The enhancing effect of bone marrow cells on the primary immune response of the isolated perfused spleen. J. exp. Med. **131**, 833–842 (1970).

Auerbach, R.: On the function of the embryonic thymus. In: Defendi, V., Metcalf, D. (Eds.): The Thymus, p. 1–8. Philadelphia: Wistar Institute Press 1964.

Auerbach, R., Ruben, L.N.: Studies of antibody formation in Xenopus laevis. J. Immunol. **104**, 1242–1246 (1970).

Augener, W., Cohnen, G., Reuter, A., Brittinger, G.: Decrease of T lymphocytes during ageing (Letter). Lancet **1974 I**, 1164.

August, C.S., Berkel, A.J., Driscoll, S., Merler, E.: Onset of lymphocyte function in the developing human fetus. Pediat. Res. **5**, 539–547 (1971).

August, C.S., Merler, E., Lucas, D.O., Janeway, C.A.: The response in vitro of human lymphocytes to phytohemagglutinin and to antigens after fractionation on discontinuous density gradients of albumin. Cell. Immunol. **1**, 603–618 (1970).

August, C.S., Rosen, F.S., Filler, R.M., Janeway, C.A., Markowski, B., Kay, H.E.M.: Implantation of a foetal thymus, restoring immunological competence in a patient with thymic aplasia (DiGeorge's syndrome). Lancet **1968 II**, 1210–1211.

Awaya, K.: The aging of the secondary nodules in relation to the postnatal development and involution of the human palatine tonsils. Acta haemat. jap. **32**, 127–134 (1969).

Ax, W., Malchow, H., Zeiss, J., Fischer, H.: The behaviour of lymphocytes in the process of target cell destruction in vitro. Exp. Cell Res. **53**, 108–116 (1968).

Bach, F.H., Bock, H., Graupner, K., Day, E., Klostermann, H.: Cell kinetic studies in mixed leukocyte cultures: an in vitro model of homograft reactivity. Proc. nat. Acad. Sci. (Wash.) **62**, 377–384 (1969).

Bach, F.H., Voynow, N.K.: One-way stimulation in mixed leukocyte cultures. Science **153**, 545–547 (1966).

Bach, J.F., Dardenne, M., Bach, M.A.: Detection of a circulating thymic hormone using T-rosette forming cells. In: Daguillard, F. (Ed.): Proc. Seventh Leucocyte Culture Conference, p. 271–287. New York-London 1973.

Bach, J.F., Dardenne, M., Goldstein, A.L., Guha, A., White, A.: Appearance of T-cell markers in bone marrow rosette forming cells after incubation with purified thymosin, a thymic hormone. Proc. nat. Acad. Sci. (Wash.) **68**, 2734–2738 (1971).

Bach, J.F., Dardenne, M., Papiernik, M., Barois, A., Levasseur, P., le Brigand, H.: Evidence for a serum factor secreted by the human thymus. Lancet **1972 II**, 1056–1058.

Bailey, S., Miller, B., Cooper, E.L.: Transplantation immunity in earthworms. II. Adoptive transfer of the xenograft reaction. Immunology **21**, 81–86 (1971).

Baker, P.J., Landy, M.: Brevity of the inductive phase in the immune response of mice to capsular polysaccharide antigens. J. Immunol. **99**, 687–694 (1967).

Ball, W.D., Auerbach, R.: In vitro formation of lymphocytes from embryonic thymus. Exp. Cell Res. **20**, 245–247 (1960).

Baney, R.N., Vasquez, J.J., Dixon, F.J.: Cellular proliferation in relation to antibody synthesis. Proc. Soc. exp. Biol. (N.Y.) **109**, 1–4 (1962).

Bankhurst, A.D., Wilson, J.D.: Detection of antigen-binding cells by combined rosette formation and autoradiography. Nature New Biology **234**, 154–156 (1971).

Barker, B.E., Farnes, P., la Marche, P.H.: Peripheral blood plasmocytosis following systematic exposure to phytolacca americana (Pokeweed). Pediatrics **38**, 490–493 (1966).

Baskin, D.G.: The coelomocytes of nereid polychaetes. In: Cooper, E.L. (Ed.): Contemporay Topics in Immunobiology, Volume 4: Invertebrate Immunobiology, p. 55–64. New York-London: Plenum Press 1974.

Bast, R.C., Jr., Manseau, E.J., Dvorak, H.F.: Heterogeneity of the cellular immune response. I. Kinetics of lymphocyte stimulation during sensitization and recovery from tolerance. J. exp. Med. **133**, 187–201 (1971).

BASTEN, A., HOWARD, J. G.: Thymus independence. *In:* DAVIES, A. J. S., CARTER, R. L. (Eds.): Contemporary Topics in Immunobiology, Volume 2: Thymus Dependency, p. 265–291. New York-London: Plenum Press 1973.

BASTEN, A., MILLER, J. F. A. P., SPRENT, J., PYE, J.: A receptor for antibody on B-lymphocytes. I. Method of detection and functional significance. J. exp. Med. **135**, 610–626 (1972).

BASTEN, A., MILLER, J. F. A. P., WARNER, N. L., PYE, J.: Specific inactivation of thymus-derived (T) and non-thymus (B) lymphocytes by ^{125}I-labelled antigens. Nature New Biology **231**, 104–106 (1971).

BASTEN, A., WARNER, N. L., MANDEL, T.: A receptor for antibody on B lymphocytes. II. Immunochemical and electron microscopy characteristics. J. exp. Med. **135**, 627–642 (1972b).

BATCHELOR, J. R.: Hormonal control of antibody formation. *In:* CINADER, B. (Ed.): Regulation of the Antibody Response, p. 276–293. Springfield Ill.: Ch. C. Thomas 1968.

BATCHELOR, J. R., BRENT, L.: Histocompatibility in transplantation immunity. *In:* BOREK, F. (Ed.): Immunogenicity, p. 409–451. Amsterdam-London: North Holland Publishing 1972.

BAUCHINGER, M.: Chromosomenaberrationen und ihre zeitliche Veränderung nach Radium-Röntgentherapie gynäkologischer Tumoren. Strahlentherapie **135**, 553–564 (1968).

BAUCHINGER, M., HUG, O.: Chromosomenaberrationen bei beruflicher Strahlenbelastung in der Radiumtherapie. Fortschr. Röntgenstr. **109**, 97–103 (1968).

BAUCHINGER, M., SCHMID, E.: Cytogenetische Veränderungen in weißen Blutzellen nach Cyclophosphamidtherapie. Z. Krebsforsch. **72**, 77–87 (1969).

BAUER, H.: Cellular defence mechanisms. *In:* COATES, M. E. (Ed.): The Germ-Free Animal in Research, p. 211–223. London and New York: Academic Press 1968.

BEATHARD, G. A., FISH, J. C., FOLSE, D. S., SARLES, H. E., REMMERS, A. R., RITZMANN, S. E.: Characterization of lymphocytes in calf thoracic duct lymph. J. reticuloendoth. Soc. **10**, 293–307 (1971).

BEGEMANN, H.: Klinische und experimentelle Beobachtungen am immunisierten Lymphknoten. Freiburg: Schulz 1953.

BEGEMANN, H.: Die Splenektomie bei Lymphogranulomatose-(Hodgkin-)Kranken. Med. Klin. **70**, 591–598 (1975).

BEGEMANN, H., RASTETTER, J.: Folgen und gutachtliche Bewertungen der Milzentfernung. Chirurg **42**, 494 (1971).

BEGEMANN, H., RASTETTER, J., FINK, U.: Zur Klassifizierung der Lymphozyten. Med. Klin. **58**, 706–709 (1963).

BEGEMANN, H., RASTETTER, J., KABOTH, W.: Klinische Hämatologie. Stuttgart: Thieme 1970.

BEKKUM, D. W. VAN: Use and abuse of hemopoietic cell grafts in immune deficiency diseases. Transplant. Rev. **9**, 3–53 (1972).

BEKKUM, D. W. VAN, NOORD, M. J. VAN, DICKE, K. A.: Attempts at identification of hemopoietic stem cell in mouse. Blood **38**, 547–558 (1971).

BELLANTI, J. A., STEELE, R. W., THONG, Y. H.: Use of thymus in millipore chambers for immunologic reconstitution. New Engl. J. Med. **289**, 982 (1973).

BENACERRAF, B., MCDEVITT, H. O.: Histocompatibility-linked immune response genes. Science **175**, 273–279 (1972).

BENDER, M. A., PRESCOTT, D. M.: DNA synthesis and mitosis in cultures of human peripheral leukocytes. Exp. Cell Res. **27**, 221–229 (1962).

BENJAMIN, B., WARD, S. M.: Leukocytic response to measles. Amer. J. Dis. Child. **44**, 921–963 (1932).

BENNETT, B., BLOOM, B. R.: Studies on the migration inhibitory factor associated with delayed-type hypersensitivity. Cytodynamics and specificity. Transplantation **5**, 996–1000 (1967).

BENNETT, M., CUDKOWICZ, G.: Functional and morphological characterization of stem cells: The unipotential role of „lymphocytes" of mouse marrow. *In:* YOFFEY, J. M. (Ed.): The lymphocyte in Immunology and Haemopoiesis, p. 183–194. London: Arnold 1967.

BENNETT, M. H., FARBER-BROWN, G., HENRY, K., JELLIFFE, A. M.: Classification of Non-Hodgkin's lymphomas (Letter). Lancet **1974 II**, 405–406.

BENTWICH, Z., DOUGLAS, S. D., SIEGAL, F. P., KUNKEL, H. G.: Human lymphocyte-sheep erythrocyte rosette formation: Some characteristics of the interaction. Clin. Immunol. Immunopath. **1**, 511–522 (1973a).

BENTWICH, Z., DOUGLAS, S. D., SKUTELSKY, E., KUNKEL, H. G.: Sheep red cell binding to human lymphocytes treated with neuraminidase: enhancement of T cell binding and identification of a subpopulation of B cells. J. exp. Med. **137**, 1532–1537 (1973b).

BENTWICH, Z., KUNKEL, H. G.: Specific properties of human B and T lymphocytes and alterations in disease. Transplant. Rev. **16**, 29–50 (1973).

BENYESH-MELNICK, M., FERNBACH, D. J., DESSY, S., LEWIS, R. T.: Studies on acute leukemia and infectious mononucleosis of childhood — III. Incidence of spontaneous lymphoblastoid transformation in bone marrow cultures. J. nat. Cancer Inst. **40**, 111–122 (1968).

BENYESH-MELNICK, M., FERNBACH, D. J., LEWIS, R. T.: Studies on human leukemia. I. Spontaneous lymphoblastoid transformation of fibroblastic bone marrow cultures derived from leukemic and non-leukemic children. J. nat. Cancer Inst. **31**, 1311–1325 (1963).

Berg, R.B.: Multiplication of ECHO 9 virus in suspensions of human leucocytes. Proc. Soc. exp. Biol. (N.Y.) **108**, 742 (1961).

Berman, L., Goeman, C., Petersen, W.D., Jr.: Viability of frozen lymphocytes. Lancet **1968** I, 89.

Berg, R.B., Rosenthal, M.S.: Propagation of measles virus in suspensions of human and monkey leucocytes. Proc. Soc. exp. Biol. (N.Y.) **106**, 581 (1961).

Bernhard, W., Leplus, R.: Structure fine du ganglion humain normal et malin. Oxford, Paris, New York: Pergamon Press, Gauthier-Villars, Macmillan 1964.

Bernier, G.M., Cebra, J.J.: Polypeptide chains of human gamma globulin cellular localization by fluorescent antibody. Science **144**, 1590–1591 (1964).

Bernier, G.M., Cebra, J.J.: Frequency distribution of γ, α, κ and λ polypeptide chains in human lymphoid tissues. J. Immunol. **95**, 246–253 (1965).

Bessis, M.: Living Blood Cells and their Ultrastructure. Berlin-Heidelberg-New York: Springer 1973.

Bianco, C., Patrick, R., Nussenzweig, V.: A population of lymphocytes bearing a membrane receptor for antigen-antibody-complement complexes. I. Separation and characterization. J. exp. Med. **132**, 702–720 (1970).

Biberfeld, P.: Uropod formation in phytohemagglutinin (PHA) stimulated lymphocytes. Exp. Cell Res. **66**, 433–445 (1971a).

Biberfeld, P.: Morphogenesis in blood lymphocytes stimulated with phytohaemagglutinin (PHA). A light and electron microscopic study. Acta path. microbiol. scand., Sect. A, Suppl. 223 (1971b).

Bierman, H.R.: Human appendix and neoplasia. Cancer (Philad.) **21**, 109–118 (1968).

Bierman, H.R., Byron, R.L., Kelly, K.H., Gilfillan, R.S., White, L.P., Freeman, N.E., Petrakis, N.L.: The characteristics of thoracic duct lymph in man. J. clin. Invest. **32**, 637–649 (1953).

Bierring, F., Grunnet, J.: Quantitative bone marrow studies in the rat following a combination of subtotal splenectomy, total thymectomy and extensive removal of lymph nodes. Acta anat. (Basel) **59**, 182–187 (1964a).

Bierring, F., Grunnet, J.: Quantitative bone marrow studies in rats following subtotal and total splenectomy. Acta anat. (Basel) **57**, 316–325 (1964b).

Biggs, P.M.: The association of lymphoid tissue with the lymph vessels in the domestic chicken (Gallus domesticus). Acta anat. (Basel) **29**, 36–47 (1957).

Binet, J.L., Longeais, Y., Villeneuve, B., Mathey, J., Bernard, J.: Lymphocyte populations in in the lymph of chronic lymphocytic leukaemia. In: Yoffey, J.M. (Ed.): The Lymphocyte in Immunology and Haemopoiesis, p. 31–34. London: Arnold 1967.

Bing, J., Plum, P.: Serum proteins in leucopenia. Acta med. scand. **92**, 415–428 (1937).

Biozzi, G., Stiffel, C., Mouton, D., Bouthillier, Y., Decreusefond, C.: Morphology and differentiation of rosette-forming cells during the immune response. Transplant. Proc. **4**, 339–343 (1972).

Birbeck, M.S.C., Hall, J.G.: The transformation in vivo of basophilic lymph cells into plasma cells: An autoradiographic-electron microscopy study. Nature **214**, 183–185 (1967).

Bischoff, A.: Der derzeitige Stand der Liquor-Cytodiagnostik. Schweiz. med. Wschr. **90**, 479–487 (1960).

Blomgren, H.: The role of bone marrow of X-irradiated mice in thymic recovery. Cell Tiss. Kinet. **4**, 443–461 (1971).

Blomgren, H., Svedmyr, E.: Evidence for thymic dependence of PHA-reactive cells in spleen and lymph nodes and independence in bone marrow. J. Immunol. **106**, 835–841 (1971).

Bloom, A.D., Choi, K.W., Lamb, B.J.: Immunoglobulin production by human lymphocytoid lines and clones: absence of genic exclusion. Science **172**, 382–383 (1971).

Bloom, R.R., Jiminez, L.: Migration inhibitory factor and the cellular basis of delayed-type hypersensitivity reactions. Amer. J. Path. **60**, 453–465 (1970).

Bloom, B.R., Jimenez, L., Marcus, P.J.: A plaque assay for enumerating antigen-sensitive cells in delayed-type hypersensitivity. J. exp. Med. **132**, 16–30 (1970).

Boak, J.L., Christie, G.H., Ford, W.L., Howard, J.G.: Pathways in the development of liver macrophages: Alternative precursors contained in populations of lymphocytes and bone marrow cells. Proc. roy. Soc. B **169**, 307–327 (1968).

Böhm, F., Rychliková, M.: The blastogenic reaction in mixed cultures of lymphocytes preserved by freezing to $-79\,°C$ with DMSO. Folia biol. (Praha) **13**, 204–207 (1967).

Böyum, A.: Separation of leucocytes from blood and bone marrow. IV. Isolation of mononuclear cells by one centrifugation and of granulocytes by combining centrifugation and sedimentation at 1 g. Scand. J. clin. Lab. Invest. **21**, Suppl. 97, 77–89 (1968a).

Böyum, A.: Separation of leucocytes from blood and bone marrow. V. Isolation and removal of lymphocytes from bone marrow of rats and guinea-pigs. Scand. J. clin. Lab. Invest. **21**, Suppl. 97, 91–106 (1968b).

Bohne, F., Haas, R.J., Fliedner, T.M., Fache, I.: The role of slowly proliferating cells in rat bone marrow during regeneration following hydroxyurea. Brit. J. Haemat. **19**, 533–542 (1970).

Bond, V.P., Fliedner, T.M., Cronkite, E.P., Rubini, J.R., Brecher, G., Schork, P.K.: Proliferative potentials of bone marrow and blood cells studied by in vitro uptake of H^3-thymidine. Acta haemat. (Basel) **21**, 1–15 (1959).

Borella, L., Green, A.A.: Sequestration of PHA-responsive cells (T-lymphocytes) in the bone marrow of leukemic children undergoing long-term immunosuppressive therapy. J. Immunol. **109**, 927–932 (1972).

Borum, K.: Lack of restoration of thymic tissue following partial surgical thymectomy in the mouse. Acta path. microbiol. scand. **76**, 515–519 (1969).

Borysenko, M., Cooper, E.L.: Lymphoid tissue in the snapping turtle, Chelydra serpentina. J. Morph. **138**, 487–497 (1972).

Bosma, M.J., Makinodan, T., Walburg, H.E.: Development of immunological competence in germ free and conventional mice. J. Immunol. **99**, 420–430 (1967).

Bosman, C., Feldman, J.D.: Cytology of immunologic memory. A morphologic study of lymphoid cells during the anamnestic response. J. exp. Med. **128**, 293–307 (1968).

Boxel, J.A., van, Paul, W.E., Terry, W.D., Green, I.: IgD bearing human lymphocytes. J. Immunol. **109**, 648–651 (1972).

Brahim, F., Osmond, D.G.: Migration of bone marrow lymphocytes demonstrated by selective bone marrow labeling with thymidine – ^{3}H. Anat. Rec. **168**, 139–159 (1970).

Braunsteiner, H., Paertan, J., Thumb, N.: Studies on lymphocytic function. Blood **13**, 417 (1958).

Braus, H.: Anatomie des Menschen, Zweiter Band. Berlin: Springer 1934.

Braylan, R.C., Rappaport, H.: Tissue immunoglobulins in nodular lymphomas as compared with reactive follicular hyperplasias. Blood **42**, 579–589 (1973).

Bremer, K., Wack, O., Schick, P.: Impaired recirculation of autotransfused blood lymphocytes via thoracic duct lymph in patients with chronic lymphoid leukemia. Biomedicine **18**, 393–400 (1973a).

Bremer, K., Fliedner, T.M., Schick, P.: Kinetic differences of autotransfused ^{3}H-cytidine labeled blood lymphocytes in leukemic and non-leukemic lymphoma patients. Europ. J. Cancer **9**, 113–124 (1973b).

Breton, A., Walbaum, R., Boniface, L., Goudeman, M., Dupont, A.: Lymphocytophtisie avec dysgammaglobulinémie chez un nourisson. Arch. franç. Pédiat. **20**, 131–146 (1963).

Bridges, R.A., Condie, R.M., Zak, S.J., Good, R.A.: Morphologic basis of antibody formation during neonatal period. J. Lab. clin. Med. **53**, 331–357 (1959).

Brittinger, G., König, E., Cohnen, G., Aberle, H.G.: Lysosomale Enzyme in Blutlymphozyten bei chronischer Leukämie (CLL) und anderen lymphoretikulären Erkrankungen vor und nach Stimulierung mit Phytohämagglutinin (PHA) in vitro. In: Brittinger, G., Roggenbach, H.J. (Hrsg.): Leukozytenkulturen, p. 111–117. Stuttgart-New York: Schattauer 1971.

Brody, J.A., Harlem, M.M., Plank, C.R., White, L.R.: Freezing human peripheral lymphocytes and a technique for culture in monolayers. Proc. Soc. exp. Biol. (N.Y.) **129**, 968–972 (1968).

Brooks, W.H., Netsky, M.G., Normansell, D.E., Horwitz, D.A.: Depressed cell-mediated immunity in patients with primary intracranial tumors. J. exp. Med. **136**, 1631–1647 (1972).

Brouet, J.C., Flandrin, G., Seligmann, M.: Indications of the thymus-derived nature of the proliferating cells in six patients with Sézary's syndrome. New Engl. J. Med. **289**, 341–344 (1973).

Brown, G., Greaves, M.F.: Enumeration of absolute numbers of T and B lymphocytes in human blood. Scand. J. Immunol. **3**, 161–172 (1974a).

Brown, G., Graeves, M.F.: Cell surface markers for human T and B lymphocytes. Eur. J. Immunol. **4**, 302–310 (1974b).

Brown, G., Greaves, M.F., Lister, T.A., Rapson, N., Papamichael, M.: Expression of human T and B lymphocyte cell-surface markers on leukaemic cells. Lancet **1974 II**, 753–755.

Brumby, M., Metcalf, D.: Migration of cells to the thymus demonstrated by parabiosis. Proc. Soc. exp. Biol. (N.Y.) **124**, 99–103 (1967).

Buckton, K.E., Smith, P.G., Court Brown, W.M.: The estimation of lymphocyte lifespan from studies on males treated with X-rays for ankylosing spondylitis. In: Evans, H.J., Court Brown, W.M., McLean, A.S. (Eds.): Human Radiation Cytogenetics, p. 106–114. Amsterdam: North Holland Publishing 1967.

Buell, D.N., Fahey, J.L.: Limited periods of gene expression in immunoglobulin-synthesizing cells. Science **164**, 1524–1525 (1969).

Bürki, H., Luscietti, P., Pedrinis, E., Schädel, J., Hess, M.W., Cottier, H.: Milz und Antikörperbildung. Schweiz. med. Wschr. **104**, 1351 (1974).

Burkhardt, R.: Farbatlas der klinischen Histopathologie von Knochenmark und Knochen. Berlin-Heidelberg-New York: Springer 1970.

Burkitt, D.P.: Etiology of Burkitt's lymphoma – an alternative to a vectored virus. J. nat. Cancer Inst. **42**, 19–28 (1969).

Burnet, F.M.: Cellular Immunology. Carlton and London: Melbourne and Cambridge University Press 1969.

Burnet, F.M.: Immunological Surveillance. Oxford: Pergamon Press 1970.

Burnet, F.M.: Invertebrate precursors to immune responses. In: Cooper, E.L. (Ed.): Contemporary Topics in Immunobiology, Volume 4: Invertebrate Immunobiology, p. 13–24. New York-London: Plenum Press 1974.

Burwell, R.G.: Studies of the primary and secondary immune responses of lymph nodes draining homografts of fresh cancellous bone (with particular reference to mechanisms of lymph node reactivity). Ann. N.Y. Acad. Sci. **99**, 821–860 (1962).

Buxbaum, J.N.: The biosynthesis, assembly, and secretion of immunoglobulins. Semin. Hemat. **10**, 33–52 (1973).

Byers, V.S., Sercarz, E.E.: The X-Y-Z scheme of immunocyte maturation. IV. The exhaustion of memory cells. J. exp. Med. **127**, 307–325 (1968).

Byfield, P., Sercarz, E.: The X-Y-Z scheme of immunocyte maturation. VII. Cell division and the establishment of shortterm IgM memory. J. exp. Med. **129**, 897–907 (1969).

Byrt, P., Ada, G.L.: An in vitro reaction between labelled flagellin or hemocyanin and lymphocyte-like cells from normal animals. Immunology **17**, 503–516 (1969).

Caffrey, R.W., Everett, N.B., Rieke, W.O.: Radioautographic studies of reticular and blast cells in the hemopoietic tissues of the rat. Anat. Rec. **155**, 41–58 (1966).

Caffrey, R.W., Rieke, W.O., Everett, N.B.: Radioautographic studies of small lymphocytes in the thoracic duct of the rat. Acta haemat. (Basel) **28**, 145–154 (1962).

Campbell, R.D., Bibb, C.: Transplantation in coelenterates. Transplant. Proc. **2**, 202–211 (1970).

Cannon, D.C., Wissler, R.W.: Spleen cell migration in the immune response of the rat. Arch. Path. **84**, 109–117 (1967).

Capra, J.D., Kehoe, J.M.: Antibody diversity: is it all coded for by the germ line genes? Scand. J. Immunol. **3**, 1–4 (1974).

Carlens, O.: Studien über das lymphatische Gewebe des Darmkanals bei einigen Haustieren, mit besonderer Berücksichtigung der embryonalen Entwicklung, der Mengenverhältnisse und der Altersinvolution dieses Gewebes im Dünndarm des Rindes. Z. Anat. Entwickl.-Gesch. **86**, 393–493 (1928).

Caron, G.A., Sarkany, J., Williams, H.S., Todd, A.P., Gell, H.M.C.: Radioactive method for the measurement of lymphocyte transformation in vitro. Lancet **1965 II**, 1266–1268.

Carosella, E.D., Mochanko, K., Braun, M.: Rosette-forming T cells in human peripheral blood at different ages. Cell. Immunol. **12**, 323–325 (1974).

Carter, R.L.: Infectious mononucleosis: Modell for self-limiting lymphoproliferation. Lancet **1975 I**, 846–849.

Castleman, B.: Tumors of the Thymus Gland. In: Atlas of Tumor Pathology, Sect. V. Fascicle 19, Washington: Amer. Registry Pathol., Armed Forces Inst. Pathol. 1955.

Castleman, B.: Pathology of the thymus gland in myasthenia gravis. In: Viets, H.R., Schwab, R.S. (Eds.): Thymectomy for Myasthenia Gravis, p. 51–61. Springfield/Ill.: Ch. C. Thomas 1960.

Catovsky, D., Galetto, J., Okos, A., Galton, D.A.G., Wiltshaw, E., Stathapoulos, G.: Pro-lymphocytic leukaemia of B and T cell type. Lancet **1973 II**, 232–234.

Celada, F.: The cellular basis of immunologic memory. Progr. Allergy **15**, 223–267 (1971).

Chanana, A.D., Cronkite, E.P., Joel, D.D., Williams, R.M., Waksman, B.H.: Migration of thymic lymphocytes: Immunofluorescence and ^{3}H-TdR labeling studies. In: Lindahl-Kiessling, K., Alm, G., Hanna, M.G., jr. (Eds.): Morphological and Functional Aspects of Immunity, p. 113–118. New York-London: Plenum Press 1971.

Chandra, P., Gericke, D., Zunino, F., Thorbeck, R.: Molekulare Grundlagen viral bedingter Tumoren. Klin. Wschr. **51**, 781–790 (1973).

Chang, R.S., Blankenship, W., Golden, H.D., Mishra, L., Chang, Y.Y.: Spontaneous and in-duced transformation of human leucocytes in vitro. In: Bergsma, D. (Ed.): Long-Term Lympho-cyte Cultures in Human Genetics, p. 40–54. New York: The National Foundation-March of Dimes 1973.

Chaperon, E.A., Selner, J.C., Claman, H.N.: Migration of antibody-forming cells and antigen-sensitive precursors between spleen, thymus and bone marrow. Immunology **14**, 553–561 (1968).

Chapman, A.L., Bopp, W.J.: Electron microscopy of vascular barrier in thymus, tonsil, and lymph node of Beagle pups. Amer. J. Vet. Res. **31**, 1255–1268 (1970).

Charbit, A., Malaise, E.P., Tubiana, M.: Relation between the pathological nature and the growth rate of human tumors. Europ. J. Cancer **7**, 307–315 (1971).

Chessin, L.N., Börjeson, J., Welsh, P.D., Douglas, S.D., Cooper, H.L.: Studies on human peri-pheral blood lymphocytes in vitro. II. Morphological and biochemical studies on the transfor-mation of lymphocytes by pokeweed mitogen. J. exp. Med. **124**, 873–884 (1966).

Chiappino, G., Pernis, B.: Demonstration with immunofluorescence of 19 S macroglobulins and 7 S gamma globulins in different cells of the human spleen. Pathol. Microbiol. **27**, 8–15 (1964).

Chiller, J.M., Hodgins, H.O., Chambers, V.D., Weiser, R.S.: Antibody response in Rainbow trout (Salmo gairdneri). I. Immunocompetent cells in the spleen and anterior kidney. J. Immunol. **102**, 1193–1201 (1969).

Choi, Y.S., Good, R.A.: Development of chicken lymphoid system. II. Synthesis of primordial immunoglobulin M by the bursa cells of chick embryo. J. exp. Med. **136**, 8–20 (1972).

Chrétien, J., Saltiel, J.C.: Memento immunologique de la sarcoidose. Paris: Masson 1971.

Churchill, A.E., Biggs, P.M.: Agent of Marek's disease in tissue culture. Nature 215, 528 – 530 (1970).

Citoler, P., Citoler, K., Hempel, K., Schultze, B., Maurer, W.: Autoradiographische Untersuchungen mit zwölf H-3- und fünf C-14-markierten Aminosäuren zur Größe des nucleären und cytoplasmatischen Eiweißstoffwechsels bei verschiedenen Zellarten von Maus und Ratte. Z. Zellforsch. 70, 419 – 448 (1966).

Claesson, M.H.: An autoradiographic study of the normal decay of lymphoid cells in the mouse thymus. Acta path. microbiol. scand., Section A 78, 556 – 564 (1970).

Claesson, M.H.: An autoradiographic study of the normal lymphoid cell decay in the mesenteric lymph node of the mouse. Acta path. microbiol. scand., Section A 79, 293 – 297 (1970).

Claesson, M.H., Olsson, L.: Quantitative studies on the decay of lymphocytes in the blood of the mouse. Scand. J. haemat. 8, 282 – 292 (1971).

Claesson, M.H., Röpke, C., Hougen, H.P.: Distribution of short-lived and long-lived small lymphocytes in the lymphomyeloid tissues of germ-free NMRI-mice. Scand. J. Immunol. 3, 597 – 604 (1974).

Claman, H.N.: Corticosteroids and lymphoid cells. New Engl. J. Med. 287, 388 – 397 (1972).

Claman, H.N., Brunsletter, F.H.: The response of cultured human thymus to phytohemagglutinin. J. Immunol. 100, 1127 – 1134 (1968).

Claman, H.N., Chaperon, E.A.: Immunological completation between thymus and marrow cells. A model for the cell theory of immunocompetence. Transplant. Rev. 1, 92 – 113 (1969).

Clark, S.L., jr.: Cytological evidences of secretion in the thymus. In: Wolstenholme, G.E.W., Porter, R. (Eds.): The Thymus: Experimental and Clinical Studies, p. 3 – 30. London: Churchill 1966.

Clarke, C.A., McConnel, R.B.: Prevention of Rh-hemolytic disease. Springfield/Ill.: Ch. C. Thomas 1972.

Clarkson, B., Ota, K., Ohkita, T., O'Connor, A.: Kinetics of proliferation of cancer cells in neoplastic effusions in man. Cancer (Philad.) 18, 1189 (1965).

Clarkson, B., Strife, A., Fried, J., Sakai, Y., Ota, K., Okita, T., Masuda, R.: Studies of cellular proliferation in human leukemia. IV. Behavior of normal hematopoietic cells in 3 adults with acute leukemia given continuous infusions of ^{3}H-thymidine for 8 or 10 days. Cancer (Philad.) 26, 1 – 19 (1970).

Clawson, C.C., Cooper, M.D., Good, R.A.: Lymphocyte fine structure in the bursa of Fabricius, the thymus, and the germinal centers. Lab. Invest. 16, 407 – 421 (1967).

Cleaver, J.E.: Thymidine Metabolism and Cell Kinetics. Amsterdam: North Holland 1967.

Clem, L.W., Leslie, G.A.: Phylogeny of immunoglobulin structure and function. In: Adinolfi, M. (Ed.): Immunology and Development, p. 62 – 88. London: Heinemann 1969.

Clemenson, G.: Azurgranulierte Lymphozyten und ihre Beziehung zur Hepatitis epidemica. Dtsch. med. Wschr. 84, 38 – 42 (1959).

Cleveland, W.W., Fogel, B.J., Brown, W.T., Kay, H.E.M.: Foetal thymic transplant in a case of DiGeorge's syndrom. Lancet 1968 II, 1211 – 1214.

Coggle, J.E., Proukakis, C.: The effect of age on the bone marrow cellularity of the mouse. Gerontologia 16, 25 – 29 (1970).

Cohen, N.: Reptiles as models for the study of immunity and its phylogenesis. J. Amer. vet. med. Ass. 159, 1662 – 1671 (1971).

Cohen, N., Borysenko, M.: Acute and chronic graft rejection: possible phylogeny of transplantation antigens. Transplant. Proc. 2, 333 – 336 (1970).

Cohn, M.: Selection under a somatic model. Cell. Immunol. 1, 461 – 467 (1970).

Cohnen, G., Brittinger, G.: Immunopathologische Veränderungen bei der Lymphogranulomatose. Blut 23, 302 – 319 (1971).

Cohnen, G., Douglas, S.D., König, E., Brittinger, G.: Acid phosphatase cytochemistry of mitogen-transformed normal and chronic lymphocytic leukemia lymphocytes. Exp. Cell Res. 80, 297 – 304 (1973).

Cole, G.J.: The Lymphatic System and the Immune Response in the Lamb. Ph. D. Thesis, Australian National University, Canberra 1969, zit. nach: Morris, B.: Effect of thymectomy on immunological responses in the sheep. In: Davies, A.J.S., Carter, R.L. (Eds.): Contemporary Topics in Immunobiology, Volume 2: Thymus Dependency, p. 39 – 62. New York-London: Plenum Press 1973.

Cone, R.E., Johnson, A.G.: Regulation of the immune system by synthetic polynucleotides. III. Action on antigen-reactive cells of thymic origin. J. exp. Med. 133, 665 – 676 (1971).

Congdon, C.C., McKinley, T.W., Sutton, H., Urso, P.: The effect of transfusions of blood showing extreme leukocytosis on survival of X-irradiated mice. Radiat. Res. 4, 424 – 434 (1956).

Coons, A.H.: The nature of the secondary response. In: Sterzl, J. (Ed.): Molecular and Cellular Basis of Antibody Formation, p. 559 – 566. New York-London: Academic Press 1965.

Coons, A.H., Leduc, E.H., Connolly, J.M.: Studies on antibody production: I. A method for the histochemical demonstration of specific antibody and its application to a study of the hyperimmune rabbit. J. exp. Med. 102, 49 – 60 (1955).

Cooper, A. G., Brown, M. C., Derby, H. A., Wortis, H. H.: Quantitation of surface-membrane and intracellular gamma, mu and kappa chains of normal and neoplastic human lymphocytes. Clin. Exp. Immunol. **13**, 487–496 (1973).

Cooper, A. J.: Ammocoete lymphoid cell populations in vitro. *In:* McIntire, O. R. (Ed.): Proceedings of the Fourth Annual Leucocyte Culture Conference, p. 137–146. New York: Appleton Century Crofts 1971.

Cooper, E. H., Frank, G. L., Wright, D. H.: Cell proliferation in Burkitt tumors. Europ. J. Cancer **2**, 377–384 (1966).

Cooper, E. H., Hale, A. J., Milton, J. D.: The proliferation of infectious mononucleosis lymphocytes in vitro. Acta haemat. (Basel) **38**, 19–33 (1967).

Cooper, E. H., Peckham, M. J., Millard, R. E., Hamlin, J. M. E., Gerard-Marchant, R.: Cell proliferation in human malignant lymphomas. Europ. J. Cancer **4**, 287–296 (1968).

Cooper, E. L.: Transplantation immunity in annelids. I. Rejection of xenografts exchanged between Lumbricus terrestris and Eisenia foetida. Transplantation **6**, 322–337 (1968).

Cooper, E. L.: Chronic allograft rejection in Lumbricus terrestris. J. exp. Zool. **171**, 69–73 (1969a).

Cooper, E. L.: Specific tissue graft rejection in earthworms. Science **166**, 1414–1415 (1969b).

Cooper, E. L., Brown, B. A., Baculi, B. S.: New observations on lymph gland (LMl) and thymus activity in larval bullfrogs, Rana catesbeiana. *In:* Lindahl-Kiessling, K., Alm, G., Hanna, M. G., jr. (Eds.): Morphological and Functional Aspects of Immunity, p. 1–10. New York-London: Plenum Press 1971.

Cooper, E. L., Hildemann, W. H.: Allograft reactions in bullfrog larvae in relation to thymectomy. Transplantation **3**, 446–448 (1965).

Cooper, H. L.: Biochemical alterations accompanying initiation of growth in resting cells. *In:* Baserga, R. (Ed.): The Cell Cycle and Cancer, p. 191–226. New York: Dekker 1971.

Cooper, H. L.: Studies on RNA metabolism during lymphocyte activation. Transplant. Rev. **11**, 3–38 (1972).

Cooper, H. L., Rubin, A. D.: Synthesis of non-ribosomal RNA by lymphocytes: A response to phytohemagglutinin treatment. Science **152**, 516–518 (1966).

Cooper, M. D., Gabrielsen, A. E., Good, R. A.: Role of the thymus and other central lymphoid tissues in immunological disease. Ann. Rev. Med. **18**, 113–138 (1967).

Cooper, M. D., Keightley, R. G., Wu, L. Y. F., Lawton, A. R., III: Developmental defects of T and B cell lines in humans. Transplant. Rev. **16**, 51–84 (1973).

Cooper, M. D., Lawton, A. R.: The mammalian „bursa equivalent": Does lymphoid differentiation along plasma cell lines begin in the gut-associated lymphoepithelial tissues (GALT) of mammals? *In:* Hanna, M. G., jr. (Ed.): Contemporary Topics in Immunobiology. Vol. 1, p. 49–68. New York-London: Plenum Press 1972.

Cooper, M. D., Lawton, A. R., Kincade, P. W.: A developmental approach to the biological basis for antibody diversity. *In:* Hanna, M. G., jr. (Ed.): Contemporary Topics in Immunobiology, Vol. 1, p. 33–48. New York-London: Plenum Press 1972a.

Cooper, M. D., Lawton, A. R., Kincade, P. W.: A two-stage model for development of antibody-producing cells. Clin. Exp. Immunol. **11**, 143–149 (1972b).

Cooper, M. D., Perey, D. Y., Peterson, R. D. A., Gabrielsen, A. E., Good, R. A.: The two-component concept of the lymphoid system. *In:* Bergsma, D., Good, R. A. (Eds.): Immunologic Deficiency Diseases in Man, p. 7–16. New York: National Foundation 1968.

Cooper, M. D., Peterson, R. D. A., Gabrielsen, A. E., Good, R. A.: Lymphoid malignancy and development, differentiation and function of the lymphoreticular system. Cancer Res. **26**, 1165–1169 (1966a).

Cooper, M. D., Peterson, R. D. A., South, M. A., Good, R. A.: The functions of the thymus system and the bursa system in the chicken. J. exp. Med. **123**, 75–102 (1966b).

Cooperband, S. R., Rosen, F. S., Kibrick, S.: Studies on the in vitro behaviour of agammaglobulinemic lymphocytes. J. clin. Invest. **47**, 836–847 (1968).

Cornes, J. S.: Number, size, and distribution of Peyer's patches in the human small intestine. I. The development of Peyer's patches. II. The effect of age on Peyer's patches. Gut **6**, 225–233 (1965).

Cottier, H., Hess, M. W., Roos, B., Grétillat, P. A.: Regeneration, Hyperplasie und Onkogenese der lymphoretikulären Organe. *In:* Handbuch der allgemeinen Pathologie, 6. Band: Entwicklung, Wachstum, Geschwülste, Teil II, S. 496–766. Berlin-Heidelberg-New York: Springer 1969.

Cottier, H., Hess, M. W., Schädeli, J., Bürki, H.: Lymphocytenformen: Herkunft und Entwicklungsmöglichkeiten. Verh. Dtsch. Ges. inn. Med. **79**, 99–105 (1973).

Cottier, H., Keiser, G., Odartchenko, N., Hess, M., Stoner, R. D.: De novo formation and rapid growth of germinal centers during secondary antibody responses to tetanus toxoid in mice. *In:* Cottier, H., Odartchenko, N., Schindler, R., Congdon, C. C. (Eds.): Germinal Centers in Immune Responses, p. 270–276. Berlin-Heidelberg-New York: Springer 1967.

Cottier, H., Odartchenko, N., Feinendegen, L. E., Bond, V. P.: Tritiated thymidine for in vivo cytokinetic studies on lymphoreticular tissue. *In:* Good, R. A., Gabrielsen, A. E. (Eds.): The Thymus in Immunobiology, p. 332–340. New York, Evanston, London: Hoeber, Harper and Row 1964.

Cottier, H., Odartchenko, N., Keiser, G., Hess, M., Stoner, R.D.: Incorporation of tritiated nucleosids and amino acids into lymphoid and plasmacytoid cells during secondary response to tetanus toxoid in mice. Ann. N.Y. Acad. Sci. 113, 612–626 (1964).

Cottier, H., Schindler, R., Bürki, H., Sordat, B., Joel, D.D., Hess, M.W.: Kinetic aspects of lymphocyte recirculation. Int. Arch. Allergy 41, 4–12 (1971).

Cottier, H., Turk, J., Sobin, L.: A proposal for a standardized system of reporting human lymph node morphology in relation to immunological function. Bull. World Health Org. 47, 375–382 (1972).

Coulson, A.S., Chalmers, D.G.: Response of human blood lymphocytes to tuberculin PPD in tissue culture. Immunology 12, 417–429 (1967).

Cowden, B.R., Dyer, R.F., Gebhardt, B.M., Volpe, E.P.: Amphibian plasma cells. J. Immunol. 100, 1293–1295 (1968).

Crabbé, P.A., Carbonara, A.O., Heremans, J.F.: The normal human intestinal mucosa as a major source of plasma cells containing gamma A-immunoglobulin. Lab. Invest. 14, 235–248 (1965).

Crabbé, P.A., Heremans, J.F.: Distribution in human nasopharyngeal tonsils of plasma cells containing different types of immunoglobulin polypeptide chains. Lab. Invest. 16, 112–123 (1967).

Craddock, C.G.: Bone marrow lymphocytes of the rat as studied by autoradiography. Acta haemat. (Basel) 33, 19–27 (1965).

Craddock, C.G.: The response of lymphatic tissue to antigens and mitogens. In: Williams, W.J., Beutler, E., Erslev, A.J., Rundles, R.W.: Hematology, p. 820–828. New York: McGraw-Hill 1972.

Craddock, C.G., Nakai, G.S., Fukuta, H., Vanslager, L.M.: Proliferative activity of the lymphatic tissues of rats as studied with tritium-labelled thymidine. J. exp. Med. 120, 389–412 (1964).

Craig, S.W., Cebra, J.J.: Peyer's patches: an enriched source of precursors for IgA-producing immunocytes in the rabbit. J. exp. Med. 134, 188–200 (1971).

Cronkite, E.P.: Depletion lymphocytaire par irradiation extracorporelle du sang et de la lymphe. Nouv. Rev. franç. Hémat. 8, 643–656 (1968).

Cronkite, E.P.: The study of lymphopoiesis utilizing extracorporeal irradiation of the blood and lymph. Progr. Clin. Cancer 4, 118–132 (1970).

Cronkite, E.P., Chanana, A.D.: Lymphocytopoiesis. In: Greenwalt, T.J., Jamieson, G.A. (Eds.): Formation and Destruction of Blood Cells, p. 284–303. Philadelphia and Toronto: Lippincott 1970.

Cronkite, E.P., Jansen, C.R., Cottier, H., Rai, K.R., Sipe, C.R.: Lymphocyte production measured by extracorporeal irradiation, cannulation and labelling techniques. Ann. N.Y. Acad. Sci. 113, 566–577 (1964).

Cronkite, E.P., Jansen, C.R., Rai, K., Cottier, H., Fliedner, T.M.: The combined application of lymph duct drainage and extracorporeal irradiation of the blood in the study of lymphopoiesis. In: Lamerton, L.F., Fry, R.J.M. (Eds.): Cell Proliferation, p. 126–152. Oxford: Blackwell 1963.

Cronkite, E.P., Vincent, P.C.: Granulocytopoiesis. Ser. Haematol. 2/4, 3–43 (1969).

Crowther, D., Hamilton Fairley, G., Sewell, R.L.: Deoxyribonucleic acid synthesis in the lymphocytes of patients with malignant disease. Europ. J. Cancer 3, 417–421 (1967).

Crowther, D., Hamilton Fairley, G., Sewell, R.L.: Lymphoid cellular responses in the blood after immunization in man. J. exp. Med. 129, 849–862 (1969).

Cruchaud, S., Frei, P.C.: Demonstration of specific antibodies on human circulating lymphocytes by a new technique. Int. Arch. Allergy 31, 455–464 (1967).

Cudkowicz, G., Upton, A.C., Shearer, G.M., Hughes, W.L.: Lymphocyte content and proliferative capacity of serially transplanted mouse bone marrow. Nature 201, 165–167 (1964).

Cunningham, A.J., Pilarski, L.M.: Antibody diversity: a case for its generation after antigenic stimulation. Scand. J. Immunol. 3, 5–10 (1974).

Cunningham, A.J.: Antibody formation studied at the single-cell level. Progr. Allergy 17, 5–50 (1973).

Cunningham, L., Wagner, H.P., Safier, S.: Cottier, H., Jansen, C.R., Rai, K., Cronkite, E.P.: Studies on lymphocytes VIII. Short in vivo mitotic time of basophilic lymphoid cells in the thoracic duct of calves after simulated or effective extracorporeal irradiation of circulating blood. Exp. Cell Res. 47, 479–488 (1967).

Curry, J.L., Trentin, J.J., Cheng, V.: Hemopoetic spleen colony studies. III. Hemopoietic nature of spleen colonies induced by lymph node or thymus cells, with or without phytohemagglutinin. J. Immunol. 99, 907–916 (1967).

Curtis, J.E., Hersh, E.M., Harris, J.E., McBride, C., Freireich, E.J.: The human primary immune response to keyhole limpet haemocyanin: interrelationships of delayed hypersensitivity, antibody response and in vitro blast transformation. Clin. exp. Immunol. 6, 473–491 (1970).

Curtis, S.K., Volpe, E.P.: Modification of responsiveness to allografts in larvae of the Leopard frog by thymectomy. Develop. Biol. 25, 177–197 (1971).

Daguillard, F., Richter, M.: Cells involved in the immune response. XII. The differing responses of normal lymphoid cells to phytohemagglutinin, goat anti-rabbit immunoglobulin antiserum and allogeneic and xenogeneic lymphocytes. J. exp. Med. 130, 1187–1208 (1969).

Daguillard, F., Richter, M.: Cells involved in the immune response. XVI. The response of immune rabbit cells to phytohemagglutinin, antigen and goat ant-rabbit immunoglobulin antiserum. J. exp. Med. **131**, 119–132 (1970).

Dameshek, W.: „Immunocytes" and „immunoblasts" – an attempt at a functional nomenclature. Blood **21**, 243–245 (1963).

Dameshek, W.: Immunocytes and immunoproliferative disorders. *In:* Wolstenholme, G. E. W., Porter, R. (Eds.): The Thymus: Experimental and Clinical Studies, p. 399–415. London: Churchill 1966.

Dameshek, W.: Chronic lymphocytic leukemia – an accumulative disease of immunologically incompetent lymphocytes. Blood **29**, 566–584 (1967).

David, J. R.: Delayed hypersensitivity in vitro. Its mediation by cell free substances formed by lymphoid cell antigen interaction. Proc. nat. Acad. Sci. (Wash.) **56**, 72–77 (1966).

Davie, J. M., Paul, W. E.: Antigen-binding receptors on lymphocytes. *In:* Cooper, M. D., Warner, N. L. (Eds.): Contemporary Topics in Immunobiology, Volume 3, p. 171–192. New York-London: Plenum Press 1974.

Davie, J. M., Rosenthal, A. S., Paul, W. E.: Receptors on immunocompetent cells. III. Specificity and nature of receptors on dinitrophenylated guinea pig albumin ^{125}I-binding cells of immunized guinea pigs. J. exp. Med. **134**, 517–531 (1971).

Davies, A. J. S.: The thymus and the cellular basis of immunity. Transplant. Rev. **1**, 43–91 (1969).

Davies, A. J. S., Carter, R. L.: Systems of lymphocytes in mouse and man: an interim appraisal. *In:* Hanna, M. G., jr. (Ed.): Contemporary Topics in Immunobiology, Vol. 1., p. 1–31. New York-London: Plenum Press 1972.

Davies, A. J. S., Carter, R. L. (Eds.): Thymus Dependency: Contemporary Topics in Immunobiology, Vol. 2. New York-London: Plenum Press 1973.

Davies, A. J. S., Festenstein, H., Leuchars, E., Wallis, V. J., Doenhoff, M. J.: A thymic origin for some peripheral-blood lymphocytes. Lancet **1968 I**, 183–184.

Davies, A. J. S., Leuchars, E., Wallis, V., Doenhoff, M. J.: A system for lymphocytes in the mouse. Proc. Roy. Soc. B **176**, 369–384 (1971).

Davies, A. J. S., Leuchars, E., Wallis, V., Koller, P. C.: The mitotic response of thymus-derived cells to antigenic stimulus. Transplantation **4**, 438–451 (1966).

Davies, J. D., Coulson, A. S., Smith, A. F.: Clarification on the effect of the heat of solution of DMSO and the latent heat of fusion of ice on lymphocytes using an in vitro test for viability. Cryobiology **2**, 263–267 (1966).

Decker, J., Clarke, J., MacPherson, L., Weinstein, R., Sercarz, E. E.: Early appearance of antigen-binding cells to two different antigens during fetal lymphoid development. *In:* Jankovic, B. D., Isakovic, K. (Eds): Microenvironmental Aspects of Immunity, p. 269–275. New York-London: Plenum Press 1973.

Dekaris, D., Fauve, R. M., Raynaud, M.: Delayed hypersensitivity and inhibition of macrophage spreading: In vivo and in vitro studies of tuberculin and streptococcal hypersensitivity in guinea pigs. J. Immunol. **103**, 1–5 (1969).

Denz, F. A.: Age changes in lymph nodes. J. Path. Bact. **59**, 575–591 (1947).

Dent, P. B., Perey, D. Y. E., Cooper, M. D., Good, R. A.: Nonspecific stimulation of antibody production in surgically bursectomized chickens by bursa-containing diffusion chambers. J. Immunol. **101**, 799–805 (1968).

Diaz-Jouanen, E., William, R. C., jr., Strickland, R. G.: Age-related changes in T and B cells (Letter). Lancet **1975 I**, 688–689.

Dicke, K. A., Lina, P. H. C., van Bekkum, D. W.: Adaptation of albumin density gradient centrifugation to human bone marrow fractionation. Rev. Europ. Etud. clin. Biol. **15**, 305–309 (1970).

Dicke, K. A., van Noord, M. J., Maat, B., Schaefer, U. W., Bekkum, D. W., van: Attempts at morphological identification of the haemopoietic stem cell in primates and rodents. *In:* Ciba Foundation Symposium 13: Haemopoietic Stem Cells, p. 47–69. Amsterdam-London-New York: Elsevier, Excerpta Medica, North Holland Publishing 1973.

Dickler, H. B., Kunkel, H. G.: Interaction of aggregated γ-globulin with B lymphocytes. J. exp. Med. **136**, 191–196 (1972).

Diehl, V., Henle, G., Henle, W., Kohn, G.: Demonstration of a herpes group virus in cultures of peripheral leukocytes from patients with infectious mononucleosis. J. Virology **2**, 663–669 (1968).

Diener, E.: Evolutionary aspects of immunity and lymphoid organs in vertebrates. Transplant. Proc. **2**, 309–317 (1970).

Diener, E.: Antigen recognizing and processing cells. *In:* Jankovic, B. D., Isakovic, K. (Eds): Microenviromental Aspects of Immunity, p. 197–202. New York-London: Plenum Press 1973.

Diener, E., Ealey, E. H. M., Legge, J. S.: Phylogenetic studies on the immune response. III. Autoradiographic studies on the lymphoid system of the Australian echidna Tachyglossus aculeatus. Immunology **13**, 339–347 (1967b).

Diener, E., Wistar, R., Ealey, E. H. M.: Phylogenetic studies on the immune response. II. The immune response of the Australian echidna Tachyglossus aculeatus. Immunology **13**, 329–337 (1967a).

Diener, E., Marchalonis, J.: Cellular and humoral aspects of the primary immune response of the toad, Bufo marinus. Immunology 18, 279–293 (1970).

Dineen, J.K., Adams, D.B.: The effect of long-term lymphatic drainage on the lympho-myeloid system in the guinea-pig. Immunology 19, 11–30 (1970).

Doenhoff, M.J., Davies, A.J.S., Leuchars, E., Wallis, V.: The thymus and circulating lymphocytes of mice. Proc. roy. Soc. B 176, 69–85 (1970).

Dörmer, P.: Kinetics of Erythropoietic Cell Proliferation in Normal and Anemic Man. A New Approach Using Quantitative ^{14}C-Autoradiography. Progr. Histochem. Cytochem., Vol. 6, No. 1. Stuttgart: Fischer 1973.

Donohue, D.M., Gabrio, B.W., Finch, C.A.: Quantitative measurement of hematopoietic cells of the marrow. J. clin. Invest. 37, 1564–1570 (1958).

Dorfman, R.F.: Classification of Non-Hodgkin's lymphomas (Letter). Lancet 1974 I, 1295–1296.

Dougherty, T.F.: Effect of hormones on lymphatic tissus. Physiol. Rev. 32, 379–401 (1952).

Dougherty, T.F., Berliner, M.L., Berliner, D.L.: Hormonal control of lymphocyte production and destruction. Progr. Hemat. 3, 155–169 (1962).

Douglas, S.D.: Human lymphocyte growth in vitro: Morphologic, biochemical and immunologic significance. Int. Rev. exp. Path. 10, 41–114 (1971).

Douglas, S.D., Cohnen, G., Brittinger, G.: Ultrastructural comparison between phytomitogen transformed normal and chronic lymphocytic leukemia lymphocytes. J. Ultrastruct. Res. 44, 11–26 (1973).

Douglas, S.D., Cohnen, G., König, E., Brittinger, G.: Lymphocyte lysosomes and lysosomal enzymes in chronic lymphocytic leukemia. Blood 41, 511–518 (1973).

Douglas, S.D., Fudenberg, H.H.: In vitro development of plasma cells from lymphocytes following pokeweed mitogen stimulation: a fine structural study. Exp. Cell Res. 54, 277–279 (1969).

Douglas, S.D., Kamin, R.M., Fudenberg, H.H.: Human lymphocyte response to phytomitogens in vitro: normal agammaglobulinemic and paraproteinemic individuals. J. Immunol. 103, 1185–1195 (1969).

Dowden, S.J., Sercarz, E.E.: The x-y-z-scheme of immunocyte maturation. II. The effect of antigen on spontaneous escape from immune paralysis. J. Immunol. 98, 827–835 (1967).

Downey, H., McKinlay, C.A.: Acute lymphadenoisis compared with acute lymphatic leukemia. Arch. intern. Med. 32, 82–112 (1923).

Downey, H., Weidenreich, F.: Über die Bildung der Lymphocyten in Lymphdrüsen und Milz. Arch. mikr. Anat. 80, 306–389 (1912).

Drescher, J., Diedenhofen, H.: Über die Beziehungen zwischen basophilen und hellen, azurgranulierten Blutzellen der lymphatischen Reaktion, aufgrund von Leukozytenkulturversuchen beim Pfeifferschen Drüsenfieber. Blut 27, 384–395 (1973).

Drings, P., Harbers, E.: Untersuchungen an Nucleohistonen. V. Veränderungen im Chromatin der Granulozyten bei der „Linksverschiebung". Klin. Wschr. 47, 102–106 (1969).

Drössler, K., Ambrosius, H.: Spezifische zellvermittelte Immunität bei Froschlurchen. II. Verzögerte Überempfindlichkeit bei der Erdkröte (Bufo bufo L.) gegen BCG. Acta biol. med. germ. 29, 441–445 (1972).

Duc-Nguyen, H., Henle, W.: Replication of mumps virus in human leucocyte cultures. J. Bacteriol. 92, 258–265 (1966).

Dukor, P., Bianco, C., Nussenzweig, V.: Tissue localization of lymphocytes bearing a membrane receptor for antigen-antibody-complement-complexes. Proc. nat. Acad. Sci. (Wash.) 67, 991–997 (1970).

Dukor, P., Miller, J.F.A.P., House, W. Allman, V.: Regeneration of thymus grafts. I. Histological and cytological aspects. Transplantation 3, 639–668 (1965).

Dumonde, D.C., Wolstencroft, R.A., Panayi, G.S., Matthew, M., Morley, J., Howson, W.T.: „Lymphokines": Non-antibody mediators of cellular immunity generated by lymphocyte activation. Nature 224, 38–42 (1969).

Dunn, C.D.R.: The differentiation of haemopoietic stem cells. Ser. Haematol. 4, 4 (1971).

Du Pasquier, L., Weiss, N., Loor, F.: Direct evidence for immunoglobulins on the surface of thymus lymphocytes of amphibian larvae. Europ. J. Immunol. 2, 366–370 (1972).

Durkin, H.G., Theis, G.A., Thorbecke, G.M.: Homing of cells from the bursa of Fabricius to germinal centers in the chicken spleen. In: Lindahl-Kiessling, K., Alm, G., Hanna, M.G., jr. (Eds): Morphological and Functional Aspects of Immunity, p. 119–128. New York-London: Plenum Press 1971.

Dutton, R.W., Mishell, R.I.: Cell populations and cell proliferation in the in vitro response of normal mouse spleen to heterologous erythrocytes. J. exp. Med. 126, 443–454 (1967).

Dutton, R.W., Parkhouse, R.M.E.: Studies on the mechanism of antigenic stimulation in the secondary response. In: Sterzl, J. (Ed.): Molecular and Cellular Basis of Antibody Formation, p. 567–576. New York-London: Academic Press 1965.

Dvorak, A.M., Bast, R.C., Dvorak, H.F.: Morphologic changes in draining lymph nodes and in lymphocyte cultures after sensitization with complete or incomplete Freund's adjuvant. Correlation with immunologic events in vivo and in culture. J. Immunol. 107, 422–435 (1971).

Dwyer, J.M., Mason, S., Warner, N.L., Mackay, J.R.: Antigen binding lymphocytes in congenitally athymic (nude) mice. Nature New Biology 234, 252–253 (1971).

Eberl-Rothe, G., Langegger, P.A.: Über die Entwicklung der Peyerschen Platten. Z. Anat. Entwickl.-Gesch. 117, 26–35 (1953).

Ebert, R.H., Sanders, A.G., Florey, H.W.: Observations on lymphocytes in chambers in the rabbits ear. Brit. J. exp. Path. 21, 212–218 (1940).

Edelman, R., Wheelock, E.F.: Vesicular stomatitis replication in human leucocyte cultures: enhancement by phytohemagglutinin. Science 154, 1053–1055 (1966).

Edelson, R.L., Kirkpatrick, C.H., Shevach, E.M., Schein, P.S., Smith, R.W., Green, I., Lutzner, M.: Preferential cutaneous infiltration by neoplastic thymus-derived lymphocytes. Ann. intern. Med. 80, 685–692 (1974).

Edelson, R.L., Smith, R.W., Frank, M.M., Green, I.: Identification of subpopulations of mononuclear cells in cutaneous infiltrates. I. Differentiation between B cells, T cells, and histiocytes. J. invest. Derm. 61, 82–89 (1973).

Edidin, M., Weiss, A.: Antigen cap formation in cultured fibroblasts: a reflection of membrane fluidity and of cell motility. Proc. nat. Acad. Sci. (Wash.) 69, 2456–2459 (1972).

Edwards, A.J., Rowland, G.F., Lee, M.R.: Reduction of lymphocyte transformation by a factor produced by gastrointestinal cancer. Lancet 1973 I, 687–689.

Edwards, G.E., Miller, R.G., Phillips, R.A.: Differentiation of rosette-forming cells from myeloid stem cells. J. Immunol. 105, 713–729 (1970).

Efrati, P., Rozenszajn, L.: The morphology of buffy coat in normal human adults. Blood 16, 1012–1019 (1960).

Ehrich, W.E.: The role of the lymphocyte in the circulation of the lymph. Ann. N.Y. Acad. Sci. 46, 823–845 (1946).

Ehrich, W.E., Drabkin, D.L., Forman, C.: Nucleic acids and the production of antibody by plasma cells. J. exp. Med. 90, 157–168 (1949).

Ehrich, W.E., Harris, T.N.: The formation of antibodies in the popliteal lymph node in rabbits. J. exp. Med. 76, 335–348 (1942).

Ehrlich, P.: On immunity with special reference to cell life. Proc. roy. Soc. 66, 424–448 (1900).

Eidinger, D., Garrett, T.J.: Studies of the regulatory effects of the sex hormones on antibody formation and stem cell differentiation. J. exp. Med. 136, 1098–1116 (1972).

Eijsvoogel, V.P., du Bois, R., Melief, C.J.M., Zeylemaker, W.P., Raatkoning, L., de Groot-Kooy, L.: Cell mediated lympholysis. Lymphocyte activation and destruction in vitro in relation to MLC and HL-A. Transplant. Proc. 5, 1301–1307 (1973).

Eisen, S.A., Wedner, H.J., Parker, C.W.: Isolation of pure human peripheral blood T-lymphocytes using nylon wool columns. Immunol. Communications 1, 571–577 (1972).

Ek, J.J., Rayner, S.: An analytical study of splenectomised cases after traumatic rupture of healthy spleens. Acta med. scand. 137, 417–435 (1950).

El-Alfi, O.S., Hathout, H.: Maternofetal transfusion: immunologic and cytogenetic evidence. Amer. J. Obstet. Gynec. 103, 599–600 (1969).

Elgeklint, G., Hogman, C.F., Akerblom, O., Olberg, L.: A simple method for freezing of lymphocytes with retained viability. Vox Sang. (Basel) 17, 453–458 (1969).

Elliott, B.E., Haskill, J.S.: Characterization of thymus-derived and bone marrow-derived rosette-forming lymphocytes. Europ. J. Immunol. 3, 68–74 (1973).

Ellis, E.F., Smith, R.T.: The role of the spleen in immunity. Pediatrics 37, 111–119 (1966).

Ellis, S.T., Gowans, J.L., Howard, J.C.: Cellular events during the formation of antibody. Cold Spr. Harb. Symp. quant. Biol. 32, 395–406 (1967).

Elves, M.W.: Comparison of mitomycin C and x-rays for the production of one-way stimulation in mixed leucocyte cultures. Nature 223, 90 (1969).

Elves, M.W.: The Lymphocytes. London: Lloyd-Luke 1972.

Elves, M.W., Israels, M.C.G., Collinge, M.: The potential of lymphocytes from patients with lymphatic leukaemia and reticuloses to transform under the influence of phytohaemagglutinin. Acta haemat. 37, 100–108 (1967).

Elves, M.W., Roath, S., Israels, M.C.G.: The response of lymphocytes to antigen challenge in vitro. Lancet 1963 I, 806.

Emeson, E.E., Thursh, D.R.: Immunologically specific retention of long-lived lymphoid cells in antigenically stimulated lymph nodes. J. Immunol. 106, 635–643 (1971).

Engers, H.D., Unanue, E.R.: The fate of anti-Ig-surface-Ig complexes on B lymphocytes. J. Immuncol. 110, 465–475 (1973).

Engeset, A., Cooper, E.H., Brennhovd, J., Höeg, K.: The thoracic duct lymph in Hodgkin's disease. II. Quantitative analysis of the cellular composition of the lymph. Int. J. Cancer 8, 113–121 (1971).

Engeset, A., Hager, B., Nesheim, A., Kolbenstvedt, A.: Studies on human peripheral lymph. I. Sampling method. Lymphology 6, 1–5 (1973).

Epstein, L.B., Brecher, G.: DNA and RNA synthesis of circulating atypical lymphocytes in infectious mononucleosis Blood 25, 197–203 (1965).

EPSTEIN, M.A., ACHONG, B.G.: The EB virus. Ann. Rev. Mikrobiol. **27**, 413–436 (1973a).

EPSTEIN, M.A., ACHONG, B.G.: Various forms of Epstein-Barr virus infection in man: established facts and a general concept. Lancet 1973 II, 836–839 (b).

ERNSTRÖM, U., GYLLENSTEN, L., SANDBERG, G.: Regulation of output of lymphocytes from the spleen I. A quantitative investigation in normal, sham-operated and thymectomized guinea pigs. Acta path. microbiol. scand. **76**, 43–51 (1969).

ERNSTRÖM, U., LARSSON, B.: Export and import of lymphocytes in the thymus during steroid-induced involution and regeneration. Acta path. microbiol. scand. **70**, 371–384 (1967).

ERNSTRÖM, U., LARSSON, B.: Thymic export of lymphocytes three days after labelling with tritiated thymidine. Nature **222**, 279–280 (1969).

ERNSTRÖM, U., SANDBERG, G.: Quantitative relationship between release and intrathymic death of lymphocytes. Acta path. microbiol. scand. A **78**, 362–363 (1970).

ERNSTRÖM, U., SANDBERG, G.: Venous output of ^{3}H-thymidine-labelled lymphocytes from the spleen. Scand. J. Haemat. **9**, 387–395 (1972).

ERSLEV, A.J.: Aplastic anemia. *In:* WILLIAMS, W.J., BEUTLER, E., ERSLEV, A.J., RUNDLES, R.W.: Hematology, p. 207–227. New York: McGraw-Hill 1972.

EVANS, A.S., NIEDERMAN, J.C., McCOLLUM, R.W.: Sero-epidemiologic study of infectious mononucleosis with EB virus. New Engl. J. Med. **279**, 1121–1127 (1968).

EVANS, E.E.: Antibody response in amphibia and reptilia. Fed. Proc. **22**, 1132–1137 (1963).

EVANS, E.E., KENT, S.P., BRYANT, R.E., MOYER, M.: Antibody formation and immunologic memory in the marine toad. *In:* Smith, R.T., Mischer, P.A., Good, R.A. (Eds): Phylogeny of Immunity, p. 216–218. Gainesville: University of Florida Press 1966.

EVANS, E.E., WEINHEIMER, P.F., ACTON, R.T., CUSHING, J.E.: Induced bactericidal response in a sipunculid worm. Nature **222**, 695 (1969).

EVANS, E.E., WEINHEIMER, P.F., PAINTER, B., ACTON, R.T., EVANS, M.L.: Secondary and tertiary response of the induced bactericidin from the West Indian spiny lobster, Panulirus argus. J. Bact. **98**, 943–946 (1969).

EVERETT, N.B., CAFFREY, R.W., RIEKE, W.O.: Recirculation of lymphocytes. Ann. N.Y. Acad. Sci **113**, 887–897 (1964).

EVERETT, N.B., CAFFREY, R.W.: Radioautographic studies of bone marrow small lymphocytes. *In:* YOFFEY, J.M. (Ed.): The Lymphocyte in Immunology and Haemopoiesis, p. 108–119. London: Arnold 1967.

EVERETT, N.B., TYLER, R.W.: Lymphopoiesis in the thymus and other tissues: Functional implications. Int. Rev. Cytol. **22**, 205–237 (1967).

EVERETT, N.B., TYLER, R.W.: Studies of lymphocytes: Relationship to mononuclear cells of inflammatory exudates. Biochem. Pharmacol., Suppl. **15**, 185–196 (1968).

EVERETT, N.B., TYLER-CAFFREY, R.W.: Radioautographic studies of reticular and lymphoid cells in germinal centers of lymph nodes. *In:* COTTIER, H., ODARTCHENKO, N., SCHINDLER, R., CONGDON, C.D. (Eds): Germinal Centers in Immune Responses, p. 145–151. Berlin-Heidelberg-New York: Springer 1967.

FAGRAEUS, A.: Antibody production in relation to the development of plasma cells. Acta med. scand. Suppl. **204**, 1–122 (1948).

FÄNGE, R.: Comparative aspects of excretory and lymphoid tissue. *In:* SMITH, R.T., MIESCHER, P.A. and GOOD, R.A. (Eds): Phylogeny of Immunity, p. 141–145. Gainesville: University of Florida Press 1966.

FAHEY, J.L.: Function of lymphocytes and plasma cells — immunoglobulin synthesis. *In:* WILLIAMS, W.J., BEUTLER, E., ERSLEV, A.J., RUNDLES, R.W. (Eds): Hematology, p. 791–801. New York: McGraw-Hill 1972.

FALK, R.E., FALK, J.A., MÖLLER, E., MÖLLER, G.: Lymphocyte activating factors released in vitro by sensitized and non-sensitized human lymphocytes. Cell. Immunol. **1**, 150–161 (1970).

FANNANT, J.F., KNIGHT, S.C., MORRIS, G.J.: Use of different cooling rates during freezing to separate populations of human peripheral blood lymphocytes. Cryobiology **9**, 516–525 (1972).

FEINENDEGEN, L.E.: Tritium-Labeled Molecules in Biology and Medicine. New York-London: Academic Press 1967.

FEINENDEGEN, L.E., HEININGER, H.J., FRIEDRICH, G., CRONKITE, E.P.: Differences in reutilization of thymidine in hemopoietic and lymphopoietic tissues of the normal mouse. Cell Tiss. Kinet. **6**, 573–585 (1973).

FELDMAN, M., GLOBERSON, A.: The role of the thymus in restoring immunological reactivity and lymphoid cell differentiation in x-irradiated adult mice. Ann. N.Y. Acad. Sci. **120**, 182–190 (1964).

FENG, S.Y.: Responses of molluscs to foreign bodies, with special reference to the oyster. Fed. Proc. **26**, 1685–1692 (1967).

FIALKOW, P.J., KLEIN, G., CLIFFORD, P.: Second malignant clone underlying a Burkitt-tumour exacerbation. Lancet **1972 II**, 629–631.

FIALKOW, P.J., KLEIN, G., GARTLER, S.M., CLIFFORD, P.: Clonal origin for individual Burkitt tumours. Lancet **1970 I**, 384–386.

FICHTELIUS, K. E.: Cellular aspects on the phylogeny of immunity. Lymphology **1**, 50 – 59 (1970).

FICHTELIUS, K. E., FINSTAD, J., GOOD, R. A.: Bursa equivalents of bursaless vertebrates. Lab. Invest. **19**, 339 – 351 (1968).

FICHTELIUS, K. E., FINSTAD, J., GOOD, R. A.: The phylogenetic occurence of lymphocytes within the gut epithelium. Int. Arch. Allergy **35**, 119 – 133 (1969 b).

FICHTELIUS, K. E., SUNDSTRÖM, C., KULLGREN, B. and LINNA, J.: The lymphoepithelial organs of homo sapiens revisted. Acta path. microbiol. scand. **77**, 103 – 116 (1969 a).

FICHTELIUS, K. E., GISSLÉN, H., HASSLER, O.: On the mechanism of the lymphocytosis following pertussis vaccination. Acta haemat. (Basel) **17**, 106 – 110 (1957).

FIELD, E. J., CASPARY, E. A.: Is maternal lymphocyte sensitisation passed to the child? Lancet **1971 II**, 337 – 342.

FIELD, E. O., SHARPE, H. B. A., DAWSON, K. B., ANDERSEN, V., KILLMANN, S. A., WEEKE, E.: Turnover rate of normal blood lymphocytes and exchangeable pool size in man, calculated from analysis of chromosomal aberrations sustained during extracorporeal irradiation of the blood. Blood **39**, 39 – 56 (1972).

FIELD, E. O., STANLEY, E. M.: The migration of cells to the thymus. Acta haemat. (Basel) **35**, 221 – 231 (1966).

FINKEL, A., DENT, P. B.: Abnormalities in lymphocyte proliferation in classical and atypical measles infection. Cell. Immunol. **6**, 41 – 48 (1973).

FINN, R., HILL, C. A. S., GOVAN, A. J., RALFS, J. G., GURNEY, F. J., DENYE, V.: Immunological responses in pregnancy and survival of fetal homograft. Brit. med. J. **1972 II**, 150 – 152.

FINSTAD, J., GOOD, R. A.: Phylogenetic studies of adaptive immune responses in the lower vertebrates. *In:* SMITH, R. T., MIESCHER, P. A., GOOD, R. A. (Eds): Phylogeny of Immunity, p. 173 – 189. Gainesville: University of Florida Press 1966.

FINSTAD, J., PAPERMASTER, B. W., GOOD, R. A.: Evolution of the immune response. II. Morphologic studies on the origin of the thymus and organized lymphoid tissue. Lab. Invest. **13**, 490 – 512 (1964).

FIRKET, H.: L'évolution de l'ultrastructure du lymphocyte humain en culture sous l'influence de la phytohémagglutinine. Comparaison avec le lymphocyte en culture mixte. Nouv. Rev. franç. Hémat. **9**, 159 – 176 (1969).

FISCHER, J.: Hypersplenismus. Was er ist, was er nicht ist. Internist (Berl.) **12**, 176 – 186 (1971).

FISH, J. C., BEATHARD, G., SARLES, H. E., REMMERS, A. R., JR., RITZMANN, S. E.: Circulating lymphocyte depletion: Effect on lymphoid tissue. Surgery **67**, 658 – 666 (1970).

FISH, J. C., MATTINGLY, A. T., ROSS, M. V., ABSTON, S., RITZMANN, S. E., SARLES, H. E., REMMERS, A. R., JR.: Circulating lymphocyte depletion in the calf. Effect on blood and lymph lymphocytes. Arch. Surg. **99**, 664 – 668 (1969).

FISHER, D. B., MUELLER, G. C.: The stepwise acceleration of phosphatidyl choline synthesis in phyto-hemmagglutinin-treated lymphocytes. Biochim. biophys. Acta (Amst.) **176**, 316 – 323 (1969).

FITZGERALD, P. H.: The life-span and role of the small lymphocyte. *In:* EVANS, H. J., COURT-BROWN, W. M., McLEAN, A. S. (Eds): Human Radiation Cytogenetics, p. 94 – 98. Amsterdam: North Holland Publishing 1967.

FLAD, H. D., GENSCHER, U., DIETRICH, M., KRIEGER, D., TREPEL, F., HOCHAPFEL, G., TELLER, W., FLIEDNER, T. M.: Immunological deficiency syndrome in non-identical twins: Maintenance in a gnotobiotic state and attempts at treatment with transplants of bone marrow and foetal thymus. Rev. Europ. Etud. Clin. Biol. **16**, 328 – 334 (1971).

FLAD, H. D., HUBER, C., BREMER, K., MENNE, H. D., HUBER, H.: Impaired recirculation of B lymphocytes in chronic lymphocytic leukemia. Europ. J. Immunol. **3**, 688 – 693 (1973).

FLANDRIN, G., BROUET, J. C., DANIEL, M. T., PREUD'HOMME, J. L.: Acute leukemia with Burkitt's tumor cells: a study of six cases with special reference to lymphocyte surface markers. Blood **45**, 183 (1975).

FLEMMING, W.: Studien über Regeneration der Gewebe. Arch. mikr. Anat. **24**, 50 – 91 (1885).

FLIEDNER, T. M.: On the origin of tingible bodies in germinal centers. *In:* COTTIER, H., ODARTCHENKO, N., SCHINDLER, R., CONGDON, C. C. (Eds): Germinal Centers in Immune Responses, p. 218 – 222. Berlin-Heidelberg-New York: Springer 1967.

FLIEDNER, T. M., BREMER, K., PRETORIUS, F., DRÜCKE, B., CRONKITE, E. P., FACHE, I.: Utilisation de la thymidine et de la cytidine tritiées pour l'étude du turnover et du metabolisme des lymphocytes chez l'homme. Nouv. Rev. franç. Hémat. **8**, 613 – 624 (1968).

FLIEDNER, T. M., CALVO, W.: Orthologie und Pathologie der Knochenmarkregeneration. *In:* Handbuch der allgemeinen Pathologie, Bd. VI/2: Entwicklung, Wachstum, S. 375 – 495. Berlin-Heidelberg-New York: Springer 1969.

FLIEDNER, T. M., KESSE, M., CRONKITE, E. P., ROBERTSON, J. S.: Cell proliferation in germinal centers of the rat spleen. Ann. N. Y. Acad. Sci. **113**, 578 – 594 (1964).

FOERSTER, A.: Die Entwicklung der Gaumenmandel im ersten Lebensjahr. Virchows Arch. path. Anat. **241**, 418 – 427 (1923).

FOERSTER, J., LAMELIN, J.P., GREEN, I., BENACERRAT, B.: A quantitative study of the stimulation of DNA synthesis in lymph node cell cultures by anti-lymphocyte serum, antigamma globulin serum specific antigen, and phytohemagglutinin. J. exp. Med. **129**, 295–311 (1969).

FÖLDI, M.: Diseases of Lymphatics and Lymph Circulation. Budapest: Akadémiai Kiadó 1969.

FOLKMAN, J., WINSEY, S., COLE, P., HODES, R.: Isolated perfusion of thymus. Exp. Cell Res. **53**, 205–214 (1968).

FOLSE, D.S., BEATHARD, G.A., MARSHALL, R.B., FISH, J.C., SARLES, H.E., REMMERS, A.R., JR., RITZMANN, S.E.: Characterization of the bovine hemal node. J. reticuloendoth. Soc. **10**, 461–481 (1971).

FORD, C.E., MICKLEM, H.S.: The thymus and lymph node in radiation chimeras. Lancet **1963 I**, 359–362.

FORD, C.E., MICKLEM, H.S., EVANS, E.P., GRAY, J.G., OGDEN, D.A.: The inflow of bone marrow cells to the thymus: studies with part-body irradiated mice injected with chromosome-marked bone marrow and subjected to antigenic stimulation. Ann. N.Y. Acad. Sci. **129**, 283–296 (1966a).

FORD, W.L.: The mechanism of lymphopenia produced by chronic irradiation of the rat spleen. Brit. J. exp. Path. **49**, 502–510 (1968).

FORD, W.L.: The kinetics of lymphocyte recirculation within the rat spleen. Cell Tiss. Kinet. **2**, 171–191 (1969).

FORD, W.L.: The immunological and migratory properties of the lymphocytes recirculating through the rat spleen. Brit. J. exp. Path. **50**, 257–269 (1969).

FORD, W.L., ATKINS, R.C.: The proportion of lymphocytes capable of recognizing strong transplantation antigens in vivo. *In:* JANKOVIC, B.D., ISAKOVIC, K. (Eds.): Microenvironmental Aspects of Immunity, p. 255–262. New York-London: Plenum Press 1973.

FORD, W.L., GOWANS, J.L.: The traffic of lymphocytes. Semin. Hematol. **6**, 67–83 (1969).

FORD, W.L., GOWANS, J.L.: The role of lymphocytes in antibody formation. II. The influence of lymphocyte migration on the initiation of antibody formation in the isolated, perfused spleen. Proc. roy. Soc. B **168**, 244–262 (1967).

FORD, W.L., GOWANS, J.L., McCULLAGH, P.J.: The origin and function of lymphocytes. *In:* WOLSTENHOLME, G.E.W., PORTER, R. (Eds.): The Thymus: Experimental and Clinical Studies, p. 58–85. London: Churchill 1966b.

FORD, W.L., NIEUWENHUIS, P.: The spleen and lymphocytes. Schweiz. med. Wschr. **104**, 1348–1351 (1974).

FORD, W.L., SIMMONDS, S.J.: The tempo of lymphocyte recirculation from blood to lymph in the rat. Cell Tiss. Kinet. **5**, 175–189 (1972).

FREY, W., HAGEMANN, E.: Die Brauchbarkeit der Adrenalinlymphozytose zur Funktionsprüfung der Milz. Klinisches und experimentelles Beweismaterial. Z. klin. Med. **92**, 450–465 (1921).

FRIEDMAN, H.: Distribution of antibody plaque forming cells in various tissues of several strains of mice injected with sheep erythrocytes. Proc. Soc. exp. Biol. (N.Y.) **117**, 526–530 (1964).

FRIES, D., BRYON, P.A., BRUNAT-BLANC, N., BROCHIER, J., CARRAZ, M., TRAEGER, J.: Ultrastructure of ALS transformed lymphocytes. Exp. Cell Res. **54**, 23–28 (1969).

FRØLAND, S.S.: Binding of sheep erythrocytes to human lymphocytes. A probable marker of T lymphocytes. Scand. J. Immunol. **1**, 269–280 (1972).

FRØLAND, S.S., NATVIG, J.B.: Class, subclass, and allelic exclusion of membrane-bound Ig of human B lymphocytes. J. exp. Med. **136**, 409–414 (1972).

FRØLAND, S.S., NATVIG, J.B.: Identification of three different human lymphocyte populations by surface markers. Transplant. Rev. **16**, 114–162 (1973).

FRØLAND, S.S., NATVIG, J.B., MICHAELSEN, T.E.: Binding of aggregated IgG by human B lymphocytes independent of Fc receptors. Scand. J. Immunol. **3**, 375–380 (1974).

FUDENBERG, H., GOOD, R.A., GOODMAN, H.C., HITZIG, W., KUNKEL, H.G., ROITT, J.M., ROSEN, F.S., ROWE, D.S., SELIGMANN, M., SOOTHILL, J.R.: Primary immunodeficiencies. Report of a World Health Organization Committee. Pediatrics **47**, 927–946 (1971).

FUKUTANI, K.: Further studies on the effects of the removal of the chief lymphoid organs. Okajimas Fol. anat. jap. **34**, 43–66 (1959).

FURTH, R. VAN, COHN, Z.A., HIRSCH, J.G., HUMPHREY, J.H., SPECTOR, W.G., LANGEVOORT, H.L.: The mononuclear phagocyte system: a new classification of macrophages, monocytes, and their precursor cells. Bull. Wld Hlth Org. **46**, 845–852 (1972).

FURTH, R. VAN, SCHUIT, H.R.E., HIJMANS, W.: The immunological development of the human fetus. J. exp. Med. **122**, 1173–1188 (1965).

FURTH, R. VAN, SCHUIT, H.R.E., HIJMANS, W.: The formation of immunoglobulins by human tissues in vitro. I. The methods and their specificity. Immunology **11**, 1–11 (1966a).

FURTH, R. VAN, SCHUIT, H.R.E., HIJMANS, W.: The formation of immunoglobulins by human tissues in vitro. III. Spleen, lymph nodes, bone marrow and thymus. Immunology **11**, 19–27 (1966b).

GAJL-PECZALSKA, K.J., HALLGREN, H., KERSEY, J.H., ZUSMAN, J., YUNIS, E.J.: B lymphocytes during ageing (Letter). Lancet **1974 II**, 163.

Gajl-Peczalska, K.J., Hansen, J.A., Bloomfield, C.D., Good, R.A.: B lymphocytes in untreated patients with malignant lymphoma and Hodgkin's disease. J. clin. Invest. **52**, 3064–3073 (1973b).
Gajl-Peczalska, K.J., Park, B.H., Biggar, W.D., Good, R.A.: B and T lymphocytes in primary immunodeficiency disease in man. J. clin. Invest. **52**, 919–928 (1973a).
Gallo, R.C., Perry, S.: The enzymatic mechanisms for deoxythymidine synthesis in human leucocytes. IV. Comparisons between normal and leukemic leukocytes. J. clin. Invest. **48**, 105–116 (1969).
Gally, J.A., Edelman, G.M.: The genetic control of immunoglobulin synthesis. Ann. Rev. Genet. **6**, 1–46 (1972).
Garcia-Giralt, E., Lasalvia, E., Florentin, J., Mathé, G.: Evidence for a lymphocytic chalone. Rev. Europ. Etud. Clin. Biol. **15**, 1012–1015 (1970).
von Gaudecker, B., Hinrichsen, K.: Elektronenmikroskopische Untersuchungen zur Cytologie von Thymusrinde und Keimzentrum. Z. Zellforsch. **65**, 139–162 (1965).
Gerard-Marchant, R., Hamlin, J., Lennert, K., Rilke, F., Stansfeld, A.G., van Unnik, J.A.M.: Classification of Non-Hodgkin's lymphomas (Letter). Lancet **1974 II**, 406–408.
Gerber, P.: The role of Epstein-Barr virus in establishing long-term human lymphocyte cultures. *In:* Bergsma, D. (Editor): Long-Term Lymphocyte Cultures in Human Genetics, p. 20–30. New York: The National Foundation – March of Dimes 1973.
Gerber, P., Hoyer, B.H.: Induction of cellular DNA synthesis in human leucocytes by Epstein-Barr Virus. Nature **231**, 46–47 (1971).
Gerber, P., Lucas, S.J.: In vitro stimulation of human lymphocytes by Epstein-Barr virus. Cell. Immunol. **5**, 318–324 (1972).
Gerber, P., Walsh, J.H., Rosenblum, E.N., Purcell, R.H.: Association of EB-virus infection with the post-perfusion syndrome. Lancet **1969 I**, 593–595.
Gerber, P., Whang-Peng, J., Monroe, J.R.: Transformation and chromosome changes induced by Epstein-Barr virus in normal human leukocyte cultures. Proc. nat. Acad. Sci. (Wash.) **63**, 740–747 (1969).
Gery, J., Krüger, J., Spiesel, S.Z.: Stimulation of B-lymphocytes by endotoxin. Reactions of thymus-deprived mice and karyotypic analysis of dividing cells in mice bearing T6 T6 thymus grafts. J. Immunol. **108**, 1088–1091 (1972).
Gesner, B.M., Gowans, J.L.: The fate of lethally irradiated mice given isologous and heterologous thoracic duct lymphocytes. Brit. J. exp. Path. **43**, 431–440 (1962a).
Gesner, B.M., Gowans, J.L.: The output of lymphocytes from the thorcic duct of unanaesthetized mice. Brit. J. exp. Path. **43**, 424–430 (1962b).
Gewurz, H., Finstad, J., Muschel, L.H., Good, R.A.: Phylogenetic inquiry into the origins of the complement system. *In:* Smith, R.T., Miescher, P.A., Good, R.A. (Eds.): Phylogeny of Immunity, p. 105–117. Gainesville: University of Florida Press 1966.
Gifford, G.E., Tibor, A., Peavy, D.L.: Interferon production in mixed lymphocyte cell cultures. Infection and Immunity **3**, 164–166 (1971).
Gilmour, D.G., Theis, G.A., Thorbecke, G.J.: Transfer of antibody production with cells from bursa of Fabricius. J. exp. Med. **132**, 134–147 (1970).
Gilmour, J.R.: Normal haemopoiesis in intra-uterine and neonatal life. J. Path. Bact. **52**, 25–55 (1941).
Ginsburg, H., Lagunoff, D.: The in vitro differentiation of mast cells. J. Cell Biol. **35**, 685–697 (1967).
Girardet, R.E., Benninghoff, D.L.: Thoracic duct lymph and lymphocyte studies in man using a thoracic duct "side-fistula". Cancer (Philad.) **29**, 666–669 (1972).
Githens, J.H., Fulginiti, V.A., Suvatte, V., Schroter, G., Hathaway, W.E., Pearlman, D.S., Kay, H.E.M., Terasaki, P.J., Hill, G.J., Kempe, C.H., Cox, S.T.: Grafting of fetal thymus and hematopoietic tissue in infants with immune deficiency syndromes. Transplantation **15**, 427–434 (1973).
Gitlin, D., Biasnucci, A.: Development of γ G, γ A, γ M, β 1C/β1A, C'l esterase inhibitor, ceruloplasmin, transferrin, hemopexin, haptoglobin, fibrinogen, plasminogen, α_1-antitrypsin, orosomucoid, β-lipoprotein, α_2-macroglobulin, and prealbumin in the human conceptus. J. clin. Invest. **48**, 1433–1446 (1969).
Glade, P.R., Papageorgiou, P.S.: Application of human long-term lymphocyte cultures to immunologic problems: mediators of cellular immunity. *In:* Bergsma, D. (Ed.): Long-Term Lymphocyte Cultures in Human Genetics, p. 90–97. New York: The National Foundation – March of Dimes 1973.
Glaser, K., Limarzi, L.R., Poucher, H.G.: Cellular composition of the bone marrow in normal infants and children. Pediatrics **6**, 789–824 (1950).
Glen, A.C.: Measurement of DNA and RNA in human peripheral blood lymphocytes. Clin. Chem. **13**, 299–313 (1967).
Glick, B., Chang, T.S., Jaap, R.G.: The bursa of Fabricius and antibody production. Poultry Science **35**, 224–225 (1956).

GLIMSTEDT, G.: Das Leben ohne Bakterien. Sterile Aufziehung von Meerschweinchen. Anat. Anz. **75**, 79–89 (1932).

GLOBERSON, A., AUERBACH, R.: Primary antibody response in organ cultures. J. exp. Med. **124**, 1001–1016 (1966).

GODLOWSKI, Z. Z.: Prevention of hormonal eosinopenia and lymphopenia by inhibition of clotting in blood. Brit. Med. **1951 II**, 854–855.

GOLDSCHNEIDER, J., McGREGOR, D. D.: Migration of lymphocytes and thymocytes in the rat. I. The route of migration from blood to spleen and lymphnodes. J. exp. Med. **127**, 155–168 (1968a).

GOLDSCHNEIDER, J., McGREGOR, D. D.: Migration of lymphocytes and thymocytes in the rat. II. Circulation of lymphocytes and thymocytes from blood to lymph. Lab. Invest. **18**, 397–406 (1968b).

GOLDSHEIN, S. J., COHEN, N.: Phylogeny of immunocompetent cells. I. In vitro blastogenesis and mitosis of toad (Bufo marinus) splenic lymphocytes in response to phytohemagglutinin and in mixed lymphocyte cultures. J. Immunol. **108**, 1025–1033 (1972).

GOLDSTEIN, A. L., WHITE, A.: Thymosin and other thymic hormones: their nature and roles in the thymic dependency of immunological phenomena. *In:* DAVIES, A. J. S., CARTER, R. L. (Eds.): Contemporary Topics in Immunobiology: Thymus Dependency, p. 339–350. New York-London: Plenum Press 1973.

GOLDSTEIN, G., MACKAY, J. R.: The Human Thymus. London: Heinemann 1969.

GOLUB, E. S.: Brain-associated θ antigen: reactivity of rabbit anti-mouse brain serum with mouse lymphoid cells. Cell. Immunol. **2**, 353–361 (1971).

GOOD, R. A.: Studies on agammaglobulinemia, II. Failure of plasma cell formation in the bone marrow and lymph nodes of patients with agamaglobulinemia. J. Lab. clin. Med. **46**, 167–181 (1955).

GOOD, R. A., CAMPBELL, B.: Relationship of bone marrow plasmacytosis to the changes in serum gamma globulin in rheumatic fever. Amer. J. Med. **9**, 330–342 (1950).

GOOD, R. A., FINSTAD, J.: The phylogenetic development of immune responses and germinal center system. *In:* COTTIER, H., ODARTCHENKO, N., SCHINDLER, R., CONGDON, C. C. (Eds.): Germinal Centers in Immune Responses, p. 4–27. Berlin-Heidelberg-New York: Springer 1967.

GOOD, R. A., FINSTAD, J., POLLARA, B., GABRIELSEN, A. E.: Morphologic studies on the evolution of the lymphoid tissues among the lower vertebrates. *In:* SMITH, R. T., MIESCHER, P. A., GOOD, R. A. (Eds.): Phylogeny of Immunity, p. 149–168. Gainesville: University of Florida Press 1966.

GOOD, R. A., PETERSON, R. D. A., PEREY, D. Y., FINSTAD, J., COOPER, M. D.: The immunological deficiency diseases of man: Considerations of some questions asked by these patients with an attempt at classification. *In:* BERGSMA, D. (Ed.): Immunological Deficiency Diseases in Man, Birth Defects Original Article Series, Vol. IV, No. 1, p. 17–39. New York: The National Foundation — March of Dimes 1968.

GOODMAN, J. W., HODGSON, G. S.: Evidence for stem cells in the peripheral blood of mice. Blood **19**, 702–714 (1962).

GORDON, H. A.: Morphological and physiological characterization of germfree life. Ann. N.Y. Acad. Sci. **78**, 208–220 (1959).

GORDON, H. A., WOSTMANN, B. S.: Morphological studies on the germfree albino rat. Anat. Rec. **137**, 65–70 (1960).

GOTOFF, S. P.: Lymphocytes in agammaglobulinemia: in vitro response to a specific antigen. Pediat. Res. **2**, 209–214 (1968).

GOTOFF, S. P., VIZRAL, J. F.: The macrophage aggregation assay for delayed hypersensitivity: Development of the response, role of the macrophage, and the humoral antibody. Cell. Immunol. **3**, 53–61 (1972).

GOTTFRIED, E. L.: Lipids of human leukocytes: Relation to cell type. J. Lipid Res. **8**, 321–327 (1967).

GOUGH, J., ELVES, M. W.: Studies of lymphocytes and their derivative cells in vitro. I. Biochemical constituents. Acta haemat. (Basel) **36**, 344–349 (1966).

GOWANS, J. L.: The recirculation of lymphocytes from blood to lymph in the rat. J. Physiol. (Lond.) **146**, 54–69 (1959).

GOWANS, J. L.: The fate of parental strain small lymphocytes in F_1-hybrid rats. Ann. N.Y. Acad. Sci. **99**, 432–455 (1962).

GOWANS, J. L., KNIGHT, E. J.: The route of re-circulation of lymphocytes in the rat. Proc. roy. Soc. B **159**, 257–282 (1964).

GOWANS, J. L., McGREGOR, D. D.: The immunological activities of lymphocytes. Progr. Allergy **9**, 1–78 (1965).

GOWANS, J. L., McGREGOR, D. D., COWEN, D. M., FORD, C. E.: Initiation of immune responses by small lymphocytes. Nature **196**, 651–655 (1962).

GOWANS, J. L., UHR, J. W.: The carriage of immunological memory by small lymphocytes in the rat. J. exp. Med. **124**, 1017–1030 (1966).

GRACE, J. T., BLAKESLEE, J. R., RALPH, J.: Induction of infectious mononucleosis in man by the herpes-type virus (HTV) in Burkitt lymphoma cells in tissue culture (Abstract). Proc. Amer. Ass. Cancer Res. **10**, 31 (1969).

Gräsbeck, R., Nordman, C.T., de la Chapelle, A.: Mitogenic action of antileukocyte immune serum on peripheral leukocytes in vitro. Lancet 1963 II, 385—386.

Granger, G.A.: Lymphokines — the mediators of cellular immunity. Ser. Haematol. 5/4 8—40 (1972).

Granger, G.A., Shacks, S.J., Williams, T.W., Kolb, W.P.: Lymphocyte in vitro cytotoxicity: specific release of lymphotoxin-like material from tuberculin-sensitive lymphoid cells. Nature 221, 1155—1157 (1969).

Grau, H.: Vergleichende Anatomie des Lymphgefäßsystems. In: Meessen, H. (Hrsg.): Handbuch der Allgemeinen Pathologie, Dritter Band/Sechster Teil: Lymphgefäß-System, S. 39—88. Berlin-Heidelberg-New York: Springer 1972.

Greaves, M.F.: Biological effects of anti-immunoglobulin. Transplant. Rev. 5, 45 (1970).

Greaves, M.F., Bauminger, S.: Activation of T and B lymphocytes by insoluble phytomitogens. Nature New Biology 235, 67—70 (1972).

Greaves, M.F., Brown, G.: A human B lymphocyte specific antigen. Nature New Biology 246, 116—119 (1973).

Greaves, M.F., Janossy, G.: Elicitation of selective T and B lymphocyte responses by cell surface binding ligands. Transplant. Rev. 11, 87—130 (1972).

Greaves, M.F., Owen, J.J.T., Raff, M.C.: T and B Lymphocytes. Origins, Properties and Roles in Immune Responses. Amsterdam, New York: Excerpta Medica, American Elsevier 1973.

Green, A.A., Borella, L.: In vitro response of human leucocytes to associated and dissociated hemocyanin. J. Immunol. 107, 293—297 (1971).

Green, A.A., Borella, L.: Immunologic rebound after cessation of long-term chemotherapy in acute leukemia. II. In vitro response to phytohemagglutinin and antigens by peripheral blood and bone marrow lymphocytes. Blood 42, 99—110 (1973).

Green, J.A., Cooperband, S.R., Kibrick, S.: Immune specific induction of interferon production in cultures of human blood lymphocytes. Science 164, 1415—1417 (1969).

Green, J.A., Cooperband, S.R., Rutstein, J.A., Kibrick, S.: Inhibition of target cell proliferation by supernatants from cultures of human peripheral lymphocytes. J. Immunol. 105, 48—54 (1970).

Greenwalt, T.J., Gajewski, M., McKenna, J.L.: A new method for preparing buffy-coat poor blood. Transfusion 2, 221—229 (1962).

Gresser, J., Lang, D.J.: Relationships between viruses and leucocytes. Progr. med. Virol. 8, 62—130 (1966).

Grey, H.M., Colon, S., Campbell, P., Rabellino, E.: Immunoglobulins on the surface of lymphocytes. V. Quantitative studies on the question of wehter immunoglobulins are associated with T cells in the mouse. J. Immunol. 109, 776—783 (1972).

Griffith, D.A.: Radioautographic studies of the lymphocytic bone marrow. Blood 34, 696—700 (1969).

Griscelli, C., Vassalli, P., McCluskey, R.T.: The distribution of large dividing lymph node cells in syngeneic recipient rats after intravenous injection. J. exp. Med. 130, 1427—1451 (1969).

Grundmann, E.: Die Bildung der Lymphocyten und Plasmazellen im lymphatischen Gewebe der Ratte. Beitr. Path. Anat. 119, 217—262 (1958).

Grundmann, E.: Zur Morphologie der Lymphocyten. Schweiz. med. Wschr. 91, 1191—1961 (1961).

Gudat, F.G., Harris, T.N., Harris, S., Hummeler, K.: Studies on antibody-producing cells. I. Ultrastructure of 19 S and 7 S antibody-producing cells. J. exp. Med. 132, 448—474 (1970).

Gudat, F.G., Harris, T.N., Harris, S., Hummeler, K.: Studies on antibody-producing cells. II. Appearance of ^{3}H-thymidine-labeled rosette-forming cells. J. exp. Med. 133, 305—320 (1971a).

Gudat, F.G., Harris, T.N., Harris, S., Hummeler, K.: Studies on antibody-producing cells, III. Identification of young plaque-forming cells by thymidine-^{3}H-labeling. J. exp. Med. 134, 1155—1169 (1971b).

Günther, O.: Einführung in die Immunbiologie. Stuttgart: Hippokrates-Verlag 1974.

Gutman, G.A., Weissman, J.L.: Lymphoid tissue architecture. Experimental analysis of the origin and distribution of T-cells and B-cells. Immunology 23, 465—479 (1972).

Gyllenstein, L.: The postnatal histogenesis of the lymphatic system in guinea pigs. Acta anat. (Basel) 10, 130—160 (1950).

Haas, R.J., Bohne, F., Fliedner, T.M.: Cytokinetic analysis of slowly proliferating bone marrow cells during recovery from radiation in jury. Cell Tiss. Kinet. 4, 31—45 (1971).

Habeshaw, J.A., Stuart, A.E.: T and B cells in human spleen (Letter). Lancet 1974 I, 1164.

Haemmerli, G., Landy, M.: Early appearance of blast-like cells in the thoracic duct lymph of rats given bacterial endotoxins. Acta haemat. (Basel) 37, 301—310 (1967).

Häyry, P., Defendi, V.: Mixed lymphocyte cultures produce effector cells: Model in vitro for allograft rejection. Science 168, 133—135 (1970).

Haider, S., Coutinko, M.D.L., Emond, R.T.D., Sutton, R.N.P.: Tuberculin anergy and infectious mononucleosis. Lancet 1973 I, 74.

Haimovich, J., Du Pasquier, L.: Specificity of antibodies in amphibian larvae possessing a small number of lymphocytes. Proc. nat. Acad. Sci. (Wash.) 70, 1898—1902 (1973).

HALE, A. J., WILSON, S. J.: The deoxyribonucleic acid content of the leukocytes in human blood, bone marrow and lymph glands. J. Path. Bact. **82**, 483–501 (1961).

HALL, J. G.: Studies of the cells in the afferent and efferent lymph of lymph nodes draining the site of skin homografts. J. exp. Med. **125**, 737–754 (1967).

HALL, J. G.: Quantitative aspects of the recirculation of lymphocytes; an analysis of data from experiments on sheep. Quart. J. exp. Physiol. **52**, 76–85 (1967).

HALL, J. G.: Effector mechanisms in immunity. Lancet **1969 I**, 25–29.

HALL, J. G., MORRIS, B.: The output of cells in the lymph from the popliteal node of sheep. Quart. J. exp. Physiol. **47**, 360–369 (1962).

HALL, J. G., MORRIS, B.: The lymph-borne cells of the immune response. Quart. J. exp. Physiol. **48**, 235–247 (1963).

HALL, J. G., MORRIS, B.: The immediate effect of antigens on the cell output of a lymphe node. Brit. J. exp. Path. **46**, 450–454 (1965).

HALL, J. G., MORRIS, B.: The origin of the cells in the efferent lymph from a single lymph node. J. exp. Med. **121**, 901–910 (1965).

HALL, J. G., MORRIS, B., MORENO, G. D., BESSIS, M. G.: The ultrastructure and function of the cells in lymph following antigenic stimulation. J. exp. Med. **125**, 91–109 (1967).

HALL, J. G., PARRY, D. M., SMITH, M. E.: The distribution and differentiation of lymph-borne immunoblasts after intravenous injection into syngeneic recipients. Cell Tiss. Kinet. **5**, 269–281 (1972).

HALLBERG, T., HAEGERT, D., CLEIN, G. P., COOMBS, R. R. A., FEINSTEIN, A., GRUNER, B. W.: Observations on the mixed antiglobulin reaction as a test for immunoglobulin-bearing lymphocytes in normal persons and in patients with chronic lymphatic leukaemia. J. Immunol. Methods **4**, 317–332 (1974).

HALPERN, M. S., KOSHLAND, M. E.: A novel subunit in secretory IgA. Nature **228**, 1276–1278 (1970).

HAMBURGER, J., DIMITRIU, A., BANKIR, L., DEBRAY-SACHS, M., AUVERT, J.: Collection of lymph from kidneys homotransplanted in man: cell transformation in vivo. Nature **232**, 633–634 (1971).

HAMMAR, J. A.: Die Menschenthymus in Gesundheit und Krankheit. Teil II: Das Organ unter anormalen Körperverhältnissen. Leipzig: Akademische Verlagsgesellschaft 1929.

HAMMAR, J. A.: Die normal-morphologische Thymusforschung im letzten Vierteljahrhundert. Analyse und Synthese. Leipzig: Barth 1936.

HAN, T., SOKAL, J. E., MOORE, G. E.: "Antigenic" disparity between cultured lymphoid cells and autologous lymphocytes. Amer. J. Med. **53**, 437–445 (1972).

HANNA, M. G., JR.: An autoradiographic study of the germinal center in spleen white pulp during early intervals of the immune response. Lab. Invest. **13**, 95–104 (1964).

HANNA, M. G., JR., HUNTER, R. L.: Localization of antigen and immune complexes in lymphatic tissue, with special reference to germinal centers. In: LINDAHL-KIESSLING, K., ALM, G., HANNA, M. G., JR. (Eds): Morphological and Functional Aspects of Immunity, p. 257–279. New York-London: Plenum Press 1971.

HANNA, M. G., JR., NETTESHEIM, P., PETERS, L. C.: Evidence of functional microenvironments in lymphatic tissue response to antigen. Nature New Biology **232**, 204–206 (1971).

HANNA, M. G., JR., NETTESHEIM, P., WALBURG, H. E., JR.: A comparative study of the immune reaction in germfree and conventional mice. In: MIRAND, E. A., BACK, N. (Eds): Germfree Biology, p. 237–248. New York: Plenum Press 1969.

HANNIG, K., ZEILLER, K.: Zur Auftrennung und Charakterisierung immunkompetenter Zellen mit Hilfe der trägerfreien Ablenkungselektrophorese. Hoppe-Seylers Z. physiol. Chem. **350**, 267–472 (1969).

HARBERS, E.: Nucleinsäuren. Biochemie und Funktionen. Stuttgart: Thieme 1969.

HARRIS, H.: The movement of lymphocytes. Brit. J. exp. Path. **34**, 593–602 (1953).

HARRIS, J. E., PAGE, D., POSEN, G., STEWARD, T.: Suppression of in vitro lymphocyte function by uremic toxins. J. Urol. (Baltimore) **108**, 312–313 (1972).

HARRISON, W. J.: The total cellularity of the bone marrow in man. J. clin. Path. **15**, 254–259 (1962).

HARTGILL, J. C.: Lymph node regeneration – experimental evidence. In: VIAMONTE, M., KOEHLER, P R., WITTE, M., WITTE, C. (Eds.): Progress in Lymphology II, p. 56–58. Stuttgart: Thieme 1970.

HARTWICH, G., SCHWABEL, H.-J., SAILER, D., LUTZ, H.: Untersuchungsergebnisse bei 50 Patienten mit Panmyelopathie. Med. Klin. **68**, 765–771 (1973).

HARVEY, A. M.: Some preliminary observations on the clinical course of myasthenia gravis before and after thymectomy. Bull. N. Y. Acad. Med. **24**, 505–522 (1948).

HASKILL, S.: Density distribution analysis of antigen-sensitive cells in the rat. J. exp. Med. **130**, 877–893 (1969).

HATHAWAY, W. E., FULGINITI, V. A., PIERCE, C. W., GITHENS, J. H., PEARLMAN, D. S., MUSCHENHEIM, F., KEMPE, C. H.: Graft-vs-host reaction following a single blood transfusion. J. Amer. med. Ass. **201**, 1015–1020 (1967).

HAUROWITZ, F.: The evolution of selective and instructive theories of antibody formation. Cold Spr. Harb. Symp. quant. Biol. **32**, 559–567 (1967).

Havemann, K., Rubin, A. D.: The delayed response of chronic lymphocytic leukemia lymphocytes to phytohemagglutinin in vitro. Proc. Soc. exp. Biol. (N. Y.) **127**, 668–671 (1968).

Hawrylko, E., Mackaness, G. B.: The kinetics of lymphoid cell proliferation in the tuberculous mouse spleen. Cell. Immunol. **5**, 148–170 (1972).

Hay, J., Murphy, M. J., jr., Morris, B., Bessis, M. C.: Quantitative studies on the proliferation and differentiation of antibody forming cells in lymph. Amer. J. Path. **66**, 1–24 (1972).

von Hayek, H.: Die menschliche Lunge. Berlin-Heidelberg-New York: Springer 1970.

Hays, E. F., Alpert, P. F.: Effect of short-term epithelial reticular cell and whole organ grafts in neonatally thymectomized mice. J. exp. Med. **130**, 847–857 (1969).

Hays, E. F.: The effects of allografts of thymic epithelial reticular cells on the lymphoid tissues of neonatally thymectomized mice. Blood **29**, 29–40 (1967).

Hayward, A. R., Soothill, J. F.: Reaction to antigen by human foetal thymus lymphocytes. In: Ciba Foundation Symposium: Ontogeny of Acquired Immunity, p. 261–268. Amsterdam-London-New York: Elsevier, Excerpta Medica, North Holland 1972.

Hayward, A. R., Soothill, J. F.: Some clinical implications of thymus-dependent functions. In: Davies, A. J. S., Carter, R. L. (Eds): Contemporary Topics in Immunobiology, Volume 2: Thymus Dependency, p. 351–361. New York-London: Plenum Press 1973.

Hecht, F., McCaw, B. K., Koler, R. D.: Ataxia-teleangiectasia – Clonal growth of translocation lymphocytes. New Engl. J. Med. **289**, 286–291 (1973).

Hedeskov, C. J., Esmann, V.: Respiration and glycolysis of normal human lymphocytes. Blood **28**, 163–174 (1966).

Hehlmann, R., Baxt, W., Kufe, D., Spiegelman, S.: Molecular evidence for a viral etiology of human leukemias, lymphomas and sarcomas. Amer. J. clin. Path. **60**, 65–79 (1973).

Heiberg, K. A.: Das Aussehen und die Funktion der Keimzentren des adenoiden Gewebes. Virchows. Arch. path. Anat. **240**, 301–307 (1922/23).

Heilmann, P.: Über die Sekundärfollikel im lymphatischen Gewebe. Virchows Arch. path. Anat. **259**, 160–178 (1926).

Heilmeyer, L.: Blutkrankheiten. In: Bergmann, G. V., Staehelin, R., Salle, V. (Hrsg.): Handbuch der Inneren Medizin, Band II. Berlin: Springer 1942.

Heim, L. R., McGarry, M. P., Montgomery, J. R., South, M. A., Trentin, J. J.: Differences in murine lymphoid tissue repopulated with spleen, lymph node, or Peyer's patch cells. Exp. Hematol. **20**, 60–62 (1970).

Heine, K. M.: Funktion und Funktionsprüfung des lymphatischen Systems. Berlin: Akademie-Verlag 1973.

Heine, K. M., Stobbe, H., Herrmann, H., Hofer, E.: Untersuchungen zur Korrelation von Lymphozytentransformation durch Streptolysin O in vitro und Antistreptolysintiter. Acta haemat. (Basel) **39**, 276–281 (1968).

Heine, K. M., Stobbe, H., Klatt, R., Sahi, J., Herrmann, H.: Lymphocyte function in the aged. Helv. med. Acta **35**, 484–489 (1969).

Heiniger, H. J., Riedwyl, H., Giger, G., Sordat, B., Cottier, H.: Ultrastructural differences between thymic and lymph node small lymphocytes of mice: nucleolar size and cytoplasmic volume. Blood **30**, 288–300 (1967).

Hellman, T.: Studien über das lymphoide Gewebe. Die Bedeutung der Sekundärfollikel. Beitr. path. Anat. **68**, 333–363 (1921).

Hellman, T.: Studien über das lymphoide Gewebe. IV. Zur Frage des Status lymphaticus. Untersuchungen über die Menge des lymphoiden Gewebes, besonders des Darmes beim Menschen mittels einer quantitativen Bestimmungsmethode. Z. Konstitutionslehre **8**, 191–219 (1921).

Hellman, T.: Die Altersanatomie der menschlichen Milz. Studien besonders über die Ausbildung des lymphoiden Gewebes und der Sekundärknötchen in verschiedenen Altern. Z. Konstitutionslehre **12**, 270–415 (1926).

Hellman, T.: Die Lymphknötchen und die Lymphknoten. In: von Moellendorf, W. (Hrsg.): Handbuch der mikroskopischen Anatomie des Menschen, Band VI/1, S. 282–396. Berlin: Springer 1930.

Hellman, T.: Die „Zellenwanderung" durch das Tonsillenepithel. Verh. Anat. Ges. **75**, 144–150 (1932).

Hellström, K. E., Hellström, J.: The role of serum factors („blocking antibodies") as mediators of immunological non-reactivity to cellular antigens. In: Ciba Foundation Symposium: Ontogeny of Acquired Immunity, p. 133–143. Amsterdam-London-New York: Elsevier, Excerpta Medica, North Holland Publishing 1972.

Henle, G., Henle, W., Diehl, V.: Relation of Burkitt's tumour associated herpes-type virus to infectious mononucleosis. Proc. nat. Acad. Sci. **59**, 94–101 (1968).

Henry, P. H., Levin, M. J. Levine, A. S.: Composition and biochemistry of lymphocytes and plasma cells. In: Williams, W. J., Beutler, E., Erslev, A. J., Rundles, R. W. (Eds.): Hematology, p. 782–791. New York: McGraw-Hill 1972.

Henry, P. H., Reich, P. H., Karon, M., Weissman, S. M.: Charakteristics of the RNA synthesized in vitro by lymphocytes of chronic lymphocytic leukemia. J. Lab. clin. Med. **69**, 47–61 (1967).

HENSON, R. A., STERN, G. M., THOMPSON, V. C.: Thymectomy for myasthenia gravis. Brain **88**, 11 − 28 (1965).

HERNBERG, C. A.: Oberservations on the size of lymphocytes in the blood in Addison's disease, panhypopituitarism, and Cushing's syndrome during treatment. Acta med. scand. **144**, 380 − 394 (1953).

HERSEY, P.: The separation and ^{51}chromium labeling of human lymphocytes with in vivo studies of survival and migration. Blood **38**, 360 − 371 (1971).

HERSH, E. M., BUTLER, D. T., ROSSEN, R. D., MORGAN, R. O., SUKI, W.: In vitro studies of the human response to organ allografts: appearance and detection of circulating activated lymphocytes. J. Immunol. **107**, 571 − 578 (1971).

HERSH, E. M., OPPENHEIM, J. J.: Inhibition of in vitro lymphocyte transformation during chemotherapy in man. Cancer Res. **27**, 98 − 105 (1967).

HERZOG, R.: The generation time of human white blood cells taken from a mother and her daughter. Experientia (Basel) **26**, 313 − 314 (1970).

HESS, M. W.: Experimental Thymectomy. Possibilities and Limitations. Berlin-Heidelberg-New York: Springer 1968.

HIJMANS, W., SCHUIT, H. R. E., KLEIN, F.: An immunofluorescence procedure for the detection of intracellular immunoglobulins. Clin. Exp. Immunol. **4**, 457 − 472 (1969).

HILDEMANN, W., THOENES, G. H.: Immunological responses of Pacific hagfish. I. Skin transplantation immunity. Transplantation **7**, 506 − 521 (1969).

HILSCHMANN, N.: Die molekularen Grundlagen der Antikörperbildung. Naturwissenschaften **56**, 195 − 205 (1969).

HINK, W. F.: Immunity in insects. Transplant. Proc. **2**, 233 − 235 (1970).

HINRICHSEN, K., PRINDULL, G.: Zellbildung und Zelluntergang in Zentren sekundärer Lymphfollikel der Maus. Z. Zellforsch. **69**, 371 − 380 (1966).

HINZ, C. F., DANIEL, T. M., BAUM, G. L.: Quantitative aspects of the stimulation of lymphocytes by tuberculin purified derivative. Int. Arch. Allergy **38**, 119 − 129 (1970).

HIRSCH, M. S., BLACK, P. H., PROFFITT, M. R.: Immunosuppression and oncogenic virus infections. Fed. Proc. **30**, 1852 − 1857 (1971).

HIRSCHHORN, K., SCHREIBMAN, R. R., VERBO, S., GRUSKIN, R. H.: The action of streptolysin S on peripheral lymphocytes of normal subjects and patients with acute rheumatic fever. Proc. nat. Acad. Sci. **52**, 1151 − 1157 (1964).

HIRSCHHORN, R., BRITTINGER, G., HIRSCHHORN, K., WEISSMANN, G.: Studies on lysosomes XII. Redistribution of acid hydrolases in human lymphocytes stimulated by phytohemagglutinin. J. Cell Biol. **37**, 412 − 423 (1968).

HITZIG, W. H., KAY, H. E. M., COTTIER, H.: Familial lymphopenia with agammaglobulinaemia. Lancet **1965 II**, 151 − 154.

HITZIG, W. H.: Der Transfer-Faktor und seine therapeutische Bedeutung. Blut **27**, 145 − 150 (1973).

HOFFBRAND, B. J.: Occurence and significance of lymphopenia in sarcoidosis. Amer. Rev. resp. Dis. **98**, 107 − 110 (1968).

HOLT, L. J., LING, N. R., STANWORTH, D. R.: The effect of heterologous antisera and rheumatoid factor on the synthesis of DNA and protein by human peripheral lymphocytes. Immunochemistry **3**, 359 − 372 (1966).

HOLTZER, H.: Proliferative and quantal cell cycles in the differentiation of muscle, cartilage, and red blood cells. *In:* PADYKULA, H. A. (Ed.): Control Mechanisms in the Expression of Cellular Phenotypes, p. 69 − 88. New York-London: Academic Press 1970.

HONG, R., AMMANN, A., HUANG, S. W., LEVY, R. L., DAVENPORT, G., BACH, F. H., BORTIN, M. M., KAY, H. E. M.: Cartilage-hair hypoplasia: Effect of thymus transplants. Clin. Immunol. Immunopath. **1**, 15 − 20 (1972).

HOOD, L., TALMAGE, D. W.: Mechanism of antibody diversity: Germ line basis for variability. Science **168**, 325 − 334 (1970).

HOSTETTER, R. K., COOPER, E. L.: Earthworm coelomocyte immunity. *In:* COOPER, E. L. (Ed.): Contemporary Topics in Immunobiology, Volume 4: Invertebrate Immunobiology, p. 91 − 107. New York-London: Plenum Press 1974.

HOŬCK, J. C., IRANSQUIN, H., LEIKIN, S.: Lymphocyte DNA synthesis inhibition. Science **173**, 1139 − 1141 (1971).

HOWARD, J. C.: The life-span and recirculation of marrow-derived small lymphocytes from the rat thoracic duct. J. exp. Med. **135**, 185 − 199 (1972).

HOWARD, J. C., HUNT, S. V., GOWANS, J. L.: Identification of marrow-derived and thymus-derived small lymphocytes in the lymphoid tissue and thoracic duct lymph of normal rats. J. exp. Med. **135**, 200 − 219 (1972).

HOYER, J. R., COOPER, M. D., GABRIELSEN, A. E., GOOD, R. A.: Lymphopenic forms of congenital immunologic deficiency diseases. Medicine (Baltimore) **47**, 201 − 226 (1968).

HUBER, H., BRAUNSTEINER, H.: Funktion und Bildungszellen von Immunglobulinen. Dtsch. med. Wschr. **97**, 292 − 296 (1972).

Huber, H., Douglas, S.D.: Functional impairment of lymphocytes and monocytes: assessment in vitro. Semin. Hematol. **8**, 192 – 215 (1971).

Huber, H., Michlmayr, G., Asamer, H., Huber, Ch., Braunsteiner, H.: Die Differenzierung menschlicher Blutlymphocyten mit immunologischen und autoradiographischen Methoden. I. Ergebnisse bei Normalpersonen und bei Patienten mit chronischer Lymphadenose. Klin. Wsch. **50**, 504 – 509 (1972).

Huber, H., Strieder, N., Winnler, H., Reiser, G., Koppelstaetter, K.: Studies on the incorporation of ^{14}C-sodium acetate into the phospholipids of phytohaemagglutin-stimulated and unstimulated lymphocytes. Brit. J. Haemat. **15**, 203 – 209 (1968).

Huber, H., Winkler, H., Huber, C., Gabl, F., Braunsteiner, H.: Studies on protein synthesis of human lymphocytes stimulated by phytohaemagglutinin in vitro. In: Yoffey, J.M. (Ed.): The Lymphocyte in Immunology and Haemopoiesis, p. 92 – 98. London: Arnold 1967.

Hudson, G., Yoffey, J.M.: Interchange of lymphocytes between marrow and blood. In: Yoffey, J.M. (Ed.): The Lymphocyte in Immunology and Haemopoiesis, p. 131 – 134. London: Arnold 1967.

Huhn, D.: Über Ergastoplasma von Lymphozyten des peripheren Blutes. Dtsch. med. Wschr. **93**, 355 – 356 (1968).

Huhn, D.: Feinstruktur peripherer Lymphocyten bei chronischer lymphatischer Leukämie. Dtsch. med. Wschr. **95**, 897 – 901 (1970).

Humble, J.G., Jayne, W.H.W., Pulvertaft, R.J.V.: Biological interaction between lymphocytes and other cells. Brit. J. Haemat. **2**, 283 – 294 (1956).

Hummeler, K., Harris, T.N., Harris, S., Farber, M.B.: Studies on antibodyproducing cells. IV. Ultrastructure of plaque-forming cells of rabbit lymph. J. exp. Med. **135**, 491 – 502 (1972).

Hummeler, K., Harris, T.N., Tomassini, N., Hechtel, M., Farber, M.B.: Electron microscopic observations on antibody-producing cells in lymph and blood. J. exp. Med. **124**, 255 – 262 (1966).

Humphrey, J.H., White, R.G., Macher, E.: Kurzes Lehrbuch der Immunologie. Stuttgart: Thieme 1971.

Humphries, R.K., Miller, R.G.: Volume analysis of human peripheral blood leukocytes. Ser. Haematol. **5/2**, 142 – 162 (1972).

Hurdle, A.D.F., Gyde, O.H.B., Willoughby, J.M.T.: Occurrence of lymphopenia in heart failure. J. clin. Path. **19**, 60 – 64 (1966).

Hwang, J.M.S., Krumbhaar, E.B.: The amount of lymphoid tissue of the human appendix and its weight at different age periods. Amer. J. med. Sci. **199**, 75 – 83 (1940).

Hwang, J.M.S., Lippincott, S.W., Krumbhaar, E.B.: The amount of splenic lymphatic tissue at different ages. Amer. J. Path. **14**, 809 – 819 (1938).

Hyams, L., Wynder, E.L.: Appendectomy and cancer risk. J. chron. Dis. **21**, 391 – 415 (1968).

Ikeda, S.: Studies on the wandering leucocytes in oral cavity, with special reference to the myeloid series. Okajimas Folia anat. jap. **23**, 239 – 256 (1950/51).

Illig, L.: Die terminale Strombahn. Berlin-Göttingen-Heidelberg: Springer 1961.

Iorio, R.J., Chanana, A.D., Cronkite, E.P., Joel, D.D.: Studies on lymphocytes. XVI. Distribution of bovine thymic lymphocytes in the spleen and lymph nodes. Cell Tiss. Kinet. **3**, 161 – 173 (1970).

Isakovic, K., Jankovic, B.D., Popeskovic, L., Milosevic, D.: Effect of neonatal thymectomy, bursectomy and thymo-bursectomy on haemagglutinin production in chickens. Nature **200**, 273 – 274 (1963).

Iversen, O.H., Iversen, U., Ziegler, J.L., Bluming, A.Z.: Cell kinetics in Burkitt lymphoma. Europ. J. Cancer **10**, 155 – 163 (1974).

Jaffe, E.S., Shevach, E.M., Frank, M.M., Berard, C.W., Green, I.: Nodular lymphoma – evidence for origin from follicular B lymphocytes. New Engl. J. Med. **290**, 813 – 819 (1974).

Janett, A., Wagner, H.P., Jansen, C.R., Cottier, H., Cronkite, E.P.: Studies on lymphocytes. IV. A comparison of two approaches for the determination of the generation time in thoracic duct cells without detectable cytoplasmic differentiation. Europ. J. Cancer **2**, 231 – 236 (1966).

Jankovic, B.D., Isakovic, K.: Role of the thymus and the bursa of Fabricius in immune reactions in chickens. I. Changes in lymphoid tissues of chickens surgically thymectomized at hatching. Int. Arch. Allergy **24**, 278 – 295 (1964).

Jankovic, B.D., Isvaneski, M., Milosevic, D., Popeskovic, L.: Delayed hypersensitivity reactions in bursectomized chickens. Nature **198**, 298 – 299 (1963).

Jansen, C.R., Kuyl, J.M.: Lymphocytose induite et pool des lymphocytes rapidement mobilisable. Nouv. Rev. franç. Hémat. **8**, 549 – 554 (1968).

Jaroslow, B.N., Ortiz-Ortiz, L.: Hydroxyurea and cell-cycle kinetics of cultured antibody-forming cells. Cell. Immunol. **2**, 164 – 170 (1971).

Jassinowski, M.A.: Über die Emigration auf den Schleimhäuten des Verdauungskanals. Frankfurt. Z. Path. **32**, 238 – 244 (1928).

Jensen, F.C., Gwatkin, R.B.L., Biggers, J.D.: A simple organ culture method which allows simultaneous isolation of specific types of cells. Exp. Cell Res. **34**, 440 – 447 (1964).

Jerne, N.K.: The somatic generation of immune recognition. Europ. J. Immunol. **1**, 1 – 9 (1971).

JERNE, N. K., NORDIN, A. A., HENRY, C.: The agar plaque technique for recognizing antibody producing cells. *In:* AMOS, B., KOPROWSKI, H. (Eds.): Cell Bound Antibodies, p. 109 – 116. Philadelphia: Wistar Institute Press 1963.

JERUSALEM, C., JAP, P., ELING, W.: Virus induced malignant lymphoma in mice dependent on a RES „conditioned" by chronic parasitic infection (P. Berghei) *In:* DiLUZIO, N. R., FLEMMING, K. (Eds.): The Reticuloendothelial System and Immune Phenomena. Advances in Experimental Medicine and Biology, Vol. 15, p. 391 – 399, New York-London: Plenum Press 1971.

JEUNET, F. S., GOOD, R. A.: Thymoma, immunologic deficiencies and hematological abnormalities. *In:* BERGSMA, D., GOOD., R. A. (Eds.): Immunologic Deficiency Diseases in Man, p. 192 – 206. New York: National Foundation — March of Dimes 1968.

JIMENEZ, L., BLOOM, B. R., BLUME, M. R., OETTGEN, H. F.: On the number and nature of antigensensitive lymphocytes in the blood of delayed-hypersensitive human donors. J. exp. Med. **133**, 740 – 751 (1971).

JOEL, D. D., HESS, M. W., COTTIER, H.: Magnitude and pattern of thymic lymphocyte migration in neonatal mice. J. exp. Med. **135**, 907 – 923 (1972).

JOHNSON, L. J., LOBUE, J., CHAN, P. C., MONETTE, F. C., RUBIN, A. D., GORDON, A. S., DAMESHEK, W.: Autoradiographic studies of human lymphocytes cultured in vivo. Proc. Soc. exp. Biol. (N.V.) **130**, 675 – 679 (1969).

JOHNSON, L. J., LOBUE, J., RUBIN, A. D.: The lymphocytes of chronic lymphocytic leukemia: their proliferation and cell cycle kinetics. Cell Tiss. Kinet. **5**, 27 – 34 (1972).

JOHNSON, S. K., JOHNSON, R. E.: Tonsillectomy history in Hodgkin's disease. New Engl. J. Med. **287**, 1122 – 1125 (1972).

JOHNSTON, J. M., WILSON, D. B.: Origin of immunoreactive lymphocytes in rats. Cell. Immunol. **1**, 430 – 444 (1970).

JOLLY, J.: La bourse de Fabricius et les organes lympho-épithéliaux. C. R. Ass. Anat. **13**, 164 – 176 (1911).

JOLLY, J.: Modifications des ganglions lymphatiques à la suite de jeûne. C. R. Soc. Biol. (Paris) **76**, 146 – 149 (1914).

JORNARD, J., PANIJEL, J.: In vitro primary response in microcultures containing less than fifty thousand lymphoid cells. Europ. Immunol. **3**, 245 – 249 (1973).

JONDAL, M., HOLM, G., WIGZELL, H.: Surface markers on human T and B lymphocytes. I. A large population of lymphocytes forming nonimmune rosettes with sheep red blood cells. J. exp. Med. **136**, 207 – 215 (1972).

JONDAL, M., KLEIN, G.: Surface markers on human B and T lymphocytes. II. Presence of Epstein-Barr virus receptors on B lymphocytes. J. exp. Med. **138**, 1365 – 1378 (1973).

JONDAL, M., WIGZELL, H., AIUTI, F.: Human lymphocyte subpopulations: classification according to surface markers and/or functional characteristics. Transplant. Rev. **16**, 163 – 195 (1973).

JONES, J., PARASKOVA-TCHERNOZEMSKA, E., MOORHEAD, J. F.: In-vitro inhibition of DNA synthesis in human leukaemic cells by a lymphoid cell extract. Lancet **1970 I**, 654 – 655.

JOOS, F., ROOS, B., BÜRKI, H., BÜRKI, K., LAISSUE, J.: Umsatz, Proliferation und Phagozytosetätigkeit der freien Zellen im Peritonealraum der Maus nach Injektion von Polystyren-Partikeln. Z. Zellforsch. **95**, 68 – 85 (1969).

JORDAN, H. E.: The origin and fate of plasmacytes. Anat. Rec. **119**, 325 – 347 (1954).

JORKE, D.: Die Lymphoidzellen des Blutes. Berlin: Akademie-Verlag 1963.

JULIUS, M. H., MASUDA, T., HERZENBERG, L. A.: Demonstration that antigen-binding cells are precursors of antibodyproducing cells after purification with a fluorescenceactivated cell sorter. Proc. nat. Acad. Sci. (Wash.) **69**, 1934 – 1938 (1972).

KABELITZ, H. J.: Klinische und hämatologische Beobachtungen zur Entwicklung lymphatischer Keimzentren im Knochenmark. Acta haemat. (Basel) **3**, 347 – 368 (1950).

KABELITZ, H. J.: Zytologie der Defensivreaktionen im menschlichen Knochenmark. Heidelberg, Frankfurt: Hüthig 1958.

KAPLAN, H. S.: Role of immunologic disturbance in human oncogenesis: some facts and fancies. Brit. J. Cancer **25**, 620 – 634 (1972).

KAPLAN, J., MASTRANGELO, R., PETERSON, W. D.: Childhood lymphoblastic lymphoma, a cancer of thymusderived lymphocytes. Cancer Res. **34**, 521 – 525 (1974).

KAPLAN, M. E., CLARK, C.: An improved rosetting assay for detection of human T lymphocytes. J. Immunol. Methods **5**, 131 – 135 (1974).

KARNOVSKY, M. J., UNANUE, E. R., LEVENTHAL, M.: Ligand-induced movement of lymphocyte membrane macromolecules. II. Mapping of surface moieties. J. exp. Med. **136**, 907 – 930 (1972).

KASAKURA, S., LOWENSTEIN, L.: The factors affecting the strength of „one-way" stimulation with irradiated leukocytes in mixed leukocyte cultures. J. Immunol. **101**, 12 – 17 (1968).

KAY, H. E. M., MARGOLES, C.: Chromosomes of human fetal lymphocytes: frequency of abnormalities and absence of maternal cells. Lancet **1971 II**, 733 – 735.

KAY, H. E. M., PLAYFAIR, J. H. L., WOLFENDALE, M., HOPPER, P. K.: Development of the thymus in the human foetus and its relation to immunological potential. Nature **196**, 238 – 240 (1962).

Keiser, G.: Die lymphoiden Zellen des Knochenmarks. Proliferation, Herkunft und Funktion. Autoradiographische Untersuchungen beim Hund. Helv. Med. Acta **32**, Suppl. **45**, 1 – 103 (1965).

Kennedy, J.C., Till, J.E., Siminovitch, L., McCulloch, E.A.: The proliferative capacity of antigensensitive precursors of hemolytic plaque-forming cells. J. Immunol. **96**, 973 – 980 (1966).

Keynes, G.: The results of thymectomy in myastenia gravis. Brit. med. J. **1949 III**, 611 – 616.

Kiger, N., Florentin, J., Mathé, G.: Some effects of a partially purified lymphocyte-inhibiting factor from calf thymus. Transplantation **14**, 448 – 454 (1972).

Killander, D., Rigler, R.: Initial changes of deoxyribonucleoprotein and synthesis of nucleic acid in phytohemagglutinin-stimulated human leukocytes in vitro. Exp. Cell Res. **39**, 701 – 704 (1965).

Killmann, S.A.: The number and possible functions of DNA-synthesizing cells in human blood. Cell Tiss. Kinet. **1**, 123 – 136 (1968).

Killmann, S.A., Cronkite, E.P., Fliedner, T.M., Bond, V.P.: Cell proliferation in multiple myeloma studied with tritiated thymidine in vivo. Lab. Invest. **11**, 845 – 852 (1962).

Kim, Y.B., Watson, D.W.: Histological changes of lymphoid tissues in relation to the ontogeny of the immune response in germfree piglets. In: Lindahl-Kiessling, K., Alm, G., Hanna, M.G., jr. (Eds.): Morphological and Functional Aspects of Immunity, p. 169 – 177. New York-London: Plenum Press 1971.

Kincade, P.W., Cooper, M.D.: Development and distribution of immunoglobulin-containing cells in the chicken: An immunofluorescent analysis using purified antibodies to μ, γ and light chains. J. Immunol. **106**, 371 – 382 (1971).

Kincade, P.W., Self, K.S., Cooper, M.D.: Survival and function of bursaderived cells in bursectomized chickens. Cell. Immunol. **8**, 93 – 102 (1973).

Kindred, J.E.: A quantitative study of the hemopoietic organs of young adult albino rats. Amer. J. Anat. **71**, 207 – 243 (1942).

Kindred, J.E.: Quantitative studies on lymphoid tissues. Ann. N.Y. Acad. Sci. **59**, 746 – 754 (1955).

Kirchner, H., Rühl, H.: Stimulation menschlicher Blutlymphozyten durch Zinksalze in vitro. In: Brittinger, Roggenbach, H.J. (Hrsg.): Leukozytenkulturen, p. 43 – 45. Stuttgart-New York: Schattauer 1971.

Kiss, K., Astaldi, G., Airò, R.: The RNA nucleotide composition in human leukocytes from normal and leukemic cases. Blood **30**, 707 – 718 (1967).

Klein, G.: Immunological Aspects of Burkitt's Lymphoma. Advanc. Immunol. **14**, 187 – 250 (1971).

Klein, G.: Herpesviruses and oncogenesis. Proc. nat. Acad. Sci. (Wash.) **69**, 1056 – 1064 (1972).

Klein, H.O., Lennartz, K.J., Gross, R., Eder, M., Fischer, R.: In-vivo- und In-vitro-Untersuchungen zur Zellkinetik und Synchronisation menschlicher Tumorzellen. Dtsch. med. Wschr. **97**, 1273 – 1282 (1972).

Klima, R.: Grundlagen für eine Neuordnung der Hämatologie zellulärer Reaktionen im lymphatischen Apparat. Wien. Zschr. inn. Med. **33**, 125 – 135 (1952).

Klima, R.: Lymphatische Reaktionen. In: Heilmeyer, L., Hittmayr, A. (Hrsg.): Handbuch der gesamten Hämatologie, Band IV, S. 620 – 635. München-Berlin: Urban und Schwarzenberg 1963.

Klima, R., Beyreder, J.: Die lymphatische Reaktion als morphologisches Substrat bei entzündlichen Vorgängen und beim Lymphogranulom. Wien. klin. Wschr. **65**, 775 – 778 (1953).

Knight, S.C., Newey, B., Ling, N.R.: Ontogeny of cellular immunity: size and turnover of rat thymocytes responsive to in vitro stimulation. Cell. Immunol. **9**, 273 – 281 (1973).

Koburg, E.: Cell production and cell migration in the tonsil. In: Cottier, H., Odartchenko, N., Schindler, R., Congdon, C.C.: Germinal Centers in Immune Responses, p. 176 – 182. Berlin-Heidelberg-New York: Springer 1967.

Köbberling, G.: Autoradiographische Untersuchungen über Zellursprung und Zellwanderung in lymphatischen Organen fetaler und neugeborener Mäuse. Z. Zellforsch. **68**, 631 – 659 (1965).

Koller, P.C., Davies, A.J.S., Leuchars, E., Wallis, V.: Studies on thymus grafts in irradiated mice: Repopulation of the graft. In: Yoffey, J.M. (Ed.): The Lymphocyte in Immunology and Haemopoiesis, p. 342 – 349. London: Arnold 1967.

Komuro, K., Boyse, E.A.: In vitro demonstration of thymic hormone in the mouse by conversion of precursor cells into lymphocytes. Lancet **1973 I**, 740 – 743.

Konda, S., Nakao, Y., Smith, R.T.: Immunologic properties of mouse thymus cells. Identification of T cell functions within a minor, low density subpopulation J. exp. Med. **136**, 1461 – 1477 (1972).

Kondo, M.: Die lymphatischen Gebilde im Lymphgefäßsystem der verschiedenen Vogelarten. Fol. anat. jap. **15**, 330 – 348 (1937).

Koning, J. de, Dooren, L.J., van Bekkum, D.W., van Rood, J.J., Dicke, K.A., Radl, J.: Successful transplantation of bone-marrow cells and foetal thymus in an infant with lymphopenic immunological deficiency. Lancet **1969 I**, 1223 – 1227.

Kornfeld, R., Kornfeld, S.: The structure of a phytohemagglutinin receptor site from human erythrocytes. J. biol. Chem. **245**, 2536 (1970).

Koster, F.T., McGregor, D.D.: The mediator of cellular immunity. III. Lymphocyte traffic from the blood into the inflamed peritoneal cavity. J. exp. Med. **133**, 864 – 876 (1971).

KOSTER, F. T., MCGREGOR, D.D ., MACKANESS, G. B.: The mediator of cellular immunity. II. Migration of immunologically committed lymphocytes into inflammatory exudates. J. exp. Med. **133**, 400 – 409 (1971).

KOSZEWSKI, B.J., EMERICK, C.W., DICUS, D.R.: Studies of phagocytic activity of lymphocytes. III. Phagocytosis of intravenous India ink in human beings. Blood **12**, 559 (1957).

KOTANI, M., YAMASHITA, A., RAI, F., SEIKI, K., HORII, J.: Reutilization of DNA breakdown products from lymphocytes in lumen of intestine. Blood **30**, 616 – 627 (1967).

KOTANI, M., SEIKI, K., YAMASHITA, A., HORII, J.: Lymphatic drainage of thymocytes to the circulation of the guinea pig. Blood **27**, 511 – 520 (1966).

KREEL, J., OSSERMAN, K.E., GENKINS, G., KARK, A.E.: Role of thymectomy in the managment of myasthenia gravis. Ann. Surg. **165**, 111 – 117 (1967).

KRISTENSON, A.: The variations in size (the lymphocyte profile) of the lymphocytes circulating in the blood in some normal and pathologic conditions (Preliminary report). Acta med. scand. **133**, 157 – 161 (1949).

KRUMBHAAR, E.B., LIPPINCOTT, S.W.: Postmortem weight of „normal" human spleen at different ages. Amer. J. med. Sci. **197**, 344 – 358 (1939).

KRUML, J., KOVARU, F., POSPISIL, M., TREBICHAVSKY, J.: The development of lymphatic tissue during ontogeny. *In:* STERZL, J., RIHA, J. (Eds.): Developmental Aspects of Antibody Formation and Structure, p. 35 – 53. Prag, New York, London: Academic Press 1970.

KÜHBÖCK, J.: Das Knochenmarkretikulum und seine reaktiven Veränderungen bei malignen Neoplasmen und Metastasen. Wien. klin. Wschr. **85**, Suppl. 12 (1973).

KÜHNE, W.: Über Neubildung von Lymphknötchen im Bindegewebe. Verh. dtsch. Ges. Path. **44**, 319 – 323 (1960).

KUPER, S.W.A., BIGNALL, J.R., LUCKCOCK, E.D.: A quantitative method for studying tumour cells in blood. Lancet **1961 I**, 852 – 853.

LAFLEUR, L., MILLER, R.G., PHILLIPS, R A.: A quantitative assay for the progenitors of bone marrow-associated lymphocytes. J. exp. Med. **135**, 1363 – 1374 (1972).

LAFLEUR, L., UNDERDOWN, B.J., MILLER, R.G., PHILLIPS, R.A.: Differentiation of lymphocytes: characterization of early precursors of B-lymphocytes. Ser. Haematol. **5/2**, 50 – 63 (1972).

LAISSUE, J., COTTIER, H., HESS, M.W., STONER, R.D.: Early and enhanced germinal center formation and antibody responses in mice after primary stimulation with antigen-isologous antibody complexes as compared with antigen alone. J. Immunol. **107**, 822 – 831 (1971).

LAJTHA, L.G., GILBERT, C.W., PORTEOUS, D.D., ALEXANIAN, R.: Kinetics of a bone-marrow stem-cell population. Ann. N.Y. Acad. Sci. **113**, 742 – 752 (1964).

LAMELIN, J.P., LISOWSKA-BERNSTEIN, B., MATTER, A., RYSER, J.E., VASSALLI, P.: Mouse thymus-independent and thymus-derived lymphoid cells. I. Immunofluorescent and functional studies. J. exp. Med. **136**, 984 – 1007 (1972).

LAMVIK, J.O.: Separation of lymphocytes from human blood. Acta haemat. (Basel) **35**, 294 – 303 (1966).

LANCE, E.M., COOPER, S.: Homing of specifically sensitized lymphocytes to allografts of skin. Cell. Immunol. **5**, 66 – 73 (1972).

LANCET-Editorial: Lymphokines. Lancet **1973 I**, 1490 – 1491.

LANCET-Editorial: Oncogenicity of E. B. virus: leads from new-world primates. Lancet **1974 I**, 123 – 124.

LANCET-Editorial: Thymus hormones. Lancet **1975 I**, 314 – 315.

LANCET-Editorial: Membrane markers in lymphoproliferative disorders. Lancet **1975 I**, 670 – 671.

LANGEVOORT, H.L.: The histophysiology of the antibody response. I. Histogenesis of the plasma cellular reaction in rabbit spleen. Lab. Invest. **12**, 106 – 118 (1963).

LANGEVOORT, H.L., ASOFSKY, R.M., JACOBSON, E.B., DE VRIES, T., THORBECKE, G.J.: Gamma-globulin and antibody formation in vitro. II. Parallel observations on histological changes and antibody formation in the white and red pulp of the rabbit spleen during the primary response, with special reference to the effect of endotoxin. J. Immunol. **90**, 60 – 71 (1963).

LASKIN, A., LECHEVALIER, H.: Macrophages and Cellular Immunity. London: Butterworths 1972.

LASKOV, R., LANZEROTTI, R., SCHARFF, M.D.: Synthesis, assembly and secretion of gamma globulin by mouse myeloma cells. II. Assembly of IgG 2_b immunoglobulins by MPC-11 tumor and cultured cells. J. molec. Biol. **56**, 327 – 339 (1971).

LASZLO, J.: Energy metabolism of human leukemic lymphocytes and granulocytes. Blood **30**, 151 – 167 (1967).

LATTES, R.: Thymoma and other tumors of the thymus. An analysis of 107 cases. Cancer (Philad.) **15**, 1224 – 1260 (1962).

LAWRENCE, H.S.: Transfer factor and cellular immune deficiency disease. New Engl. J. Med. **283**, 411 – 419 (1970).

LAWTON, A.R., SELF, K.S., ROYAL, S.A., COOPER, M.D.: Ontogeny of B-lymphocytes in the human fetus. Clin. Immunol. Immunopath. **1**, 84 – 93 (1972).

LAY, W.H., MENDES, N.F., BIANCO, C., NUSSENZWEIG, V.: Binding of sheep red blood cells to a large population of human lymphocytes. Nature **230**, 531 – 532 (1971).

Leblond, C. P., Sainte-Marie, G.: Models for lymphocyte and plasmocyte formation. *In:* Wolsten-holme, G. E. W., O'Connor, M. (Eds.): Ciba Foundation Symposium on Haemopoiesis, p. 152 – 172, London: Churchill 1960.

Legge, J. S., Austin, C. M.: Antigen localization and the immune response as a function of age. Aust. J. exp. Biol. med. Sci. **46**, 361 – 365 (1968).

Leiber, B.: Der menschliche Lymphknoten. München-Berlin: Urban und Schwarzenberg 1961.

Lennert, K.: Über die Erkennung von Keimzentrumszellen im Lymphknotenausstrich. Klin. Wschr. **35**, 1130 – 1132 (1957).

Lennert, K.: Lymphknoten. Diagnostik in Schnitt und Ausstrich. Cytologie und Lymphadenitis. *In:* Handbuch der speziellen pathologischen Anatomie und Histologie, 1. Band, 3. Teil, Bandteil A. Berlin-Göttingen-Heidelberg: Springer 1961.

Lennert, K.: Blut und blutbildende Organe. *In:* Eder, M., Gedigk, P. (Hrsg.): Lehrbuch der allge-meinen Pathologie und der pathologischen Anatomie, S. 335 – 402, Berlin-Heidelberg-New York: Springer 1974.

Lennert, K., Löffler, H., Grabner, F.: Fermenthistochemische Untersuchungen des Lymph-knotens. Virchows Arch. path. Anat. **335**, 491 – 512 (1962).

Lennert, K., Remmele, W.: Karyometrische Untersuchungen an Lymphknotenzellen des Menschen. I. Mitteilung: Germinoblasten, Lymphoblasten und Lymphozyten. Acta haemat. (Basel) **19**, 99 – 113 (1958).

Lennert, K., Remmele, W.: Karyometrische Untersuchungen an Lymphknotenzellen des Menschen: III. Mitteilung: Basophile Stammzellen, Plasmazellen und Gewebsmastzellen. Acta haemat. (Basel) **21**, 139 – 156 (1959).

Lennert, K. A., Saeuger, M. D., Mohndorf, W.: Splenektomiebedingte Spätveränderungen. Münch. med. Wschr. **111**, 190 – 197 (1969).

Lerner, K. G., Glick, B., McDuffie, F. C.: Role of the bursa of Fabricius in IgG and IgM production in the chicken: evidence for the role of a non-bursal site in the development of humoral immunity. J. Immunol. **107**, 493 – 503 (1971).

Lerner, R. A., McConahey, S. J., Jansen, J., Dixon, F. J.: Synthesis of plasma membrane-associated and secretory immunoglobuline in diploid lymphocytes. J. exp. Med. **135**, 136 – 149 (1972).

Levis, W. R., Robbins, J. H.: Methods for obtaining purified lymphocytes, glassadherent mononuclear cells, and a population containing both cell types from human peripheral blood. Blood **40**, 77 – 89 (1972).

Levy, J. A., Virolainen, M., Defendi, V.: Human lymphoblastoid lines from lymph node and spleen. Cancer (Philad.) **22**, 517 – 524 (1968).

Levy, N. L., Scott, D. W.: Bone marrow-derived lymphoid cells (B cells): Functional depletion with Cobra factor and fresh serum. Science **178**, 866 – 867 (1972).

Lewis, J. P., Passovoy, M., Freeman, M., Trobaugh, F. E., Jr.: The repopulating potential and differentiation capacity of hematopoietic stem cells from the blood and bone marrow of normal mice. J. Cell. Physiol. **71**, 121 – 132 (1968).

Lewis, W. H.: Locomotion of lymphocytes. Bull. John Hopk. Hosp. **49**, 29 – 36 (1931).

Lidén, S., Linna, T. J.: Bone marrow cell migration to peripheral lymph nodes and skin in contact allergic guinea pigs. Int. Arch. Allergy **35**, 47 – 57 (1969).

Lille, J., Desplaces, A., Meeus, L., Saracino, R. T., Brouet, J. C.: Thymus-derived proliferating lymphocytes in chronic lymphocytic leukaemia. Lancet **1973 I**, 263 – 264.

Lin, P. S., Cooper, A. G., Wortis, H. H.: Scanning electron microscopy of human T-cell und B-cell rosettes. New Engl. J. Med. **289**, 548 – 551 (1973).

Linna, T. J., Lidén, S.: Cell migration from the bone marrow to the spleen in young guinea pigs. Int. Arch. Allergy **35**, 35 – 46 (1969).

Ling, N. R.: Lymphocyte Stimulation. Amsterdam: North Holland Publishing 1968.

Lischner, H. W., Di George, A. M.: Role of the thymus in humoral immunity. Observations in com-plete or partial congenital absence of the thymus. Lancet **1969 II**, 1044 – 1049.

Little, J. R., Brecher, G., Bradley, T. R., Rose, S.: Determination of lymphocyte turnover by continuous infusion of H^3-thymidine. Blood **19**, 236 – 242 (1962).

Loeb, L. A., Agarwal, S. S., Woodside, A. M.: Induction of DNA polymerase in human lymphocytes by phytohemagglutinin. Proc. nat. Acad. Sci. (Wash.) **61**, 827 – 834 (1968).

Loor, F., Forni, L., Pernis, B.: The dynamic state of the lymphocyte membrane. Factors effecting the distribution and turnover of surface immunoglobulins. Europ. J. Immunol. **2**, 203 – 212 (1972).

Lopes, J., Nachbar, M., Zucker-Franklin, D., Silber, R.: Lymphocyte plasma membranes: Analysis of proteins and glycoproteins by SDS-gel electrophoresis. Blood **41**, 131 – 140 (1973).

Lozzio, B. B.: Regulators of cell division. A review: I. Endogenous mitotic inhibitors of hemopoietic cells. Exp. Hemat. **1**, 309 – 339 (1973).

Lukes, R. J., Collins, R. D.: Immunologic characterization of human malignant lymphomas. Cancer (Philad.) **34**, 1488 – 1503 (1974).

Luckey, T. D. (Ed.): Thymic Hormones. München-Berlin-Wien: Urban und Schwarzenberg 1973.

Lutzner, M.A., Emerit, J., Durepaire, R., Flandrin, G., Grupper, C., Prunieras, M.: Cytogenetic, cytophotometric and ultrastructural study of large cerebriform cells of the Sezary syndrome and description of a „small cell variant". J. nat. Cancer Inst. **50**, 1145 – 1162 (1973).

MacDonald, J.S., Laugier, A., Schlienger, M.: Observations on the growth of tumours in lymph nodes changing from normal to abnormal while remaining opacified after lymphography. Clin. Radiol. **19**, 120 – 127 (1968).

Macher, E.: Die Reaktion der regionären Lymphknoten beim tierexperimentellen allergischen Kontaktekzem. II. Histologische Untersuchungen. Hautarzt **13**, 126 – 131 (1962).

Mackaness, G.B.: The monocyte in cellular immunity. Semin. Hemat. **7**, 172 – 184 (1970).

Mackay, J.R.: Ageing and immunological function in man. Gerontologia **18**, 285 – 304 (1972).

Mackenzie, M.R., Fudenberg, H.H.: Macroglobulinemia: An analysis for forty patients. Blood **39**, 874 – 889 (1972).

Mackler, B.F., Amkraut, A.A., Wilson, B.J., Malley, A.: Blastogenesis of Rhesus peripheral lymphocytes with competitive summation of PHA and ALS responses. Exp. Cell Res. **71**, 273 – 280 (1972).

Magnus-Levy, A.: Multiple Myelome. VII. Euglobulinämie. Zur Klinik und Pathologie. Amyloidosis. Z. klin. Med. **126**, 62 – 111 (1934).

Magrath, J.T.: Burkitt's lymphoma: B or T cell tumour? Europ. J. Cancer **10**, 83 – 88 (1974).

Maini, R.N., Bryceson, A.D.M., Wolstencroft, R.A., Dumonde, D.C.: Lymphocyte mitogenic factor in man. Nature **224**, 43 – 44 (1969).

Makinodan, T., Albright, J.F.: Cytokinetics of antibody response. In: Grabar, P., Miescher, P.A. (Eds.): Immunopathology, III. International Symposium, p. 99 – 112. Basel, Stuttgart: Schwabe 1963.

Makinodan, T., Albright, J.F.: Proliferative and differentiative manifestations of cellular immune potential. Progr. Allergy **10**, 1 – 36 (1967).

Makinodan, T., Chino, F., Lever, W.E., Brewen, B.S.: The immune systems of mice reared in clean and dirty conventional laboratory farms. III. Ability of old mice to be sensitized to undergo a secondary antibody response. J. Gerontol. **26**, 515 – 520 (1971).

Mäkelä, O.: The specificities of antibodies produced by single cells. Cold Spr. Harb. Symp. quant. Biol. **23**, 423 – 430 (1967).

Mäkelä, O., Nossal, G.J.V.: Autoradiographic studies on the immune response. II. DNA synthesis amongst single antibody-producing cells. J. exp. Med. **115**, 231 – 243 (1962).

Manaster, J., Frühling, J., Stryckmans, P.: Kinetics of lymphocytes in chronic lymphocytic leukemia. I. Equilibrium between blood and a „readily accessible pool". Blood **41**, 425 – 438 (1973).

Mangi, R.J., Marchiney, M.R., Jr.: The in vitro transformation of frozenstored lymphocytes in the mixed lymphocyte reaction and in culture with phytohemagglutinin and specific antigens. J. exp. Med. **132**, 401 – 416 (1970).

Mangi, R.J., Niederman, J.C., Kelleher, J.E., Dwyer, J.M., Evans, A.S., Kantor, F.S.: Depression of cell-mediated immunity during acute infectious mononucleosis. New Engl. J. Med. **291**, 1149 – 1153 (1974).

Marchalonis, J.J., Cone, R.E.: Biochemical and biological characteristics of lymphocyte surface immunoglobulin. Transplant. Rev. **14**, 3 – 49 (1973).

Marchalonis, J.J., Cone, R.E., Atwell, J.L.: Isolation and partial characterization of lymphocyte surface immunoglobulins. J. exp. Med. **135**, 956 – 971 (1972).

Marchalonis, J.J., Ealey, E.H.M., Diener, E.: Immune response of the Tuatara, Sphenodon punctatum. Aust. J. exp. Biol. med. Sci. **47**, 367 – 380 (1969).

Marchalonis, J., Edelman, G.M.: Phylogenetic origins of antibody structure. III. Antibodies in the primary immune response of the sea lamprey Petromyzon marinus. J. exp. Med. **127**, 891 – 914 (1968).

Marchesi, V.T., Gowans, J.L.: The migration of lymphocytes through the endothelium of venules in lymph nodes: An electron microscope study. Proc. roy. Soc. Biol. **159**, 283 – 290 (1964).

Marcolongo, R., Di Paolo, N.D.: Fetal thymic transplant in patients with Hodgkin's disease. Blood **41**, 625 – 633 (1973).

Marschalkó, T. von: Über die sogenannten Plasmazellen, ein Beitrag zur Kenntnis der Herkunft der entzündlichen Infiltrationszellen. Arch. Derm. Syph. (Berl.) **30**, 3 – 52 (1895).

Marshall, W.H., Roberts, K.B.: Continuous cinematography of human lymphocytes cultured with phytohaemagglutinin including observations on cell division and interphase. Quart. J. exp. Physiol. **50**, 361 – 374 (1965).

Marshall, W.H., Valentine, F.T., Lawrence, H.S.: Cellular immunity in vitro. Clonal proliferation of antigen-stimulated lymphocytes. J. exp. Med. **130**, 327 – 342 (1969).

Matsuoka, Y., Takahashi, M., Yagi, Y., Moore, G.E., Pressman, D.: Synthesis and secretion of immunoglobulins by established cell lines of human hemopoietic origin. J. Immunol. **101**, 1111 – 1120 (1968).

Matsuyama, M., Wiadrowski, M.M., Metcalf, D.: Autoradiographic analysis of lymphopoiesis and lymphocyte migration in mice bearing multiple thymus grafts. J. exp. Med. **123**, 559 – 576 (1966).

Matter, A., Lisowska-Bernstein, B., Ryser, J.E., Lamelin, J.P., Vassalli, P.: Mouse thymus-independent and thymus-derived lymphoid cells. II. Ultrastructural studies. J. exp. Med. **136**, 1008–1030 (1972).

Maugh, T.H.: Chalones: chemical regulation of cell division. Science **176**, 1407–1408 (1972).

Maximow, A.: Untersuchungen über Blut und Bindegewebe. I. Die frühesten Entwicklungsstadien der Blut- und Bindegewebszellen beim Säugetiereembryo, bis zum Anfang der Blutbildung in der Leber. Arch. mikr. Anat. **73**, 444–561 (1909a).

Maximow, A.: Untersuchungen über Blut und Bindegewebe. II. Über die Histogenese der Thymus bei Säugetieren. Arch. mikr. Anat. **74**, 525–621 (1909b).

Maximow, A.: Der Lymphozyt als gemeinsame Stammzelle der verschiedenen Blutelemente in der embryonalen Entwicklung und im postfetalen Leben der Säugetiere. Folia haemat. **8**, 125–134 (1909c).

Maximow, A.: Über undifferenzierte Blutzellen und mesenchymale Keimlager im erwachsenen Organismus. Klin. Wschr. **5**, 2193–2199 (1926).

McArthur, W.P., Chapman, J., Thorbecke, E.J.: Immunocompetent cells of the chicken. I. Specific surface antigenic markers on bursa and thymus cells. J. exp. Med. **134**, 1036–1045 (1971).

McBride, J.A., Dacie, J.V., Shapley, R.: The effect of splenectomy on the leucocyte count. Brit. J. Haemat. **14**, 225–231 (1968).

McCredie, J.A., Inch, R.W., Sutherland, R.M.: Effect of postoperative radiotherapy on peripheral blood lymphocytes in patients with carcinoma of the breast. Cancer (Philad.) **29**, 349–356 (1972).

McCulloch, E.A., Till, J.E., Siminovitch, L.: The role of independent and dependent stem cells in the control of hemopoietic and immunologic responses. In: Defendi, V. (Ed.): Methodological Approaches to the Study of Leukemia. Wistar Institute Symposium Monogr. No. 4, p. 61–66. Philadelphia: Wistar Institute Press 1965.

McCullough, J., Benson, S.J., Yunis, E.J., Quie, P.G.: Effect of blood-bank storage on leucocyte function. Lancet **1969 II**, 1333–1339.

McCutcheon, M.: Studies on the locomotion of leucocytes. III. The rate of locomotion of human lymphocytes in vitro. Amer. J. Physiol. **69**, 279–282 (1924).

McCutcheon, M.: Chemotaxis and locomotion of leukocytes. Ann. N.Y. Acad. Sci. **59**, 941–944 (1955).

McFarland, W., Heilman, D.H., Moorhead, J.F.: Functional anatomy of the lymphocyte in immunological reactions in vitro. J. exp. Med. **124**, 851–857 (1966).

Mc Farlin, D.E., Binns, R.M.: Lymph node function and lymphocyte circulation in the pig. In: Jankovic, B.D., Isakovic, K. (Eds.): Microenvironmental Aspects of Immunity, p. 87–93. New York-London: Plenum Press 1973.

McGregor, D.D.: Bone marrow origin of immunologically, competent lymphocytes in the rat. J. exp. Med. **127**, 953–966 (1968).

McGregor, D.D.: Effect of tritiated thymidine and 5-bromodeoxyuridine on development of immunologically competent lymphocytes. Immunology **16**, 83–90 (1969).

McGregor, D.D., Koster, F.T., Mackaness, G.B.: The short lived small lymphocyte as a mediator of cellular immunity. Nature **228**, 855–856 (1970).

McGregor, D.D., Koster, F.T., Mackaness, G.B.: The mediator of cellular immunity. I. The life-span and circulation dynamics of the immunologically committed lymphocyte. J. exp. Med. **133**, 389–399 (1971).

McKinney, A.A., Jr., Stohlman, F., jr., Brecher, G.: The kinetics of cell proliferation in cultures of human peripheral blood. Blood **19**, 349–358 (1962).

McMillan, R., Smith, R.S., Longmire, R.L., Reid, R.T., Craddock, C.G.: Immunoglobulin synthesis by blood lymphocytes — method of quantitation and the effect of phytohemagglutinin. J. Lab. clin. Med. **76**, 333–337 (1970).

Meader, R.D., Landers, D.F.: Electron and light microscopic observations on relationships between lymphocytes and intestinal epithelium. Amer. J. Anat. **121**, 763–774 (1967).

Meesen, H. (Hrsg.): Lymphgefäß-System. In: Handbuch der Allgemeinen Pathologie, Dritter Band/Sechster Teil. Berlin-Heidelberg-New York: Springer 1972.

Mekori, T., Chieco-Bianci, L., Feldman, M.: Production of clones of lymphoid cell populations. Nature **206**, 367–368 (1965).

Meléndez, L.V., Hunt, R.D., Daniel, M.D., Garcia, F.G., Fraser, C.E.O.: Herpesvirus saimiri. II. Experimentally induced malignant lymphoma in primates. Lab. Animal Care **19**, 378–386 (1969).

Meléndez, L.V., Hunt, R.D., King, N.W., Barahona, H.H., Daniel, M.D., Fraser, C.E.O., Garcia, F.A.: Herpesvirus ateles, a new lymphoma virus of monkeys. Nature New Biology **235**, 182–184 (1972).

Mella, B., Lang, D.J.: Leukocyte mitosis suppression in vitro associated with acute infectious hepatitis. Science **155**, 80–81 (1967).

Mendes, N.F., Zenha, M.J., Musatti, C.C., Naspitz, C.K.: Lymphocyte membrane receptors in cultures treated with mitogens. Cell. Immunol. **12**, 331–337 (1974).

MERLER, E., SILBERSCHMIDT, M.: Uptake of antigens by human lymphocytes. Immunology 22, 821 – 831 (1972).

MERRITT, J. A., COCO, F. V., DESFORGES, J. F.: Blood and organ studies of circulating lymphocytes in humans with normal leukocyte counts. Amer. J. med. Sci. 258, 237 – 244 (1969).

METCALF, D.: The effect of thymectomy on the lymphoid tissues of the mouse. Brit. J. Haemat. 6, 324 – 333 (1960).

METCALF, D.: Delayed effect of thymectomy in adult life on immunological competence. Nature 208, 1336 (1965).

METCALF, D.: The nature and regulation of lymphopoiesis in the normal and neoplastic thymus. In: WOLSTENHOLME, G. E. W., PORTER, R. (Eds.): The Thymus, Experimental and Clinical Studies. Ciba Symposium, p. 242 – 263. London: Churchill 1966 a.

METCALF, D.: The Thymus. Berlin-Heidelberg-New York: Springer 1966 b.

METCALF, D., BUMBRY, M.: The role of the thymus in the ontogeny of the immune system. J. Cell. Physiol. 67 (Suppl. 1) 149 – 167 (1966).

METCALF, D., MOORE, M. A. S.: Haemopoietic cells. Amsterdam-London: North-Holland 1971.

METCALF, D., WAKONIG-VAARTAJA, R.: Stem cell replacement in normal thymus grafts. Proc. Soc. exp. Biol. (N. Y.) 115, 731 – 735 (1964).

METCALF, D., WIADROWSKI, M.: Autoradiographic analysis of lymphocyte proliferation in the thymus and in thymic lymphoma tissue. Cancer Res. 26, 483 – 491 (1966).

METER, R. VAN, GOOD, R. A., COOPER, M. D.: Ontogeny of circulating immunoglobulins in normal, bursectomized and irradiated chickens. J. Immunol. 102, 370 – 374 (1969).

METZGER, H.: Myeloma proteins and antibodies. Amer. J. Med. 47, 837 – 844 (1969).

MICHAELIS, L., WOLFF, A.: Ueber Granula in Lymphocyten. Virchows Arch. path. Anat. 167, 151 – 160 (1902).

MICHALKE, W. D., HESS, M. W., RIEDWYL, H., STONER, R. D., COTTIER, H.: Thymic lymphopoiesis and cell loss in newborn mice. Blood 33, 541 – 554 (1969).

MICKLEM, H. S., FORD, C. E., EVANS, E. P., GRAY, J.: Interrelationships of myeloid and lymphoid cells: studies with chromosome-marked cells transfused into lethally irradiated mice. Proc. roy. Soc. B 165, 78 – 102 (1966).

MILLER, A., DELUCA, D., DECKER, J., EZZELL, R., SERCARZ, E. E.: Specific binding of antigen to lymphocytes. Evidence for lack of unispecifity in antigen-binding cells. Amer. J. Path. 65, 451 – 464 (1971).

MILLER, H. C., CUDKOWICZ, G.: Antigen-specific cells in mouse bone marrow. II. Fluctuation of the number and potential of immunocyte precursors after immunization. J. exp. Med. 133, 973 – 986 (1971).

MILLER, H. C., CUDKOWICZ, G.: Immunologic memory cells of bone marrow origin. Increased burst size of specific immunocyte precursors. J. exp. Med. 135, 1028 – 1036 (1972).

MILLER, J. F. A. P.: Effect of thymectomy in adult mice on immunological responsiveness. Nature 208, 1337 – 1338 (1965).

MILLER, J..F. A. P.: Lymphocyte interactions in antibody responses. Int. Rev. Cytol. 33, 77 – 130 (1972).

MILLER, J. F. A. P., DOAK, S. M. A., CROSS, A. M.: Role of the thymus in recovery of the immune mechanism in the irradiated adult mouse. Proc. Soc. exp. Biol. (N. Y.) 112, 785 – 792 (1963).

MILLER, J. F. A. P., OSOBA, D.: Current concepts of the immunological function of the thymus. Physiol. Rev. 47, 437 – 520 (1967).

MILLER, J. J. III: An autoradiographic study of plasma cell and lymphocyte survival in rat popliteal lymph nodes. J. Immunol. 92, 673 – 681 (1964).

MILLER, J. J. III: Studies of nonmigrating long-lived lymphocytes in rats. V. Presence and reactions to antigens after neonatal thymectomy. Cell. Immunol. 8, 413 – 419 (1973).

MILLER, J. J. III, KOSKIMIES, S.: Studies of nonmigrating, long-lived lymphocytes in rats. I. Reactions after antigenic challenges in situ. Cell. Immunol. 3, 231 – 244 (1972).

MILLER, R. G., PHILLIPS, R. A.: Separation of cells by velocity sedimentation. J. Cell Physiol. 73, 191 – 202 (1969).

MILLIKIN, P. D.: Anatomy of germinal centers in human lymphoid tissue. Arch. Path. 82, 499 – 505 (1966).

MINOWADA, J., OHNUMA, T., MOORE, G. E.: Rosette-forming human lymphoid cell lines. I. Establishment and evidence for origin of thymus-derived lymphocytes. J. nat. Cancer Inst. 49, 891 – 895 (1972).

MISHELL, R. J., DUTTON, R. W.: Immunization of dissociated spleen cell cultures from normal mice. J. exp. Med. 126, 423 – 442 (1967).

MITCHELL, G. F., CHAN, E. L., NOBLE, M. S., WEISSMAN, J. L., MISHELL, R. J., HERZENBERG, L. A.: Immunological memory in mice. III. Memory to heterologous erythrocytes in both T cell and B cell populations and requirement for T cells in expression of B cell memory. Evidence using immunoglobulin allotype and mouse alloantigen theta markers with congenic mice. J. exp. Med. 135, 165 – 184 (1972).

Mitchell, J.: Lymphocyte circulation in the spleen. Marginal zone bridging channels and their possible role in cell traffic. Immunology 24, 93–107 (1973).
Mitchell, J., McDonald, W., Nossal, G.J.V.: Autoradiographic studies on the immune response. 3. Differential lymphopoiesis in various organs. Aust. J. exp. Biol. med. Sci. 41, 411–421 (1963).
Mitchison, J.M.: The Biology of the Cell Cycle. Cambridge: University Press 1971.
Mitchison, N.A.: The passage of antibodies into the intestine in rabbilts. Quart. J. exp. Physiol. 38, 139–150 (1953).
Mitchison, N.A.: Dose, frequency and route of administration of antigen. In: Borek, F. (Ed.): Immunogenicity, p. 87–111. Amsterdam-London: North Holland Publishing 1972.
Miyakawa, M.: The lymphatic system of germfree guinea pigs. Ann. N.Y. Acad. Sci. 78, 221–236 (1959).
Modabber, F.: Antigen-binding cells of the thymus. In: Davies, A.J.S., Carter, R.L. (Eds.): Contemporary Topics in Immunobiology, Volume 2: Thymus Dependency, p. 207–216. New York-London: Plenum Press 1973.
Moe, P.J., Frøland, S.S., Botner, L.S., Thunold, S.: A case of grave cellular (T cell) immunodeficiency. Acta Pediatr. Scand., in press. zit. nach: Frøland, S.S., Natvig, J.B.: Identification of three different human lymphocyte populations by surface markers. Transplant. Rev. 16, 114–162 (1973).
Moeschlin, S.: Untersuchungen über Genese und Funktion der Blutplasmazellen anhand von Lymphdrüsen- und Sternalpunktaten bei Rubeolen. Helv. med. Acta 7, 227–257 (1940).
Moeschlin, S.: Die Genese der Drüsenfieberzellen. (Mononucleosis infectiosa) an Hand von Drüsen-, Sternal- und Milzpunktaten. Dtsch. Arch. klin. Med. 187, 249–268 (1941).
Möller, E., Britton, S., Möller, G.: Homeostatic mechanisms in cellular antibody synthesis and cell-mediated immune response. In: Cinader, B. (Ed.): Regulation of the Antibody Response, p. 141–181. Springfield/Ill.: Ch. C. Thomas 1968.
Möller, G. (Ed.): Lymphocyte Immunoglobulin: Synthesis and Surface Representation. Transplant. Reviews, Vol. 14. Kopenhagen: Munksgaard 1973.
Möller, G., Michael, G.: Frequency of antigen-sensitive cells to thymus independent antigens. Cell. Immunol. 2, 309–316 (1971).
Mohler, D.N., Leavell, B.S.: Aplastic anemia: analysis of 50 cases. Ann. intern. Med. 49, 326–362 (1958).
Montgomery, J.R., Smith, M.A., Rawls, W.E., Melnick, J.L., Olson, G.B., Dent, P.B., Good, R.A.: Viral inhibition of lymphocyte response to phytohemagglutinin (PHA). Science 157, 1068–1070 (1967).
Mooney, J.J., Waksman, B.H.: Activation of rabbit macrophage monolayers by supernatants of antigen-stimulated lymphocytes. Fed. Proc. 29, 359 (1970).
Moore, G.E.: Cultured human lymphocytes. J. Surg. Oncology 4, 320–353 (1972).
Moore, G.E.: The future of cultured lymphocytes. In: Bergsma, D. (Ed.): Longterm Lymphocyte Cultures in Human Genetics, p. 13–19. New York: The National Foundation – March of Dimes 1973.
Moore, G.E., Gerner, R.E.: Cancer immunity – hypothesis and clinical trial of lymphocytotherapy for malignant diseases. Ann. Surg. 172, 733–739 (1970).
Moore, G.E., Kitamura, H.: Cell line derived from patient with myeloma. N.Y. State J. Med. 68, 2054–2060 (1968).
Moore, M.A.S., Metcalf, D.: Ontogeny of the haemopoietic system: Yolk sac origin of in vivo and in vitro colony forming cells in the developing mouse embryo. Brit. J. Haemat. 18, 279–296 (1970).
Moore, M.A.S., Owen, J.J.T.: Chromosome marker studies on the development of the haematopoietic system in the chick embryo. Nature 208, 956, 989 (1965).
Moore, M.A.S., Owen, J.J.T.: Experimental studies on the development of the bursa of Fabricius. Develop. Biol. 14, 40–41 (1966).
Moore, M.A.S., Owen, J.J.T.: Experimental studies on the development of the thymus. J. exp. Med. 126, 715–726 (1967).
Moore, M.A.S., Owen, J.J.T.: Chromosome marker studies in the irradiated chick embryo. Nature 215, 1081–1082 (1967).
Moore, R.D., Mumaw, V.R., Schoenberg, M.D.: The structure of the spleen and its functional implications. Exp. molec. Path. 3, 31–50 (1964).
Moorhead, J.F., Paraskova-Tchernozenska, E., Pirrie, A.J., Hayes, C.: Lymphoid inhibitor of human lymphocyte DNA synthesis and mitosis in vitro. Nature 224, 1207–1208 (1969).
Morgan, K.Z. (Chairman): Report of International Sub-Committee II on Permissible Dose for Internal Radiation. Brit. J. Radiol. Suppl. 6, 23–59 (1955).
Mori, Y., Lennert, K.: Electron Microscopic Atlas of Lymph Node Cytology and Pathology. Berlin-Heidelberg-New York: Springer 1969.
Morris, B.: The cells of lymph and their role in immunological reactions. In: Meessen, H. (Hrsg.): Handbuch der Allgemeinen Pathologie, Dritter Band/Sechster Teil: Lymphgefäß-System, S. 405–456. Berlin-Heidelberg-New York: Springer 1972.

MORRIS, B.: Effect of thymectomy on immunological responses in the sheep. *In:* DAVIES, A.J.S., CARTER R.L. (Eds.): Contemporary Topics in Immunobiology, Volume 2: Thymus Dependency, p. 39–62. New York-London: Plenum Press 1973.

MORRIS, P.J.: Histocompatibility systems, immune response and disease in man. *In:* COOPER, M.D., WARNER, N.L. (Eds.): Contemporary Topics in Immunobiology, Volume 3, p. 141–169. New York-London: Plenum Press 1974.

MOTICKA, E.J., VAN ALTEN, P.J.: Alterations in the kinetics of hemagglutinin formation following embryonic bursectomy. J. Immunol. **107**, 512–517 (1971).

MOTTIRONI, V.D., TERASAKI, P.J.: Lymphocytotoxins in disease. I. Infectious mononucleosis, rubella and measles. *In:* TERASAKI, P.J. (Ed.): Histocompatibility Testing 1970, p. 301–307. Kopenhagen: Munksgaard 1970.

MUELLER, A.P., SATO, K., GLICK, B.: The chicken lacrimal gland, gland of Harder, caecal tonsil, and accessory spleens as sources of antibody-producing cells. Cell. Immunol. **2**, 140–152 (1971).

MURPHY, M.J., JR., GORDON, A.S., BERTLES, J.F.: Morphological and functional identification of the hemopoietic stem cell. Anat. Rec. **163**, 234 (1969).

MURPHY, M.J., HAY, J.B., MORRIS, B., BESSIS, M.: An ultrastructural analysis of antibody synthesis in cells from lymph and lymph nodes. Amer. J. Path. **66**, 25–42 (1972).

MUTHMANN, E.: Beiträge zur vergleichenden Anatomie des Blinddarmes und der lymphoiden Organe des Darmkanals bei Säugetieren und Vögeln. Anat. Hefte **48**, 65–114 (1913).

NAHMIAS, A.H., KILBRICK, S., ROSAN, R.C.: Viral leucocyte relationships. I. Replication of a DNA virus – herpes simplex – in human leucocyte cultures. J. Immunol. **93**, 69–74 (1964).

NASPITZ, C.K., BLENNERHASSETT, J.B., SINGHAL, S.K., RICHTER, M.: The action of phytohemagglutinin in rabbits. II. Histological changes in response to a single intravenous administration of phytohemagglutinin. Int. Arch. Allergy **33**, 389–410 (1968).

NATHENSON, S.G.: Biochemical properties of histocompatibility antigens. Ann. Rev. Genet. **4**, 69–90 (1970).

NATVIG, J.B., KUNKEL, H.G.: Human immunoglobulins: classes, subclasses, genetic variants, and idiotypes. Advanc. Immunol. **16**, 1–59 (1973).

NEIMAN, P.E., HENRY, P.H.: Ribonucleic acid-deoxyribonucleic acid hybridization and hybridization-competition studies of the rapidly labelled ribonucleic acid from normal and chronic lymphocytic leukemia lymphocytes. Biochemistry **8**, 275–282 (1969).

NEIMAN, P.E., HENRY, P.H.: An analysis of the rapidly synthesized RNA of the normal human lymphocyte by agarose-polyacrylamide gel electrophoresis. Biochemistry **10**, 1733–1740 (1971).

NELSON, D.S.: Macrophages and Immunity. Amsterdam, London: North Holland Publishing 1969.

NELSON, J.H., JR., HALL, J.E.: Studies on the thymolymphatic system in humans. II. Morphologic changes in lymph nodes in early pregnancy and during puerperium. Amer. J. Obstet. Gynec. **93**, 1133–1136 (1965).

NELSON, J.H., JR., HALL, J.E., LIMSON, G.M., FREIDBERG, H., O'BRIEN, F.J.: Effect of pregnancy on the thymolymphatic system. I. Changes in the intact rat after exogenous HCG, estrogen, and progesterone administration. Amer. J. Obstet. Gynec. **98**, 895–899 (1967).

NIEDERMAN, J.C., MCCOLLUM, W., HENLE, G., HENLE, W.: Infectious mononucleosis. Clinical manifestations in relation to EB virus antibodies. J. Amer. med. Ass. **203**, 139–143 (1968).

NIELSEN, H.E.: Reactivity of lymphocytes from germfree rats in mixed leukocyte culture and in graft versus host reaction. J. exp. Med. **136**, 417–425 (1972).

NIEUWENHUIS, P., KEUNING, F.J.: Germinal centres and the origin of the B-cell system: II. Germinal centres in the rabbit spleen and popliteal lymph nodes. Immunology **26**, 509–519 (1974).

NIEUWENHUIS, P., VAN NOUHUIJS, C.E., EGGENS, J.H., KEUNING, F.J.: Germinal centres and the origin of the B-cell system. I. Germinal centres in the rabbit appendix. Immunology **26**, 497–508 (1974).

NILSSON, B.S.: The response of lymphocytes from tuberculin-positive or negative humans to various doses of PPD-tuberculin in vitro. Cell. Immunol. **3**, 493–500 (1972).

NILSSON, K., KLEIN, G., HENLE, W., HENLE, G.: The establishment of lymphoblastoid lines from adult and fetal human lymphoid tissue and its dependence on EBV. Int. J. Cancer **8**, 443–450 (1971).

NILSSON, K.: High-frequency establishment of human immunoglobulin-producing lymphoblastoid lines from normal and malignant lymphoid tissue and peripheral blood. Int. J. Cancer **8**, 432–442 (1971a).

NILSSON, N.K.: Histological changes in long term explants of human lymph nodes during lymphoblastoid transformation. Acta path. microbiol. scand. A, **79**, 243–248 (1971b).

NISBET, N.W., SIMONSEN, M., ZALESKI, M.: The frequency of antigen-sensitive cells in tissue transplantation. A commentary on clonal selection. J. exp. Med. **129**, 459–467 (1969).

NONOYAMA, M., PAGANO, J.S.: Detection of Epstein-Barr viral genome in nonproductive cells. Nature New Biology **233**, 103–106 (1971).

NORDLING, S., ANDERSSON, L.C., HÄYRY, P.: Separation of T and B lymphocytes by preparative cell electrophoresis. Europ. J. Immunol. **2**, 405–410 (1972).

Norman, A., Sasaki, M.S., Ottoman, R.E., Fingerhut, A.G.: Elimination of chromosome aberrations from human lymphocytes. Blood 27, 706–714 (1966).

Nossal, G.J.V.: Antibody production by single cells. III. The histology of antibody production. Brit. J. exp. Path. 40, 301–311 (1959).

Nossal, G.J.V.: Studies on the rate of seeding of lymphocytes from the intact guinea pig thymus. Ann. N.Y. Acad. Sci. 120, 171–181 (1964).

Nossal, G.J.V.: The mechanism of action of antigen. Aust. Ann. Med. 14, 321–328 (1965).

Nossal, G.J.V., Ada, G.L.: Antigens, Lymphoid Cells and the Immune Response. New York: Academic Press 1971.

Nossal, G.J.V., Lewis, H., Warner, N.L.: Differential sensitivity of haemolytic plaque methods at various stages of the immune response. Cell. Immunol. 2, 13–40 (1971).

Nossal, G.J.V., Mäkelä, O.: Elaboration of antibodies by single cells. Ann. Rev. Microbiol. 16, 53–74 (1962).

Nossal, G.J.V., Mäkelä, O.: Autoradiographic studies on the immune response. I. The kinetics of plasma cell proliferation. J. exp. Med. 115, 209–230 (1962).

Nossal, G.J.V., Mitchell, J., McDonald, W.: Autoradiographic studies on the immune response. 4. Single cell studies on the primary response. Aust. J. exp. Biol. med. Sci. 41, 423–436 (1963).

Nossal, G.J.V., Pike, B.L.: Studies on the differentiation of B lymphocytes in the mouse. Immunology 25, 33–45 (1973).

Nossal, G.J.V., Shortman, K.D., Miller, J.F.A.P., Mitchell, G.F., Haskill, J.S.: The target cell in the induction of immunity and tolerance. Cold Spr. Harb. Symp. quant. Biol. 32, 369–379 (1967).

Nossal, G.J.V., Szenberg, A., Ada, G.L., Austin, C.M.: Single cell studies on 19 S antibody production. J. exp. Med. 119, 485–502 (1964).

Nossal, G.J.V., Warner, N.L., Lewis, H., Sprent, J.: Quantitative features of a sandwich radioimmunolabeling technique for lymphocyte surface receptors. J. exp. Med. 135, 405–428 (1972).

Notkins, A.L., Mergenhagen, S.E., Howard, R.J.: Effect of virus infections on the function of the immune system. Ann. Rev. Mikrobiol. 24, 525–538 (1970).

Nowell, P.C.: Unstable chromosome changes in tuberculin-stimulated leukocyte cultures from irradiated patients. Evidence for immunologically committed, longlived lymphocytes in human blood. Blood 26, 798–804 (1965).

Nowell, P.C.: Phytohemagglutinin: An initiator of mitosis in cultures of normal human leukocytes. Cancer Res. 20, 462–466 (1960).

Nowell, P.C.: Chromosome aberrations and immunological memory. In: Evans, H.J., Court-Brown, W.M., McLean, A.S. (Eds.): Human Radiation Cytogenetics, p. 99–105, Amsterdam: North Holland Publishing 1967.

Nowell, P.C., Hirsch, B.E., Fox, D.H., Wilson, D.B.: Evidence for the existence of multipotential lymphohematopoietic stem cells in the adult rat. J. Cell. Physiol. 75, 151–158 (1970).

Nowell, P.C., Wilson, D.B.: Studies on the life history of lymphocytes. I. The life-span of cells responsive in the mixed lymphocyte interaction. J. exp. Med. 133, 1131–1148 (1971).

Nussenzweig, V., Pincus, C.S.: C3-receptor sites on leukocytes: possible role in opsonization and in the immune response. In: Hanna, M.G., jr. (Ed.): Contemporary Topics in Immunobiology, Vol. 1, p. 69–86. New York-London: Plenum Press 1972.

Odartchenko, N., Lewerenz, M., Sordat, B., Roos, B., Cottier, H.: Kinetics of cellular death in germinal centers of mouse spleen. In: Cottier, H., Odartchenko, N., Schindler, R., Congdon, C.C.: Germinal Centers in Immune Responses, p. 212–217. Berlin-Heidelberg-New York: Springer 1967.

Olischer, R.M.: Zur Differenzierung der lymphozytären Zellen im Liquor cerebrospinalis. Acta biol. med. germ. 17, 755–758 (1966).

Olson, G.B., Wostmann, B.S.: Lymphocytopoiesis, plasmacytopoiesis and cellular proliferation in nonantigenically stimulated germ free mice. J. Immunol. 97, 267–274 (1966a).

Olson, G.B., Wostmann, B.S.: Cellular and humoral immune response of germ free mice stimulated with 7S HGG or Salmonella typhimurium. J. Immunol. 97, 275–286 (1966b).

Olson, I.A.: The kinetics of germinal center formation in lymph nodes responding to keyhole limpet hemocyanin. Exp. molec. Path. 14, 139–150 (1971).

Olson, I.A., Yoffey, J.M.: Oligosynthetic and polysynthetic lymph nodes. In: Yoffey, J.M. (Ed.): The Lymphocyte in Immunology and Haemopoiesis, p. 358–361. London: Arnold 1967.

Oort, J., Turk, J.L.: A histological and autoradiographic study of lymph nodes during the development of contact sensitivity in the guinea pig. Brit. J. exp. Path. 46, 147–154 (1965).

Opitz, H.G., Niethammer, D., Jackson, R.C., Lemke, H., Huget, R., Flad, H.D.: Biochemical characterisation of a factor released by macrophages. Cellular Immunol.: In press 1975.

Oppenheim, J.J., Leventhal, B.G., Hersh, E.M.: The transformation of column-purified lymphocytes with nonspecific and specific antigenic stimuli. J. Immunol. 101, 262–270 (1968).

Oppenheim, J.J., Wolstencroft, R.A., Gell, P.G.H.: Delayed hypersensitivity in the guinea pig to a protein-hapten conjugate and its relationship to in vitro transformation of lymph node, spleen, thymus and peripheral lymphocytes. Immunology 12, 89–102 (1967).

OSGOOD, E.E.: Number and distribution of human hemic cells. Blood 9, 1141–1154 (1954).

OSMOND, D.G.: Lymphocyte production in the bone marrow: radioautographic studies in polycythaemic guinea pigs. In: YOFFEY, J.M.: The Lymphocyte in Immunology and Haemopoiesis, p. 120–130. London: Arnold 1967.

OSMOND, D.G., YOSHIDA, Y.: Blastogenic transformation in lymphocyte-rich fractions of guinea pig and rat bone marrow. In: MCINTIRE, O.R. (Ed.): Proceedings of the Fourth Annual Leucocyte Culture Conference, p. 97–109. New York: Appleton Century Crofts 1971.

OSMOND, D.G., MILLER, S.C., YOSHIDA, Y.: Kinetic and haemopoietic properties of lymphoid cells in the bone marrow. In: Ciba Foundation Symposium 13: Haemopoietic Stem Cells, p. 131–156. Amsterdam-London-New York: Elsevier, Excerpta Medica, North Holland 1973.

OSMOND, D.G., NOSSAL, G.J.V.: Differentiation of lymphocytes in mouse bone marrow: I. Quantitative radioautographic studies of antiglobulin binding by lymphocytes in bone marrow and lymphoid tissues. Cell. Immunol. 13, 117–131 (1974).

OSMOND, D.G., NOSSAL, G.J.V.: Differentitation of lymphocytes in mouse bone marrow: II. Kinetics of maturation and renewal of antiglobulin-binding cells studied by double labeling. Cell. Immunol. 13, 132–145 (1974).

OSOGOE, B., MONDEN, Y., ITO, H.: Etude quantitative de la production cellulaire par le système thymolymphatic du rat. Sang 28, 729–737 (1957).

OTTESEN, J.: On the age of human white cells in peripheral blood. Acta physiol. scand. 32, 75–93 (1954).

OTTO, F., SCHMID, D.O.: Lymphozytenisolierung aus dem Blut des Menschen und der Tiere. Blut 21, 118–122 (1970).

OWEN, J.J.T., RITTER, M.A.: Tissue interaction in the development of thymus lymphocytes. J. exp. Med. 129, 431–437 (1969).

PABST, R., TREPEL, F.: 72-hour perfusion of the isolated spleen at normothermia. Res. Exp. Med. 164, 247–257 (1974).

PABST, R., TREPEL, F.: The predominant role of the spleen in lymphocyte recirculation: I. Homing of lymphocytes to and release from the isolated perfused pig spleen. Cell Tiss. Kinet. 8, 529–541 (1975a).

PABST, R., TREPEL, F.: Quantitative evaluation of the total number and distribution of lymphocytes in young pigs. Blut 31, 77–86 (1975b).

PABST, R., TREPEL, F.: Lymphocytopoiesis in vitro. Production of small lymphocytes and plasma cells in the isolated perfused spleen. Biomedicine 25, 133–136 (1976a).

PABST, R., TREPEL, F.: The predominant role of the spleen in lymphocyte recirculation. II. Pre- and post-splenectomy retransfusion studies in young pigs. Cell Tiss. Kinet. 9, 179–189 (1976b).

PACHMAN, L.M.: The carbonhydrate metabolism and respiration of isolated small lymphocytes. In vitro studies of normal and PHA stimulated cells. Blood 30, 691 (1967).

PAGE, A.R., GOOD, R.A.: Plasma-cell-hepatitis, with special attention to steroid therapy. Amer. J. Dis. Child. 99, 288–314 (1960).

PANDIAN, M.R., TALWAR, G.P.: Effect of growth hormone on the metabolism of thymus and on the immune response against sheep erythrocytes. J. exp. Med. 134, 1095–1113 (1971).

PAPERMASTER, B.W., GOOD, R.A.: Relative contributions of the thymus and the bursa of Fabricius to the maturation of the lymphoreticular system and immunological potential in the chicken. Nature 196, 836–840 (1962).

PAPPAS, A., LENNARTZ, K.J., SCHEURLEN, P.G., FREYBERGER, H.: Proliferationskinetik phytohämagglutinin-stimulierter Lymphocyten von Patienten mit chronischer Lymphadenose und Lymphogranulomatose. Med. Welt (Stuttg.) 22, 123–127 (1971).

PAPPENHEIM, A.: Unsere derzeitigen Anschauungen über Natur, Herkunft und Abstammung der Plasmazellen und über die Entwicklung der Plasmazellfrage. Folia haemat. (Lpz.) 4, 206–214 (1907).

PARK, B.H., BIGGAR, W.D., GOOD, R.A.: Paucity of thymusdependent cells in human marrow. Transplantation 14, 284–286 (1972).

PARKHOUSE, R.M.E.: Biosynthesis of J-chain in mouse IgA and IgM. Nature New Biology 236, 9–11 (1972).

PARROTT, D.M.V., SOUSA, M.A.B., de: Thymus-dependent and thymus-independent populations: origin, migratory patterns and life span. Clin. Exp. Immunol. 8, 663–684 (1971).

PATTENGALE, P.K., SMITH, R.W., GERBER, P.: Selective transformation of B lymphocytes by EB virus. Lancet 1973 II, 93–94 (Letter).

PATTENGALE, P.K., SMITH, R.W., PERLIN, E.: Atypical lymphocytes in acute infectious mononucleosis. Identification by multiple T and B lymphocyte markers. New Engl. J. Med. 291, 1145–1148 (1974).

PAUKOVITS, W.R.: Chalone. Endogene Inhibitoren der Zellteilung? Blut 27, 217–222 (1973).

PAUL, W.E.: Functional specificity of antigen-binding receptors of lymphocytes. Transplant. Rev. 5, 130–166 (1970).

PAUL, W.E., SISKIND, G.W., BENACERRAF, B.: Specificity of cellular immune responses. Antigen concentration dependence of stimulation of DNA synthesis in vitro by specifically sensitized cells, as an expression of the binding characteristics of cellular antibody. J. exp. Med. **127**, 25−42 (1968).

Pauley, G.B.: Comparison of a natural agglutinin in the hemolymph of the blue crab, Callinectes sapidus, with agglutinins of other invertebrates. *In:* Cooper, E.L. (Ed.): Contemporary Topics in Immunobiology, Volume 4: Invertebrate Immunobiology, p. 241−260. New York-London: Plenum Press 1974.

Pearmain, G., Lycette, R.R., Fitzgerald, P.H.: Tuberculininduced mitosis in peripheral blood leucocytes. Lancet **1963 I**, 637−638.

Pearsall, N.N., Weiser, R.S.: The Macrophage. Philadelphia: Lea and Febinger 1970.

Pearson, W.J., Newns, G.H.: Extreme degree of leucocytosis in whooping-cough. Lancet **1973 II**, 254−255.

Peavy, D.L., Adler, W.H., Smith, R.T.: The mitogenic effects of endotoxin and staphylococcal enterotoxin B on mouse spleen cells and human peripheral lymphocytes. J. Immunol. **105**, 1453−1458 (1970).

Pedersen, N.C., Morris, B.: The role of the lymphatic system in the rejection of homografts: a study of lymph from renal transplants. J. exp. Med. **131**, 936−969 (1970).

Peckham, M.J., Cooper, E.H.: The cell proliferation characteristic of the various classes of cells in Hodgkin's diesease. Cancer (Philad.) **24**, 135−146 (1969).

Peckham, M.J., Cooper, E.H.: The pattern of cell growth in reticulum cell sarcoma and lymphosarcoma. Europ. J. Cancer **6**, 453−463 (1970).

Pegrum, G.D., Ready, D., Thompson, E.: The in vitro effect of phytohemagglutinin on separated human bone marrow cells. Brit. J. Haemat. **15**, 377−380 (1968).

Pelc, S.R., Harris, G., Caldwell, J.: The relationship between antibody formation and deoxyribonucleic acid (DNA) synthesis in mouse spleen during primary and secondary response to sheep erythrocytes (SRC). Immunology **23**, 183−197 (1972).

Perey, D.Y.E., Guttmann, R.D.: Peyer's patch cells. Absence of graft-versus-host reactivity in mice and rats. Lab. Invest. **27**, 427−433 (1972).

Perkins, E.H., Sado, T., Makinodan, T.: Recruitment and proliferation of immunocompetent cells during the log phase of the primary antibody response. J. Immunol. **103**, 668−678 (1969).

Perkins, W.D., Karnovsky, M.J., Unanue, E.R.: An ultrastructural study of lymphocytes with surface-bound immunoglobulin. J. exp. Med. **135**, 267−276 (1972).

Perlmann, P.: Lymphocyte cytotoxicity: Technical aspects. Introduction. Transplant. Proc. **4**, 295−298 (1972).

Perlo, V.P., Poskanzer, D.C., Schwab, R.S., Viets, H.R., Osserman, K.E., Genkins, G.: Myasthenia gravis: Evaluation of treatment in 1355 patients. Neurology (Minneap.) **16**, 431−439 (1966).

Pernis, B., Chiappino, G.: Identification in human lymphoid tissues of cells that produce group 1 or group 2 gamma globulin. Immunology **7**, 500 (1964).

Pernis, B., Forni, L., Amante, L.: Immunoglobulin spots on the surface of rabbit lymphocytes. J. exp. Med. **132**, 1001−1018 (1970).

Perry, S., Irvin, G.L. III, Whang, J.: Studies of lymphocyte kinetics in man. *In:* Yoffey, J.M. (Ed.): The Lymphocyte in Immunology and Haemopoiesis, p. 99−107. London: Arnold 1967.

Pestana, C., Hallenbeck, G.A., Shorter, R.G.: Thymectomy in newborn pigs. J. Surg. Res. **5**, 306−312 (1965).

Peter, R.C., Mackenzie, M.R., Glassy, F.J.: T or B cell origin of some non-Hodgkin's lymphomas. Lancet **1974 II**, 686−689.

Peterson, R.D.A., Cooper, M.D., Good, R.A.: The pathogenesis of immunologic deficiency diseases. Amer. J. Med. **38**, 579−604 (1965).

Petrakis, N.L.: Microspectrophotometric estimation of the deoxyribonucleic acid (DNA) content of individual normal and leukemic human lymphocytes. Blood **8**, 905−915 (1953).

Petris, S. de, Karlsbad, J.G., Pernis, B., Turk, J.L.: Ultrastructure of cells present in lymph nodes during the development of contact sensitivity. Int. Arch. Allergy **29**, 112−130 (1966).

Pfisterer, H., Bolland, H., Nennhuber, J., Stich, W.: Lymphocytenabbau nach in-vitro-Markierung mit Na$_2$^{51}CrO$_4$. I. Methode und Ergebnisse bei Normalpersonen. Klin. Wschr. **45**, 995−998 (1967).

Phillips, B., Roitt, J.M.: Evidence for transformation of human B lymphocytes by PHA. Nature New Biology **241**, 254−256 (1973).

Phillips, R.A., Cowan, D.H.: Human bone marrow transplantation. Med. Clin. N. Amer. **56**, 433−451 (1972).

Pick, E., Kreji, J., Cech, K., Turk, J.L.: Interaction between "sensitized lymphocytes" and antigen in vitro. I. The release of a skin reactive factor. Immunology **17**, 741−767 (1969).

Pick, E., Turk, J.L.: The biological activities of soluble lymphocyte products. Clin. exp. Immunol. **10**, 1−23 (1972).

Pidot, A.L.R., O'Keefe, G., III., McManus, N., McIntire, O.R.: Human leukocyte interferon:

the variation in normals and correlation with PHA transformation. Proc. Soc. exp. Biol. (N.Y.) **140**, 1263–1269 (1972).

PIERPAOLI, W., FABRIS, N., SORKIN, E.: Developmental hormones and immunological maturation. *In:* WOLSTENHOLME, G.E.W., KNIGHT, J. (Eds.): Hormones and the Immune Response, p. 126–153. London: Churchill 1970.

PIESSENS, W.F., SCHUR, P.H., MOLONEY, W.C., CHURCHILL, W.H.: Lymphocyte surface immunoglobulins. Distribution and frequency in lymphoproliferative diseases. New Engl. J. Med. **288**, 176–180 (1973).

PIMENTA DE MELLO, R., VELLUDO, D.: Kern-Plasma-Relation von Plasmazellen des normalen Knochenmarkes und des multiplen Myeloms. Acta haemat. (Basel) **14**, 11–14 (1955).

PINCUS, S., BIANCO, C., NUSSENZWEIG, V.: Increased proportion of complement-receptor lymphocytes in the peripheral blood of patients with chronic lymphocytic leukemia. Blood **40**, 303–310 (1972).

PINCUS, W.B.: Cellfree cytotoxic fluids from tuberculin-treated guinea pigs. J. reticuloendoth. Soc. **4**, 140–150 (1967).

VON PIRQUET, C.: Das Verhalten der kutanen Tuberkulinreaktion während der Masern. Dtsch. med. Wschr. **34**, 1297–1300 (1908).

PISCIOTTA, A.V., ESTRING, D.W., DE PREY, C., WALSH, B.: Mitogenic effect of phytohaemagglutinin at different ages. Nature **215**, 193–194 (1967).

PLAYFAIR, J.H.L., WOLFENDALE, M.R., KAY, H.E.M.: The leucocytes of peripheral blood in the human fetus. Brit. J. Haemat. **9**, 336–344 (1963).

POLANI, P.E., MUTTON, D.E.: Y-fluorescence of interphase nuclei, especially circulating lymphocytes. Brit. med. J. **1971 I**, 138–142.

POLGAR, P.R., FOSTER, J.M., COOPERBAND, S.R.: Glycolysis as an energy source of stimulation of lymphocytes by phytohemagglutinin. Exp. Cell Res. **49**, 231 (1968).

POLGAR, P.R., KIBRICK, S., FOSTER, J.M.: Reversal of PHA-induced blastogenesis in human lymphocyte cultures. Nature **218**, 596–597 (1968).

POLLIACK, A., LAMPEN, N., CLARKSON, B.D., DE HARVEN, E., BENTWICH, Z., SIEGAL, F.P., KUNKEL, H.G.: Identification of human B and T lymphocytes by scanning electron microscopy. J. exp. Med. **138**, 607–624 (1973).

PORTER, D., VIROLAINEN, M.: Identification of immuno-competent cells in tissue cultures. Amer. J. Path. **52**, 141–151 (1968).

POTS, P., VAKILZADEK, F., HIMMELMANN, G.W., RUPEC, M.: Eine quantitative Auswertung der lymphoiden Zellen im Epithel der normalen menschlichen Vagina im Cyclus, Gravidität und Senium. Klin. Wschr. **49**, 213–215 (1971).

POTTER, M.: Differentiation of immunoglobulin formation in neoplastic plasma cells. *In:* CINADER, B. (Ed.): Regulation of the Antibody Response, p. 294–321. Springfield Ill.: Ch. C. Thomas 1968.

PRENDERGAST, R.A.: Cellular specificity in the homograft reaction. J. exp. Med. **119**, 377–388 (1964).

PRICE, G.B., MAKINODAN, T.: Immunologic deficiencies in senescence. I. Characterization of intrinsic deficiencies. J. Immunol. **108**, 403–412 (1972a).

PRICE, G.B., MAKINODAN, T.: Immunologic deficiencies in senescence. II. Characterization of extrinsic deficiences. J. Immunol. **108**, 413–417 (1972b).

PRINDULL, G.: An in-vitro quantitative study of phytohaemagglutinin (PHA) induced transformation of lymphocytes from premature newborn infants, from older premature infants and from full-term newborn infants. Blut **23**, 7–13 (1971).

PURTILO, D.T., HALLGREN, H.M., YUNIS, E.J.: Depressed maternal lymphocyte response to phytohaemagglutinin in human pregnancy. Lancet **1972 I**, 769–771.

QUAGLINO, D., HAYHOE, F.G.J., FLEMANS, R.J.: Cytochemical observations on the effect of phytohaemagglutinin in short-term tissue culture. Nature **196**, 338 (1962).

QUEISSER, W., NOESKE, K., SANDRITTER, W., LENNERT, K.: Zytophotometrische Bestimmung des DNS-Gehaltes von Zellen des lymphatischen Gewebes. Z. Zellforsch. **75**, 527–536 (1966).

QUEISSER, W., NOESKE, K., SANDRITTER, W., LENNERT, K.: Zytophotometrische Bestimmung des Histon- und Gesamtproteingehalts von Zellen des lymphatischen Gewebes. Z. Zellforsch. **85**, 47–61 (1968).

RABELLINO, E., COLON, S., GREY, H.M., UNANUE, E.R.: Immunoglobulins on the surface of lymphocytes. I. Distribution and quantitation. J. exp. Med. **133**, 156–167 (1971).

RABINOWITZ, Y.: Separation of lymphocytes, polymorphonuclear leukocytes and monocytes on glass columns, including tissue culture observations. Blood **23**, 811–828 (1964).

RAFF, M.C.: T and B lymphocytes and immune responses. Nature **242**, 19–23 (1973).

RAFF, M.C., NASE, S., MITCHISON, N.A.: Mouse specific bone marrow-derived lymphocyte antigen as a marker for thymus-independent lymphocytes. Nature **230**, 50–51 (1971).

RAFF, M.C., OWEN, J.J.T.: Thymus-derived lymphocytes: their distribution and role in the development of peripheral lymphoid tissues of the mouse. Europ. J. Immunol. **1**, 27–30 (1971).

RAI, K.R., CHANANA, A.D., CRONKITE, E.P., JOEL, D.D., STEVENS, J.B.: Studies on lymphocytes. XVIII. Mechanism of lymphocytosis induced by supernatant fluids of Bordetella pertussis cultures. Blood **38**, 40–59 (1971).

Ramsell, T. G., Yoffey, J. M.: The bone marrow of the adult male rat. Acta anat. (Basel) **47**, 55–65 (1961).

Rappaport, H.: Tumors of the Hematopoietic System. Atlas of Tumor Pathology, Sect. 3, Fasc. 8. Washington: Armed Forces Institute of Pathology 1966.

Rappaport, H., Winter, W. J., Hicks, E. B.: Follicular lymphoma. A re-evaluation of its position in the scheme of malignant lymphoma, based on a survey of 253 cases. Cancer (Philad.) **9**, 792–821 (1956).

Rauch, H. C.: Response of leukocyte in culture from tuberculous patients and vaccinated subjects. Amer. Rev. Resp. Dis. **95**, 220–223 (1967).

Raviola, E., Karnovsky, M. J.: Evidence for a blood-thymus barrier using electron-opaque tracers. J. exp. Med. **136**, 466–498 (1972).

Rebuck, J. W., Crowley, J. H.: A method of studying leucocytic functions in vivo. Ann. N.Y. Acad. Sci. **59**, 757 (1955).

Rebuck, J. W., LoGrippo, G. A.: Characteristics and interrelationship of the various cells in the RE cell, macrophage, lymphocyte, and plasma cell series in man. Lab. Invest. **10**, 1068–1093 (1969).

Regamey, R. H., Spärck, J. V.: International Symposium on HL-A Reagents. Basel-München-Paris-London-New York-Sydney: Karger 1973.

Remold, H. G.: Purification and characterisation of lymphocyte mediators in cellular immunity. Transplant. Rev. **10**, 152–176 (1972).

Revillard, J. P., Brochier, J., Durix, A., Bernhardt, J. P., Bryon, P. A., Archimbaud, J. P., Fries, D., Traeger, J.: Drainage du canal thoracique avant transplantation chez des malades atteints d'insuffisance rénale chronique. Nouv. Rev. franç. Hémat. **8**, 585–602 (1968).

Rheingold, J. J., Wislocki, G. B.: Histochemical methods applied to haematology. Blood **3**, 641–655 (1948).

Rhie, J. O., Sehon, A. H.: Specific alteration of the surface charge of immunocytes. Nature New Biology **235**, 156–158 (1972).

Richardson, M., Conner, G. H. Beck, C. C., Clark, D. T.: Prenatal immunization of the lamb to brucella; secondary antibody response in utero and at birth. Immunology **21**, 795–803 (1971).

Richters, A., Kaspersky, C. L.: Surface immunoglobulin positive lymphocytes in human breast cancer tissue and homolateral axillary lymph nodes. Cancer (Philad.) **35**, 129–133 (1975).

Rieke, W. O.: The in vivo reutilization of lymphocytic and sarcoma DNA by cells growing in the peritoneal cavity. J. Cell Biol. **13**, 205–216 (1962).

Rieke, W. O., Caffrey, R. W., Everett, N. B.: Rates of proliferation and interrelationships of cells in the mesenteric lymph node of the rat. Blood **22**, 674–689 (1963 b).

Rieke, W. O., Everett, N. B., Caffrey, R. W.: The sizes and interrelationship of lymphocytes in thoracic duct lymph and lymph node of normal and stimulated rats. Acta haemat. (Basel) **30**, 103–110 (1963 a).

Rieke, W. O., Schwarz, M. R.: The types of rat thoracid duct lymphocytes which respond to phytohemagglutinin in vitro. Acta haemat. (Basel) **38**, 121–128 (1967).

Rigas, D. A., Elasser, P., Hecht, F.: Impaired in vitro response of circulating lymphocytes to phytohemagglutinin in Down's syndrome: Dose- and time-response curves and relation to cellular immunity. Int. Arch. Allergy **39**, 587–608 (1970).

Rigas, D. A., Osgood, E. E.: Purification and properties of the phytohemagglutinin of Phaseolus vulgaris. J. biol. Chem. **212**, 607–615 (1955).

Rigas, D. A., Tisdale, V. V.: Bio-assay and dose-response of the mitogenic activity of the phytohemagglutinin of Phaseolus vulgaris. Experientia (Basel) **25**, 399–400 (1969).

Rind, H.: Atlas der Phasenkontrasthämatologie. Berlin: Akademie-Verlag 1958.

Robinson, S. H., Brecher, G., Lourie, J. S., Haley, J. E.: Leukocyte labeling in rats during and after continuous infusion of tritiated thymidine: Implications for lymphocyte longevity and DNA reutilization. Blood **26**, 281–295 (1965).

Rocklin, R. E., Meyers, O. L., David, J. R.: An in vitro assay for cellular hypersensitivity in man. J. Immunol. **104**, 95–102 (1970).

Roelants, G. E., Rydén, A.: Dose dependence of antigen binding to B and T lymphocytes. Nature **247**, 104–106 (1974).

Roelants, G. E., Rydén, A., Hägg, L. B., Loor, F.: Active synthesis of immunoglobulin receptors for antigen by T lymphocytes. Nature **247**, 106–108 (1974).

Röpke, C., Everett, N. B.: Small lymphocyte populations in the mouse bone marrow. Cell Tiss. Kinet. **6**, 499–507 (1973).

Röpke, C., Everett, N. B.: Migration of small lymphocytes in adult mice demonstrated by parabiosis. Cell Tiss. Kinet. **7**, 137–150 (1974).

Rohr, K.: Das menschliche Knochenmark. Stuttgart: Thieme 1949.

Roitt, J. M.: Essential Immunology. Oxford-London-Edinburgh-Melbourne: Blackwell 1972.

Roitt, J. M., Greaves, M. F., Torrigiani, G., Brostoff, J., Playfair, J. H. L.: The cellular basis of immunological responses. A synthesis of some current views. Lancet **1969 II**, 367–370.

RONDANELLI, E.G., MAGLIULO, E., FOSSATI, G.C., PETROCINI, S., GORINI, S.: Chronology of mitotic cycle in human plasmocyte precursors in vitro. Phasecontrast cinemicrographic studies. Haematologia 3, 283–287 (1969).

ROOIJEN, N. VAN: Antigens in the spleen. The non-specificity of the follicles in the process of antigen trapping and the role of antibody. Immunology 22, 757–765 (1972).

ROSEN, F.S.: Defects in immunological development in man. In: Ciba Foundation Symposium: Ontogeny of Acquired Immunity, p. 213–222. Amsterdam-London-New York: Elsevier, Excerpta Medica, North Holland Publishing 1972.

ROSEN, F.S., JANEWAY, C.A.: The gamma globulins. III. The antibody deficiency syndromes. New Engl. J. Med. 275, 709–715, 769–775 (1966).

ROSENAU, W.: Target cell destruction. Fed. Proc. 27, 34–38 (1968).

ROSENBERG, G.L., WOHLENBERG, C., NAHMIAS, A.J., NOTKINS, A.L.: Differentiation of type 1 and type 2 herpes simplex virus by in vitro stimulation of immune lymphocytes. J. Immunol. 109, 413–414 (1972).

ROSENSTREICH, D.L., BLAKE, J.T., ROSENTHAL, A.S.: The peritoneal exudate lymphocyte. I. Differences in antigen responsiveness between peritoneal exudate and lymph node lymphocytes from immunized guinea pigs. J. exp. Med. 134, 1170–1186 (1971).

ROSENSTREICH, D.L., SHEVACH, E., GREEN, I., ROSENTHAL, A.S.: The uropod-bearing lymphocyte of the guinea pig. Evidence for thymic origin. J. exp. Med. 135, 1037–1048 (1972).

ROSS, G.D., RABELLINO, E.M., POLLEY, M.J., GREY, H.M.: Combined studies of complement receptor and surface immunoglobulin-bearing cells and sheep erythrocyte rosette-forming cells in normal and leukemic human lymphocytes. J. clin. Invest. 52, 377–385 (1973).

ROSS, R.T.: Thymectomy in the treatment of myasthenia gravis. Lancet 1952 I, 785–787.

ROSSE, C.: Two morphologically and kinetically distinct populations of lymphoid cells in the bone marrow. Nature 227, 73–75 (1970).

ROSSE, C.: Lymphocyte production and life span in the bone marrow of the guinea pig. Blood 38, 372–377 (1971).

ROSSE, C.: Migration of long-lived lymphocytes to the bone marrow and to other lymphomyeloid tissues in normal parabiotic guinea pigs. Blood 40, 90–97 (1972).

ROSSE, C.: Precursor cells to erythroblasts and to small lymphocytes of the bone marrow. In: Ciba Foundation Symposium 13: Haemopoietic Stem Cells, p. 105–129. Amsterdam-London-New York: Elsevier, Excerpta Medica, North Holland 1973.

ROSSE, C., TYLER, R.W., EVERETT, N.B.: A quantitative assessment of cellular recovery in lymphoid tissue. In: LINDAHL-KIESSLING, K., ALM, G., HANNA, M.G., JR. (Eds.): Morphological and Functional Aspects of immunity, p. 413–420. New York-London: Plenum Press 1971.

ROWLEY, D.A., FITCH, F.W.: Clonal selection and inhibition of the primary antibody response by antibody. In: Cinader, B. (Ed): Regulation of the Antibody Response, p. 127–140. Springfield Ill.: Ch. C. Thomas 1968.

ROWLEY, D.A., FITCH, F.W., MOSIER, D.E., SOLLIDAY, S., COPPLESON, L.W., BROWN, B.W.: The rate of division of antibody forming cells during the early primary immune response. J. exp. Med. 127, 987–1002 (1968).

ROWLEY, D.A., GOWANS, J.L., ATKINS, R.C., FORD, W.L., SMITH, M.E.: The specific selection of recirculating lymphocytes by antigen in normal and preimmunized rats. J. exp. Med. 136, 499–513 (1972).

ROY-TARANGER, M., MAYAUD, G., DAVYDOFF-ALIBERT, S.: Lymphocytes binucléés dans le sang d'individus irradiés à faible dose. Rev. franç. Etud. Clin. Biol. 10, 958–965 (1965).

RUBIN, A.D.: Control of lymphocyte growth in response to phytohemagglutinin stimulation. In: LINDAHL-KIESSLING, K., ALM, G., HANNA, M.G., JR. (Eds.): Morphological and Functional Aspects of Immunity, p. 379–386. New York-London: Plenum Press 1971.

RUBIN, A.D., SCHULTZ, E.: The significance of direct activation of lymphocyte nuclei by phytohemagglutinin (PHA). In: LINDAHL-KIESSLING, K., OSOBA D. (Eds.): Lymphocyte Recognition and Effector Mechanisms, p. 39–43. New York-London: Academic Press 1974.

RUBINSTEIN, A.S., TROBAUGH, F.E., JR.: Ultrastructure of presumptive hemopoietic stem cells. Blood 42, 61–80 (1973).

RUCHTI, C., COTTIER, H., CRONKITE, E.P., JANSEN, C.R., RAI, K.R.: Studies on lymphocytes. XVII. Differential lymphocyte depletion in lymphoreticular organs of the calf during continuous extracorporeal X-irradiation of the circulating blood. Cell Tiss. Kinet. 3, 301–315 (1970).

RUDDLE, N.H., WAKSMAN, B.H.: Cytotoxic effect of lymphocyte-antigen interaction in delayed hypersensitivity. Science 157, 1060–1062 (1967).

RUHENSTROTH-BAUER, G., LÜCKE-HUHLE, CH.: Two populations of small lymphocytes. J. Cell Biol. 37, 196–199 (1968).

RUHL, E., CAMPHAUSEN, G., KURISUMMOOTTIL, C.: Verhalten einzelner Blutlymphozytentypen in verschiedenen Tumorausbreitungsstadien. Blut 23, 216–222 (1971).

RUSSELL, P.J., DIENER, E.: The early antibody-forming response to Salmonella antigens. A study of morphology and kinetics in vivo and in vitro. Immunology 19, 651–667 (1970).

Ruuskanen, O., Kouvalainen, K.: The fate of thymocytes. A study of kinetics of thymocytes using high alkaline phosphatase activity as an endogenous label. Scand. J. Haemat. **9**, 174–185 (1972).

Rygaard, J.: Thymus and Self. Immunobiology of the Mouse Mutant Nude. Kopenhagen: F.A.D.L. 1973.

Sabolovic, D., Dumont, F., Sabolovic, N., Chollet, P., Amiel, J.L.: Electrophoretic mobility of blood lymphocytes in patients with chronic lymphoid leukaemia. Biomedicine **19**, 222–227 (1973).

Sabolovic, D., Sabolovic, N., Dumont, F.: Identification of T and B cells in mouse and man (Letter). Lancet **1972 II**, 927.

Sachetti, D.: Le plasmacellule nel midollo osseo dell'uomo nella norma e nella patologia. Haematologica **35**, 13–52 (1951).

Sado, T., Makinodan, T.: The cell cycle of blast cells involved in secondary antibody response. J. Immunol. **93**, 696–700 (1964).

Sado, T., Makinodan, T., Nettesheim, P., Vazquez, J.J.: Zit. nach Makinodan, T., Albright, J.F.: Proliferative and differentiative manifestations of cellular immune potential. Progr. Allergy **10**, 1–36 (1967).

Safford, J.W., Tokuda, S.: Antibody-mediated suppression of the immune response: Effect on the development of immunologic memory. J. Immunol. **107**, 1213–1225 (1971).

Safier, S., Wagner, H.P., Cottier, H., Rai, K., Jansen, C.R., Cronkite, E.P.: Lymphoid cell lines in the thoracic duct of the calf with different generation times. *In:* Cottier, H., Odartchenko, N., Schindler, R., Congdon, C.C. (Eds.): Germinal Centers in Immune Responses, p. 161–164. Berlin-Heidelberg-New York: Springer 1967.

Sahi, J., Stobbe, H., Klatt, R., Heine, K.M., Hofer, E.: Die Azurgranulation der Lymphocyten. I. Literaturübersicht und Festlegung von Normalwerten. Folia haemat. (Lpz.) **95**, 372–378 (1971a).

Sainte-Marie, G., Leblond, C.P.: Tentative pattern for renewal of lymphocytes in cortex of the rat thymus. Proc. Soc. exp. Biol. (N.Y.) Med. **97**, 263–270 (1958).

Sainte-Marie, G., Leblond, C.P.: Cytologic features and cellular migration in the cortex and medulla of thymus in the young adult rat. Blood **23**, 275–299 (1964).

Sainte-Marie, G., Sin, Y.M., Chan, C.: The diapedesis of lymphocytes through post-capillary venules of rat lymph nodes. Rev. canad. Biol. **26**, 141–151 (1967).

Salmon, S.E.: Immunoglobulin synthesis and tumor kinetics of multiple myeloma. Semin. Hematol. **10**, 135–147 (1973).

Salmon, S.E., Seligmann, M.: B-cell neoplasia in man. Lancet **1974 II**, 1230–1233.

Salmon, S.E., Smith, B.A.: Sandwich solid phase radioimmunoassays for the characterization of human immunoglobulins synthesized in vitro. J. Immunol. **104**, 665–672 (1970).

Salmon, S.E., Smith, B.A.: Induction of tumor-susceptibility in cycle-active agents in IgG multiple myeloma. Clin. Res. **20**, 570 (Abstract) (1972).

Salt, G.: The Cellular Defence Reactions of Insects. Cambridge Monographs in Experimental Biology. Cambridge: Cambridge University Press 1970.

Sample, W.F., Chretien, P.B.: Thymidine kinetics in human lymphocyte transformation: determination of optimal labelling conditions. Clin. Exp. Immunol. **9**, 419–427 (1971).

Sandberg, G.: Splenic blood flow in the guinea-pig measured with xenon 133, and calculation of the venous output of lymphocytes from the spleen. Acta physiol. scand. **84**, 208–216 (1972).

Sanders, A.G., Florey, H.V.: The effects of the removal of lymphoid tissue. Brit. J. exp. Path. **21**, 275–287 (1940).

Santos, G.W.: Application of marrow grafts in human disease: Its problems and potential. *In:* Hanna, M.G., jr. (Ed.): Contemporary Topics in Immunobiology, Vol. 1, p. 143–184. New York: Plenum Press 1972.

Sarles, H.E., Remmers, A.R., Fish, J.C., Canales, C.O., Thomas, F.D., Tyson, K.R.T., Beathard, G.A., Ritzmann, S.E.: Depletion of lymphocytes for the protection of renal allografts. Arch. intern. Med. **125**, 443–450 (1970).

Sarles, H.E., Smith, G.H., Fish, J.C., Remmers, A.R., jr.: Observations concerning human lymphocyte homeostasis during prolonged thoracic duct lymph diversion. Tex. Rep. Biol. Med. **25**, 573–583 (1967).

Sasaki, M.S., Norman, A.: Proliferation of human lymphocytes in culture. Nature **210**, 913–914 (1966).

Saunders, G.C., King, D.W.: Antibody synthesis initiated in vitro by paired explants of spleen and thymus. Science **151**, 1390–1391 (1966).

Sayk, J.: Zytologie-Zytochemie. *In:* Sayk, J. (Hrsg.): Symposium über die Zerebrospinalflüssigkeit, S. 3–14. Jena: Fischer 1966.

Scammon, R.E.: The prenatal growth of the human thymus. Proc. Soc. exp. Biol. (N.Y.) **24**, 906–909 (1927).

Schaer, H., Schindler, R., Ross, B., Cottier, H., Rai, K.R., Cronkite, E.P.: Umsatz von Lymphozyten in Blut und Lymphknoten der Ratte. Autoradiographische Untersuchungen mit Hilfe langzeitig wiederholter Injektionen von Thymidin-³H. Z. Zellforsch. **111**, 75–89 (1970).

SCHECHTER, G.P., SOEHNLEIN, F., McFARLAND, W.: Lymphocyte response to blood transfusion in man. New Engl. J. Med. **287**, 1169−1173 (1972).

SCHEID, M.P., HOFFMANN, M.K., KOMURO, K., HÄMMERLING, U., ABBOTT, J., BOYSE, E.A., COHEN, G.H., HOOPER, J.A., SCHULOF, R.S., GOLDSTEIN, A.L.: Differentiation of T cells induced by preparations from thymus and by non-thymic agents. J. exp. Med. **138**, 1027−1032 (1973).

SCHEURLEN, P.G., SCHNEIDER, W., PAPPAS, A.: Inhibition of transformation of normal lymphocytes by plasma factor from patients with Hodgkin's disease and cancer (Letter). Lancet **1971 II**, 1265.

SCHICK, P.: Lymphocytenkinetik bei lymphatischen Systemerkrankungen (chronische lymphatische Leukämie, Lymphogranulomatose). Verh. Dtsch. Ges. inn. Med. **79**, 154−158 (1973).

SCHICK, P., TREPEL, F., BEGEMANN, H.: Morphologische und funktionelle Veränderungen im Blutzellsystem des Meerschweinchens nach Behandlung mit cytostatischen Substanzen, Prednisolon und Phenylbutazon. I. Veränderungen verschiedener Leukocyten- und Lymphocytenuntergruppen im Blut. Z. ges. exp. Med. **148**, 275−305 (1968).

SCHICK, P., TREPEL, F., BEGEMANN, H.: On the fate of DNA synthesizing lymphoid blood cells in Hodgkin's disease. Scand. J. Haemat. **14**, 17−23 (1975a).

SCHICK, P., TREPEL, F., EDER, M., MATZNER, M., BENEDEK, S., THEML, H., KABOTH, W., BEGEMANN, H., FLIEDNER, T.M.: Autotransfusion of ^{3}H-cytidine-labelled blood lymphocytes in patients with Hodgkin's disease and Non-Hodgkin's patients. II. Exchangeable lymphocyte pools. Acta haemat. Basel): **53**, 206−218 (1975b).

SCHICK, P., TREPEL, F., LEHMANN-BROCKHAUS, E., NIETMANN, H.: Autotransfusion of 3H-cytidine-labelled blood lymphocytes in patients with Hodgkin's disease and Non-Hodgkin's patients. I. limitations of the method. Acta haemat. (Basel): **53**, 193−205 (1975c).

SCHICK, P., TREPEL, F., STEINBACH, K.H., KABOTH, W., JEMAND, N., FLIEDNER, T.M., BEGEMANN, H.: Different patterns of lymphocyte kinetics in chronic lymphocytic leukemia. Submitted for publication (1977).

SCHICK, P., TREPEL, F., THEML, H., BENEDEK, S., TRUMPP, P., KABOTH, W., BEGEMANN, H., FLIEDNER, T.M.: Kinetics of lymphocytes in Hodgkin's disease. Blut **27**, 223−235 (1973).

SCHIFFER, L.M.: Kinetics of chronic lymphocytic leukemia. Ser. Haematol. **1**, 3−23 (1968).

SCHIFFER, L.M.: Human lymphocyte proliferation. DNA synthesis time. Cell Tiss. Kinet. **4**, 585−595 (1971).

SCHIFFER, L.M.: Observations on the in-vitro measurement of human lymphocyte DNA synthesis time. Cell Tiss. Kinet. **4**, 597−599 (1971).

SCHIFFER, L., MIGLIORATO, D.A.: Characterization of one human lymphocyte population (Abstract). 7th Leukocyte Culture Conference, Quebec, Canada 1972.

SCHLEMMER, F.: Anatomische, experimentelle und klinische Studien zum Tonsillarproblem. Mschr. Ohrenheilk. **55**, 1567−1617 (1921).

SCHNAPPAUF, Hp., SCHNAPPAUF, U.: Drainage des Ductus thoracicus und Größe des „leicht mobilisierbaren" Lymphozyten-Pools bei Kälbern, Schafen und Hunden. Blut **16**, 209−220 (1968).

SCHOEFL, G.J., MILES, R.E.: The migration of lymphocytes across the vascular endothelium in lymphoid tissue. J. exp. Med. **136**, 568−585 (1972).

SCHOENBERG, M.D., MOORE, R.D., STAVITSKY, A.B., GUSDON, J.P.: Differentiation of antibody forming cells in lymph nodes during the anamnestic response. J. Cell Physiol. **71**, 133−150 (1968).

SCHÖPF, E.: Biochemische und ultrastrukturelle Aspekte der unspezifischen Lymphozytenstimulation in vitro durch Quecksilberverbindungen. *In:* BRITTINGER, G., ROGGENBACH, H.J. (Hrsg.): Leukozytenkulturen, p. 29−42. Stuttgart-New York: Schattauer 1971.

SCHOOLEY, J.C.: Autoradiographic observations of plasma cell formation. J. Immunol. **86**, 331−337 (1961).

SCHOOLEY, J.C., BERMAN, J.: Morphologic and autoradiographic observations of H^{3}-thymidine labeled thoracic duct lymphocytes cultured in vivo. Blood **16**, 1133−1144 (1960).

SCHRECK, R., MAYRON, L.W., KNOSPE, W.H.: Quantitative electron microscopy of normal and leukemic lymphocytes. Lancet **1971 I**, 348−349.

SCHRÖDER, J., DE LA CHAPELLE, A.: Fetal lymphocytes in the maternal blood. Blood **39**, 153 (1972).

SCHULZE, W.: Untersuchungen über die Kapillaren und postkapillären Venen lymphatischer Organe. Z. Anat. Entwickl.-Gesch. **72**, 421−462 (1925).

SCHWARZENBERG, L., NAGÉ, N.S., PRADET-BALADE, O., MATHÉ, G.: Utilisation pour la séparation des lymphocytes sanguins du séparateur de cellules sanguines à débit continu. Nouv. Rev. franç. Hémat. **8**, 579−584 (1968).

SCHWARTZ, H.T., LEON, M.A., PELLEY, R.P.: Concanavalin A-induced release of skin-reactive factor from lymphoid cells. J. Immunol. **104**, 265−268 (1970).

SCHWARTZ, R.S.: Immunoregulation, oncogenic viruses, and malignant lymphomas. Lancet **1972 I**, 1266−1269.

SCHWICK, H.G., BECKER, W.: Humoral antibodies in older humans. *In:* WESTPHAL, O., BOCK, H.E., GRUNDMAN, E. (Eds.): Current Problems in Immunology (Bayer-Symposium I), p. 253−257. Berlin-Heidelberg-New York: Springer 1969.

Schwind, J. L.: The supravital method in the study of the cytology of blood and marrow cells. Blood 5, 597–622 (1950).

Scothorne, R. J., McGregor, J. A.: Cellular changes in lymph nodes and spleen following skin homografting in the rabbit. J. Anat. (Lond.) 89, 283–292 (1955).

Scott, D.: The effect of irradiated plasma on normal human chromosomes and its relevance to the long-lived lymphocyte hypothesis. Cell Tiss. Kinet. 2, 295–305 (1969).

Scott, J. E.: On the mechanism of the methylgreen-pyronin stain for nucleic acids. Histochemie 9, 30–47 (1967).

Scott, J. L., Davidson, J. G., Mariono, J. V., McMillan, R.: Leukocyte labeling with ^{51}chromium. III. The kinetics of normal lymphocytes. Blood 40, 276–281 (1972).

Scott, J. L., McMillan, R., Mariono, J. V., Davidson, J. G.: Leukocyte labeling with ^{51}chromium. IV. The kinetics of chronic lymphocytic leukemic lymphocytes. Blood 41, 155–162 (1973).

Seaman, G. R., Robert, N. L.: Immunological response of male cockroaches to injection of tetrahymena pyriformis. Science 161, 1359–1361 (1968).

Seeber, S., Schmidt, C. G.: Makromolekulare Besonderheiten des Lymphozyten der chronisch-lymphatischen Leukämie (CLL). Klin. Wschr. 52, 1093–1102 (1974).

Seiler, F. R., Sedlacek, H. H., Kanzy, E. J., Lang, W.: Über die Brauchbarkeit immunologischer Nachweismethoden zur Differenzierung funktionell verschiedener Lymphozyten: Spontanrosetten, Komplementrezeptor-Rosetten und Immunoglobulinrezeptoren. Behring Inst. Mitt. 52, 26–72 (1972).

Seligmann, M., Brouet, J. C.: Antibody activity of human myeloma globulins. Semin. Hemat. 10, 163–177 (1973).

Seligmann, M., Preud'homme, J. L., Brouet, J. C.: B and T cell markers in human proliferative blood diseases and primary immunodeficiencies, with special reference to membrane bound immunoglobulins. Transplant. Rev. 16, 85–113 (1973).

Sell, S.: Studies on rabbit lymphocytes in vitro. V. The induction of blast transformation with sheep antisera to rabbit IgG subunits. J. exp. Med. 125, 289–301 (1967).

Sen, L., Borella, L.: Expression of cell surface markers on T and B lymphocytes after long-term chemotherapy of acute leukemia. Cell. Immunol. 9, 84–95 (1973).

Sercarz, E. E., Byers, V. S.: The XYZ scheme of immunocyte maturation. III. Early IgM memory and the nature of the memory cell. J. Immunol. 98, 836–843 (1967).

Sercarz, E. E., Coons, A. H.: The exhaustion of specific antibody producing capacity during a secondary response. In: Hasek, M., Lengerova, A., Vojtiskova, M. (Eds.): Mechanisms of Immunological Tolerance, p. 73–83. Prague: Publishing House of the Czechoslowak Academy of Sciences 1962; New York-London: Academic Press 1962.

Secarz, E. E., Williamson, A. R., Fox, C. F. (Eds.): The Immune System: Genes, Receptors, Signals. New York-London: Academic Press 1974.

Seyklocha, D., Siminovitch, L., Till, J. E., McCulloch, E. A.: The proliferative state of antigen-sensitive precursors of hemolysin-producing cells, determined by the use of the inhibitor, vinblastine. J. Immunol. 96, 472–477 (1966).

Shearer, G. M., Cudkowicz, G.: Cellular differentiation of the immune system of mice. III. Separate antigen-sensitive units of different types of antisheep immunocytes formed by marrow-thymus cell mixtures. J. exp. Med. 129, 935–951 (1969).

Shearer, G. M., Cudkowicz, G.: Distinct events in the immune response elicited by transferred marrow and thymus cells. I. Antigen requirements and proliferation of thymic antigen-reactive cells. J. exp. Med. 130, 1243–1261 (1969).

Shearer, G. M., Cudkowicz, G., Connell, M. S. J., Priore, R. L.: Cellular differentiation of the immune system of mice. I. Separate splenic antigen-sensitive units of different types. J. exp. Med. 128, 437–457 (1968).

Shearer, G. M., Cudkowicz, G., Priore, R. L.: Cellular differentiation of the immune system of mice. II. Frequency of unipotent splenic antigen-sensitive units after immunization with sheep erythrocytes. J. exp. Med. 129, 185–199 (1969).

Shearer, G. M., Cudkowicz, G., Priore, R. L.: Cellular differentiation of the immune system of mice. IV. Lack of class differentiation in thymic antigen reactive cells. J. exp. Med. 130, 467–480 (1969).

Shearer, G. M., Mozes, E., Sela, M.: Cellular basis of the genetic control of immune responses to synthetic polypeptides. II. Frequency of immunocompetent precursors specific for two distinct regions within (Phe, G)-Pro-L, a synthetic polypeptide derived from multichain polyproline, in inbred mouse strains. J. exp. Med. 133, 216–230 (1971).

Sherr, C. J., Baur, S., Grundke, J., Zeligs, J., Zeligs, B., Uhr, J. W.: Cell surface immunoglobulin. III. Isolation and characterization of immunoglobulin from nonsecretory human lymphoid cells. J. exp. Med. 135, 1392–1405 (1972).

Shevach, E. M., Jaffe, E. S., Green, I.: Receptors for complement and immunoglobulin on human and animal lymphoid cells. Transplant. Rev. 16, 3–28 (1973).

Shevach, E. M., Paul, W. E., Green, I.: Histocompatibility-linked immune response gene function in guinea pigs. Specific inhibition of antigen-induced lymphocyte proliferation by alloantisera. J. exp. Med. 136, 1207–1221 (1972).

SHIELDS, J. W., HARGRAVES, M. M.: An evaluation of splenic puncture. Proc. Mayo Clin. **31**, 440 – 453 (1956).
SHILLITOE, A. J.: The common causes of lymphopenia. J. clin. Path. **3**, 321 – 331 (1950).
SHORTMAN, K.: The separation of different cell classes from lymphoid organs. II. The purification and analysis of lymphocyte populations by equilibrium density gradient centrifugation. Austr. J. exp. Biol. med. Sci. **46**, 375 – 396 (1968).
SHORTMAN, K., CEROTTINI, J. C., BRUNNER, K. T.: The separation of sub-populations of T and B lymphocytes. Europ. J. Immunol. **2**, 313 – 319 (1972).
SIDKY, Y. A., AUERBACH, R.: Tissue culture analysis of immunological capacity of snapping turtles. J. exp. Zool. **167**, 187 – 196 (1968).
SIEDE, W.: Die Mononucleose bei Viruskrankheiten. Klin. Wschr. **27**, 649 – 654 (1949).
SIEGEL, I.: Thymocyte rosettes. New Engl. J. Med. **289**, 327 (1973).
SIGEL, B., PECHET, G., QUE, M. Y., MACDONALD, R. A.: Tritiated thymidine autoradiography in the regenerating liver of the dog. J. Surg. Res. **5**, 72 – 78 (1965).
SILVEIRA, N. P. A., MENDES, N. F., TOLNAI, M. E. A.: Tissue localization of two populations of human lymphocytes distinguished by membrane receptors. J. Immunol. **108**, 1456 – 1460 (1972).
SILVERSTEIN, A. M., KRANER, K. L.: Studies on the ontogenesis of the immune response. *In:* STERZL, J. (Ed.): Molecular and Cellular Basis of Antibody Formation, p. 341 – 349. New York-London: Academic Press 1965.
SILVERSTEIN, A. M., LUKES, R. J.: Fetal response to antigenic stimulus. I. Plasmacellular and lymphoid reactions in the human fetus to intrauterine infection. Lab. Invest. **11**, 918 – 932 (1962).
SILVERSTEIN, A. M., PRENDERGAST, R. A.: Lymphogenesis, immunogenesis, and the generation of immunologic diversity. *In:* STERZL, RIHA, I. (Eds.): Developmental Aspects of Antibody Formation and Structure, p. 69 – 77. Prag, New York-London: Academic Press 1970.
SILVERSTEIN, A. M., PRENDERGAST, R. A.: The maturation of lymphoid tissue structure and function in ontogeny. *In:* LINDAHL-KIESSLING, K., ALM, G., HANNA, M. G., JR. (Eds.): Morphological and Functional Aspects of Immunity, p. 37 – 42. New York-London: Plenum Press 1971.
SILVERSTEIN, A. M., PRENDERGAST, R. A.: Lymphofollicular hyperplastic responses in ectopic locations: Trachoma as a paradigm. *In:* LINDAHL-KIESSLING, K., ALM, G., HANNA, M. G., JR. (Eds.): Morphological and Functional Aspects of Immunity, p. 583 – 594. New York-London: Plenum Press 1971.
SILVERSTEIN, A. M., PRENDERGAST, R. A.: Immunosuppression of the thymectomized fetal lamb and its neonatal reconstitution. *In:* JANKOVIC, B. D., ISAKOVIC, K. (Eds.): Microenvironmental Aspects of Immunity, p. 383 – 389. New York-London: Plenum Press 1973.
SILVERSTEIN, A. M., PRENDERGAST, R. A., KRANER, K. L.: Homograft rejection in the fetal lamb: the role of circulating antibody. Science **142**, 1172 – 1173 (1963).
SILVERSTEIN, A. M., PRENDERGAST, R. A., KRANER, K. L.: Fetal response to antigenic stimulus. IV. Rejection of skin homografts by the fetal lamb. J. exp. Med. **119**, 955 – 964 (1964).
SILVERSTEIN, A. M., UHR, J. W., KRANER, K. L., LUKES, R. J.: Fetal response to antigenic stimulus. II. Antibody production by the fetal lamb. J. exp. Med. **117**, 799 – 812 (1963).
SIMONSEN, M.: The clonal selection hypothesis evaluated by grafted cells reacting against their hosts. Cold Spr. Harb. Symp. quant. Biol. **32**, 517 – 523 (1967).
SIMPSON, J. A.: An evaluation of thymectomy in myasthenia gravis. Brain **81**, 112 – 144 (1958).
SINGER, S. J., NICOLSON, G. L.: The fluid mosaic model of the structure of cell membranes. Science **175**, 720 – 730 (1972).
SINGHAL, S. K., RICHTER, M.: Cells involved in the immune response. IV. The response of normal and immune rabbit bone marrow and lymphoid tissue lymphocytes to antigens in vitro. J. exp. Med. **128**, 1099 – 1128 (1968).
SIPE, C. R., CHANANA, A. D., CRONKITE, E. P., JOEL, D. D., SCHIFFER, L. M.: Studies on lymphocytes. VII. Size distribution of bovine thoracic duct lymphocytes. Proc. Soc. exp. Biol. (N. Y.) **123**, 158 – 161 (1966).
SJÖVALL, H.: Experimentelle Untersuchungen über das Blut und die blutbildenden Organe – besonders das lymphatische Gewebe – des Kaninchens bei wiederholten Aderlässen. Acta path. microbiol. scand., Suppl. **27**, 1 – 308 (1936).
SMITH, A. M., POTTER, M., MERCHANT, E. B.: Antibody-forming cells in the pronephros of the teleost lepomis macrochirus. J. Immunol. **99**, 876 – 882 (1967).
SMITH, H., MURRAY, D., GÖKCEN, M.: Life cycle of lymphoid cells in vitro. Europ. J. Cancer **6**, 269 – 271 (1970).
SMITH, J. B., MCINTOSH, G., MORRIS, B.: The traffic of cells through tissues: A study of peripheral lymph in sheep. J. Anat. (Lond.) **107**, 87 – 100 (1970).
SMITH, J. B., MCINTOSH, G. H., MORRIS, B.: The migration of cells through chronically inflamed tissues. J. Path. Bact. **100**, 21 – 29 (1970).
SMITH, J. L., COWLING, D. C., BARKER, C. R.: Response of lymphocytes in chronic lymphocytic leukemia to plant mitogens. Lancet **1972 I**, 229 – 333.
SMITH, J. L., LAWTON, J. W. M., FORBES, I. J.: Characteristics of protein synthesis in vitro by lymphocytes from human peripheral blood. Aust. J. exp. Biol. med. Sci. **45**, 629 (1967).

Smith, M. A., Evans, J., Steel, C. M.: Age-related variation in proportion of circulating T-cells. Lancet **1974 II**, 922 – 924.

Smith, R. T.: Specific recognition reactions at the cellular level in mouse lymphoreticular cell subpopulations. Transplant. Rev. **11**, 178 – 216 (1972).

Smith, R. T., Bausher, J. C.: Epstein-Barr virus infection in relation to infectious mononucleosis and Burkitt's lymphoma. Ann. Rev. Med. **23**, 39 – 56 (1972).

Smith, R. T., Bausher, J. A. C., Adler, W. H.: Studies of an inhibitor of DNA synthesis and a non-specific mitogen elaborated by human lymphoblasts. Amer. J. Path. **60**, 495 – 504 (1970).

Smith, R. W., Blaese, R. M., Hathcock, K. S., Buell, D. N., Edelson, R. L., Lutzner, M. A.: T and B lymphocyte markers in lymphoid cell research and in human diseases. *In:* Lindahl-Kiessling, K., Osoba, D. (Eds.): Lymphocyte Recognition and Effector Mechanisms, p. 127 – 132. New York-London: Academic Press 1974.

Smith, R. W., Terry, W. D., Buell, D. N., Sell, K. W.: An antigenic marker for human thymic lymphocytes. J. Immunol. **110**, 884 – 887 (1973).

Smithwick, E. M., Berkovich, S.: In vitro suppression of the lymphocyte response to tuberculin by live measles virus. Proc. Soc. exp. Biol. (N. Y.) **123**, 276 – 278 (1966).

Smythe, P. M., Schonland, M., Brereton-Stiles, G. G., Coovadia, H. M., Grace, H. J., Loening, W. E. K., Mafoyana, A., Parent, M. A., Vos, G. H.: Thymolymphatic deficiency and depression of cell-mediated immunity in protein-caloric malnutrition. Lancet **1971 II**, 939 – 944.

Snell, G. D., Stimpfling, J. H.: Genetics of tissue transplantation. *In:* Green, E. (Ed.): Biology of the Laboratory Mouse, p. 457 – 491. New York: McGraw-Hill 1966.

Sönderström, N., Stenström, A.: Outflow paths of cells from the lymph node parenchyma to the efferent lymphatics. Observations in thin section histology. Scand. J. Haemat. **6**, 186 – 196 (1969).

Solliday, S., Bach, F. H.: Cytotoxicity: Specificity after in vitro sensitization. Science **170**, 1406 – 1409 (1970).

Solomon, J. B.: Foetal and Neonatal Immunology, Amsterdam-New York: Elsevier and North Holland 1971.

Sordat, B., Hess, M. W., Cottier, H.: IgG immunoglobulin in the wall of post-capillary venules: possible relationship to lymphocyte recirculation. Immunology **20**, 115 – 118 (1971).

Sordat, B., Sordat, M., Hess, M. W., Stoner, R. D., Cottier, H.: Specific antibody within lymphoid germinal center cells of mice after primary immunization with horseradish peroxidase: a light and electron microscopic study. J. exp. Med. **131**, 77 – 92 (1970).

Sordat, M., Sordat, B., Cottier, H., Hess, M. W., Riedwyl, H., Chanana, A., Cronkite, E. P.: Studies on lymphocytes. XV. Analysis of the in vivo division cycle of large lymphoid cells in calf thoracic duct using combined microspectrophotometry and autoradiography. Exp. Cell Res. **70**, 145 – 153 (1972).

Sørensen, S. F.: The Mixed Lymphocyte Culture Interaction. Acta path. microbiol. scand., Sect. B, Suppl. 230 (1972).

de Sousa, M. A. B.: Reticulum arrangement related to the behaviour of cell populations in the mouse lymph node. *In:* Fiore-Dornati, L., Hanna, M. G., Jr. (Eds.): Lymphatic Tissue and Germinal Centers in Immune Response, p. 49 – 56. New York: Plenum Press 1969.

de Sousa, M. A. B.: Ecology of thymus dependency. *In:* Davies, A. J. S., Carter, R. L. (Eds.): Contemporary Topics in Immunobiology, Volume 2: Thymus Dependency, p. 119 – 136. New York-London: Plenum Press 1973.

Spector, W. S. (Ed.): Handbook of Biological Data. Philadelphia: Saunders 1956.

Sprent, J.: Circulating T and B lymphocytes of the mouse. I. Migratory properties. Cell. Immunol. **7**, 10 – 39 (1973).

Sprent, J., Basten, A.: Circulating T and B lymphocytes of the mouse. II. Lifespan. Cell. Immunol. **7**, 40 – 59 (1973).

Sprent, J., Miller, J. F. A. P.: Activation of thymus cells by histocompatibility antigens. Nature New Biology **234**, 195 – 197 (1971).

Sprent, J., Miller, J. F. A. P., Mitchell, G. F.: Antigen-induced selective recruitment of circulating lymphocytes. Cell. Immunol. **2**, 171 – 181 (1971).

Spriggs, A. J., Jerrome, D. W.: Electron-microscopy of Türk cells. Brit. J. Haemat. **13**, 764 – 767 (1967).

Spring, S. B., Schroeder, K. W., Nisonoff, A.: Quantitative investigations of idiotypic antibodies. V. Factors affecting the persistence and replacement of clones of antibody-producing cells. J. exp. Med. **134**, 765 – 785 (1971).

Spry, C. F. F.: The origin, kinetics and distribution of large lymphocytes from the thoracic duct of rats with trichinosis. Immunology **22**, 663 – 675 (1972).

Stacher, A.: Ungewöhnliche lymphatische Reaktionen. Folia haemat. (Frankfurt) **8**, 208 – 212 (1963).

Stacher, A., Böhnel, J.: Über die Relation von lymphatischen Leukämien bzw. Reaktionen zu Malignomen. Wien. klin. Wschr. **78**, 633 – 636 (1966).

Stang-Voss, C.: On the ultrastructure of invertebrate hemocytes: An interpretation of their role in comparative hematoloy. *In:* Cooper, E. L. (Ed.): Contemporary Topics in Immunobiology, Volume 4: Invertebrate Immunobiology, p. 65 – 76. New York-London: Plenum Press 1974.

Starr, S., Berkovich, S.: Effect of measles, gamma globulin-modified measles and vaccine measles on the tuberculin test. New Engl. J. Med. **270**, 386–391 (1964).

Stathopoulos, G., Elliott, E. V.: Formation of mouse or sheep red-blood-cell rosettes by lymphocytes from normal and leukaemic individuals. Lancet **1974 I**, 600–601.

Stayner, L., Schwarz, M. R.: The response of long- und shortlived small lymphocytes of the rat to pokeweed mitogen. J. Immunol. **102**, 1260–1267 (1969).

Steel, C. M., French, E. B., Aitchison, W. R. C.: Studies on adrenaline-induced leucocytosis in normal man. I. The role of the spleen and the thoracic duct. Brit. J. Haemat. **21**, 413–421 (1971).

Steele, R. W., Limas, C., Thurman, G. B., Schuelein, M., Bauer, H., Bellanti, J. A.: Familial thymic aplasia. Attempted reconstitution with fetal thymus in a millipore diffusion chamber. New Engl. J. Med. **287**, 787–791 (1972).

Stein, G., Flad, H. D., Pabst, R., Trepel, F.: Separation of human lymphocytes by free-flow electrophoresis. Biomedicine **19**, 388–391 (1973).

Stein, H., Drescher, S.: Darstellung von IgM an Blutlymphozyten mit der Immuno-Peroxydase-Methode. Blut **26**, 35–42 (1973).

Stein, H., Lennert, K., Parwaresch, M. R.: Malignant lymphomas of B-cell type. Lancet **1972 II**, 855–857.

Stenquist, H.: Die „Zellenwanderung" durch das Darmephithel. Anat. Anz. **78**, 68–79 (1934).

Sternberg, C.: Über die Rolle der Lymphozyten bei den chronischen infektiösen Entzündungen. Verh. Dtsch. path. Ges. **16**, 81–107 (1913).

Sterzl, J.: Factors determining the differentiation pathways of immunocompetent cells. Cold Spr. Harb. Symp. quant. Biol. **32**, 493–506 (1967).

Stites, D. P., Wybran, J., Carr, M. C., Fudenberg, H. H.: Development of cellular immunocompetence in man. *In:* Ciba Foundation Symposium: Ontogeny of Acquired Immunity, p. 113–129. Amsterdam-London-New York: Elsevier, Excerpta Medica, North Holland Publishing 1972.

Stjernholm, R. L., Burns, C. P., Hohnadel, J. H.: Carbohydrate metabolism by leukocytes. Enzym. **13**, 7–31 (1972).

Stjernholm, R. K., Noble, E. P., Dimitrov, N. V., Morton, D. J.: Carbohydrate metabolism in leukocytes. XII. Metabolism of the human lymphocytes. J. reticuloendoth. Soc. **6**, 590–605 (1969).

Stjernswärd, J., Jondal, M., Vanky, F., Wigzell, H., Sealy, R.: Lymphopenia and change in distribution of human B and T lymphocytes in peripheral blood induced by irradiation for mammary carcinoma. Lancet **1972 I**, 1352–1356.

Stobo, J. D., Rosenthal, A. S., Paul, W. E.: Functional heterogeneity of murine lymphoid cells. I. Responsiveness to and binding of concanavalin A and phytohemagglutinin. J. Immunol. **108**, 1–17 (1972).

Stockinger, L., Kellner, G.: Der Lymphozytennukleolus. Wien. Z. inn. Med. **33**, 135 (1952).

Stockman, G. D., Gallagher, M. T., Heim, L. R., South, M. A., Trentin, J. J.: Differential stimulation of mouse lymphoid cells by phytohemagglutinin and pokeweek mitogen. Proc. Soc. exp. Biol. (N. Y.) **136**, 980–982 (1971).

Stöhr, P.: Zur Physiologie der Tonsillen. Biol. Zentralbl. **2**, 368–370 (1882/83).

Stöhr, P.: Die Entwicklung des adenoiden Gewebes, der Zungenbälge und der Mandeln des Menschen. Anat. Anz. **6**, 545–548 (1891).

Stone, H. H., Stanley, D. G., de Jarnette, R. H.: Postsplenectomy viral hepatitis. J. Amer. med. Ass. **199**, 851 (1967).

Storb, R., Epstein, R. B., Ragde, H., Bryant, J., Thomas, E. D.: Marrow engraftment by allogeneic leukocytes in lethally irradiated dogs. Blood **30**, 805–811 (1967).

Storb, R., Epstein, R. B., Thomas, E. D.: Marrow repopulating ability of peripheral blood cells compared to thoracic duct cells. Blood **32**, 662–667 (1968).

Strober, S.: Initiation of primary antibody responses by both circulating and non-circulating lymphocytes. Nature **219**, 649–651 (1968).

Strober, S.: Initiation of antibody responses by different classes of lymphocytes. II. Differences in the tissue distribution of lymphocytes involved in primary and secondary antibody responses. J. Immunol. **105**, 730–733 (1970).

Strober, S.: Initiation of antibody responses by different classes of lymphocytes. III. Differences in the proliferative rates of thoracic duct lymphocytes involved in primary and secondary responses. J. Immunol. **105**, 734–737 (1970).

Strober, S.: Initiation of antibody responses by different classes of lymphocytes. V. Fundamental changes in the physiological characteristics of virgin thymus-independent („B") lymphocytes and „B" memory cells. J. exp. Med. **136**, 851–871 (1972).

Strum, S. B., Rappaport, H.: Significance of focal involvement of lymph nodes for the diagnosis and staging of Hodgkin's disease. Cancer (Philad.) **25**, 1314–1319 (1970).

Stryckmans, P. A., Chanana, A. D., Cronkite, E. P., Greenberg, M. L., Schiffer, L. M.: Studies on lymphocytes. IX. The survival of autotransfused labeled lymphocytes in chronic lymphocytic leukemia. Europ. J. Cancer **4**, 241–246 (1968).

Stuart, A. E.: The Reticulo-Endothelial System. Edinburgh and London: Livingstone 1970.

Stuart, J., Simpson, J. S., Wallin, J. M.: Glycolytic and respiratory enzyme activity in relation to leucocyte maturation. Brit. J. Haemat. **23**, 79–87 (1972).

Stutman, O.: Hemopoietic origin of B cells in the mouse. In: Jankovic, B. D., Isakovic, K. (Eds.): Microenvironmental Aspects of Immunity, p. 19–24. New York-London: Plenum Press 1973.

Stutman, O., Good, R. A.: Thymus hormones. In: Davies, A. J. S., Carter, R. L. (Eds.): Contemporary Topics in Immunobiology, Volume 2: Thymus Dependency, p. 299–319. New York-London: Plenum Press 1973.

Stutman, O., Yunis, E. J., Good, R. A.: Studies on thymus function. II. Cooperative effect of newborn and embryonic hemopoietic liver cells with thymus function. J. exp. Med. **132**, 601–612 (1970).

Stutman, O., Yunis, E. J., Good, R. A.: Studies on thymus function. III. Duration of thymus function. J. exp. Med. **135**, 339–356 (1972).

Stutte, H. J.: Hypersplenimus und Milzstruktur. Stuttgart: Thieme 1974.

Stutzman, L., Mittelman, A., Okkochi, T., Ambrus, J.: Fetal thymus transplantation in Hodgkin's disease (Abstract). Proc. Amer. Ass. Res. **12**, 101 (1971).

Sulitzeanu, D., Marbrook, J., Haskill, J. S.: Direct conversion of precursors of PFCs into active PFCs in vitro, without prior cell division. Immunology **24**, 707–710 (1973).

Sullivan, P. W., Salmon, S. E.: Kinetics of tumor growth and regression in IgG multiple myeloma. J. clin. Invest. **51**, 1697–1708 (1972).

Sultzer, B. M., Nilsson, B. S.: PPD-tuberculin – a B-cell mitogen. Nature New Biology **240**, 198–200 (1972).

Sundberg, R. D.: Lymphocytes and plasmacells. Ann. N. Y. Acad. Sci. **59**, 671–684 (1955).

Sundberg, R. D.: Lymphocytes: Origin, structure, and interrelationships. In: Rebuck, J. W. (Ed.): The Lymphocyte and Lymphocytic Tissue, p. 1–21. New York: P. B. Hoeber 1960.

Sutherland, E. M., Inch, W. R., McCredie, J. A.: Phytohemagglutinin (PHA)-induced transformation of lymphocytes from patients with cancer. Cancer (Philad.) **27**, 574–578 (1971).

Swartzendruber, D. C., Bigelow, R. R., Congdon, C. C., Makinodan, T.: Effect of removal of lymphatic tissue on immune response in mice. Amer. J. Physiol. **200**, 1272–1276 (1961).

Symes, M. O., Ridell, A. G.: The viability of human spleen cells aft coolings in vitro. Brit. J. Surg. **53**, 794–798 (1966).

Szász, G.: Die Wirkung des Phytohämagglutinins auf die Lymphknoten. Folia haemat. **87**, 291–303 (1967).

Szász, G., Dovács, M.: Die immunbiologische Bedeutung der Plasmazellinseln. Folia haemat. (Lpz.) **85**, 253–260 (1966).

Szenberg, A., Cunningham, A. J.: DNA synthesis in the development of antibody forming cells during the early stages of the immune response. Nature **217**, 747–748 (1968).

Tailor, R. B.: Decay of immunological responsiveness after thymectomy in adult life. Nature **208**, 1334–1335 (1965).

Tait, N. N.: The effect of temperature on the immune response in cold-blooded vertebrates. Physiol. Zool. **42**, 29–35 (1969).

Takahashi, T., Old, L. J., Boyse, E. A.: Surface alloantigens of plasma cells. J. exp. Med. **131**, 1325–1341 (1970).

Takahashi, T., Old, L. J., Hsu, C. J., Boyse, E. A.: A new differentiation antigen of plasma cells. Europ. J. Immunol. **1**, 478–482 (1972).

Tannenberg, W. J. K., Jehn, U. W.: The life cycle of antibody-forming cells. II. Evidence for steady state proliferation of direct haemolytic plaque-forming cells during the primary and secondary responses. Immunology **22**, 589–600 (1972).

Tannenberg, W. J. K., Malaviya, A. N.: The life cycle of antibody-forming cells. I. The generation time of 19 S hemolytic plaque-forming cells during the primary and secondary responses. J. exp. Med. **128**, 895–925 (1968).

Taub, R. N., Rosett, W., Adler, A., Morse, S. J.: Distribution of labeled lymph node cells in mice during the lymphocytosis induced by Bordetella pertussis. J. exp. Med. **136**, 1581–1593 (1972).

Taylor, R. B.: Cellular cooperation in the antibody response of mice to two serum albumins: Specific function of thymus cells. Transplant. Rev. **1**, 114–149 (1969).

Taylor, R. B., Duffus, W. P. H., Raff, M. C., de Petris, S.: Redistribution and pinocytosis of lymphocyte surface immunoglobulin molecules induced by anti-immunoglobulin antibody. Nature New Biology **233**, 225–229 (1971).

Terasaki, P. J.: Human leukocyte antigens. In: Williams, W. J., Beutler, E., Erslev, A. J., Rundles, R. W.: Hematology, p. 1280–1289. New York: McGraw-Hill 1972.

Ternynck, T., Dighiero, G., Follezon, J., Binet, J. L.: Comparison of normal and CLL lymphocyte surface Ig determinants using peroxydase-labeled antibodies. I. Detection and quantitation of light chain determinants. Blood **43**, 789–795 (1974).

Theml, H., Trepel, F., Schick, P., Kaboth, W., Begemann, H.: Kinetics of lymphocytes in chronic lymphocytic leukemia: Studies using continuous ^{3}H-thymidine infusion in two patients. Blood **42**, 623–636 (1973).

THEML, H., TREPEL, F., RASTETTER, J., BEGEMANN, H.: DNS- und RNS-Synthese in benignen und malignen Lymphomen. Klin. Wschr. 45, 609–618 (1967).

THIELE, H.G., STARK, R., KEESER, D.: Antigenic correlations between brain and thymus. I. Common structures in rat and mouse brain tissue and thymocytes. Europ. J. Immunol. 2, 424–429 (1972).

THIERFELDER, S.: A method for the isolation of human lymphocytes. Vox Sang. (Basel) 9, 447–454 (1964).

THIERY, J.P.: Ultrastructure et fonctions des cellules impliquées dans la réaction immunitaire. Bull. Soc. Chim. biol. (Paris) 50, 1077–1100 (1968).

THOENES, G.H., HILDEMANN, W.H.: Immunological responses of pacific hagfish. II. Serum antibody production to soluble antigen. In: STERZL, J., RIHA, I. (Eds.): Developmental Aspects of Antibody Formation, p. 711–722. Praha: Czechoslovak Academy of Sciences; New York-London: Academic Press 1970.

THOM, R.: Vergleichende Untersuchungen zur elektronischen Zellvolumen-Analyse. Mitt. von Telefunken z. Hochfrequenztechnik, April 1972.

THOMAS, E.D., BUCKNER, C.D., STORB, R., NEIMAN, P.E., FEFER, A., CLIFT, R.A., SLICHTER, S.J., FUNK, D.D., BRYANT, J.I., LERNER, K.E.: Aplastic anaemia treated by marrow transplantation. Lancet 1972 I, 284–289.

THOMAS, E.D., FLIEDNER, T.M., THOMAS, D., CRONKITE, E.P.: The problem of the stem cell: observations in dogs following nitrogen mustard. J. Lab. clin. Med. 65, 794–803 (1965).

THOMSON, A.E.R., O'CONNOR, T.W.E.: Observations on cryopreservation of lymphocytes in chronic lymphocytic leukaemia and normal human lymphocytes. Scand. J. Haemat. 8, 425–438 (1971).

THORBECKE, G.J.: Some histological and functional aspects of lymphoid tissue in germfree animals. I. Morphological studies. Ann. N.Y. Acad. Sci. 78, 237–246 (1959).

THORSBY, E.: The major histocompatibility system and its relation to lymphocyte activation. In: LINDAHL-KIESSLING, K., OSOBA, D. (Eds.): Lymphocyte Recognition and Effector Mechanisms, p. 327–348. New York-London: Academic Press 1974.

TILNEY, N.L., MURRAY, J.E.: Chronic thoracic duct fistula: operative technic and physiologic effects in man. Ann. Surg. 167, 1–8 (1968).

TISCHENDORF, F.: Die Milz. In: VON MÖLLENDORF, W., BARGMANN, W. (Hrsg.): Handbuch der mikroskopischen Anatomie des Menschen, Band VI/6. Berlin-Heidelberg-New York: Springer 1969.

TJERNBERG, B.: Microanalysis of the lymph node. I. Histological terms. In: RÜTTIMANN, A. (Ed.): Progress in Lymphology, p. 71–76. Stuttgart: Thieme 1967.

TJIO, J.H., CARBONE, P.P., WHANG, J., FREI, E. III: The Philadelphia chromosome and chronic myelogenous leukemia. J. nat. Cancer Inst. 36, 567–584 (1966).

TIVEY, H., LI, J.G., OSGOOD, E.E.: The average volume of leukemic leukocytes. Blood 6, 1013–1020 (1951).

TOIVANEN, P., TOIVANEN, A., GOOD, R.A.: Ontogeny of bursal function in chicken. I. Embryonic stem cell for humoral immunity. J. Immunol. 109, 1058–1070 (1972a).

TOIVANEN, P., TOIVANEN, A., LINNA, T.J., GOOD, R.A.: Ontogeny of bursal function in chicken. II. Postembryonic stem cell for humoral immunity. J. Immunol. 109, 1071–1080 (1972b).

TOIVANEN, P., TOIVANEN, A., GOOD, R.A.: Ontogeny of bursal function in chicken. III. Immunocompetent cell for humoral immunity. J. exp. Med. 136, 816–831 (1972c).

TOMASI, T.B.: Structure and function of mucosal antibodies. Ann. Rev. Med. 21, 281–298 (1970).

TORELLI, U., GROSSI, G., ARTUSI, T., EMILIA, G.: RNA and protein synthesis in normal peripheral mononuclear leukocytes. Acta haemat. (Basel) 30, 129–137 (1963).

TORELLI, U.L., HENRY, P.H., WEISSMAN, S.M.: Characteristics of the RNA synthesized in vitro by the normal human small lymphocyte and the changes induced by phytohemagglutinin stimulation. J. clin. Invest. 47, 1083–1095 (1968).

TRAININ, N., SMALL, M.: Thymic humoral factors. In: DAVIES, A.J.S., CARTER, R.L. (Eds.): Contemporary Topics in Immunobiology, Volume 2: Thymus Dependency, p. 321–337. New York-London: Plenum Press 1973.

Transplantation Proceedings 5, No. 4 (1973): The genetic determinants and mechanisms of cell-mediated immune reactions. Cellular aspects of transplantation. Transplant. Proc. 5, 1315–1881 (1973).

TRENTIN, J., WOLF, N., CHENG, V., FAHLBERG, W., WEISS, D., BONHAG, R.: Antibody production of mice repopulated with limited numbers of clones of lymphoid cell precursors. J. Immunol. 98, 1326–1337 (1967).

TREPEL, F.: Zellproliferation in malignen Lymphomen. In: STACHER, A. (Hrsg.): Leukämien und maligne Lymphome, S. 212–218. München-Berlin-Wien: Urban und Schwarzenberg 1972.

TREPEL, F.: Number and distribution of lymphocytes in man. A critical analysis. Klin. Wschr. 52, 511–515 (1974).

TREPEL, F.: Kinetik lymphatischer Zellen. In: THEML, H., BEGEMANN, H. (Hrsg.): Lymphocyt und klinische Immunologie, S. 16–26. Berlin-Heidelberg-New York: Springer 1975.

Trepel, F. Fröhlich, D.: Probleme der Milzperfusion. *In:* Brittinger, G., Roggenbach, H.J.: Leukozytenkulturen. Verhandlungsbericht der 2. Arbeitstagung über Leukozytenkulturen, S. 239–243. Stuttgart-New York: Schattauer 1971.

Trepel, F., Gerstmair, G., Waubke, R., Pichlmaier, H., Begemann, H.: Beziehungen zwischen der Abstoßung homologer Hauttransplantate und verschiedenen Lymphozytentypen im peripheren Blut. Haematologia 1, 119–129 (1967a).

Trepel, F., Pichlmayr, R., Kimura, J., Brendel, W., Begemann, H.: Therapieversuche mit Antilymphocytenserum bei Autoaggressionskrankheiten des Menschen. Klin. Wschr. 46, 856–864 (1968).

Trepel, F., Raststetter, J.: Untersuchungen zur funktionellen Differenzierung der mononukleären Leukozyten. Blut 15, 76–82 (1967).

Trepel, F., Raststetter, J., Theml, H., Stockhusen, G.: Nukleinsäuresynthese und Zytostatikawirkung in pathologischen Lymphknotenzellen. Med. Klin. 61, 618–622 (1966).

Trepel, F., Schick, P.: Dynamik im lymphatischen Zellsystem. Kinetik und Regulation der Lymphozyten. Med. Klin. 70, 581–590 (1975).

Trepel, F., Schick, P.: Proliferation und Wachstum von lymphatischen Zellpopulationen bei malignen Lymphomen. Blut (Suppl.) 18 (1976).

Trepel, F., Schick, P., Begemann, H.: Morphologische und funktionelle Veränderungen im Blutzellsystem des Meerschweinchens nach Behandlung mit cytostatischen Substanzen, Prednisolon und Phenylbutazon. III. Veränderungen einer immunologischen und einer unspezifischen Entzündungsreaktion. Z. ges. exp. Med. 149, 25–43 (1969).

Trepel, F., Stockhusen, G., Raststetter, J., Begemann, H.: Zytostatikawirkungen auf die Nukleinsäure- und Proteinsynthese von benignen und malignen Lymphomen. Chemotherapia (Basel) 12, 182–199 (1967b).

Trepel, F., Waubke, R., Begemann, H.: Phagozytose durch Lymphozyten. Klin. Wschr. 44, 256–261 (1966).

Trepel, F., Westerhausen, M.: Allgemeine Pathophysiologie von lymphatischen Systemerkrankungen (Erkrankungen des Immunzellsystems). *In:* Queisser, W. (Hrsg.): Das Knochenmark. Morphologie, Funktion, Diagnostik. Stuttgart: Thieme 1977.

Tripp, M.R.: Immunity in molusca. Transplant. Proc. 2, 231–232 (1970).

Trowell, O.A.: Experiments on lymph nodes cultured in vitro Ann. N.Y. Acad. Sci. 59, 1066–1069 (1955).

Trowell, O.A.: The lymphocyte. Int. Rev. Cytol. 7, 235–293 (1958).

Trowell, O.A.: Lymphocytes. *In:* Willmer, E.N. (Ed.): Cell and Tissue in Culture, p. 96–172. London-New York: Academic Press 1965.

Tsirimbas, A.D., Wittmann, K., Dörmer, P.: Zellkinetik in Lymphdrüsen. I. Bestimmung der DNS-Synthesedauer bei Patienten mit chronischer lymphatischer Leukämie durch Doppelmarkierung mit ^{3}H-Thymidin und ^{14}C-Thymidin in vivo. Klin. Wschr. 48, 923–929 (1970).

Tubergen, D.G., Feldman, J.D., Pollock, E.M., Lerner, R.A.: Production of macrophage migration inhibition factor by continuous cell lines. J. exp. Med. 135, 255–266 (1972).

Türk, W.: Untersuchungen über das Verhalten des Blutes bei akuten Infektionskrankheiten. Wien: Braumüller 1898.

Turkington, R.W.: Hormone-dependent differentiation of mammary gland in vitro. Curr. Top. Dev. Biol. 3, 199–218 (1968).

Tyan, M.L.: Studies on the ontogeny of the mouse immune system. I. Cell bound immunity. J. Immunol. 100, 535–542 (1968).

Tyan, M.L., Cole, L.J.: Proliferation of spleen-derived cells in thymus of lethally irradiated mice. Transplantation 8, 751–753 (1969).

Tyan, M.L., Herzenberg, L.A.: Studies on the ontogeny of the mouse immune system. II. Immunoglobulin-producing cells. J. Immunol. 101, 446–450 (1968).

Tyler, R.W., Everett, N.B.: A radioautographic study of haemopoietic repopulation using irradiated parabiotic rats: relation to the stem cell problem. Blood 28, 873–890 (1966).

Tyler, R.W., Everett, N.B.: Radioautographic study of cellular migration using parabiotic rats. Blood 39, 249–266 (1972).

Uhlenbruck, G.: Immunologie. Eine Einführung. München: Goldmann 1971.

Uhr, J.W.: Inhibition of antibody formation by serum antibody. *In:* Cinader, B. (Ed.): Regulation of the Antibody Response, p. 114–126. Springfield Jll.: Ch. C. Thomas 1968.

Uhr, J.W.: Intracellular events underlying synthesis and secretion of immunoglobulin. Cell. Immunol. 1, 228–244 (1970).

Uhr, J.W., Bystryn, J.C., Graf, M.W.: The regulation of antibody formation. *In:* Lindahl-Kiessling, K., Alm, G., Hanna, M.G., jr. (Eds.): Morphological and Functional Aspects of Immunity, p. 395–402. New York-London: Plenum Press 1971.

Uhr, J.W., Dancis, J., Neumann, C.G.: Delayed-type hypersensitivity in premature neonatal humans. Nature 187, 1130–1131 (1960).

Uhr, J.W., Finkelstein, M.S.: The kinetics of antibody formation. Progr. Allergy 10, 37–83 (1967).

UHR, J.W., FINKELSTEIN, M.S., BAUMANN, J.B.: Antibody formation. III. The primary and secondary antibody response to bacteriophage $\emptyset$X 174 in guinea pigs. J. exp. Med. **115**, 655–670 (1968).

UMIEL, T.: Thymus-influenced immunological maturation of embryonic liver cells. Transplantation **11**, 531–535 (1971).

UNANUE, E.R.: Antigen-binding cells. I. Their identification and role in the immune response. J. Immunol. **107**, 1168–1174 (1971).

UNANUE, E.R., CEROTTINI, J.C.: The function of macrophage in the immune response. Semin. Hematol. **7**, 255 (1970).

UNDRITZ, E.: Die Plasmazellen im Tierreich und ihre anzunehmende Bedeutung als Drüsenzellen für die Bildung der Bluteiweißkörper. Helv. med. Acta **5**, 548–551 (1938).

UNDRITZ, E.: Blut und Knochenmark im Alter. *In:* GSELL, O. (Hrsg.): Krankheiten der über Siebzigjährigen, S. 275–289. Bern, Stuttgart: Huber 1964.

VALENTOVY, V., CERNY, J., IVANYI, J.: Immunological memory of IgM and IgG type antibodies. I. Requirements of antigen dose for induction and of time interval for development of memory. Folia biol. (Praha) **13**, 100–108 (1967).

VAN DE WATER, J.M., KATZMAN, H.: Studies of the immune mechanism in thymectomized pups. J. Surg. Res. **4**, 387–390 (1964).

VAUGHAN, W.P., McGREGOR, D.D.: Lymphopoiesis in the rat. I. The effect of pool size on lymphocyte production. J. Cell Physiol. **80**, 1–12 (1972).

VAZQUEZ, J.J.: Antibody- or gamma globulin-forming cells, as observed by the fluorescent antibody technic. Lab. Invest. **10**, 1110–1125 (1961).

VEJLENS, G.: The Distribution of Leucocytes in the Vascular System. Acta path. microbiol. scand. Suppl. **33** (1938).

VERNON-ROBERTS, B.: The Macrophage. Cambridge: Cambridge University Press 1972.

VESSEY, M.P., DOLL, R.: Thymectomy and cancer – a follow-up study. Brit. J. Cancer **26**, 53–58 (1972).

VETTERS, J.M., McADAM, R.F.: Fine structure evidence for hormone secretion by the human thymus. J. clin. Path. **26**, 194–197 (1973).

VIANNA, N.J., GREENWALD, P., DAVIES, J.N.P.: Tonsillectomy and Hodgkin's disease: The lymphoid tissue barrier. Lancet **1971 I**, 431–432.

VILLENEUVE, B., BINET, J.L., BECART, R., BERNARD, J.: Circulation des lymphocytes chez la chévre. Temps de passage des lymphocytes du sang dans le lymphatique efférent poplité et incidence de l'irradiation extracorporelle par ultra-violet sur cette circulation. Nouv. Rev. franç. Hémat. **8**, 535–540 (1968).

VINCENT, P.C., BORNER, G., CHANANA, A.D., CRONKITE, E.P., GREENBERG, M.L., JOEL, D.D., SCHIFFER, L.M., STRYCKMANS, P.A.: Studies on lymphocytes XIV. Measurement of DNA synthesis time in bovine thoracic duct lymphocytes by analysis of labeled mitoses and by double labeling, before and after extracorporeal irradiation of the lymph. Cell Tiss. Kinet. **2**, 235–247 (1969).

VINCENT, P.C., GUNZ, F.W.: Control of lymphocyte level in the blood. Lancet **1970 II**, 342–344.

VISFELDT, J.: Chromosome aberrations in occupationally exposed personnel, in a radiotherapy department. *In:* EVANS, H.J., COURT BROWN, W.M., McLEAN, A.S. (Eds.): Human Radiation Cytogenetics, p. 167–173. Amsterdam: North Holland 1967.

VISCHER, T.L., JAQUET, C.: Effect of antibodies against immunoglobulins and the theta antigen on the specific and nonspecific stimulation of mouse cells in vitro. Immunology **22**, 259–266 (1972).

VISCHER, T.L., STASTNY, P.: Time of appearance and distribution of cells capable of secondary immune response following primary immunization. Immunology **12**, 675–687 (1967).

VITETTA, E.S., BIANCO, C., NUSSENZWEIG, V., UHR, J.W.: Cell surface immunoglobulin. IV. Distribution among thymocytes, bone marrow cells, and their derived populations. J. exp. Med. **136**, 81–93 (1972).

VITETTA, E.S., UHR, J.W.: Cell surface immunoglobulin. V. Release from murine splenic lymphocytes. J. exp. Med. **136**, 676–696 (1972).

VOLKMAN, A.: The origin and turnover of mononuclear cells in peritoneal exudates in rats. J. exp. Med. **124**, 241–254 (1966).

WAGNER, H.P., COTTIER, H., CRONKITE, E.P., CUNNINGHAM, L., JANSEN, C.R., RAI, K.R.: Studies on lymphocytes. V. Short in vivo DNA synthesis and generation time of lymphoid cells in the calf thoracic duct after simulated or effective extracorporeal irradiation of circulating blood. Exp. Cell Res. **46**, 441–451 (1967).

WAGNER, H.P., ECKMANN, L.: Proliferative characteristics of thoracic duct lymphoid cells in man. XIIIth International Congress of Hematology, Munich, August 1970 (Abstract).

WALB, D., HAAS, R.J., TREPEL, F.: Autoradiographische Untersuchungen zum Verhalten der Lymphozyten im peripheren Blut nach xenogener Hauttransplantation bei Ratten. Blut **23**, 84–91 (1971).

WALDMANN, T.A., SCHWAB, P.J.: IgG (7 S gammaglobulin) metabolism in hypogammaglobulinemia: Studies in patients with defective gamma globulin synthesis, gastrointestinal protein loss, or both. J. clin. Invest. **44**, 1523–1533 (1965).

WALDMANN, T.A., STROBER, W.: Metabolism of immunoglobulins. Progr. Allergy **13**, 1–110 (1969).

Waldmann, T.A., Strober, W., Blaese, R.M.: Immunodeficiency disease and malignancy. Various immunologic deficiencis of man and the role of immune processes in the control of malignant disease. Ann. intern. Med. **77**, 605–628 (1972).

Waldenström, J.G.: Monoclonal and Polyclonal Hypergammaglobulinemia. Clinical and Biological Significance. Cambridge: University Press 1968.

Waldorf, D.S., Willkens, R.F., Decker, J.L.: Impaired delayed hypersensitivity in an aging population. J. Amer. med. Ass. **203**, 831–834 (1968).

Walford, R.L.: The Immunologic Theory of Aging. Kopenhagen: Munksgaard 1969.

Walford, R.L., Tittor, W.: Einflüsse des lymphatischen Systems auf den Alterungsvorgang. Verh. Dtsch. Ges. inn. Med. **79**, 137–153 (1973).

Walther, H.: Lymphatische Leukämie als Fehldiagnose bei Karzinomerkrankung. Z. inn. Med. **15**, 956–960 (1960).

Wang, A.C., Wilson, S.K., Hopper, J.E., Fudenberg, H.H., Nisonoff, A.: Evidence for control of synthesis of the variable regions of the heavy chains of immunoglobulins G and M by the same gene. Proc. nat. Acad. Sci. **66**, 337–343 (1970).

Wara, D.W., Goldstein, A.L., Doyle, N.E., Ammann, A.: Thymosin activity in patients with cellular immunodeficiency. New Engl. J. Med. **292**, 70–74 (1975).

Ward, P.A., Remold, H.G., David, J.R.: The production by antigenstimulated lymphocytes of a leukotactic factor distinct from migration inhibitory factor. Cell. Immunol. **1**, 162–174 (1970).

Warner, N.L.: Surface immunoglobulins on lymphoid cells. In: Hanna, M.G., jr. (Ed.): Contemporary Topics in Immunobiology, Vol. **1**, p. 87–117. New York: Plenum Press 1972a.

Warner, N.L.: Differentiation of immunocytes and the evolution of immunological potential. In: Borek, F. (Ed.): Immunogenicity, p. 467–537. Amsterdam-London: North Holland 1972b.

Warner, N.L., Szenberg, A., Burnet, F.M.: The immunological role of different lymphoid organs in the chicken. I. Dissociation of immunological responsiveness. Aust. J. exp. Biol. med. Sci. **40**, 373–387 (1962).

Warner, N.L., Uhr, J.W., Thorbecke, J., Ovary, Z.: Immunoglobulins, antibodies and the bursa of Fabricius: Induction of agammaglobulinemia and the loss of all antibody-forming capacity by hormonal bursectomy. J. Immunol. **103**, 1317–1330 (1969).

Warthin, A.S.: The normal histology of the human hemolymph glands. Amer. J. Anat. **11**, 63–79 (1901).

Waubke, R., Gerstmair, G., Trepel, F., Pichlmaier, H., Begemann, H.: Wirkung von Röntgen-Ganzkörper- und Extrakorporal-Bestrahlung auf die Lymphozyten des peripheren Blutes. Haematologia **1**, 45–60 (1967).

Weber, W.T.: Mixed lymphocyte interaction and PHA-response of chicken spleen cells in a chemically defined medium. J. reticuloendoth. Soc. **8**, 37–54 (1970).

Weber, W.T.: Proliferative and functional capacity of bursal lymphocytes after transfer to agammaglobulinemic chicks. Cell. Immunol. **4**, 51–65 (1972).

Weber, W.T.: Direct Evidence for the response of B- and T cells to pokeweed mitogen. Cell. Immunol. **9**, 482–487 (1973).

Weicker, H.: Exakte Kriterien des Knochenmarks: Die Maß- und Mengenrelationen der Erythroblasten als Ausdruck der Reifungs- und Teilungsgesetze der Erythropoese. Schweiz. med. Wschr. **84**, 245–251 (1954).

Weidenreich, F.: Zur Morphologie und morphologischen Stellung der ungranulierten Leucocyten-Lymphocyten des Blutes und der Lymphe. VI. Fortsetzung der Studien über das Blut und die blutbildenden und -zerstörenden Organe. Arch. mikr. Anat. **73**, 794–882 (1909).

Weiner, L.: A family with high incidence leukemia and unique Ph'chromosome findings (Abstract). Blood **26**, 871 (1965).

Weiner, M.S., Bianco, C., Nussenzweig, V.: Neuraminidase enhancement of the binding of sheep erythrocytes to human T lymphocytes. Blood **42**, 939–946 (1973).

Weinheimer, P.F., Acton, R.T., Sawyer, S., Evans, E.E.: Specificity of the induced bactericidin of the West Indian spiny lobster, Panulirus argus. J. Bact. **98**, 947–948 (1969).

Weiss, L.: The white pulp of the spleen. The relationships of arterial vessels, reticulum and free cells in the periarterial lymphatic sheath. Bull Johns Hopk. Hosp. **115**, 99–173 (1964).

Weiss, L.: The structure of the normal spleen. Semin. Hematol. **2**, 205–228 (1965).

Weissmann, G., Hirschhorn, R.: The lysosomal system in lymphocytes — from cyclic AMP to gene activation. Advanc. Cytopharmacol. **1**, 191–198 (1971).

Weissmann, J.L.: Thymus cell migration. J. exp. Med. **126**, 291–304 (1967).

Werdelin, O.: The origin, nature, and specificity of mononuclear cells in experimental autoimmune inflammations. Acta path. microbiol. scand., Sect. A., Suppl. **232**, 1–91 (1972).

Werdelin, O., Foley, P.S., Rose, N.R., McCluskey, R.T.: The growth of the cell population in the draining popliteal lymph node of rats injected with rat adrenal in Freund's adjuvant. Immunology **21**, 1059–1063 (1971).

WERNET, P., FEIZI, T., KUNKEL, H.G.: Idiotypic determinants of immunoglobulin M detected on the surface of human lymphocytes by cytotoxicity assays. J. exp. Med. **136**, 650 – 655 (1972).

WETTER, O.: Paraproteine als Produkt der klonalen Immunproliferation Klin. Wschr. **51**, 889 – 899 (1973).

WHANG, J., FREI, E., III, TJIO, J.H., CARBONE, P.P., BRECHER, G.: The distribution of the Philadelphia chromosome in patients with chronic myelogenous leukemia. Blood **22**, 664 – 673 (1963).

WHEELOCK, E.F.: Virus replication and high-titered interferon production in human leucocyte cultures inoculated with Newcastle disease virus. J. Bact. **92**, 1415 – 1421 (1966).

WHITAKER, A.N.: Infection and the spleen: association between hyposplenism, pneumococcal sepsis and disseminated intravascular coagulation. Med. J. Aust. **56/I**, 1213 – 1219 (1969).

WHITE, R.G., COONS, A.H., CONNOLLY, J.M.: Studies on antibody production. III. The alum granuloma. J. exp. Med. **102**, 73 – 82 (1955).

WHITTACKER, M.G., REES, K., CLARK, C.G.: Reduced lymphocyte transformation in breast cancer. Lancet **1971 I**, 892 – 983.

WIGZELL, H.: Antibody diversity: It is all coded for by the germ line genes? Scand. J. Immunol. **2**, 199 – 206 (1973).

WIGZELL, H.: On the relationship between cellular and humoral antibodies. *In:* COOPER, M.D., WARNER, N.L. (Eds.): Contemporary Topics in Immunobiology, Vol. 3, p. 77 – 96. New York-London: Plenum Press 1974.

WILLEMS, F.T.C., MELNICK, J.L., RAWLS, W.E.: Viral inhibition of the phytohemagglutinin response of human lymphocytes and application to viral hepatitis. Proc. Soc. exp. Biol. (N.Y.) **130**, 652 – 661 (1969).

WILLEMS, F.T.C., MELNICK, J.L., RAWLS, W.E.: Replication of poliovirus in phytohemagglutinin-stimulated human lymphocytes. J. Virol. **3**, 451 – 457 (1969).

WILLIAMS, R.C., JR., DEBOARD, J.R., MELLBYE, O.J., MESSNER, R.P., LINDSTRÖM, F.D.: Studies of T- und B-lymphocytes in patients with connective tissue dieseases. J. clin. Invest. **52**, 283 – 295 (1973).

WILLIAMS, R.J.: The lymphoid nodules of human bone marrow. Amer. J. Path. **15**, 377 – 384 (1939).

WILLIAMS, T.W., GRANGER, G.A.: Lymphocyte in vitro cytotoxicity: mechanisms of lymphotoxin-induced target cell destruction. J. Immunol. **102**, 911 – 918 (1969 a).

WILLIAMS, T.W., GRANGER, G.A.: Lymphocyte in vitro cytotoxicity: Correlation of derepression with release of lymphotoxin from human lymphocytes. J. Immunol. **103**, 170 – 178 (1969 b).

WILLIAMSON, A.R., ASKONAS, B.A.: Senescence of an antibody-forming cell clone. Nature **238**, 337 (1972).

WILSON, D.B., BLYTH, J.L., NOWELL, P.C.: Quantitative studies on the mixed lymphocyte interaction in rats. III. Kinetics of the response. J. exp. Med. **128**, 1157 – 1181 (1968).

WILSON, D.B., FOX, D.H.: Quantitative studies on the mixed lymphocyte interaction in rats. Reactivity of lymphocytes from conventional and germfree rats to allogeneic and xenogeneic cell surface antigens. J. exp. Med. **134**, 857 – 870 (1971).

WILSON, D.B., NOWELL, P.C.: Quantitative studies on the mixed lymphocyte interaction in rats. IV. Immunologic potentiality of the responding cells. J. exp. Med. **131**, 391 – 407 (1970).

WILSON, D.B., NOWELL, P.C.: Quantitative studies on the mixed lymphocyte interaction in rats. V. Tempo and specificity of the proliferative response and the number of reactive cells from immunized donors. J. exp. Med. **133**, 442 – 453 (1971).

WILSON, J.D.: The realtionship of antibody-forming cells to rosette-forming cells. Immunology **21**, 233 – 245 (1971).

WILSON, J.D., NOSSAL, G.J.V., LEWIS, H.: Metabolic characteristic of lymphocyte surface immunoglobulins. Europ. J. Immunol. **2**, 225 – 232 (1972).

WILSON, J.D., THOMSON, A.E.R.: Death and division of lymphocytes. Neglected factors in assessment of PHA-induced transformation. Lancet **1968 II**, 1120 – 1123.

WILSON, R., BEALMEAR, M., SOBONYA, R.: Growth and regression of the germfree (axenic) thymus. Proc. Soc. exp. Biol. (N.Y.) **118**, 97 – 99 (1965).

WINKELSTEIN, A., CRADDOCK, C.G.: Comparative response of normal human thymus and lymph node cells to phytohemagglutinin in culture. Blood **29**, 594 – 607 (1967).

WINKELSTEIN, A., MIKULLA, J.M., NANKIN, H.R., POLLOCK, B.H., STOLZER, B.L.: Mechanisms of immunosuppression: Effects of cyclophosphamide on lymphocytes. J. Lab. clin. Med. **80**, 506 – 513 (1972).

WINTROBE, M.M.: Clinical Hematology, Sixth Edition. Philadelphia: Lea and Febinger 1967.

WIOLAND, M., SABOLIC, D., BURG, C.: Electrophoretic mobilities of T and B cells. Nature New Biology **237**, 274 – 276 (1972).

WISEMAN, B.K.: Criteria of the age of lymphocytes in the peripheral blood. J. exp. Med. **54**, 271 – 294 (1931).

WISEMAN, B.K.: The identity of the lymphocyte. Folia haemat. **46**, 346 – 359 (1931/32).

WITTING, G.: Phagocytosis by blood cells in healthy and diseased caterpillars. II. A consideration of the method of making hemocyte counts. J. Invertebrate Path. **8**, 461 – 477 (1966).

Wood, T.A., Frenkel, E.P.: The atypical lymphocyte. Amer. J. Med. 42, 923–936 (1967).
Woodruff, J.F., Woodruff, J.J.: Virus-induced alterations of lymphoid tissues. II. Lymphocyte receptors for Newcastle disease virus. Cell. Immunol. 5, 296–306 (1972).
Woodruff, J.J., Gesner, B.M.: The effect of neuraminidase on the fate of transfused lymphocytes. J. exp. Med. 129, 551–567 (1969).
Woodruff, M.F.A., Reid, B., James, K.: Effect of antilymphocytic antibody and antibody fragments on human lymphocytes in vitro. Nature 215, 591 (1967).
Wortis, H.H., Taylor, R.B., Dresser, D.W.: Antibody production studied by means of the LHG assay. I. The splenic response of CBA mice to sheep erythrocytes. Immunology 11, 603–616 (1966).
Wostmann, B.S., Pleasant, J.R., Bealmear, P., Kincade, P.W.: Serum proteins and lymphoid tissues in germfree mice fed a chemically defined, water soluble, low molecular diet. Immunology 19, 443–448 (1970).
Wu, A.M., Till, J.E., Siminovitch, L., McCulloch, E.A.: Cytological evidence for a relationship between normal hematopoietic colony-forming cells and cells of the lymphoid system. J. exp. Med. 127, 455–463 (1968).
Wu, L.Y.F., Lawton, A.R., Cooper, M.D.: Differentiation capacity of cultured B lymphocytes from immunodeficient patients. J. clin. Invest. 52, 3180–3189 (1973).
Wybran, J., Carr, M.C., Fudenberg, H.H.: The human rosette-forming cell as a marker of a population of thymus-derived cells. J. clin. Invest. 51, 2537–2543 (1972).
Wybran, P.J.: Etude de la conservation des lymphocytes en azote liquide. Nouv. Rev. franç. Hémat. 9, 627–632 (1969).
Yagi, Y.: Production of immunoglobulin by cells of established human lymphocytoid cell lines. In: Padykula, H.A. (Ed.): Control Mechanisms in the Expression of Cellular Phenotypes, p. 121–133. New York-London: Academic Press 1970.
Yoffey, J.M.: Variation in lymphocyte production. J. Anat. (Lond.) 70, 507–514 (1935/36).
Yoffey, J.M.: Further problems of lymphocyte production. Ann. N.Y. Acad. Sci. 113, 867–886 (1964).
Yoffey, J.M.: Stem cell role of the lymphocyte-transitional cell (LT) compartment. In: Ciba Foundation Symposium 13: Haemopoietic Stem Cells, p. 5–45. Amsterdam-London-New York: Elsevier, Excerpta Medica, North Holland Publishing 1973.
Yoffey, J.M.: Discussion remark. In: Ciba Foundation Symposium 13: Haemopoietic Stem Cells, p. 127. Amsterdam-London-New York: Elsevier, Excerpta Medica, North Holland Publishing 1973.
Yoffey, J.M., Courtice, F.C.: Lymphatics, Lymph and the Lymphomyeloid Complex. London-New York: Academic Press 1970.
Yoffey, J.M., Hudson, G., Osmond, D.G.: The lymphocyte in guinea-pig bone marrow. J. Anat. (Lond.) 99, 841–860 (1965a).
Yoffey, J.M., Rich, W.J.C.C., Tidman, M.K., Cummins, B.H., Roy, R.R.: The source of the lymphocytes in thoracic duct lymph during prolonged drainage. Ann. N.Y. Acad. Sci. 113, 1053–1065 (1964).
Yoffey, J.M., Winter, C.B., Osmond, D.G., Meek, E.S.: Morphological studies in the culture of human leukocytes with phytohaemagglutinin. Brit. J. Haemat. 11, 488–497 (1965b).
Yonemoto, R.H., Terasaki, P.J.: Cancer immunotherapy with HLA-compatible thoracic duct lymphocyte transplantation. A preliminary report. Cancer (Philad.) 30, 1438–1443 (1972).
Yoshida, Y., Osmond, D.G.: Identity and proliferation of small lymphocyte precursors in cultures of lymphocyte-rich fractions of guinea pig bone marrow. Blood 37, 73–86 (1971).
Young, M., Turnbull, H.M.: An analysis of the data collected by the Status Lymphaticus Investigation Committee. J. Path. Bact. 34, 213–258 (1931).
Yu, D.T.Y.: Human lymphocyte receptor movement induced by sheep erythrocyte binding: effect of temperature and neuraminidase treatment. Cell. Immunol. 14, 313–320 (1974).
Yunis, E.J., Fernandes, G., Teague, P.O., Stutman, O., Good, R.A.: The thymus, autoimmunity and the involution of the lymphoid system. In: Sigel, M.M., Good, R.A. (Eds.): Tolerance, Autoimmunity and Aging, p. 62–119. Springfield Ill.: Ch. C. Thomas 1972.
Zacharski, L.R., Elveback, L.R., Linman, J.W.: Leucocyte counts in healthy adults. Amer. J. Clin. Path. 56, 148–150 (1971).
Zacharski, L.R., Linman, J.W.: Lymphocytopenia: Its causes and significance. Proc. Mayo Clin. 46, 168–173 (1971).
Zatz, M.M., Lance, E.M.: The distribution of ^{51}Cr-labeled lymphocytes into antigen-stimulated mice. Lymphocyte trapping. J. exp. Med. 134, 224–241 (1971).
Zeiller, K., Hanning, K.: Evidence for specific organ distributions of lymphoid cells. Hoppe-Seylers Z. Physiol. Chem. 352, 1162–1167 (1971).
Zeiller, K., Hanning, K., Pascher, G.: Free-flow electrophoretic separation of lymphocytes. Separation of graft versus host reactive lymphocytes of rat spleens. Hoppe-Seylers Z. physiol. Chem. 352, 1168–1170 (1971).

ZEILLER, K., HOLZBERG, E., PASCHER, G., HANNIG, K.: Free flow electrophoretic separation of T and B lymphocytes. Evidence for various subpopulations of B cells. Hoppe-Seylers Z. physiol. Chem. **353**, 105–110 (1972).

ZIMMERMAN, T.S., GODWIN, H.A., PERRY, S.: Studies of leukocyte kinetics in chronic lymphocytic leukemia. Blood **31**, 277–291 (1968).

ZLOTNICK, A.: The plasma cell production pathway of small lymphocytes transferred to a heterologous host. *In:* YOFFEY, J.M.: The Lymphocyte in Immunology and Haemopoiesis, p. 317–323. London: Arnold 1967.

ZORINI, C.O., NERI, A., COMIS, M., MANNELLA, E., PACIUCCI, P.A.: Influence of Hodgkin's serum on PHA stimulation of normal lymphocytes (Letter). Lancet **1974 I**, 745–746.

ZOSCHKE, D.C., BACH, F.H.: Specificity of allogeneic cell recognition by human lymphocytes in vitro. Science **172**, 1350–1352 (1971).

ZUCKER, R.M., CASSEN, B.: The separation of normal human leukocytes by density and classification by size. Blood **34**, 591–600 (1969).

ZUCKER-FRANKLIN, D.: Structural features of cells associated with the paraproteinemias. Semin. Hemat. **1**, 165–198 (1964).

ZUCKER-FRANKLIN, D.: The ultrastructure of lymphocytes. Semin. Hematol. **6**, 4–27 (1969).

ZUCKER-FRANKLIN, D., DAVIDSON, M., THOMAS, L.: The interaction of mycoplasmas with mammalian cells. II. Monocytes and lymphocytes. J. exp. Med. **124**, 533–542 (1966).

ZWEIMAN, B.: Effect of viable and non-viable measles virus on proliferating human lymphocytes. Int. Arch. Allergy **43**, 600–607 (1972).

ZWICKER, M.: Plasmazellenreaktionen bei Serumkrankheit. Klin. Wschr. **32**, 365–369 (1954).

Granulozytopoese
Morphologie, Physiologie, Kinetik und Funktion

Irene Boll

Mit 61 Abbildungen und 14 Tabellen

I. Morphologie der neutrophilen Granulozyten und ihrer Vorstufen

Zwei Drittel der weißen Blutkörperchen im peripheren Blut sind beim Erwachsenen Granulozyten, vorwiegend neutrophil, wenige eosinophil und basophil granuliert.

Die Entwicklungsreihe der morphologisch vielfältigen granulozytopoetischen Vorstufen ist seit EHRLICH (1880), NAEGELI (1900), ARNETH (1904), SCHILLING (1925, 1926) bekannt und konnte durch kinematographisch fortlaufende Dokumentation an Einzelzellen in hochauflösendem Phasenkontrast endgültig bestätigt werden (BOLL, 1958, 1966, 1973):

Myeloblast (Eosinophiloblast, Basophiloblast)
neutrophiler, eosinophiler oder basophiler Promyelozyt
neutrophiler, eosinophiler oder basophiler Myelozyt
neutrophiler, eosinophiler oder basophiler Metamyelozyt=jugendlicher Granulocyt
neutrophiler, eosinophiler oder basophiler stabkerniger Granulocyt
neutrophiler, eosinophiler oder basophiler segmentkerniger Granulocyt
neutrophile, eosinophile oder basophile Abbauform.

SCHULTEN schrieb 1957 im Handbuch der Hämatologie Bd. I/1, S. 187: „Bei den im fixiert gefärbten Präparat sichtbaren Zellstrukturen muß immer wieder durch Vergleich mit unpräparierten Bildern erwogen werden, ob es sich um präformierte Gebilde handelt oder ob sie Kunstprodukte darstellen, die allerdings durch die typische Form ihres Auftretens unter den präparativen Einwirkungen zur Identifizierung der Zellen wichtig sein können. So gibt es heute eigentlich zwei Blutmorphologien, eine, klinisch ganz überwiegend betrieben, die sich auf die Betrachtung der fixierten und gefärbten Präparate stützt, eine andere, die sicher viel mehr dem ‚wirklichen‘ Aussehen der Zelle entspricht, der die Betrachtung der unveränderten Zellen vor allem im Phasenkontrastbild zugrunde liegt. Vielleicht am bedeutsamsten sind die folgenden Unterschiede: Die meisten, im allgemeinen als Mitochondrien bezeichneten Zytoplasmagranula erscheinen im Giemsa-Präparat nicht, obwohl sie offenbar als Träger von Enzymen große physiologische Bedeutung haben; andererseits kommen die für die Differenzierung verschiedener Zellen wichtigen Kernstrukturen erst nach der Fixierung zur Darstellung.“ Die im Phasenkontrast so markante neutrophile Granulation läßt sich bei der panoptischen Färbung auch kaum darstellen.

Die ultramikroskopischen Verfahren mit dem Elektronenmikroskop, Rasterelektronenmikroskop und verschiedenen Spezialtechniken, wie Bedampfung, bringen weitere Kenntnisse über die Zellmorphologie, auch wenn zusätzlich Artefakte berücksichtigt werden müssen.

1. Myeloblast

a) Der Myeloblast (NAEGELI, 1900, 1908) kommt im Pappenheim-gefärbten Knochenmarkausstrich relativ selten vor ($2^o/_{oo}$). Er ist eine kleine Zelle mit einem mittleren Zelldurchmesser von 13,4 µm und einem mittleren Kerndurchmesser von 10,7 µm (BOLL, 1970). Charakteristisch ist die hohe Kern-Plasma-Relation von 0,7. Der schmale Zytoplasmasaum ist basophil, meist heller als der des Proerythroblasten. Die Kernchromatinstruktur ist feinfädig netzig, wie durch Milchglas gesehen (SIEBERT, 1950) und läßt einige Nukleolen ahnen. Selten zeigt die Zelloberfläche Ausstülpungen, sog. Öhrchen (HECKNER, 1973). Häufig findet sich eine Kernbucht, hier wird die Basophilie durch den Golgi-Apparat abgeschwächt, weil das ultramikroskopische Substrat der Basophilie, das Ergastoplasma, fehlt (Abb. 1 und 2).

Während der häufigen Mitosen kann der Myeloblast nur an seiner Zellgröße und Zytoplasmafarbe erkannt werden, die allerdings durch feinste weiße Aufhellungen, eine Entmischung, noch heller wird; die sogenannte paramitotische Granulation entsteht.

b) Im Myeloblasten sind weder eine Granulation noch Peroxydase-positive Substanzen oder andere Fermente nachzuweisen, nur eine geringe Sudanophilie und β-Glukoronidase-Aktivität (SHEEHAN, 1939; STORTI, 1951; LILLIE, 1953; MAURI, 1963; ALEKSANDROWICZ, 1965). Am Zytozentrum, neben der Kernbucht gelegen, ist die Reaktion der sauren Phosphatase positiv.

c) Im histologischen Schnitt ist der Myeloblast ebenfalls kleiner und hat weniger Kernstruktur als der Proerythroblast, ähnelt ihm aber in der Kern-Plasma-Relation und in der Zytoplasmabasophilie (LENNERT, 1952; BURKHARDT, 1970).

d) Im phasenoptischen Vitalpräparat ist der Myeloblast im abgekugelten Zustand kleiner als auf dem Ausstrich:

der mittlere Zelldurchmesser beträgt	10,0 µm
der mittlere Kerndurchmesser	7,5 µm
die mittlere Kern-Plasma-Relation der Durchmesser	0,73
die mittlere Zellfläche	$78,6 \pm 13,1$ µm²
die mittlere Kernfläche	$44,9 \pm 12,7$ µm²
die mittlere Kern-Plasma-Relation der Flächen	0,57 (BOLL, 1975).
das mittlere Zellvolumen beträgt	524 (350–700) µm³
das mittlere Kernvolumen	226 (115–415) µm³
	(BOLL, 1975).

Das Chromatinnetz kommt nicht zur Darstellung, sondern nur einige fleckförmige, phasenpositive Bezirke, die als Nukleolen bezeichnet werden (ACKERMAN, 1955a, 1964; STOBBE, 1970). Im homogenen, schwach phasenpositiven Zytoplasma bewegen sich besonders an der Kernbucht stab- und fadenförmige phasenpositive Mitochondrien (mit Janusgrün B nachweisbar; RIND, 1955b). Der normale Myeloblast ist vital nicht immer rund, oft sendet er nach allen

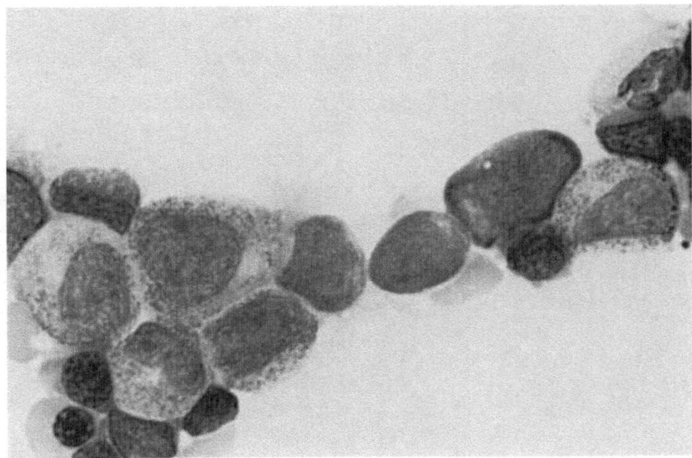

Abb. 1. Knochenmarkausstrich eines Gesunden, nach Pappenheim gefärbt: 2 Myeloblasten, 1 Pro-erythroblast, 1 basophiler Erythroblast und 4 Promyelozyten. (Durch freundliche Überlassung von Herrn U. KEMPGENS)

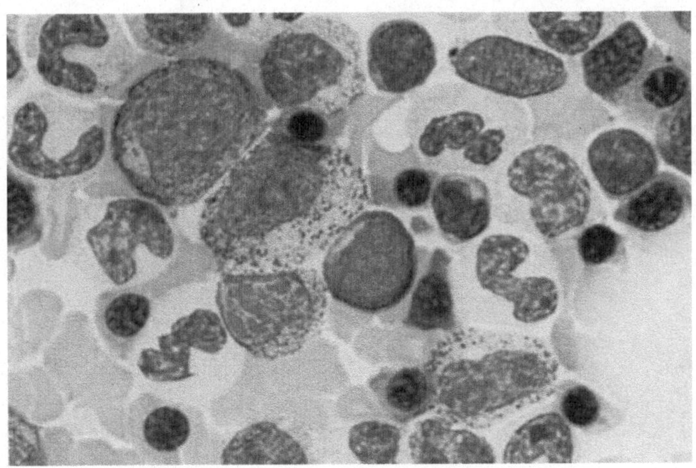

Abb. 2. Knochenmarkausstrich eines Gesunden, nach Pappenheim gefärbt. Es finden sich alle granu-lozytopoetischen Zellen auf diesem Ausschnitt: In der Mitte ein kleiner Myeloblast, links davon 2 Promyelozyten verschiedener Reifungsstadien, darum Myelozyten, Metamyelozyten, stabkernige und 2 segmentkernige neutrophile Granulozyten. Unterhalb des Promyelozyten links vom Myelobla-sten ein eosinophiler Myelozyt. Rechts oberhalb des Myeloblasten ein Promonozyt. (Durch freund-liche Überlassung von Herrn U. KEMPGENS)

Seiten spitze oder breite Zytoplasmafortsätze aus. Durch die Konstanz eines solchen Fortsatzes an einer Seite entsteht beim Myeloblasten häufig eine zielge-richtete Fortbewegung (Abb. 3), gelegentlich laufen auch Kontraktionswellen über die Zelle hin (RICH, 1939; ABERCROMBIE, 1965; BOLL, 1972; ROSSE, 1971a). Diese wurmartige Fortbewegung ähnelt schon derjenigen reifer Granulozyten, ist nur viel langsamer: die Geschwindigkeit beträgt im Mittel 2,3 µ/min (BOLL, 1976) gegen 40 µm/min (MOESCHLIN, 1946; ALBRECHT, 1954). Manchmal bewegt sich der kleine Myeloblast aber auch um seine Achse kugelnd weiter.

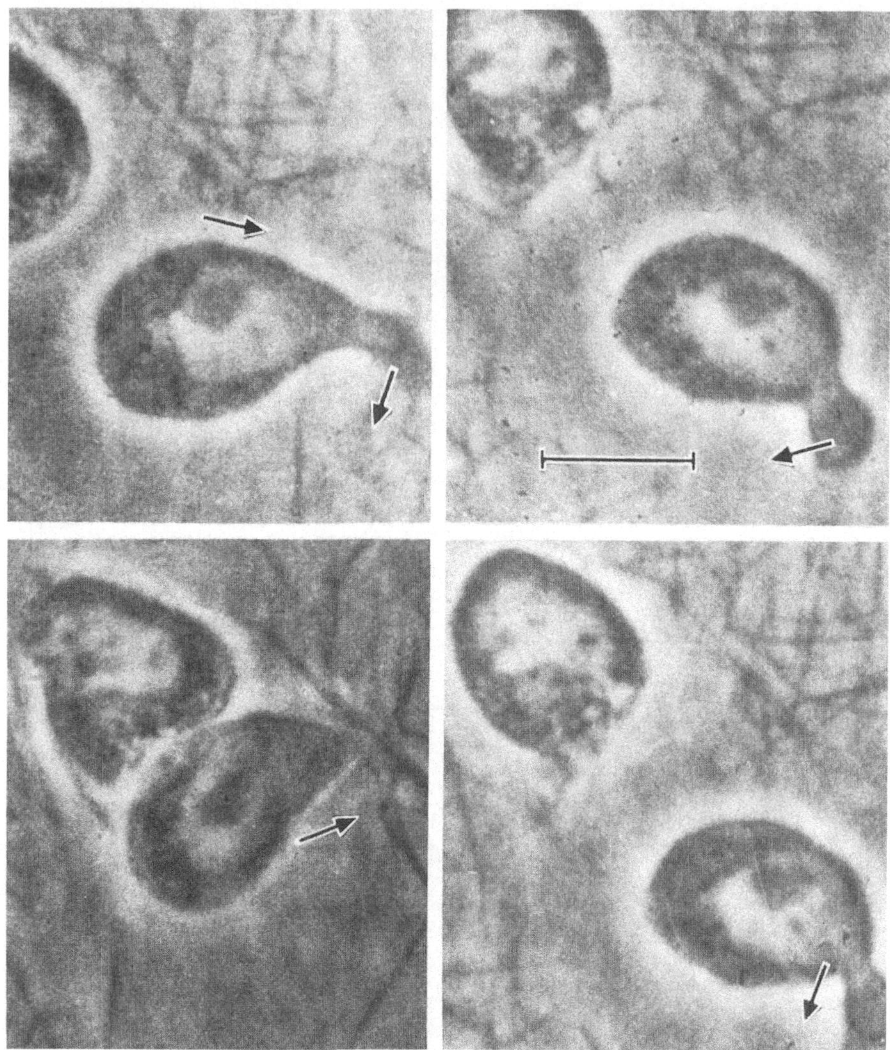

Abb. 3. Myeloblast bei der Fortbewegung (Bewegungsrichtung s. Pfeile) neben kleinem, am Ort verbleibenden, granulierten Myelozyten. An der Frontseite des Myeloblasten zarter Zytoplasmafortsatz, in den der Kern einströmt. Im rückwärtigen Zytoplasma zahlreiche Mitochondrien. Beobachtungsdauer: 30 min. Phasenkontrast-Filmdokumentation auf 16 mm Negativ-Film, 100fache Ölimmersion, ⊢——⊣ 10 μm (aus normalem Knochenmark)

   e) Elektronenmikroskopisch finden sich im Zytoplasma der Myeloblasten Mitochondrien, Polyribosomen, Ergastoplasma, Mikrotubuli und Filamente (Capone, 1964; Schumacher, 1972a; Bessis, 1973). Der große helle Kern hat ein feindisperses Chromatinmuster mit nur geringen Verdichtungen an der etwas eingebuchteten Kernmembran (Dicke, 1971). Bessis (1973) beschreibt eine ultrastrukturelle Peroxydase-Reaktion in Ergastoplasmasäcken, im Golgi-Körper und in Granula, ohne auszuschließen, daß es sich hierbei schon um junge Promyelozyten handelt.

f) *Der leukämische Myeloblast* ist bei vielen Patienten erheblich größer als der normale, aber gelegentlich besonders im peripheren Blut auch kleiner, ein sogenannter Mikroblast, und zeigt seltener Zytoplasmafortsätze bzw. Lokomotion (BOLL, 1972, 1976) (Tabelle 1). Ultrastrukturell unterscheidet sich der leukämische Myeloblast qualitativ von dem normalen: durch Taschen und Einkerbungen des Zellkernes, durch Anhäufungen von Nukleolen, im Zytoplasma durch teilweise Zerstörung der Mitochondrien, Mikrofibrillen und Granula, durch Auftreten von virusähnlichen Partikeln, DNA-Fasern, Glykogen und Myelinwirbeln (SCHUMACHER, 1972b).

Tabelle 1. Häufigkeit der Lokomotion, Oberflächenbeweglichkeit und Zellruhe bei normalen und leukämischen Myeloblasten in %

Myeloblast	Zellzahl	sessil	am Ort beweglich	wandernd
normal	40	11	28	61
leukämisch	196	23	33	44

Die Auer-Stäbchen der leukämischen Vorstufen sind aus azurophilen Granula zusammengesinterte kristalloide Gebilde (HUHN, 1968) und stark Peroxydase-positiv. Ultrastrukturell enthalten sie wie die azurophilen Granula Bündel von Tubuli mit etwa 100 Å Durchmesser (KONDO, 1966; HUHN, 1968 u.a.). Der Nachweis von saurer Phosphatase weist auf ihre Lysosomennatur hin.

Auch bei nicht-leukämischen Erkrankungen finden sich normale Myeloblasten nicht nur im Knochenmark, sondern auch im peripheren Blut.

2. Neutrophiler Promyelozyt

a) Bei der Pappenheim-Färbung ist der Promyelozyt charakterisiert durch seine azurophile (rot-violette) Granulation (Abb. 1 und 2). Im normalen Knochenmark finden sich selten Promyelocyten, die noch den Myeloblasten in der Größe, Kernstruktur und Kernplasma-Relation ähneln und am Zytozentrum schon einige azurophile Granula haben. Nur in der Regenerationsphase nach Agranulozytose treten solche den Myeloblasten ähnelnde kleine Promyelozyten häufiger auf. Die Mehrzahl der Promyelozyten ist viel größer als der Myeloblast und weist reichlich azurophile Granula auf. Beim Infekt sind Zell- und Kerndurchmesser der Promyelozyten (Zelle 13,5 [12,0−20,5] µm, Kern 10,7 [8,0−14,0] µm) kleiner als im normalen Fließgleichgewicht (Zelle 16,4 [11,5−20,0] µm, Kern 12,4 [9,6−17,0] µm, BOLL, MERSCH u. MERSCH, 1970).

Der Kern hat weniger an Größe gewonnen als die Zelle, so daß die Kern-Plasma-Relation auf 0,3 reduziert ist. Der Kern ist oval, liegt exzentrisch und kann zur Zellmitte hin, wo sich der Golgi-Apparat durch Fehlen der Granula abzeichnet, leicht eingebuchtet sein. Seine Struktur ist dichter und gröber als die des Myeloblasten und läßt nur noch selten Nukleolen erkennen.

Die Zelle des Promyelozyten ist fast immer rund, das Zytoplasma kann noch mehr oder weniger basophil oder ganz azidophil sein. Wegen dieser unterschiedlichen Zytoplasmafarbe werden die Promyelozyten auch in I und II differenziert.

Im Pappenheim-Präparat ist es nicht immer leicht, den Promyelozyten vom Promonozyten zu unterscheiden, dessen azurophile Granulation geringer und feiner, dessen Zytoplasmabasophilie schwächer, aber gleichmäßig über die Zelle verteilt, und dessen Kern stärker gelappt ist. Mit Hilfe der α-NA-Esterase- oder der Naphtol-AS-Azetat-Esterase-Reaktion gelingt die Abgrenzung des stark positiven Promonozyten vom negativen Promyelozyten allerdings leicht (MERKER, 1968).

b) Zytochemisch ist der Promyelozyt stark Peroxydase-, Naphtol-ASD-Chloracetat-Esterase-, deutlich PAS- und saure Phosphatase-positiv (HECKNER,

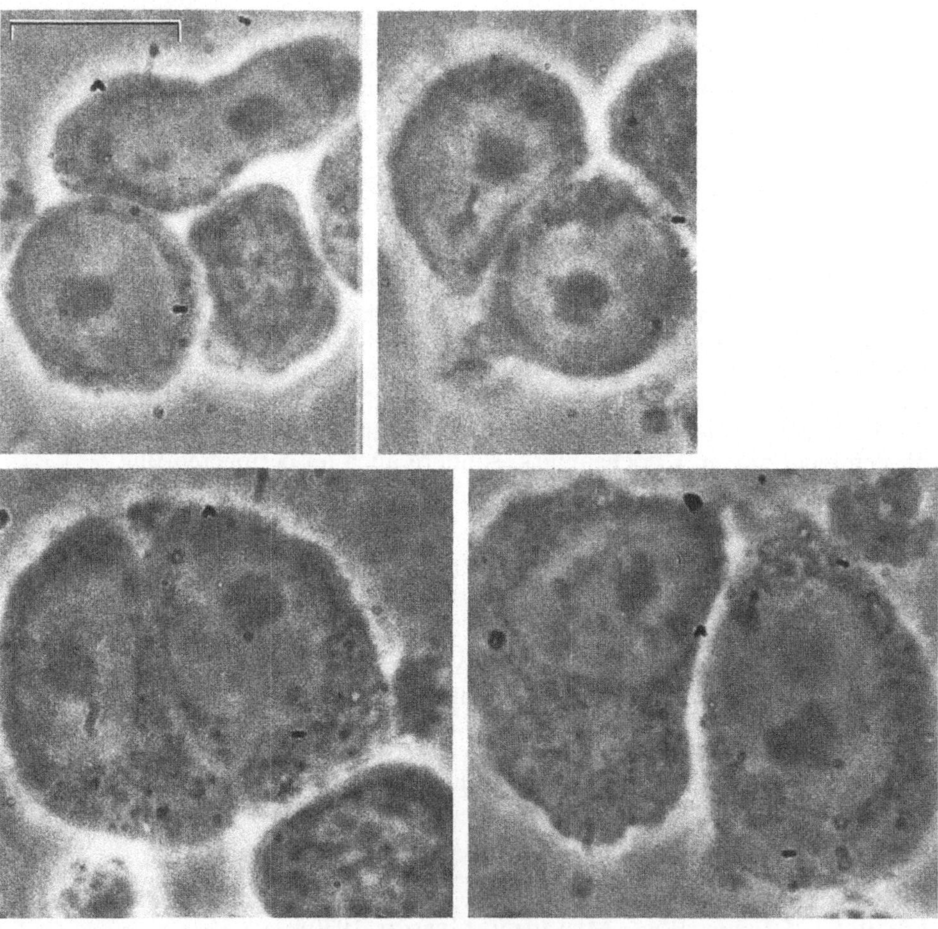

Abb. 4. Transformation von 2 Myeloblasten in 2 Promyelozyten II. Auf dem 1. Teilbild liegt ein Myeloblast mit großem Kern, solitärem Nukleolus und schmalem Zytoplasmasaum mit Mitochondrien. Der gleichgroße Myeloblast darüber befindet sich gerade bei der Fortbewegung. Rechts daneben ein Megaloblast. Im 2. Teilbild ist der Zytoplasmasaum gering verbreitert, der untere Myeloblast zeigt einen zarten Zytoplasmafortsatz ohne Mitochondrien nach links unten. Im 3. Teilbild haben die Kerne und die Zellen stark an Größe zugenommen, viele Granula sind aufgetreten, der Megaloblast ist fast ganz im Bild. Im 4. Teilbild haben sich die Zellen weiter vergrößert. Die Kerne haben mehr Strukturen, im Zytoplasma der linken Zelle zeichnet sich das Zytozentrum durch die Verdrängung der Granula ab. Das Kernplasmaverhältnis hat sich von 0,7 fast auf 0,3 verschoben. Beobachtungsdauer: 19 Std, 16 min. Phasenkontrast-Filmdokumentation auf 16 mm Negativfilm (aus Knochenmark bei CML), 100fache Ölimmersion, ⊢⊣ 10 µm (aus BOLL, I., Blut 27, 159 [1973])

1963; ASTALDI, 1963) und negativ für alkalische Phosphatase (BOLL, 1970). Mit Sudan Schwarz B nach SHEEHAN (1939) läßt sich die neutrophile Granulation als Lipid-enthaltende Körnchen nachweisen (FIEBELKORN, 1972). Auch 5'-Nukleotidase, Indoxyl-Esterase, Arylsulfatase, β-Galaktosidase und β-Glukuronidase sind stärker in der azurophilen als in der neutrophilen Granulation nachweisbar.

c) Im histologischen Schnitt ist der Promyelozyt weder mit Hämatoxylin-Eosin (LENNERT, 1952) noch mit Gallaminblau-Giemsa (BURKHARDT, 1970), sondern nur durch seine Größe vom Myelozyten abzugrenzen, da die azurophile Granulation nicht zur Darstellung kommt.

d) Phasenoptisch ist der Promyelozyt durch seine Größe, seine Kern-Plasma-Relation von 0,3 und seine dichte, feine, phasenpositive Granulation mit einem Granuladurchmesser von 0,2—0,6 µm leicht erkennbar (Abb. 4). Die Granula und Mitochondrien bewegen sich strahlenförmig vom Zytozentrum zur Zellperipherie hin. Nach BESSIS (1973) beruht das Phänomen auf rhythmischen Oszillationen der Zentrosomen.

Die Zelle ist rund und sendet nur gelegentlich zarte granulafreie Zytoplasmafortsätze über ihre Zirkumferenz hinaus, mit denen sie Pinozytosevakuolen in die Zelle einsaugt. Diese unscharf begrenzten Vakuolen von 3—5 µm Durchmesser lösen sich meist bald im Zytoplasma auf. Der Zelldurchmesser, im abgekugelten Zustand während der Mitose gemessen, beträgt 14— > 16 µm, im ausgebreiteten Zustand ist er um etwa $^1/_3$ größer (19— > 21,5 µm). Der strukturierte und phasenpositive Bezirke (=Nukleolen) enthaltende Kern ändert sowohl seine Lage innerhalb der Zelle als auch seine Form. Eine Fortbewegung des Promyelozyten wird jedoch außer bei Leukämien aufgrund seiner Rigidität (LICHTMAN, 1970) nicht beobachtet (BOLL, 1966, 1971).

e) Elektronenmikroskopisch ist beim Promyelozyten die Kernstruktur noch fein und dispers, mit dichtem Material an der Kernmembran und mit 1 bis 2 Nukleolen (ACKERMAN, 1964; BESSIS, 1973). Zu den Zytoplasmastrukturen des Myeloblasten treten an der konkaven Seite des Golgi-Apparates runde, dunkle, 0,5—0,9 µm große Granula, oft von einer Membran umgeben und mit kristalliner Innenstruktur (Abb. 5). Die kleineren, weniger dichten Granula von 0,3 µm Durchmesser finden sich an der konvexen Seite der Golgi-Zisternen. SCOTT (1970 b) unterscheidet sogar 3 Granulatypen. Auch Mukopolysaccharide sind in engster Nachbarschaft der Golgi-Zisternen nachzuweisen (OLSSON, 1970). Die Granulagenese wurde von BAINTON (1968 b) am Rattenknochenmark genau untersucht: Die elektronendichten Granula kondensieren sich an der Innenseite der Golgi-Zisternen und spalten sich von den Lamellen ab. Ultrastrukturell konnte in ihnen Peroxydase (ACKERMAN, 1964) oder Myeloperoxydase (2—4% des Trockengewichtes der Zellen), Hydrolasen (Arylsulfatase, 5'-Nukleotidase), saure und nach BALAŹS (1972) auch alkalische Phosphatase nachgewiesen werden, weswegen BAINTON (1966, 1968 a; TEMPEL, 1967) diese azurophilen Granula als primäre Lysosomen auffaßt. Auch die Golgi-Zisternen geben eine positive Reaktion auf saure Phosphatase (IMANAKA, 1972 a). In den spezifisch neutrophilen Sekundärgranula kommen neben saurer und alkalischer Phosphatase unspezifische Esterase, Aminopeptidase, Sulfatase, β-Glukuronidase, Phosphorylase, Zytochromoxydase, Peroxydase und Glykogen vor (ACKERMAN, 1964; R. FISCHER, 1968), nach BAINTON, 1968 b, auch basische Proteine und Arginin. Die spezifischen Granula sind elektronenmikroskopisch rund, homogen, weniger dicht und ohne Innenstrukturen. Sie kommen in Promyelozyten noch wenig

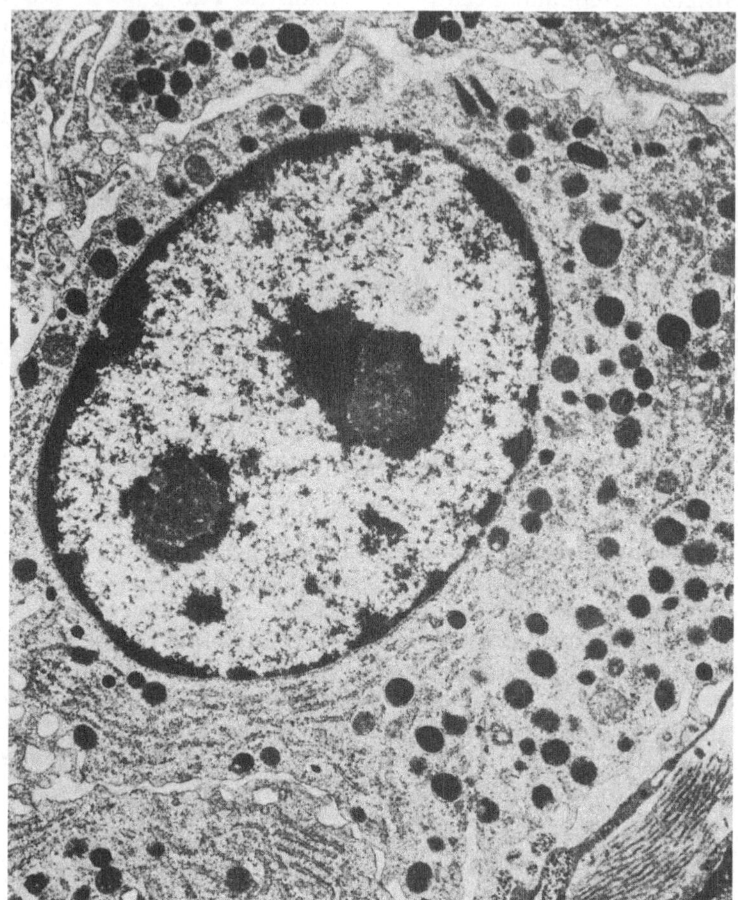

Abb. 5. Elektronenmikroskopische Aufnahme eines Promyelozyten in 50000facher Vergrößerung.
Beachte die periphere Verteilung des Chromatins im Kern und die zwei großen Chromatinmassen,
die die Reste der Nukleolen umgeben, die wenigen Ergastoplasmasäcke und eine Mischung von
azurophilen und neutrophilen, länglichen und Kristalle enthaltenden Granula. (Abb. 424 aus M.
Bessis: Living Blood Cells and their Ultrastructure. Berlin-Heidelberg-New York: Springer 1973)

vor, in den Myelozyten häufiger. Sie entstehen direkt aus den äußeren Zisternen
des Golgi-Apparates und wachsen langsam, während die vorher an ihrer Innenseite entstandenen azurophilen Granula mengenmäßig zurücktreten.

3. Neutrophiler Myelozyt

a) Im Pappenheim-gefärbten Ausstrich hat der Myelozyt keine Zytoplasmabasophilie und keine azurophile Granulation mehr; bei geringen Resten wird er
halbreif genannt. Das Zytoplasma ist schwach azidophil (hellgrau, zartrosa bis
bräunlich), die neutrophile Granulation — nach Schulten (1957) 400—700
Granula/Zelle — ist wegen ihrer Farblosigkeit kaum zu ahnen (Abb. 2). Nur
bei bakteriellen Infekten persistiert aus der azurophilen eine sehr feine bräunliche

Granulation, die toxisch genannt wird. In ihr lassen sich beim Endotoxin-behandelten Kaninchen vermehrt Eisen, PAS-positive Substanzen, saure und alkalische Phosphatase nachweisen (KOSZEWSKI, 1968). Die runde Zelle und der ovale oder nierenförmige Kern sind kleiner als beim Promyelozyten bei gleicher Kern-Plasma-Relation von 0,3. Der Kern ist dichter, scholliger strukturiert und dunkler. Nukleolen sind nicht mehr zu erkennen.

b) Zytochemisch enthält der Myelozyt mehr PAS-positive Substanzen und Lipide nach der Sudan-Schwarz-B-Reaktion nach SHEEHAN (1939) als der Promyelocyt, kaum weniger Peroxydase (BOLL, 1970) und α-Naphthol-ASD-Chloracetat-Esterase (LEDER, 1967; MERKER, 1963), weniger saure, ganz selten alkalische Phosphatase (BOLL, 1970). Leucinaminopeptidase findet sich wie bei Promyelozyten und Metamyelozyten in jeder 7. Zelle (SCHUBERT, 1963).

c) Im histologischen Schnitt unterscheidet sich der Myelozyt mit seinem rosafarbigen Zytoplasma vom Promyelozyten nur durch seine geringere Größe und das Fehlen von Nukleolen (LENNERT, 1952; BURKHARDT, 1970).

d) Auch im phasenoptischen Vitalpräparat sind die Unterscheidungsmerkmale in erster Linie die Zell- und Kerngröße (ACKERMAN, 1955a, 1964, 1971). Im abgekugelten Zustand während der Mitose ist der Zelldurchmesser des Myelozyten 12−16,4 µm, im Ruhezustand ist er im Mittel $^1/_3$ größer (BOLL, 1958a, 1965b, 1966) = 16−20 µm (ACKERMAN, 1971). Im Myelozyten ist der Kern etwas dichter strukturiert mit phasenpositiven Chromatinschollen als beim Promyelozyten und verformt sich stärker (Abb. 6). Auch das Zytoplasma zeigt häufiger

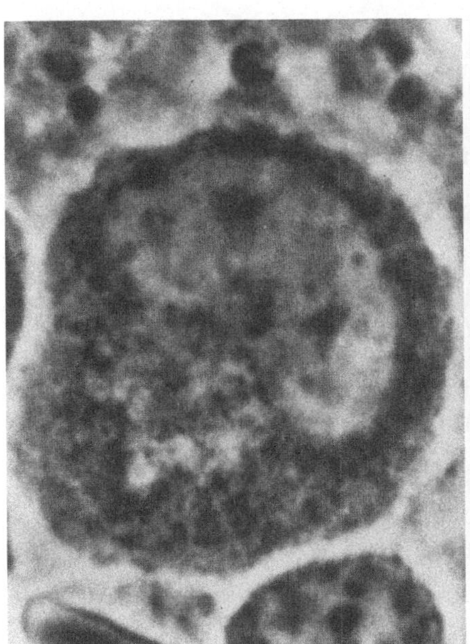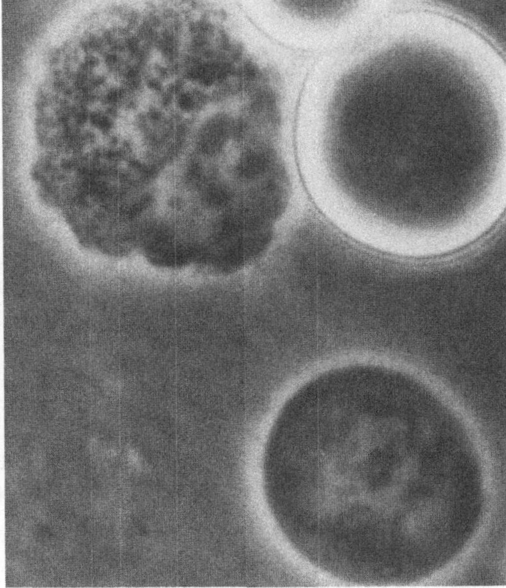

Abb. 6. Phasenoptische Aufnahme links eines Promyelozyten mit der typischen Granuladichte im Zytoplasma, die das Zytozentrum in der Kernbucht ziemlich frei läßt und mit mehreren Nukleolen im strukturierten Kern. In der Mitte oben ein wesentlich kleinerer Myelozyt, aber mit den gleichen Granula, dem gleichen Zytozentrum, der gleichen Kernform und dem gleichen Kern-Plasma-Verhältnis. Darunter ein Myeloblast in Ruhe mit dem sehr großen, etwas gebuchteten Kern und einem prominenten Nukleolus in Kernmitte. Im homogenen, phasendichten, schmalen Zytoplasmasaum finden sich einige Mitochondrien. 100fache Ölimmersion, ⊢——⊣ 10 µ/min (aus menschlichem Knochenmark)

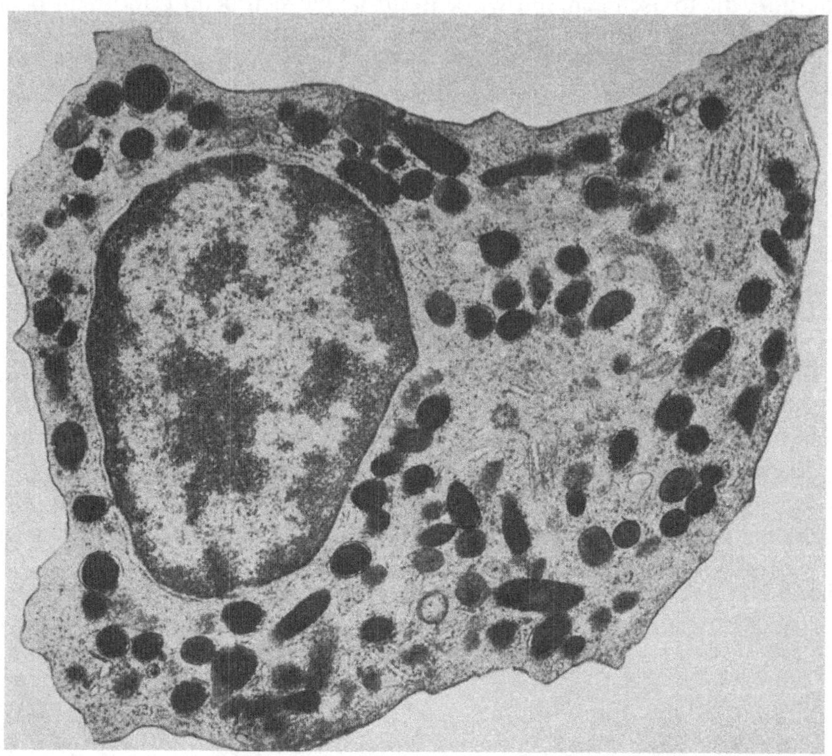

Abb. 7. Elektronenmikroskopische Aufnahme eines Myelozyten in 60 000facher Vergrößerung. Beachte in Zytoplasmamitte die Zentriolen, die quer geschnitten sind und Golgi-Körper einschließen, die vermehrte Zahl von Sekundärgranula und die bemerkenswerte Verminderung des Ergastoplasmas, im Kern mehr elektronendichte Substanz. (Abb. 227 aus M. Bessis: Living Blood Cells and their Ultrastructure. Berlin-Heidelberg-New York: Springer 1973)

Bewegung mit Pinozytosefortsätzen und -vakuolen, den sogenannten Lymphozyten-Bewegungstyp II nach Rind (1958), aber keine Lokomotion. Die neutrophile Granulation unterscheidet sich phasenoptisch von der azurophilen in keiner Weise, beide sind phasenpositiv und bis 0,3 μm groß. Da sich auch das kinetische Verhalten bei beiden Zellarten des Proliferationsspeichers nicht markant unterscheidet und weil wegen des interkinetischen Zellwachstums Überschneidungen vorkommen (s. Kap. II 2e), ist eine Zuordnung nicht immer schlüssig möglich (Boll, 1965b, 1966). Deswegen fassen wir im ungefärbten Präparat den Promyelozyten und den Myelozyten als Granuloblasten zusammen.

e) Elektronenmikroskopisch beherrschen die dunklen, runden oder länglichen spezifischen Sekundärgranula das Zytoplasma (Abb. 7). Dies enthält kaum endoplasmatisches Retikulum und weniger Zytoplasmaorganellen wie Polysomen, Primärgranula und Mitochondrien — mit Succin-Dehydrogenase und ATP — (Aleksandrowicz, 1965), dafür aber diffus verteilt Glykogen und schwer davon unterscheidbare freie Ribosomen (Ackerman, 1971). In der Zellmitte liegen die Zentriolen, umgeben von den Golgi-Lamellen. Die elektronendichten spezifischen Granula verschiedener Form und Größe werden als Primärlysosomen von den Golgi-Lamellen abgesondert, ebenso wie die sekretorischen Granula in den Pankreaszellen, und verteilen sich im Zytoplasma (Katano,

1966). Der Kern hat mehr dichtes Chromatin bekommen, besonders an der Kernmembran, und die Nukleolen verloren.

4. Neutrophiler Metamyelozyt
= jugendlicher Granulocyt

a—c) Der neutrophile Metamyelozyt unterscheidet sich so wenig vom Jugendlichen (ARNETH, 1904; SCHILLING, 1912, 1951), daß beide gemeinsam besprochen werden sollen. Letzterer ist etwas kleiner und findet sich im Blut, ersterer gehört im wesentlichen noch zur Knochenmark-Population. Im Pappenheim-gefärbten Ausstrich und im histologischen Schnitt unterscheiden sie sich vom Myelozyten lediglich durch den stärker eingebuchteten Kern. Zytoplasma- und Kernstruktur bzw. -größe und das Fermentmuster sind mit denen des reifen Myelozyten identisch. Vom rauchblauen gleich großen Monozyten mit ähnlich geformtem Kern unterscheidet sich der Metamyelozyt im Pappenheim-Ausstrich durch seine zartrosa Zytoplasmafarbe (Abb. 2).

d) Phasenoptisch zeichnet sich der Metamyelozyt durch die Fähigkeit zur Lokomotion aus (BOLL, 1958b; SENDA, 1961). Damit gelangt er regulär ins periphere Blut (STOBBE, 1970). Die Fortbewegung des Metamyelozyten erfolgt mit Hilfe der zarten, oft spitz zulaufenden Pseudopodien an der Frontseite (s. Kap. III 1). Auch ohne Ortswechsel kommen solche zarten Zytoplasmafortsätze häufig vor und ziehen Flüssigkeitstropfen in die Zelle, die als Vakuolen noch kurze Zeit im Zytoplasma zu erkennen sind (Pinozytose). Diese Zytoplasmafortsätze sind größer und lebhafter als die der sessilen Myelozyten und Promyelozyten. Der gebuchtete Kern kann sich zwischenzeitlich abrunden, so daß die Zelle vorübergehend wieder wie ein reifer Myelozyt aussieht (BOLL, 1958b, 1966; s. Kap. II 3a).

e) Elektronenmikroskopisch (ACKERMAN, 1971; BESSIS, 1973) unterscheidet sich der Metamyelozyt auch nur durch die gebuchtete bis gelappte Form des Kernes und durch seine Bewegungsform vom Myelozyten.

5. Neutrophiler stabkerniger Granulozyt

a+c) Der stabkernige Neutrophile ist im Pappenheim-gefärbten Ausstrich wie im histologischen Schnittpräparat (BURKHARDT, 1970) wieder etwas kleiner als der jugendliche (SCHILLING, 1957). Das schwach azidophil gefärbte Zytoplasma unterscheidet sie nicht voneinander. Nur der Kern ist zur Hufeisen- oder Stabform kondensiert und in der Struktur verdichtet (Abb. 2).

b) Die Peroxydase- und saure Phosphatase-Reaktion ist gegenüber dem Metamyelozyten abgeschwächt, die PAS-Reaktion und Sudan-Schwarz-B-Färbung (FIEBELKORN, 1972) werden intensiver. Besonders deutlich zeigt sich eine positive Reaktion der alkalischen Phosphatase (mittlerer Index 24 nach BOLL, 1970).

d) Im Phasenkontrast-Vitalpräparat bewegt sich der Stabkernige häufig fort, wenn auch viel langsamer als der Segmentkernige (s. Kap. III 1): an der Frontseite das granulafreie Pseudopodium, an der Rückseite der mit körnigem, phasenpositivem Material angefüllte Uropode (Abb. 8). Während der Lokomotion bewegen sich die Granula lebhaft, scheinen in einem Flüssigkeitsstrom zu schwimmen, der Kern formt sich um und bekommt hierbei häufig Einschnürun-

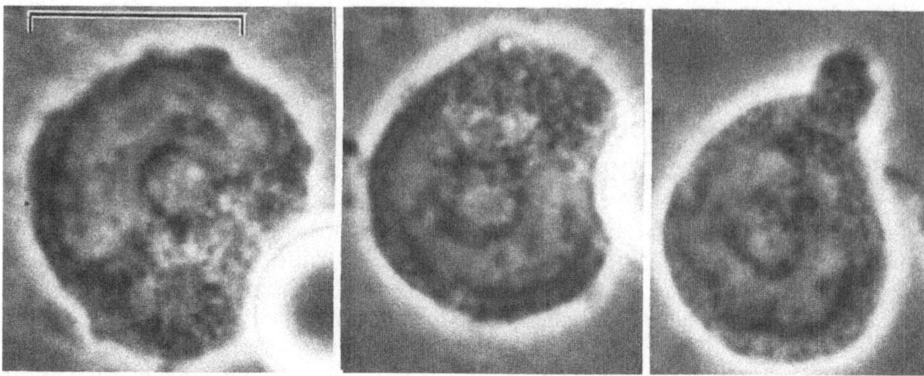

Abb. 8. Phasenoptische Aufnahme eines neutrophilen Stabkernigen. Links: in Ruhe mit hufeisenförmigem Kern um das Zytozentrum. Rechts: in Bewegung mit Zytoplasmafortsatz. 100fache Ölimmersion, ⊢——⊣ 10 μm

gen (RINDS Kontraktionsringe). So geht die Differenzierung vom Stab- zum Segmentkernigen langsam voran und die Segmentierung des Kerns beginnt mit vorübergehenden Einschnürungen (BOLL, 1958, 1966; BESSIS, 1973).

6. Neutrophiler segmentkerniger Granulozyt (=polymorphkerniger Neutrophiler)

Der neutrophile Segmentkernige kommt sowohl im Blut wie im Knochenmark vor. Er hat nach der Feulgen-photometrischen Bestimmung denselben DNA-Gehalt wie der Lymphozyt und der Monozyt (GARCIA, 1964) und ist sogar etwas kleiner als der Myeloblast: Mit dem Coulter-Counter beträgt sein Volumen 430 (380—460) μm^3 (THOM, 1965; GAUTHIER, 1967; VAN DILLA, 1967), das des Myeloblasten nach phasenoptischen Messungen 350—700 μm^3 (BOLL, 1975).

a) Im Ausstrich erscheint der neutrophile Segmentkernige durch sein ausgebreitetes Zytoplasma größer als im Nativpräparat, mit einem Zelldurchmesser von 10—15 μm. Der Kern ist noch weiter kondensiert und dadurch im Pappenheim-gefärbten Ausstrich dunkelfleckig; er erinnert an Leopardenfell (HECKNER, 1973) oder Schlangenhaut (RIND, 1963). Die Verdichtung des Kernes führt zu Einschnürungen über $^1/_3$ der Kernbreite oder zu fadenförmigen Brücken, die wegen Überlagerungen zur S- oder W-Form (Abb. 2) aber oft nicht sichtbar sind. Nach ARNETH (1904) und CARTWRIGHT (1968) haben etwa die Hälfte der Segmentkernigen 3 Kernlappen, je $^1/_4$ haben mehr bzw. weniger. Die verminderte Kernlappung bzw. das vermehrte Auftreten von Stabkernigen und Jugendlichen im peripheren Blut wird als *Linksverschiebung* (SCHILLING, 1912, 1951) bezeichnet und deutet auf einen verstärkten Granulozytenumsatz bei bakteriellem Infekt oder bei akutem Blutverlust (BESSIS, 1973) hin. Hoch- oder Übersegmentierung (4—6 Kernsegmente, Abb. 9) wird *Rechtsverschiebung* genannt und kommt im hohen Alter (RIIS, 1960), bei B_{12}-Avitaminose (EDWIN, 1967) und konstitutionell vor. Beim B_{12}-Mangel liegt die Ursache nicht in einer Überalterung der Granulozyten, sondern in der postmitotischen Zyto- und Nukleokonjunktion der Megalo-Granuloblasten, die auch zu den typischen Riesenstabkernigen der perniziösen Anämie führt (s. Kap. II 2c). Die Übersegmentierten

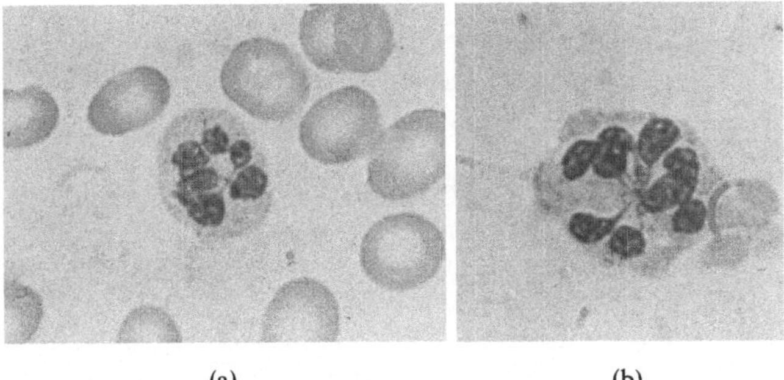

(a)   (b)

Abb. 9a—b. Übersegmentierte Neutrophile. (a) Sechssegmentierter, überalterter Neutrophiler und (b) Achtsegmentierter bei perniziöser Anämie, vermutlich entstanden aus einer tetraploiden Zelle. Pappenheim-gefärbte Blutausstriche, 95fache Ölimmersion

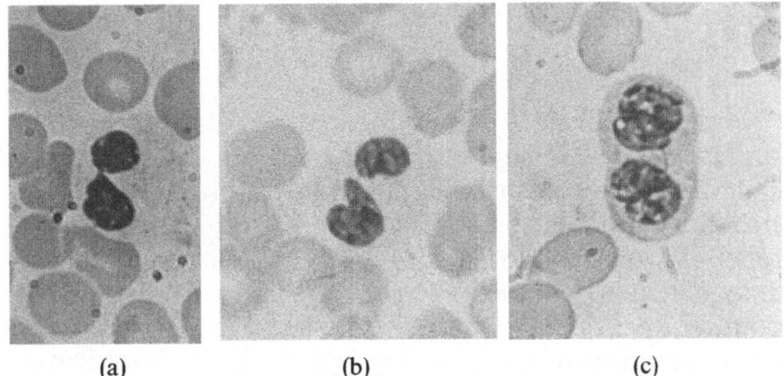

(a)   (b)   (c)

Abb. 10a—c. Pelgerzellen. (a) bei erblicher Pelgeranomalie, (b) Pseudo-Pelgerzelle bei Enteritis, (c) Pseudo-Pelgerzelle bei pathologischer Reifung, wie sie bei behandelten akuten myeloischen Leukämien vorkommt. Pappenheim-Färbung, 95fache Ölimmersion

im Blut haben deswegen beim Megaloblastenmark größere Zellen, mehr Kernsegmente und eine unreifere Kernstruktur als die des hohen Lebensalters (Abb. 9b).

Neutrophile mit nur 2 Kernlappen und besonders dichter Kernstruktur kommen bei der erblichen Pelger-Anomalie vor. Ist bei Zweisegmentierten die Kernstruktur locker, sind die Segmente sogar leicht gequollen, so handelt es sich um *Pseudo-Pelger-Zellen* (Abb. 10), die charakteristisch für behandelte akute myeloische Leukämien sind (UNDRITZ, 1969 u.a.).

Neben den großen Kernsegmenten kommen gelegentlich noch kleine sogenannte „micro-lobes" vor, bei schlechter Ausstrichtechnik auch noch fadenförmige Ausziehungen, die BESSIS (1973) für Reste der Spindel hält. Ein Teil der Segmentkernigen hat trommelschlegelförmige Kernanhänger (drumsticks), gelegentlich sind sie auch hohl (Tennisschlägerform) oder ohne Stiel (sessile nodule) (Abb. 11). Ihr Durchmesser beträgt 1,5—2,3 µm. Bei Frauen sind Kernanhänger in 3% der Segmentkernigen, bei Männern nur bis zu 1% vorhanden. Man bringt sie mit dem Sexchromatin und dem zweiten X-Chromosom bei der Frau in Zusammenhang (DAVIDSON, 1954; LÜERS, 1956a; KOSENOW, 1957; SCHAUMKELL, 1957; GOTHE, 1959). Mikrodrumsticks mit einem Durchmesser unter 1 µm und größere Gebilde, die oben erwähnten kleinen Kernsegmente (micro-lobes),

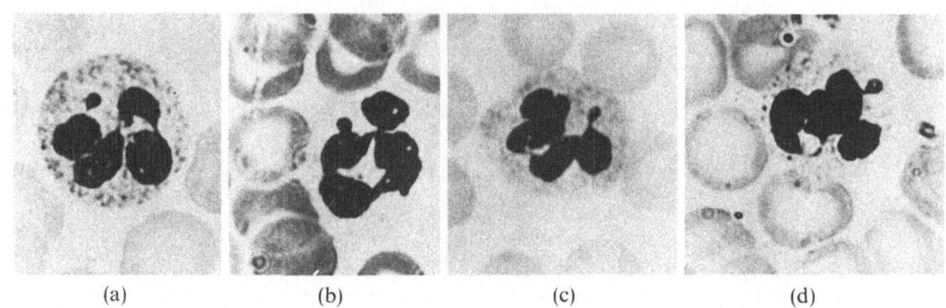

(a)   (b)   (c)   (d)

Abb. 11 (a) Neutrophiler Leukozyt bei der Frau mit „drumstick"-Trommelschlegel (oben), (b) „sessile nodule", breitbasig aufsitzender Kernanhänger derselben Größe wie a), kommt auch im männlichen Blutbild vor, (c) „small club" kleiner als der drumstick und fadenartig ausgezogen, oft mehrfach an einem Kern, nicht geschlechtsspezifisch, (d) „racket", Tennisschläger in der Größe des Trommelschlegels, aber mit weißem Zentrum, ebenfalls nicht geschlechtsspezifisch. Aus nach Pappenheim gefärbten Blutausstrichen. (Durch freundliche Überlassung von Dr. Thea LUERS, genetisches Institut der FU Berlin)

sind für die Kerngeschlechtsdiagnose unbedeutend. Die Bestimmung der Trommelschlegelanhänger der Segmentkernigen ist bei der heutigen Verfeinerung der genetischen Methoden höchstens noch als Hinweis brauchbar.

Die neutrophile Granulation ist im nach Pappenheim gefärbten Ausstrich im azidophilen Zytoplasma durch ihre Farblosigkeit nicht zu sehen. Häufig ist sie jedoch angedeutet bräunlich zu erkennen und wird dann toxisch genannt, weil sie besonders bei Infekt-Granulozytosen mit Linksverschiebung auftritt. Es handelt sich vermutlich um eine Persistenz der azurophilen Granulation. Auch eine Persistenz basophilen Zytoplasmas in schwachen Streifen wird bei überstürzter Ausreifung, besonders bei Scharlach beobachtet, die *Doehle-Körperchen*.

b) Der neutrophile Granulozyt enthält im Zytoplasma, besonders aber in seinen Granula, den primären Lysosomen, viele Fermente und Polysaccharide. Gegenüber dem Promyelozyten ist sein Gehalt an Peroxydase, Glycerin-1-Phosphat-Oxydase und Succinat-Dehydrogenase etwas und an saurer Phosphatase um $^1/_3$ reduziert (ZURWEHME, 1970; BOLL, 1970). Leucinaminopeptidase wird etwa doppelt so viel bei Segmentkernigen wie beim Promyelozyten gefunden (SCHUBERT, 1963; BOLL, 1970), PAS-positive Substanzen über doppelt so viele, Phosphoglukomutase und Glukose-6-Phosphat-Dehydrogenase nur etwas mehr (ZURWEHME, 1970), Lipide, mit Sudan-Schwarz-B nach SHEEHAN darstellbar, etwa dreimal mehr als beim Promyelozyten (FIEBELKORN, 1972). Weiterhin kommen in den Neutrophilen Hexokinase, verschiedene Dehydrogenasen, β-Glukuronidase, Laktoferrin, Lysozym und andere Fermente vor (COHN, 1960; MERKER, 1963; ZURWEHME, 1970, SPITZNAGEL, 1974). BAINTON (1968, 1973) weist elektronenoptisch in den azurophilen Granula der Segmentkernigen von Kaninchen Peroxydase, Arylsulfatase, saure Phosphatase, β-Glukuronidase, 5'-Nukleotidase u.a. Fermente nach, in den neutrophilen Sekundärgranula jedoch nur alkalische Phosphatase. Die azurophilen Granula sind durch ihren verminderten Gehalt an Mukopolysacchariden im gefärbten Ausstrich maskiert. JONOFF (1968) weist neben Kollagenase elastinolytische Aktivität in den Granula menschlicher Segmentkernigen nach. In Meerschweinchen-Granulozyten kommt Myosin vor (STOSSEL, 1973). Die Lysozymaktivität neutrophiler Granulozyten (normal 2,7 µg/10^6) ist bei bakteriellen Infekten (HANSEN, 1973) ebenso herabgesetzt wie die der Muramidase (PANIZZON, 1973). Über Zytochemie siehe auch das Kapitel von H. MERKER im Band II, Teil 1, S. 130 (1968) dieses Handbuches.

Alkalische Phosphatase kann zytochemisch mit dem Substrat Na-Naphthylphosphat als granulärer Niederschlag in neutrophilen Segment- und Stabkernigen nachgewiesen werden (PLUM, 1950; KAPLOW, 1955; PLENERT, 1959; MERKER, 1963, 1968). Die Stärke der Reaktion teilt KAPLOW in Stufen von 0—5 ein und nach Differenzierung von 100 Stab- und Segmentkernigen wird daraus der Gesamtwert als Index berechnet. Werte zwischen 10 und 100 sind in Blutausstrichen normal. Erniedrigt ist der Index bei der chronischen myeloischen Leukämie, bei Virusinfektionen (BOLL, 1969), bei Eisenmangel-Anämie (MERKER, 1963) und bei Frühgeburten (HALBRECHT, 1972). Erhöht ist der Index bei Neugeborenen (CORBERAND, 1973), bei bakteriellen Infekten, bei Polycythaemia vera, bei Osteomyelosklerose, bei Panzytopenien, bei akuten Leukosen, bei chronischer, lymphatischer Leukämie, bei Retikulosen, im akuten Stadium des M. Hodgkin, beim Lupus erythematodes disseminatus, bei Karzinomen, beim Mongolismus, bei Herzinfarkt, Leberzirrhose, Verschlußikterus und Coma diabeticum, während der Gravidität (CARDINALI, 1970), am Ende des Menstruationszyklus (PIETSCHMANN, 1968) und reversibel unter Ovulationshemmern und Glukokortikoiden (SAMMOUR, 1969).

Im Knochenmark enthalten Endothelien, große Retikulumzellen (PLENERT, 1959; VOTH, 1962; FARNES, 1963; SUZUKI, 1968), sowie Osteoblasten und Osteoklasten (UNDRITZ, 1972) sehr viel alkalische Phosphatase. Interessant ist, daß die granulozytopoetischen Vorstufen diese nicht enthalten (SCHUBERT, 1965; MALASKOVÁ, 1968). Hingegen sind überalterte Neutrophile in Exsudaten (MERKER, 1968; LÖFFLER, 1963; PIETSCHMANN, 1968), nach ionisierender Bestrahlung (WAGNER, 1957; JANSA, 1969) und nach Endotoxininjektionen (WENDT, 1961; PIETSCHMANN, 1967, 1968; MERKER, 1968) mit mehr alkalischer Phosphatase ausgestattet als normale. Auch in Kultur bzw. in der Diffusionskammer (CHIKKAPPA, 1973) ausgereifte Neutrophile enthalten mehr alkalische Phosphatase als in vivo ausgereifte, ebenso wie die verschiedenen granulozytopoetischen Vorstufen bis hin zum Promyelozyten, auf dem Koagulum gezüchtet, eine positive Reaktion für alkalische Phosphatase geben (BOLL, 1970). Nur lange im Knochenmark zurückgehaltene Segmentkernige zeigen einen fallenden Index für alkalische Phosphatase, hierdurch entsteht eine biphasische Reaktion auf Glukokortikoide (s. Kap. IV, 1, d, γ) (KELEMEN, 1973).

c) Im histologischen Schnitt ist der Segmentkernige an seiner typischen Kernform zu erkennen (BURKHARDT, 1970).

d) Im Phasenkontrast-Vitalpräparat ist der neutrophile Granulozyt in ständiger, schneller Fortbewegung (s. Kap. III 1a) (MOESCHLIN, 1946; ALBRECHT, 1954; STOBBE, 1970) and somit seine Figur schwer zu beschreiben (Abb. 12). Meistens ist er elongiert, polygonal verformt und hat einen breiten, granulafreien, phasennegativen Zytoplasmabezirk, das Ektoplasma an der Frontseite und einen phasenpositiven Bürzel, den Uropoden, an der Rückseite (ROBINEAUX, 1954a; SENDA, 1954; HIRAKI, 1956; KOSENOW, 1957). Im Rasterelektronenmikroskop ist die räumliche Zuordnung gut darstellbar (Abb. 13). Der Kern folgt teilweise dem frontalen Pseudopodium als erster, manchmal bleibt er beim Uropoden zurück (SENDA, 1954; RIND, 1955a). Die vielen, phasenpositiven, 0,2—0,5 µm großen Granula (ACKERMAN, 1964) strömen durch den Zelleib, nach BESSIS (1973) immer noch von dem 0,5—1,0 µm großen Zentrosom gelenkt. Außerdem können einzelne Granula unabhängig von den anderen größere Strecken in der Zelle zurücklegen. In nicht mehr vitalen Zellen kommt es zur Brownschen

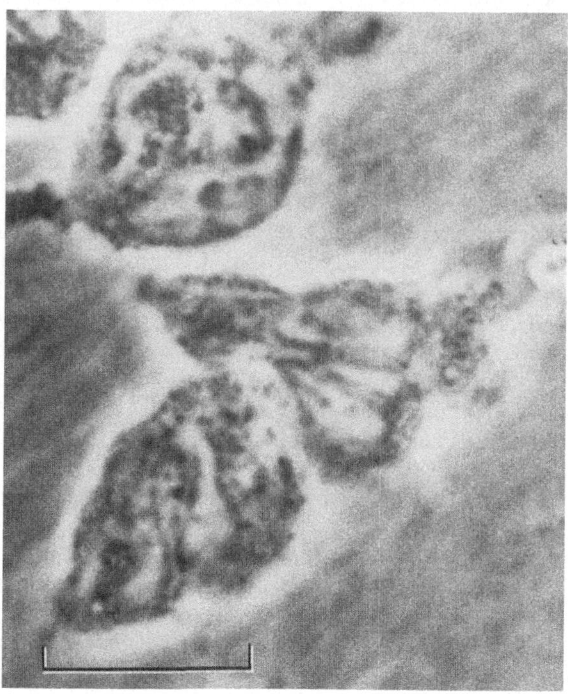

Abb. 12. Phasenoptische Aufnahme von drei neutrophilen Segmentkernigen in Bewegungsform von links nach rechts bzw. unten wandernd. 100fache Ölimmersion, ⊢——⊣ 10 µm

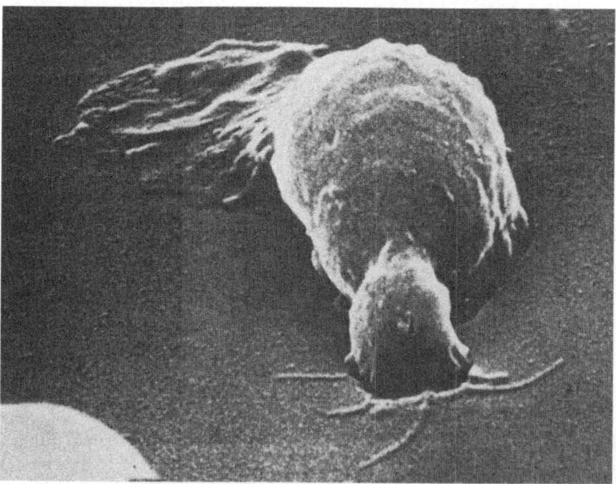

Abb. 13. Rasterelektronenmikroskopische Aufnahme eines nach hinten links wandernden Segment-kernigen. Der zarte, membrandünne Zytoplasmafortsatz ist in seiner geringen Dicke bei dieser dreidimensionalen Darstellung gut zu erkennen. Der Uropode setzt sich vom Hauptkörper der Zelle ab und zeigt einige zarte Zytoplasmafilamente, die auf der Unterlage strahlenförmig aufliegen. 8000fache Vergrößerung. (Abb. 238 aus M. Bessis: Living Blood Cells and their Ultrastructure. Berlin-Heidelberg-New York: Springer 1973)

Molekularbewegung der Granula. 0,8−1,2 µm große Lipoidgranula sind rund und doppeltlichtbrechend und besitzen eine phasenpositive Membran. Sie kommen ebenso wie 2−5 µm große, optisch leere Vakuolen ohne Membran häufig in den Segmentkernigen vor. Die Vakuolen sind Flüssigkeitsbläschen, die durch zytoplasmatische Fortsätze vom Medium abgetrennt werden (Pinozytose) und von der Zellperipherie recht schnell zum Zentrum wandern, wo sie aufgelöst werden. Auch der Kern wird nicht nur passiv verformt, sondern ändert seine Gestalt trotz seiner phasenpositiven und -negativen Bezirke in der phasenpositiven Kernmembran, wie ein mit Flüssigkeit gefüllter Schlauch. Über Einzelheiten der Lokomotion sowie Pinozytose und Phagozytose s. Kap. III 1, 3 und 4.

e) Elektronenmikroskopisch findet sich beim segmentierten Kern das dichte Chromatin an der Kernmembran gelagert. Ein Nukleolus ist nicht mehr zu erkennen, weswegen beim Segmentkernigen keine Proteinsynthese mehr möglich ist. Das diffuse, genetisch aktive Chromatin füllt das Innere der Kernsegmente aus und gewinnt mehrfach Anschluß an die doppelte Kernmembran, die mit einem Abstand von 700−850 Å Poren freiläßt (Abb. 14). Von den Poren führen Mikrotubuli zu den Zentriolen. Diesen entsprechen im Lichtmikroskop die fadenförmigen zum Zellzentrum gerichteten Kernausziehungen (STEIDLE, 1970; BESSIS, 1973). Werden die Mikrotubuli durch Spindelgifte zerstört, verschwinden diese Kernformationen (MALAWISTA, 1967). Durch Zerstören der Mikrotubuli wird die Extrusion der lysosomalen Enzyme bei der Phagozytose beeinträchtigt (ZURIER, 1973). Die zur Fortbewegung notwendigen Filamente sind relativ schwach nachweisbar.

Im Zytoplasma des neutrophilen Granulozyten kommen nur noch wenige Ribosomen und kein Ergastoplasma mehr vor, also keine nennenswerte Proteinsynthese, hingegen der Golgi-Körper mit seinen 2 Zentriolen und den Mikrotubuli, die sich gebündelt manchmal sogar lichtmikroskopisch nachweisen lassen (ZUCKER-FRANKLIN, 1968; BESSIS, 1973). Die seltenen Mitochondrien sind klein und schmal. Viele Glykogenkörnchen von 200 Å Durchmesser sind im Zytoplasma enthalten.

500−1 500 Granula verschiedener Typen bis 0,3 µm Durchmesser kommen in den Granulozyten vor. Sie lassen das Ektoplasma vorn frei und bleiben immer 0,1 µm von der Zellmembran entfernt (ZUCKER-FRANKLIN, 1968). Neben großen, runden, homogen dunklen (azurophilen) Primärgranula finden sich längliche (neutrophile) Sekundärgranula mit einer inneren Kristallstruktur (1 000−2 000/2 000−9 000 Å) und noch kleinere, oft hantelförmige (neutrophile) Tertiärgranula (ZUCKER-FRANKLIN, 1968; BESSIS, 1973). In den verschiedenen Granula können verschiedene Fermente nachgewiesen werden (BAINTON 1968b, WEST 1974, s. Kap. I 6b).

f) *Biochemie.* Die Neutrophilen bestehen zu 80% aus Wasser, sie enthalten Natrium-, Kalium- und andere Ionen, an Spurenstoffen relativ viel Zink (nicht bei chronischer Myelose), das wie Magnesium die alkalische Phosphatase in den Leukozyten aktiviert, unabhängig von dem Serum-Gehalt an alkalischer Phosphatase.

10^{10} Neutrophile enthalten:
75 mg Glykogen (Glukose, Galaktose, Fruktose) (Myeloblasten enthalten keines, Myelozyten noch sehr wenig),
3,7 mg Glukuronsäure,
3,3−6,3 mg Gluthation,
17 mg Lipide,
12 mg Phospholipide,

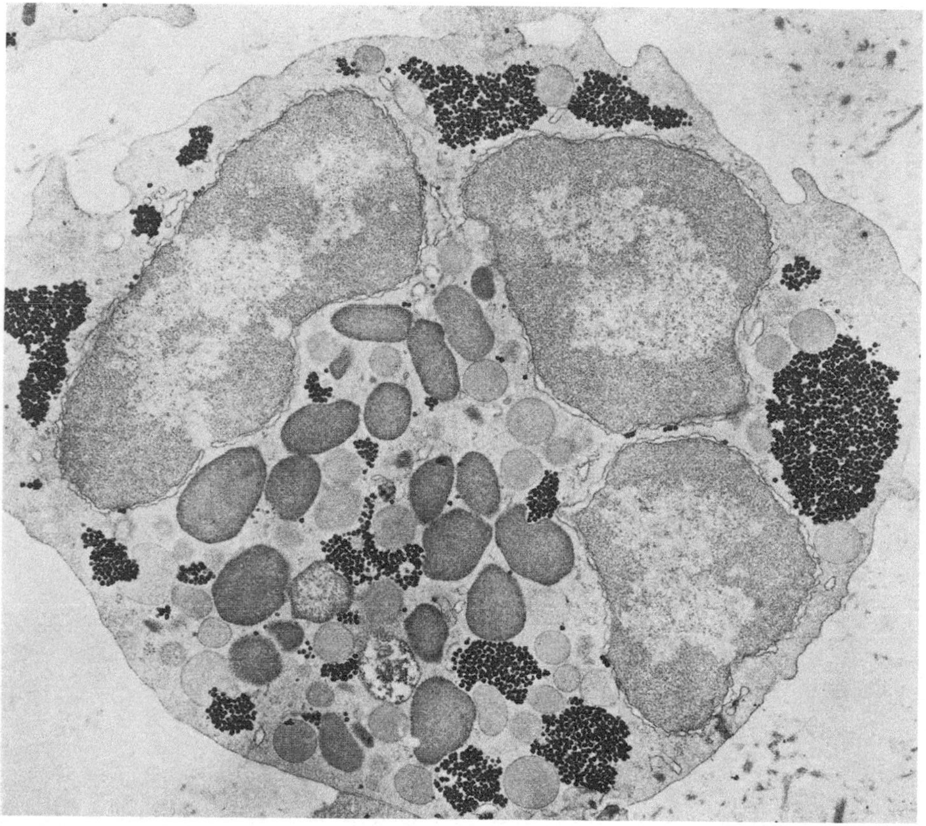

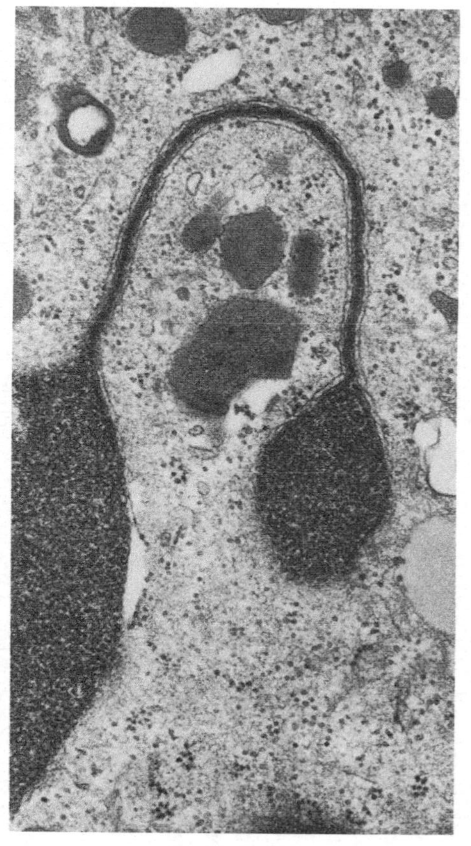

(a)

(b)

Abb. 14a. Elektronenmikroskopische Aufnahme eines segmentkernigen Granulozyten aus dem Peritonealexsudat eines Kaninchens mit Peroxydase-Reaktion. Das Zytoplasma enthält Gruppen von kleinen, schwarzen Glykogen-Partikeln. Die kleineren, Peroxydase-negativen, spezifischen Granula sind zahlreicher als die dunklen, Peroxydase-positiven, azurophilen Granula. Der Kern ist kondensiert und dreisegmentiert. Die Mitochondrien (oben Mitte) sind selten. 19000fache Vergrößerung. [D.F. Bainton aus J. Cell Biol. **58**, 249 (1973)] b. Elektronenoptische Aufnahme des Kernfilamentes eines neutrophilen Segmentkernigen, an dem die Dopplung der Kernmembran um die Kernsubstanz im Zytoplasma, das Granula und PAS-positive Substanzen erkennen läßt, deutlich zu sehen ist. 31000fache Vergrößerung. [D. Zucker-Franklin aus Arthr. Rheum. **8**, 24 (1966)]

5,5 mg Cholesterin und -ester,
7 mg Fettsäuren-Ester (SCHWANDT, 1967), Myosin (STOSSEL, 1973),
3,3 µg NAD (Nikotinsäureamid-Adenin-Dinukleotid) (bei chronischer Myelose
stark erniedrigt mit Erhöhung der NADP-abhängigen Dehydrogenasen),
1—2 mg Ascorbinsäure,
0,3—1 µg Cobalamin,
Tetrahydrofolsäure (Citrovorumfactor),
Vitamine des B-Komplexes u.a.

Die neutrophilen Segmentkernigen gewinnen ihre Energie aus der Glykolyse,
aus dem aeroben Zitronensäurezyklus (Krebs-Zyklus, DIMITROV, 1969) und über
den anaeroben Embden-Meyerhoff-Abbauweg (HAKIM, 1973). 1 Mol Glukose
gibt 22 kcal und die Oxydation von 2 Mol Pyruvat gibt 330 kcal. Im Durchfluß-
mikrokalorimeter wurde festgestellt, daß von 10^{10} Leukozyten 3—8,7 cal/h erzeugt werden, während dieselbe Menge Thrombozyten nur 1/100 dieser Wärme
ergibt. Die Wärmeerzeugung der Leukozyten ist bei hyperthyreotischen Patienten höher, bei hypothyreotischen niedriger als normal. (Schon Blutplasma allein
erzeugt Wärme u.a. durch die Oxydation von Sulfhydrylgruppen.) Der Monozy-
ten-Stoffwechsel ist stärker aerob glykolytisch als der Stoffwechsel der Neutrophilen, dieser jedoch stärker aerob glykolytisch als der der Eosinophilen.

Die Aminosäuren werden von den Neutrophilen in Abhängigkeit von der
Kationen-Pumpe mit dem Blutplasma ausgetauscht (SCOTT, 1969), wenngleich
ihre Konzentration mit Ausnahme von Arginin höher als im Blut ist (CLINE,
1965). Die Proteinsynthese ist bei den Granulozyten, noch viel stärker bei ihren
Vorstufen im Knochenmark mittels Thymidilat-Synthetase, Thymidin-Kinase
und anderer Fermente (WILMANNS, 1971), möglich. Die Desoxyribonukleinsäu-
ren (DNA) des genetischen Materials im Kern ($0,7 \cdot 10^{-12}$ g P in DNA/Zelle)
bilden „messenger"-Ribonukleinsäuren (mRNA) und Ribonukleinsäuren
(RNA) im Kern, Ribonukleinsäuren im Zytoplasma, in den Mitochondrien
und in den Polyribosomen des Ergastoplasmas (SCHREIER, 1961; CLINE, 1965).
Der Abbau erfolgt mit den Enzymen Desoxyribonuklease, Ribonuklease und
5'-Nukleotidase. Nähere Einzelheiten bei ALEKSANDROWICZ (1965), CLINE (1965)
u.a.

7. Abbauformen von Segmentkernigen

Nekrobiotische Abbauformen von Segmentkernigen, die Nekrozyten (KOCH,
1951; I. HEILMEYER, 1957; GROSS, 1957; KLARE, 1962; UNDRITZ, 1972), zeichnen
sich durch vollständige Kondensation des Kernes aus, der zu homogenen, dunkelvioletten Kugeln ohne Verbindungen zerfällt (Abb. 15), nachdem die osmotische Resistenz der Zelle abgenommen hat (BRÜSCHKE, 1961). Durch Eosinfär-
bung in der Kammer stellt PETRAKIS (1957) fest, daß sich bei Gesunden etwa
0,5% der morphologisch intakten Segmentkernigen und der Lymphozyten anfär-
ben, also nicht mehr vital sind (im Durchschnitt 46/µl). Durch längeres Aufbe-
wahren von Blutproben vor dem Ausstreichen werden die Nekrozyten häufiger.
Bei toxischen oder strahlenbedingten Zellschäden (KOCH, 1958) findet man sie
im frischen Blut. Regelmäßig findet man sie an den Schleimhautoberflächen,
einem physiologischen Abbauort von Segmentkernigen.

Phasenoptisch kann man an den degenerierten Segmentkernigen, deren Kerne
solche Kugelformen mit vorwiegend phasenpositivem Inhalt annehmen, sehen,
daß die Granulakinetik sistiert und die Zelle sich abrundet, bevor sie durch
Quellen zum Schatten wird und zerplatzt — Potozytose (BESSIS, 1973).

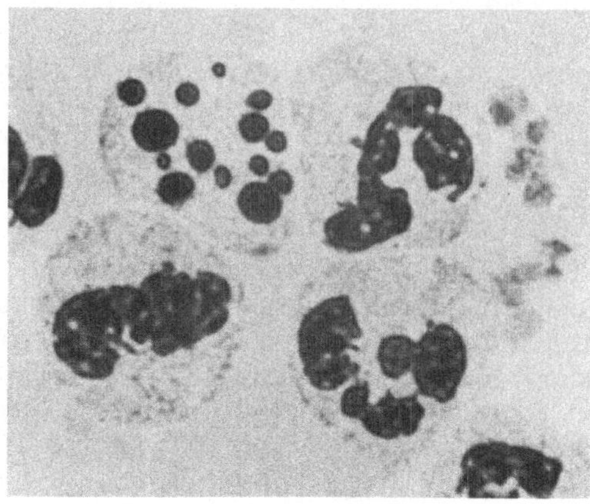

Abb. 15. Abbauform eines neutrophilen Segmentkernigen zwischen drei neutrophilen Segmentkernigen. Pappenheim-gefärbter Ausstrich eines Leukozytenkonzentrates. 95fache Ölimmersion

Elektronenoptisch hat der elektronendichte Kern fast seine ganze Struktur verloren, und ein perinuklearer Spalt ist entstanden (BOROVICZENY, 1968). Durch Bakterientoxine, wie Streptolysin, kommt es zur elektronenoptisch nachweisbaren Schädigung der Zell- und Lysosomenmembran (Abb. 45, S. 279), wodurch die tryptischen Fermente frei werden und die Selbstverdauung (Autolyse) einsetzt (ZUCKER-FRANKLIN, 1968).

Eine besondere Anhäufung zerfallener Leukozyten ist der Eiter; die auftretenden lytischen Segmentkernigen werden Eiterkörper genannt.

II. Proliferationskinetik der neutrophilen Granulozytopoese im normalen Fließgleichgewicht

Der den Nachschub der kurzlebigen Zellen liefernde Proliferationsspeicher liegt über den ganzen Organismus verteilt in den von Knochenbälkchen gestützten Marksinusoiden des Knochenmarks. Die kurze Lebensdauer der Granulozyten — nur wenige Tage — erfordert einen hohen Zellumsatz der Vorläuferzellen (Präkursoren). Das granulozytopoetische System kann außerdem auf jeden Mehrbedarf, z.B. schon auf eine Änderung der Keimbesiedlung der inneren Körperoberflächen, kurzfristig mit vermehrtem Zellauswurf reagieren. Die hierfür erforderlichen Veränderungen bei der Zellvermehrung und -differenzierung erfordern komplizierte Regelmechanismen.

Der Stammbaum der neutrophilen Granulozyten läßt sich durch phasenoptische Beobachtung der Transformation einzelner Zellen im normalen Knochenmark direkt bis zum Promyelozyten, bei der chronischen myeloischen Leukämie bis zum Myeloblasten zurückverfolgen (BOLL, 1962, 1973). Auch die normale granulozytopoetische Reihe läßt sich rechnerisch auf den Myeloblasten zurückführen; das stochastische Modell von BOLL und FUCHS (1970) (Abb. 16, S. 221) legt die Differentialverteilung, die Mitoseindizes der verschiedenen Reifungsstufen, die beobachteten Mitosedauern (RONDANELLI, 1967) und den täglichen Granulozytenausstoß (BOGGS, 1965b) zugrunde. Durch die Markierung mit radioaktiven

Isotopen und anderen Untersuchungsverfahren wurde die granulozytopoetische Ahnenreihe bestätigt. Die Annahme von ROHR (1960) u.a., daß sich im normalen Fließgleichgewicht die Granulozytopoese nur aus dem Promyelozyten-Speicher ersetzt, läßt sich nach kinetischen und numerischen Daten nicht aufrechterhalten (s. Kap. II 3c).

1. Stammzellspeicher

Dem Myeloblasten, der jüngsten granulozytopoetisch determinierten Vorläuferzelle (s. Kap. I 1), sind vermutlich weitere Stammzellen auch im erwachsenen Organismus vorgeschaltet (BLUMENSON, 1973 u.a.). Von diesen undifferenzierten, pluripotenten Stammzellen wird angenommen, daß sie sich ohne besondere Anforderungen in Ruhe befinden (G_0) (LAJTHA, 1962). Diese jüngsten Vorstufen aller Blutzellen — auch der neutrophilen Granulozyten — sind gegenwärtig nicht sicher morphologisch und metrisch, wohl aber funktionell zu erfassen. Sie, die pluripotenten, *undeterminierten Stammzellen*, haben nachkommende Stammzellen, die durch Umwelteinflüsse in die verschiedenen hämatopoetischen Reihen stimuliert werden können (FLIEDNER, 1974). Durch verschiedene hormonähnliche Stoffe, sogenannte Poetine oder stimulierende Faktoren, werden sie zu *determinierten (committed) Stammzellen* umgewandelt. Diese sind intensiv selbstreproduzierend (α-2α-Zellen; COWDRY, 1953) und mit der Fähigkeit zur weiteren Differenzierung in die nun präformierte Zellart ausgestattet (METCALF, 1971).

Unter Stammzellen soll andererseits hier nicht das schon *differenzierte Stammzellkompartiment*, die regenerierenden Granuloblasten des Proliferationsspeichers (s. Kap. II 2) im Sinne von LAJTHA (1964), LEWIS und TROBAUGH (1964), verstanden werden.

Unterschieden werden muß zwischen dem Stammzellspeicher des Erwachsenen, der sowohl das tägliche Fließgleichgewicht aufrechterhält als auch besondere Anforderungen beantwortet, und dem embryonalen Stammzellspeicher, der letztlich auf das Mesoderm des Dottersackes zurückzuführen ist. Da der Zusammenhang der verschiedenen Zellvorstufen allein nach gefärbten Ausstrichen, ohne Fermentzytochemie und kinetische Methoden, nicht beurteilt werden kann, findet sich in der älteren Literatur eine differierende Nomenklatur für Zellen gleichen morphologischen Substrats ebenso wie eine Vielzahl von Stammbäumen (MAXIMOW, 1907; PAPPENHEIM, 1907; NAEGLI, 1908; SCHRIDDE, 1908 u.a.).

Der „*Großlymphocyt*" Ehrlichs, von MAXIMOW (1909a) in embryonalen Blutzellinseln abgebildet, entspricht morphologisch der heute als *Proerythroblast* bezeichneten Zelle. Die *Übergangsform* zwischen den von SCHRIDDE (1908) beschriebenen Uferzellen und diesen Zellen zeichnet MAXIMOW (1909) wie die *Hämozytoblasten* (BEGEMANN, 1972). Bei ihnen handelt es sich um den frühen erythroblastischen Vorstufen nahestehende Zellen, weil sie von den Embryologen (SCHRIDDE, 1908; MAXIMOW, 1909; METCALF, 1971 u.a.) in den Erythroblasteninseln beschrieben werden, und weil sie bei ineffektiver Erythropoese des Erwachsenen gehäuft vorkommen.

Die von NAEGELI (1900) als *Myeloblast* bezeichnete kleinere Zelle nennt MAXIMOW (1909) lymphozytenähnliche Wanderzelle. Dieser kleine Myeloblast wird erstmalig von NAEGELI (1908) als determinierte Stammzelle der Granulozytopoese bezeichnet. Worin er sich von der pluripotenten Stammzelle für alle Blutzellen unterscheidet, ist morphologisch noch nicht definiert.

Infolge der Schwierigkeiten, die Anfangszellen des hämatopoetischen Stammbaumes morphologisch zu definieren, entwickelten sich die inzwischen vielerorts ausgeübten Untersuchungen von hämatopoetischen Kolonien in der Milz letal bestrahlter Mäuse (colony forming unit=CFU oder CFUs) nach Till und McCulloch (1961) und die Aussaat von Blutzellen in Agarkulturen (colony forming cell=CFC oder CFUc) nach Pluznik und Sachs (1966), Bradley und Metcalf (1966) und Robinson (1967) (s. Kap. 1bα und bβ).

a) Embryonale Stammzellspeicher

In Embryonen unter 1 mm Länge finden sich bei Mensch und Säugetier im Mesoderm des Dottersackes die ersten Blutzellvorstufen — die *Hämatogonien* — und bald darauf, in Inseln liegend, *Erythroblasten* (Schridde, 1908, Maximow, 1909). Beim menschlichen Feten beginnt diese Dottersackerythropoese nach der 3.—4. Schwangerschaftswoche (Metcalf, 1971). Die neuesten Untersuchungen wurden an Mäusefeten von Moore und Metcalf (1970) vorgenommen: Die Mäusedottersäcke zeigen vom 7. Tag an Erythroblasten, ab 8. Tag agarkoloniebildende (s. Kap. 2bα) und in geringer Menge milzkoloniebildende Zellen (s. Kap. 2bβ). Die Milzkolonien sind am 7. Embryonaltag zu 52% erythropoetisch, zu 18% granulocytopoetisch, zu 11% megakaryozytisch und zu 19% gemischt (Metcalf, 1971). Die Agarkolonien bestehen teilweise nur aus Neutrophilen. Das bestätigt, daß zu diesem frühen Zeitpunkt im Embryo schon granulozytopoetische Vorstufen vorkommen (Maximow, 1907). Im Dottersack muß entweder ein Gegenregulationsmechanismus die Ausreifung in granulozytopoetische Zellen verhindern, der durch hohe Serumgaben durchbrochen werden kann, oder es fehlt der adäquate Reiz für die Granulozytopoese im sterilen Amnion.

Im 2. Embryonalmonat (Embryonen ab 5—7 mm Länge) finden sich in der *Leber* zahlreiche hämatopoetische Herde (Knoll, 1932; Thomas, 1962), die Myeloblasten (Knoll, 1957), Erythroblasten und Riesenzellen enthalten und nach Schridde (1908) von Uferzellen extravaskulär gebildet werden. Weiterhin finden sich im Embryo wie im Dottersack mit beginnender Zirkulation an vielen Stellen Blutbildungsherde. Bei 19 mm langen menschlichen Feten kommen in der Leber und im Blut schon Peroxydase-positive Granuloblasten vor (Knoll, 1957; Playfair, 1963), bald auch schon eosinophile und neutrophile, oft phagozytierende Granulozyten (Knoll, 1957). Feldman (1967) findet bei 6, Silini (1967) bei 12 Tage alten fetalen Lebern ebenfalls schon granulozytopoetische Kolonien, nicht aber Duplan (1968). Immer noch kommen mehr agarkoloniebildende als milzkoloniebildende Zellen und 10mal mehr von letzteren als beim erwachsenen Tier im Blut vor (Metcalf, 1971). Auch Kubanek (1969, 1970) findet mehr milzkoloniebildende Zellen in der fetalen Leber als im adulten Knochenmark von Mäusen.

Durch Dichtegradientenverteilung läßt sich auch beim menschlichen Feten zeigen (Metcalf, 1971; Moore, 1973), daß die in der fetalen Leber am 10. Tag die Milz-Kolonie bildenden Zellen (CFUs) ein doppelt bis viermal so großes Volumen (820—10000 μm^3) haben als die im adulten Knochenmark (260—430 μm^3). Die gegen erwachsenes Knochenmark 2—5mal häufigeren CFUs der Leber zeigen eine mit dem Alter der Feten veränderliche Zellzykluslänge und bilden, bezogen auf die Koloniehäufigkeit, weniger Clusters (2 statt 7). Die Proliferationskapazität von Stammzellen aus fetaler Leber, transplantiert in bestrahlte, erwachsene Tiere, übersteigt die von Stammzellen aus adultem Knochenmark (Micklem u. Loutit, 1966b). Morphologisch können die Zellen aus der fetalen Leber nur den großen basophilen Proerythroblasten, Maximows (1909) Großlymphozyten oder den Hämozytoblasten (s. Kap. II 1) entsprechen, während die aus dem Knochenmark stammenden die Größe von Lymphozyten

oder „transitional cells" (YOFFEY, 1964; MOFFAT, 1967) haben (s. Kap. I 1
und Kap. II 1 c). FUKUDA (1973) beschreibt sie elektronenoptisch als Monoblasten. Aus fetalen Lebern können auch immunologisch kompetente Zellen entstehen (METCALF, 1971).

In der *Milz* finden sich beim Menschen im 2. Embryonalmonat die ersten
basophilen hämatopoetischen Zellen, bei Mäusen ab dem 13. Embryonaltag
und am 17. Tag sind die ersten granulozytopoetischen Vorstufen nachweisbar
(MOORE, 1970). Durch Parabioseversuche konnte dieser Autor nachweisen, daß
die basophilen Zellen durch die Zirkulation in die Milz eingeschwemmt wurden
und nicht autochton entstanden sind. Erst kurz vor der Geburt lassen sich
in der Mäusemilz mehr agarkolonie- als milzkoloniebildende Zellen nachweisen
(METCALF, 1971). Nach den Dichtegradienten handelt es sich nicht um die
kleinsten Zellen (ca. 400 μm³). Beim Menschen erlischt die Hämatopoese in
der Milz schon wieder im 5. Embryonalmonat, während sie mit einsetzender
Plazenta-Zirkulation gleichzeitig im Knochenmark beginnt.

Bei der Maus wird das *Knochenmark* noch etwas später als die Milz, am
15. Tag, mit hämatopoetischen Zellen besiedelt. Ab 17. Embryonaltag finden
sich granulozytopoetische Vorstufen, Erythroblasten aber erst postnatal (MET-
CALF, 1971), ebenso wie bei der Ratte (LUCARELLI, 1967, 1970). Im Knochenmark
der Maus nehmen agarkoloniebildende Zellen erst ab 3. Lebensmonat über
die milzkoloniebildenden hinaus zu und erreichen später die vierfache Anzahl.

Beim menschlichen Feten findet sich Myelopoese im Femur und im Humerus
ab 3. Embryonalmonat (ROSENBERG, 1969). Solche Blutbildungsherde entstehen
um ein zentrales Gefäß im Knochenmark, nach SCHRIDDE (1908) zurückzuführen
auf die Uferzelle (HECKNER, 1973) bzw. große Retikulumzelle (ROHR, 1960).

In den letzten Fetalmonaten besteht das humane Knochenmark nach NAE-
GELI (1900) und HORWITZ (1904) zu 70—90% aus Myeloblasten. Nach seiner
detaillierten Beschreibung der Morphologie und nach den Größenvariationen
(s.a. METCALF, 1971) sind die von NAEGELI als Myeloblasten beschriebenen
Zellen nicht nur unsere Myeloblasten und Monoblasten (Prekursor I nach MEU-
RET, 1974), sondern auch Proerythroblasten.

b) Der Stammzellspeicher beim Erwachsenen
α) Koloniebildung in vitro

Im Knochenmark (SENN, 1967; PIKE, 1970; ROBINSON, 1970; NORTHUP, 1972)
sowie im Blut des Menschen (MCCREDIE, 1971; CHERVENICK, 1971; KNUDTZON,
1974) lassen sich mit der *Agarkulturtechnik* über einem „feeder layer" aus Granulozyten oder Nierenzellen u.a. 0,1—0,6/10³ Knochenmarkzellen bzw. 0,02—0,1/
10³ Blutzellen beim Erwachsenen, aus dem Nabelschnurblut aber 0,6/10³ Zellen
nachweisen, aus denen ein Clon granulozytopoetischer Zellen (CFUc) gezüchtet
werden kann. Die Anhäufung von großen, atypischen mononukleären Zellen
bei infektiöser Mononukleose u.a. Virusinfektionen vermehrt die Kolonien aus
dem peripheren Blut nach KURNICK (1971) ebenfalls (von 0,5—8 auf 15—120/10⁶
Leukozyten). Abgesehen von der Milz werden solche Zellen nicht in lymphatischen Organen gefunden. Mit einer verbesserten Technik nach ROBINSON findet
DICKE (1971) sogar 2—4/10³ CFUc in humanem Knochenmark, eine Menge,
die sich mit dem Myeloblastenvorkommen deckt (ROHR, 1960; BOLL, 1973)
und auch den Angaben METCALFS (1971) über den CFU-Gehalt von Mäuse-
Knochenmark entspricht. Nach RICKARD (1969) ist die agarkoloniebildende
Einheit die determinierte granulozytopoetische Stammzelle, die sich häufig teilt

(in cycle). Eine Agarkolonie besteht aus 100—2000 Zellen. Außerdem kommen noch kleinere Zellansammlungen (3 bis 50) zur Ausbildung, nach Moore (1973) 7 auf eine Kolonie. Sie werden Clusters genannt und entstehen aus reiferen Vorstufen. Die Agarkolonien sind häufig gemischt aus Granulozyten und Makrophagen. Mit der Kulturdauer nehmen die Makrophagen auf Kosten der Granulozyten zu (Metcalf, 1971). Die Reifung kann andererseits in jedem Reifestadium, sogar bei den jüngsten Blasten, stehenbleiben. In phagozytierenden Zellen können metachromatische basophile Granula entstehen, Senn (1967, 1972) und Metcalf (1974) beobachten auch eosinophile Kolonien. Erythroblastenkolonien werden aus normalem Knochenmark nie auf Agar, auch nicht unter Erythropoietinzugabe oder durch Aussaat der Friend-Virus-Erythroleukämie, gezüchtet (Metcalf, 1971), hingegen auf Methylzellulose (Iscove, 1974).

Serum von Leukämiemäusen stimuliert die Koloniebildung (Robinson, 1967). Aus humanem Normalserum müssen erst Inhibitoren entfernt werden, um es zur Stimulation geeignet zu machen (Chan, 1971). Levitt (1972) erhält durch jeglichen Serumzusatz mehr Makrophagen.

Bei einer Agarkolonie, die aus bis zu 2000 Zellen besteht, kann sich die koloniebildende Stammzelle nicht sofort zum Promyelozyten transformieren, vielmehr müßte sie sich, legt man die Daten zugrunde, die über den Proliferationsspeicher der Granulozytopoese vorliegen (s. Kap. II 2e), zuerst mehrfach selbst reduplizieren, wie es bei den Milzkolonien nachgewiesen wurde. Im Thymus der Ratte fanden Sin und Sainte-Marie (1965) allerdings 7 Generationen der Granulozytopoese (1 Myeloblast, 2 Promyelozyten, 3 Myelozyten, 1 Metamyelozyten).

β) Koloniebildung in vivo

Der Stammzellgehalt von i.v. injizierten Zellsuspensionen (CFUs) ist bei der letal bestrahlten Maus aus der Anzahl der in der Milz entstehenden hämatopoetischen Kolonien bestimmbar (Till und McCulloch, 1961), allerdings tritt schon eine spontane Bildung von hämatopoetischen Kolonien in der Milz bestrahlter Mäuse auf (Lahiri, 1970). 1—3 CFUs wurden von Till (1961), Lewis (1968), Barnes (1967) auf 1000 Knochenmarkzellen gefunden. Jede 5. Milzkolonie ist bis zum 9. Tag fast rein granulozytopoetisch (Metcalf, 1971), später nehmen die gemischten Kolonien zu (Curry, 1967).

Durch diverse Variationen der Methode sind bis heute viele Eigenschaften des Stammzellspeichers bekannt geworden. Im Hinblick auf die Granulozytopoese ist interessant, daß Cole (1963) u.a. bei der Maus einen höheren Anteil von CFUs im Blut ($7-20/10^3$) und selbst im Peritonealexsudat ($8/10^3$) als im Knochenmark ($0,05-0,3/10^3$) feststellt. Micklem (1966a) sieht im zirkulierenden Blut morgens mehr CFUs als am Nachmittag. Jedoch bilden nicht alle injizierten Stammzellen Milzkolonien, einige gehen in der Zirkulation verloren, einige bilden keine makroskopisch sichtbaren Kolonien. Andererseits entstehen mehr Milzkolonien, wenn die Wirtsmaus teilhepatektomiert ist (Osipova, 1973) oder mit Endotoxin aus Salmonella typhosa (Smith, 1966) vorbehandelt wurde.

Werden Knochenmarkzellen 2 Tage in der Agarkultur angezüchtet und die Kulturen stark bestrahlten Mäusen injiziert, entstehen etwa bei 1/10 Zelldichte dieselbe Menge Kolonien (McCulloch, 1970; Dicke, 1971); ein Zeichen für die schnelle Reduplikation der Stammzellen in der Agarkultur vor beginnender Differenzierung und für die Identität von milz- und agarkoloniebildenden Stammzellen. Für letzteres spricht, daß auch erythroblastische und megakaryozytische Kolonien in der Milz aus den CFUc entstehen.

METCALF (1971) hingegen sammelt Versuchsergebnisse zum Beweis, daß die milzkoloniebildende Stammzelle nicht mit der agarkoloniebildenden identisch sein kann, vielmehr noch entdifferenzierter ist. Er führt an, daß über die Hälfte der Milzkolonien erythropoetisch ist und es nur granulozyto-monopoetische Agarkolonien gibt. Ist die Erythropoese des Knochenmarks der Spendermaus durch Ausbluten stimuliert, werden die nur granulozyto-monozytopoetisch agarkoloniebildenden Zellen reduziert. Bei Phenylhydrazin-Hämolyse findet RIKKARD (1971) jedoch im Knochenmark vermindert, aber in der Milz und in der Zirkulation vermehrt agarkoloniebildende Zellen. Ist andererseits die Erythropoese durch Übertransfusion reduziert, vermehren sich die Agarkolonien um das 3—4fache (METCALF, 1971). Diese Versuche sprechen m.E. für das Vorhandensein einer gemeinsamen Stammzelle für beide hämatopoetische Reihen und für die Unfähigkeit der granulozytopoetischen, agarkoloniebildenden Zellen, unabhängig von den Anforderungen an das erythropoetische System zu proliferieren.

Die erythropoetischen Milzkolonien werden auch durch Injektionen von Knochenmark übertransfundierter Tiere abhängig vom Hämatokrit (LANGE, 1968) vermindert (LIRON, 1965; CURRY, 1967; BLEIBERG, 1967; O'GRADY, 1967; METCALF, 1971) und durch Erythropoietingabe oder Ausbluten der Wirtstiere vermehrt (McCULLOUGH, 1964; FELDMAN, 1967). Bei Verringerung der erythropoetischen Milzkolonien nehmen die granulozytopoetischen und megakaryozytopoetischen nicht entsprechend zu, weswegen keine völlig unabhängige Pluripotenz der milzkoloniebildenden Stammzelle angenommen wird. Da jede Koloniebildung von stimulierenden Faktoren oder Umständen, wie Röntgenbestrahlung der Wirtstiere, abhängt, bezieht sich die Abhängigkeit auch auf die Umgebung, das Milieu der Stammzelle (environment).

Ist die Empfängermaus polyzythämisch, entstehen nur kleine Kolonien von 100—200 undifferenzierten Blasten (CURRY, 1967; SCHOOLEY, 1966; LAHIRI, 1970). Erhält die Empfängermaus einige Tage nach der Knochenmarkspende Erythropoetin, werden die Kolonien 2 Tage später erythroblastisch (bis zu 40 000 Erythroblasten!) und sind nach weiteren 2 Tagen wieder verschwunden. Es müssen sich also in den Kolonien gleichzeitig eine Vielzahl von Blasten in Erythroblasten, später in Erythrozyten, umgewandelt haben. Diese Versuche bestätigen, daß bei den in vivo-Kulturen die Kondition des Wirtstieres die Koloniebildung entscheidend beeinflußt (O'GRADY, 1967, METCALF, 1971).

Die hohe Multiplikationsrate der einmal stimulierten undeterminierten Stammzellen ist durch beide Kolonietechniken — in vitro und in vivo — nachgewiesen, weil sich die großen Zellkolonien in 10 Tagen ausbilden. Durch mitoseblockierende Substanzen wird die Koloniebildung beeinträchtigt (HASKILL, 1970).

γ) Morphologie der granulozytopoetisch determinierten
Stammzelle (s. auch Kap. II 1)

Die von NAEGELI (1900) als Myeloblast bezeichnete granulozytopoetisch determinierte Stammzelle ist im Kap. I 1 morphologisch charakterisiert (Abb. 1, 2). SCHRIDDE beschrieb schon 1908 ihre Entwicklung zum Myelozyten. MAXIMOW (1909) bildete aufgrund seiner Studien im Vitalpräparat vom Embryo Wanderzellen ab, die morphologisch den Myeloblasten entsprechen, sah sie in Fortbewegung, wie RICH (1939) kinematographisch dokumentierte und wir kürzlich phasenoptisch bestätigten (Abb. 3 (BOLL, 1974, 1975)).

In diesen alten Veröffentlichungen werden Zellen abgebildet, die in der klassischen Morphologie des Pappenheim-gefärbten Ausstriches (ROHR, 1960; UN-

DRITZ, 1972; BEGEMANN, 1972 u.a.) als mittelgroße, atypische Lymphozyten, als Myeloblasten oder als Monoblasten dargestellt werden. Von YOFFEY (1960; 1964) werden sie als Lymphoidzellen oder „transitional cells" bezeichnet. Die hell- bis dunkelbasophilen Zellen haben große, zartnetzig strukturierte Kerne mit Nukleolen, die einen nur schmalen Zytoplasmasaum frei lassen. Phasenoptisch ist der Myeloblast von RIND (1958), ACKERMAN (1964), STOBBE (1970) und BESSIS (1973) als Stammzelle definiert.

δ) Vorkommen der granulozytopoetisch determinierten Stammzelle

An teilweise letal bestrahlten Tieren (FLIEDNER u. STODTMEISTER, 1962c) und an Chimären (GOODMAN, 1970) wurde nachgewiesen, daß stark markierte Zellen aus der geschützten Extremität wie aus Parabionten auswandern und das Knochenmark neu mit hämatopoetischen Zellen besiedeln (HARRIS, 1963b; KEISER, 1964). Diese Stammzellen können nur mit dem Blutkreislauf transportiert worden sein. Die Neubesiedlung des Knochenmarkes von subletal bestrahlten oder mit N-Lost, Cyclophosphamid, Hydroxyurea u.a. behandelten Tieren durch solche kleinen Zellen wurde vielfach untersucht (HARRIS, 1963; THOMAS, 1965; FLIEDNER, 1960, 1964e, 1970; BOND, 1964; KNOSPE, 1966; HELLMAR, 1969; PATT, 1970; NOWELL, 1971). COLE (1963) und GOODMAN (1963) wiesen etwa den gleichen Prozentsatz knochenmarkbesiedelnder Zellen im Peritonealexsudat der Maus nach, indem sie es auf letal bestrahlte Chimären übertrugen. Hingegen zeigt PATT (1970), daß in mechanisch entleertem Knochenmark die Regeneration der hämatopoetischen Vorstufen vom Stromagewebe der Harversschen Kanälchen und nicht vom Blutstrom ausgeht und nimmt an, daß dieses mesenchymale Gewebe durch Bestrahlung oder durch Zytostatika ebenfalls geschädigt wird.

BOND (1958) und FLIEDNER (1958) finden in humanem Normalblut, wenn auch in sehr geringer Anzahl, markierte, atypische „mononukleäre Zellen" (KLIMA, 1967), die teilungsfähig sein müssen. Bei Infektionen (GUMP, 1967), rheumatischen Erkrankungen (KILLMANN, 1968; HUBER, 1973), Strahlenexposition (WEDEKIND u. JORKE, 1969) und nach Streßsituationen, wie sterilen Operationen (LENNERT, 1966; CHARTON, 1969), kommen sie vermehrt vor. CRADDOCK (1962) findet diese Myeloblasten im Blut noch 3 Monate nach einmaliger ^{3}H-Thymidingabe markiert und nimmt eine niedrige Umsatzrate an.

An der dauermarkierten, neugeborenen Ratte läßt sich zeigen, daß das granulozyto-erythropoetische Zellkompartiment in 6 Tagen verschwunden, also transformiert ist und nicht zu dem ruhenden (G_0) Stammzellkompartiment gehört (HAAS, 1967; FLIEDNER, 1968, 1970). Nach den Untersuchungen an der neugeborenen Ratte haben nur Endothelien und 2 Typen von Retikulumzellen, eine helle, wie die von ROHR (1960) beschriebene „große lymphoide", und eine dunkelbasophile mit exzentrischem Kern, großem Golgi-Apparat und großem Nukleolus, eine dauerhafte Kernstoffwechsel-Markierung und damit einen langen Zellzyklus. Durch mechanische Entleerung des Knochenmarkes von Zellen werden diese retikulären und Endothelzellen stimuliert, ihr ^{3}H-Thymidin-Markierungsindex steigt von ~10 bis über 70% an (MEYER-HAMME, 1971).

ε) Kinetik der granulozytopoetisch determinierten Stammzelle

Im *Phasenkontrast* findet sich im menschlichen Knochenmark ebenso wie im Blut hin und wieder eine kleine Zelle mit einem Kerndurchmesser von 7,5 (6—9,2) μm, die stark beweglich ist und langsam mit Hilfe von Pseudopodien und wurmartigen Kontraktionen wandert (Abb. 3) (RICH, WINTROBE u. LEWIS,

1939; BOLL, 1974). Morphologisch entspricht sie den Kriterien des Myeloblasten (s. Kap. I 1d) (RIND, 1963; STOBBE, 1970; BESSIS, 1973). Durch mehrfache phasenoptische Beobachtungen der Transformation dieser Zelle in Promyelocyten (Abb. 4) (BOLL, 1973) weist sie sich als die granulozytopoetisch determinierte Stammzelle aus. Beim Meerschweinchen wird durch direkte Beobachtung in vitro ihre Zellzykluszeit mit 15 Std festgestellt (ROSSE, 1971a), außerdem in vivo ein hoher Markierungsindex mit ^{3}H-Thymidin (ROSSE, 1970). Nach den kinematographischen Beobachtungen und den Zählungen markierter Mitosen nach ^{3}H-Thymidin-Applikation in vivo beim Meerschweinchen handelt es sich um isoplastische α-2α-Mitosen. ROSSE vermutet allerdings, daß auch Lymphozyten aus diesen von ihm mit YOFFEY (1960, 1974) als „transitional cell" bezeichneten Zellen entstehen können. Dafür kann BOLL (1974) in menschlichem Material keine Anhaltspunkte gewinnen.

DÖRMER findet 1973 bei Zellen derselben morphologischen Eigenschaften mit der *^{3}H-Thymidin-Markierung* beim Menschen eine Generationszeit von 16,3 Std. Auch TESTA und LORD (1973) stellen mit der Agarkulturtechnik eine Generationszeit von 15,5 Std fest. In der in vivo-Diffusionskammer dauert, vermutlich durch Stimulation, die Generationszeit bei Granuloblasten wie Makrophagen sogar nur 8—11 Std (BOYUM, 1973). Die hohe Zellverdoppelungsrate läßt sich bei Menschen durch Mitosezählung (BOLL, 1966) und durch ^{3}H-Thymidin-Markierung (32,5%) mit der DNA-Feulgen-Photometrie (GAVOSTO, 1960; URASINSKI, 1970; KEMPGENS, 1973; GREENBERG, 1973) verifizieren. An Zellen von gleicher Größe nach der Dichtegradientenmethode (METCALF, 1971) wurde ebenfalls eine hohe Umsatzrate durch einen ^{3}H-Thymidin-Markierungsindex von etwa 50% bei der Maus (TENNENBAUM, 1965), bei der Ratte (EVERETT, 1967), beim Hund (KEISER, 1964), beim Meerschweinchen (HARRIS, 1963a; OSMOND, 1967; ROSSE, 1970) und beim Affen (MOORE, 1972; DICKE, 1975) nachgewiesen.

Bakterien-Endotoxine, endogenes Pyrogen, Agarkolonie-stimulierende Faktoren u.a. (s. Kap. IV 2aβ) bewirken, daß der nach allem Gesagten wohl ausreichend als granulozytopoetisch determinierte Stammzelle gekennzeichnete Myeloblast sich in den Promyelozyten transformiert: Er wird dabei zur schnellen Verdopplung der DNA-, der RNA- und der Proteinsynthese angeregt, es entsteht der azurophil granulierte Promyelozyt mit einem viermal größeren Kern und einer siebenmal größeren Zelle. Das Kernplasmaverhältnis geht von 0,7 auf 0,3 zurück (BOLL, 1973). Dabei nimmt die Zelle Glykogen, Lipoide und viele Fermente auf. Dann teilt sich der nun im Knochenmark sessile Promyelozyt als n-2n-Zelle nach COWDRY (1953) mittels mehrerer Reifeteilungen zu einem Clon Segmentkerniger, der — nach der letzten Mitose wieder zur Fortbewegung fähig — ins Blut und Gewebe wandert, wo er der Degeneration anheimfällt (s. Kap. II 4c, III 5).

Wird er aber nicht in den Proliferationsspeicher der Granulozytopoese abgerufen, wächst der Myeloblast mit seiner großen Zellverdoppelungsrate nach phasenoptischen Untersuchungen mit gleicher Kern-Plasma-Relation von 0,7 bis zum Kerndurchmesser 13,0 (11,6—14,4) μm weiter (BOLL, 1974). Dabei wird der Kern stärker gelappt, das Zytoplasma verliert an Basophilie und wird schwach diffus oder granulär α-NA-Esterase-positiv. Die Zelle (*Monoblast*, monopoetischer Präkursor I) hat nun einen niedrigen ^{3}H-Thymidin-Markierungsindex von 7,1% (MEURET, 1974), d.h. der Zellumsatz geht mit dem Größenwachstum der Stammzelle zurück.

Diese etwas größer gewordene Stammzelle mit demselben Kern-Plasma-Verhältnis 0,7 kann nun durch andere Umwelteinflüsse zum Zytoplasmawachstum angeregt werden. Im Gegensatz zu den granuloblastären Vorstufen bleibt sie als Promonozyt zur Fortbewegung fähig, ebenso bleibt ihr Kern gelappt. Das Zytoplasma wächst aber auch mehr als der Kern, so daß ebenfalls eine Kern-Plasma-Relation von 0,3 entsteht. Es synthetisiert stärker α-NA-Esterase und weniger lytische Fermente, wie Peroxydase, und es entstehen weniger und kleinere azurophile Granula. Die mitotische Aktivität ähnelt der im Proliferationsspeicher der Granulozytopoese, nur sind die Kalkulationen wegen des durch die erhaltengebliebene Lokomotion fortgesetzten Austausches des Proliferationsspeichers im Knochenmark mit dem Blut noch unübersichtlicher (Meuret, 1974; Boll, 1974). Der Promonozyt wird nach 2 Generationen zum Blutmonozyten, mit seiner großen Fähigkeit zur Phagozytose und Pinozytose. Nach dem Übertritt des Monozyten ins Gewebe wird er zum Histiozyten, dem Alveolar-Makrophagen, der v. Kupfferschen Sternzelle, dem Peritonealmakrophagen u.a. (v. Furth, 1968).

Trifft auch in der Größe des Monoblasten (Spiers, 1970) keine Stimulierung zum Zytoplasmawachstum auf die langsam wachsende Stammzelle, wandeln sich ihre Mitochondrien zu Glanzkörnern, Autophagosomen oder sekundären Lysosomen um (De Duve, 1966): ~1,5 µm große, runde, doppeltlichtbrechende Granula mit einer phasenpositiven Schale um einen phasennegativen Inhalt. Im Zytozentrum findet sich nunmehr eine starke Reaktion von saurer Phosphatase. Die vermutlich durch Antigene geförderte Transformation zu grobgranulierten Zellen konnte an mehreren Zellen kinematographisch dokumentiert werden (Herzog, 1975). Nach Beobachtungen am Knochenmark einer Histiozytosis X entstehen auf diese Weise direkt aus Monoblasten *Histiozyten* (Boll, 1975). So können nicht nur aus Blutmonozyten (v. Furth, 1968) und ihren Vorstufen (Metcalf, 1971; Herzog, 1975), sondern schon aus myelo-monopoetischen Stammzellen Histiozyten gebildet werden.

In Anlehnung an die Überlegungen von Lajtha (1964), Boggs (1965b), Kay (1965) und McCulloch (1970) hat Boll ihr 1974 erstmals in Wien veröffentlichtes Stammzellkonzept nach morphologischen kinetischen Untersuchungen in Kurzzeitkulturen von menschlichem Knochenmark entwickelt (Abb. 16). Diese hämatopoetische Stammzellreihe nach phasenoptischen Beobachtungen entspricht nicht ganz dem Stammzellkonzept von Cowdry (1953) und Osgood (1959, 1964), weil die Stammzelle, wenngleich unter Wahrung ihres Kern-Plasma-Verhältnisses, wächst und sekundäre Lysosomen und Fermente bekommt. Nach Metcalf (1971) erklärt ein modifiziertes, asynchrones, logarithmisches Modell wie Bolls mit nachfolgenden Zellklonen der verschiedenen Blutzellarten die experimentellen Beobachtungen an der Hämatopoese erwachsener Tiere. Im embryonalen Leben und in der neonatalen Periode jedoch liegt eine synchrone logarithmische Zellvermehrung in der Wachstumsphase vor.

Durch mathematische Analyse und durch Computer-Simulation wurde eine oszillierende Vermehrung von Granulozyten über Zeitabstände von etwa 19 Tagen nachgewiesen (Morley, 1966; Kirk, 1968; King-Smith, 1970; Patt, 1973 u.a.), die auf ein rhythmisches Wachstum im Stammzellspeicher zurückgeführt wird.

ζ) Pluripotenz der granulozytopoetisch determinierten
Stammzelle (s. auch Kap. II 1 bβ)

Werden Meerschweinchen einer großen Höhe ausgesetzt, verdoppeln sich die Erythroblasten vorübergehend, die kleinen Lymphozyten werden vermindert und die „transitional cells" vermehrt (Moffat, 1964), während bei umgekehrtem

Konzeption der determinierten granulozytopoetischen Stammzelle des Erwachsenen
nach phasenoptischen mikrokinematographischen Beobachtungen

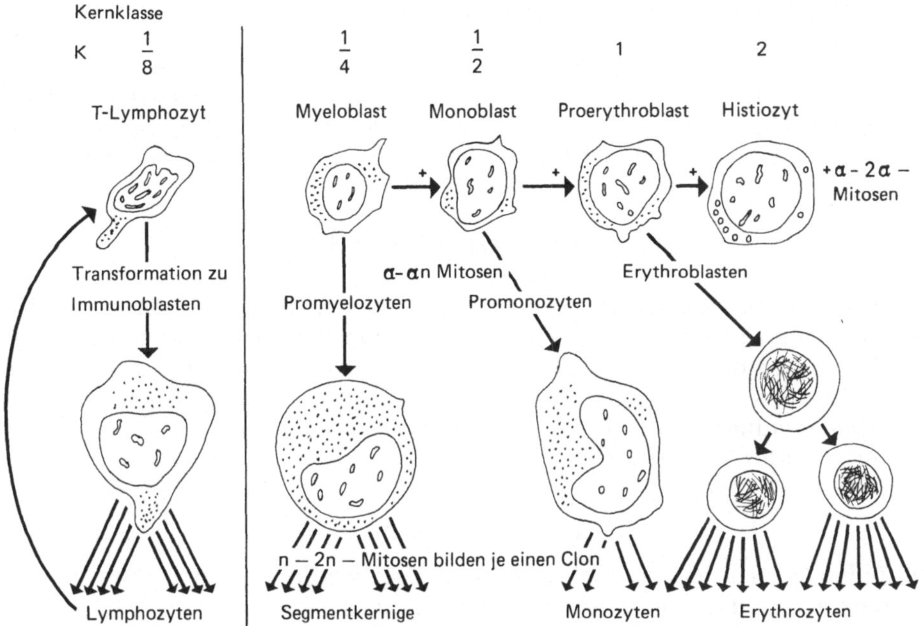

Abb. 16. Myelopoetisches Stammzellkonzept rechts im Vergleich mit dem rezirkulierenden Lymphozyten-Immunoblasten-System links. Die kleinste Stammzelle mit der Kerngröße K $^1/_4$ ist die pluripotenteste. Sie kann in granulozytopoetische Präkursoren transformiert werden oder zur K $^1/_2$-Größe anwachsen. Diese kann in monopoetische Präkursoren transformiert werden oder zur K_1-Größe anwachsen. Nun kann die Stammzelle durch Erythropoetin in die Erythropoese stimuliert werden. Findet kein Abruf in irgendein hämatopoetisches System statt, wird die langsam zur K_2-Größe anwachsende Zelle zum Knochenmarkhistiozyten und degeneriert später. Einzelheiten s. Text. Die Stammzellen vermehren sich als α-2α-Zellen oder bei der Stimulation in einen der Proliferationsspeicher als α-αn Mitose, während alle Zellvermehrungen in den Proliferationsspeichern als n-2n-Mitosen stattfinden

Versuchsansatz die kleinen Lymphozyten vermehrt werden (YOFFEY, 1974). Bei Mäusen werden durch Bremsung der Erythropoese mittels Übertransfusion ebenfalls kleine, myeloblastenähnliche Zellen und Lymphozyten stark vermehrt (WEITZ-HAMBURGER, 1971; LAWRENCE, 1968).

Eine andere Methode, hämatopoetische Zellvorstufen zu untersuchen, ist die Mäusen intraperitoneal implantierte Diffusionskammer (Milliporefilter mit Porengröße 0,22 µm) von BREIVIK und BENESTAD (1972). Normales menschliches Knochenmark wächst vorwiegend zu Makrophagen aus, bei subletal bestrahlten Wirtsmäusen zu Granulozyten und vermehrt zu milzkoloniebildenden Zellen (BOYUM, 1972; ESSERS, 1974). Sind die Wirtsmäuse oder das Spenderknochenmark hypoxisch, entstehen viele Erythroblasten in der Diffusionskammer, besonders bei bestrahlten Mäusen. Eine entsprechende Beeinflussung des Stammzellspeichers ist bei der Bildung von Milzkolonien möglich (s. Kap. II 1 b β).

Bei Erythrämie di Guglielmo lassen sich Übergangsformen zwischen Monoblasten und Proerythroblasten zytochemisch, kinetisch (BOLL, 1973; AUST, 1974) und elektronenoptisch (BOLL, 1975) nachweisen. Auch bei nicht-leukämischer Stimulation der Erythropoese werden phasenoptisch solche morphologischen Übergangsformen kinematographisch dokumentiert (BOLL, 1974). Das bei der

chronischen myeloischen Leukämie in Erythroblasten nachweisbare Philadelphia-Chromosom weist auf die Abhängigkeit des erythropoetischen Systems
von einer granulozytopoetischen bzw. von einer gemeinsamen Stammzelle hin,
aus der weiterhin Monozyten und wahrscheinlich auch Megakaryozyten, aber
nicht Lymphozyten entstehen können (WU, 1968; LAJTHA, 1973; BOGGS, 1974;
BOLL, 1974). Der von LAJTHA geforderte große Stammzellspeicher vor dem
erythropoetischen Kompartiment deckt sich mit BOLLS Beobachtungen, daß
erst eine Stammzelle, die als der Monoblast ist, Erythropoetin sensibel sein kann.

2. Proliferationsspeicher

Der Proliferationsspeicher der granulozytopoetischen Reihe befindet sich beim
Kind wie beim Erwachsenen ausschließlich im Knochenmark. Die regenerierenden Zellen sind die ungranulierten, basophilen Myeloblasten mit einer Kern-
Plasma-Relation von 0,7, die azurophil granulierten Promyelozyten und die
neutrophil granulierten Myelozyten, zusammengefaßt als Granuloblasten, beide
mit einer Kern-Plasma-Relation von 0,3, aber von unterschiedlicher Größe.

a) Regeneration

Die Zellmultiplikation = Regeneration führt über die Zellverdoppelung zur Vermehrung der Zahl granulozytopoetischer Vorstufen.

Die Differenzierung = Reifung = Transformation führt zur Verminderung der
Anzahl teilungsfähiger Vorstufen.

In der Granulozytopoese kann deswegen nicht wie in den nichtdifferenzieren-
den Geweben die Relation der Mitosefiguren zur Anzahl teilungsfähiger Ruhezellen ein Maß für die *Proliferationsaktivität* darstellen. Es entstehen erhebliche
Schwierigkeiten, die Proliferation zu beurteilen, da es in einer gegebenen Stichprobe keinen Parameter für die Reifung gibt und sich die Durchgangszeit durch
ein morphologisch definiertes Reifungskompartiment nicht mit der Zellverdoppelungszeit decken muß (KILLMANN, 1963). Allein Untersuchungen mit aufeinanderfolgenden Stichproben erlauben Aussagen über die Transformation von einer
Reifungsstufe in die nächste. Trotz aller später zu besprechenden Unsicherheitsfaktoren sollte das periphere Blut in die Überlegungen über die Proliferationskinetik der Granulozytopoese in vivo einbezogen werden.

Die Regeneration läßt sich also nur berechnen, wenn die Reifung vernachläs-
sigt wird. Der Mitoseindex oder der Kernstoffwechsel-Markierungsindex werden
als Parameter für die Regeneration verwendet.

Die Bestimmung des *Mitoseindex*, die Zählung aller Mitosephasen von der
Prophase bis zur Rekonstruktionsphase, auf die Zahl der zugehörigen Ruhezellen, ergibt einen guten Annäherungswert für die Zellverdoppelung. Fraglich
bleibt dabei, inwieweit die untersuchte Markprobe für das gesamte Markorgan
repräsentativ ist und wieweit kurzfristige Proliferationsänderungen das Ergebnis
beeinflussen (BEGEMANN, 1949). Sowohl im Knochenmarkausstrich als auch histologisch zeigen sich gelegentlich Mitosen in einer Zellart, manchmal sogar
in derselben Mitosephase gehäuft (HEILMEYER, 1951). Repräsentative Angaben
über die Regenerationsintensität lassen sich deswegen nur erhalten, wenn für
die Zählung des Mitoseindex eine große Anzahl von Ruhezellen (über 1000)
erfaßt wird.

Außerdem werden tageszeitliche Schwankungen der Regenerationsintensität
an unterschiedlichen Organen festgestellt (BULLOUGH, 1948; HALBERG, 1958;

Tabelle 2. Mitoseindizes der teilungsfähigen granulozytopetischen Vorstufen in $^0/_{00}$

	JAPA (1942)	BEGE-MANN (1951)	SALERA (1953)	ROHR (1960)	KILL-MANN (1962)	LALA (1964)	BOLL (1969)[a]
Myeloblasten	21,8		31,3		24,9	} 110	44,2
Promyelozyten	} 4,6		13,7		14,8		14,2
Myelozyten			8,9		10,0	52	19,5
reife Myelozyten							
mittlerer Mitoseindex auf alle teilungsfähigen Vorstufen	14,3	9,3		6–11 (2 Gesunde)		59 (Orcein-Methode)	19,4

[a] 24 nicht-hämatologisch Erkrankte

Tabelle 3. Verteilung der granulozytopoetischen Mitosen auf die drei teilungsfähigen Kompartimente in %

	JAPA (1942)	ROHR (1960)	KILLMANN (1962)	BOLL (1969)
Myeloblasten	3	1	10	12
Promyelozyten	} 97	33	20	31
Myelozyten		64	} 70	53
eosinophile Myelozyten		2		4

POHLE, 1961 a, b). GOLOLOBOVA (1958) findet an verschiedenen Geweben der Ratte eine Mitosevermehrung zwischen 20 und 1 Uhr, VASAMA (1958) und PILGRIM (1965) an Geweben der Maus am frühen Morgen. GOLDECK (1949) sieht bei der Ratte tageszeitliche Veränderungen der Retikulozytenzahl. LUCARELLI (1973) erhält im Rattenknochenmark früh und abends 8 Uhr eine Mitosevermehrung der Erythroblasten. Im menschlichen Knochenmark werden um Mitternacht die meisten Mitosen gefunden (FLIEDNER, 1959; MAUER, 1965) und in den granulozytopoetischen Vorstufen — nicht in den erythropoetischen — zu dieser Zeit der niedrigste ^{3}H-Thymidin-Markierungsindex (MAUER, 1965).

Mit dem Mitoseindex läßt sich von den erwähnten Einschränkungen wie tageszeitliche Schwankungen und kurzfristige Proliferationsänderungen abgesehen, die Regenerationsintensität der Granulozytopoese beurteilen (Tabelle 2 u. 3). Bei verschiedenen Erkrankungen, durch Medikamente oder durch ionisierende Strahlen (s. Kap. IV 1 bβ), erfährt der Mitoseindex typische Veränderungen (s. Kap. IV 1 d und IV 1 g).

Vom Mitoseindex wie vom Markierungsindex auf die Regenerationsintensität zu schließen, wird weiter eingeschränkt, weil bei Veränderung des Teilungsgeschehens durch die entstandenen Mitoseprodukte — je 2 Tochterzellen — sich auch der Nenner des Bruches Mitose/Ruhezellen ändert. BEGEMANN (1949) verdeutlicht die kontinuierliche Vermehrung von teilungsfähigen Zellen in einer Graphik: Unter Voraussetzung einer konstanten Mitosedauer steigt durch die Zunahme der Tochterzellen der Mitoseindex später nicht mehr an, obgleich die Mitosehäufigkeit weiter zunimmt (Abb. 17).

FIESCHI hoffte 1940 diese Schwierigkeit durch die Mitosephasenbestimmung umgehen zu können. Bei ansteigender Mitosehäufigkeit müßten die Prophasen, bei abfallender die Telo- und Rekonstruktionsphasen zunehmen. Da eine solche

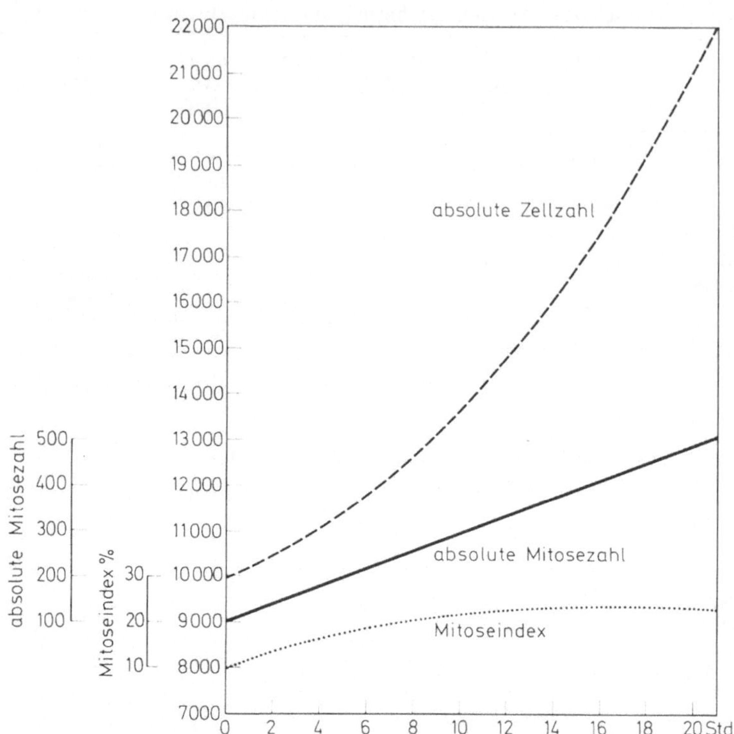

Abb. 17. Zeitabhängiger Zusammenhang zwischen Zellzahl, absoluter Anzahl der ablaufenden Mitosen und Mitoseindex bei kontinuierlichem Ansteigen der Proliferationsintensität. (Nach Bergemann u. Hämmerle, 1949)

Phasenänderung nur relevant ist bei Änderung während einer Zeiteinheit, die kürzer ist, als eine Mitose dauert, muß sie für die Proliferationsbeurteilung bedeutungslos bleiben. Außerdem ist bei den karyologischen Kurven zu berücksichtigen, daß durch Häufung von offenen Endomitosen Prophasen und frühe Metaphasen vermehrt werden und eine sogenannte Stimulierungskurve nach Fieschi entsteht (s. Kap. II 2 c).

Die Häufigkeit der Zellverdoppelung, die *Mitosehäufigkeit* (m) pro Zeiteinheit (Boll, 1966), von Cronkite (1970) als „birth rate" (BR) — *Zellgeburtsrate* — bezeichnet, läßt sich durch den Mitoseindex (MI) oder durch den Markierungsindex (I_s) nach Zugabe eines markierten Desoxyribonukleinsäure (DNA)-Bausteines, z.B. ^{3}H-Thymidin (Friedkin, 1959) in vitro bzw. nach einmaliger Applikation in vivo bestimmen. In gleicher Weise wie der Mitoseindex bei bekannter Mitosedauer (t_m) ein Parameter für die Mitosehäufigkeit ist, kann der Markierungsindex mit der DNA-Synthesezeit (t_s) korreliert werden.

$$m/h = BR = \frac{MI}{t_m} = \frac{I_s}{t_s}. \tag{1}$$

Die Schwierigkeit liegt in der Bestimmung der DNA-Synthesezeit bzw. der Mitosedauer. Für die Granulozytopoese beträgt die DNA-Synthesezeit in vivo, nach Stryckmans (1966), Schmid (1966), Cronkite (1968) mit einmaliger ^{3}H-Thymidin-Markierung ermittelt, 11—13 Std, nach Lala (1965), bei der Doppelmarkierung mit ^{14}C- und ^{3}H-Thymidin ermittelt, 6 Std. Die Mitosedauer kann in vitro exakt bestimmt werden (s. Kap. II 2).

Durch Blockierung des Mitoseablaufes mit Colchicin oder mit einem anderen Spindelgift wie Xanthopterin (BOLL, 1953) oder Vincaalkaloiden (CARDINALI, 1961) läßt sich eine vergleichende Aussage wegen der Vermehrung der gehemmten Mitosen erleichtern (*stathmokinetischer Test* ASTALDIS, 1960). Die Mitosedauer (t_m) wird durch das Spindelgift von ca. 1 Std auf ca. 12 Std verlängert, dadurch der Mitoseindex (MI_C) entsprechend erhöht und leichter zählbar. Die verschiedenen Spindelgifte wirken nicht gleichmäßig auf alle Gewebe (WRBA, 1961). Durch Colchicin und Vinca-Alkaloide wird der Mitoseindex bei den Erythroblasten, durch Xanthopterin bei den Granuloblasten stärker erhöht (BOLL, 1953). In einer kritischen Übersicht vergleicht BERTALANFFY (1964) die Colchicinmethode mit der Zählung markierter Mitosen nach ^{3}H-Thymidin-Markierung und findet eine gute Übereinstimmung. Ebenso stimmt der stathmokinetische Index mit dem Mitoseindex in der Knochenmark-Kultur überein (BOLL, 1966). ASTALDI (1960) bestätigt mit Colchicin, daß bei Myeloblasten mehr Mitosen vorkommen als bei Promyelozyten und bei Myelozyten.

Die Mitosehäufigkeit pro Zeiteinheit ist nicht ohne weiteres dem Zellzyklus (t_C), der Generationszeit (t_G), der Summe von Interkinese (t_i) und Mitosedauer (t_m) umgekehrt proportional (s. Kap. II 2d). Wie wir später sehen werden, sind für die Granulozytopoese mit ruhenden Kompartimenten im teilungsfähigen Speicher die Begriffe Zellverdoppelungszeit (t_d), Zellumsatzzeit (turnover time) die exakten Bezeichnungen zur Definition der Regenerationsintensität (KILLMANN, 1963). Sie sind der Mitosehäufigkeit umgekehrt proportional.

$$m/h = BR = \frac{1}{t_d}. \tag{2}$$

Eine viel gebrauchte Möglichkeit, die Regenerationsintensität der Granulozytopoese festzustellen, ist die *Markierung des Kernstoffwechsels* und die Bestimmung des Markierungsindex. Auf methodische Schwierigkeiten der Einzelzellautoradiographie soll in unserem Zusammenhang nicht näher eingegangen werden (PERRY, 1957; KÜNKEL, 1962; LAJTHA, 1959; SCHNEIDER, 1963; LANG, 1965; CRONKITE, 1968). Ein Vorteil der Markierung des Kernstoffwechsels mit ^{3}H-Thymidin gegenüber dem früher gebrauchten ^{32}P als Ortho-Phosphat ist die hohe Geschwindigkeit (in vivo schon in 1 min) und die Konstanz seines Einbaus in den Zellkern (TAYLOR, 1957; RUBINI, 1960). Eine Verminderung der Markierung tritt im wesentlichen durch Zellteilung ein. Die Reutilisation des inkorporierten Thymidins (FEINENDEGEN, 1966, u.a.), die Größe des Thymidinangebotes und der spezifischen Aktivität u.a. können die Ergebnisse stören.

Mit ^{32}P findet SALERA (1953) eine Zellverdoppelungszeit der granulozytopoetischen Vorstufen von 38,5 Std, mit ^{3}H-Thymidin FLIEDNER (1959, 1961) von 48–59 Std, CRONKITE (1970) für Myeloblasten 18 Std, für Promyelozyten 24 Std und für Myelozyten 52 Std (Tabelle 4). Die Zellgeburtsrate (BR), den Reziprokwert der Zellverdoppelungszeit, berechnet CRONKITE (1970) aus dem Zellspeicher, dem Markierungsindex und der DNA-Synthesezeit:

$$BR = \frac{Zellspeicher \times I_s}{t_s}. \tag{3}$$

Für Myeloblasten errechnet KILLMANN (1968a) nach der 3H-Thymidin-Markierung eine Neubildungsrate (BR) von 4,2, DÖRMER (1973) nach ^{14}C-Thymidin-

Tabelle 4. Kernmarkierungsindex mit ^{3}H-Thymidin in %

Granulozyto-poetische Vorstufen	FLIEDNER (1962)	CRADDOCK (1965)	GRIGORIU (1965)	CRONKITE, in PERRY (1968)	WICKRA-MASINGHE (1971)	DÖRMER (1972)	DRESCH (1973)
Myeloblast	90	73	68	85		64	80
Promyelozyt	75	52	45	65	} 30	59	67
Myelozyt I	68	51	} 30	33		37	20
Myelozyt II	25						

Markierung von 2,1 pro 100 Zellen/Std, BOLL (1970a) nach Mitoseindex und Differentialrechnung 5,9 pro 100 Zellen/Std. Für Granuloblasten kommen dieselben Autoren auf 4,2 bzw. für Promyelozyten 4,4, für Myelozyten 25,9 und BOLL auf 1,7 pro 100 Zellen/Std (Tabelle 7, S. 239).

Unter konstanten Versuchsbedingungen kann die mittlere Kornzahlhalbierungszeit über den Zellkernen zu einer Aussage über die Zellverdoppelungszeit herangezogen werden, oder es werden in sehr häufigen Stichproben nach einmaliger, kurzzeitiger DNA-Markierung (pulse labeling mit ^{3}H-Thymidin) markierte Mitosen gezählt. Voraussetzung für beide Untersuchungsverfahren ist, daß alle Zellen sich teilen, daß keine Reutilisation vorkommt und daß während des Beobachtungszeitraumes keine Transformation von einer Reifungsstufe in die nächste stattfindet. Dies alles sind Voraussetzungen, die für die Granulozytopoese nicht zutreffen (CRADDOCK, 1972). Weiterhin ist das Verfahren in vivo bei Gesunden nicht anwendbar, so daß die Parameter an nicht-hämatologisch erkrankten Patienten mit kurzer Lebenserwartung gewonnen wurden.

b) Mitose

Zur Karyo- und Zytokinese wird die Zelle erst fähig durch die Verdoppelung der DNA (LAJTHA, 1954; FLIEDNER, 1959), die innerhalb mehrerer (6—13) Std synthetisiert wird (SALERA, 1953; LALA, 1964, 1965; STRYCKMANS, 1966; CRONKITE, 1968). Den Zeitraum im Zellzyklus vor der DNA-Synthese-Phase (t_s) nennt LAJTHA G_1-Phase, den viel kürzeren ($^1/_2$—5 Std) zwischen vollendeter DNA-Reduplikation und Beginn der Mitose G_2-Phase (Abb. 18) (LAJTHA, 1957; PATT, 1959; FLIEDNER, 1959 u.a.). Welche Stoffwechselvorgänge nach beendeter DNA-Synthese notwendig sind, um die Zelle zur Mitose zu befähigen, ist noch nicht bekannt.

Beim Betrachten in vitro überlebender granulozytopoetischer Vorstufen im Phasenkontrastmikroskop läßt sich weder morphologisch noch kinetisch ein

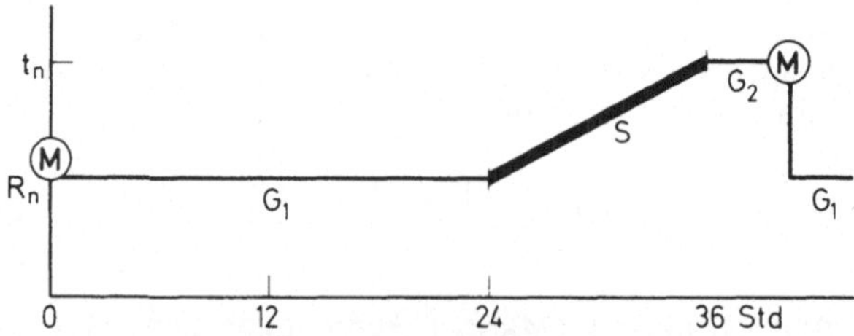

Abb. 18. DNA-Gehalt während des Zellzyklus, zeitgerecht aufgetragen. M = Mitose, G_1 = G_1-Periode, S = DNA-synthetisierende Periode, G_2 = G_2-Periode. [Nach LAJTHA, L.G.: Physiol. Rev. **37**, 50 (1957)]

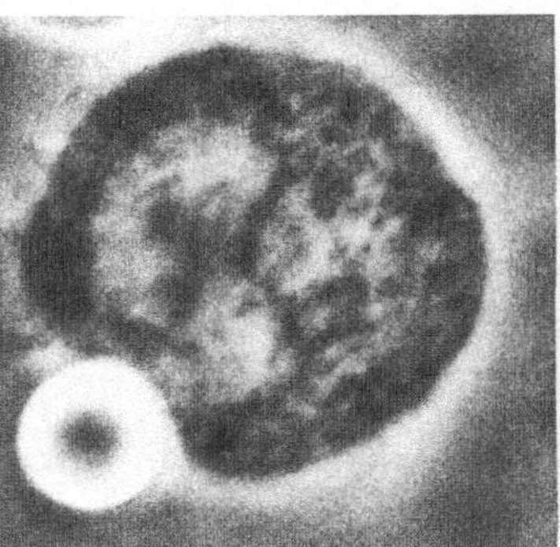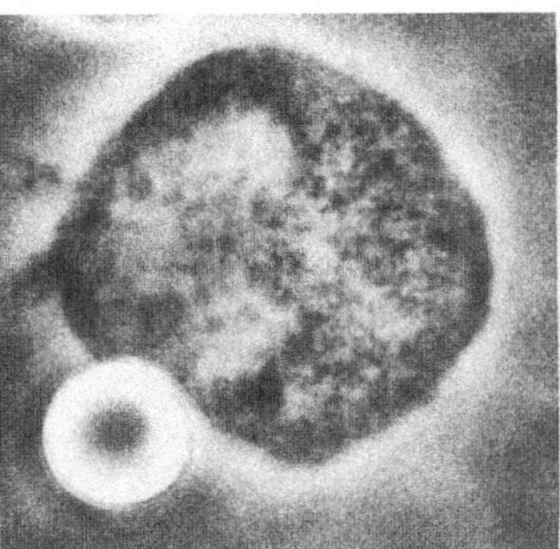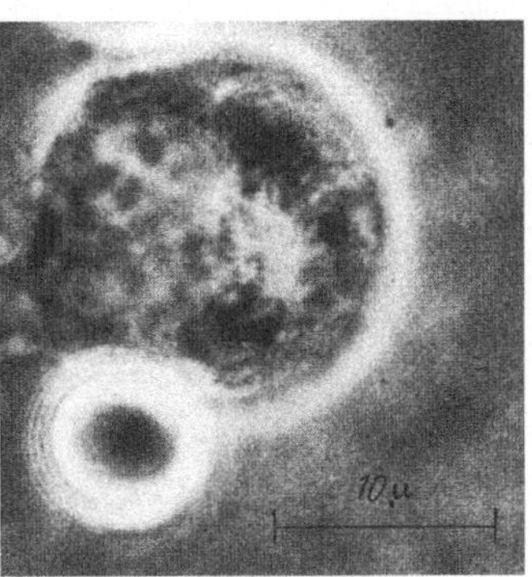

Abb. 19. Promyelozyt mit strukturiertem Ruhekern und dichter Granulation des Zytoplasmas neben einem kleinen Fettauge. Im 3. Teilbild kontrahiert sich die Zelle zur Mitose, die sowohl an der veränderten Kernstruktur als auch an der Zellverkleinerung und der Verbreiterung des Phasenkontrast-Halos erkenntlich ist. Beobachtungsdauer: 30 min, Phasenkontrast-Filmdokumentation auf 16 mm Negativ-Film, 100fache Ölimmersion, ⊢—⊣ 10 µm (aus normalem, menschlichem Knochenmark)

Anzeichen für die DNA-Verdoppelung im Kern erkennen; die Kernvergrößerung — bei Myelozyten um 75% der Ausgangsgröße — während der Interkinese, der Ruhezeit zwischen zwei Mitosen, findet nicht meßbar diskontinuierlich statt (BOLL, 1966).

Phasenoptisch wird der Vorgang der Mitose durch Einziehen von Zytoplasmafortsätzen und durch eine zentrische Kontraktion der Zelle eingeleitet; sie rundet sich zur Kugel ab. Das ist erkennbar, weil sich die Zelle etwa um ein Drittel verkleinert und der Phasenkontrast-Halo um die Zelle breiter wird.

Die Auflösung der Kernmembran am Anfang der *Prophase* geht mit einer kleinfleckigen Zunahme phasenpositiver Kernstrukturen einher (Abb. 19). Elektronenoptisch können Nucleolus und Kernmembranvesikel weiter nachgewiesen werden.

Nach im Mittel 14 min verteilen sich die etwas längeren phasenpositiven Chromosomen über die ganze Zelle = *frühe Metaphase*, nur ein schmaler Zytoplasmasaum am Rand bleibt frei (Abb. 20). Das feste ist zum lockeren Spirem geworden. Nach einiger Zeit ordnen sich die Chromosomen zum Stern = *Monaster*, sind aber auch in dieser Konfiguration in ständiger Bewegung und überlagern sich, so daß im vitalen Zustand eine Chromosomenzählung beim Menschen unmöglich ist. Während dieser *späten Metaphase* führt die ganze Zelle Pendelbewegungen um ca. 90° durch (GROPP, 1963), wahrscheinlich durch die Oszillation der Zentriolen hervorgerufen (BESSIS, 1973). Die Stadien der frühen Metaphase mit ungeordneter Chromosomenlage und der späten Metaphase mit im Monaster angeordneten Chromosomen folgen nicht streng aufeinander, wechseln vielmehr mehrfach untereinander ab. Erst nach einiger Zeit kommt es häufiger zum Bild des Monasters oder dem der *Äquatorialplatte*, der um 90° gedrehten Ansicht des Monasters (Abb. 21). Liegen die Chromosomen als Äquatorialplatte senkrecht zur Beobachtungsebene, so sind manchmal, weil die phasenpositiven Granula verdrängt sind, zu beiden Seiten zeltförmig die phasennegative Spindel mit den phasennegativen und deswegen nicht von ihr abzutrennenden Zentriolen an ihren Polen zu sehen. Die frühe und späte Metaphase dauert zusammen bei der Kultur- und Beobachtungstechnik von BOLL (1958a, 1966) im Mittel 45 min (Tabelle 5). RONDANELLI (1967) gibt eine kürzere Zeit an (Tabelle 6).

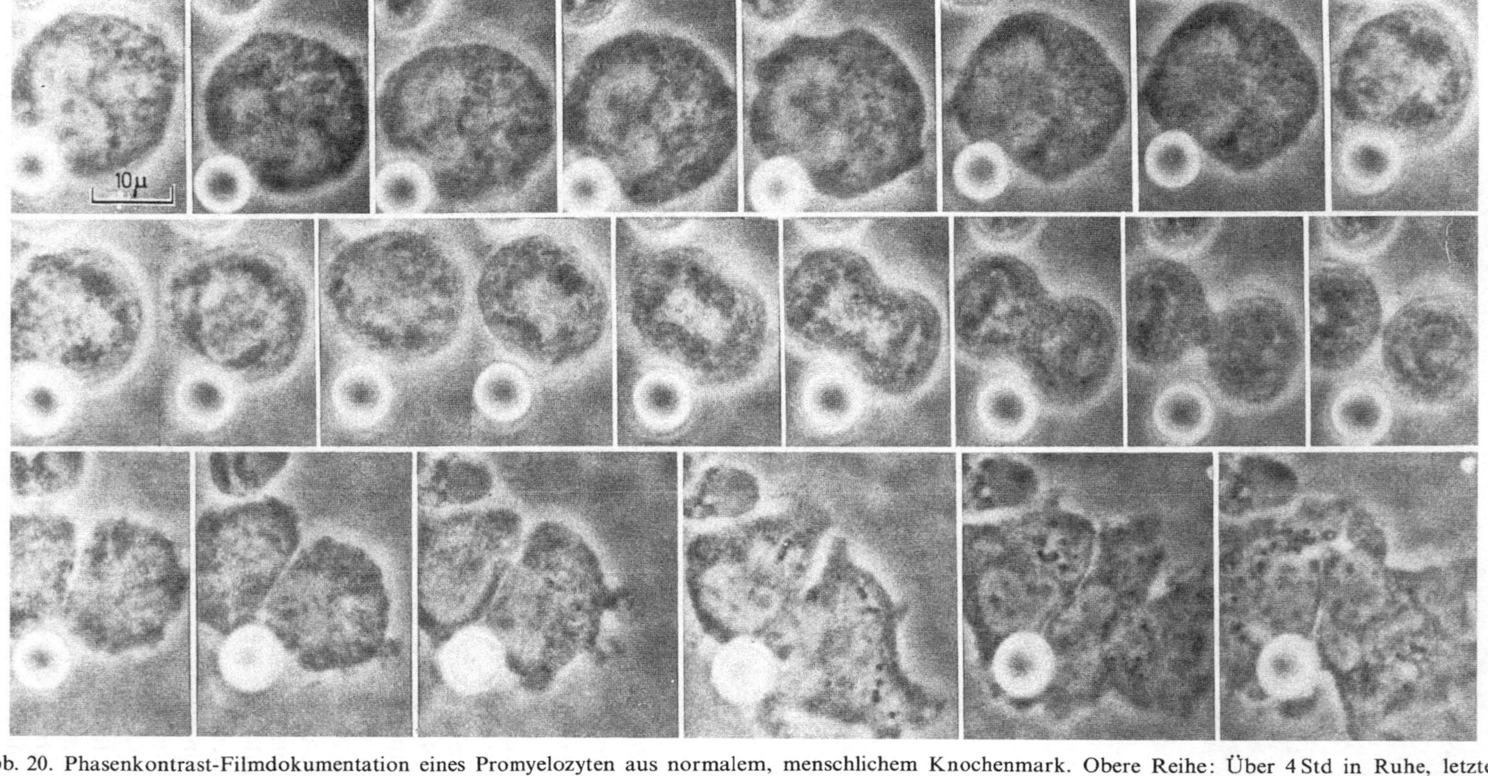

Abb. 20. Phasenkontrast-Filmdokumentation eines Promyelozyten aus normalem, menschlichem Knochenmark. Obere Reihe: Über 4 Std in Ruhe, letztes Teilbild: Prophase. Mittlere Reihe: Die verschiedenen Mitosephasen. Untere Reihe: Die beiden Tochterzellen sind Myelozyten mit prominenterer Granulation und haben sich in den letzten drei Teilbildern während einer Nachbeobachtungszeit von 5 Std stärker ausgebreitet. 70fache Ölimmersion, ⊢——⊣ 10 µm. [Aus BOLL, I.: Blut 11, 326 (1965)]

Meistens sind die Chromosomen als Äquatorialplatte senkrecht zur Beobachtungsebene angeordnet, wenn es zum Auseinanderweichen der beiden Sätze kommt. Nur selten ist die Spindel durch das Beiseitedrängen der Granula auszumachen, so daß der Winkel, der nach ELLERMANN (1923) etwa 70° betragen soll, nicht zu messen ist. Der Vorgang der Karyokinese läuft nun sehr schnell ab und führt zu einer Streckung der Zelle von der runden zur ovalen Form. Die *Anaphase* dauert etwa 5 min. In ebenso kurzer Zeit findet die *Zytokinese*, die *Telophase* statt: In der Mitte zwischen beiden Chromosomenplatten schnürt sich das Zytoplasma ein. Fast immer bleibt ein zarter Zytoplasmafaden zwischen beiden Zellteilen, oft noch lange über die Rekonstruktion beider Kerne hinaus, erhalten. Fast regelmäßig kommt nun ein Lymphozyt oder Granulozyt angewandert und drängt sich zwischen den beiden neu entstandenen Tochterzellen hindurch. Trotzdem bleibt das Verbindungsfädchen (Flemming-Körper) meist erhalten.

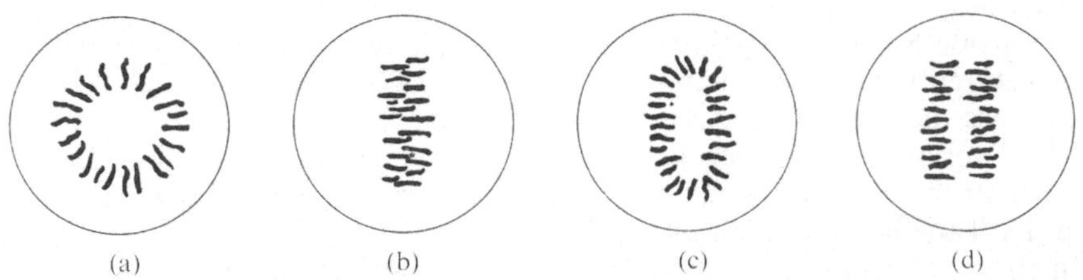

Abb. 21 a—d. Schematische Darstellung der verschiedenen Ansichten der späten Metaphase. (a) Monaster frontal zur Beobachtungsebene. (b) Äquatorialplatte sagittal zur Beobachtungsebene. (c) Monaster im schrägen Durchmesser. (d) Anaphase als Diaster noch ohne deutliches Auseinanderweichen der Chromosomensätze und ohne Streckung des Zelleibes. Dieses frühe Stadium der Anaphase wird im Lebendpräparat leicht zur späten Metaphase gerechnet. (Aus BOLL, I.: Granulocytopoese unter physiologischen und pathologischen Bedingungen. Berlin-Heidelberg-New York: Springer 1966)

Die Spindel wird elektronenmikroskopisch aus vielen doppeltlichtbrechenden Mikrotubuli von 45 Å Dicke gebildet, die einerseits an Satelliten der runden Zentriolen, andererseits am Kinetochor der Chromosomen angeschlossen sind. Sie bestehen aus einem Dutzend Protofilamenten, die sich durch Quellung verkürzen. Bei der Zytokinese werden die Mikrotubuli zu einem Bündel vereint, das sich in der Mitte zwischen beiden Zellen zu dem Flemmingschen Zwischenkörper (midbody) verdichtet. Die Kernmembran rekonstruiert sich, der Golgi-Körper erscheint wieder und in die Zellmembranen werden im Zytoplasma präformierte Vesikel eingebaut (ROBBINS, 1964). In der Ruhezelle scheinen die Mikrotubuli ein stützendes Skelett darzustellen (BESSIS, 1973).

Wir halten die Mitose nach der Zytokinese noch nicht für beendet und nennen die Phase bis zur Ausbildung der Membranen beider Tochterkerne mit v. MÖLLENDORFF (1937) *Rekonstruktionsphase*. Die Chromosomensätze des festen Spirems sind zu einem dichten phasenpositiven Stern verklumpt. Die Kerne bekommen außer der positiven Membran wieder phasennegative Anteile und nehmen eine größere Fläche ein als die Chromosomensätze. Auch die Zellen breiten sich wieder aus. Vorher, d.h. während der Rekonstruktionsphase, sind sie abgerundet, als Kugeln meßbar, und haben je das halbe Volumen wie die im abgerundeten Zustand gemessene Mutterzelle (BOLL, 1966).

Während der Ana- bis zur Rekonstruktionsphase zeigt die Zelle eine große Unruhe der Oberfläche, die kleine, rundliche Zytoplasmafortsätze ohne Granula aussendet und zurückzieht, wie es auch Fibroblasten während der Mitose tun.

Am Anfang der Mitose kommt solche Zytoplasmaunruhe seltener vor. Vielleicht hängt die Membranunruhe am Ende der Mitose mit der Überdehnung der Membranen zusammen, denn 2 Kugeln mit demselben Volumen wie eine haben eine um 25% größere Oberfläche, die in der kurzen Telophasenzeit neu gebildet werden muß. Burrows (1910) und Levi (1916) denken bei solcher Unruhe der Zelloberfläche eher an Stoffwechselvorgänge mit dem Ziel der O_2-Aufnahme. Sie kommt an absterbenden Zellen und bei Glioblastomzellen (Stanek, 1964) ebenso wie bei Proerythroblasten (Boll, 1972) auch an Ruhezellen vor.

Der Nachweis der Identität beider Tochterzellen aus jeder granuloblastischen Mitose, wenn auch z.T. reifer als die Mutterzelle, ist für prinzipielle Überlegungen über die Proliferationskinetik von Bedeutung. Lajtha (1964) geht von diesem Prinzip aus, während Kay (1965) asymmetrische Teilung fordert. Solche asymmetrischen Mitosen könnten die Größe der Agarkolonien (Metcalf, 1971) erklären, kommen aber im granulozytopoetischen Proliferationsspeicher nicht zur Beobachtung.

Die große Schwankungsbreite der Dauer der Metaphase in vitro ist sicher durch gelegentliche Lichtschädigung bedingt. Nach Vendrely (1968) wird die Mitose- wie die Interkinesedauer bei niedrigerer sowie bei höherer Temperatur als 37° C verlängert. Deswegen ist die Dauer der Granuloblastenmitose — sowohl der Promyelozyten wie der Myelozyten — in vitro etwas kürzer anzusetzen als in der Tabelle 5, nämlich mit 60—80 min.

In einer Beobachtung von mehreren Generationsfolgen ließen sich die Mitosen sicher den verschiedenen Reifestadien der Granulozytopoese zuordnen, und es ergab sich eine längere Mitosedauer beim Promyelozyten als beim unreifen und reifen Myelozyten (Boll, 1962). Rondanelli (1967) gibt kürzere Zeiten für den Mitoseablauf aller Mitosen und der unreiferen gegenüber den reiferen an (Tabelle 6). Wieweit Monoblasten und Proerythroblasten in die Myeloblastenmitosen Rondanellis mit eingegangen sind, steht dahin, da sich seine Größenangaben (20—25 μm Zelldurchmesser) nicht mit denen von Boll (1975) an Myeloblasten (s. Kap. I 1) decken und alle 3 Zellarten sich wegen ihres Kern-Plasma-Verhältnisses im Phasenkontrast ähneln (s. Kap. II 1 bγ).

Tabelle 5. Dauer der Granuloblastenmitose nach Boll (1966): Mittelwerte aus 93 Messungen auf der Koagulumkultur bei 37° C

Mitosephase	Dauer in min	Standardabweichungen
Prophase	14,0	11,2
Metaphase	45,5	30,1
Anaphase	4,2	4,6
Telophase	4,8	2,8
Rekonstruktionsphase	20,0	14,5
	88,5	±20,6

Tabelle 6. Mittlere Dauer der Mitose und ihrer Phasen von granulozytopoetischen Zellen (10 Bestimmungen jeder Zellart). Zeit in min. [Nach Rondanelli (1967)]

Zelltyp	Prophase	Metaphase	Anaphase	Telophase und Rekonstruktionsphase	Gesamtdauer der Mitosen
Myeloblasten	4,70 ± 0,98	25,19 ± 2,25	2,90 ± 1,27	12,20 ± 4,13	44,81 ± 1,44
Promyelozyten	4,93 ± 1,07	29,24 ± 7,89	4,51 ± 1,18	15,29 ± 3,85	53,98 ± 3,19
Myelozyten	5,03 ± 1,63	31,70 ± 3,91	7,63 ± 0,96	20,03 ± 3,36	64,39 ± 14,22

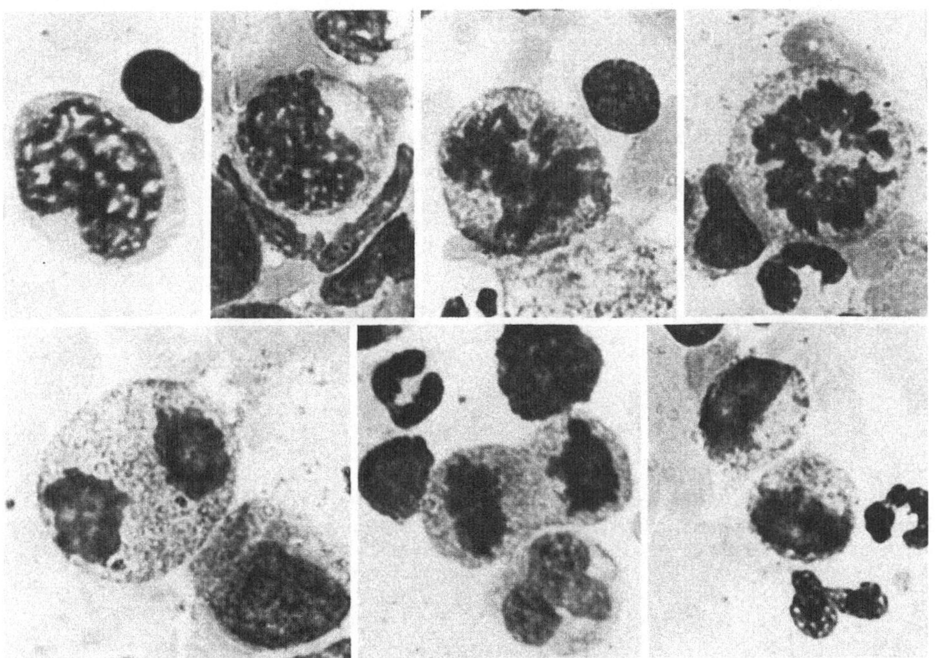

Abb. 22. Die 6 Mitosephasen im fixierten Präparat bei granulozytopoetischen Präkursoren. Oben: Prophase eines Metamyelozyten und eines Myelozyten, frühe und späte Metaphase. Untere Reihe: Ana-, Telo- und Rekonstruktionsphase. (Aus BOLL, I.: Granulocytopoese unter physiologischen und pathologischen Bedingungen. Berlin-Heidelberg-New York: Springer 1966)

Berechnungen der Mitosedauer von JAPA (1942) und aus Kernstoffwechsel-Markierungsversuchen ergeben Werte zwischen 0,5 und 1 Std (KILLMANN, 1964; ODARTCHENKO, 1968; DÖRMER, 1973 u.a.).

Im Pappenheim-gefärbten Knochenmarkausstrich sind die einzelnen Phasen der Mitose durch folgende Merkmale charakterisiert (Abb. 22):

1. Prophase (P): Die Kernmembran und die Nukleolen sind aufgelöst, die Chromosomen als dichte Fäden oder Stäbchen im festen Spirem mit farblosen Zwischenräumen sichtbar;

2. frühe Metaphase (fM): Die Chromosomen liegen ungeordnet im lockeren Spirem über die Zelle verteilt;

3. späte Metaphase (sM): Stadium der Äquatorialplatte, die in der Aufsicht als Monaster mit sternförmig angeordneten Chromosomen erkennbar ist;

4. Anaphase (A): Die Chromosomen sind in zwei Gruppen angeordnet und bilden einen Diaster;

5. Telophase (T): Die Taillenbildung des Zelleibes ist erkennbar, die Chromosomen der Tochterzellen liegen in den beiden Zellhälften als lockeres Dispirem;

6. Rekonstruktionsphase (R): Zwischen beiden sich spiegelbildlich gleichenden Tochterzellen ist gelegentlich noch ein feiner Zytoplasmafaden erkennbar; die Chromosomen jeder Zelle liegen im festen Dispirem, Kernmembran und Nukleolen sind noch nicht wieder ausgebildet.

Seit FIESCHI (1940) nennt man die prozentuale Mitosephasenverteilung im fixierten Präparat karyologische Kurve (Abb. 23). JAPA gibt 1942, allerdings ohne

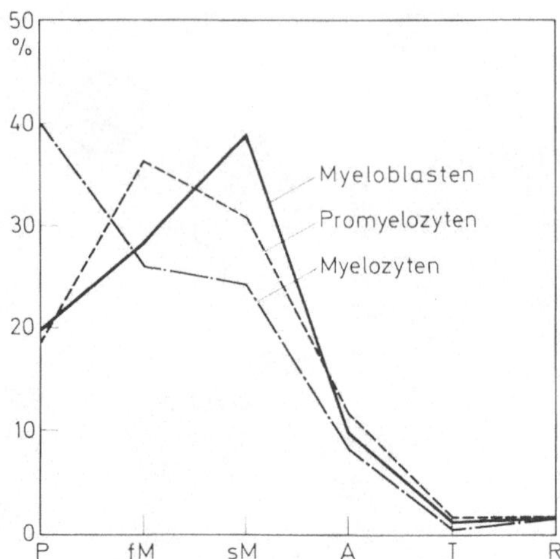

Abb. 23. Karyologische Kurven der Myeloblasten-, Promyelozyten- und Myelozytenmitosen im Knochenmark von hämatologisch Gesunden. Die Mitosephasen sind in ihrer prozentualen Verteilung aufgetragen. P = Prophase; fM = frühe Metaphase; sM = späte Metaphase; A = Anaphase; T = Telophase; R = Rekonstruktionsphase

zu berücksichtigen, ob es sich um Mitosen von Erythroblasten oder granulozytopoetischen Vorstufen handelt, 40% Prophasen, 45% Metaphasen, 10% Anaphasen und 5% Telophasen an, Krzeminska-Lawkowiczowa (1969) 50,1% Prophasen, 30,6% Metaphasen, 15,2% Anaphasen, 4,1% Telophasen. Boll (1966) findet für die einzelnen granulozytopoetischen Vorstufen im nicht-leukämischen Knochenmark unterschiedliche karyologische Kurven (Abb. 23).

c) Mitoseanomalien

Amitotische Zell- oder Kernteilungen spielen für die Proliferation der Granulozytopoese keine Rolle (Undritz, 1942; Boll, 1958c). Sollte es wirklich einmal bei einem Granuloblasten zu einer direkten, amitotischen Zellteilung kommen, so sind die entstandenen Produkte mit Sicherheit nicht in der Lage, einen ganzen Zellzyklus mit erneuter Zellteilung und ordnungsgemäßer Reifung zu erleben. Die Amitose müßte zu einer vorzeitigen Degeneration der Vorstufe, der sogenannten Ineffektivität führen. Kerndurchschnürungen sind transitorisch, wie fortlaufende Filmdokumentationen beweisen (Abb. 24). Andererseits muß beim Rückschluß vom Mitoseindex auf die Zellmultiplikationsrate berücksichtigt werden, daß Mitosen vorkommen, ohne daß 2 Tochterzellen entstehen:

Einmal kann es zu sogenannten *offenen Endomitosen* kommen, d.h. die Zelle durchläuft die Mitose meist bis zur frühen Metaphase, worauf sich durch fehlende Spindelbildung ein doppelt so großer Ruhekern in der Zelle ausbildet. Wir haben diesen Vorgang sechsmal an Granuloblasten und einmal bei einem Myeloblasten kinematographisch dokumentiert (Abb. 25). Solche *tetraploiden Riesenkerne* entstehen bei Leukämien häufiger als im Normalfall. Dies wird durch die Feulgen-DNA-Photometrie (Müller, 1966; Queisser, 1973) bestätigt. Sie kommen jedoch ebenso bei überstürzter, angeregter Granulozytopoese vor.

Zum anderen können nach regelrecht vollendeter Mitose beide Granuloblasten-Tochterzellen durch *Zytokonjunktion* zu einer zweikernigen Zelle verschmelzen (21 Dokumentationen bei granulozytopoetischen Vorstufen, davon 4 Myelo-

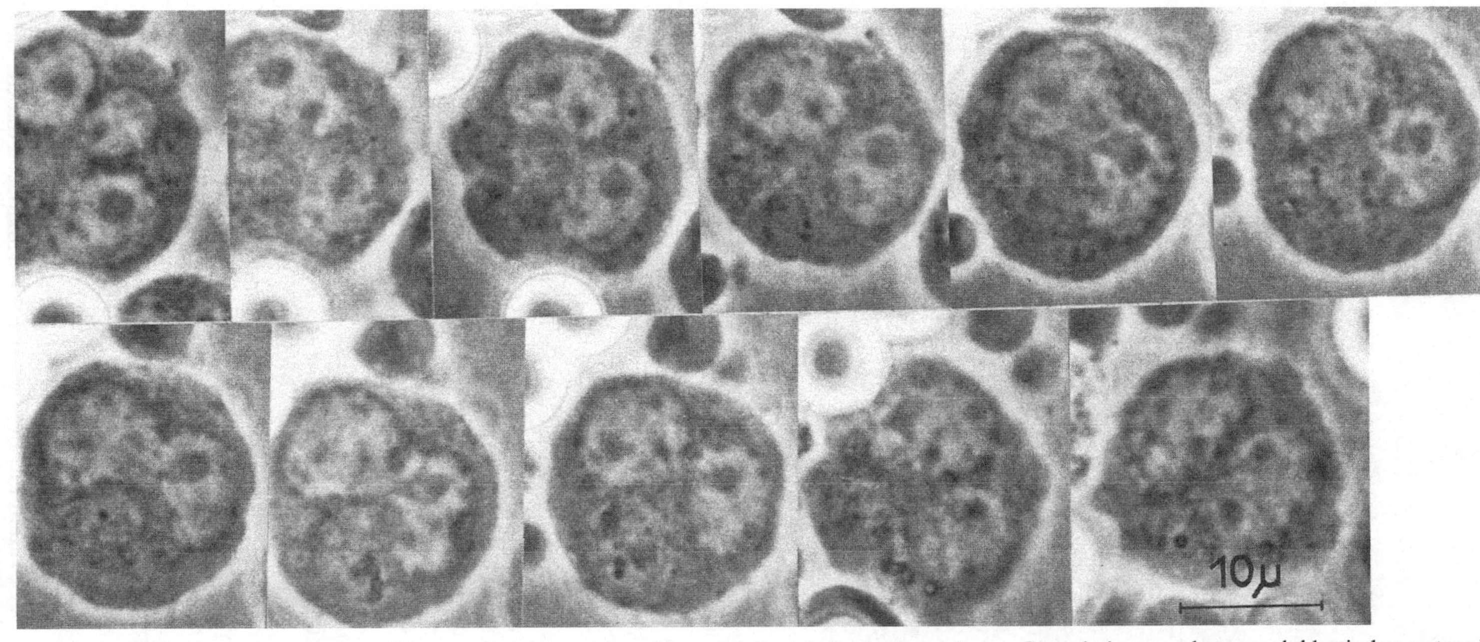

Abb. 24. Kern-Pseudo-Amitose oder Kernlappung einer monozytären Vorstufe, die sich durch eine geringere Granulation von den granuloblastischen unterscheidet. Die transitorische, komplette Durchschnürung des Kernes löst sich immer wieder auf. Beobachtungsdauer: 4 Std, 40 min. Phasenkontrast-Filmdokumentation aus 16 mm Negativ-Film, 100fache Ölimmersion. [Aus BOLL, I.: Z. Zellforsch. **83**, 1 (1967)]

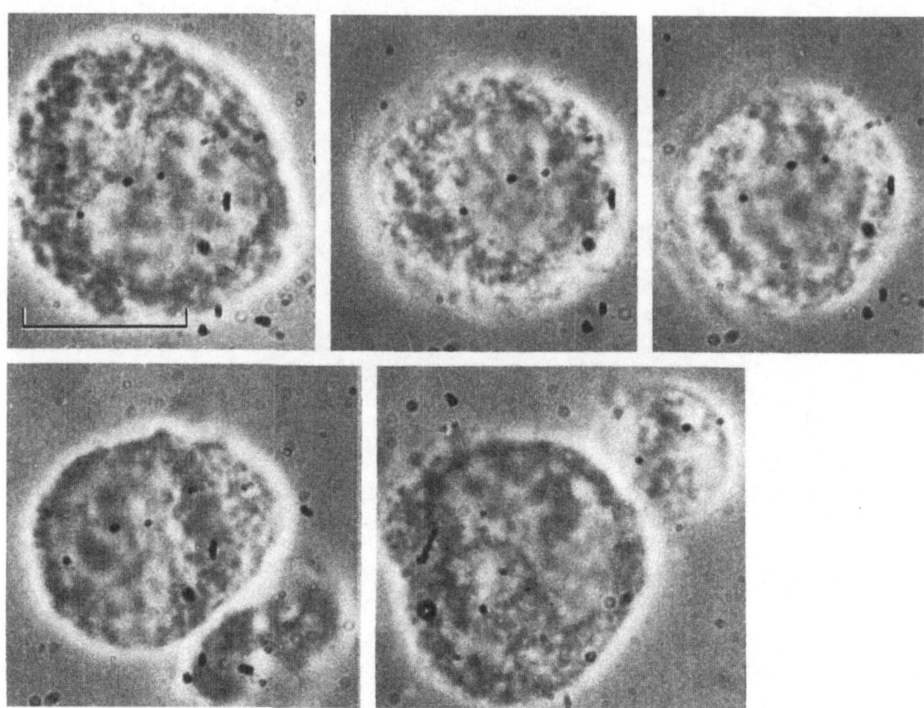

Abb. 25. Endomitose eines Myelozyten. Ein Myelozyt mit Ruhekern entwickelt eine Prophase mit entsprechender Zellverkleinerung (2. Teilbild), eine Metaphase (3. Teilbild) und rekonstruiert einen Ruhekern auf der linken Seite mit Zytoplasmaabsprengung ohne Kernteil (4. Teilbild), die vitale Zelle mit bohnenförmigem Kern oben beginnt sich nach links fortzubewegen (5. Teilbild). Beobachtungsdauer: 12 Std. Phasenkontrast-Filmdokumentation auf 16 mm Negativ-Film (aus normalem, menschlichem Knochenmark), ⊢——⊣ 10 μm, 100fache Ölimmersion

blasten bei Leukämien (Boll, 1965a)). Selten geschieht das während der Rekonstruktionsphase, meistens während der ersten postmitotischen Stunden, solange die Tochterzellen noch dicht beieinanderliegen. Da die Oberfläche zweier Kugeln zusammengenommen etwa ein viertelmal größer ist als die Oberfläche einer volumengleichen einzelnen Kugel, müssen bei der Mitose die Zytoplasmamembranen gedehnt werden und haben kurz danach vermutlich keine große Stabilität (Boll, 1966).

Darüber hinaus kam es viermal etwas später auch noch zur *Nukleokonjunktion*, wodurch sich ein *Riesenmetamyelozyt* ausbildete, mit seiner typischen Kinetik: Pinozytose und Lokomotion (Abb. 26). Die Kerne verschmelzen nicht an ihrer nebeneinanderliegenden Längsseite, sondern an einer schmalen Stelle. Riesenmetamyelozyten sind demnach tetraploide Zellen, die eine Mitose mehr durchlaufen haben als die normalen Metamyelozyten. Balázs (1968b) findet tetraploide Metamyelozyten sogar im normalen Ratten-Knochenmark. Normalerweise findet Boll (1966) gleichviele Mitosen bei Promyelozyten wie bei Myelozyten. Bei perniziöser Anämie kommen jedoch mehr Mitosen bei den Myelozyten vor. Ein Teil der Tochterzellen der Myelozyten wird durch Zyto- und Nukleokonjunktion zu Riesenmetamyelozyten und reift über Riesenstäbe zu Hypersegmentierten aus. Bei Frauen mit hochgradiger perniziöser Anämie fand Dr. Thea Lüers (pers. Mitteilung) die „drumsticks" von 3% auf 15%, bei Männern

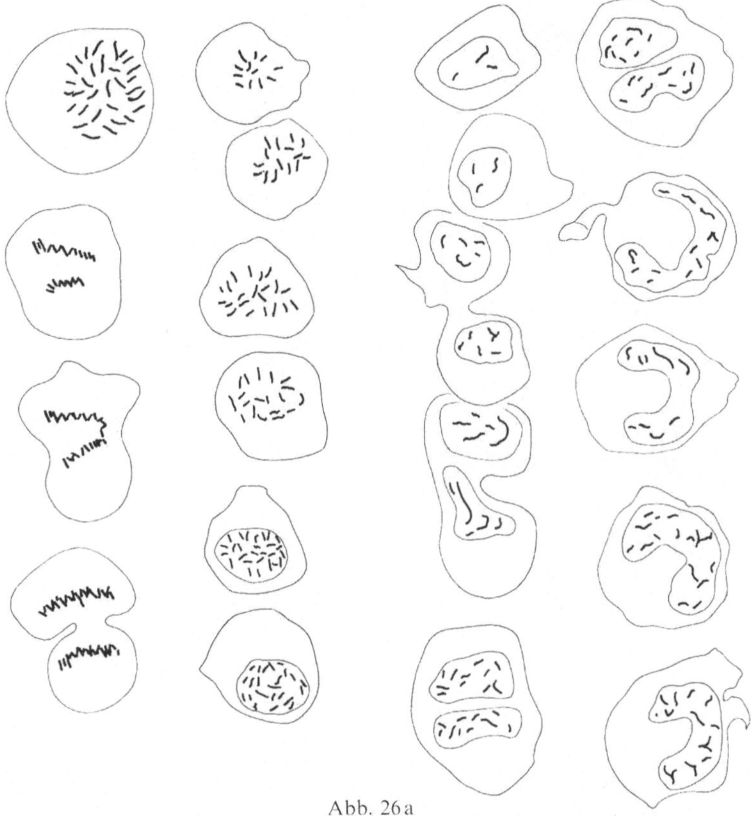

Abb. 26a

Abb. 26 (s. S. 236 und 237). Postmitotische Entstehung einer zweikernigen Zelle, später eines Riesen-metamyelozyten. 1. senkrechte Reihe: Mitose eines reifen Myelozyten mit schiefer Telophase; 2. Reihe: Ausbildung von zwei Tochterzellen; 3. Reihe: Zusammenfluß der Zytoplasmen zu einer zweikernigen Zelle; 4. Reihe: Wiedervereinigung der beiden Kerne zu einem Riesenmetamyelozyten. Beobachtungs-dauer: 3 Std. Phasenkontrast-Filmdokumentation auf 16 mm Negativ-Film (aus menschlichem Kno-chenmark), ⊢———⊣ 10 µm, 40fache Ölimmersion. [Aus BOLL, I.: Granulocytopoese unter physiologi-schen und pathologischen Bedingungen. Berlin-Heidelberg-New York: Springer 1966, und Blut **11**, 129 (1965)]

Abb. 26a: dasselbe gezeichnet

hingegen nicht vermehrt. Die Häufigkeit der „drumsticks" ist auch bei Frauen, die nicht an perniziöser Anämie leiden, von der Zahl der Kernsegmente abhängig (MITTWOCH, 1964). Der hohe Anteil von Granuloblasten in der S-Phase bei der ^{3}H-Thymidin-Markierung in vitro (57 statt 30%; WICKRAMASINGHE, 1972) wie in vivo (62 statt 33%; MÜLLER, 1966) spricht für die Relevanz dieser Beob-achtung von der Entstehung der Riesenmetamyelozyten, wenn der erhöhte Mar-kierungsindex auch bisher anders gedeutet wurde (QUEISSER, 1973). Damit läßt sich die Granulozytopenie beim normalen Mitoseindex der granulozytopoeti-schen Vorstufen im Megaloblastenmark erklären (ineffektive Granulocytopoese). Wie in der megaloblastischen Erythropoese, kommen dadurch auch in der Mega-granulozytopoese vermehrt Zellgenerationen bei verzögerter Ausreifung vor.

Nach ionisierender Bestrahlung in vitro (BOLL, 1966) wie in vivo (FLIEDNER, 1961, 1964d; STODTMEISTER, 1964; CHONÉ, 1974) entstehen infolge einer Zell-

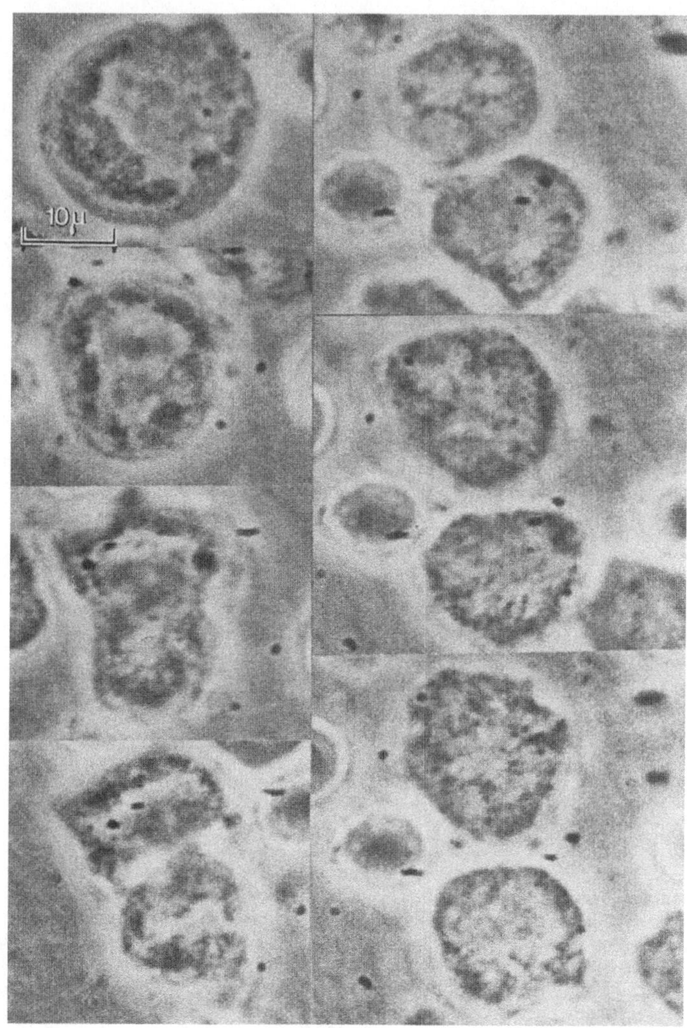

Abb. 26

membranschädigung durch die Ionisation ebenfalls vermehrt zweikernige Zellen und vermehrt Riesenmetamyelozyten.

Durch postmitotisches Entstehen von tetraploiden Zellen wird die Zellverdoppelungsrate unter die Mitosehäufigkeit (m/h) gesenkt (Formel 2, S. 225).

Pathologische Mitosefiguren auf dem Ausstrich, wie Chromosomenabsprengungen, sind möglicherweise Artefakte und man sollte vorsichtig sein, aus ihrer Vermehrung voreilige Schlüsse zu ziehen (BOLL, 1962b). Anders ist es mit den typischen Mitoseveränderungen durch Spindelblocker:

1. Die frühe Metaphase mit kondensierten, gedoppelten Chromosomen, die *Colchicinmitose* genannt wird, weil das Colchicumalkaloid der Herbstzeitlose das erste gut untersuchte Spindelgift ist (LETTRÉ, 1946, 1950);

2. Kondensation der Chromosomen zu einer strukturlosen Kugel, sogenannte *Ballmitose*;

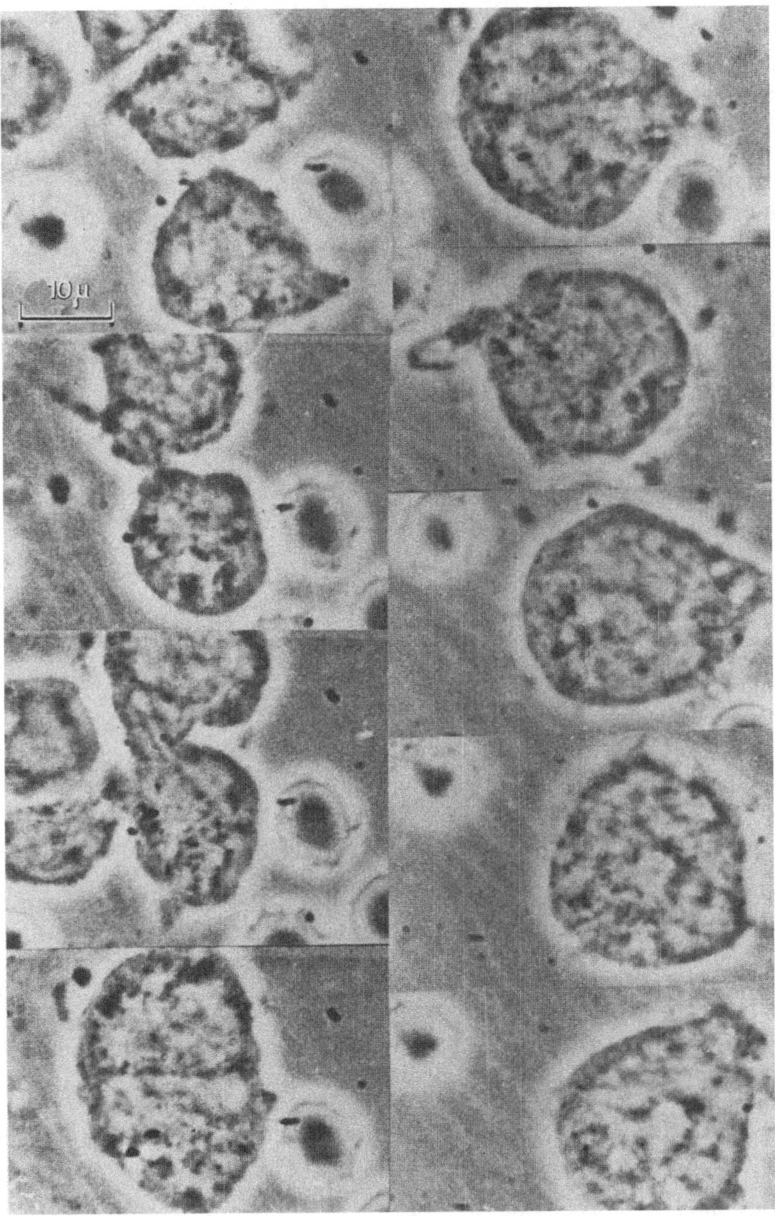

Abb. 26

3. Zytoplasmaabsprengungen als Ausdruck frustraner Zytokinese ohne regelrechte Karyokinese durch Fehlen der Spindel (ALBRECHT, 1955). Die Zytoplasmaabschnürungen können frei von Chromosomen sein und als *falsche Riesenthrombozyten*, besonders wenn sie azurophile Granula enthalten, mißdeutet werden (BRUGSCH, 1947). Sie können aber auch einige versprengte Chromosomen enthalten, die zu Erythrokonten oder Satellitenkernen kondensieren.

d) Interkinese = Zellzyklus

Nach phasenoptischen Kriterien entstehen durch jede Zellteilung zwei identische Tochterzellen, die allerdings nicht immer mit der Mutterzelle morphologisch identisch sind (Abb. 20). Während der Karyokinese können Zytoplasma-Organellen wie Glanzkörner, Vakuolen u.a. verschwinden und Granula neu entstehen. In allen mikrokinematographisch beobachteten granuloblastischen Zellfamilien handelt es sich um isoheteroplastische Generationsfolgen (n-2n-Zellen Cowdrys, 1953). Vom Promyelozyten an werden von Generation zu Generation die Zellen und ihre Kerne kleiner und das Zytoplasma bekommt reifere Strukturen, es handelt sich um Reifeteilungen (Weicker, 1956).

Durch die Phasenkontrastbeobachtung einzelner granulozytopoetischer Zellfamilien wurde in vitro eine Interkinesedauer (t_i) von 29 Std dokumentiert (Boll, 1962a). Danach beträgt der Zellzyklus (t_c), die Generationszeit (t_G) 30 Std, die Mitosedauer (t_m) 1 Std und die Mitoserate (mr)

$$\text{mr} = \frac{t_m}{t_c} = \frac{t_m}{t_G} = \frac{t_m}{t_1 + t_m} = \frac{1}{30} = 0,0333. \tag{4}$$

Nach Berechnungen aus der Kernstoffwechselmarkierung nehmen Craddock (1962b), Killmann (1963) und Cronkite (1965), eine Generationszeit von 24 Std an, wir beobachteten sie mit 26—30 Std in vitro.

In vitro fanden 3 sukzessive Generationen vom Promyelozyten (M_2) bis zum Metamyelozyten (M_5) statt (Boll, 1962a, 1965b, 1966). Spätere Feststellungen (Boll, 1973) erbrachten noch eine weitere Generation vom Myeloblasten zum Promyelocyten (M_1/M_2). Auch mit der Kernstoffwechselmarkierung werden von den meisten Untersuchern (Fliedner, 1959; Killmann, 1963; Lajtha, 1964; Warner, 1964; Cronkite, 1970) 4 aufeinanderfolgende Generationen der Granulozytopoese beim Menschen angenommen. Die von Boll (1962) in vitro beobachteten 2 Generationen im Myelozytenkompartiment werden mit $DF^{32}P$ und mit ^3H-Thymidin-Markierung bestätigt (Boggs, 1965b; Cronkite, 1968; Dörmer, 1973). Nur Sin und Sainte-Marie (1965) finden 7 Generationen (ersterer im Ratten-Thymus) bei der Granulozytopoese im Fließgleichgewicht.

Mit Hilfe der Einzelzellautoradiographie nach Kernstoffwechselmarkierung, wie des Mitoseindex, kann nur die mittlere Generationszeit eines Zellkompartiments bestimmt werden, also die Zellverdoppelungszeit, Formel 2, s.S. 225, nicht aber die reale Generationszeit.

Eine von Dörmer (1966) technisch verbesserte Auswertung der Einzelzellautoradiographie bei quantitativer DNA-Markierung durch ^{14}C-Thymidin in Gegenwart von FUDR in vitro ergeben in normalem menschlichen Knochenmark (Dörmer, 1973) eine DNA-Synthesedauer bei Myeloblasten von 10,4, bei Promyelozyten von 12,0, bei Myelozyten von 12,5 Std und eine Generationszeit bei Myeloblasten von 16,3, bei Promyelozyten von 20,3 und bei Myelozyten von 33,8 Std.

Boll (1970) berechnet die Generationszeit der Myeloblasten nach der Mitosehäufigkeit aus dem Mitoseindex und der Mitosedauer mit 17 Std (Tabelle 7) und beobachtet eine Generationszeit bei Promyelozyten und Myelozyten in vitro von 30 Std (Abb. 27, 1962, 1965). Reizenstein (1964) kommt nach mathematischer Bearbeitung aus der Zellzahl im Knochenmark und der Umsatzrate zu ähnlichen Generationszeiten (Myeloblasten 11 Std, Promyelozyten 27 Std und Myelozyten 39 Std).

Tabelle 7. Zellverdopplungszeit und Mitosehäufigkeit pro Stunde bzw. pro Tag bei den teilungsfähigen granulozytopoetischen Vorstufen

	MI	t_m [a]	t_d	m/h	m/d
Myeloblasten	0,0442	45′ = 0,75 h	17,0 h	0,0588	1,410
Promyelozyten	0,0142	54′ = 0,90 h	63,3 h	0,0158	0,379
Myelozyten	0,0195	65′ = 1,08 h	55,3 h	0,0181	0,434

[a] Nach RONDANELLI (1967); s. Tabelle 6, S. 236.
MI = Mitoseindex; t_m = Mitosedauer; t_d = Zellverdopplungszeit; m/h = Mitosehäufigkeit pro Stunde; m/d = Mitosehäufigkeit pro Tag

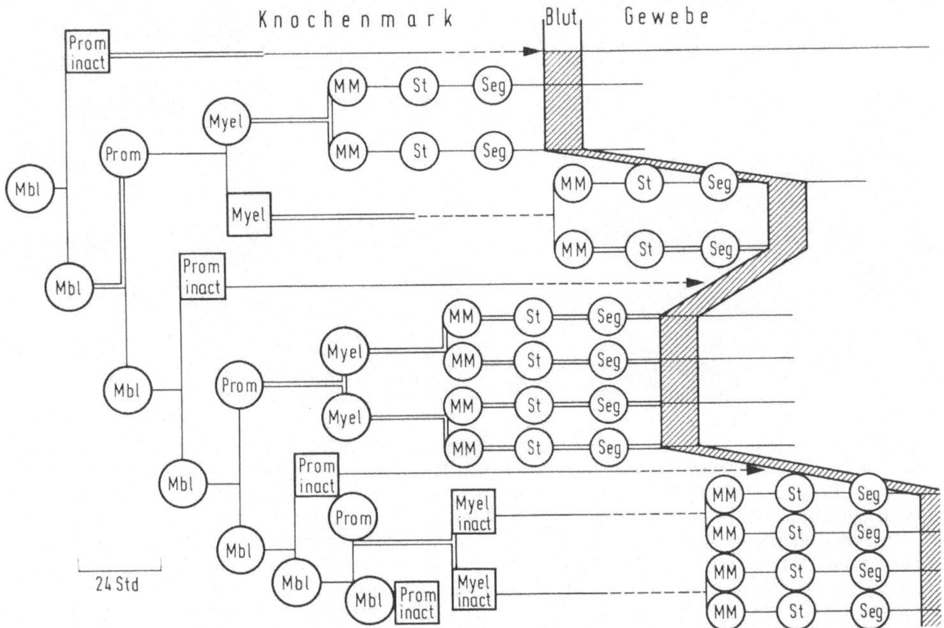

Abb. 27. Stochastisches Modell der Granulozytopoese, zeitgerecht aufgetragen. Mbl = Myeloblasten, Prom = Promyelozyten, Myel = Myelozyten, MM = Metamyelozyten, St = Stabkernige, Seg = Segmentkernige. In Kreisen sind die proliferationsaktiven Zellen aufgetragen, in Quadraten die proliferationsinaktiven Zellen. Die doppelt ausgezogenen Linien sind phasenoptisch dokumentiert, die einfach ausgezogenen Linien errechnet, die gestrichelten bedeuten eine wesentlich längere Zeitdauer als darstellbar. Der Übergang vom Knochenmark ins Blut erfolgt nach verschiedenen Zeiten. Die Lebensdauer im Gewebe ist zufallsbedingt. [Aus BOLL, I. u. G. FUCHS: Exp. Cell. Res. **61**, 147 (1970)]

e) Wachstumsleistung im Proliferationsspeicher

Während jeder Mitose kommt es zur Halbierung der Zell- und Kernvolumina (Kap. II 2 b). Andererseits bleiben die Tochterzellen in der Granulozytopoese nicht so klein, wie sie nach der Rekonstruktion der Zellkerne nach der Mitose sind: Es liegen keine Halbierungsteilungen, wie sie die Erythropoese bestimmen, vor. Während der Interkinese wachsen die Zytoplasma- und Kernvolumina bei Promyelozyten und bei Myelozyten in den in vitro überlebenden, regenerierenden Zellfamilien auf 70% der Größe der Mutterzelle an (Abb. 28). So ist erklärt,

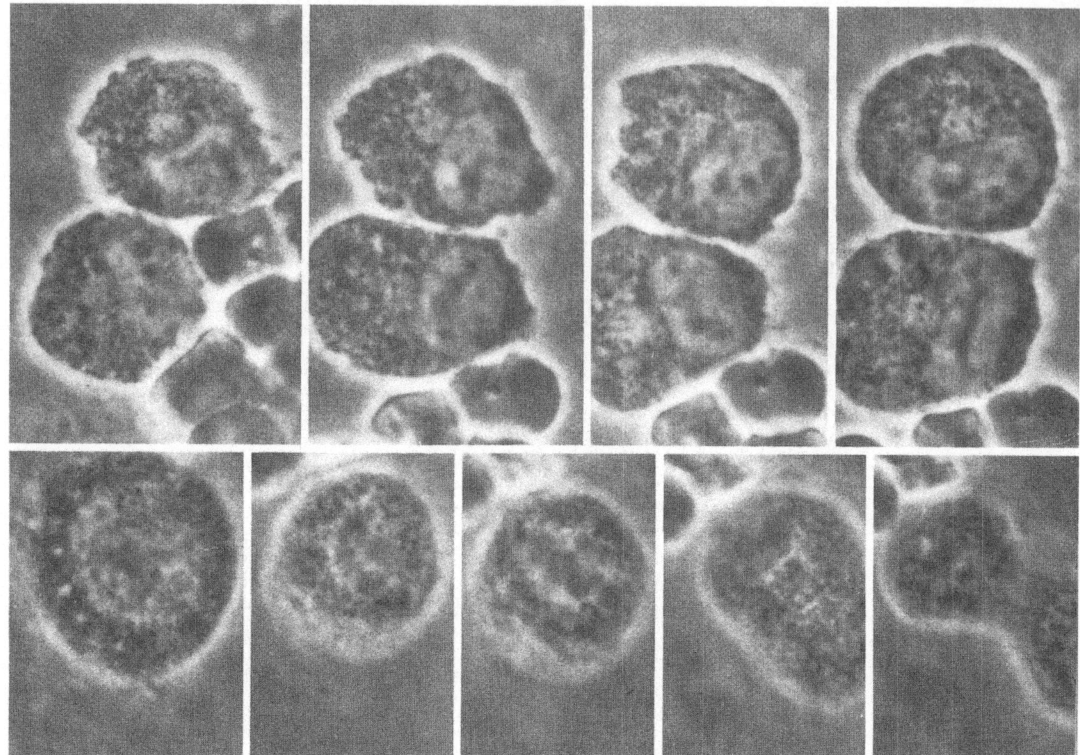

Abb. 28. Interkinese von zwei Myelozyten aus normalem Knochenmark. Obere Reihe 1. Teilbild:
Zwei Tochterzellen wenige Minuten nach der Rekonstruktionsphase einer eben beobachteten Mitose.
2. bis 6. Teilbild: Die beiden Tochterzellen während 26 Std dauernder Interkinese. Beachte die
Größenzunahme beider Zellen (von 163 auf 241 µm²) und beider Kerne (von 46 auf 81 µm²).
7. Teilbild: Eine der beiden Tochterzellen kurz vor der erneuten Mitose, nachdem sich die andere
entfernt hat. 2. Reihe: 1. Teilbild: Präprophase, dann Äquatorialplatte, Ana-, Telo- und Ende der
Rekonstruktionsphase dieser Mitose, die 89 min dauert, anschließend eine ausgebreitete Tochterzelle.
Beachte die Kleinheit der letzten Zelle (121 µm²) und ihres Kernes (32 µm²) nicht nur im Vergleich
mit der Mutterzelle vor der Mitose, sondern auch mit dem Anfang der letzten Interkinese. Beobachtungsdauer: 28 Std. Phasenkontrast-Filmdokumentation auf 16 mm Negativ-Film, 100fache Ölimmersion

warum die Zell- und Kerngrößen nicht als Parameter für die Zelldifferenzierung
des Proliferationsspeichers der Promyelozyten und Myelozyten ($M_2 - M_4$) verwendbar sind (Galbraith, 1965).

Das interkinetische Zellwachstum ist so stark, daß es in der Granulozytopoese sogar unter in vitro-Bedingungen während 4 Tagen fast zur Verdreifachung
des Gesamtvolumens des ursprünglichen Promyelozyten, der größten, diploiden
Zelle im Knochenmark, kommt (Abb. 29). Während der schnellen Volumenzu-
nahme vermehrt sich die Zelle auf 4—8 Nachkommenzellen. Das Wachstum
vom Myeloblasten zum Promyelozyten ist auch erheblich: nach den Beobachtungen in vitro in 20 Std um das 3—5fache (Abb. 4) (Boll, 1973), nach der
Berechnung aus mittleren Meßwerten sogar um das 7fache. Überträgt man
diese in vitro-Beobachtungen der Transformation von Myeloblasten bei chronischen myeloischen Leukämien auf normale Verhältnisse, so entstehen mindestens
8 Metamyelozyten aus einem in die Granulozytopoese reifenden Myeloblasten.
Der Proliferationsspeicher wird innerhalb von 5 Tagen durchlaufen und die

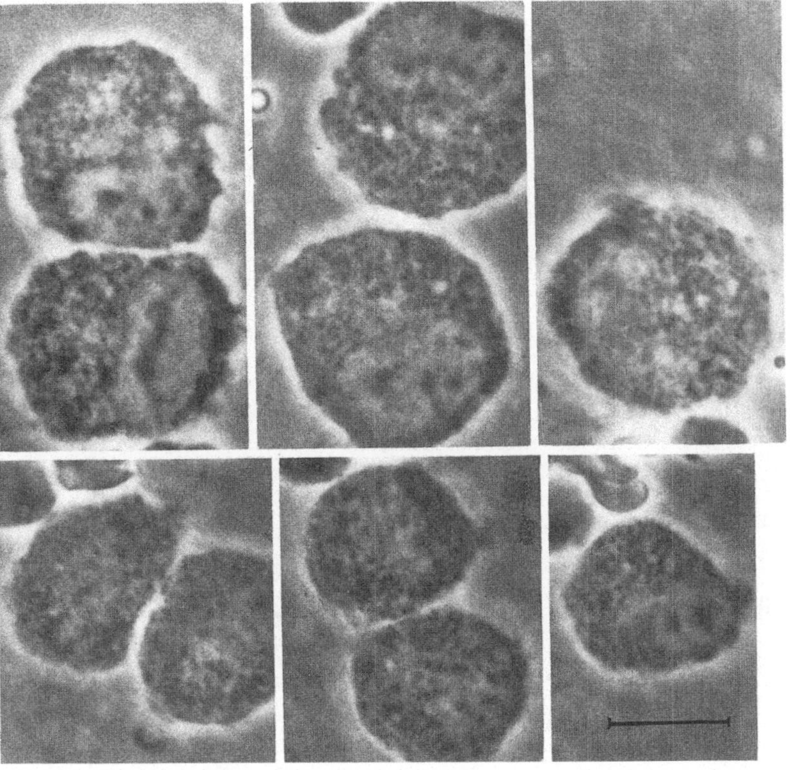

Abb. 28

Wachstumsrate ist in der kurzen Zeit so hoch, daß die gesamte Zellmasse auf über das 10fache angewachsen ist.

Nach dem Wachstumsschub der Granuloblasten kommt es allerdings zu keiner Zytoplasmaneubildung mehr. Die entstandenen Metamyelozyten differenzieren sich nur noch, bilden Proteine und Fermente und verkleinern sich wahrscheinlich durch Wasserabgabe. Die endgültig ausgebildeten neutrophilen Granulozyten geben dann ihre Fermente ab — Exozytose oder Sekretion — letztendlich sogar bei der Degeneration, dem frühen Zelltod (s. Kap. III, 5).

Die Wachstumsleistung, die *Proliferationsaktivität*, wird in der Granulozytopoese also nicht wie bei den ruhenden Geweben von der Zellverdoppelungszeit, der Regeneration, allein bestimmt, sondern ebenso durch die Reifung. Die Mitosehäufigkeit (m/h, Formel 1, s.S. 224) oder Zellgeburtsrate (BR, Formel 3, s.S. 225) wird durch die Dauer der Transformation von einem Reifungskompartiment ins andere, die *Transitzeit*, die nicht mit der Interkinesezeit übereinzustimmen braucht, beeinflußt. KILLMANN (1963) und CRONKITE (1968) sprechen hierbei von K_{in} und K_{out}. Sie bezeichnen damit den Anfang und das Ende des Aufenthaltes in einer Reifungsstufe.

In der Suspensionskultur von normalem menschlichen Knochenmark kann durch Zell- und Differentialzählung die große Wachstumsleistung des granulozytopoetischen Speichers bis 72 Std bestätigt werden (BOLL, 1975). Die Myelozyten und Promyelozyten vermehren sich bis zur 48. Kulturstunde stark, dann läßt die Regeneration nach. Die Menge der Metamyelozyten und Stabkernigen bleibt

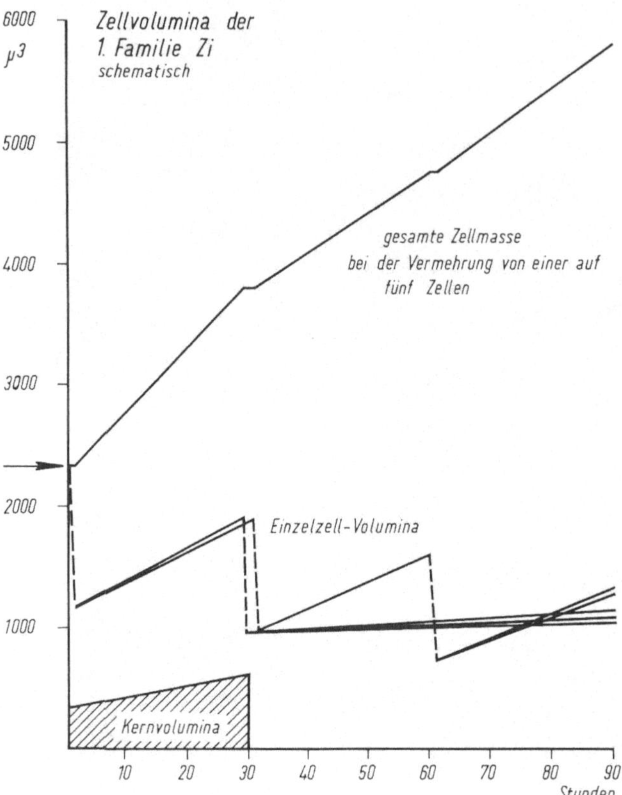

Abb. 29. Zellvolumina der ersten beobachteten Granuloblastenfamilie, graphisch zeitgerecht aufgetragen. Abszisse: Zeit in Std, Ordinate: Zellvolumina in µm³. (Aus Boll, I.: Granulocytopoese unter physiologischen und pathologischen Bedingungen. Berlin-Heidelberg-New York: Springer 1966)

entsprechend ihrer Durchgangsstufe unverändert. Trotz ihrer kurzen Lebensdauer und des Anhäufens überalterter Exemplare verdoppeln sich die neutrophilen Granulozyten während dreier Tage in vitro (Abb. 30).

In der Agarkolonie ist die Wachstumsleistung der granulozytopoetischen Stammzelle und ihrer Zellnachkommen ebenfalls sehr groß: Ein Clon von 1 500—2 000 Zellen entsteht innerhalb ca. 10 Tagen (Metcalf u. Moore, 1971). Er muß aus 9—11 Generationsfolgen entstanden sein. Bei der mit anderen Methoden gewonnenen Erkenntnis über die Generationsfolge und Wachstumsleistung in der Granulozytopoese wäre zu erwarten, daß die Nachkommenschaft eines Myeloblasten bereits nach einer Vergrößerung der Zellzahl in der Kolonie auf 32 erschöpft wäre. Metcalf (1971) vermutet asymmetrische Teilungen nach Kay (1965) als Ursache der großen Kolonien. Bennet (1968) erklärt die großen Kolonien durch mehrere Generationen im Stadium des Myeloblasten, bevor es zur Transformation in den Promyelozyten und in weitere Reifestufen kommt.

Mit der ³H-Thymidin-Markierung werden neuerdings sehr kurze Generationszeiten aus der Agarkultur (Testa u. Lord, 1973) und bei hämatopoetischen Mäusezellen, die in der intraperitonealen Diffusionskammer wachsen (Boyum, 1973), angegeben, nämlich 15,5 bzw. 8 Std. Vielleicht sind diese kurzen Zellzy-

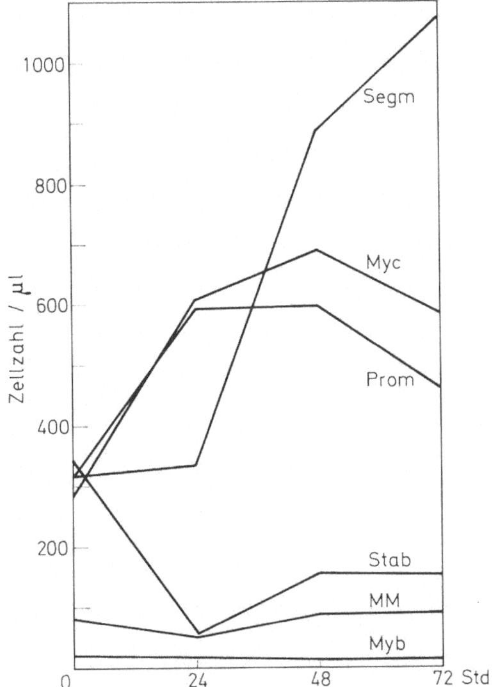

Abb. 30. Proliferation der neutrophilen Granulozytopoese in der Flüssigkeitskultur. Abszisse: Kulturzeit in Std, Ordinate: Absolute Zellzahl pro µl. Myb = Myeloblast, Prom = Promyelozyt, Myc = Myelozyt, MM = Metamyelozyt, Stab = Stabkerniger, Segm = Segmentkerniger. [Aus I. BOLL, H. COLLMANN, CH. AUST: Blut **31**, 201 (1975)]

klen auf die der Agarkultur beigegebene zellstimulierende Aktivität (CSF) zurückzuführen, bzw. auf die Bestrahlung der Mäuse, in die die Diffusionskammern implantiert werden.

f) Inaktive Granulozytopoese

Vergleicht man nun diese enorme Wachstumsleistung des granulozytopoetischen Proliferationsspeichers, wie phasenoptisch (Abb. 28), in der Agarkultur und in der Diffusionskammer beobachtet, mit der Mitosehäufigkeit (m/*h*) bzw. der Zellverdoppelungszeit (t_d), (Formel 2, s.S. 225), so wird die Diskrepanz der Beobachtungen in vitro mit der Gesamtleistung des Systems in vivo evident. Eine weitere Unstimmigkeit ist die regelmäßig beobachtete Isoheteroplasie der Granuloblastenmitosen. Alle früheren Berechnungen aus der Differentialverteilung (OsGOOD, 1957, 1959) nahmen zum Ausgleich der entstandenen Schwierigkeiten α-αn-Mitosen (COWDRY, 1953), hemihomo-hemiheteroplastische Mitosen (WEICKER, 1956) oder asymmetrische Teilungen (KAY, 1965) an.

Nach Phasenkontrastbeobachtungen haben wir (1965) ein Modell entwickelt, in dem schnell reifende und sich häufig teilende Granuloblasten (Promyelozyten und Myelozyten) (n-2n-Zellen nach COWDRY) neben einer inaktiven, ruhenden Granuloblasten-Population vorkommen (Abb. 31). Entscheidende Grundlage ist die Isoheteroplasie der Tochterzellen jeder Granuloblastenmitose. Aufgrund von Isotopenuntersuchungen kommen MALONEY (1963), PATT (1964),

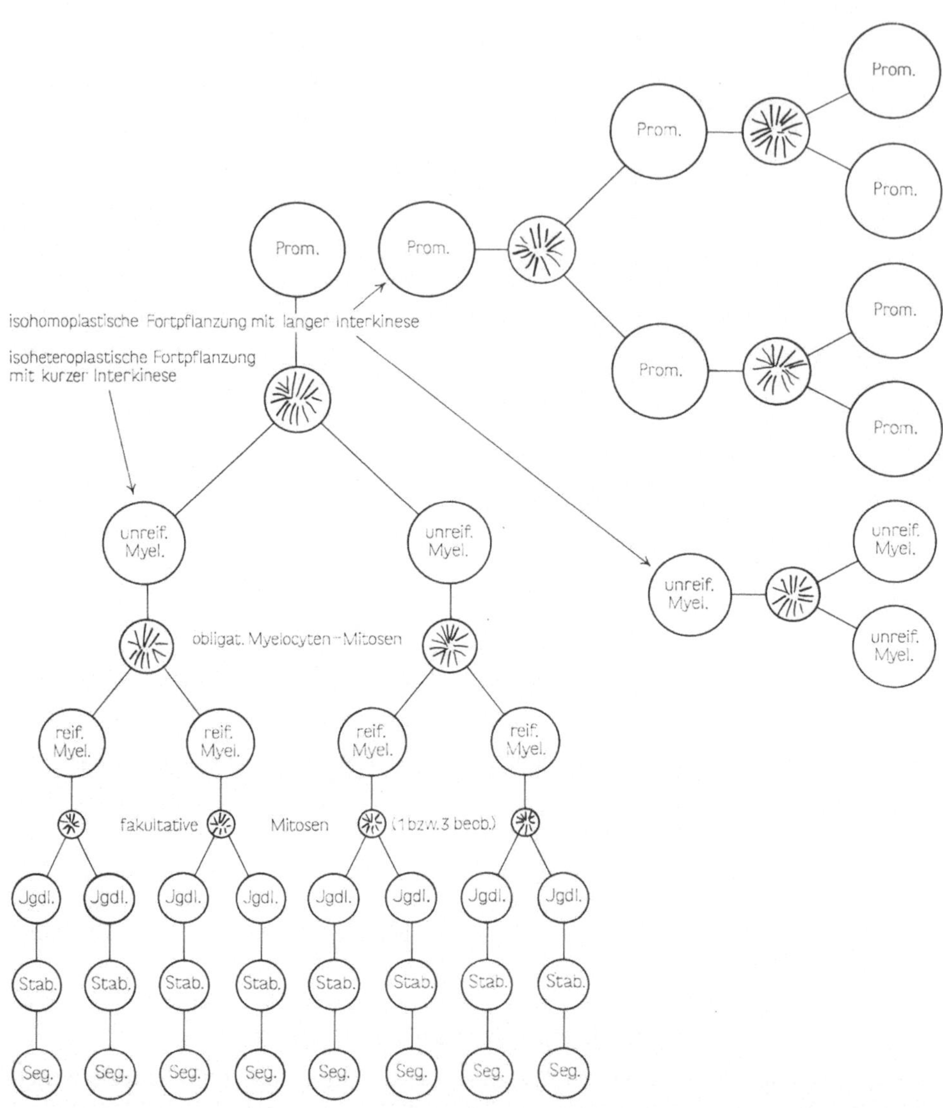

Abb. 31. Schema des reifenden, granulozytopoetischen Proliferationsspeichers mit n-2n-Mitosen und kurzen Generationszeiten von ca. 30 Std neben ruhendem Proliferationsspeicher mit sehr langen Generationszeiten. (Aus Boll, I.: Granulocytopoese unter physiologischen und pathologischen Bedingungen. Berlin-Heidelberg-New York: Springer 1966)

Warner (1964) und Cronkite u. Vincent (1970) zu derselben Ansicht über die Proliferation im granulozytopoetischen Proliferationsspeicher. Neben den sich häufig teilenden, schnell wachsenden und schnell reifenden Granuloblastenfamilien, die wir phasenoptisch kinematographisch dokumentieren konnten und die offenbar in der Agarkultur und in der Diffusionskammer auswachsen, gibt es viele Promyelozyten und Myelozyten in vivo wie in dem Koagulum-Kultur-System, die mit langsamerem Stoffwechsel viel längere Generationszyklen durchleben (Boll, 1962, 1966, Constable, 1972). Zu der beobachteten Mitoserate von 0.033 wurde parallel im gefärbten Ausstrich ein Mitoseindex (MI) von 0,0107 gezählt. Es wird daraus geschlossen, daß im Proliferationsspeicher der Granuloblasten nicht alle Zellen gleichmäßig regenerieren, daß vielmehr im normalen Fließgleichgewicht eine ruhende Population (G_0) besonders bei den Promyelozyten vorhanden ist (CRONKITE, 1970; MALONEY, 1971). Die länger in der G_1- bzw. sogar in der G_0-Phase verharrenden granuloblastären Vorstufen können als differenzierte, aber doch selbsterhaltende Stammzellen in der Passage durch die granulozytopoetische Reihe aufgefaßt werden (CRADDOCK, 1972). Der Mitoseindex der gesamten Granulozytopoese (wMI) gibt deswegen einen Einblick in die Größe des Kompartiments der ruhenden Granuloblasten, nicht aber in die Generationszeit bzw. Zellzyklusdauer der reifenden Population.

Bei Tieren, die eine höhere Strahlenbelastung tolerieren, ist die ruhende Population im teilungsfähigen Kompartiment von Promyelozyten und Myelozyten zahlenmäßig größer als bei den Tieren, die eine nur geringere Strahlendosis tolerieren (BOLL, 1967b). Weiterhin konnte BOLL (1970a) ihre Annahme der zwei nebeneinander existierenden Granulozyten-Populationen durch Zell- und Kernmessungen stützen. Patienten mit akuten und chronischen Infekten, also mit einem größeren Zellumsatz in der granulozytopoetischen Reihe hatten ebenso wie regenerierende Zustände nach Agranulozytosen kleinere Promyelozyten mit kleineren Kernen als Gesunde. Die Zellen der ruhenden Population wachsen offensichtlich langsam weiter, ähnlich wie der nicht in den Proliferationsspeicher der Granuloblasten abgerufene Myeloblast sich weiter vergrößert (s. Kap. I 2a, II 1 bε).

Die ruhende Population der Granuloblasten ist vermutlich prädestiniert, bei bakteriellen Infekten (s. Kap. IV 1g), u.a. Entleerungen des Reservespeichers, also bei Verminderung der Chalon-Konzentration (s. Kap. IV 2b) im Knochenmark, in die häufigen Reifeteilungen überzugehen und einen kontinuierlichen Nachschub bei Mehrbedarf an Granulozyten aufrechtzuerhalten.

Eine weitere Überlegung ist, wie viele Zellzyklen in jedem Kompartiment jeder teilungsfähigen granulozytopoetischen Vorstufe (Präkursor) vorkommen. Aus unseren fortlaufenden Beobachtungen können wir nur die Häufigkeit der Generationen im Myelozyten-Kompartiment mit 1 bis 2, bei starker Stimulierung mit 3 Zyklen annähernd angeben. LAJTHA (1964) und CRADDOCK (1972) u.a. halten es für wahrscheinlich, daß alle teilungsfähigen granulozytopoetischen Vorstufen selbsterneuernde Zellen sind, somit im weiteren Wortsinn als Stammzellen fungieren. Das deckt sich teilweise mit den in vitro-Beobachtungen der ruhenden Zellfamilien in allen teilungsfähigen Kompartimenten (BOLL, 1962a, 1966). Die Durchgangszeiten durch die drei teilungsfähigen Kompartimente sollen mit den Reifungszeiten im nicht mehr teilungsfähigen Speicher im nächsten Kapitel besprochen werden.

3. Reifungsspeicher

Als Reifungsspeicher werden die granulozytopoetischen Vorstufen zusammengefaßt, die sich nur noch differenzieren = reifen, obgleich auch die sich vermehrenden Zellen — die Granuloblasten des Proliferationsspeichers — markante morphologische Veränderungen durch Reifung aufweisen. Der Reifungsspeicher umfaßt also die reifen Myelozyten nach der letzten Mitose, die Metamyelozyten oder Jugendlichen (SCHILLING, 1912, 1926) und die Stabkernigen. Die neutrophilen Segmentkernigen werden als Endprodukt der Reihe im Kapitel Funktionsspeicher besprochen.

Der Reifungsspeicher der Granulozytopoese ist wie der Proliferationsspeicher im Knochenmark lokalisiert. Seine Größe wird einerseits durch den Zustrom aus dem Proliferationsspeicher (K_{in} nach Killmann, 1963; Cronkite, 1970), also dessen Teilungsaktivität und Reifungskapazität bestimmt, andererseits durch die Abgabe reifer Granulozyten ins periphere Blut (K_{out} nach Killmann u.a.), den sogenannten *Ausschwemmungsmechanismus* (release).

Im Laufe ihrer Reifung verliert die granulozytopoetische Vorstufe — ähnlich wie der Erythroblast — einige wichtige zellspezifische Eigenschaften: die Nukleolen, das Ergastoplasma, die Mitochondrien (Balázs, 1968), den Golgi-Apparat, damit ihre Teilungsfähigkeit. Der Kern wird durch Chromatinverdichtung kleiner und gröber strukturiert. Der DNA-Gehalt ist in Segmentkernigen 10% niedriger als in Metamyelozyten (Hale, 1961). Das Zytoplasma vermindert seinen RNA-Gehalt und erwirbt typische neue Eigenschaften: die spezifische Granulation mit neuen Fermenten wie der alkalischen Phosphatase, die Fortbewegungs- und die Phagozytosefähigkeit.

Biologische Veränderungen finden diskontinuierlich statt, und fließende Übergänge sind die Regel. So entspricht die Einteilung in verschiedene Reifungsstufen nicht unbedingt den natürlichen Vorgängen. Deswegen können nur markante Merkmale zur Bezeichnung der Vorstufen herangezogen werden: im Falle des granulozytopoetischen Reifungsspeichers die Kernform und -struktur, das Verschwinden der azurophilen und das Auftreten der spezifischen (neutrophilen, eosinophilen, basophilen) Granulation.

Bei lebenden Zellen kommt das Merkmal der Fortbewegungsgeschwindigkeit hinzu. Sie ist bei Metamyelozyten und Stabkernigen viel geringer als bei reifen neutrophilen Segmentkernigen (Tab. 11, S. 258).

a) Phasenoptische Verlaufsbeobachtung der Transformation

Bei fortlaufender Beobachtung einzelner granulozytopoetischer Vorstufen durch den Reifungsspeicher (Boll, 1958 b, 1966) wird deutlich, daß die zur Bestimmung der Reifungsstufe festgelegten Merkmale zeitlich nicht unbedingt aufeinanderfolgen, will sagen, daß die Zelle oft ihre Merkmale im Verlaufe von Stunden wechselt, bis sie endgültig in das nächste Reifestadium eintritt (Sacchetti, 1964 b). Als Beispiel dient ein Metamyelozyt, der in 82 Std zum Segmentkernigen ausreift und degeneriert (Abb. 32). Am 1. Beobachtungstag erscheint er wegen Abrundung seines Kernes zwischendurch stundenlang als Myelozyt und zeigt auch keine Fortbewegung. Nach 40 Std ist der Kern stabförmig geworden, nach 64 Std ist er segmentiert, nach weiteren 18 Std degeneriert er. Als Segmentkerniger weist die Zelle breite Pseudopodien und gröbere Granula auf. Zarte Zytoplasmafortsätze zur Pinozytose sendet die Zelle von Anfang der Beobachtung an aus.

Die Feststellung, daß die morphologischen Erscheinungsbilder „reifer Myelozyt" und „Metamyelozyt" abwechseln, ist von besonderem Interesse, wenn auch die Reifung zum Stabkernigen vom Metamyelozyten ausgeht. Der reife Myelozyt und der Metamyelozyt des gefärbten Ausstriches sind nicht verschiedene Zellen, sondern je nach der Fixierung des Kernes verschiedene Ansichten derselben Zelle. Die Reife des Zytoplasmas entscheidet das Stadium des Myelozyten, daneben sind Kern- und Zellgröße weniger bedeutungsvoll, denn sie ändern sich beide im Verlaufe jeder Interkinese. Die Frage, ob Metamyelozyten in Mitose gehen, dürfte sich nach diesen Verlaufsbeobachtungen dahingehend entscheiden, daß Metamyelozyten-Mitosen möglich sind. Harris (1963 c, 1966) und Balázs (1968 b) finden morphologisch typische Metamyelozyten in DNA-

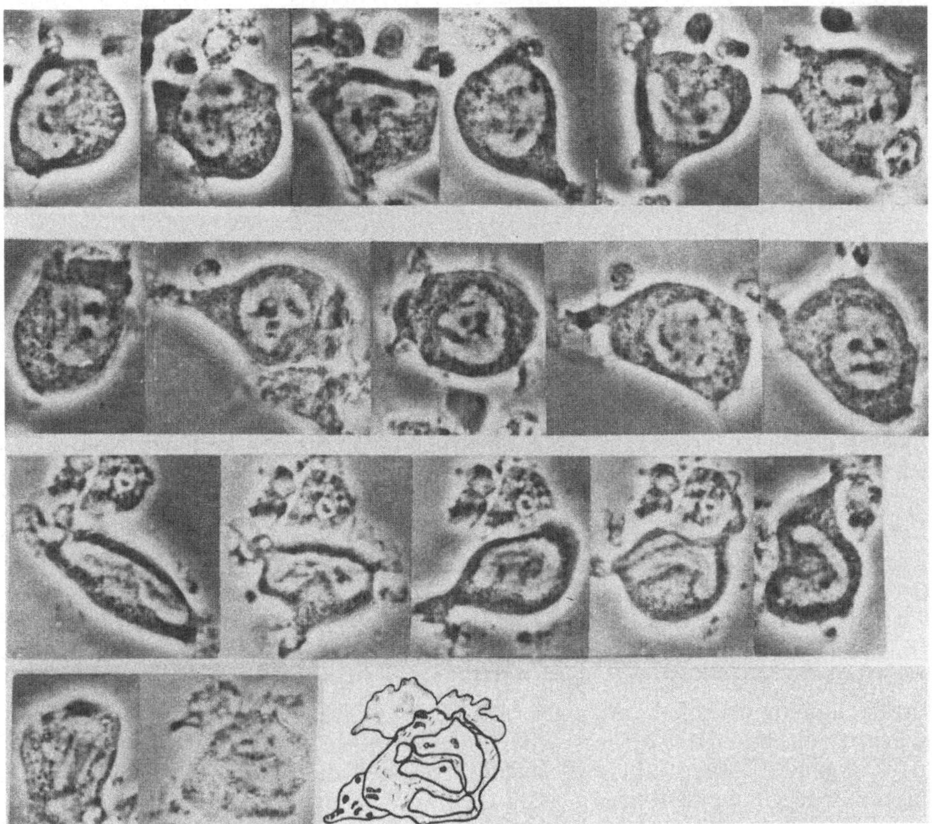

Abb. 32. Reifung eines Myelozyten zum Segmentkernigen (aus normalem, menschlichem Knochenmark). Die neutrophil granulierte Zelle wechselt ihr Erscheinungsbild zwischen Metamyelozyt und Myelozyt (1. und 2. Reihe) und wird dann zum Stabkernigen (3. Reihe) und zum Segmentkernigen (4. Reihe). Das letzte Teilbild ist zur Verdeutlichung noch einmal gezeichnet. Phasenkontrast-Filmdokumentation auf 16 mm Umkehrfilm, Beobachtungsdauer: 82 Std., 70fache Ölimmersion. [Aus Boll, I.: Fol. haemat. N.F. **3**, 78 (1958)]

Synthese. Gelegentlich werden Prophasen von Metamyelozyten im Ausstrich gefunden (Abb. 23a). In späteren Mitosephasen ist im fixierten Präparat die Entscheidung, ob es sich um einen Metamyelozyten oder einen Myelozyten in Mitose handelt, wegen der Gleichheit des Zytoplasmas nicht mehr möglich.

Metamyelozyten zeigen schon gerichtete Bewegung=Lokomotion (den Bewegungstyp III nach Rind). Die Promyelozyten und reifen Myelozyten senden gelegentlich kleine Zytoplasmafortsätze unregelmäßig nach verschiedenen Seiten aus (Bewegungstyp II nach Rind), bilden aber keine Pseudopodien wie die reifen Zellen. Höchstwahrscheinlich ist die Fortbewegungsfähigkeit der Granulozyten ein Reifungsmerkmal, das sich mit der Ausschwemmungsfähigkeit der Zellen aus dem Knochenmark deckt. Heilmeyer schrieb 1951 in der 4. Auflage dieses Handbuches auf Seite 44: „Man ist heute allgemein der Ansicht, daß die Ausschwemmung der reifen Leukozyten aus dem Knochenmark ein aktiver Vorgang der über eine Eigenbeweglichkeit verfügenden reifen Granulozyten ist." Inzwischen fand durch Beobachtung in vitro überlebender Knochenmarkzellen (Boll, 1958b, 1966), durch histologische (Burkhardt, 1970), elektronenmikroskopische Untersuchungen des Knochenmarkes (Weiss, 1970; Bessis, 1973) und Experimente mit Milliporefiltern (Giordano, 1973) diese Ansicht vielfache Bestätigung. Der nerval regulierbare Flüssigkeitsstrom durch die Knochenmarksinus (Fliedner· u. Calvo, 1970) nimmt nur die deformierbaren Erythrozyten passiv mit durch die Poren zwischen den Endothelien. Allen kernhaltigen Zellen hilft ihre Fortbewegungsfähigkeit (Apitz, zit. nach Rohr, 1960) beim Durchtritt durch das Endothel. Ebenso sind kleine Phagozytose-Vakuolen und phagozytiertes Material in den reifen Zellen häufiger, in den Promyelozyten sehr selten zu beobachten (Bensch, 1959).

Das Stadium Stabkerniger dauerte in vitro 24—36 Std; der Segmentkernige lebte 18 Std (Abb. 32). Wenn die Korrelation der beiden letzten Lebenszeiten repräsentativ ist, dürften nur im äußersten Notfall Stabkernige aus dem Knochenmark ins Blut austreten. Aber nicht nur die Umwandlung vom reifen Myelozyten zum Metamyelozyten ist fließend, sondern auch die Umwandlung vom Metamyelozyten zum Stabkernigen, so daß sich ein genauer Zeitpunkt schlecht fixieren läßt. Der Übergang vom stabkernigen zum segmentkernigen Neutrophilen ist ebenfalls schwer festzustellen, weil sich die Zellen bei der Bewegung des Kernes manchmal als Stabkernige, manchmal als Segmentkernige darstellen. Bei vielen Phasenkontrastbeobachtungen wird deutlich, daß der stabförmige Kern des neutrophilen Granulozyten an verschiedenen Stellen Kontraktionsringe tief einschnürt, die sich wieder ausgleichen und daß erst nach längerer Zeit die Segmentierung erhalten bleibt (Boll, 1958 b; Rind, 1958, 1963). Es fragt sich, ob man bei der Lebendbeobachtung als Beginn des Segmentkernigen-Stadiums das erste Auftreten einer fadenförmigen Brücke oder einer Kernschnürfurche annehmen soll, auch wenn der Kern später wieder hufeisenförmig erscheint, oder erst die Konstanz einer fadenförmigen Kernverbindung.

Zusammenfassend läßt sich sagen, daß durch die Beobachtung in vitro die bisher angenommene Reifung des Myelons vom Promyelozyten bis zum Segmentkernigen bestätigt wird, daß sich aber die Übergänge der einzelnen Reifungsstufen als fließend erweisen, wie auch die Anzahl der Zellgenerationen innerhalb einer Zellfamilie (2—3) schwankt (Boll, 1962 a).

b) Berechnung der Durchgangszeit durch den Reifungsspeicher u.a. mit der Kernstoffwechselmarkierung

Die Zeitspanne der Ausreifungszeit zum Segmentkernigen kann mit Isotopen, die den Kernstoffwechsel markieren, von der letzten DNA-Synthese an sehr exakt bestimmt werden. Wegen der häufig erforderlichen Stichproben zur Feststellung der ersten markierten Segmentkernigen werden die Untersuchungen meistens im peripheren Blut durchgeführt. Dabei ist die Verweildauer der zu segmentkernigen ausgereiften Neutrophilen im Knochenmark zu berücksichtigen.

Die Untersucher, die mit der Kernstoffwechselmarkierung arbeiten, kommen zu folgenden Transformationszeiten: Mit der ^{3}H-Thymidin-Markierung im Knochenmark nicht-hämatologisch Erkrankter sehen Fliedner, Cronkite u. Bond (1959, 1961) die ersten markierten Metamyelozyten nach 5 (3—12) Std, ihre maximale Markierung nach 24—36 Std, die ersten markierten Stabkernigen nach 36—48 Std, ihre maximale Markierung nach 5 Tagen, die ersten Segmentkernigen nach 48 Std und ihre maximale Markierung nach 6 Tagen. Entsprechende Ergebnisse gewinnen Patt u. Maloney (1959) an Hündchen (beagle). Mit der ^{3}H-Thymidin-Kernstoffwechselmarkierung wird beim Menschen eine Durchgangszeit durch den Reifungsspeicher von 7 (Bond, 1959; Perry, 1966), 6 (Flied-

NER, 1959; WALKER, 1964), 4—6 (FLIEDNER, 1964c; MALONEY (beim Hund), 1968; CRONKITE u. VINCENT, 1970; DRESCH, 1973), 2—6 (CRONKITE, 1964), 3,5—5,5 (KILLMANN, 1968), 3,5 (MEURET, 1973), 2,5—3 (CRONKITE, 1964; ALEXANIAN u. DONOHUE, 1965) und von 1 Tag (BRYANT u. KELLY, 1958) bestimmt. Mit ^{32}P kam KLINE (1959) zu 7—12 Tagen, mit ^{75}Se-Selenomethiomin — weil es auch Metamyelozyten markiert — DRESCH (1973) zu 2,5—5 Tagen. Nach den Ergebnissen der Knochenmark-Kultur-Technik errechnen OSGOOD (1959) sowie BOLL (1970) Durchgangszeiten durch den Reifungsspeicher von 2,5 Tagen. BOYUM (1972a, b) kommt in der Diffusionskammer zu der noch kürzeren Durchgangszeit von 10 Std.

Klinische Untersuchungen an Agranulozytosen erbrachten eine Reifungszeit von 2—4 Tagen (BRAUNSTEINER, 1957b u. a.).

Nach Berechnungen aus der Zellzählung, der Differentialverteilung der granulozytopoetischen Reihe im Knochenmark Gesunder, den Mitoseindizes der einzelnen Reifungsstufen, der in vitro bestimmten Mitosedauer (RONDANELLI, 1967) und dem täglichen Granulozytenausstoß (BOGGS, 1965 u.a.) beträgt beim Gesunden die Durchgangszeit durch das Stadium des Metamyelozyten 16,3 Std, durch das Stadium des Stabkernigen 14,6 Std, also zusammen mit der Aufenthaltszeit des Segmentkernigen von 29,4 Std im Knochenmark 60,3 Std. Zum Vergleich mit den durch Isotopen bestimmten Durchgangszeiten müssen die Dauer der DNA-Synthese und G_2-Phase vor der letzten Myelozyten-Mitose hinzugerechnet werden: Die DNA-Synthesezeit beträgt nach DÖRMER (1966), STRYCKMANS (1966) 12,5 Std, die G_2-Phase ca. 2 Std und die Mitosedauer 1 Std, zusammen 15,5 Std. Sowohl nach Berechnungen (76 Std; BOLL, 1970) wie nach in vitro-Beobachtungen (BOLL, 1958) dauert die vergleichbare Durchgangszeit also nur wenig über 3 Tage.

c) Quantifizierung der Granulozytopoese

Nach Daten mit der ^{32}P-Markierung von KLINE und CLIFFTON (1952) berechnet OSGOOD (1954):

Tabelle 8. Zahl granulocytopoetischer Zellen

900 g $= 18 \times 10^{11}$	granulozytopoetische Zellen im Knochenmark
10 g $= 20 \times 10^{9}$	granulozytäre Zellen im Blut und
600 g $= 12 \times 10^{11}$	granulozytäre Zellen im Gewebe
1 500 g $= 30 \times 10^{11}$	zusammen

Durch Kalkulation aus der täglichen Granulozytengeburtsrate (BOGGS, 1965), der Differentialzählung in normalem menschlichen Knochenmark, den Mitoseindizes der verschiedenen granulozytopoetischen Vorstufen, der in vitro beobachteten Mitosedauer (RONDANELLI, 1967) und der Beobachtung, daß immer identische Tochterzellen aus granulozytopoetischen Mitosen hervorgehen, kommt BOLL (1970) zu dem stochastischen Modell der Granulozytopoese (Abb. 27, S. 239). Dabei errechnet sich eine granulozytäre Zellmasse von 1060 ml, die der von OSGOOD (1954) bestimmten mit 900 ml sehr nahe kommt. Die Berechnungen zeigen weiterhin auf, daß der Myeloblast als jüngste granulozytopoetische Vorstufe statistisch nur die Hälfte seiner Tochterzellen in die Granulozytopoese abgibt, also ihre selbsterhaltende oder determinierte Stammzelle sein muß. Eine α-αn Mitose konnte im Stammzellspeicher im Unterschied zu den Proliferationsspeichern auch kinematographisch dokumentiert werden (Boll, 1975).

Donohue (1958) bestimmt nach Markierung mit Fe^{59} i.v. nur 8×10^{11} granulozytopoetische Zellen, Mauer (1959) mit $DF^{32}P$ $8,75 \times 10^{11}$, Boll (1970) für alle Reifestufen $7,8 \times 10^{11}$ granulozytopoetische Zellen beim Erwachsenen. Killmann (1964) gibt $6,2 \times 10^{11}$ bzw. ohne Korrekturfaktor $9,2 \times 10^{11}$ granulozytopoetische Zellen im Knochenmark Gesunder aus Berechnungen nach der Differentialverteilung, dem spezifischen Mitoseindex jeder Reifestufe und einer mit ^{3}H-Thymidin für alle Vorstufen konstanten DNA-Synthesedauer an. Uchida (1971) findet nach Mikroautoradiographie mit der ^{3}H-Thymidin-Markierung nur $4,3 \times 10^{11}$ granulozytopoetische Zellen im Knochenmark des Menschen (Tabelle 9).

Tabelle 9. Zahl der teilungsfähigen granulozytopoetischen Kompartimente beim Gesunden/kg

	nach ^{3}H-Thymidin-Markierung Uchida (1971)	nach Differentialverteilung und spezifischem Mitoseindex Boll (1970)
Myeloblast	66×10^7	$32,9 \times 10^7$
Promyelozyt	139	95,3
Myelozyt	186	188,9

Die Verteilung der granulozytopoetischen Zellen auf den Proliferationsspeicher und Reifungs- einschließlich Reservespeicher ist nach

Osgood (1954)	20:80%
Donohue (1958)	23:77%
Wintrobe (1967)	45:55%
Boll (1970)	46:54% bei 24 nicht-hämatologisch Erkrankten
	36:64% bei 2 gesunden Probanden.

Es wäre möglich, daß bei den Zählungen der ersten beiden Autoren Blutbeimengungen zu der Verschiebung zugunsten der reifen Neutrophilen geführt haben (Tabelle 10). Die Größe des Reifungsspeichers wird mit Sicherheit beeinflußt

Tabelle 10. Differentialverteilung der Granulozytopoese im Knochenmark-Aspirat in %, umgerechnet nach:

	Thaddea (1943)	Rohr (1960)	Killmann (1962)[b]	Grigoriu (1965)	Wintrobe (1967)	Undritz (1972)	Boll (1973)
Myeloblasten	3	1	2	2,7	3	0—2	4
Promyelozyten	4	5	6	5,3	7,7	2—6	14[a]
Myelozyten	22	14	29	11,8	21	8—25	23
Metamyelozyten	20	8	63	15,8	33	5—20	15
Stabkernige	24	45		17,5		5—40	14
Segmentkernige	20	19		43,4	30	5—30	25
Eosinophile Segmentkernige	5	5		3,1	3	0—10	2
Basophile Segmentkernige		1		0,4	0,3	0—2	1
Monozyten	2	2			2	1—15	2

[a] alle azurophil granulierten gehen hier ein
[b] nur teilungsfähige prozentuiert

von der Regulation des Funktionsspeichers (s. Kap. II 4 und IV 2b). Die Knochenmarkreserve an reifen Granulozyten, im nächsten Kapitel als Reservespeicher, ein Teil des marginalen Funktionsspeichers, bezeichnet, ist nicht nur leicht abrufbar, sondern auch von variabler Größe. Im Rahmen der Besprechung der Regulation bei keimfreien Mäusen, bei der Leukozytose des bakteriellen Infektes und bei der Leukopenie der Splenomegalie u.a. wird noch auf die Variationen einzugehen sein (s. Kap. IV 1). Andererseits ist der Reifungsspeicher an den Proliferationsspeicher gekoppelt, der ebenfalls durch die Größe des Reservespeichers reguliert wird (s. Kap. IV 2b).

d) Untersuchungen mit DF^{32}P

DF^{32}P (markiertes Diisopropylfluorphosphat) inaktiviert irreversibel Proteasen, Cholinesterasen und Esterasen wie Trypsin und Thrombin, indem es eine stabile Verbindung zwischen den Enzymen und den Diisopropylphosphat-Derivaten des DFP, dem DIP, bildet (ATHENS, 1959). Nach Applikation von DF^{32}P werden außer Segmentkernigen auch ihre Vorstufen: neutrophile Myelozyten, Metamyelozyten und Stabkernige markiert (nicht Myeloblasten oder Promyelozyten, auch nicht Eosinophile), die Blutneutrophilen 2—4mal so stark wie die Knochenmarkzellen. Die so markierten Granulozyten sind in ihren vitalen Funktionen nicht beeinträchtigt. Bei der in vitro-Methode werden die DF^{32}P-markierten Granulozyten reinfundiert, bei der in vivo-Methode wird das Isotop i.v. verabreicht.

CARTWRIGHT (1964) stellt aus dem Abfall der Radioaktivität im Stickstoff nach DF^{32}P i.v. aus über 3 Wochen gewonnenen Blutproben-Granulozyten eine Normalkurve auf (Abb. 33), die mit den Kurven bei vielen Erkrankungen

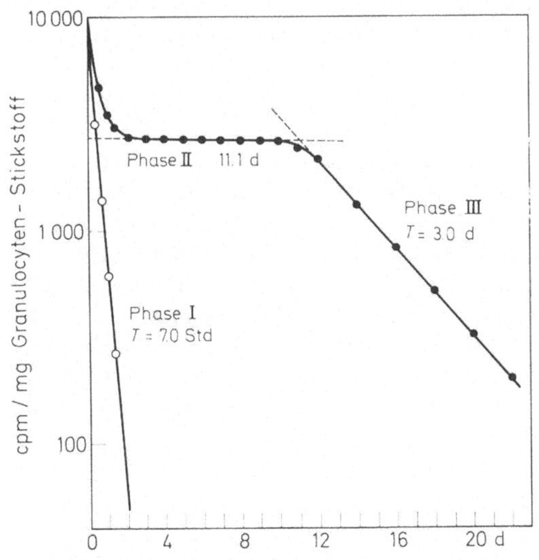

Abb. 33. Analysenmethode der Kurve für Phase I, II und III des Erscheinens der Radioaktivität im peripheren Blut in den Granulozyten nach Verabreichung von DF^{32}P i.v. Eine Linie ist durch die Punkte der Phase II gezogen und auf die Ordinate extrapoliert. Um die erste Exponentialkurve der Phase I (offene Kreise) zu bekommen, sind die Werte der extrapolierten Linien von den Punkten abgezogen worden. Die Dauer der Phase II wird von der Ordinate zu dem Punkt gemessen, wo die extrapolierten Linien von Phase II und III schneiden. Die Halbwertszeit (T$_2$) von Phase III wird direkt von der semilogarithmischen Graphik abgelesen. Die Kurve zeigt die Mittelwerte von 21 Gesunden. [G.E. CARTWRIGHT, aus Blood **24**, 780 (1964)]

verglichen wird. Der steile Abfall um $^1/_4$ der Radioaktivität am Beginn der Kurve entspricht der Halbwertszeit der Blutgranulozyten. Die Halbwertszeit von 6,9 Std im Blut hat nichts mit der Lebensdauer der Segmentkernigen zu tun, weil die Neutrophilen einen großen Teil ihres Lebens im Knochenmark und extravasal im Gewebe verbringen.

Dem folgt ein Plateau bis zum 11. Tag durch den Austritt der weniger markierten Vorstufen aus dem Knochenmark. Die auf diese Art bestimmte Durchgangszeit durch den Reifungsspeicher ist viel länger als die mit den anderen Methoden bestimmte. Mauer (1959), Athens (1961) und Cartwright (1964) deuten ihre Kurven nach i.v. Applikation von $DF^{32}P$ dahingehend, daß die Durchgangszeit durch den Reifungsspeicher 11 Tage beträgt. Craddock (1972) erhebt generelle Bedenken. Unter der Voraussetzung einer inaktiven Granulozytopoese, für die es viele Indizien gibt (s. Kap. II 2f), werden im Fließgleichgewicht die ruhenden Zellen regelmäßig oszillierend umgesetzt. Durch die Mobilisierung der längere Zeit ruhenden Myelozyten führt das in der Versuchsanordnung mit $DF^{32}P$ zu der scheinbar langen Transitzeit. Sacchetti (1964b) sieht das Plateau der Kurve bei durch Zytostatika-Therapie leukopenischen Tumorpatienten auf weniger als die Hälfte verkürzt und setzt die Länge der Strecke mit der Größe des inaktiven oder ruhenden Anteils des Proliferationsspeichers gleich.

Die letzte, 3. Phase mit exponentiellem Abfall (T/2 = 3 Tage) wird von Cartwright u.a. (1964) als die Dauer einer Myelozyten-Generationszeit angesehen.

4. Funktionsspeicher

Der Funktionsspeicher befindet sich im Knochenmark, im Blut und im Gewebe. Im Knochenmark wird er als *Reservespeicher* bezeichnet.

a) Numerische Größe

Die Zellzahl der im Blut zirkulierenden Granulozyten wurde durch die in vitro-Markierung mit Diisopropylfluorphosphat ($DF^{32}P$) exakt bestimmbar (Mauer, 1959; Athens, 1959, 1961; Warner, 1964; Cartwright, 1964; Boggs, 1965b; Kauder, 1965 u.a.). Perillie (1964), McMillan (1968) bzw. Meuret (1971, 1973) gewannen später mit ^{51}Cr bzw. H^3DFP fast dieselbe Halbwertszeit der Granulozyten von etwa 7 Std. Nur Alexanian und Donohue (1965) fanden mit EDTA bei sonst gleicher Technik eine $T_{1/2}$ von 3,8 Std.

Aus der Blutmenge und der Halbwertszeit errechnete Boggs (1965b) — so auch Walker (1964) mit P^{32} — einen täglichen Ausstoß aus dem Knochenmark von 114×10^9 Granulozyten (163×10^7/kg). Dieser wurde bei Aufstellen der Modelle des Stammzell-, Proliferations- und Reifungsspeicher schon zugrundegelegt (s. Kap. II, II 3b, 3c).

Bei diesen Markierungsversuchen stellte sich nun heraus, daß ganz im Gegenteil zu dem Verhalten der Erythrozyten nur ein Bruchteil der im Kreislauf vorhandenen Granulozyten in der Venen- oder Kapillarblutprobe erfaßt wird. Diesem frei zirkulierenden Granulocytenspeicher (CGP) steht der marginale Speicher (MGP) zur Seite. Beide Speicher stehen in dauerndem schnellen Austausch (Orman, 1964) und werden zusammen als totaler Blutgranulocytenspeicher (TBGP) bezeichnet. Durch Adrenalinausschüttung beim Streß, durch Muskelbewegung u.a. (s. Kap. IV 1d) wird der marginale Speicher zugunsten des zirkulie-

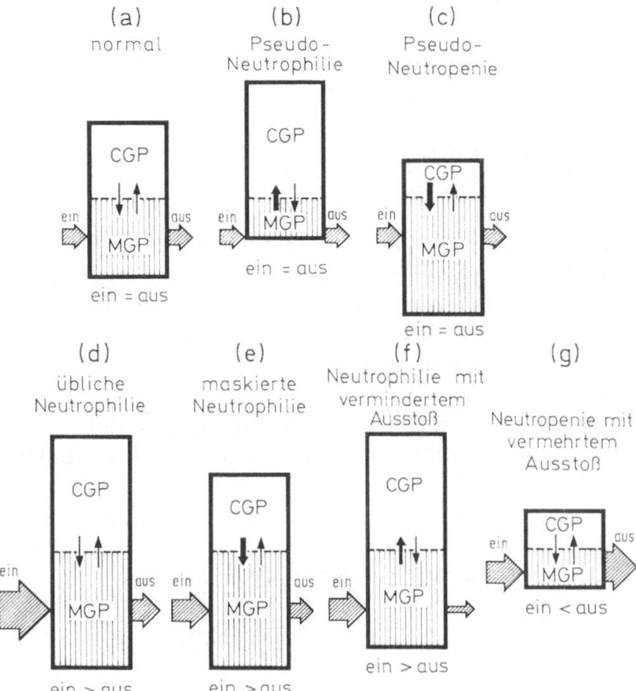

Abb. 34. Verschiedene Möglichkeiten der Entwicklung von Neutropenien und Neutrophilien. Die Pfeile ‚ein‘ markieren den Eingang vom Knochenmark zum Blut, die Pfeile ‚aus‘ markieren die Ausflußrate vom Blut ins Gewebe. Der zirkulierende Granulozytenpool (CGP) entspricht der Neutrophilenzahl im Venenblut, der marginale Granulozytenpool (MGP) ist durch die DF^{32}P-Markierung bestimmbar. [D.R. Boggs, aus Sem. Haematol. **4**, 359 (1967)]

renden bis auf die Hälfte verkleinert, es kommt zur Verteilungsleukozytose bei unverändertem Differentialblutbild (Abb. 34).

$$TBGP = CGP + MGP \tag{5}$$

$$CGP = Leukozyten/\mu l \times 1000 \times \frac{\%\ Granulozyten}{100} \times Blutvolumen \tag{6}$$

$$TBGP = \frac{Markierungsindex \times Zellzahl\ (im\ reinfundierten\ Blut)}{Markierungsindex\ bei\ T_0} \tag{7}$$

Im Fließgleichgewicht wurde mit DF^{32}P bei 109 gesunden jungen Männern (Mauer, 1959; Craddock, 1960; Cartwright, 1964)
ein CGP von 31,
    MGP von 39,
    TBGP von 70×10^7/kg,
mit H^{3}DFP bei 9 Gesunden (40–69 Jahre alt) (Meuret, 1971, 1973)
ein CGP von 25,3,
    MGP von 30,0
    TBGP von $55,3 \times 10^7$/kg Kp.-Gew.

festgestellt. Danach finden sich nur 44 bzw. 48% der Neutrophilen im strömenden Blut.

Die Granulozytenumsatzrate (GTR, T von turnover) ist nach Cartwright (1964) abhängig von TBGP, nicht von CGP/MGP.

$$GTR = \frac{0{,}693}{T_{1/2}(h)} \times 24\,(h) \times TBGP\,(n_0\ cells \times 10^7/kg) \tag{8}$$

Sie kann unter der Voraussetzung berechnet werden, daß die Markierung stabil bleibt, daß durch die Markierung in vitro keine Zellschädigung eintritt, daß ein ausgewogenes Gleichgewicht zwischen dem zirkulierenden und dem marginalen Speicher besteht, daß Granulozyten nur vom Knochenmark ins Blut und vom Blut exponentiell ins Gewebe übertreten und daß das Fließgleichgewicht aufrechterhalten wird.

Die Granulozyten-Umsatzrate beträgt nach der $DF^{32}P$-Bestimmung (Athens, 1961; Cartwright, 1964; Boggs, 1965b; Galbraith, 1965)

$$1{,}8\ bzw.\ 1{,}6\ oder\ 1{,}4 \times 10^9/kg/Tag,$$

nach der H^3DFP-Markierung (Meuret, 1971)

$$1{,}45 \times 10^9/kg/Tag.$$

Osgood stellt 1954 nach Berechnung der Erythrozyten-Lebensdauer, Zellzahl im Knochenmark, G/E Index u.a. fest, daß sich höchstens $1/40$ der Granulozyten im zirkulierenden Blutstrom befindet und sich die anderen in weitgestellten Kapillaren, z.B. in den Lungen, aufhalten. Mit der Leukapherese konnten Craddock (1959) und Bierman (1961) sogar 60mal mehr Leukozyten mobilisieren, als im peripheren Blut festzustellen waren. Walker fand 1964 mit in vivo-Markierung nur einen 17fachen Speicher im Knochenmark gegenüber dem Blutspeicher.

b) Durchgangsspeicher im Blut

Die Größe des Durchgangsspeichers im Blut wird durch den Einstrom (K_{in}) aus dem Knochenmark und dem Ausstrom (K_{out}) in das Gewebe bedingt (Killmann, 1963). Im Gegensatz zu den Lymphozyten können die einmal aus dem Blut ausgewanderte Granulozyten nicht mehr in die Zirkulation zurückkehren (Brecher, 1959; Craddock, 1962b, 1972).

Die Aufenthaltszeit der Granulozyten im Funktions-Speicher des Blutes beträgt im normalen Fließgleichgewicht nach

Bond (1959)	24 Std (Mensch)
Patt (1959)	8 – 17 Std (Hund)
Rosse (1959)[a]	6 – 8 Std (Meerschweinchen)
Craddock (1960)	10 Std (Mensch)
Fliedner (1963)	15 Std (Mensch)
Fliedner (1964a)	27 Std (Mensch)
Cartwright (1964)	10,4 Std (Mensch)

[a]zit. n. Yoffey (1974).

Der *Einstrom* von segmentkernigen und stabkernigen Granulozyten aus der Knochenmarkreserve in das Blut — Diapedesis — geschieht durch ihre gezielte amöboide Bewegung, womit sie sich durch die Poren der Sinus- bzw. Kapillaren-endothelien schlängeln, die nur $^1/_3$ ihrer üblichen Zellbreite messen (HUHN, 1966; MARCHESI, 1970; LICHTMAN, 1972; BESSIS, 1973). Die Abgabe aus dem Knochen-mark wird beeinflußt durch die Größe der Blutströmung und die Zahl der zirkulierenden Leukozyten, wie DORNFEST (1962a, b) am isolierten Rattenfemur feststellte. Die Zellen werden rhythmisch etwa alle 10 min abgegeben. Der be-stimmende Mechanismus liegt einmal in den Sinusendothelien und in der Größe ihrer Poren (3 µm), die nerval verändert werden kann und somit die Ausschwem-mung reguliert (WEISS, 1970; MEURET, 1973), zum anderen in der aktiven Fortbe-wegungsneigung der Zellen, wobei die Metamyelozyten und Stabkernigen viel langsamer als die Segmentkernigen sind (s. Kap. III 1). Jedenfalls verbleiben die sessilen Granuloblasten, die Promyelozyten und die Myelozyten im Knochen-mark. Nur die zur Fortbewegung fähigen Granulozyten vom Metamyelozyten bis zum Segmentkernigen, die Myeloblasten und die monopoetischen Vorstufen werden ebenso wie im Knochenmark auch im Blut gefunden. Normalerweise kommen im Blut 11% stab- auf 89% segmentkernige Granulozyten (MEURET, 1973), während im Knochenmark die Stabkernigen mindestens ein Drittel aus-machen (Tabelle 10). Diese Verteilung spricht für die aktive Teilnahme der Neutrophilen am Übertritt ins Blut, wozu die Segmentkernigen wegen ihrer höhe-ren Geschwindigkeit offensichtlich besser in der Lage sind als die Stabkernigen.

Der *Ausstrom* der segmentkernigen Granulozyten aus der Blutbahn geschieht wieder per diapedesem durch die Endothelporen. Er wird wahrscheinlich nur humoral vom Gewebe aus geregelt (CRADDOCK, 1972): durch die Wasserstoffio-nenkonzentration, spezifische Hormone und als Antigen wirkenden Lipopolysac-charide (s. Kap. III, IV 1 d). Vorher kommt es zur Verschiebung innerhalb des marginalen Speichers. Mit P^{32} markierte Leukozyten werden zuerst in den Lungen, nach 4—6 Std in der Leber gefunden (WEISBERGER, zit. nach KOMIYA, 1959a). In Cantharidenblasen wurden abgetötete Staphylokokken-Kulturen inji-ziert und die Ankunft autologer, in vitro mit $DF^{32}P$ markierter Blutgranulozyten im Blaseninhalt bestimmt (BOGGS, 1962): Die markierten Granulozyten verließen das Blut nach 2 Std und brauchten weitere 2 Std, um das Gewebe zu durchque-ren. Die ersten kamen nach 4 Std im Exsudat an, die letzten nach 7 Std. Über 90% der Exsudatleukozyten kamen aus dem markierten Blutspeicher, so daß kein Anhalt für einen Granulozyten-Gewebespeicher zu gewinnen war. Die Fak-toren, die den Neutrophilenbedarf an bestimmten Körperstellen anzeigen (*Ki-nine*), wirken lokal auf die Diapedese der Neutrophilen durch das Kapillarendo-thel ins Gewebe.

Nach FLIEDNER (1964a, b, c) erfolgt die Abgabe von Granulozyten aus dem Blut in das Gewebe oder auf das Integumentum durch Zufall, d.h. alle Neutrophilen, die dem humoralen Reiz ausgesetzt werden, reagieren auf ihn. Die Durchgangszeit der einzelnen Granulozyten durch das Blut hängt damit nicht von Alterungsvorgängen an der Zelle ab. Das Ende der Alterung des Segmentkernigen, die Kernpyknose der nekrobiotischen Abbauform wird nur selten im Blut gefunden. In vitro kann der Neutrophile als nekrobiotische Ab-bauform lange ohne vitale Äußerung existieren, bevor er lysiert und ganz zerfällt. Ob diese Zeitspanne in vivo z.B. als Eiterkörperchen ähnlich lange dauert, ist zu bezweifeln. Ein physiologischer Abbauort für Segmentkernige sind die Lungen (BIERMAN, 1961) und die Schleimhäute des Magen-Darm-Kanals (FLIED-NER, 1964b; TEIR, 1966).

FRUHMAN (1964) testete viele Substanzen am Mäuseperitoneum und fand sie granulozytenanlockend (s. Kap. III 4a), weitaus am wirksamsten waren Bak-terien-Endotoxine (0,1 µg i.p.). CRADDOCK (1959, 1960) konnte mit P^{32} nachweisen, daß große Mengen Segmentkerniger vom markierten Speicher in ein Peritonealexsudat übertreten können, ohne daß es zu einer Blut-Leukozytose kommt. Von Stacher (1967) wird eine Halbseitendifferenz der Granulozytenzahl bei einseitigen entzündlichen Prozessen beschrieben. Eine Verschiebung vom marginalen zum zirkulierenden Speicher kann als Pseudoneutrophilie bezeichnet werden. Sie kommt schon bei vielen physiologischen Veränderungen vor und ist ein markantes Zeichen aller als „Streß" zusammenfaßbaren Reaktionen (s. Kap. IV 1 d γ). Der marginale Speicher ist bei der Neutropenie durch Hypersplenismus stark vergrößert und kann durch Ätiocholanolon (Vogel, 1967 a, b) u.a. nicht (s. Kap. IV, d), aber meist durch Bakterien-Endotoxine (Lacher, 1968 u.a.) und Adrenalin mobilisiert werden (J. Weinreich, 1974 in Handbuch II 4, Seite 161 ff.).

Der zirkulierende wie der marginale Anteil der Granulozytenmasse ist beim bakteriellen Infekt (s. Kap. IV g) vermehrt, es kommt zur Leukozytose mit Neutrophilie. Bei Kombination mit Hypersplenismus wird durch die Reduktion des zirkulierenden Speichers die Blutgranulozytenzahl annähernd normal (Craddock, 1972) (Abb. 34, S. 253).

c) Granulozytenlebensdauer

Die Lebensdauer des Granulozyten als Segmentkerniger läßt sich wegen des Verweilens im Knochenmarkspeicher, im Blutstrom und im Gewebe schwer festlegen. Vieles spricht für eine mittlere Lebensdauer von 56,5 Std, die sich wegen des auf Zufall beruhenden Lebensendes nur auf die Gesamtpopulation bei normalem Fließgleichgewicht beziehen kann.

Sie setzt sich zusammen aus der Aufenthaltszeit im Knochenmark von 29,5 STD (Boll, 1970) und der im zirkulierenden Blut von 27 Std (Fliedner, 1964 a). Die nachfolgende Aufenthaltszeit im Gewebe oder auf den Schleimhäuten kann nur geschätzt werden (Fliedner, 1964 a). Nach einmaliger ^{3}H-Thymidin-Markierung findet man markierte Segmentkernige nach 4—6 Tagen im Blut (s. Kap. II 3 b), Stabkernige schon einen Tag eher, Abbauformen 1,25 Tage später (Fliedner, 1964 a, c). Im Mundspülwasser, also aus dem Blutstrom emigriert, sind bis zu 50% Segmentkernige 1 Tag nach dem Auftreten im Blut zu finden (Fliedner, 1964 b). Craddock (1972) nimmt sogar 4—5 Tage Lebensdauer der Granulozyten an. Die Angabe von Kline (1952) mit 18,2 Tagen kann als überholt gelten.

Cartwright wies 1959 darauf hin, daß der Granulozyt funktionell auf den Tod und nicht auf das Leben angelegt ist. Bei der Ausübung seiner Funktion stirbt er; das bedeutet eine Beendigung seiner Lebenszeit durch den Bedarf an Funktion und läßt die Frage offen, ob auch eine Degeneration aufgrund von Überalterung im Knochenmark oder Blut vorkommt.

III. Funktion der neutrophilen Segmentkernigen

Der Granulozyt erfüllt seine Aufgabe im Gewebe oder auf der Körperoberfläche, wohin er durch aktive Fortbewegung gelangt (s. Kap. II 4). Er ist zu verschiedenen Funktionen befähigt. Die Aufnahme (*Ingestion*) und die Abgabe (*Egestion*) von mehr oder weniger zusammengesetzten Molekülen bis hin zu Viren (Pinozytose, Zytopempsis), aus dem Medium seiner Umgebung, ist noch relativ wenig erforscht. Viel besser ist die Aufnahme lichtmikroskopisch sichtbarer Partikel, von Bakterien bis zu körpereigenen Zellen (Phagozytose) und deren Schicksal von der Egestion bis zur Lyse des Phagosoms untersucht, wenn auch über die nachfolgende Änderung des Zellstoffwechsels wieder weniger bekannt ist. Die wahrscheinlich wichtigste Funktion, die Abgabe von vielen hochdifferenzierten Fermenten aus den spezifischen Granula, den Primärlysosomen, erfolgt teils von dem intakten Granulozyten (*Degranulation, Sekretion*), zum größeren Teil jedoch bei der Degeneration der kurzlebigen neutrophilen Granulozyten (*holokrine Sekretion*). Humoral geregelt (s. Kap. IV 1 d) und durch aktive Fortbewegung gelangt der Granulozyt an die Körperstelle, an der die bei seinem Zerfall freiwerdenden Fermente, z.B. zur Vernichtung pathogener Keime, benötigt werden. Auch ohne daß Mikroorganismen in den Organismus eindringen, stellt die Kontrolle der Keimbesiedlung der inneren Oberflächen im Respirations- und Gastrointestinaltrakt eine ständige Aufgabe für die Granulozyten dar. Sie werden deswegen bildlich als die Polizeitruppe der vielzelligen Organismen bezeichnet. Dazu verhalten sich die Granulozyten wie Einzeller, obgleich sie in den vielzelligen hochorganisierten Körper des Menschen integriert sind, ganz unabhängig von dessen Nervensystem, nur gesteuert durch ihre flüssige Umgebung, das Mikromilieu, auf dessen Zusammensetzung sie mit Taxis und Phobie reagieren können.

1. Lokomotion

Im lebenden Zustand ist der Segmentkernige in ständiger Bewegung, während z.B. der Lymphozyt Ruhepausen einschaltet. Nur in flüssigem Medium ist er abgekugelt, mit wenigen und kleinen Pseudopodien. Fortbewegung gelingt ihm auf rauher Oberfläche, z.B. Glas oder Fibrin (WEISS, 1968), dort aber mit erheblicher Geschwindigkeit. RIND (1958) unterscheidet drei Bewegungstypen der Segmentkernigen, die er etwa gleich häufig sieht. SENDA (1961 a) beschreibt praktisch dieselben Fortbewegungsmodi in noch mehr Variationen. Von der elongierten Zelle wird ein Pseudopodium hyalinen Ektoplasmas mit gekräuselter Oberfläche, die undulierende Membran, vorangeschoben (KOSENOW, 1953). In dieses Ektoplasma, ein elastisches Gel (AMBROSE, 1971), strömt das Endoplasma mit den tanzenden Granula und dem sich ständig deformierenden Kern nach (Abb. 12). Am Ende der Zelle befindet sich oft ein Bürzel mit phasenoptisch dichten Substanzen, Mitochondrien und Granula. Diese rückwärtige Partie, der Uropode, ist ein funktioneller, unbeständiger Zellbestandteil, d.h. alle Zytoplasmateile können vorübergehend Uropode werden. Er hat den besten Kontakt mit der Oberfläche, auf der die Zelle wandert (SENDA, 1954; RAMSEY, 1972b; BESSIS, 1971, 1973) (s. Kap. I 6 d). In die Pseudopodien sowie in den Uropoden strömen — zytochemisch gut nachweisbar — Polysaccharide, Adenosintriphosphatase, alkalische und saure Phosphatase (SENDA, 1954; FUKUSHIMA, 1954).

Zur Fortbewegung von Fibroblasten (AMBROSE, 1967; KEYSERLINGK, 1970) bündeln und kontrahieren sich kontraktile Fibrillen bzw. Filamente, bestehend aus großen actinähnlichen Eiweißmolekülen (FRANKS, 1969), und bilden zwischen sich füßchenartige Zytoplasmaaussackungen. Dieselben actinomysinähnlichen, ATPase-sensitiven, kontraktilen Proteine bewirken nach SENDA (1968) auch die Lokomotion der Segmentkernigen. Die Glykoproteine der Zellmembran sind nach MARCHESI (1961) an der Deformierung der Zelle beteiligt. Subtile Untersuchungen an Konjunktiva- und Leberzellen zeigen, daß sich in einem pH-Gefälle die Zellen an der alkalischen Seite abrunden und aktiv nach der neutralen Seite hin bewegen. Auf der sauren Seite werden die Zellfortsätze unbeweglich, während sie auf der neutralen in der Bewegung fortfahren. Deswegen bewegt sich die Zelle zum Neutralen hin und zieht den erstarrten Fortsatz sehr lang, bis er abreißt. Dieses Verhalten wird auch bei Blutzellen beobachtet. Die lokale Abgabe von CO_2 oder Milchsäure durch eine stoffwechselaktive Zellgruppe könnte ausreichen, um ein pH-Gefälle hervorzurufen, das die Wanderungsrichtung anderer Zellen ändert (Weiss, 1963).

Die Geschwindigkeit der Granulozyten (Tabelle 11) ist außer von der Oberflächenbeschaffenheit der Unterlage von der Temperatur, dem pH u.a. (Ehrich, 1934) abhängig, zum Beispiel auch von dem Gehalt des Mediums an Ascorbinsäure. Bryant (1966) findet die Beweglichkeit der Segmentkernigen allerdings recht stabil mit der Temperatur bis 42° C steigend. Die Säure-, Elektrolyt- und Glukosekonzentrationen können weit schwanken, ohne die Migration zu beeinflussen. Erst unter pH 6 wird der Neutrophile unbeweglich (Weiss, 1963). Nur freie Magnesiumionen und ein hitzelabiler Plasmafaktor (wahrscheinlich ein Opsonin) sind erforderlich. Die Wanderungsgeschwindigkeit der Segmentkernigen wird beschleunigt durch Adrenalin (7,5 µg/ml) und durch Arterenol (0,75 µg/ml), sie wird gehemmt durch Acetylcholin (6,5 mg/ml) (Seitz, 1957). Die Geschwindigkeit wird außerdem durch ATP, zyklisches AMP (10^{-5}M) und Prostaglandine E_1 befördert. Eine Auswanderungshemmung durch Arsenat und Dinitrophenol wird von Adenosintriphosphat (ATP) aufgehoben (Senda, 1954; Kaley, 1971). Weiterhin wird die Leukozytenauswanderung wenig durch Diamantstaub (Tse, 1970), mehr gehemmt durch: Calciumionen, Alkohol, Uratkristalle, Halothan u.a. Narkotika (Bruce, 1966), hypertonen Urin (Knoll, 1969), organische Phosphorverbindungen wie DFP (Woodin, 1973), durch Antigen in Gegenwart von Lymphozyten (Clausen, 1970), Bakterien-Endotoxine (Fruhman, 1970), Cytochalasin B (Ramsey, 1973), durch Colchicin und Vinblastin in hohen Dosen, die die Mikrofilamente zerstören (Tse, 1970).

In der Boyden-Kammer (Milliporefilter) weist Zigmond (1973) nach, daß Granulozyten einen Stoff absondern können, der serumunabhängig die Lokomotion stimuliert. Die Serum-Komplemente C_3 und C_{5-7} locken Neutrophile an und binden eine spezifische Stelle derselben an Antigen-Antikörper-Komplexe im Serum (Cochrane, 1972). Hierbei spielen Esterasen und ATPasen der Zellen eine Rolle. Glukokortikoide, Phenylbutazon und Chloroquin können über eine Schädigung der Zellmembran diese Reaktion verhindern (Ward, 1972).

Der normale wie der leukämische Segmentkernige ist fähig, durch 3 µm große Poren hindurchzutreten (Diapedesis), weil er sein Zytoplasma wie seinen Kern stark deformieren kann (Huhn, 1966; Weiss, 1970; Lichtman, 1972, 1973; Bessis, 1973). Die granulozytopoetischen Vorstufen zeigen gegen Unterdruck in einer Kapillare mit 3,5 µm lichter Weite eine weit geringere Deformierbarkeit als die segmentkernigen Neutrophilen. Lichtman (1972) erklärt damit die geringe Fortbewegungstendenz der im Knochenmark sessilen Vorstufen.

Tabelle 11. Geschwindigkeit auf halbfestem Medium bei 37° C in µm/min

Segmentkerniger Neutrophiler	40	(Moeschlin, 1946; Albrecht, 1955)
	29—36	(Stobbe, 1970)
Stabkerniger Neutrophiler	2	(Raether, 1975)
Metamyelozyt	0,3	(Raether, 1975)
Promyelozyt und Melozyt	0	(Boll, 1966)
Myeloblast	2	(Boll, 1976)
	1	(Lichtman, 1972)

2. Leukergie

Als Leukergie (SCHILLING, 1926; FLECK, 1949; V. PHILIPSBORN, 1958), Haftfähigkeit oder Klebrigkeit, wird bei Granulozyten die zur Adhäsion bzw. Aggregation
untereinander oder an fremde Körper führende Änderung der Oberflächenladung bezeichnet (P. WEISS, 1961; L. WEISS, 1961; AMBROSE, 1967). Neuraminidase reduziert die Oberflächenladung und fördert dadurch die Aggregation von
kleineren Partikeln z.B. als Voraussetzung zur Phagozytose (BESSIS, 1973). Bei
den granulozytopoetischen Vorstufen ist infolge ihrer stärker negativen gegen
Neuraminidase weniger empfindlichen Oberflächenladung die Leukergie gering
und nimmt mit der Zellreife zu (LICHTMAN, 1972). Bei entzündlichen Granulozytosen ist die Leukergie der Granulozyten verstärkt (ZIMMERMANN, 1964).

a) Die *Adhäsivität* der Zelle ist kenntlich an der Pseudopodienbildung und
der Ausbreitung auf Oberflächen. Bei der Adhäsion (spreading) an nicht benetz-
baren Oberflächen wie Silikon, Teflon u.a., auf denen sich die Granulozyten
nach BESSIS (1973) spontan ausbreiten, entsteht ein breiter Rand von granula-
freiem Hyaloplasma um die Zell-Zirkumferenz. Das Kapillarendothel wird so
von Granulozyten abgedeckt, aber beim extrakorporalen Kreislauf gehen auf
diese Weise viele Granulozyten verloren (KREITER, 1971; GUCKIAN, 1971). Ein
derart ausgebreiteter Granulozyt kann sich wieder kontrahieren, indem er das
segelartige Hyaloplasma einzieht und zu Fransen verdichtet (Abb. 35), die bei
der Fortbewegung hinten flottieren. Sonst degeneriert er. Als Kombination von
Adhäsion und Lokomotion läßt sich das Entlangwandern von Leukozyten auf
einem Fibrinfaden wie auf einer Schiene einordnen (WEISS, 1963; SENDA, 1964;
BOLL, 1972; KVARSTEIN, 1971).

Die Adhäsion wird durch die Bildung von Pseudopodien als aktive, energie-
verbrauchende Zelleistung ausgewiesen. Sie benötigt Mg^{++}-Ionen und ist von
hitzelabilen Plasmafaktoren abhängig, jedoch nicht von Ca^{++}-Ionen (BRYANT,
1966). Durch Kälte (WOLPERT, 1969), Stoffwechselgifte (BAUDISCH, 1969), pH
über 8 (WEISS, 1963), Glukose, Zitratphosphat, Glukokortikoide, EDTA u.a.,
nicht aber durch Heparin (VAN OSS, 1972a), wird sie gehemmt: Die Zellen
ziehen ihre Pseudopodien ein und runden sich ab.

b) Zur *intravasalen Agglomeration* von Leukozyten und Thrombozyten
kommt es durch Immunpräzipitate aus Fibrin und Blutfetten. Diese entstehen
durch Endotoxine von gramnegativen Bakterien, die chemisch relativ gut definierte Lipopolysaccharide sind (WESTPHAL, 1960), (s. Kap. IV 1 d δ). Werden
multiple Agglomerate durch den Kreislauf fortgeschwemmt, können sie die
Lungenkapillaren obstruieren. Hier zerfallen sie. Durch die Degranulation der
Segmentkernigen steigt der Plasmagehalt an sauren Proteasen und Hydrolasen
(MOWAT, 1968), an Cholesterin und Lipoproteiden (MÜLLER-BERGHAUS, 1963).
Die Proteasen erhöhen die Thrombinaktivität, die Hyperkoagulabilität löst
wiederum eine visköse Metamorphose der Blutplättchen aus (DEUTSCH, 1963).
Ubiquitär entstehen Mikrothromben; es folgen Eiweißveränderungen im Blut-
plasma: Komplement C_{1-4} und Anaphylotoxin (s. Kap. III 4a), setzen aus
Basophilen die Histaminsubstanzen, Histamin und „slow reacting substance"
frei und verursachen eine hämorrhagische Diathese als Zeichen der Verbrauchs-
koagulopathie (LASCH, 1964). Durch Serotonin aus den zerfallenden Thrombozyten und degranulierenden Mastzellen, durch *Kinin* aus der Aktivierung des Gerinnungssystems (über Kallikreinogen-Kallikrein-Kininogen) und durch Kinine aus
Bakterien (s.o.) wird die Durchlässigkeit des Gefäßendothels erhöht und Granulozyten wandern in großer Menge ins Gewebe aus (MARCHESI, 1970). Tritt

die vermehrte Gefäßpermeabilität akut ein, kommt es zum *Endotoxin-Schock* mit Lungenblutungen (PARISCH, 1969).

Wenn dieser Schock überlebt wird, kann mit einer zweiten, 10mal größeren Gabe von Endotoxin aus gramnegativen Keimen, durch eine Blockade der Klärfunktion des RES, z.B. mit Kolloiden (GOOD, 1952), durch Glukokortikoide in kleinen Dosen (THOMAS, 1952) oder durch eine Gravidität beim Versuchstier das *Sanarelli-Shwartzman-Phänomen* ausgelöst werden: An verschiedenen Organen wie Nieren, Nebennieren und Knochenmark entstehen hämorrhagische Nekrosen (KRECKE, 1964), lokal als Arthus-Phänomen. Durch Erweiterung der Poren zu Lücken zwischen den Sinusendothelien kommt es zu Blutungen in das Parenchym, zur Erweiterung der Sinus (von 6% auf 40% in 5 min bis 1 Std) und im Knochenmark zum Austritt von sessilen Knochenmarkelementen in den Kreislauf. Das klinische Äquivalent dieses anaphylaktischen Schocks ist das *Waterhouse-Friderichsen-Syndrom*, das bei Coli-Sepsis nach Abort, bei Meningokokkensepsis und bei Tuberkulose auftreten kann (KISS, 1967). Die intravaskuläre Ruptur von Segmentkernigen und Degranulation wurde bei Patienten mit Arthritis und Synovitis elektronenoptisch von SCHUMACHER (1972 a) dargestellt. Mit der akuten Freisetzung von Lysosomen haben die Granulozyten einen entscheidenden Anteil am Entstehen der allergischen Phänomene, denn bei Leukopenien durch N-Lost konnte das Sanarelli-Shwartzman-Phänomen verhindert werden (WENDT, 1967 a, b). Die Lysosomen-Stabilisatoren Glukokortikoide, Chloroquine u.a. bremsen diese wie andere Schockformen.

3. Pinozytose

Endozytose oder Ingestion — die Stoffaufnahme in die Zelle — kann in solche von festen und solche von flüssigen Bestandteilen eingeteilt werden.

Als *Pinozytose*, Trinken, wird die Aufnahme von Flüssigkeitströpfchen in die Zelle bezeichnet (Abb. 32 u. 35) (LEWIS, 1931; ROBINEAUX, 1954a). Große Moleküle, wie Proteine, Immunglobuline u.a., die nicht durch die Oberfläche diffundieren können, und halbfeste Stoffe (Gele), also nicht nur Flüssigkeiten, werden dieserart aufgenommen. Der Stoffaustausch mit dem umgebenden Blutplasma kann bei den einzeln schwimmenden Granulozyten leichter erfolgen als bei fixen Gewebszellen. Alle granulozytopoetischen Vorstufen bis hin zum Myeloblasten zeigen, wenn auch bei diesem seltener, das Phänomen der Pinozytose. Das führende Merkmal stellt sie jedoch für das Monozyten-Makrophagen-System dar (Abb. 35) (BOLL, 1974a). Im Gewebe filmte LEWIS (1931) Makrophagen, die in 1 Std so viele Vakuolen aufnahmen, daß sie $^1/_3$ des ursprünglichen Zellvolumens ausmachten.

Durch Umfließen mit breiten, wogenden, segelartigen Pseudopodien mit gekräuseltem Rand (LEWIS, 1931) entstehen an der Zelloberfläche Vakuolen von 1—5 µm Durchmesser und werden von der Zellperipherie in 1—10 min ins Zentrum transportiert. Dort verkleinern sie sich schnell und lösen sich im Zytoplasma auf. Im Gegensatz zu den Granula nehmen die Pinozytose-Vakuolen kein Neutralrot auf (LEWIS, 1931). Persistieren sie in größerer Anzahl, so führen sie zum Zelltod, meistens entstehen die degenerativen Vakuolen aber durch Entmischen des Zytoplasmas und nehmen in der sterbenden Zelle schnell an Größe zu (s. Kap. I 7, III 5). Nur bei bakterieller Sepsis wird im Blutausstrich eine Vakuolisierung des Zytoplasmas der Neutrophilen gefunden (ZIEVE, 1966; EMERSON, 1970; SEEBACH, 1974).

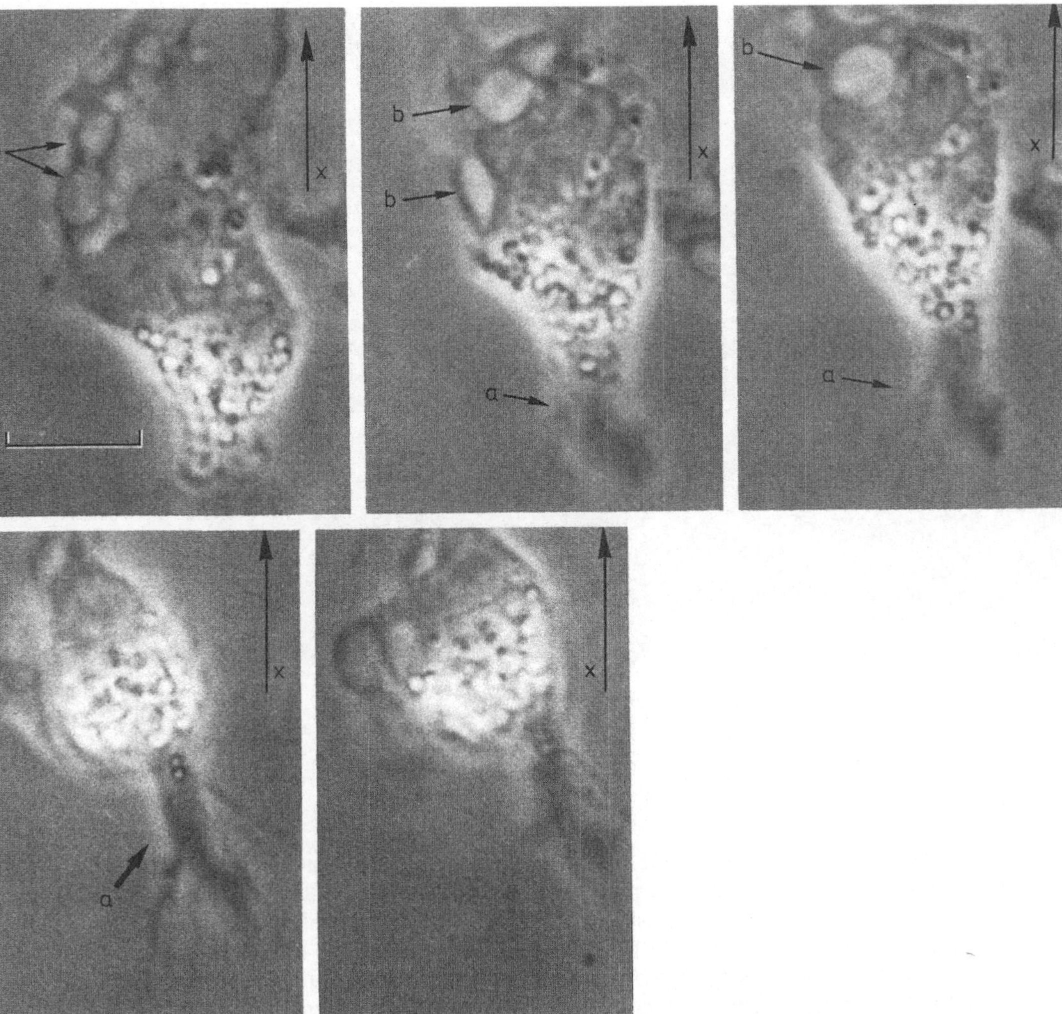

Abb.35. Monozyt in Fortbewegung nach oben (langer Pfeil) pinozytiert auf der linken Seite, bildet große Vakuolen (b) und enthält im rückwärtigen Anteil hinter dem Kern viele doppeltlichtbrechende Glanzkörner. Am Uropoden finden sich zahlreiche, fransenartige Zytoplasmaausläufer (a) aus zusammengefälteter Membran nach starker Ausbreitung (spreading). Beobachtungsdauer: einige Minuten. Phasenkontrast-Filmdokumentation auf 16 mm Negativ-Film (aus normalem, menschlichem Knochenmark), 100fache Ölimmersion, ⊢——⊣ 10 μm

BESSIS (1973) beschreibt kontraktile Vakuolen in den Segmentkernigen, die wie bei Amöben ihren Inhalt durch Kontraktion aus der Zelle ausstoßen = *Exozytose* (Exkretion, Makrozytopempsis). Wir konnten eine monozytäre Zelle kinematographisch dokumentieren, der einen kolloidalen Flüssigkeitstropfen exkretierte (*Arthrozytose*). Der Exozytose folgte sogleich die Endozytose in einen anderen Segmentkernigen; Materialübergabe hatte als Zellinteraktion stattgefunden (Abb. 36). Wie Flüssigkeitströpfchen können auch Erythrozyten von Zelle zu Zelle weitergegeben werden.

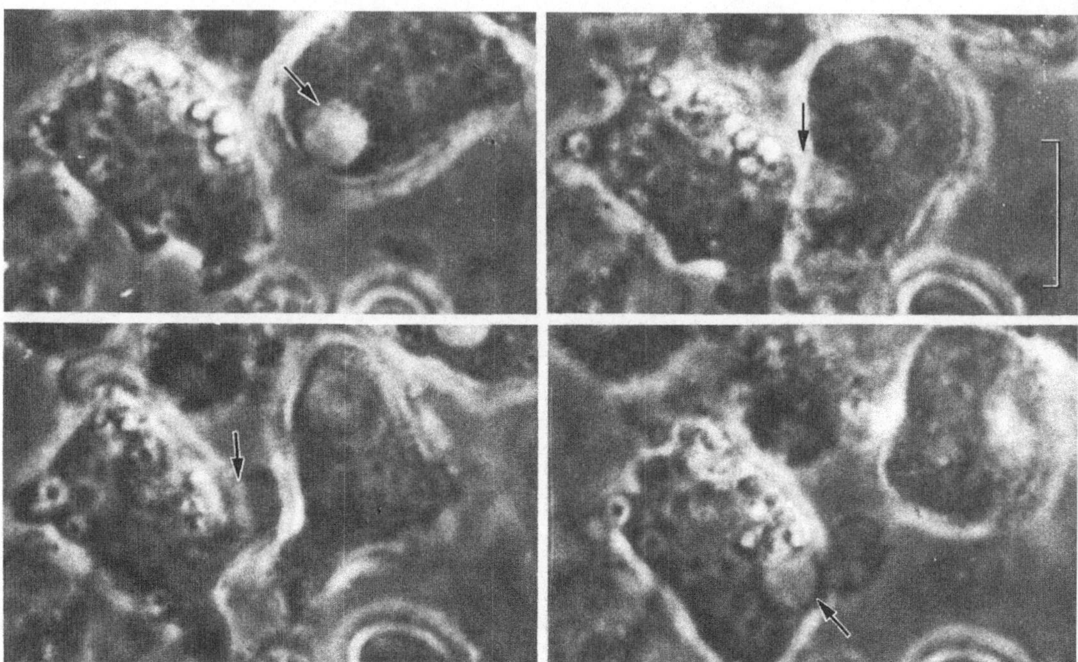

Abb. 36. Übergabe einer Vakuole (Pfeil) von einem Monozyten (oben) zu einer grob granulierten Zelle (unten) während zwei Minuten. Phasenkontrast-Filmdokumentation auf 16 mm Negativ-Film, 100fache Ölimmersion, ⊢——⊣ 10 μm

Liegen im Serum *Immunglobuline* A und G als unlösliche Aggregate vor, werden sie von den Leukozyten phagozytiert (ZUCKER-FRANKLIN, 1966; HENSON, 1972). Mit Immunfluoreszenz ist nachweisbar, daß Neutrophile aus rheumafaktorpositiver Synovialflüssigkeit IgG, IgM und Komplement aufnehmen können. Auch aus normalem Serum werden die Immunglobuline aufgenommen, wenn das IgM als Rheumafaktor, jedoch nicht vom M. Waldenström, hinzugefügt wird (HURD, 1970). Elektronenoptisch weist ZUCKER-FRANKLIN (1966, 1968) polymorphe oder rundliche, nicht oder nur mit einer dünnen Membran begrenzte Strukturen von 0,5 – 1,5 μm Durchmesser, gefüllt mit kleinen Körnchen von 500 Å Durchmesser, in Plasmazellen, im Serum und in Synovialflüssigkeit nach, die wie Festkörper von Neutrophilen und Monozyten ingestiert (Abb. 37a, b) und durch Entleerung von primären Lysosomen in das Phagosom lysiert werden. Diese grauen, körnigen Strukturen kommen häufiger in Granulozyten vor, als ein Nachweis von γ-Globulin mit Immunofluoreszenz erbracht werden kann, und werden auch bei Patienten ohne Rheumafaktor-Nachweis im Serum gefunden. Nur die größeren Einschlüsse sind lichtmikroskopisch sichtbar und nach ZUCKER-FRANKLIN (1966) nicht von der toxischen Granulation zu unterscheiden (Abb. 37a). Die besonders in der Synovialflüssigkeit gefundenen Zellen ähneln wegen ihrer Einschlüsse von 1 – 3 μm Durchmesser Weinbeeren und wurden von DELBARRE (1964) deswegen als Ragozyten bezeichnet (zit. nach PSCHYREMBEL, 1972).

Amyloid als Phagosom in Granulozyten (LEE, 1951) wird nach elektronenoptischen Befunden erst intrazellulär gebildet (BATTAGLIA, 1961; HJORT, 1961).

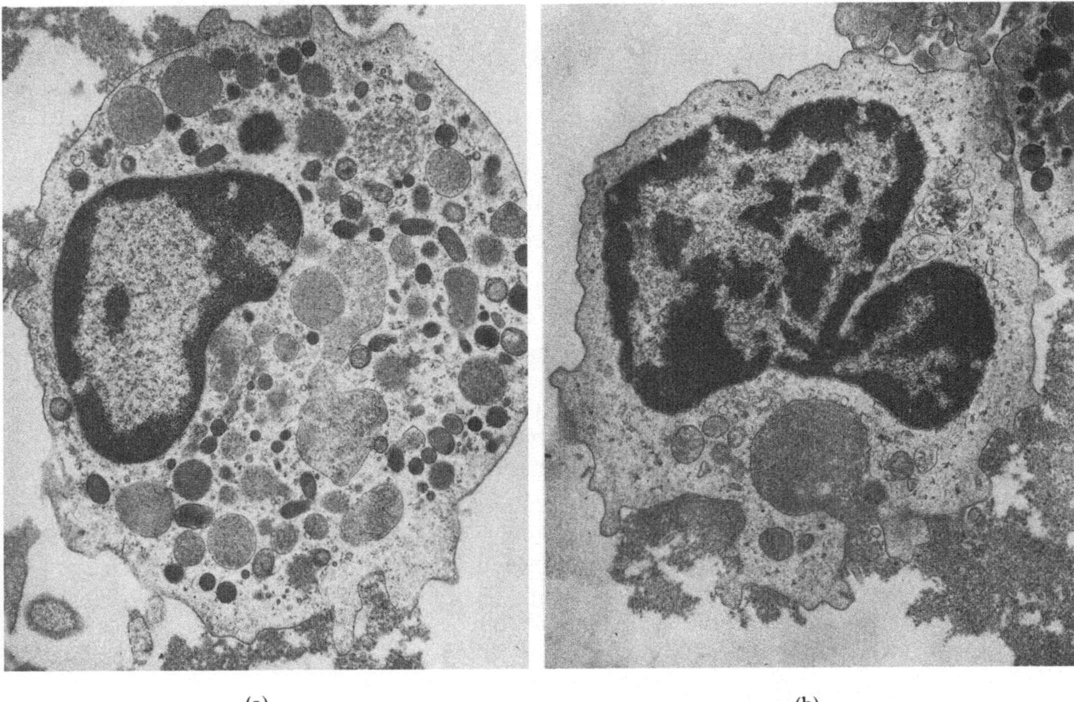

(a)   (b)

Abb. 37. (a) Elektronenmikroskopische Aufnahme eines menschlichen Neutrophilen von einer Blutprobe, die mit Komplexen von rheumatischem Faktor (RFC) mit aggregiertem γ-Globulin 10 min
inkubiert war. Es findet sich die Vereinigung von Phagolysosomen als unregelmäßig begrenzte,
graue Partien in der Zellmitte, die RFC enthalten, ähnlich dem extrazellulär an die Zelle angelagerten.
Obgleich schon von einer Membran umgeben, ist die Substanz intrazellulär noch gut zu erkennen.
Neugebildete Einschlüsse unterscheiden sich in der Größe und Struktur, obgleich rund, durch
ihre Größe von den spezifischen Granula. 17000fache Vergrößerung. [D. ZUCKER-FRANKLIN, aus
Sem. Haematol. 5, 109 (1968).] (b) Elektronenmikroskopische Aufnahme eines Monozyten aus dem
peripheren Blut eines Gesunden, der im Begriff ist, den rheumatischen Faktor-Komplex (RFC) aufzunehmen, mit dem die Zellen in vitro inkubiert worden ist und der die Zelle von großen Mengen
umgibt. 14000fache Vergrößerung. [D. ZUCKER-FRANKLIN, aus Arthritis and Rheumatism 9, 24·
(1966)]

Der physiologische *Fetttransport* erfolgt ebenfalls durch Endozytose: Nach
einer fettreichen Mahlzeit (BERGHOFF, 1968) ebenso wie im Coma diabeticum
sind die Granulozyten als Ausdruck ihrer Lipidbeladung mit Sudan Schwarz B
viel stärker, bei Inanition schwächer anfärbbar als im physiologischen Zustand
(JOCHIMS, 1962). Die Lipidaufnahme könnte allein von einer kritischen Konzentration der Chylomikronen im Blutplasma abhängen. Wie jedoch die Abgabe
im Zielorgan gesteuert wird, ist noch ungeklärt.

4. Phagozytose

Phagozytose, die Aufnahme und Auflösung fester Partikel durch den Granulozyten, den *Mikrophagen*, wurde 1870 zum ersten Mal von LANGHANS als Erythrozytenphagozytose beobachtet (zit. nach SCHMID, 1967). Seit METSCHNIKOFF (1887)

einen Dorn im durchsichtigen Seeigel von Leukozyten umwandert sah, wird die Phagozytose als ein entscheidender Mechanismus zur Vernichtung von in den Organismus eingedrungenen Fremdkörpern auch für den Menschen angesehen.

Zur Besprechung ist es zweckmäßig, den komplexen Vorgang in seine Bestandteile zu zerlegen:
a) Annäherung der Zelle an den Partikel
b) Adhäsion des Partikels an die Zelloberfläche
c) Ingestion des Partikels in das Zytoplasma mit Bildung des Phagosoms
d) Lyse des Phagosoms oder
e) Egestion des Partikels.

a) Taxis

Je nach dem Objekt der Annäherung unterscheidet man: *Mechanotaxis* oder *Thigmotaxis* als Annäherung der Mikrophagen = Granulozyten oder der Makrophagen = Monozyten, seltener der Lymphozyten an Feststoffe wie Fibrinfäden, Fremdkörper u.a. (Adell, 1970);

Galvanotaxis an positive elektrische Ladung (Anode). Sie ist zu unterscheiden von der passiven elektrophoretischen Beweglichtkeit im elektrischen Feld. Granulozytopoetische Vorstufen haben wie die Lymphozyten eine schnellere Beweglichkeit im elektrischen Feld zur Anode als die Segmentkernigen (Ruhenstroth-Bauer, 1964; Lichtman, 1972);

Phototaxis an die Helligkeit (Weiss, 1963);

Nekrotaxis an degenerierte Zellen (Bessis, 1973) und

Chemotaxis an chemische Substanzen. Die gerichtete Wanderung der Neutrophilen vom Knochenmark ins Blut und vom Blut ins Gewebe (Leder, 1888; Harris, 1953) wird entscheidend von der chemisch unterschiedlichen Beschaffenheit, also von deren Mikromilieu, bestimmt. Schon das pH-Gefälle zur sauren Seite im Gewebe wirkt chemotaktisch auf die Granulozyten. Noch höher als im Gewebe schlechthin ist die H-Ionen-Konzentration durch die Stase im Entzündungsgebiet (Feringa, 1922). Die Mikrozirkulation wird durch Hypothermie, Stase u.a. behindert, wodurch die Granulozytenauswanderung wiederum gehemmt wird (Fruhman, 1970).

Die von einem Granulozyten überwundene Entfernung zu einer nekrotischen Zelle, z.B. einem mit Laserstrahl getöteten Erythrozyten, beträgt höchstens 40 µm (Barat 1970), die zu einem vitalen Staphylococcus albus 400 µm (Ramsey, 1972a).

Die Chemo- oder *Leukotaxis* läßt sich mit Hilfe der Boyden-Kammer (1962), in die ein Milliporefilter eingebaut ist, quantitativ untersuchen, während mit dem Rebuckschen Hautfenster (1955) für Granulozyten keine exakten Daten zu gewinnen sind. Sie wandern auf den mechanischen Reiz der Skarifikation hin vor den langlebigeren Mono-Makrophagen aus, deren Haftfähigkeit stärker ist und sie offensichtlich für den Kapillarspalt zwischen dem Deckgläschen und der Haut prädestiniert (Trepel, 1966; Schmalzl, 1967). Wird eine kleine Plastikkammer über dem Hautabschliff fixiert (Sykes, 1960; Jorke, 1971), ist die Granulozytenauswanderung erheblicher: erst nach 24 Std folgt ihr eine Makrophagen-(= Monozyten-)Ausschwemmung. Die leukozytäre Infiltration in den Kammerinhalt entwickelte Senn (1969, 1972) zu einem „*lokalisierten Leukozyten-Mobilisations-Test*" (LMT). Ist Serum die Kammerfüllung, wandern in 8 Std mehr Neutrophile aus als in isotonischer Salzlösung. Alle Reizstoffe, die eine generalisierte Leukozyten-Mobilisierung verursachen, also eine Verschiebung des marginalen zum zirkulierenden Blutspeicher der Granulozyten, wie Adrenalin, Glukokortikoide, Endotoxin, Ätiocholanolon (s. Kap. IV 1 d), führen zu einer Reduzierung der lokalisierten Leukozyten-Mobilisation. Bei Polyarthritis, noch mehr bei rheumatischem Fieber, wandern die Neutrophilen zahlreicher und schneller aus, jedoch nicht unter Prednison-Therapie.

Kinine, biologisch aktive Peptide, werden in Kulturfiltraten von Staphylococcus albus und E. coli ebenso wie aus dem Kalikrein und Serotonin der Basophilen und Thrombozyten freigesetzt (KELLER, 1967a; MARTINI, 1973) und wirken u.a. chemotaktisch. Andere Bakterien sowie ihre Endotoxine geben nur bei Inkubation in frischem Serum chemotaktische Mediatoren ab, z.B. auch das Protein A aus den Staphylokokkenhüllen (HARVES, 1970). Eingefrorene Granulozyten und Makrophagen wirken durch ihren Gehalt an Lysozym, β-Glukuronidase und saurer Phosphatase chemotaktisch (KELLER, 1967b), besser noch in frischem Serum (BOREL, 1969). Bei Entzündung bilden Granulozyten Kinin- und Kininase-Enzyme, die sich von denen des Blutplasmas unterscheiden (GREENBAUM, 1970). MEIER und SCHÄR züchteten 1957 aus hämolysierenden Streptokokken einen Faktor, der nur in Gegenwart von Organen auf Kaninchen-Leukozyten chemotaktisch wirkt. Antigen-Antikörperkomplex-Mischungen, bei 37° C in frischem Serum inkubiert, wirken ebenfalls auf Neutrophile vom Kaninchen chemotaktisch (BOYDEN, 1962). Leukozytäre Granulafraktionen der Histone, nicht aber Lysozyme, niedermolekulare Komplementfraktionen (C_3, C_5) und Immunglobuline (LASTER, 1971), inkubiert in frischem nicht-hitzeinaktiviertem Serum, wirken in vitro chemotaktisch und werden *Anaphylotoxin* genannt (SORKIN, 1970; BOREL, 1970). Die Granulozyten reagieren mit Hilfe ihrer Esterasen auf die chemotaktischen Serumfaktoren (WARD, 1971).

Thermolabile Komplement-Proteine (C_{3a}, $C_5 - C_7$) unterstützen die chemotaktische Aktivität (WARD, 1972; MARTINI, 1973), Cortisol (nicht β-Methason), Phenylbutazon, Indomethacin, Chinin, Colchicin, Alkohol, viele Narkotika, Chlorpromazin u.a. hemmen sie (FRUHMAN, 1970, 1972). Leukozyten mit einem angeborenen Defekt wie bei Chediak-Higashi-Syndrom oder mit einem erworbenen, bei rheumatischer Arthritis, Diabetes mellitus und fortschreitenden Karzinosen, aber auch bei neugeborenen Kindern können auf chemotaktische Faktoren nicht reagieren (WARD, 1972).

Von Granulozyten und Monozyten wird in saurem pH nach Endotoxin-Exposition bei nachfolgender Inkubation in kaliumarmes Medium während der Phagozytose ein Faktor abgegeben, der nur bei Segmentkernigen, nicht bei Monozyten, eine Reaktion auf chemotaktische Substanzen verhindert, ohne ihre Vitalität zu schädigen, ein *leukotaktischer Inhibitor* (WARD, 1972). Der Faktor hat ein Molekulargewicht von 5000 und wird durch tryptische Fermente inaktiviert (GOETZL, 1972).

Endotoxin kann die Chemotaxis auch direkt hemmen und die Leukozyten durch Freisetzung von elastaseähnlichen Proteasen agglomerieren (BRYANT, 1967; SCHMIDT, 1975). Ebenso wird bei bakteriellen Infektionen der *chemotaktische Index* (BAUM, 1971; NAIDU, 1974; WARD, 1974) zuerst signifikant erniedrigt, später nimmt er zu und kehrt nachher wieder zur Norm zurück (MOWAT, 1971b). Leukozyten von Gesunden zeigen 2 Wochen nach der Infektion mit Mycoplasma pneumoniae und während der Krankheit eine hohe unspezifische, nach deren Abheilen nur noch eine gegen Mykoplasmen gerichtete chemotaktische Reaktion, diese aber auch im serumfreien Medium (MARTIN, 1973). Ist der chemotaktische Index auf $^1/_{10}$ des Normalwertes erniedrigt, wird bei schweren Verbrennungen die Prognose quoad vitam infaust (WARDEN, 1974).

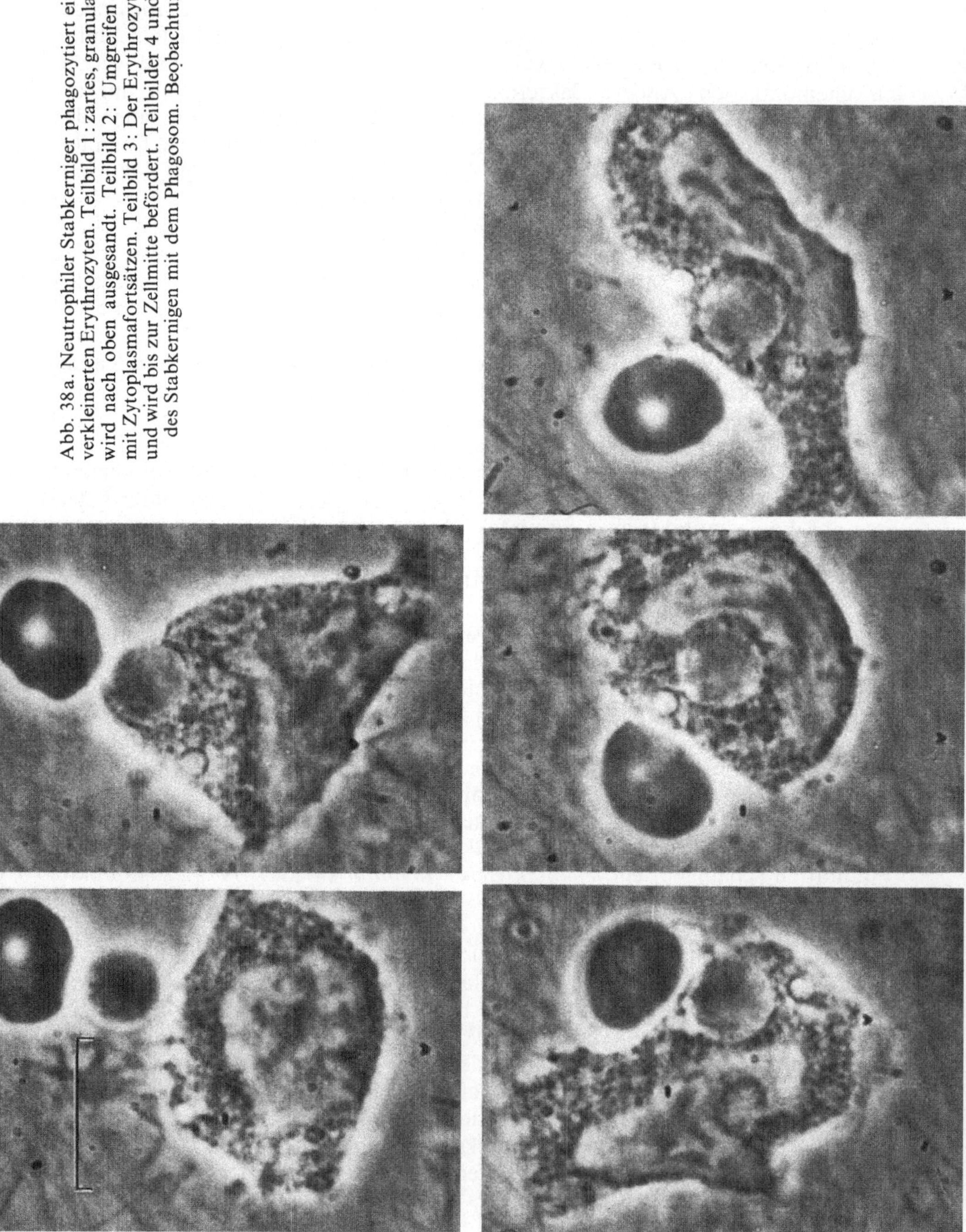

Abb. 38a. Neutrophiler Stabkerniger phagozytiert einen degenerierten, verkleinerten Erythrozyten. Teilbild 1: zartes, granulafreies Ektoplasma wird nach oben ausgesandt. Teilbild 2: Umgreifen des Erythrozyten mit Zytoplasmafortsätzen. Teilbild 3: Der Erythrozyt ist aufgenommen und wird bis zur Zellmitte befördert. Teilbilder 4 und 5: Fortbewegung des Stabkernigen mit dem Phagosom. Beobachtungsdauer: 6 Std

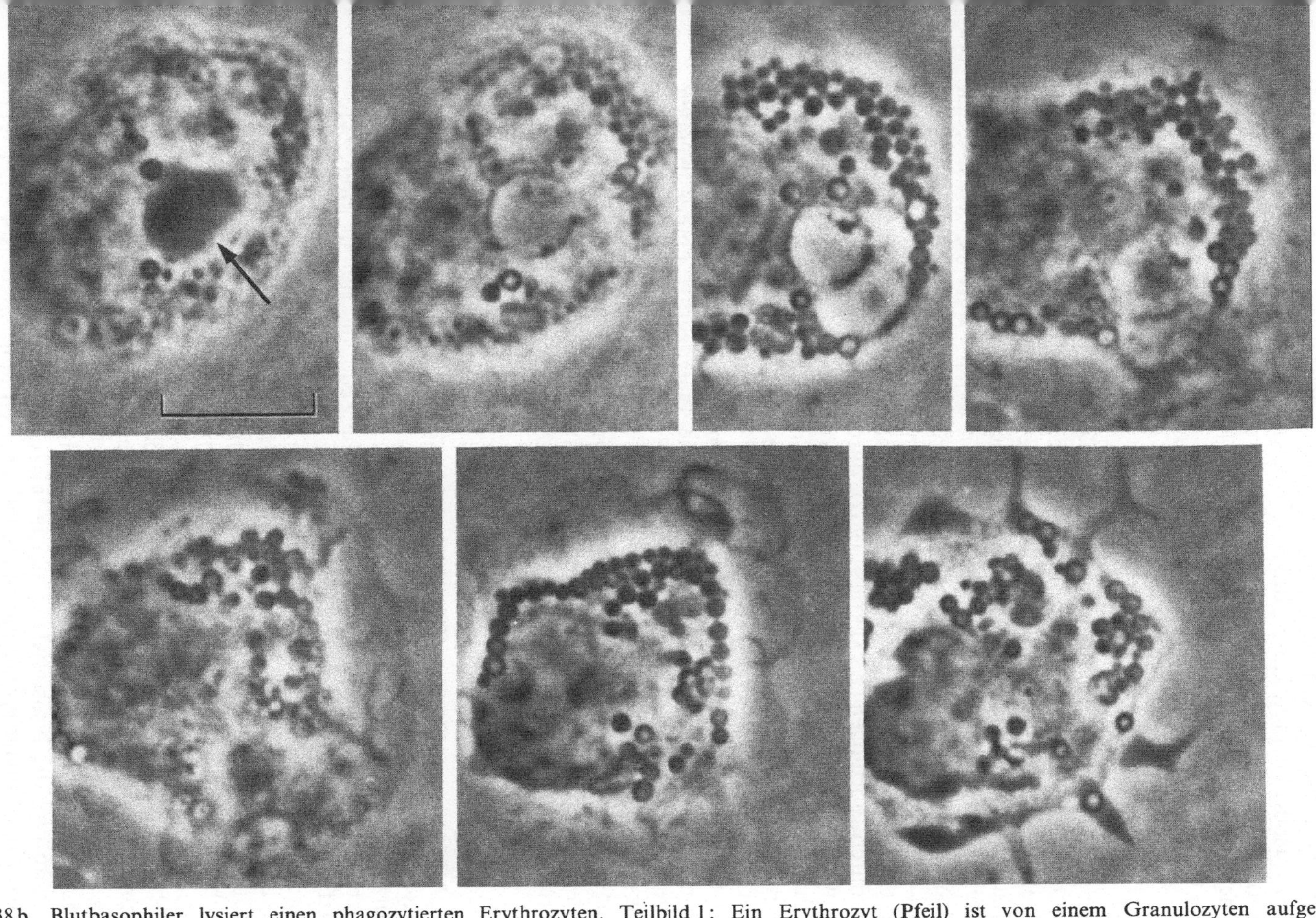

Abb. 38 b. Blutbasophiler lysiert einen phagozytierten Erythrozyten. Teilbild 1: Ein Erythrozyt (Pfeil) ist von einem Granulozyten aufgenommen. Teilbild 2: Der Erythrozyt ist nach wenigen Minuten hämolysiert und es hat sich im 3. Teilbild eine Verdauungsvakuole um den Erythrozytenschatten ausgebildet. Jetzt ist besser fokusiert zu erkennen, daß die Zelle grobe, phasenpositive Granula enthält (vermutlich basophile). Teilbild 4: Die Verdauungsvakuole ist noch zu erkennen. Um die Zelle hat sich ein breiter Ektoplasmasaum ausgebildet. Im 6. Teilbild ist die Verdauungsvakuole verschwunden. Im 7. Teilbild hat sich das ausgebreitete Ektoplasma in fransenartige Fortsätze umgebildet und die Granula, jetzt z.T. mit Inversion, haben sich gruppiert. Beobachtungsdauer: 6 Std. Phasenkontrast-Filmdokumentationen auf 16 mm Negativ-Film, 100fache Ölimmersion, ⊢——⊣ 10 µm. [Aus BOLL, I. und CH. AUST: Erythrocytenphagocytose. Hämolyse — hämolytische Erkrankungen 11, 41 (1973)]

Der chemotaktische Index von Leukozyten, nicht aber der Phagozytoseindex ist bei Diabetikern erniedrigt (Miller, 1972), was mit der Infektanfälligkeit der Patienten in Verbindung gebracht wird. Insulin gleicht den Defekt in Gegenwart von Glukose aus (Mowat, 1971a). Auch beim Felty-Syndrom und bei Kala Azar ist der chemotaktische Index erniedrigt und wird durch die Splenektomie normalisiert (Zivkovic, 1972). Das Serum von alkoholischen Leberzirrhotikern, dem das C_3-Komplement fehlt, stört die Chemotaxis auch fremder Granulozyten (De Meo, 1972).

b) Adhäsion

Bei der Adhäsion von Partikeln an die Zelle muß die vorhandene Kontakt-Inhibition oder Kontakt-Retraktion überwunden werden (Abercrombie, 1962, 1967), denn sich begegnende Zellen stoßen sich gewöhnlich wegen ihrer negativen Oberflächenladung voneinander ab. Die freien Radikale wie COO- an den Glukoproteinen der Außenseite der Lipoidmembran können durch Calcium-Ionen im Medium gebunden werden und ermöglichen dadurch Zellenkontakte, sei es für die Peripolesis, sei es für die Zellfusion oder für die Phagozytose (Ambrose, 1967). Erst wenn die Zelloberfläche der adhärenten Partikel durch Magnesium-Ionen, durch Fibrinogen (Kvarstein, 1969), durch spezifische Antikörper (IgG, IgM) und durch die Komplementfaktoren $C_1 - C_7$ (insbesondere C_4) des Serums, auch durch aktiviertes Serum (mittels Hitze ausgefällte γ-Globuline; Keller, 1966), durch F_C-Fragmente der γ-Globuline (van Oss, 1973), oder durch spezifisches Immunserum (North, 1970) bedeckt ist, werden die Granulozyten oder Mikrophagen fähig, den adhärenten Körper mit ihren Zytoplasmafortsätzen zu umgreifen. Alle im Serum vorhandenen, die Phagozytose unterstützenden Faktoren werden *Opsonine* genannt. Sie werden unter Muskelarbeit vermehrt (Gorski, 1969).

Der *Adhäsivitätsindex* (normal 14,4) wird von Penny (1966a) mittels Durchpressen von heparinisiertem Blut durch eine mit silikonisierten Glasperlen beschickte Röhre bestimmt.

c) Ingestion

Mikrophagen = neutrophile, eosinophile oder basophile Granulozyten und *Makrophagen* = Monozyten, weniger ihre Vorstufen, zeigen eine große Phagozytosekapazität (Abb. 38).

Nicht alle adhärenten Partikel gelangen in die Zelle, die sie mit ihren Zytoplasmafortsätzen in wenigen Minuten umfangen kann. Z.B. werden Latexpartikel von 1 μm Durchmesser leicht adhärent, aber nicht aufgenommen (Talstad, 1972). Ein phagozytierbares Objekt wird nach der Bildung und Fusion der Pseudopodien von der Zellmembran umschlossen (Abb. 39a) und in das Zellinnere gebracht. Hier bleibt es in der von der ursprünglichen Zellmembran ausgekleideten Vakuole, dem *Phagosom*, liegen (Zucker-Franklin, 1966; North, 1970; Bainton, 1973). Die Lyse des Objekts wird demnach durch ein strukturiertes Membransystem gesteuert, das das Zytoplasma vor den Stoffwechselprodukten des eingeschlossenen Fremdkörpers schützt. In der Verdauungsvakuole fällt 10–15 min nach der Phagozytose von Hefen das pH auf 4 ab, wodurch die Peroxydase und die lysosomalen Enzyme aktiviert werden (Jensen, 1973). In nach Paraffinöl-Phagozytose aus menschlichen Granulozyten isolierten Verdauungsvakuolen konnte Stossel (1971) die typischen Enzyme der neutrophilen Granula, saure und alkalische Phosphatase, β-Glukuronidase, NADH-Oxydase

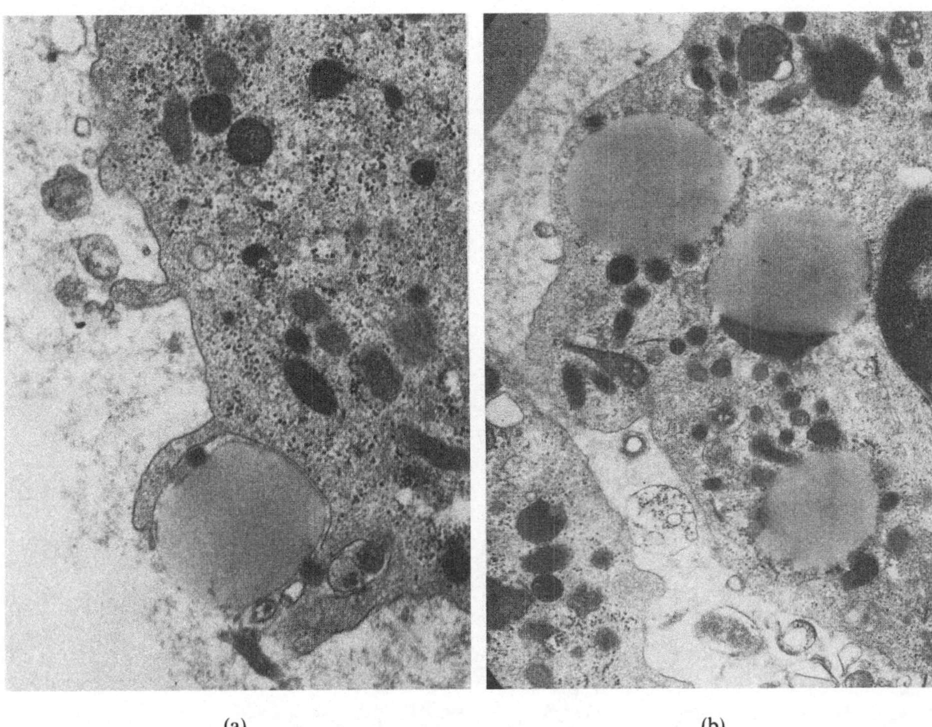

(a)   (b)

Abb. 39.(a) Ausschnitt eines neutrophilen Granulozyten während der Aufnahme einer grauen, kugelförmigen Struktur. Gleichzeitig ist ein Lysosom schon darüber sezerniert, als dunkler Punkt wird es auch von dem schmalen Zytoplasmafortsatz umschlossen. Ein anderes Lysosom entleert sich von unten. 24 000fache, elektronenoptische Vergrößerung. (b) Ausschnitt eines neutrophilen Granulozyten, der die Vereinigung der primären, dunklen Lysosomen mit den grauen, kugelförmigen Strukturen zu Phagolysosomen zeigt. 21 000fache, elektronenoptische Vergrößerung. [D. ZUCKER-FRANKLIN, aus Arthritis and Rheumatism **9**, 24 (1966)]

und Peroxydase nachweisen und schließt daraus, daß aus der Fusion der Verdauungsvakuole mit den Granula die Enzymübergabe resultiert.

ROBINEAUX (1954b) und HIRSCH (1960, 1962) beobachteten nach Bakterien- und Hefephagozytose in neutrophilen Segmentkernigen phasenoptisch die Auflösung einzelner Granula in der Nähe des Phagosoms und beschrieben sie als Degranulation. Nach Verlust der Granula behält der Granulozyt seine Vitalität, ohne daß die Entstehung neuer Granula beobachtet werden kann. BOLL (1971) dokumentierte kinematographisch einen basophil granulierten Segmentkernigen, der in 20 min einen phagozytierten Erythrozyten unter Ausbildung einer großen Verdauungsvakuole (15 min) vollständig hämolysiert und denselben im Zytoplasma auflöst (während 4 Std) (Abb. 38b). Während der Lyse des Phagosoms vermehren und vergrößern sich die groben Granula und es bildet sich eine breite, undulierende Membran um den Granulozyten, wie sie KRÜGER (1970) an sensibilisierten Mastzellen nach Antigen-Applikation sieht.

ZUCKER-FRANKLIN (1964, 1968) stellt die Entleerung der Granula in die Verdauungsvakuole nach der Fusion ihrer Membran elektronenoptisch dar (*Exoplasmosis*) (Abb. 39b). Nach BAINTON (1973) entleeren sich die peroxydasehaltigen azurophilen Primärgranula vor den alkalische Phosphatase enthaltenden neutrophilen Sekundärgranula (Abb. 40, 41), woraufhin die Bakterienlyse er-

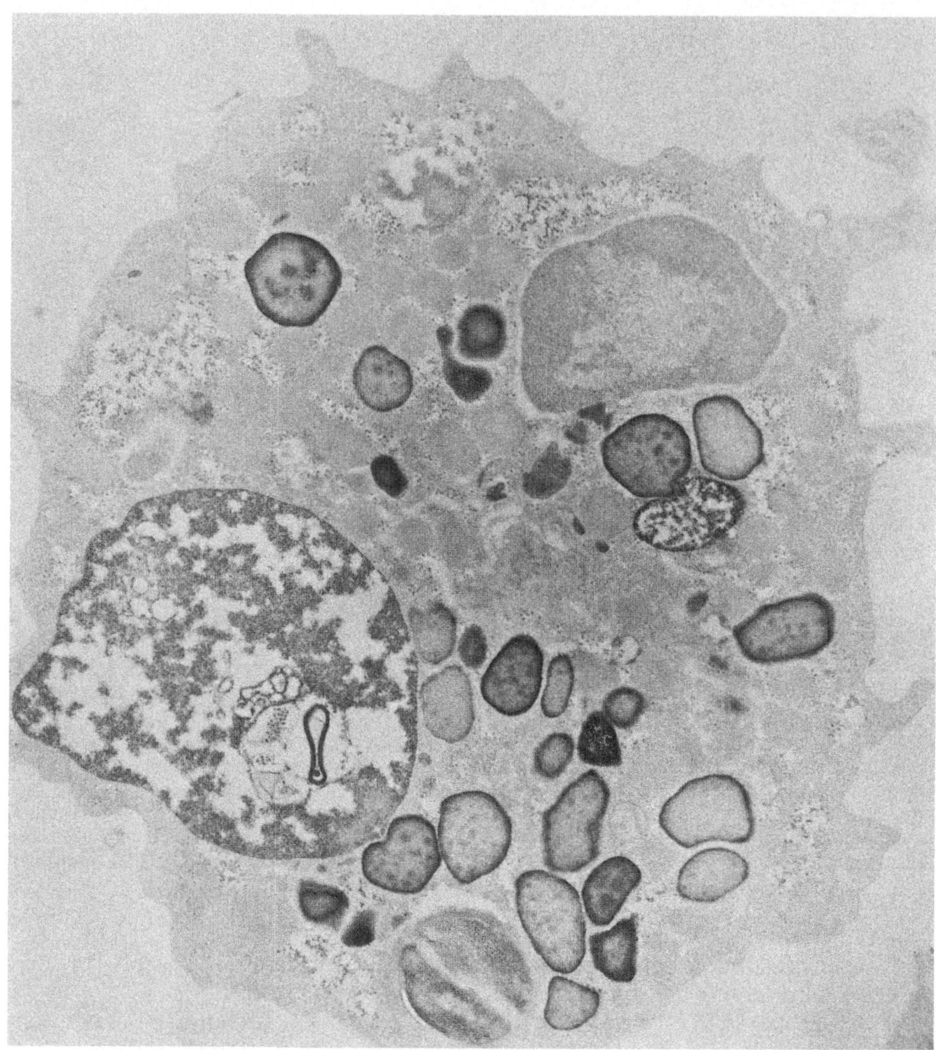

Abb. 40. Neutrophiler Segmentkerniger 10 min nach Exposition mit lebenden Staphylococcus aureus und bei der Reaktion mit Peroxydase. Eine große Vakuole links unten ist mit Reaktionsprodukten gefüllt. Es erscheinen keine intakten Bakterien in der Vakuole und nur einige persistierende Membranen, vielleicht als Bakterienreste. Eine andere, kleinere Phagozytosevakuole ganz unten enthält ein einzelnes Bakterium, aber läßt Peroxydase-Reaktionsprodukte vermissen. Im Gegensatz zu der Zelle von Abb. 41 b, die fast ganz degranuliert ist, sind zahlreiche Peroxydase-positive, azurophile Granula (mit dunklem Rand) und Peroxydase-negative, spezifische Granula (hell) im Zytoplasma vorhanden. Die Glykogeninseln (außen) sind nur teilweise erhalten. Ein kleiner Golgi-Körper und Zentriolen sind in der Zellmitte sichtbar. 26000fache, elektronenoptische Vergrößerung. [D.F. Bainton, aus J. Cell Biol. **58**, 249 (1973)]

folgt. Erst nach der Entleerung der Fermente aus den primären Lysosomen in das Phagosom wird es als sekundäres Lysosom bezeichnet, weil es nun saure Phosphatase enthält (Krisch, 1966; Imanaka, 1972b). Die saure Phosphatase wird elektronenoptisch als Merkmal für das Vorliegen von sekundären Lysosomen angegeben. Ultramikroskopisch können im Phagosom Neutralfette und

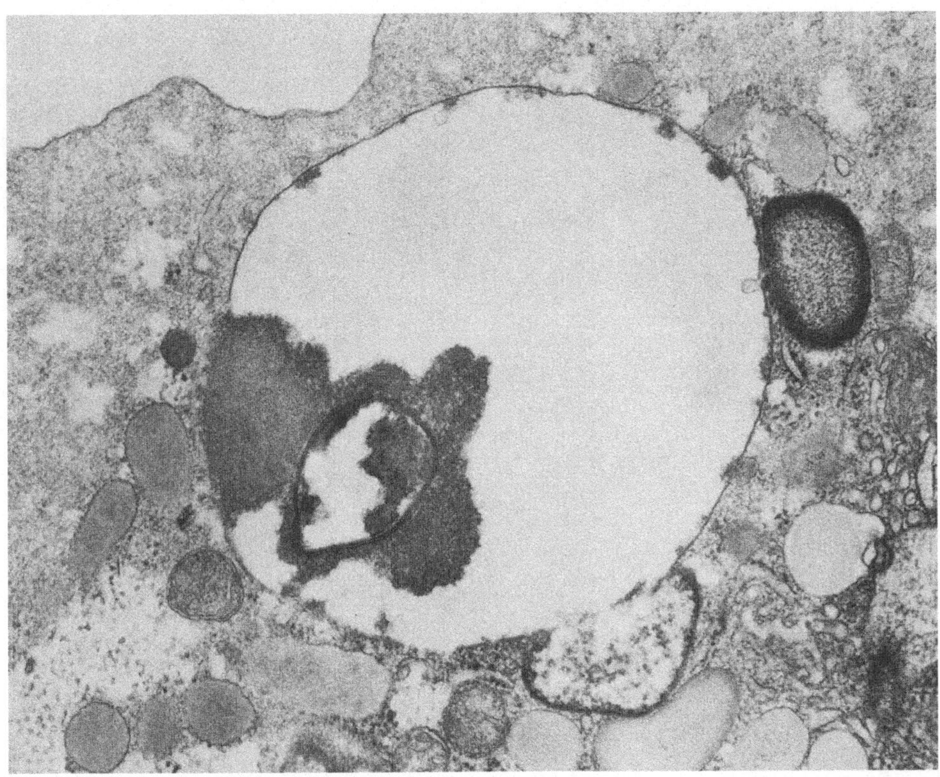

Abb. 41 a. Teil eines segmentierten Neutrophilen von einer Probe, die 3 min hitzegetöteten E. coli
B_{12} und der Reaktion mit Peroxydase ausgesetzt war. Die Phagozytosevakuole ist sehr groß und
enthält Peroxydase-positives Material um den aufgenommenen Partikel. Das Enzym ist auch in
den benachbarten, azurophilen Granula zu sehen. Von links scheint sich der Inhalt eines spezifischen
Granulums in die phagozytische Vakuole entleert zu haben. Spezifische Peroxydase-negative Granula
sind ebenso in der Nähe. 33000fache elektronenoptische Vergrößerung.

Myelinfiguren auftreten. Thermolabiles Komplement $C_8 - C_9$ und Endotoxin
fördern die Degranulation (BRYANT, 1967) und später die Lyse des Phagosoms.
Das Phagosom wird von den unter der Zellmembran gelagerten und mit
ihr abgerissenen Mikrotubuli zentripetal verlagert und verschmilzt dabei mit
den primären Lysosomen. Die Phagozytose wird durch die Zerstörung der Mikrotubuli mittels Spindelgiften oder durch Verhinderung der Akkumulation von
zyklischem AMP oder Prostaglandine E_1 durch das Komplementsystem behindert (WEISSMANN, 1971; ZURIER, 1973b). Zyklisches AMP aktiviert vermutlich
eine Proteinkinase, die Cytosol zu phosphorilierten Mikrofilamenten aggregiert
und bündelt (WEISSMANN, 1972).
Die Endozytose wird von intensiver Stoffwechselaktivität begleitet. Es kommt
zu einer Erhöhung des Sauerstoffverbrauches um 100%, zu einer hohen CO_2-
Produktion durch Glykolyse ($+35\%$) und zu erhöhter Milchsäurebildung
(BECKER, 1958). Hierbei sinkt der intrazelluläre pH-Wert (KAKINUMA, 1970).

d) Lyse

Zur *Lyse des Phagosoms* kommt es durch die fortschreitende Degranulation
der Primärlysosomen, der spezifischen Granula des Mikrophagen. Bei saurem

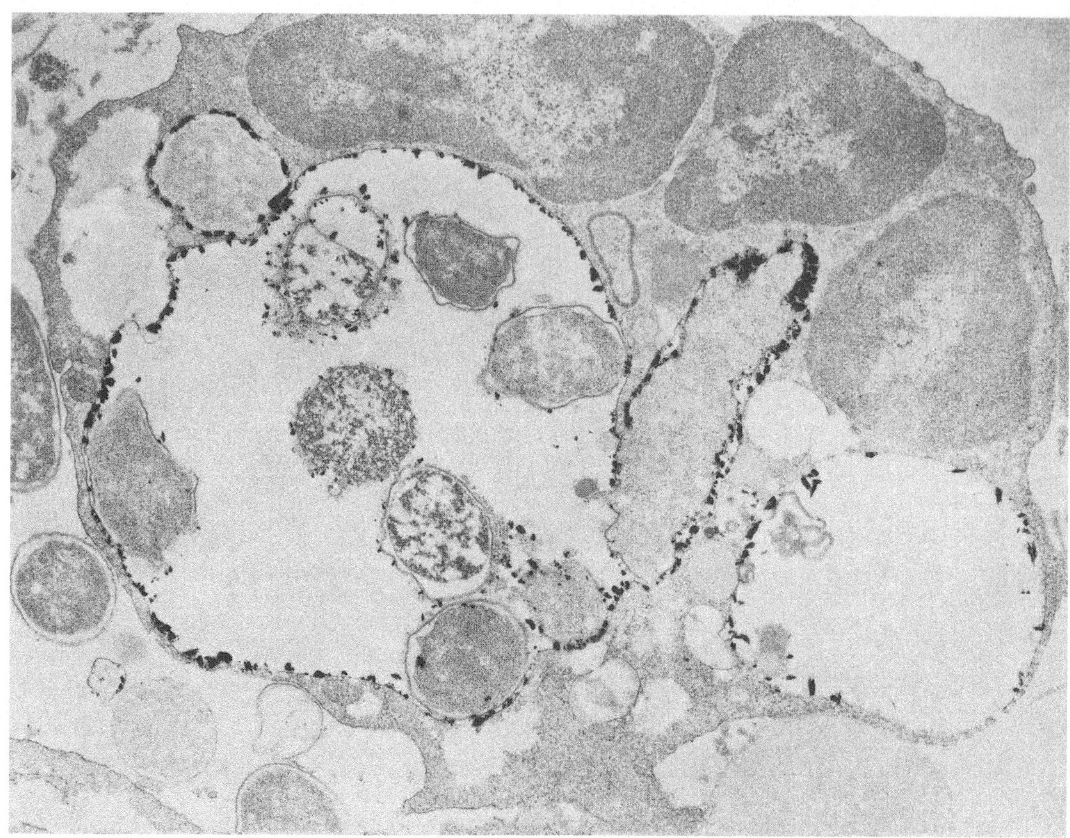

Abb. 41 b. Teil eines neutrophilen Segmentkernigen bei der Reaktion für alkalische Phosphatase, 10 min nach Exposition mit lebenden E. coli E 15. Die Reaktionsprodukte sind in den Membranen aller drei Phagozytosevakuolen vorhanden. Ein gut erkennbares Bakterium liegt zwischen der mittleren und der rechten Vakuole und andere Bakterienreste befinden sich in der größten Vakuole. Das Reaktionsprodukt von alkalischer Phosphatase ist in dem Spalt zwischen dem Bakterium und der Zytoplasmamembran sichtbar. Möglicherweise kann die alkalische Phosphatase derart aus der Zelle austreten. Ein extrazelluläres Bakterium ist links zu sehen. 23 000fache elektronenoptische Vergrößerung. [D.F. Bainton, aus J. Cell Biol. **58**, 249 (1973)]

pH werden die lysosomalen Enzyme und das *Phagozytin* abgegeben (Krisch, 1966). Das in den neutrophilen Granula vorkommende Phagozytin ist gegen grampositive und gramnegative Keime wirksam, wird durch proteolytische Enzyme nicht angegriffen und ist nach der Phagozytose weitgehend verbraucht (Braunsteiner, 1962).

Nukleasen, Proteinasen, Karbohydrasen, Laktoferrin, Histamin und die lysosomalen Enzyme Muramidase, Myeloperoxydase und Kathepsin werden bei der Phagocytose ins Zytoplasma und in das umgebende Medium abgesondert (Crowder, 1969), nicht aber Lipasen, wie von Monozyten, die deswegen Kapselbakterien (Tuberkel- und Lepra-Bakterien) phagozytieren können (Sabin, 1923).

Als *Lysozyme*, Muramidase (Aminopolysaccharidase) werden bakteriolytische Substanzen aus pflanzlichem und tierischem Gewebe bezeichnet, die direkt auf die Bakterienmembran wirken (Weissmann, 1971; Williams, 1972). In normalen menschlichen Granulozyten sind 44 mg Lysozym/g Trockengewicht enthalten, im Serum 13,5 µg/ml, in Thrombozyten kein und in Lymphozyten weniger als 10 mg/g (CHARLEMAGNE, 1966). Die chemische Struktur des Lysozyms, das 30 Å^3 mißt, ist weitgehend bekannt.

Bakterien werden meistens schnell abgetötet (QUIE, 1972), können sich jedoch wie Viren auch intrazellulär vermehren (BRAUNSTEINER, 1962). Die phagozytierten Bakterien oder Hefen verlieren an Elektronendichte, bevor sich ihre Membran auflöst (BELCHER, 1973). Die intrazelluläre Lyse wird durch 10^{-3}M Chlorpromazin, Phenothiazin (RUUTU, 1972b) und durch den Rheumafaktor IgG (TURNER, 1973) u.a. gehemmt, durch Gegenwart von Immunglobulinen A und G aber gefördert.

Wenn der Granulozyt viele große Phagosomen enthält, ist seine Vitalität — Lokomotion und Pinozytose — nicht beeinträchtigt, eher verstärkt. Die zur Phagozytose notwendige Energie wird in erster Linie durch Glykolyse geliefert. Zur Phagozytose eines Volumens von 1×10^{-9} µl benötigt ein Leukozyt etwa 1×10^9 Moleküle Adenosintriphosphat. Der Phagozytosevorgang kann durch Störung der Glykolyse mit Monojodessigsäure und Fluorid (BODEL, 1969), nicht jedoch durch Cyanid oder Dinitrophenol gehemmt werden (SBARRA, 1959). Auch bei derart glykolytisch gehemmter Phagozytose kommt es zur Abgabe von säurelöslichem ATP, woraus sich ergibt, daß noch andere Energiequellen für die Phagozytose genutzt werden können (BECKER, 1958; BODEL, 1969).

Während der Phagozytose wird weiterhin durch Freisetzung einer NADH-Oxydase aus den spezifischen Granula der Neutrophilen der Hexosemonophosphatshunt stimuliert (ZATRI, 1966; SKEEL, 1969). Durch die Phagozytose selbst von inerten Partikeln wie Latexkörnchen, von abgetöteten Bakterien oder von Pilzen wird die Zellatmung gesteigert und die NADH-abhängige Oxydase aktiviert (NYDEGGER, 1973a, b). Auch Peroxydasen wie die Myeloperoxydase und oxydable Cofaktoren wie Chloride, Jodide und Bromide stimulieren den Hexosemonophosphatshunt (MCRIPPLEY, 1967; KLEBANOFF, 1967, 1972), reagieren im sauren Milieu der Phagozytosevakuole mit den Tyrosingruppen der Bakterien und wirken damit bakterizid. Die Phagozytose läuft also auch unter anaeroben Bedingungen. Durch Reduktion von Cytochrom C wird Wasserstoffsuperoxyd (H_2O_2) frei, ein potentes bakterizides Agens der Granulozyten. Die Reaktion kann durch das Enzym Superoxyd-Dismutase verhindert werden (BABIOR, 1973).

Der Defekt des Hexosemonophosphatshunts durch fehlende Produktion von NADPH bei vollständigem Mangel an Glukose-6-Phosphat-Dehydrogenase führt bei den Leukozyten zum H_2O_2-Mangel und zur Störung des bakteriziden Vorgangs bei nicht H_2O_2-produzierenden Bakterien (Staphylococcus aureus, E. coli u.a.), obgleich die Enzyme aus den Primärlysosomen normal in das Phagosom abgegeben werden. Nitroblau-Tetrazolium wird nicht reduziert und Methylenblau kann den Hexosemonophosphatshunt hierbei nicht stimulieren (COOPER, 1972). Die Zerstörung von Sulfhydrylgruppen in den Segmentkernigen durch Glutathion-Antagonisten hemmt hingegen die Phagozytose durch Ansammlung von H_2O_2 in der Zelle (MANDELL, 1973). Rechts- bzw. linksdrehende Aminosäuren können den Hexosemonophosphatshunt nicht verbessern, weswegen die Aminosäure-Oxydase nicht maßgeblich beteiligt sein kann (DE CHATELAT, 1972).

Markiertes Azetat, Glukose und vor allem anorganisches Phosphat wird unter aeroben und anaeroben Bedingungen als Ausdruck einer erhöhten Lipoidsynthese zum partiellen Neuaufbau der bei der Phagosomenbildung verbrauchten Zellmembran vermehrt eingebaut (SBARRA, 1960; KARNOVSKY, 1961). MASON (1972) findet in den Vesikelmembranen von Meerschweinchen-Leukozyten im

Gegensatz zu Alveolarmakrophagen besonders viele ungesättigte Fettsäuren. Lysolecithin, gemessen am Einbau albumingebundenen P^{32}-Lysolecithins, wird von menschlichen Leukozyten während der Phagozytose vermehrt eingebaut (Elsbach, 1969). Ebenso nehmen phagozytierende Leukozyten vermehrt Pyrimidin-Vorstufen auf und ihre RNA-Synthese, gemessen am Uridin-^{3}H-Einbau, ist verstärkt (Cline, 1966a, b), aber keine Bedingung für den oxydativen, durch die „messenger"-RNA induzierten Stoffwechsel.

In vitro fällt der Mikrophage spätestens 1 Std nach der Phagozytose der Lyse anheim (Bessis, 1973). Auch auf unserer Koagulumkultur degeneriert der Phagozyt häufiger, als daß er das Zellphagosom intrazellulär lysiert. Granulozyten degenerieren schnell bei Asbest-, Quarz- oder Uratkristallphagozytose (Fritze, 1967). Die Phagozytose von durch Frieren und Auftauen zerstörten primären Lysosomen aus Kaninchen-Segmentkernigen, nicht aber die Phagozytose von intakten Granula oder Latex-Partikeln, tötet menschliche Segmentkernige (Hirschhorn, 1967).

In den *Phagozyten:* sowohl den Mikrophagen, den neutrophilen Segmentkernigen wie den Makrophagen, den Monozyten entstehen regelmäßig 0,8—1,2 μm große Kügelchen, phasenoptisch negativ mit Inversion, die Glanzkörner Nöllers (1952), bei denen es sich um *Heterophagosomen, sekundäre Lysosomen* nach De Duve (1966) handelt. Solche Heterophagosomen bei der Phagozytose oder Pinozytose (Abb. 35) können phasenoptisch nicht unterschieden werden von den sekundären Lysosomen, die als *Autophagosomen* aus zelleigenen Strukturen, z.B. degenerierten Mitochondrien, entstanden sind (Rind, 1963; Beissel, 1969). Elektronenoptisch sind die sekundären Lysosomen mit polymorphem Inhalt angefüllt, z.B. bei der Erythrozytenphagozytose mit Myelinfiguren (Abb. 42, S. 277, Policard, 1959). Sie entstehen durch die Proteolyse im Zytoplasma und sind von einer Membran aus Phospholipoiden umgeben, die durch Veränderung des pH, des osmotischen Drucks oder der Temperatur rupturieren kann (Novikoff, 1961; Rohr, 1966; Dingle, 1967, 1969; Bessis, 1973).

Die sekundären Lysosomen, gleich ob als Autophagosomen oder als Heterophagosomen entstanden, können von der Zelle sogar während der Mitose (Boll, 1965; Krisch, 1966) exkretiert werden (Defäkation von Residualkörpern; Kieser, 1956), während die primären Lysosomen ihren Inhalt nur frei in die Umgebung sezernieren können (De Duve, 1966).

Alle Methoden, die angewendet werden, um die phagozytotische Aktivität der Granulozyten, Metschnikoffs (1887) Mikrophagen, zu quantifizieren, sind abhängig von den Versuchsbedingungen: Zelldichte, Temperatur, pH, osmotischer Druck, die Zeit zwischen Entnahme und Untersuchung der Leukozyten, Blutgruppen-, HLA-Substanzen, Albumine u.a. (Hokama, 1971).

Hypertone Kochsalz-, Harnstoff- oder Glukoselösungen stören wie Urin alle 4 Phasen der Phagozytose (Bryant, 1967, 1972, 1973). Diese wird weiter gehemmt durch Antikoagulantienzusätze (> 1,5 mM EDTA, > 30 IE/ml Heparin; Talstad, 1972; Brandt, 1967), durch Säure und Cyanid (Klebanoff, 1970), ebenso durch eine große Dichte von Erythrozyten, durch Kryoglobulin, Cytochalasin B (Davis, 1971), Chlorpromazin und Papaverin aufgrund von Membranschädigung (Ruutu, 1972b; Patriarca, 1973), durch Glukokortikoide, Sulfonamide (Lehrer, 1971), Tetrazyklin (Forsgren, 1974) und weniger durch Penicillin (Haus, 1959).

Die Phagozytose wird andererseits gefördert durch Endotoxin, Histamin, Vitamin A, B-Vitamine und Thyroxin (Haus, 1959; Stobbe, 1970), Serumfaktoren wie den „phagocytosis promoting factor", bei dem es sich nach Tullis (1956) um ein α_{-1} und ein β-Globulin handelt, IgG-Antikörper, Properdin, C_3-

Komplement, Digitonin (Gerlings-Petersen, 1964; Brogan, 1966; Karnovsky, 1966; Bjornson, 1973), ebenso wie durch die Art der angebotenen Stoffe (Kohlepartikel, Hefen, verschiedene Bakterienarten, Zymosan, Agar-Agar, Stärke, Crotonöl, Polysaccharide, Polypeptide, Hydrolasen; v. Elmendorff, 1966). Hydrophobe Bakterien werden leichter phagozytiert als hydrophile, eingekapselte, wie Diplococcus- und Klebsiella pneumoniae, Escherichia coli (van Oss, 1972b).

Leukokinin, eine γ-Globulinfraktion, stimuliert die Phagozytoseaktivität der Granulozyten sowie der Makrophagen (Constantopoulos, 1972). Ein einzelnes Peptidfragment, *Tuftsin*, wird durch ein spezifisches Ferment der Neutrophilenmembran, die Leukokinase, aktiviert (Nijar, 1970).

Der *Phagozytoseindex* (normal 4,3) wird durch Mischen von Leukozyten-Konzentraten mit inaktivierten Hefezellen 1:10 bestimmt. Kita (1968) findet beim Menschen tages- und jahreszeitliche Schwankungen des Phagozytoseindex. Von Suzuki (1971) wird eine Methode zur Bestimmung der Phagozytose mit ^{45}Ca-markierten Bakterien vorgeschlagen.

Granulozyten mit primär defekter Phagozytosefähigkeit sind selten (Steerman, 1971), z.B. der recessiv vererbte Myeloperoxydase-Mangel (Salmon, 1970). Bei der chronischen Granulomatose der Kinder werden Hefen und verschiedene Bakterienarten zwar phagozytiert, aber nicht abgetötet (Kim Oh, 1969; Mandell, 1969), weil die Fähigkeit der Lysosomen, mit dem Phagosom zu verschmelzen, durch einen Membrandefekt herabgesetzt ist (Eschenbach, 1971). Kürzlich wurden solche Defekte der Neutrophilen-Funktion auch bei Erwachsenen mit Neigung zu wiederholten Infekten aufgedeckt (Edelson, 1973). Bei unterernährten Kindern ist trotz vermehrter Opsonine die Bakterien-Lyse in den Mikrophagen vermindert (Seth, 1972). Der Phagozytoseindex im Blut ist unter konstanten Versuchsbedingungen in Abhängigkeit von der Leukozytenzahl bei chronischer myeloischer Leukämie, perniziöser Anämie, paroxysmaler nächtlicher Hämoglubinurie, Morbus Waldenström und Osteomyelofibrose erniedrigt (Penny, 1966b; Brandt, 1967), während er bei der unbehandelten Polycythaemia vera, bei Thrombozytose, bei Leukozytose, beim Morbus Hodgkin und 2 Wochen nach Influenza erhöht ist (Brandt, 1967; Ruutu, 1971). Bei Toxikämie und Septikämie findet Matusis (1970) die Phagozytose vermehrt, McCall (1971) vermindert. Im Gegensatz zu Montgomerie (1972) sehen Guckian (1971) und Chretien (1973b) bei renaler Insuffizienz bzw. Hämodialyse keine Störung der Phagozytose. Bei chronischer Myelose haben die Neutrophilen aus der Milz nicht den erhöhten Phagozytoseindex wie die aus Blut und Knochenmark (Brandt, 1967). Leukozyten aus Exsudaten phagozytieren weniger als solche aus dem Blut (Turner, 1973), und noch schlechter phagozytieren sie nach Adrenalingabe (Beckmann, 1961). Hingegen findet Bell (1972) mit Hilfe der Hautfenstertechnik keine signifikanten Unterschiede in der Phagozytose, Bakterien-Lyse und im Gehalt der Enzyme Lysozym und Kathepsin in den Zellen aus dem peripheren Blut und aus entzündlichen Exsudaten.

Ein klinischer Test zur Erfassung der Zell-Lyse wurde 1968 von Baehner und Nathan mit *Nitroblau-Tetrazolium* (NBT) entwickelt. NBT, elektronenoptisch amorphes Material (Segal, 1973a, b), wird von phagozytierenden Leukozyten von blaßgelb zur dunkelvioletten Formazanform reduziert. Die NBT-positiven Zellen können im Pappenheim-gefärbten Ausstrich gezählt oder es kann der extrahierte Farbstoff photometrisch bestimmt werden. Auch ohne Phagozytose sind im normalen Blut bis zu 10% der neutrophilen und eosinophilen Segmentkernigen oder Monozyten positiv, bei unbehandelten bakteriellen Infekten, Malaria, Protozoenerkrankung, M. Hodgkin sogar 30 bis 70%. Bei der progressiven, septischen Granulomatose der Kinder (Baehner, 1968; Hitzig, 1971) ist der NBT-Test negativ, bei Diabetes mellitus, rheumatischem Fieber, Lupus erythematodes visceralis, Tuberkulose und Virusinfektionen erniedrigt (Park, 1968; Walters, 1971; Chang, 1974). Endotoxin und Dexamethason stimulieren den Test, Prednison und Cytochalasin B hemmen ihn (Peters, 1972; Zurier, 1973a; Nydegger, 1973b). Segal (1973b) findet an 223 Patienten eine nur geringe Reproduzierbarkeit des NBT-Testes und hält ihn nicht für die Praxis geeignet.

e) Egestion

Häufig werden die aufgenommenen Partikel unverändert wieder ausgestoßen, nachdem sie schon einmal von Zytoplasmamembranen umfangen worden waren: *Egestion = Exozytose* (Wilson, 1953). Bei Zell- und Erythrozytenphagozytose sehen wir in vitro häufig der Ingestion die Egestion folgen (Abb. 58). Danach entstehen, wie bei der Lyse des Phagosoms oder der Kontaktaufnahme verschiedener Leukozyten miteinander, der Peripolesis, viele sekundäre Lysosomen durch Entleerung primärer Lysosomen (*Exoplasmose*). Die ausgeschiedenen Antigene können Antikörper-Reaktionen auslösen (Kleeber, 1975).

f) Phagozytose von Zellen

Die *Phagozytose von körpereigenen beschädigten Zellen* wird üblicherweise vom monozytären System besorgt, den Monomakrophagen und den phagozytierenden Retikulumzellen des Knochenmarkes (van Furth, 1968). Nur durch Autoantikörper sensibilisierte oder opsonisierte Zellen, z.B. Erythrozyten, werden von den Granulozyten phagozytiert und hämolysiert (Greendyke, 1963) (Abb. 38, 42). In den phagozytierten, kernhaltigen Zellen kommt es zur Nukleolyse, der Kern schwillt zu einem homogenen Gebilde an. Bessis (1954) und Senda (1962, 1964) beschreiben die Phagozytose von Zytoplasmateilen, die beim Versuch eine intakte Zelle zu umfließen, abgetrennt wurden.

Beim *Lupus erythematodes disseminatus (LE)* hingegen ist der Phagozytosemechanismus ein anderer: Beim Kontakt von Segmentkernigen oder auch Lymphocyten mit dem antinukleären Faktor, einem γ-Globulin im Serum dieser Patienten (Miescher, 1954), homogenisiert sein Kern und konfluiert zu einer großen mit Giemsa-Lösung rosa-gefärbten Blase = Chromatolyse, Nukleolyse (Hargraves, 1948, 1969). Andere Granulozyten bleiben vital, werden von dem geschädigten Granulozyten chemotaktisch angelockt und bilden eine Rosette um ihn. Ein intakter Granulozyt, viel seltener ein Monocyt, phagozytiert dann den gequollenen Kern und läßt das Zytoplasma zurück (Robineaux, 1954b, 1956) (Abb. 43). Die Unterscheidung von Pseudo-LE-Zellen (Segmentkernige, die intakte Kerne oder Verdauungsvakuolen enthalten; Beickert, 1963) und von Tartzellen (Monozyten, die intakte Kerne phagozytiert haben, von Hargraves nach dem Patienten genannt, in dessen Blut er sie zuerst sah) gelingt auch mit Immunfluoreszenz und Acridinorange leicht, da nur die echten LE-Körper grün, die anderen phagozytierten Kerne rot fluoreszieren (Thom, 1966). Antiphlogistische Medikamente, Kortikoide, Hydantoin, PAS und INH können antinukleäre Antikörper und das LE-Zell-Phänomen induzieren.

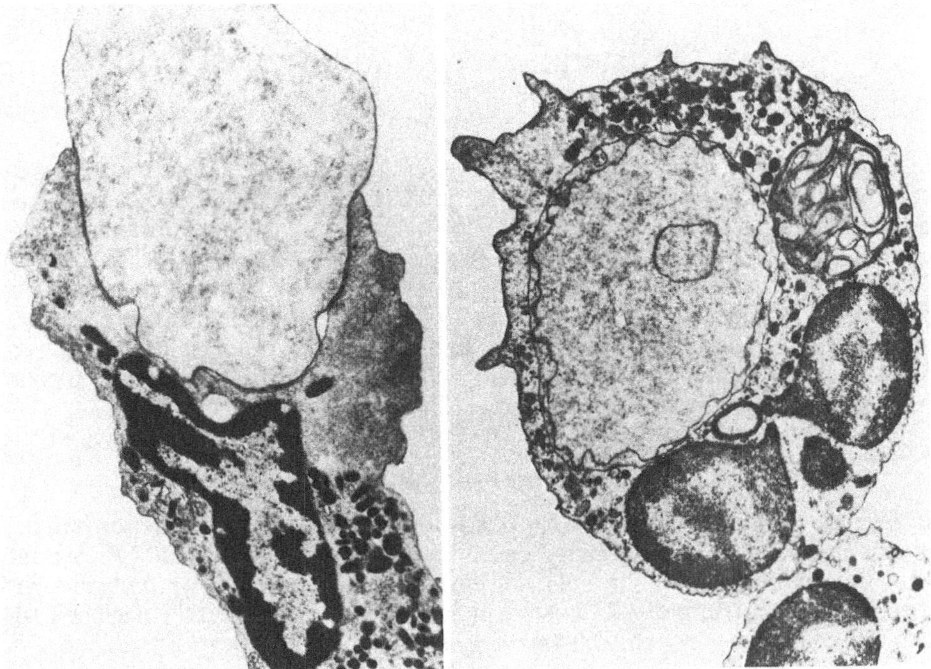

Abb. 42. Phagozytose von einem Erythrozyten-Schatten im elektronenmikroskopischen Bild. Links umgreift der neutrophile Segmentkernige den Erythrozyten-Schatten mit seinen Zytoplasmafortsätzen. Rechts befindet sich der Schatten im Inneren des Zytoplasmas und die phagozytotische Vakuole hat angefangen, sich zu kontrahieren, denn ihre Membran zeigt viele Einfaltungen. Im selben Granulozyten befindet sich oben rechts ein weiterer Schatten in einem viel späteren Stadium der Verdauung. Seine Membran ist vielfach gefältet und Myelinfiguren sind aufgetreten. 7000fache Vergrößerung. (Abb. 60 aus M. Bessis: Living Blood Cells and their Ultrastructure. Berlin-Heidelberg-New York: Springer 1973)

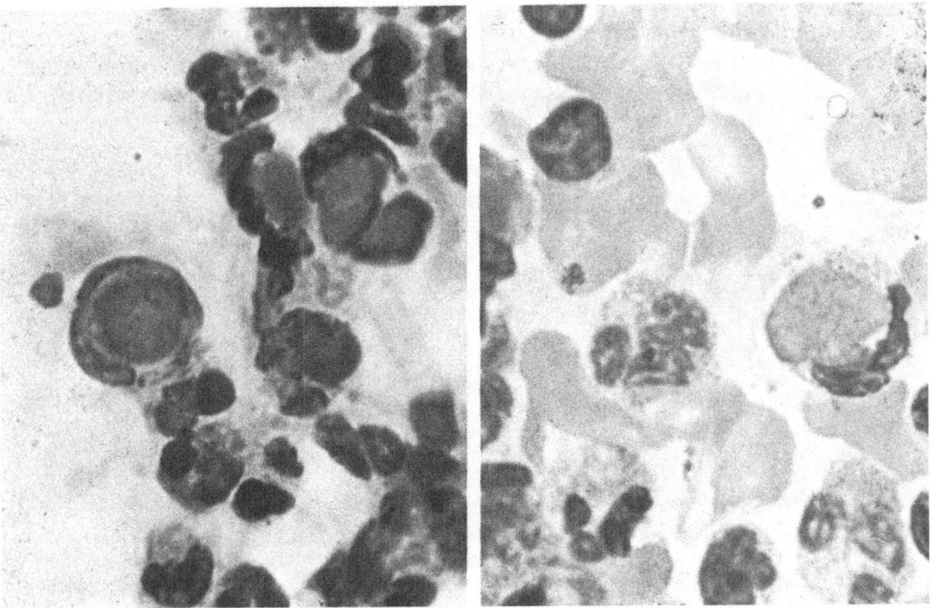

Abb. 43. LE-Zellen im Pappenheim-gefärbten Präparat. 95fache Ölimmersion

5. Degeneration der Granulozyten

a) Kernpyknose der neutrophilen Granulozyten

In den alternden bzw. überalterten Segmentkernigen, den sogenannten Abbauformen (s. Kap. I 7), werden die Kerne dichter, dunkler und hypersegmentierter (WULFF, 1961), bis durch Karyorrhexis die typischen pyknotischen Kerne in den Abbauformen entstehen (Abb. 15).

Von den degenerierten Hypersegmentierten sind die Hypersegmentierten bei perniziöser Anämie an ihrer besonders lockeren wie sukkulenten Kernstruktur und an ihrer Zellgröße (LAWKOWICZ, 1971), die aus Zwillingsmißbildung von Metamyelozyten nach postmitotischer Zell- und Kernfusion entstanden sind (s. Kap. II 2c), leicht zu unterscheiden (Abb. 9a, b).

b) Lyse der neutrophilen Granulozyten

In Agonie fällt die Zelle phasenoptisch durch lebhafte, oft unkoordinierte, manchmal brodelnde Bewegung, besonders im Zeitrafferfilm, auf. Braunsche Molekularbewegung der Granula mit einer Oszillation von < 1 µm ebenso wie die völlige Erstarrung der Zelle sind phasenoptisch ein sicheres Anzeichen für den Zelltod. Die von den Zentriolen gelenkte Strömung der Granula hört in den Granuloblasten schon vorher auf. Durch Störung der Osmose, des pH oder der Glykolyse entstehen und persistieren Vakuolen. Eine Aggregation der Granula führt zu einer lichtmikroskopischen Vergrößerung der Granulation mit Verfärbung im Pappenheim-Präparat, die nun toxisch genannt wird.

Ungewöhnlich zahlreiche oder ungewöhnlich große Zytoplasmaausläufer = *Zeiose* (ROSE, 1963; MÜNCH, 1971) kommen ebenso vor wie die Quellung eines Zellteiles = *Potozytose* (ZOLLINGER, 1948). Nimmt die Zelle generell Wasser auf, schwillt sie zu einem kugelrunden Gebilde an, sie wird zytolytisch. Auch der Kern homogenisiert und quillt oder er setzt sich vom Zytoplasma durch eine perinukleäre Vakuole ab. Degenerativ kann es auch zu intrazellulärer Kristallbildung kommen, wenngleich sich solche Kristalle auch wieder auflösen können (BOLL, 1974b) (Abb. 44). Elektronenoptisch entstehen durch Ausfall der Phospholipide, die $^1/_4$ des Kerntrockengewichtes der Zelle ausmachen, bei der Nekrose externe oder interne Myelinfiguren (BESSIS, 1973).

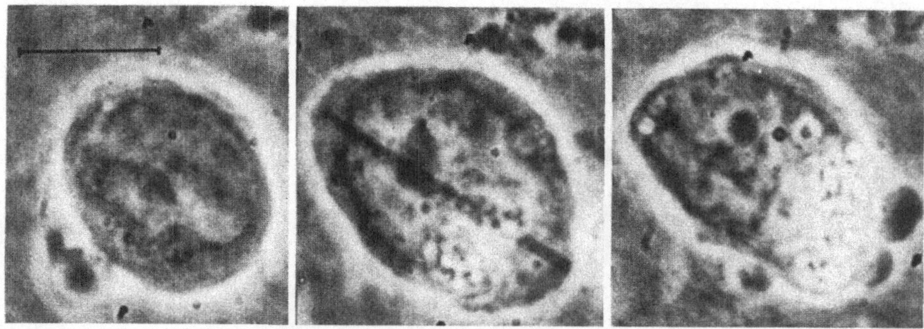

Abb. 44. 1. Teilbild: Histiozyt mit großem Kern und Mitochondrien unten im Zytoplasma. Im 2. Teilbild hat sich ein Kristall quer durch die Zelle ausgebildet und unten befinden sich viele Glanzkörner. Im 3. Teilbild hat sich das Kristall wieder aufgelöst und die Glanzkörner haben sich vermehrt (aus Knochenmark bei Histiozytose). Phasenkontrast Ölimmersion 100fach. Beobachtungsdauer: 56 Std. [Aus BOLL, I.: Folia haemat. Lpz. **101**, 919 (1974)]

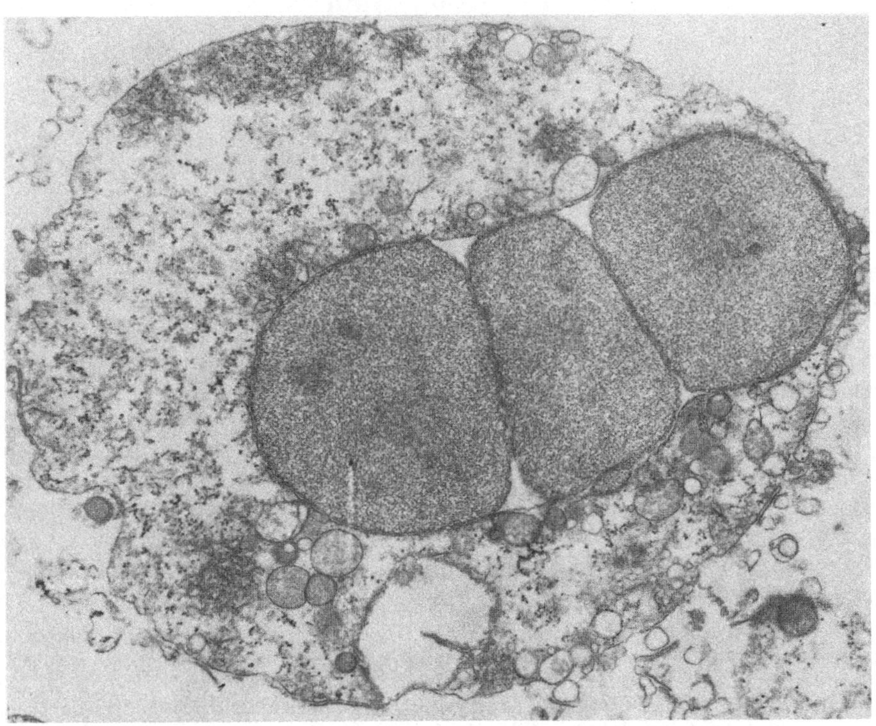

Abb. 45. Elektronenmikroskopische Aufnahme eines neutrophilen Segmentkernigen, der für 2 min Streptolysin ausgesetzt war. Die Trennung der Kernmembran durch elektronenhelles Material scheint die Kernsegmente in einem Spalt vereinigt zu haben, während jedes Kernsegment noch durch die Erhaltung der eigenen Membran erkannt wird. Die homogene Dispersion des Kernchromatins scheint durch Schwellung hervorgerufen zu sein. Die Zellmembran ist rupturiert, Granula treten aus und Debris ist in das umgebende Medium entleert. 14000fache Vergrößerung. [D. Zucker-Franklin, aus Amer. J. Path. **47**, 419 (1965)]

Die Quellung der Zelle endet schließlich im Bruch der Zell- und Lysosomenmembranen und der zytolysierte Zellinhalt mischt sich mit dem umgebenden Medium (holokrine Sekretion). Auch durch das Bakterien-Endotoxin Streptolysin konnte elektronenoptisch das Rupturieren der primären Lysosomen nach ihrer Membranschädigung dargestellt werden, der bald eine Selbstverdauung des Zytoplasmas und eine Degranulation folgt (Zucker-Franklin, 1965; Abb. 45). Auf diese Weise werden die lysosomalen Enzyme wie β-Glukuronidase, Kathepsin u.a. ins Blutplasma oder in die Gewebsflüssigkeit abgegeben. Auch durch die intakte Zellmembran, besonders bei phagozytierenden Zellen, werden Lysozyme u.a. Fermenten in den Extrazellularraum sezerniert (Hadhazy, 1968; Corcino, 1970; Wright, 1972).

Nach Teir (1966) beteiligen sich die lysosomalen Enzyme der Segmentkernigen an der Verdauung des Chymus. Über 50% der Granulozytenproduktion, besonders viele Eosinophile wies er bei der Ratte im Intestinalepithel elektronenoptisch und mit Myeloperoxydase nach.

Nekrotische, nicht-lytische Zellen werden von Makrophagen bald phagozytiert. Bei einem erhöhten Anfall von Segmentkernigen, wie er bei chronischer Myelose u.a. vorkommt, werden in den phagozytierenden Retikulumzellen Glukolipoide in gebogenen Lamellensystemen gespeichert. Hierdurch ähneln die Speicherzellen lichtmikroskopisch den Gaucher-Zellen (Keyserlingk, 1972).

IV. Regulation

1. Regulation im Reifungs- und Funktionsspeicher der neutrophilen Granulozytopoese

a) Physiologische Regulation

α) Keimfreie Tiere

Das Fließgleichgewicht der granulozytopoetischen Reihe wird wesentlich beeinflußt von der bakteriellen Besiedlung der äußeren und inneren Oberflächen des menschlichen Organismus. Die medizinische *Ekologie* beschäftigt sich mit der Anpassungsfähigkeit der Zellerneuerungssysteme. Erst wenn deren Grenze überschritten ist, kommt es zur Krankheit.

Wieweit das granulozytopoetische System durch die mikrobielle Umwelt geprägt ist, wurde an der keimfrei aufgezogenen Maus untersucht. Vergleichende Studien mit Kontrolltieren lassen die Wirkung der normalen Saprophyten-Flora (Bakterien, Pilze, Protozoen und Makroparasiten) auf das Wirtstier erkennen. Die *Gnotobiotik* hat sich vom experimentellen Stadium inzwischen zu einem therapeutischen System bei der Behandlung mit hochdosierten Zytostatika ausgeweitet: Gefährdete Patienten werden in sterilen Einheiten untergebracht.

Die ersten experimentellen Versuche gehen auf Louis Pasteur (1885) zurück, führten aber noch nicht zu befriedigenden Ergebnissen. Die Schwierigkeiten, schnittentbundene Tierchen im Isolator keimfrei zu füttern, waren groß (Luckey, 1963); jetzt sind die Nachkommen dieser ersten keimfreien Tiere käuflich zu erwerben. Die wesentlichen Bauelemente der Isoliersysteme aus sterilisierbarem Kunststoff („life-island" und das sterile Zelt), für Patienten wie für Versuchstiere, sind ein Gebläse mit Luftfilter, eine sterile Schleuse, die gesondert sterilisiert werden kann, und fest in die Wand montierte, lange Gummihandschuhe, um von außen manipulieren zu können (Levitan, 1968). Das Essen wird im Autoklaven sterilisiert, Flüssigkeit durch bakteriendichte Filter gegeben, andere Versorgungsgüter durch Röntgenstrahlen sterilisiert.

Bei keimfrei aufgezogenen Tieren sind die Alveolarwände viel zellärmer, die Darmschleimhaut besteht statt aus tiefen Krypten nur aus einer flachen Epithelschicht (Henderson, 1968a). Durch die Keimbesiedlung wird offensichtlich eine gewisse permanente Entzündung unterhalten, die den Blutdurchfluß verstärkt, denn das Herzminutenvolumen ist bei keimfreien Tieren auf 60% des normalen reduziert (Gordon, 1963). Die γ-Globuline im Serum sind auf die Hälfte vermindert (Wostmann, 1959), die Albumine entsprechend vermehrt. Die Chemotaxis ist durch Verminderung der Antikörper gestört. Gegen Bakterien, die vor dem Sterilisieren in der Nahrung vorhanden waren, sind bei den mit ihr gefütterten Tieren Antikörper nachweisbar (Wagner, 1959). Das Coecum der keimfreien Tiere ist stark vergrößert und mit viel Flüssigkeit gefüllt. Harnindikan und Urobilin (Gustaffson, 1960) kommen nicht vor, ebenso wie üble Gerüche. Die Tiere riechen schwach nach Karamel. Weil die Darmbakterien kein Histamin produzieren, ist dessen Blutspiegel erniedrigt, der Serotoninspiegel ist erhöht (Beaver, 1962). Während die Kontrolltiere vorwiegend an Infektionen eingehen, steht bei den keimfreien der paralytische Ileus infolge Darmhypotonie an erster Stelle der Todesursachen. Die sterilen Tiere leben beträchtlich länger als die Kontrolltiere (22 gegen 16 Monate). Die keimfreien Männchen haben die gleiche Überlebensrate wie die Weibchen, die in der Kontrollgruppe länger leben.

Die Wundheilung geht primär und schnell vonstatten. Die LD_{50} nach Röntgenbestrahlung liegt bei den keimfreien Mäusen mit 705 gegen 660 rad nur wenig über der der Kontrolltiere (Wilson, 1964). Die Strahlenlymphopenie ist durch die Keimfreiheit nicht verändert. Der Schock läuft bei den keimfreien Tieren normal ab. Sie bekommen auch spontan maligne Tumoren.

Die Neutrophilen im Blut sind bei den keimfreien Mäusen nur im ersten Monat, nicht mehr nach zwei Monaten vermindert (HENDERSON, 1968b). Auch der Vergleich zwischen der Gesamtzahl der Knochenmark-Neutrophilen, der Differentialverteilung und Mitosehäufigkeit ihrer Vorstufen bei keimfreien und bei konventionellen Mäusen ergibt keinen statistisch signifikanten Unterschied (BOGGS, 1967). Die Entfernung der Mäuse aus der keimfreien Umgebung führt ebenso wie die Applikation von Endotoxin zu einer schnellen Verminderung der reifen Neutrophilen im Knochenmark und zu einer nachfolgenden Vermehrung von teilungsfähigen Vorstufen, bis die Differentialverteilung wieder normalisiert ist (BOGGS, 1967). Die DNA-Synthesezeit ist bei keimfreien die gleiche wie bei konventionellen Mäusen, die Durchgangszeit durch den Reifungsspeicher allerdings um 10—12 Std verlängert (FLIEDNER, 1966).

β) Lebensalter

Von der Geburt bis zum 2. Lebenstag sind die neutrophilen Granulozyten auf 12000—15000/µl bei Leukozytenzahlen von 15000—45000/µl vermehrt und linksverschoben, dann folgt eine kurze Eosinophilie, und etwa am 10. Lebenstag eine Monozytose. Ab der 3. Lebenswoche pendeln sich die Granulozyten auf die später vorhandenen Normalwerte von ~3000/µl ein. Bis dahin finden sich bis zu 15% Monozyten und atypische Zellen, deren Anzahl am 1. Tag besonders bei Frühgeburten noch wesentlich höher sein kann (RIND, 1967).

Vom 4. Lebenstag bis zum 4. Lebensjahr besteht dann eine absolute und relative Neutropenie mit 50—70% Lymphozyten im Differentialblutbild. Die Neutrophilen reagieren jedoch gut auf bakterielle Infekte.

Die Schwangerschaft kann nur im letzten Drittel zur Leukozytose Anlaß geben, ohne daß eine Infektion hinzukommt.

Zwei Drittel der 4000—8000 Leukozyten/µl Venen- oder Kapillarblut sind beim Erwachsenen neutrophile Granulozyten, davon bis 6% Stabkernige (HEILMEYER, 1951). Die Werte der Tabelle 12 sind Ergebnisse aus 1200 Blutbildern. Je 100 Kapillar- und Venenblutproben von 18—35jährigen Gesunden wurden von HEINE (1960) vergleichend untersucht (Tabelle 13).

Bis ins hohe Alter findet VILLINGER-KWERCH (1957) keine Abweichung der Verteilung im peripheren Blut, ALLAN (1968) bei 50—65 Jahre alten Frauen signifikant weniger Granulozyten als bei gleichaltrigen Männern, NELIUS (1968) bei beiden Geschlechtern keine signifikanten Abweichungen im Alter gegenüber 20jährigen.

Tabelle 12. Leukozytengesamtzahl: 4000—11000, im Mittel: 7000. (Aus HEILMEYER)

	Durch-schnitt %	Schwankungs-breite %	Durch-schnittliche Absolutzahl	Schwankungs-breite der Absolutzahl
Neutrophile	**55**	25—85	**3850**	2000—8000
Jugendliche	**0—1**	—	—	0—100
Stabkernige	**2—3**	1—10	**100—200**	100— 700
Segmentkernige	**52**	23—82	**3640**	1800—7800
Eosinophile	**2,5**	1—10	**175**	40— 600
Basophile	**0—1**	—	—	—
Lymphozyten	**36**	13—65	**2520**	1300—5000
Monozyten	**4**	1—10	**280**	100— 800

Tabelle 13. (Aus H. Heine, K. Heine, H. Schmidt)

Zellart	Das weiße Blutbild von 234 Erwachsenen (venöses Blut)		Das weiße Blutbild von 101 Erwachsenen (Kapillarblut Finger)		Das weiße Blutbild von 99 Erwachsenen (Kapillarblut Ohr)	
	Zentralwert	beobachtete Schwankungsbreite	Zentralwert	beobachtete Schwankungsbreite	Zentralwert	beobachtete Schwankungsbreite
Gesamtleukozyten	4966	3170—8450	4783	3343—7425	5604	3450—8280
Absolute Werte:						
Basophile	21	0— 76	15	0— 75	22	0— 78
Eosinophile	112	8— 395	111	13— 285	123	24— 369
Jugendliche	10	0— 0	8	0— 41	10	0— 50
Stabkernige	200	36— 785	119	10— 364	147	27— 551
Segmentkernige	2393	1339—4746	2505	1499—4650	3242	1808—5445
Neutrophile	2610	1500—5075	2772	1692—5121	3383	2035—5873
Lymphozyten	1936	1026—3014	1641	1020—2934	1831	984—3060
Monozyten	192	29— 467	225	101— 451	303	72— 538
%-Werte:						
Basophile	0,50	0— 1,0	0,25	0— 1,75	0,50	0— 1,75
Eosinophile	2,25	0— 7,25	2,50	0,25— 6,00	2,00	0,25— 6,25
Jugendliche	0,25	0— 1,50	0,25	0 — 1,00	0,25	0— 1,00
Stabkernige	4,25	0,75—11,75	2,75	0,25— 6,75	2,75	0,50— 9,50
Segmentkernige	49,50	31,50—64,25	53,00	36,00—66,25	55,50	43,00—74,25
Neutrophile	54,50	35,25—73,00	57,00	43,00—72,75	59,00	46,75—76,50
Lymphozyten	38,75	21,50—55,50	35,00	19,00—48,75	32,25	18,00—44,75
Monozyten	4,00	0,75— 8,25	4,75	1,25— 8,75	5,00	0,75— 9,25

b) Physikalisch verursachte Änderungen der Regulation

α) Allgemein

Der athmosphärische Druck hat, wie extreme Umgebungstemperaturen, keinen nennenswerten Einfluß auf das weiße Blutbild. In Abhängigkeit von der Tageszeit und von Verdauungsvorgängen treten Leukozytenschwankungen in mäßigen Grenzen auf (Komiya, 1959a). Signifikante Abweichungen können nicht gesichert werden, nur Cream (1968) findet 5 Std nach Plazeboverabreichung im Venenblut Gesunder Granulozytenvermehrungen von im Durchschnitt 800/μl. Die geringen tageszeitlichen Schwankungen des Blutbildes sind sicher von hormonellen Einflüssen abhängig (s. Kap. IV 1 d). Eine gewisse Synchronisierung des Zellteilungsgeschehens in der Granulozytopoese durch tageszeitliche Einflüsse wurde im Kap. II 2b bereits besprochen.

Durch wochenlange Isolierung, wie bei Einzelhaft, werden nicht nur psychische Abwegigkeiten, sondern bei Mäusen auch Leukopenien hervorgerufen.

Ein elektrischer Schock kann eine Granulozytose verursachen (Finch, 1972), vielleicht als Folge von Streß (s. Kap. III 1 c).

β) Ionisierende Bestrahlung

Die Bestrahlung mit Photonen, schnellen Elektronen u.a. hat einen starken Einfluß auf die Proliferationsaktivität des Wechselgewebes der Granulozytopoese, dessen Mitosen verhindert werden (Hevesy, 1945; Widmann, 1952; Haber, 1969 u.a.). Von entscheidender Bedeutung ist die Dosiswirkungskurve der in der Zeiteinheit ins Knochenmark eingestrahlten ionisierenden Energie, gemessen in rad. Durch subletale und letale Strahlendosen wird im Knochenmark ein interstitielles Ödem mit Einblutungen und einer erheblichen Verminderung des myeloischen Parenchyms hervorgerufen (FLIEDNER u. STODTMEISTER, 1962). Durch die herabgesetzte Sauerstoffspannung entstehen im Zytoplasma der granulozytopoetischen Vorstufen freie Radikale, Peroxyde und Makromoleküle. Die Sulfhydrylgruppen enthaltenden Enzyme werden inaktiviert. Die DNA-Synthese wird gestört und es kommt ab 40 rad zur dosisabhängigen Verminderung von Mitosen und zu Chromosomen-Anomalien (BOLL, 1956; POPP, 1974). Von 50 rad an, der niedrigsten, im Knochenmark nur mit Hilfe des stathmokinetischen Testes erkennbaren, wirksamen Strahlendosis (ASTALDI, 1949; ALEXANIAN, 1963) bis zu 1000 rad ist die Wirkung auf die Regeneration linear dosisabhängig. Der Markierungsindex steigt jedoch nach initialem Abfall (LAJTHA, 1958) infolge eines „repair"-Mechanismus über Normalwerte an (FLIEDNER, 1962c). Neuerdings ordnet man die ionisierenden Strahlen unter die G_2-Schädigungen im Zellzyklus ein, obgleich auch der Übergang von G_1 in die S-Phase beeinträchtigt ist (FEINENDEGEN, 1972). Die granulozytopoetischen Vorstufen im Knochenmark sind nach mathematischer Analyse von Differentialzählungen in vitro (BOLL, 1961) und auch nach kontinuierlicher Bestrahlung in vivo (LORD, 1964) strahlensensibler als die Erythroblasten, wenngleich sie sich etwas schneller erholen (PATT, 1970).

Bei Teilkörperbestrahlung kommt es im nicht-bestrahlten Knochenmark zur kompensatorischen Hypertrophie, die die Wirkung auf das Blutbild abschwächt. Mit der $DF^{32}P$-Markierung ist nach 3000 rad Teilkörperbestrahlung eine starke Verkürzung des Plateaus, also eine Verminderung der Knochenmarkreserve nachweisbar (SACCHETTI, 1965b).

Bei einmaliger, hoher Strahlenbelastung des Gesamtorganismus sind etwa 450 rad für den Menschen eine letale Dosis (FLIEDNER, 1960). Überlebt bei subletalen Dosen der Patient trotz der Schädigung der intestinalen Mukosa mit Ulzerationen und Durchtritt der Darmkeime in den Kreislauf, trotz der leukopenischen Infektabwehrschwäche und trotz der thrombopenischen Blutungsneigung, wird die Hämatopoese aus der Reserve ruhender undifferenzierter Stammzellen wieder besiedelt (BAUER, 1968). Diese Zellen sind besonders strahlenresistent, solange sie sich in der G_0-Phase befinden.

Bei Ganzkörperbestrahlung spielt die Mitbestrahlung der Milz eine entscheidende Rolle. Milzzellhomogenate schwächen den Strahleneffekt auf den Organismus ab (BECKER, 1960).

Nach kurzfristigen, geringeren Strahlenbelastungen kommt es — wie nach allen Streßreaktionen — zu einer einige Stunden andauernden Granulozytose (WIDMANN, 1952; PAPE, 1956; BOLL, 1959; BECKER, 1960; THOM, 1960) (s. Kap. IV 1c). Die vorher etwa 1 Std andauernde Leukozytopenie (PAPE, 1956; GIDALI, 1964) läßt sich am ehesten mit einem Abwandern von Leukozyten ins Bestrahlungsgebiet aufgrund der Gefäßwandschädigung erklären, ähnlich der Reaktion auf Bakterien-Endotoxine bei lokalisierter Entzündung. Nach der Granulozytose kommt es zu einem Abfall der Granulozytenzahl im Blut, die nach 5—30 Tagen ihren Tiefpunkt erreicht (FLIEDNER, 1962, HELLMAN, 1970). Ihm folgt eine volle, manchmal überschießende Erholungsphase. Die periphere Leukozytopenie tritt frühestens nach 5 Tagen ein, weil der Proliferationsspeicher geschädigt wird und der Reifungsspeicher noch zu durchlaufen ist, obgleich die Reifungszeit der Granulozyten durch die Bestrahlung verkürzt wird (BURRICHTER, 1965). Die nach ionisierender Bestrahlung im Blut verfrüht auftretenden Segmentkernigen sind häufig Riesenformen und Übersegmentierte, die aus membrangeschädigten Mitosen und tetraploiden Riesenmetamyelozyten (s. Kap. II 2c) entstanden sind (FLIEDNER, 1964c, f; BOLL, 1968c, 1966).

In vitro ist durch die stark mitosehemmende Dosis von 400 rad γ-Strahlen die Reifung der Granuloblasten nicht beeinträchtigt. Kulturen von menschlichem Knochenmark zeigen unter den gleichen Versuchsbedingungen mit schnellen Elektronen behandelt, außer der starken Regenerationsverminderung eine Reifungshemmung der Granulo- wie der Erythroblasten und eine Vermehrung der zweikernigen Erythroblasten (BOLL, 1971), wie sie auch BURRICHTER (1965) nach Bestrahlung von Ratten mit schnellen Elektronen sieht.

Beim Hund ist selbst nach letaler Bestrahlung die Lebensdauer der Segmentkernigen nicht verkürzt (TUBIANA, 1962). KOCH (1957) sieht vermehrt Abbauformen bei der Ratte innerhalb 3—12 Std nach Dosen von 10—1200 rad.

Kleine Dosen ionisierender Strahlen über lange Zeit verabreicht, werden besser vertragen als einmalige große Gaben. Nach LAMERTON (1960) toleriert die Ratte 84 rad/Tag ohne wesentliche Beeinflussung von Blutbild und Knochenmark.

c) Nervale Regulation

Seit KOMIYA (1956) und HOFF (1959) ist eine zentrale Beeinflussung des Knochenmarkes durch das Tuber cinereum und den Nucleus paraventricularis des Hypothalamus bekannt. Z.B. verursacht die Enzephalographie eine Granulozytose. Durchtrennung des Halsmarkes verhindert selbst die Endotoxinleukozytose (s. Kap. IV 1d δ). Die Nervenfasern ziehen mit dem vegetativen Nervensystem zum Knochenmark. Nach Durchtrennung des Parasympathikus an den Spinalganglien nimmt das Fettmark im Femur zu, nach Durchtrennung des Sympathikus am abdominellen Grenzstrang hingegen nimmt der Zellgehalt des Knochenmarkes zu (MORIKAWA, 1938). Die Nerven wirken über die Regulierung der Durchblutung auf das Knochenmark (HOFF, 1931). Nach CALVO (1969) erfolgt die Regulierung vorwiegend über die Nervenendplatten an den ernährenden Arteriolen im Knochenmarkraum. Die durch Typhusvakzine-Injektion ausgelöste Granulozytose kann beim Kaninchen mittels Durchtrennung des Halsmarkes und des N. splanchnicus unterbunden werden, tritt aber nach ACTH- oder Nebennierenhormonverabreichung wieder auf (KOMIYA, 1955, 1956, 1958, 1959a, b). Nach Neutropoetingabe aber kann die Granulozytose nicht durch die Halsmarkdurchtrennung unterbunden werden, jedoch wird nach Halsmarkdurchtrennung kein Neutropoetin im Serum mehr gebildet (s. Kap. IV 2a α). Alle nachfolgenden entzündlichen Reaktionen, wie die Abgabe von lysosomalen Enzymen durch neutrophile (s. Kap. III 4d), von Histamin, Serotonin und Heparin durch basophile Segmentkernige (s. Kap. VI 3d) stehen damit auch unter zentralnervöser Regulation (MARTINI, 1973).

d) Humorale bzw. hormorale Regulation
α) Durch Muskelkontraktionen

Durch erhebliche Muskelanstrengungen, z.B. Muskelkrämpfe bei Epilepsie, wird eine Steigerung der Leukozytenzahl auf das Doppelte und mehr erzeugt (GRAWITZ, 1910; AHLBORG, 1967). Für die Mobilisierung von Neutrophilen aus dem Randspeicher der Zirkulation, der sich sowohl in den parenchymatösen Organen als auch im Knochenmark befindet, läßt sich allein die Milchsäurebildung und die durch die pH-Verschiebung zum sauren Milieu ausgelöste Chemotaxis verantwortlich machen. Eine körpereigene Adrenalinfreisetzung als zusätzlicher auslösender Faktor für die Neutrophilen-Ausschüttung bringt es nie zu so hohen Werten (ATHENS, 1968), muß aber für die Induktion der Granulozytose eine entscheidende Rolle spielen (AHLBORG, 1970), da diese durch Propanolol aufgehoben werden kann. Die Arbeitsleukozytose wird also über β-Rezeptoren vermittelt.

β) Durch Adrenalin

Adrenalin, ein Hormon des Nebennierenmarkes, in Dosen von 0,5—1 mg s.c. verabreicht, führt neben der Kreislaufwirkung — einer Steigerung des Herzminutenvolumens, einer Senkung des peripheren Gefäßwiderstandes und einer Stimulierung der α- und β-Rezeptoren — durch Entleerung der Blutdepots, z.B. in den Lungen (BIERMAN, 1952; KOMIYA, 1959a; ERNSTROM, 1974), schon nach 15—30 min zu einer Granulozytose ohne Linksverschiebung, zu einer Lymphozytose und zu einer Thrombozytose (DOAN, 1946; CHATTERJEA, 1953; FREY, 1913, zit. nach WILDE, 1960; SAHI, 1969). Die Weitstellung der Venolen und ruhenden Kapillarschlingen bewirkt die Befreiung der an den Gefäßwänden haftenden Blutzellen. Infolge von Gefäßkontraktion wird der marginale Blutspeicher entleert.

Bei Milzvergrößerung können sich bis zu 40% der Granulozyten in der Milz aufhalten (PÖTTGEN, 1972). Ein negativer Adrenalin-Test weist auf eine Funktionsstörung der pathologischen Milz durch eine gestörte Kontraktion hin. Nach Splenektomie ist der Test negativ (UNGAR, 1945; WILDE, 1960), kann aber durch Entleerung der marginalen Speicher anderer Organe wieder positiv werden (STORTI, 1967; WEINREICH, s. dieses Handbuch, Bd. IV).

Der positive Adrenalintest zeigt lediglich an, daß Granulozyten verfügbar sind und daß der Nachschub aus dem Knochenmark funktioniert. Der negative Adrenalintest schließt dies nicht aus, da ihn u.a. Zwischenhirnerkrankungen stören können (HAUS, 1959; CHMIELOWA, 1966).

Weil Adrenalin eine Kontraktion nicht nur der Milz (CHATTERJEA, 1953), sondern auch der Lymphknoten hervorruft, kommt es außer der Granulozytose zu einer Ausschüttung von reifen und von atypischen Lymphozyten. Hierdurch wird die Aussage des Adrenalin-Testes über die Granulozytenreserve beeinträchtigt.

γ) Durch Glukokortikoide

Beim Anpassungs- oder Adaptionssyndrom (SELYE, 1936, 1966), das von vielerlei Reizen wie Traumen, Emotionen, Anstrengung, Hitze, Schmerzen, Infektionen ausgelöst werden kann, kommt es neben der örtlichen Reaktion zu einer Allgemeinreaktion = *Streß*, die in drei Phasen eingeteilt wird. In der ersten Phase, der Alarmreaktion oder dem Schock mit Ausschüttung von antiphlogistisch wirkendem ACTH und von Glukokortikoiden, ist wie bei der zweiten die Granulozytopoese beteiligt. Die zweite, die entzündliche Abwehrphase oder phlogistische Reaktion geht mit einer Ausschüttung von somatotropem Hormon und Mineralokortikoiden einher. Es folgen das dritte, das Erschöpfungsstadium oder die Anpassungskrankheit mit Periarteriitis, Kalzinose usw.

Glukokortikoid-Applikation bewirkt wie die Alarmphase eine Granulozytose, die nicht wie nach Adrenalin nur durch eine Granulozyten-Mobilisierung aus dem marginalen Blutspeicher entsteht. Die Aufenthaltszeit der Granulozyten im Blut ist nach der DF^{32}P-Markierung verlängert, weil vermehrt aus der Knochenmarkreserve Zellen einfließen und die Abgabe ins Gewebe vermindert ist (FIESCHI, 1959; SACCHETTI, 1964b, 1971; BISHOP, 1968). Dadurch wird der totale Blutgranulozytenspeicher vergrößert. Der herabgesetzte Ausstrom von Granulozyten ins Gewebe ist im Hautfenster nach REBUCK nachweisbar..

Glukokortikoide stabilisieren die Membranen, wodurch der Zerfall von Granulozyten im Gewebe behindert wird, außerdem steigt der Index der alkalischen Phosphatase in den Granulozyten (Bishop, 1968). Durch Methylprednisolon wird nicht die Phagozytose, jedoch werden die Leukergie, die Chemotaxis und die Komplement- und Antikörperbildung beeinträchtigt (Renner, 1973).

Prednisolon 50—80 mg p.o. kann als Granulozyten-Mobilisierungstest zur Beurteilung des marginalen Blutspeichers verwendet werden (Strausz, 1967a, b; Cream, 1968). Nach 5 Std ist die Anzahl der Granulozyten über 2500/µl angestiegen, allerdings in Abhängigkeit vom Ausgangswert (Widmann, 1950) nach dem Wilderschen Gesetz: Je höher der Granulozytengehalt, desto geringer die Steigerungsrate, z.B. bei 9000 Granulozyten/µl auf 120%, bei 3000 Granulozyten/µl auf 240%, bei 1000 Granulozyten/µl auf 400%. Der Test fällt bei Panmyelopathien negativ aus und zeigt bei Splenektomierten eine besonders hochgradige Granulozytose.

Nach Applikation von Kortikoiden über 7 Tage wird die Abgabe von $DF^{32}P$-markierten Granulozyten aus dem Knochenmark nicht verstärkt (Boggs, 1965b), die Reifungszeit wird also ebensowenig verkürzt wie die Generationszeit bzw. die Durchgangszeit durch den Proliferationsspeicher (Fieschi, 1968; Sacchetti, 1971).

Yoffey (1951) sieht 6 Std nach der Injektion von 10 mg/kg ACTH oder Nebennierenrindenextrakt beim Meerschweinchen die Granulozyten, Monozyten und Retikulumzellen im Knochenmark vermindert, die Lymphozyten vermehrt. Im menschlichen Knochenmark wird durch Prednisolon und Triamcinolon in einer Konzentration, die im Blut nach therapeutischen Dosen von 30—50 mg p.o. erreicht wird, in vitro die Proliferation der Granulozytopoese, sowohl die Regeneration als auch die Reifung, gehemmt und in den ausgereiften Granulozyten die alkalische Leukozytenphosphatase vermehrt (Weissenfels, 1973). Fluocortolon und Dexamethason bewirken in vitro hingegen in derselben Dosierung eine Stimulierung der Proliferation der Granulozytopoese (Farnes, 1969; eigene unveröffentlichte Beobachtungen). Auch auf die Abwanderung der Granulozyten in den extravasalen Raum des Gewebes wirkt Dexamethason im Gegensatz zu Prednisolon beschleunigend (Peters, 1972), so daß bei Verabreichung dieser Kortikoidderivate die Granulozytose im Blut durch verstärkten Einstrom aus den Reserven hervorgerufen sein muß, unterstützt durch eine Stimulierung des Proliferations- und des Reifungsspeichers.

δ) Durch Endotoxin

Lipopolysaccharide aus Bakterienmembranen von E. coli, Salmonellen u.a., also hochmolekulare Proteine, die früher als unspezifische Reizkörper therapeutisch angewendet wurden, faßt man unter der Sammelbezeichnung *Endotoxin* zusammen (Bennet, 1957). Nicht-gereinigte Bakterien-Lipopolysaccharide verursachen außer der Granulozytose Fieber und andere Allgemeinreaktionen und sind deswegen als Testsubstanz ungeeignet. Durch wiederholtes Verabreichen in kurzen Abständen wird ihre Wirkung abgeschwächt (Beeson, 1947a). Die gereinigten Lipopolysaccharide bewirken, in minimalen Dosen verabfolgt, eine Mobilisierung des Randspeichers im Blut und der Knochenmarkreserve (I. Heilmeyer, 1957; Craddock, 1960; Athens, 1961; Sacchetti, 1964a, b; Perry, 1966; Weiss, 1970) und außerdem eine Verkürzung der Ausreifungszeit im Knochenmark (Boggs, 1966; Ostlund, 1971), wie sie bei bakteriellen Infektionen vorkommt (s. Kap. IV 1 g). Im Gegensatz zu den Nebennierenhormonen wirken die als Endotoxin bezeichneten Bakterien-Lipopolysaccharide also nicht nur auf den Reservespeicher, sondern auch auf den Reifungsspeicher im Knochenmark. Nach Gabe von Pyrifer findet PIETSCHMANN (1967) in den Segmentkernigen im Blut zuerst die ATPase, nach 24 Std die alkalische Phosphatase und die Naphthol-ASD-Chlorazetat-Esterase vermehrt. Da das gereinigte und gut verträgliche Pyrexal nicht mehr im Handel und Pyromen (HENKEL, 1953) weniger zuverlässig ist, bietet sich für den Leukozytenfunktionstest das pflanzliche Pyrogen Echinacin (1 ml i.v.) an (ORZECHOWSKI, 1963; CHONÉ, 1965, 1969, 1974). Nach 3—4 Std soll der Granulozytenwert um mindestens 2000/µl oder um $^1/_3$ des Ausgangswertes mit einer Linksverschiebung angestiegen sein (WEINREICH, 1964). Der Echinacin-Test ist wie die anderen Endotoxin-Teste ein Maß für den Reservespeicher der Granulozyten im Knochenmark und für den marginalen Blutspeicher. Er hat sich als klinischer Test gut bewährt. Tierische und pflanzliche Pyrogene sind für einen Granulozyten-Mobilisationstest geeigneter als Adrenalin, um eine Knochenmarkschädigung z.B. nach ionisierender Bestrahlung abzuschätzen. Nach CHONÉ steigt durch das Echinacin der Blutspiegel des bakterio- und virolytischen Properdins und die Eosinophilen fallen wie beim Thorn-Test ab.

Liegt beim Patienten ein Milztumor vor, so korrelieren die Pyrogenteste nicht mit dem marginalen Blutspeicher, also nicht mit der Größe der Milz. Offenbar können unterschiedliche Speicherungsmechanismen vorkommen, d.h. nur ein Teil der Milztumoren verfügt über einen entsprechend großen marginalen Blutzellspeicher. In einer eigenen Versuchsserie war bei Leukozytopenien, wenn ein vergrößerter Anteil an Stab- und Segmentkernigen in der Differentialverteilung der Granulozytopoese im Knochenmark vorlag, auch der Echinacin- bzw. der Adrenalin-Test (s. Kap. III 1 b β), unabhängig von der Milzgröße positiv.

Während der leukozytopenischen Phase nach 3500 rad Teilkörperbestrahlung tritt keine Leukozytose auf, wenn gereinigtes Lipopolysaccharid (SMITH, 1961; SACCHETTI, 1965a) oder Echinacin (CHONÉ, 1974) verabreicht wird.

Bei unbehandelten chronischen myeloischen Leukämien mit Leukozytenzahlen über 100000/µl ist keine prozentual den Normwerten entsprechende Granulozytenausschüttung zu beobachten (nur bis 23000), während bei chronischen lymphatischen Leukämien außer dem normalerweise geforderten Leukozytenanstieg von über 3000/µl (MECHANIC, 1962) meistens entsprechend mehr Granulozyten im Blut erscheinen (MARSH, 1964).

Bakterien-Toxine, Vakzine und tierische Toxine (Schlangengift u.a.) wirken wie Endotoxin (KOMIYA, 1959b). Elektronenoptisch können an wachsenden Meningokokken Zytoplasmaabsprengungen (Klasmazytose) nachgewiesen werden, in denen das für Endotoxin charakteristische KDO (2-Keto-3-deoxy-octonat) nachweisbar ist (DEVOE, 1973). Wird Endotoxin mit Serum oder Blutplasma inkubiert, verliert es nach wenigen Stunden seine Wirkung. Zwei Stunden nach Endotoxin-Injektion erhaltenes Serum enthält LIF (s. Kap. IV 2a) und CSF (s. Kap. II 1 b α), während nach längerer Verabreichung nur noch LIF nachgewiesen werden konnte (BROXMEYER, 1974).

Auf einen anderen Effekt der bakteriellen Lipopolysaccharide, die Stimulation von knochenmarkabhängigen Lymphozyten (JANOSSY, 1973 u.a.), soll in diesem Zusammenhang nicht näher eingegangen werden. Nach CHILLER (1973) ist die Lipid-A-Region des Moleküls als Mitogen wirksam.

ε) Durch Pyrogene

Die Endotoxine lösen beim Menschen und vielen Tieren außer der Granulozytose eine Allgemeinreaktion aus, deren auffälliges Merkmal die erhöhte Körpertemperatur ist. Sie werden deswegen *Pyrogene* genannt (Wendt, 1959a, b, 1961a; Atkins, 1960; Rafter, 1966). Auch durch stundenlange Einwirkung von Temperaturen über 100° C werden sie nicht zerstört. Endotoxinbildende Bakterien können sich bei +4° C noch vermehren. So erklären sich Reaktionen von nicht-„pyrogenfreien" Injektionslösungen. Die den gesamten Organismus beeinträchtigende Allgemeinreaktion mit Fieber wird zentralnervös im Hypothalamus ausgelöst und über das vegetative Nervensystem überallhin verbreitet. Sie tritt zusammen mit der Granulozytose erst 40 min nach einer intravenösen Endotoxin-Applikation auf. Die Latenzzeit erklärt sich dadurch, daß erst aus der Reaktion des Bakterien-Endotoxins mit vitalen Granulozyten das *endogene Pyrogen* entsteht (Wendt, 1959a, 1961b; Boggs, 1968; Chervenick, 1970), denn schon 10 min nach Injektion des endogenen Pyrogens kommt es zur Fieberreaktion und zur Granulozytose. Dies endogene Pyrogen Wendts kann in vitro gebildet werden und tritt in vivo bei Leukozytopenien nicht auf. Nach Bodel (1969) wird ein großer Teil des endogenen Pyrogens von Monozyten gebildet, da seine Wirkung durch Blockierung des Monocyten-Makrophagen-Systems (Beeson, 1947b) abgeschwächt wird. Das Pyrogen aus Neutrophilen unterscheidet sich durch sein Molekulargewicht von 15000 von dem aus Monozyten mit 38000 (Dinarello, 1974). Es hat ähnliche Effekte auf die Granulozytenzahl wie das Neutropoetin von Komiya (1959b, c), das im Blut von Kaninchen nach Typhusvakzine-Injektion auftritt und auch bei Halsmarkdurchtrennung schneller wirkt als die Typhusvakzine selbst.

Nach Endotoxin-Applikation kommt es zu einer initialen Leukozytopenie, die womöglich durch die Zunahme der Leukergie der Granulozyten bedingt ist. Die Aktivierung der Leukergie fördert nicht nur die für die Phagozytose zweckmäßige Adhäsion von Bakterien, sondern auch die Adhäsion der Granulozyten an die Kapillarwände. Diese initiale Leukozytopenie fehlt bei Applikation von endogenen Pyrogenen oder von Neutropoetin und nach Adrenalektomie bzw. nach Hypophysektomie (Handler, 1966). Deswegen müssen die Nebennieren- und Hypophysen-Hormone an der Bildung von endogenem Pyrogen oder an dessen Wirkung beteiligt sein.

Das bakterielle Endotoxin wird zuerst in den Blutleukozyten, später in der Leber (Braude, 1955) gespeichert. Das endogene Pyrogen wird dann von den Sulfhydrylgruppen enthaltenden Enzymen der primären Lysosomen der Granulozyten nach Transkription von der mRNA unter Glykolyse synthetisiert (Nordlund, 1970). Ähnlich wie die lysosomalen kationischen Proteine hat das endogene Pyrogen der Granulozyten gerinnungshemmende Eigenschaften (Herion, 1969).

ζ) Durch Ätiocholanolon

Ätiocholanolon, ein natürlich vorkommender Metabolit des Steroids Dehydroepiandrosteron, bewirkt in einer Dosierung von 0,1 mg/kg i.m. eine ähnliche Granulozytose wie Endotoxin mit einer Mobilisierung der Granulozytenreserve aus dem Knochenmark und einer geringen Temperatursteigerung; 14—18 Std nach Applikation tritt die maximale Granulozytose mit Vermehrung sowohl des marginalen als auch des zirkulierenden, also des totalen Blutspeichers auf (Kappas, 1957; Kimball, 1967).

Vom Endotoxin scheint sich das Ätiocholanolon darin zu unterscheiden, daß es keine Verkürzung der Durchgangszeit durch den Reifungsspeicher hervorruft, wie Vogel (1967a, b) mit DF^{32}P und Godwin (1968) mit ^{3}H-Thymidin feststellten. Der Zusatz der klinisch verwendeten Dosis Ätiocholanolon zum

Kulturmedium menschlicher Knochenmarkzellen ruft ebenfalls keine Reifungsbeschleunigung oder Anregung der Regeneration des Proliferationsspeichers hervor (NIEMANN, 1974).

Bei Hypersplenismus und Nierenaffektionen ist der Test negativ (GUNZ, 1970). KARIJALAINEN (1973) sieht an 44 Patienten mit Malignomen vor zytostatischer Therapie bei Testen mit Ätiocholanolon eine Leukozytenvermehrung von 2600/µl als eine positive Antwort an. Bei Lupus erythematodes visceralis findet PAULUS (1972) die Knochenmarkreserve nach dem Ätiocholanolon-Test reduziert und hält deswegen Vorsicht mit immunosuppressiver Behandlung für geboten.

η) Durch Östrogene

Östrogene bewirken in therapeutischen Dosen eine Granulozytose (ARNOLD, 1939). Nach eigenen Untersuchungen (1968) wird in vitro der Proliferations- und der Reifungsspeicher der Granulozytopoese durch Östronsulfat stimuliert.

Andere Hormone zeigen keine eindeutige Wirkung auf die granulozytopoetische Reihe (HAUS, 1959).

Leukozytin, ein Gluko-Alkaloid regt nach GORIZONTOV (1971) die Granuloblastenproliferation an und behebt Leukozytopenien nach ionisierender Bestrahlung.

θ) Leukozytosen bei Anämien

Die Granulozytose nach *akutem Blutverlust* kommt zuerst durch eine Verschiebung der Zellen vom marginalen in den zirkulierenden Blutspeicher zustande. Direkt danach wird auch die Knochenmarkreserve mit Austritt von Stabkernigen ins Blut mobilisiert (HARRIS, 1965; GAYLOR, 1969). Am Knochenmark in vitro konnten wir (wird veröffentlicht) nachweisen, daß Serum nach akutem Blutverlust nicht nur den Proliferationsspeicher der Erythropoese, sondern, wenn auch geringer, den der Granulozytopoese stimuliert, so daß nach akutem Blutverlust im Serum ein aktivierender Faktor enthalten sein muß, wie z.B. Adrenalin und Glukokortikoide im hämorrhagischen Schock. Die Entleerung des Reservespeichers durch die Nebennierenhormone stimuliert den Proliferationsspeicher (s. Kap. IV 2 b).

Wie nach akutem Blutverlust ist eine Granulozytose bei *hämolytischen Anämien* bekannt. Nach eigenen Untersuchungen (BOLL, 1969 b, c, 1970 c) springt der granulozytopoetische Stammzellspeicher bei hämolytischen Anämien regenerativ an: Der Mitoseindex der Myeloblasten beträgt über 100‰. Somit könnte die Granulozytose auf einer durch die extreme Stimulierung der Erythropoese mitgeteilten Anregung des granulozytopoetischen Stammzellspeichers beruhen.

ι) Leukozytose nach Splenektomie

Schon Minuten bis Stunden nach jeder *Splenektomie* kommt es durch die Entleerung des marginalen Blutspeichers und der Knochenmarkreserve ebenfalls zur Granulozytose (LIPSON, 1959; SACCHETTI, 1964a, 1971). Sie kann jahrelang persistieren, weswegen eine humorale Ausschwemmungshemmung durch die vor der Splenektomie vergrößerte Milz diskutiert wird (HITTMAIR, 1970; WEINREICH, Bd. 2/4 dieses Handbuches). Die $T^{1}/_{2}$ der $DF^{32}P$-markierten Granulozyten ist nach der Splenektomie wie bei Patienten mit vergrößerter Milz normal. Nach der intravenösen $DF^{32}P$-Markierung verlaufen die Kurven identisch, liegen nur auf entsprechend den Leukozytenzahlen höherem oder niedrigerem Niveau. Hingegen wird der vor der Splenektomie meistens negative Leukozyten-Provokations-Test nach der Operation positiv (Sacchetti, 1965a). Das kann nur durch eine Speicherung der Leukozyten im marginalen Blutspeicher der vergrößerten Milz erklärt werden.

Der beim Milztumor häufig vergrößerte Reservespeicher im Knochenmark ist auf die Regulation der Ausschüttung von Granulozyten aus dem Knochenmark durch die Größe des totalen Blutgranulozytenspeichers zurückzuführen (Kap. II 4b, IV 2aα). Boll (1971) findet in vitro eine Reifungsverzögerung, die auch durch das Serum von Patienten mit Milztumor an anderen Knochenmarkproben auslösbar ist (Schulz, 1973). Der große Reservespeicher hemmt nun den Proliferationsspeicher durch Vermehrung des Chalons (*splenogene Markhemmung*). Im Blut entsteht dabei die Pseudoneutropenie (Abb. 47). Erst wenn die Granulozyten in den erweiterten Milzsinus nicht nur zurückgehalten werden, sondern auch durch die Stase mit pH-Verschiebung vermehrt untergehen, wird durch deren endogenes Pyrogen der Reservespeicher aus dem Knochenmark mobilisiert und der Proliferationsspeicher angeregt (*Hypersplenismus*).

e) Regulation durch Vitamine

Der Mangel an Vitamin C=Ascorbinsäure führt als Skorbut (Studer, 1959) und der Mangel an Vitamin B_{12}=Cobalamin als perniziöse Anämie manchmal zur Neutropenie.

Ascorbinsäure kann sogar bei Gesunden die Granulozyten im Blut vermehren (Neander, 1942; Müller, 1947). Die Ausreifung der Granuloblasten wird in vitro durch die Ascorbinsäure-Konzentration gefördert, die therapeutisch erreichbar ist (Schmidt, 1967). Die durch Kortikoid-Therapie gehemmte Phagozytose wird im NBT-Test durch hohe Dosen Vitamin C aufgehoben (Henkel, 1973; Chretien, 1973a).

Die beim Vitamin B_{12}-Mangel in der Kernreifung geschädigte Megagranulozytopoese wird ineffektiv, weil postmitotisch tetraploide Riesenmetamyelozyten trotz unbeschränkter Regeneration entstehen und zu Riesenstabkernigen und Übersegmentierten (Abb. 9b) ausreifen (s. Kap. II 2c; Boll, 1966, 1969; Lawkowicz, 1971).

Für Granulozytopenien anderer Ursache wird eher ein Folsäuremangel, ein Mangel an Citrovorumfactor (Studer, 1959) und ein Mangel an Nikotinsäureamid verantwortlich gemacht.

f) Regulation durch chemische Substanzen

α) Anorganische Substanzen

Lithiumsalze, die zur Behandlung zyklischer Psychosen verwendet werden, verursachen 1—4 Wochen nach Behandlungsbeginn eine Leukozytose, die später rückläufig ist und sich nach Absetzen normalisiert (Shopsin, 1971; Murphy, 1971).

Terpentin, Kupfer, Blei, Benzin, Kobalt können zur Granulozytose führen (Finch, 1972).

Bei inhalierenden Rauchern kommt es zu einer Leukozytose ohne Veränderung des Differentialblutbildes (Corre, 1971).

β) Organische Substanzen

Folgende organische Substanzen können eine Neutrophilie hervorrufen: Heparin, Histamin, Acetylcholin, Serotonin, Casein, Pepton, Cystein und Digitalis.

Folgende nicht-infektöse Erkrankungen können mit einer Neutrophilie einhergehen:
Azothämie, diabetische Azidose, thyreotoxische Krise, M. Cushing, Carcinoid, Gicht, Lipidosen, paroxysmale Herzrhythmusstörungen, großflächige Verbrennungen (EURENIUS, 1973), Leber- und Tumornekrosen (letztere mit Peroxydasedefekt), Hirntumor, Eklampsie und Schizophrenie (KOMIYA, 1959a; WINTROBE, 1967; FINCH, 1972).

Sehr viele organische und anorganische Substanzen verursachen eine Leukozytopenie (s. Kap. MÜLLER, Bd. 2/4 dieses Handbuches).

g) Die Regulation beim Infekt

α) Bakterieller Infekt

Erkrankungen durch Bakterien, Pilze, Spirochäten, Rickettsien und andere Parasiten verursachen Leukozytosen mit Granulozytenwerten im Blut über 8000/μl. Besonders hoch liegen die Werte bei Infekten mit Kokken oder Bacterium coli, die eine Pneumonie, ein Empyem, eine Osteomyelitis oder eine Septikämie ausgelöst haben. Bei Leukozytosen über 50000/μl kann man von *leukämoider Reaktion* sprechen, die häufig mit einer Vermehrung von Stabkernigen, Jugendlichen, Myelozyten und Promyelozyten im Blut, der sogenannten Linksverschiebung nach SCHILLING (1925a—e; HIRSCHFELD, 1925) einhergeht.

Vor der Leukozytose kommt es zu einer schockartigen Vorphase (HOFF, 1959) mit kurzer Leukozytopenie, die schon E.F. MÜLLER (1933) auf eine Verteilungsänderung zurückführt. BOGGS (1965a) bestätigt dann mit der DF^{32}P-Markierung nach Endotoxin die Verschiebung der Granulozyten aus dem zirkulierenden in den marginalen Blutspeicher: die Granulozytose ist zuerst noch maskiert (Abb. 46). Diese Reaktion kann als Alarmreaktion im Sinne SELYES aufgefaßt werden (SAITO, 1963). Sie fehlt bei adrenalektomierten und hypophysektomierten Tieren (GORDON, 1964). Als Zeichen der myeloischen Insuffizienz kann die Leukozytopenie persistieren. Kommt es jedoch nach einer Leukozytose noch einmal zur Leukozytopenie, dem sogenannten septischen Leukozytensturz, wird die Prognose schlecht (HEILMEYER, 1951), ein unter antibiotischer Therapie nur noch seltenes Vorkommnis.

Am Entzündungsherd werden beim bakteriellen Infekt höhere Leukozytenzahlen gefunden, als im peripheren Blut allgemein (HARRIS, 1960; YLLADES, 1964). BERGSMANN (1965) und STACHER (1967) sehen bei Kapillarblutuntersuchungen der rechten und linken Körperseite Leukozytosen nur auf der Seite des Entzündungsherdes und halten ihre Methode für differentialdiagnostisch verwertbar.

Beim bakteriellen Infekt ist in den Granulozyten die alkalische Phosphatase stark vermehrt, während sie bei der chronischen myeloischen Leukämie vermindert ist. Dies hat differentialdiagnostische Bedeutung. Schwieriger ist die Abgrenzung einer Infektleukozytose gegen die Leukozytose bei Polycythaemia vera und bei Osteomyelofibrose, da bei beiden Erkrankungen der Index der alkalischen Leukozytenphosphatase ebenso wie beim Infekt erhöht ist. Die Milz ist beim Infekt nur mäßig vergrößert und weniger derb als bei Leukämien.

Das Kochenmark ist beim persistierenden oder chronischen Infekt ähnlich wie bei der chronischen myeloischen Leukämie verändert, d.h. die Differentialverteilung auf den Proliferations-, Reifungs- und Reservespeicher der Granulozytopoese ist bei beiden Erkrankungen mehr oder weniger normal, nur der Zellreichtum des Knochenmarkes ist stark vermehrt, der Fettgehalt vermindert.

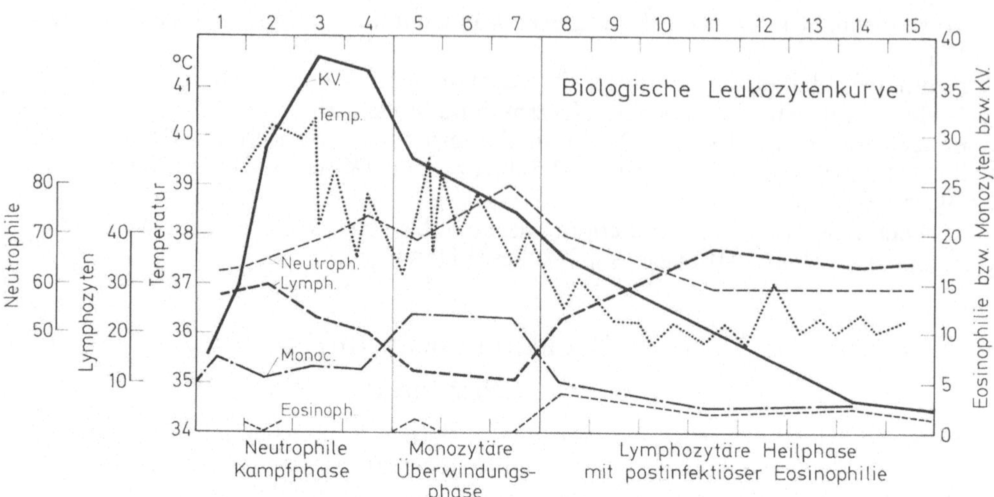

Abb. 46. Verschiebung des weißen Blutbildes und Temperatur beim akuten Infekt nach V. Schilling aus L. Heilmeyer: Handbuch innere Medizin, Teilband Hämatologie, S. 536 (1951). KV = Kernverschiebung

Die typischen und auch am häufigsten vorkommenden chronischen myeloischen Leukämien haben einen G/E-Index über 8, der kaum beim Infekt gefunden werden kann, wenngleich Fieschi (1940) so etwas beschreibt. Mitosen sind bei der chronischen myeloischen Leukämie vermindert, und auch beim Infekt nicht deutlich vermehrt (Fieschi, 1940; Rohr, 1960; Boll, 1969a, 1973a) Andere Kriterien erlauben im Knochenmark eher eine Differentialdiagnose zwischen chronischer myeloischer Leukämie und bakteriellem Infekt: Bei der chronischen myeloischen Leukämie kommen viele Megakaryozyten und meist auch Mikrokaryozyten vor. Beim länger anhaltenden Infekt sind die Plasmazellen vermehrt. Gegenüber der Osteomyelofibrose und der Polycythaemia vera allerdings ist die Knochenmarkzytologie ein gutes differentialdiagnostisches Kriterium (Rohr, 1960; Boll, 1973a), eventuell ergänzt durch die Knochenmarkhistologie (Burkhardt, 1970), da bei diesen Erkrankungen eine von der entzündlichen Granulozytose völlig verschiedene Zellzusammensetzung gefunden wird (Boll, 1973a).

Die Blutbildveränderungen beim akuten Infekt, die biologische Leukozytenkurve von Schilling (1955) (Abb. 46), entspricht im wesentlichen der vegetativen Gesamtumschaltung von Hoff (1931) und dem Adaptationssyndrom von Selye (1936). Beim Temperaturanstieg kommt es mit der Sympathikotonie zur neutrophilen Leukozytose und Kernverschiebung (KV): Mit Zunahme von Stabkernigen und noch unreiferen Vorstufen werden die Eosinophilen und Lymphozyten vermindert = Linksverschiebung nach Arneth (1905) und Schilling (1912). Bei der Enteritis vermehren sich die Stabkernigen im Blut besonders stark. Werte über 40% sind keine Seltenheit (Heckner, 1973) (Abb. 10b). Möglicherweise werden durch die große entzündete Oberfläche des Jejunum und Ileum besonders viele Segmentkernige zerstört.

Während der Akme sieht Saito (1961) im Knochenmark die meisten Mitosen bei den reifen Myelozyten und bei den Myeloblasten, später bei den Eosinophilen. Die Reifungszeit der granulozytopoetischen Vorstufen ist beim akuten Infekt auf zwei Tage verkürzt (Fliedner, 1964c). Sicher wirkt der bakterielle Infekt nicht nur beschleunigend auf den Durchgang durch den Reifungsspeicher der neutrophilen Granulozyten (FLIEDNER, 1964c) und stimulierend auf die Regeneration des Proliferationsspeichers (MÜLLER, 1966; BOLL, 1970a), sondern durch das Endotoxin (METCALF, 1971) auch stimulierend auf den Stammzellspeicher. Vorher kommt es wie beim Streß oder durch Endotoxin schon zur Entleerung des marginalen Blutspeichers und des Reservespeichers der neutrophilen Granulozyten im Knochenmark.

Klingt das Krankheitsgeschehen ab, vermehren sich unter Vorherrschen des Parasympathikus im Blut nacheinander die Monozyten, die Eosinophilen und zuletzt die Lymphozyten. SCHILLING nannte diese Stadien neutrophile Kampfphase, monozytäre Abwehr oder Überwindungsphase — die Eosinophilie wurde als Morgenröte der Genesung bezeichnet — und lymphozytäre Heilphase, die beim chronischen Infekt persistiert. Die Deutung, daß nacheinander die granulozytäre Abwehr, das retikuloendotheliale System und eine allergische Sensibilisierung die Ursachen der Erscheinung im Blutbild sind, wird nach neueren Untersuchungsergebnissen bezweifelt. Wahrscheinlicher ist, daß der Reiz auf die gemeinsame Stammzelle durch das Bakterien-Endotoxin wegen der unterschiedlichen Reifezeiten der Granulo-, Monozyto- und Eosinopoese (s. Kap. V 2) zu dem nacheinander folgenden Auftreten der verschiedenen Zellarten im zirkulierenden Blut führt:

Beim Aufhören der Endotoxinabgabe im abklingenden Infekt werden im Knochenmark der granulozytopoetische Reifungs- und Proliferationsspeicher wieder auf das normale Fließgleichgewicht zurückgeschaltet und weniger Myeloblasten aus dem Stammzellspeicher zu Promyelozyten transformiert (s. Kap. IV 2). Diese nicht mehr angeforderten Myeloblasten wachsen weiter zu Monoblasten (BOLL, 1974c), transformieren sich dann zum Teil zu Promonozyten und erscheinen zwei Tage später als Monozyten im Blut (MEURET, 1974), da die Monozytopoese nicht wie die Granulozytopoese über einen Reservespeicher verfügt. Die Eosinophilen und die Basophilen erscheinen wegen ihrer längeren Reifungszeit, die durch das Endotoxin offensichtlich nicht verkürzt wird, erst nach 3—7 Tagen im Blut (BLAU, 1966). Es entsteht die monozytäre Überwindungsphase, später die Morgenröte der Eosinophilie.

Bei anhaltendem Infekt ist mit $DF^{32}P$ bzw. ^3HDFP die Halbwertszeit der Granulozyten im Blut leicht verlängert (ATHENS, 1965; SCHIRRMEISTER, 1966; MEURET, 1973). Der totale Granulozytenspeicher ist auf über das Doppelte und die Granulozytenumsatzrate bis auf das Vierfache vergrößert (GALBRAITH, 1965; ATHENS, 1965; BISHOP, 1970). Der Granulozytennachschub reicht anscheinend nicht aus, um den Leukozytenbedarf bei schweren Eiterungen zu decken. ATHENS (1965) zieht die Möglichkeit in Erwägung, daß der Leukozytenuntergang an anderer Stelle vermindert wird.

β) Typhus abdominalis

Von Interesse sind einige Infektionskrankheiten, die nicht mit einer Leukozytose einhergehen:

Der Typhus abdominalis zeigt trotz der Continua eine normale bis verminderte Leukozytenzahl im Blut, der Paratyphus eine Linksverschiebung ohne wesentliche Leukozytose mit Stabkernigen bis über 50% (HECKNER, 1973). Untersuchungen des Knochenmarkes bei diesen Darminfektionen zeigen eine Zellverarmung (SHIMOJAMA, 1957, zit. nach ROHR, 1960). Eine Metamyelozyten-, später eine Myelozyten- oder sogar eine Myeloblastenvermehrung sieht BARTA (1933) als Ausdruck eines erhöhten Verbrauches an. Auch OECHSLIN (1967) findet ein zellreiches Mark und atypische phagozytierende Retikulumzellen und führt die Granulozytopenie auf einen vermehrten Abbau von Granulozyten in der entzündlich vergrößerten Milz und an den Darmgeschwüren zurück. Die beschriebenen, zeitlich aufeinanderfolgenden Phasen der Knochenmarktätigkeit im Krankheitsverlauf erinnern an den Ablauf der Agranulozytose (Boll, 1969).

γ) Tuberkulose

Bei *Miliartuberkulose*, seltener bei produktiver oder verkäsender Tuberkulose, kommt es neben Granulozytosen gelegentlich zur Leukozytopenie (Rohr, 1960; Oswald, 1963; Glasser, 1971). Eine Milzbeteiligung kann die Ursache für eine Panzytopenie bei Tuberkulose sein (Fisher, 1966). Bei Patienten mit unklarer Leukozytopenie fanden wir mehrmals eine kaschierte Lungentuberkulose. Im Blut lag eine Granulozytopenie, im Knochenmark eine hyperregenerative Granulozytopoese mit Rechtsverschiebung vor. Deswegen kann man einen vermehrten Verbrauch von Granulozyten in der Peripherie vermuten. Eakins (1969) konnte mit Tuberkulostatica Granulocytopenien erfolgreich behandeln. Dies gelingt jedoch bei Pancytopenie infolge Knochenmark-Tuberkulose nicht immer (Viala, 1970; Glasser, 1971). Bei einem Patienten mit Miliartuberkulose war die Granulozytopoese im Knochenmark links-, bei einem anderen rechtsverschoben, bei beiden der Mitoseindex erniedrigt. Histologisch können auch Tuberkeln im Knochenmark nachgewiesen werden (Rohr, 1960; Burkhardt, 1970).

Werden Myeloblasten ins Blut ausgeschüttet, liegt keine leukämoide Reaktion auf die Tuberkulose vor, denn bei Tuberkulostatika-Therapie bilden sich die Blutbildveränderungen nie zurück (Glasser, 1970). Vielmehr ist dann das gleichzeitige Vorliegen einer Tuberkulose und einer akuten Leukämie anzunehmen.

Leichtere Formen der Tuberkulose zeigen als Charakteristikum eine relative Lymphozytose im Blutbild, die ebenso durch eine Aktivierung des lymphatischen Abwehrapparates wie durch eine Granulozytopenie erklärbar ist.

δ) Virusinfekt

Beim Virusinfekt ohne bakterielle Superinfektion kommt es nicht zu einer Leukozytose im peripheren Blut, hingegen tritt häufig eine Leukozytopenie auf, so auch bei Kala-Azar. Der Mechanismus der Neutrozytopenie beim Virusinfekt ist unbekannt (Finch, 1972), eine toxische Schädigung der Granulozytopoese wird diskutiert. Die Monozyten sind im peripheren Blut regelmäßig vermehrt und es zeigen sich atypische mononukleäre Zellen. Bei akuter Virushepatitis und bei Coxsackie-Pneumonie sind die granulozytopoetischen Vorstufen im Knochenmark etwas zugunsten der monopoetischen vermindert (Raftopoulo, 1975). Bei der infektiösen Mononukleose (Morbus Pfeiffer) ist die Verschiebung zugunsten der Promonozyten und Monozyten im Knochenmark stärker ausgeprägt (Seifert, 1975). Auch die Mitosen der monozytären Vorstufen sind bei den Virusinfekten vermehrt; bei der Mononukleose nicht nur bei den monozytären, sondern auch bei den granulozytären Vorstufen. Sogar der Zusatz von eingefrorenem Serum von Patienten mit infektiöser Mononukleose zu Kulturen von nicht infiziertem Knochenmark ergibt bereits innerhalb von 3 Kulturtagen eine signifikante Vermehrung der monozytären Reihe (Seifert, 1975). Diese Ergebnisse deuten auf eine isolierte Stimulierung der Monozytopoese durch Viren hin.

Eine ähnliche Vermehrung von monopoetischen Vorstufen findet man im Knochenmark bei der *Lymphogranulomatose* (BOLL, 1973a), auch wenn keine Monozytose im Blutbild nachweisbar ist (FIESCHI, 1964). Ein Zusammenhang der Knochenmark-Monozytose mit dem Auftreten von Sternbergschen Riesenzellen, den pathologischen Histiozyten im lymphatischen Gewebe, drängt sich auf. VAN FURTH (1968) führt alle Gewebshistiozyten auf die monopoetischen Vorstufen im Knochenmark zurück.

Andauernde Leukozytosen ohne erkennbare Ursache werden von WARD (1971) als chronisch idiopathisch beschrieben. Von seinen 35 länger als $1^1/_2$ Jahre beobachteten Patienten mit $11\,000-30\,000/\mu l$ Leukozyten, vorwiegend Granulozyten mit normaler alkalischer Leukozytenphosphatase und unauffälligem Knochenmarkbefund, zeigten 10 Patienten eine Vergrößerung von Leber, Milz oder Lymphknoten und 12 Patienten Erkrankungen, die wie Psoriasis vulgaris, Bronchialasthma und Divertikulose eine Leukozytose auf entzündlicher Basis verursachen können. Nur bei 13 Patienten wurde während der Beobachtungszeit keine Erkrankung festgestellt, die eine Leukozytose hervorrufen kann.

h) Die Granulozytopoese bei Kollagenosen

Bei Lupus erythematodes visceralis wird eine Leukozytopenie beschrieben (BEIKKERT, 1963), die wir allerdings an eigenen Patienten nur selten bestätigen können. Beim Felty-Syndrom entsteht ein Milztumor und eine häufig schwere Leukozytopenie, die als extreme Margination erklärt wird (VINCENT, 1974, s. a. Kap. IV 1d $\beta+\delta$), aber auch nach Splenektomie persistieren kann und dann als Autoimmunleukozytopenie aufgefaßt wird. Weitere Angaben über morphologische Granulozytenveränderungen bei rheumatischer Arthritis im Kap. III 4c. Die alkalische Phosphatase ist in den Granulozyten bei Kollagenosen ebenso erhöht wie die unspezifischen Esterasen in den Lymphozyten (BRELINSKA, 1973; PECZALSKA, 1973).

2. Regulation des Stammzell- und Proliferationsspeichers der neutrophilen Granulozytopoese

Die Regulation des Granulocytennachschubs im Fließgleichgewicht ist noch nicht ausreichend erforscht. Die Gegenwart von neutrophilen Segmentkernigen im totalen Blutgranulozytenspeicher hemmt die Abgabe von Segmentkernigen aus dem Knochenmark (GORDON, 1964 u.a.), fördert aber ebenso wie degenerierte Segmentkernige die Granuloblasten-Proliferation (BIERMAN, 1959; TEIR, 1964). Der Unterschied zwischen einer schnell eintretenden Blutgranulozytose, die lediglich von der Abgabe reifer Granulozyten aus dem Knochenmark abhängt, und einer länger andauernden, die auf eine Produktionssteigerung schließen läßt, ist also für alle folgenden Betrachtungen bedeutungsvoll (KAY, 1967; FREDERIC, 1967).

a) Fördernde Faktoren

α) Die Ausschwemmung fördernde Faktoren

Weil ein kontinuierlicher Leukozytenentzug=Leukapherese eines Parabionten bei dem anderen zur Leukozytose führt (GORDON, 1960a, b), muß ein humoraler

Faktor die Blutleukozytose regulieren. Er wurde von Gordon (1960a) „leucocytes inducing factor" = *LIF*, später von Metcalf (1971) „*leucocyte releasing factor*" genannt. Die Reaktion auf wiederholte Leukozytapherese (LAP) übersteigt auch bei adrenalektomierten und hypophysektomierten Ratten die Reaktion, die Histamin, Adrenalin, Acetylcholin oder Pyrogen auslösen. Daraus wird geschlossen, daß es sich bei diesem die Leukozytose induzierenden Faktor weder um Katecholamine u.a. Hormone, noch um Endotoxin handelt (s. Kap. IV 1 c, d). Möglicherweise ist der Faktor aber mit dem Neutropoetin Komiyas (1955) und dem endogenen Pyrogen Wendts (1959a) identisch (s. Kap. IV 1 ε).

Der LIF wird nicht abgegeben, wenn das Leukapherese-Tier splenektomiert ist (Ludwig, 1967). Auch Komiya (1959a) nimmt an, daß sein *Neutropoetin*, ein kristallisierbares, bei pH 7,4 wasserlösliches Polypeptid, in der gesunden Milz gebildet wird. In der Rindermilz wird von Ruhenstroth-Bauer ein neuraminidasehaltiges Polypeptid gefunden, das eine Leukozytose im Blut hervorruft und das er *Granulomovin* nennt (Ruhenstroth-Bauer, 1964; Gostomzyk, 1964).

Der nach Röntgenbestrahlung im Blut auftretende, die Leukozytose induzierende Faktor (LIF) erhöht den Mitoseindex der Myelozyten (Sodicoff, 1968) und ändert wie der LIF nach Leukapherese (Gordon, 1970) im isolierten Rattenfemur die Durchströmung des Knochenmarkes. Dadurch werden mehr Leukozyten ins Blut abgegeben als durch Acetylcholin, Histamin oder Endotoxin (Dornfest, 1962a, b; van Zanth, 1973).

In Pleura- und Peritonealexsudaten wie bei entzündlichen Erkrankungen findet Menkin (1955) im Blutplasma einen „leucocytosis promoting factor" (LPF), der eine kurzfristige Blutgranulozytose und eine durch Cortison inaktivierbare Stimulation der Granulozytopoese hervorruft. Wie das Neutropoetin Komiyas, handelt es sich dabei um ein kristallisierbares Polypeptid.

Bierman (1962, 1964, 1968) unterscheidet einen Faktor für die rasch einsetzende Leukozytose = *Leukopoietin G*, der die Einschwemmung der Leukozyten in das Blut reguliert, von einem Faktor für die prolongierte Leukozytose, der als Reifungs- und Proliferationsfaktor auf das Knochenmark einwirken muß. Er erzeugt bei Ratten seinen kurzfristig wirkenden Faktor, das Leukopoietin G, durch i.p. Injektion von menschlichem Normalplasma.

β) Poetine

Poetine sind fördernde Faktoren für den Proliferationsspeicher. Bierman (1972) findet 18 Std nach Applikation von E. coli-Endotoxin oder Terpentin bei einer maximalen Entleerung des Knochenmark-Reservespeichers im Blutplasma wie im Knochenmark einen den Proliferationsspeicher der Granulozytopoese stimulierenden Faktor, den er *Granulopoietin* nennt. Es handelt sich um ein Globulin mit einem Molekulargewicht von 25000 — 75000, dessen Wirkung an der absoluten Granuloblastenzahl und der ^{3}H-Thymidin-Aufnahme gemessen wird. Bereits 6 Std nach der Applikation von Granulopoietin und bis 23 Std dosisabhängig weiter steigt der ^{3}H-Thymidin-Markierungsindex. Die Anzahl der Myeloblasten, Promyelozyten und Myelozyten vermehrt sich von der 12. bis zur 24. Std und bleibt dann bis zur 48. Std konstant. Die Granulozyten vermehren sich, wenn auch nur vorübergehend, schon nach 12 Std.

Steinberg (1965) findet eine *Serumalbuminfraktion C* des Menschen, die die Proliferation der Granulozytopoese vom Kaninchen anregt, sowie eine andere Serumfraktion, die sie hemmt.

Zur Bestimmung von Faktoren, die die Granulozytopoese des Knochenmarkes fördern und solchen, die sie hemmen, eignet sich besonders die Knochenmarkkultur, da in vitro die Einflüsse durch das nervale oder hormonale System ausgeschaltet sind. Mit einer kurzlaufenden Knochenmarkkultur weisen GIDÁLI (1964a) und FEHÉR (1965) im Serum von leukopenischen sowie von leukozytotischen Tieren stimulierende Faktoren nach, die den Markierungsindex der Knochenmarkzellen heraufsetzen. In der Knochenmark-Flüssigkeitskultur nach OsGOOD (1936) wird die Regeneration von Knochenmark, gemessen am Mitoseindex, durch den Zusatz von Serum akut infizierter Tiere, jedoch nicht von Exsudaten dieser Tiere, auf das Zwei- bis Dreifache gesteigert (NOWELL, 1959). BOLL (1968) findet, daß humanes Serum bei entzündlichen Leukozytosen die Regeneration von Granulozyten-Vorstufen, gemessen am Mitoseindex in vitro, stimuliert, während das Serum von Patienten mit chronischer myeloischer Leukämie auch die Reifung, also die gesamte Proliferation der Granulozytopoese, in vitro hochsignifikant anregt. Schon 1962 postuliert CRADDOCK das Fehlen von Inhibitoren im Serum bei chronischer myeloischer Leukämie, wie es sich nach unseren Versuchen am Knochenmark in vitro bestätigt.

Auch Plasma von Leukapherese-Ratten enthält einen den Proliferationsspeicher der Granulozytopoese von Ratten-Knochenmark in vitro stimulierenden Faktor (TEIR, 1964), den RYTÖMAA (1968a, b) *Antichalon* nennt. Im entzündlichen Rattenserum findet er ein kurzfristig (ca. 1 Std) stimulierendes Antichalon anstatt des sonst die DNA- und RNA-Synthese hemmenden Chalons (s. Kap. V 2 b).

Die intraabdominell implantierte Millipore-Diffusionskammer ist geeignet, ähnlich wie die Knochenmarkkultur, stimulierende Substanzen zu untersuchen. Die Zellzahl und die ^{3}H-Thymidin-Aufnahme der Knochenmarkzellen werden durch Bestrahlung der Wirtsmaus in der Kammer vermehrt (ROTHSTEIN, 1971). In der Diffusionskammer wird bei der Maus 60 (36—96) Std nach einer Endotoxin-Injektion eine Vermehrung von Blasten und Promyelozyten nachweisbar. Die Koloniebildung auf Methylzellulose in vitro hat ihr Maximum schon erreicht, wenn das Serum innerhalb der ersten 24 (5—29) Std abgenommen wurde. Daraus schließt ROTHSTEIN (1973), daß der bei der Maus nachweisbare diffusible granulozytopoetische Stimulator (DGS) nicht mit dem Kolonie-stimulierenden Faktor identisch ist, obgleich die Vermehrung der Zellzahl in der Diffusionskammer erst nach einer Latenzzeit erfolgen kann.

CHAN (1971) stellt in humanem Normalplasma nach der Dialyse gegen Wasser bzw. nach der Ätherextraktion Aktivitäten fest, die die Bildung von granulozytopoetischen Kolonien in der Agarkolonie-Technik nach BRADLEY (1966) stimulieren und nimmt an, daß er durch diese Verfahren die im normalen Serum gleichzeitig vorhandenen Inhibitoren eliminiert hat.

Die die Regeneration und die Reifung der Granulozytopoese stimulierenden Faktoren faßt METCALF (1971) mit den Faktoren, die die sensible Stammzelle in granulozytopoetische Vorstufen umwandelt, im Hinblick auf seine Agarkolonie-Technik als *Kolonie-stimulierende Faktoren (CSF)* zusammen, ohne sicher angeben zu können, ob sie mit den Faktoren, die in vivo die Stimulation der Granulozytopoese bewirken, identisch sind. Der CSF könnte für die granulozytisch-monozytische Zellserie das gleiche bedeuten wie das Erythropoetin für die Erythropoese.

Für die Technik der Agarkolonien sind solche Kolonie-stimulierenden Faktoren eine conditio sine qua non (BRADLEY u. METCALF, 1966; PLUZNIK u. SACHS, 1966). Granulozyten als Unterlage unter den Agar-Agar (feeder-layer), kleine Mengen von menschlichem Serum oder von menschlichem Urin, können die Koloniebildung in Gang bringen (s. Kap. II 1 b). ROBINSON (1972) hält den

„feeder-layer" von Segmentkernigen für eine bedeutende Quelle der Koloniestimulierung und nimmt wie Teir (1964) an, daß der CSF von alternden Segmentkernigen sezerniert wird, in denen Lysosomen zerfallen.

Schon 1922 benutzte Carrel wäßrige Extrakte von eingefrorenen Leukozyten zur Stimulation von Fibroblastenkulturen und nannte die von Makrophagen und Lymphozyten abgegebenen Stoffe, die nicht nur aktivieren wie Hormone, sondern füttern, *Trephone* (Carrel, 1924). Der seit den Anfängen der Gewebezüchtung als wachstumsstimulierender Faktor viel verwendete Embryonalextrakt besteht auch aus Zelldetritus von Embryonalzellen.

Die entscheidende Wirkung des CSF ist die Überführung der G_0-Zellen in den Zellzyklus. Entfernt man den CSF aber, so gehen die Kolonien und die Clusters innerhalb von 2—3 Tagen ein. Eine geringe Menge CSF kann eine Knochenmarkzellsuspension selbst produzieren (Metcalf, 1971; Dexter, 1973).

Der CSF aus Mäuse-Serum ist ein makromolekulares α-Glykoprotein mit einem Molekulargewicht von 45000. Er ist hitzelabil, nicht dialysierbar und Äther- und UV-resistent. Der CSF von menschlichen normalen oder leukämischen Urinen unterscheidet sich davon, z.B. in seiner Stabilität gegen Ribonuklease, Desoxyribonuklease, Äther und Harnstoff (Metcalf, 1971, 1973).

Bei Mäusen wird der CSF-Spiegel im Serum durch die Injektion von verschiedenen Bakterien-Antigenen, Endotoxinen, konjugierten Serumproteinen und Antigen-Antikörper-Komplexen innerhalb von 3 Std um das 10—100fache vermehrt, fällt aber innerhalb der nächsten 24 Std wieder auf normale Werte ab (Metcalf, 1971; Quesenberry, 1973).

Nierenlose Patienten unter Dialyse haben hohe CSF-Spiegel im Blut, weil die Niere den CSF nicht ausscheiden kann (Metcalf, 1971). Bei Leukämien, insbesondere myelo-monozytären, wird im Serum und Urin der Gehalt an CSF vermehrt gefunden (Metcalf, 1971). Nach bakteriellen und viralen Infektionen, u.a. nach infektiöser Mononukleose, steigt der CSF-Gehalt im menschlichen Serum und Urin (Metcalf, 1971). Das bakterielle Antigen selbst ist nicht fähig, die Koloniebildung zu stimulieren. Es induziert aber in Parallele zum endogenen Pyrogen der Segmentkernigen in verschiedenen Organen einschließlich dem Knochenmark die Bildung von koloniestimulierender Aktivität (Stohlman jr., 1972). Deswegen ist anzunehmen, daß autologe und heterologe Proteine durch Zellzerfall das Fließgleichgewicht der Granulozytopoese aufrechterhalten. In keimfreien sowie auch in mit Cortison behandelten Mäusen ist der CSF-Spiegel erniedrigt, obwohl die Granulozytenzahl im Blut normal bleibt. Das spricht ebenfalls für die CSF-Bildung aus den Lysosomen der reifen Granulozyten.

In der Granulozytopoese finden sich nicht wie in der Erythropoese die höchsten stimulierenden Aktivitäten im Blut bei der Verminderung der zellulären Endprodukte, sondern gerade bei ihrer Vermehrung. Bei den meisten Anämien ist der Erythropoetintiter mit der Erythrozytenzahl negativ korreliert, es liegt also ein negativer Rückkopplungsmechanismus vor. Hingegen ist bei Granulozytopenien, wie bei der Verminderung von Segmentkernigen im Blut akuter myeloischer Leukämien, der CSF-Gehalt im Serum vermindert und steigt nach Leukozytentransfusionen rapide an. Das Fehlen von CSF könnte sogar bei der Verschlechterung solcher Krankheitsbilder eine bedeutsame Rolle spielen. Deswegen nimmt Robinson (1972) einen positiven Rückkopplungsmechanismus für die Regulation der Granulozytopoese in vivo an und stützt ihn mit dem Hinweis, daß die Leukozytenzahl beim akuten bakteriellen Infekt immer weiter ansteigt, obgleich die Granulozytenzahl im Blut schon stark vermehrt ist (Abb. 47 a u. b).

Bei der infektiösen Granulozytose kommt es durch Enzymliberation beim Lysosomenzerfall in den neutrophilen Segmentkernigen zur Ausschüttung von Substanzen — endogenem Pyrogen, CSF, Granulopoietin, Antichalon, DGS —, die auf die determinierte Stammzelle der Granulozytopoese wirken (Tabelle 14).

Tabelle 14

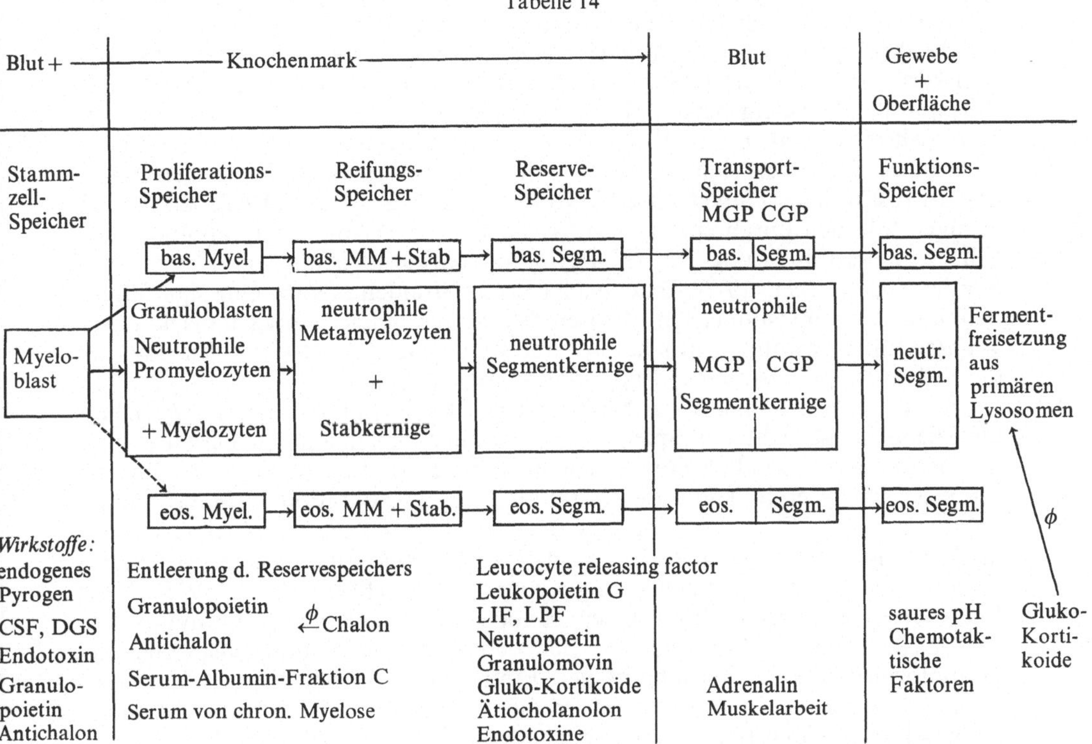

Durch „leucocyte releasing factor", LIF, Neutropoetin, Granulomovin, Leukopoietin G und Endotoxine wird nur der Reservespeicher des Knochenmarkes entleert. Die durch die Größe des Reservespeichers bestimmte negative Rückkopplung auf den Proliferationsspeicher entfällt nunmehr, der ruhende Proliferationsspeicher (Abb. 31) wird aktiviert, der Markierungs- und der Mitoseindex steigen.

b) Hemmende Faktoren = Chalone

Durch Erhöhung der Granulozytenzahl im Blut mittels Leukozytentransfusion kann die Abgabe von Granulozyten aus dem Reservespeicher des Knochenmarkes vermindert werden, wodurch die Regeneration des granulozytären Speichers (Mitoseindex, auch unter Spindelblockade mittels Colchicin = stathmokinetischer Index, Markierungsindex mit ^{3}H-Thymidin oder P^{32}, s. Kap. II 2a) gehemmt wird (CRADDOCK, 1965, 1972). Ein chemischer Faktor, von den reifen Granulozyten im Knochenmark abgegeben, soll diesen negativen Rückkopplungsmechanismus auf die Regeneration des Proliferationsspeichers bewirken. Die Proliferationsleitung der granulozytopoetischen Vorstufen von chronischen oder akuten myeloischen Leukämien wird hierdurch nicht reduziert, denn deren Störung liegt auf der Stammzellebene (LAJTHA, 1973; METCALF, 1973).

Rytömaa (1967, 1968 a, b, c, 1973) extrahiert aus intakten, reifen Granulozyten einen für das Knochenmark nicht toxischen Stoff, der kurzfristig, schnell und reversibel die Zellvermehrung im granulocytopoetischen Proliferationsspeicher hemmt. Er erfüllt damit alle Voraussetzungen für ein Chalon. Bullough (1967) nennt humorale Bremsstoffe *Chalone*, entsprechend den humoralen Wirkstoffen der innersekretorischen Drüsen, den Hormonen. Diese Bremsstoffe sind als nicht gewebetoxisch, die Proliferation reversibel vermindernd und gewebsspezifisch aber artunspezifisch definiert. Das Granulozytenchalon kann aus Segmentkernigen über 9 Std lang stündlich neu extrahiert werden und verliert seine Wirkung in alterndem Serum (Rytömaa, 1968). Es hat ein Molekulargewicht von höchstens 1000 (Lord, 1974), wird bei $+4°$ C inaktiviert und konnte noch nicht durch Sephadex-Gelfiltration von den Erythrozytenchalonen getrennt werden. In 10stündigen Knochenmarkkulturen weist es Rytömaa (1968) schon nach wenigen Stunden durch eine transitorische Verminderung der Granuloblastenzahl, eine Verminderung des ^{3}H-Thymidin-Markierungsindex und der RNA-Synthese nach. Boll (1976) findet nach 6 bis 24 Stunden in vitro eine signifikante Senkung des Granuloblasten-Mitoseindex in humanem Knochenmark durch von der Ratte gewonnenem Chalon ohne Zytotoxizität und ohne Wirkung auf die Zellverdopplungsrate der Erythroblasten.

Es ist denkbar, daß bei einer Mobilisierung des Granulozytenreservespeichers im Fließgleichgewicht der Spiegel des Granulozytenchalons so gesenkt wird, daß der negative Rückkopplungsmechanismus auf die Regeneration des Proliferationsspeichers entfällt und die Granuloblasten-Proliferation in Gang kommt (Maurer, 1973). Dies würde im geschlossenen System der Knochenmarkkultur die Verminderung des Mitoseindex nach 2—3 Tagen auf die Gegenwart neuproduzierter neutrophiler Segmentkerniger zurückführen (Boll, 1969 b, 1975). Nach Paukovits (1973) wirkt das aus dem Knochenmark gewonnene Granulozytenchalon auch auf die Myeloblasten, den determinierten Stammzellspeicher der Granulozytopoese. Es vermindert den Eintritt aller teilungsfähigen Vorstufen in die DNA-Synthese und verlängert so die G_1-Phase spezifisch bei den granulozytopoetischen Vorstufen, während ein anderes Chalon spezifisch auf die Makrophagenbildung wirkt, wie in der Diffusionskammer nachgewiesen wurde (Benested, 1973; Laerum, 1973). Nach Beendigung der Injektionen von Chalon in das Versuchstier läßt sich in dessen Diffusionskammer ein „rebound effect" als Zeichen der Reversibilität der Wirkung und der mangelnden Toxizität des Chalons nachweisen (Muller-Bérat, 1973; Mac Vittie, 1974).

c) Schlußbetrachtung über die Regulation
der Granulozytopoese = Homöostase

Faßt man unser heutiges Wissen über die Regulation der Granulozytopoese zusammen, so scheint vieles für folgende Annahme zu sprechen (Abb. 47b):

Im normalen Fließgleichgewicht werden durch die Sauerstoffionenkonzentration und andere Mikromilieueinflüsse laufend Segmentkernige aus dem Blut ins Gewebe, insbesondere auf die inneren Oberflächen herausgelockt (s. Kap. III 4a). Im Blut findet sich nur ein Teil der Granulozyten in freier Zirkulation (CGP), die anderen sind an die Gefäßwände, insbesondere in den Kapillaren der großen, parenchymatösen Organe adhärent. Die im marginalen Speicher vorhandenen Granulozyten werden in die Zirkulation gebracht, wenn sich die Granulozyten im zirkulierenden Speicher durch den Abgang ins Gewebe vermindern. Dies ist durch Adrenalinapplikation provozierbar. Vermindern sich die

Blutgranulozyten, fangen die Faktoren an zu wirken, die die Verteilung zwischen Blut und Knochenmark beeinflussen, d.h. die Ausschwemmungsfaktoren wie LIF, LPF, Neutropoetin, Granulomovin und Leukopoietin, die z.T. als Polypeptide erkannt sind (Tabelle 14).

Entleert sich der Reservespeicher des Knochenmarks, wird der negative Rückkopplungsmechanismus auf den Proliferationsspeicher durch Senkung des Chalonspiegels aufgehoben und die Zellvermehrung der Granuloblasten des ruhenden Speichers setzt ein. Die Reifung der granulozytopoetischen Vorstufen ist an die Regeneration gebunden, d.h. sie korreliert mit der Zell- und Kerngröße, und von einer Generationsfolge zur nächsten treten neue Reifungskriterien der granulozytopoetischen Vorstufen auf. Dies kann direkt im Phasenkontrast verfolgt werden (s. Kap. II 3a).

Auch die granulozytopoetisch determinierte Stammzelle, der Myeloblast, wird in den Zellzyklus gebracht und unterliegt nach PAUKOVITS (1973) ebenso diesem negativen Rückkopplungsmechanismus innerhalb des Knochenmarkes durch Granulozyten-Chalone. Außerdem unterliegt sie einem positiven Rückkopplungsmechanismus und wird durch einen Faktor beeinflußt, der direkt von den alternden und zerfallenden Segmentkernigen sezerniert wird (ROBINSON, 1972), dem endogenen Pyrogen, dem Kolonie-stimulierenden Faktor, Granulopoietin, Antichalon usw.

Die granulozytopoetisch determinierte Stammzelle kann allerdings noch durch andere humorale Faktoren stimuliert werden. Bei toxischen Leukozytopenien nach Methotrexat-Applikation werden die koloniebildenden Zellen im Blut und Knochenmark vermehrt (VOGLER, 1972). Auch nach Stickstofflost i.v. und Röntgenbestrahlung wird die granulozytopoetische Stammzelle stimuliert (s. Kap. IV 1 β). Nur durch diesen vorerst noch hypothetischen Mechanismus ist die Erholung der Granulozytopoese bei toxischen und allergischen Agranulozytosen denkbar.

Der positive Rückkopplungsmechanismus vom sezernierenden und degenerierenden neutrophilen Segmentkernigen auf die granulozytopoetisch determinierte Stammzelle ist insofern von Bedeutung (Abb. 47a), als ohne ihn die Zunahme einer Leukozytose beim bakteriellen Infekt nicht möglich wäre (ROBINSON, 1972). Es handelt sich bei der Regulation der Granulozytopoese also um

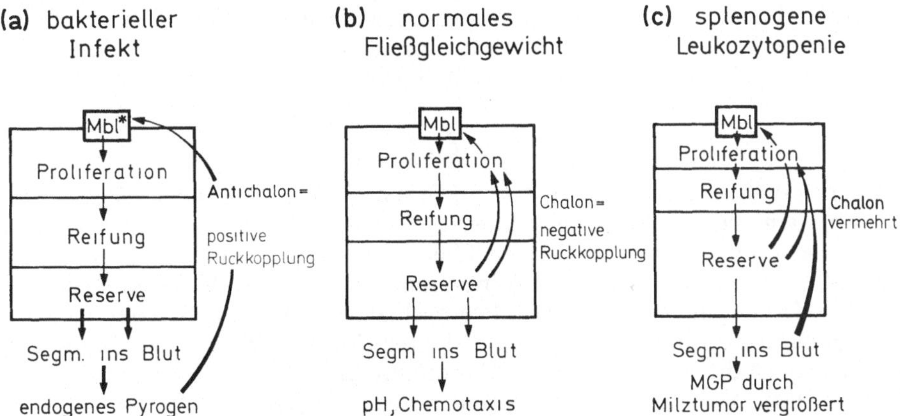

Abb. 47. Schematische Darstellung der Granulozytopoese beim bakteriellen Infekt, im normalen Fließgleichgewicht und bei splenogener Leukozytopenie. Einzelheiten s. Text. × Myeloblast

mehrere ineinandergreifende kybernetische Regelkreise mit teils positiver, teils negativer Rückkopplung.

Durch die Vergrößerung des marginalen Blutspeichers bei Milztumoren (Abb. 47c), häufig mit einer Leukozytopenie, also einem verkleinerten zirkulierenden Blutspeicher bei normaler oder etwas verlängerter $T_{1/2}$ der Granulozyten im Blut verbunden (s. Kap. IV 1 d$_1$, Abb. 34), besteht offensichtlich ein verminderter Granulozytenabstrom aus der Knochenmarkreserve, denn der Reservespeicher ist vergrößert. Das durch die Größe des Reservespeichers vermehrte Chalon bremst den Proliferations- und Reifungsspeicher. Der Zustand wird splenogene Markhemmung genannt (Weinreich, s. dieses Handbuch Bd. 2/4). Wieso der Reservespeicher des Knochenmarks auf den totalen und nicht auf den zirkulierenden Granulozytenspeicher im Blut reagiert (Cartwright, 1964), läßt sich noch nicht sagen. Jedenfalls kann die im Blut vorhandene Granulozytendichte hiernach nicht allein der „releasing factor" sein. Andererseits ist möglich, daß das von der Milz produzierte Neutropoetin oder Granulomovin (s. Kap. IV 2aα) für die Erhaltung des Fließgleichgewichtes notwendig ist und von der erkrankten Milz nicht abgegeben wird.

V. Die Eosinophilen

Neben der Enzymladung, die der zur Wanderung fähige Neutrophile, gelenkt durch viele Mechanismen von der pH-Verschiebung bis zu Bakterien-Endotoxinen, überallhin in den Organismus transportiert, gibt es eine andere, genauso lenkbare Materialladung: die des eosinophilen Granulozyten. Dieser ist langlebiger als der neutrophile Granulozyt. Er wird speziell durch heterologe Proteine und den Histamingehalt des Gewebes gesteuert = *Eosinotaxis*. Das Histamin wird von den Basophilen, der dritten Seitenlinie der Granulozytopoese und von den Gewebsmastzellen freigesetzt.

1. Morphologie der Eosinophilen

Die Entwicklungsreihe der eosinophilen Granulozyten entspricht, bezüglich der Zellgröße, der Kerngröße und -struktur, derjenigen der Neutrophilen. Gross (1957) findet bei Gesunden im Knochenmark in der eosinophilen Reihe 37% Myelozyten, 16% Metamyelozyten, 10% Stabkernige, 37% Segmentkernige.

a) Färbung nach Pappenheim

Undritz (1948) meint, im Pappenheim-Präparat einen *Eosinophiloblasten* vom Myeloblasten durch stärker basophiles Zytoplasma unterscheiden zu können. Äußerst selten finden sich in solchen Blasten schon einige eosinophile Granula (Abb. 48a), sonst erscheint der Eosinophiloblast vom Myeloblasten kaum abgrenzbar. Hingegen kommen schon Promyelozyten vor, die neben der azurophilen Granulation eosinophile Granula enthalten (Leder, 1970)(Abb. 48a, b). Meistens jedoch ist die eosinophile Granulation mit ungewöhnlich großen basophilen Granula statt mit den kleinen azurophilen gemischt (Abb. 48c).

In der Reifungsstufe *eosinophiler Myelozyt* (s. Kap. I 3) (Abb. 48c) ist die Zelle nun eindeutig reichlich mit großen, in der Pappenheim-Färbung eosinophi-

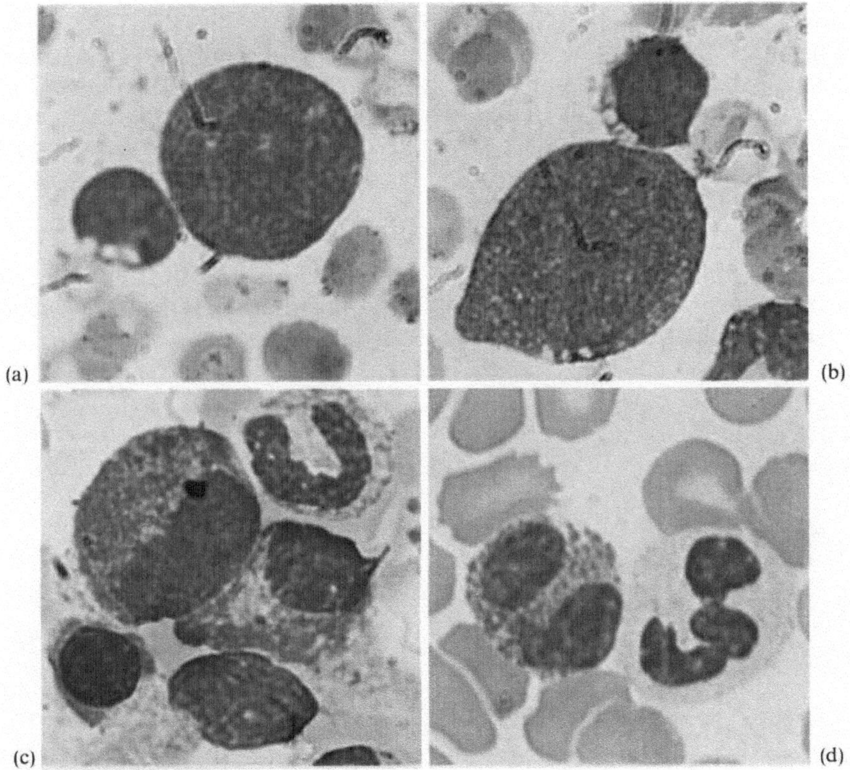

Abb. 48 (a) Eosinophiloblast, (b) eosinophiler Promyelozyt, (c) eosinophiler Myelozyt mit großen, basophilen Granula, (d) eosinophiler Segmentkerniger in Zwickerform. (Aus nach Pappenheim gefärbten Knochenmark-Ausstrichen von Gesunden) 95fache Ölimmersion

len, runden Granula ausgestattet. Die Granulagröße variiert zwischen 0,3 und 0,9 μm (ACKERMAN, 1955a; BARGMANN, 1956; ARCHER, 1963; BESSIS, 1973). Das Zytoplasma ist in den meisten Fällen schon azidophil. Der Kern ist rund bis oval, oft von den Granula überdeckt. Seltener ist er eingebuchtet, so daß nur wenige Metamyelozyten differenziert werden können. Ebenso selten lassen sich im Ausstrich stabkernige Eosinophile differenzieren, vielleicht wieder nur, weil der Kern von der Granula überdeckt wird.

Die meisten *eosinophilen Segmentkernigen* sind zweisegmentiert. Mit relativ großen Segmenten und einer langen Kernbrücke erinnern sie an Zwicker (Abb. 48d). SPARREVOHN (1967) findet bei Gesunden 70—90% der Eosinophilen im Blut zweisegmentiert, nur bei Allergikern auch viele Dreisegmentierte im Blut wie im Gewebe.

b) Zytochemie

Fermentzytochemisch enthalten die eosinophilen Segmentkernigen mehr Peroxydase als die neutrophilen, ebenso mehr saure und alkalische Phosphatase (BOLL, 1970a). Ribonuklease, β-Glukuronidase, Arylsulfatase werden wie andere Fermente in Eosinophilen (ARCHER, 1963; GESSNER, 1973) wie in Neutrophilen gefunden, ebenso PAS-positive Substanzen. Lysozym und Phagozytin fehlt ihnen jedoch (Bessis, 1973). Die Adamsche Reaktion zum Tryptophan-Nachweis ist spezifisch für Eosinophile (Löffler, 1975).

Chemisch enthalten die eosinophilen Granula Lipoide, Phosphatide und Proteine, insbesondere Arginin, Thyrosin, Tryptophan und Plasminogen, sowie Zink, Eisen und Kupfer. Die reifen Eosinophilen enthalten ein Drittel des Blut-Histamins, wobei noch ungeklärt ist, ob sie es selbst synthetisiert oder endozytotisch aufgenommen haben.

c) Histologie

Im histologischen Schnitt fallen die Eosinophilen durch ihre gut mit Eosin anfärbbare Granulation auf. Man findet sie in vielen Geweben, besonders in den lymphatischen.

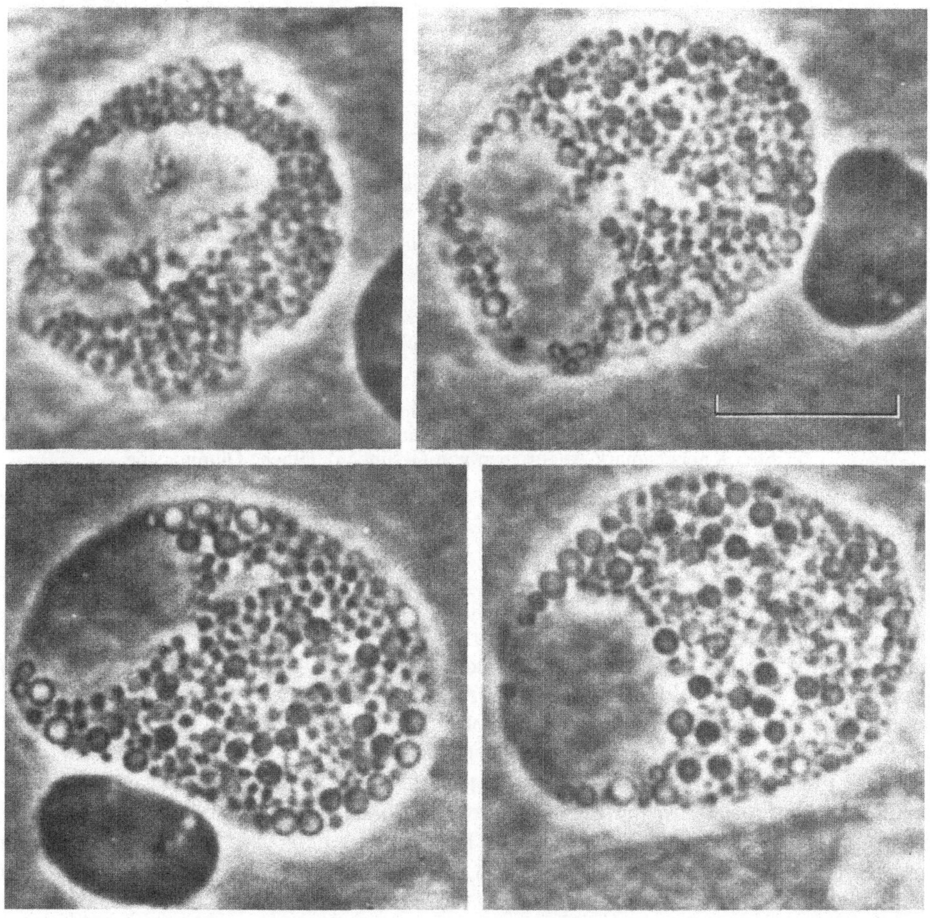

Abb. 49. Umwandlung eines eosinophilen in einen gemischt eosinophil und basophil granulierten Myelozyten. Im 1. Teilbild findet sich der eosinophile Myelozyt mit links unten einem stabförmigen Einschluß, der sich bei der Filmbetrachtung in der Zelle hin und her bewegt. Im 2. Teilbild sind schon viele große Granula teils mit hellem, teils mit dunklem Inhalt entstanden. Der stabförmige Einschluß befindet sich jetzt in der Mitte des Zytozentrums. Die Zelle hat Kontakt mit einem Erythrozyten. Im 3. und 4. Teilbild vermehren und vergrößern sich die groben (basophilen) Granula. Beobachtungsdauer: 84 Std. Phasenkontrast-Filmdokumentation auf 16 mm Negativ-Film aus menschlichem, normalem Knochenmark. ⊢——⊣ 10 μm

d) Phasenkontrast mit Kinetik

Im Phasenkontrast-Lebendpräparat unterscheiden sich die eosinophilen Granulozyten und ihre Vorstufen von den Neutrophilen lediglich durch die Größe ihrer z.T. ovoiden Granula von 0,4—0,8 µm Durchmesser (Abb. 49) (ACKERMAN, 1955a; BOLL, 1966). RIND (1963) beschreibt in der Nähe des Zytozentrums noch kleinere, runde Plasma-Organellen; wahrscheinlich handelt es sich um Mitochondrien.

Granula-Aggregationen und die Entstehung von sekundären Lysosomen (Glanzkörnern) (GOETHE, 1975) findet im Pappenheim-Präparat ihre Parallele zu eosinophil-basophil gemischt Granulierten (Abb. 48c u. 49), elektronenoptisch mit tubulären Sinusoiden (SCOTT, 1970a).

Die Bewegungsform ist dieselbe wie bei neutrophilen Segmentkernigen, mit einem granulafreien Ektoplasmaanteil vorne und häufig einem Uropoden am Ende (RONDANELLI, 1967; GREENWOOD, 1969). Durch die Zweisegmentierung der Kerne können die Kontraktionsringe, die über die Eosinophilen laufen, um die Fortbewegung zu bewerkstelligen (s. Kap. III 1), die Zelle sanduhrförmig einschneiden (Abb. 50).

Beim Zerfall der Eosinophilen entstehen aus den Nukleoproteinen der Granula Charcot-Leydensche Kristalle von typischer rhomboider Form (Abb. 51) (BESSIS, 1973).

Die doppeltlichtbrechenden, eosinophilen Granula lassen sich besonders gut mit Fluorochromisierung, im Polarisationslicht und mit Supravital-Farbstoffen darstellen (KELÉNYI, 1967). FÜRST (1965) beschreibt eine gelbe Autofluoreszenz der eosinophilen Granula.

e) Elektronenmikroskopie

Elektronenmikroskopisch unterscheidet sich der Eosinophile vom Neutrophilen lediglich durch seine Granulation. Die unreifen, großen, eosinophilen Progranula sind elektronendicht, homogen und von einer Membran umhüllt (Abb. 52). Bei der Reifung entstehen in den Granula Schichtungen, ein Internum und ein Externum (Abb. 53) (BARGMANN, 1956; BRETON-GORIUS, 1966). Die innere Schicht ist dunkel und eckig wie ein Kristall und gibt wegen ihrer Länge den Granula die ovoide Form. HARDIN (1970) unterscheidet vier Granula-Reifestadien, je nach der Antimon-Speicherung bei menschlichen Eosinophilen. FEDORKO (1968) und BAINTON (1970) weisen die Bildung der Granula aus den Golgi-Lamellen und aus dem rauhen endoplasmatischen Retikulum nach und verweisen auf die Ähnlichkeit mit der elektronenmikroskopisch nachweisbaren Entstehung der Proteine in der sezernierenden Pankreaszelle. SCOTT (1970a) sieht die unreifen Granula in den eosinophilen Vorstufen z.T. in Sinusoiden zusammenfließen und deren Inhalt in die Umgebung der Zelle sezernieren, wo dieses Produkt ähnliche Strukturen wie Fibrin aufweist. Neben einer großen eosinophilen Granulation beschreiben BESSIS (1973) und SCHAEFER (1973) noch spezifische Mikrogranula von 0,1 µm Durchmesser in den eosinophilen Zellen, die wie die eosinophilen Granula wahrscheinlich primäre Lysosomen sind. Sie haben eine stäbchenförmige Gestalt und enthalten die neben den eosinophilen Granula im Zytoplasma lokalisierte β-Glukuronidase sowie alkalische und saure Phosphatase.

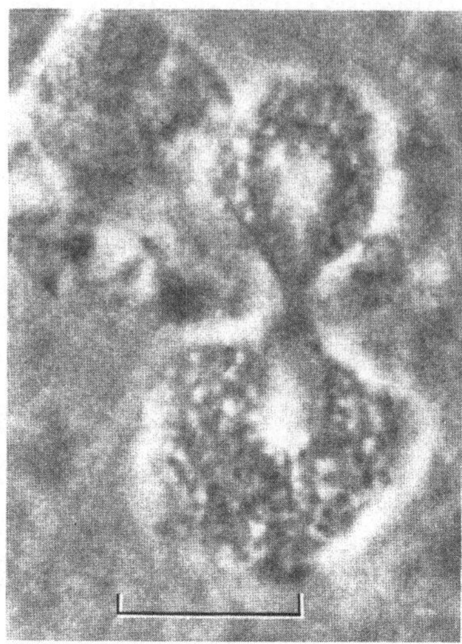

Abb. 50. Eosinophiler Zweisegmentierter in Fortbewegung als typische Sanduhrform infolge der Zweisegmentierung. Phasenkontrast, 100fache Ölimmersioä, ⊢——⊣ 10 µm

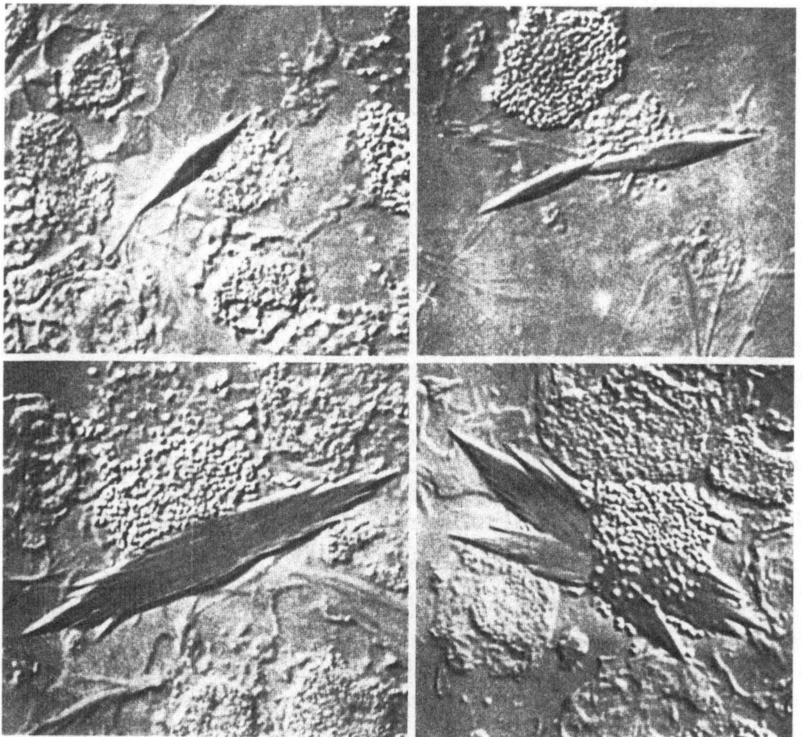

Abb. 51. Interferenzmikroskopische Aufnahmen von Charcot-Leydenschen Kristallen, die sich zwischen zerstörten Zellen und frei gewordenen, eosinophilen Granula befinden. (Abb. 261 aus M. BESSIS: Living Blood Cells and their Ultrastructure. Berlin-Heidelberg-New York: Springer 1973)

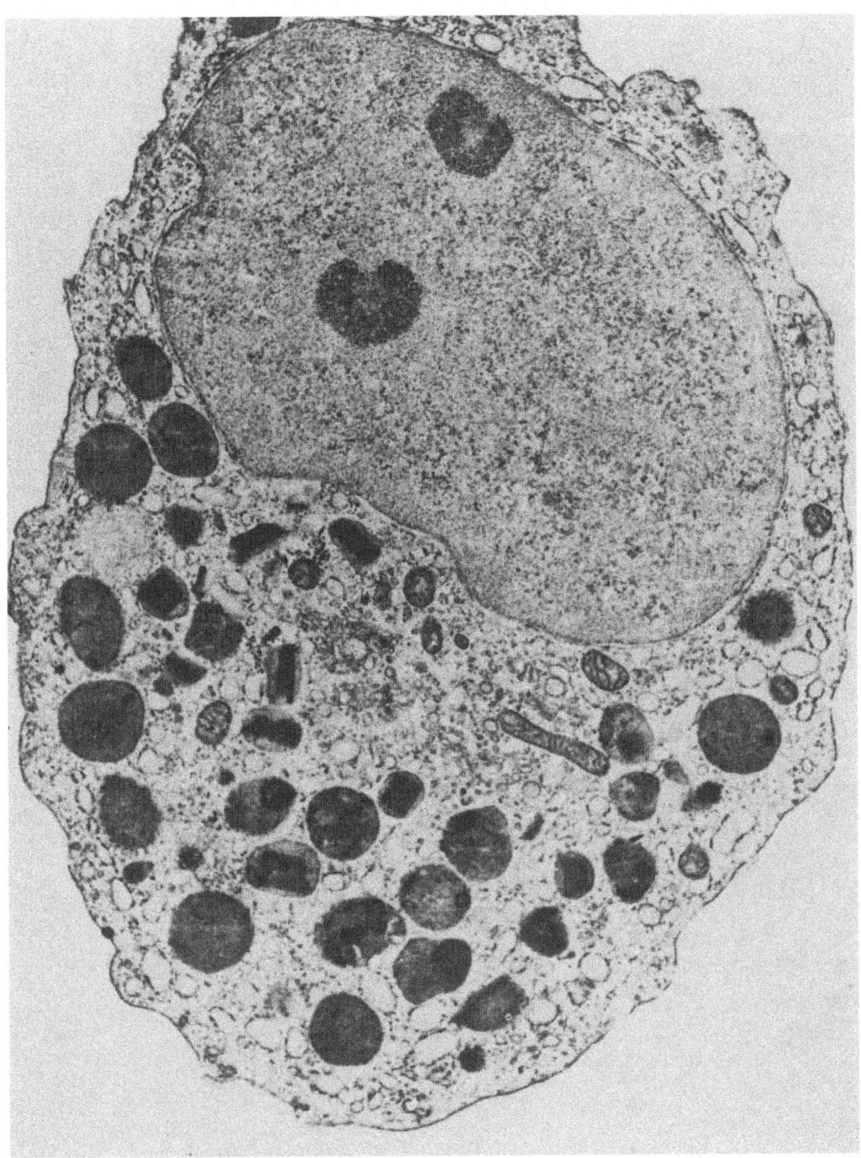

Abb. 52. Elektronenmikroskopische Aufnahme eines eosinophilen Promyelocyten. Beachte die Kristalle im Inneren von einigen Granula, die Cysternen des Golgikörpers und ein Mitochondrium im Zellzentrum. Die Progranulation ist im Gegensatz zu denen der neutrophilen Promyelocyten sehr groß. (Abb. 259 aus M. Bessis: Living Blood Cells and their Ultrastructure. Berlin-Heidelberg-New York: Springer 1973)

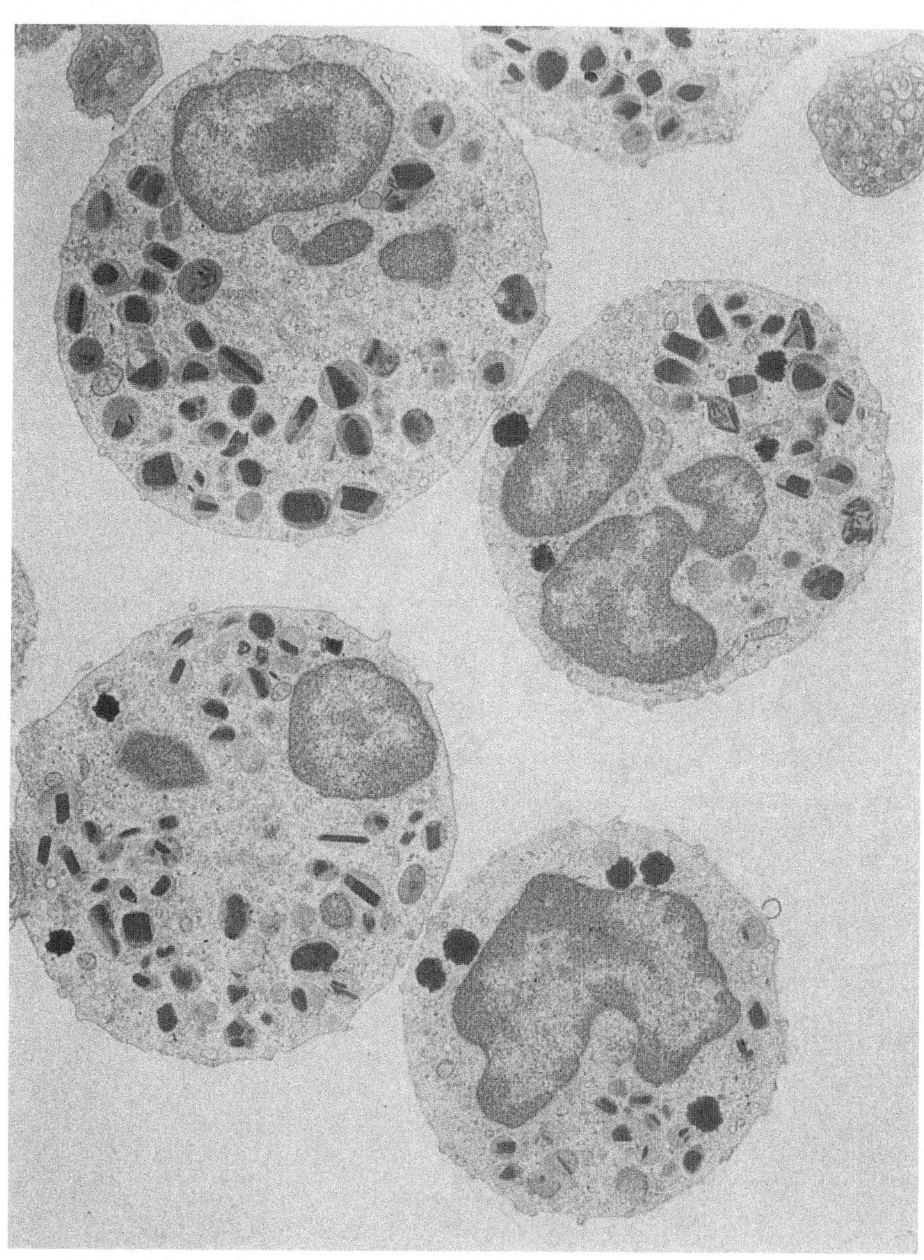

Abb. 53. Eosinophiler Segmentkerniger, aus dem peripheren Blut eines Patienten mit einer akuten Überempfindlichkeitsreaktion gewonnen. Die charakteristischen Granula enthalten häufig nadelförmige Kristalloide. Mitochondrien und Lipoideinschlüsse kommen in den Zellen vor. 8000fache, elektronenoptische Vergrößerung. [D. ZUCKER-FRANKLIN, aus Sem. Haematol. **5**, 109 (1968)]

2. Die Proliferationskinetik der Eosinophilen

(Stammzell-, Proliferations- und Reifungsspeicher)

Die Genese der eosinophilen Granulozyten erfolgt beim Menschen ausschließlich im Knochenmark (ARCHER, 1963; RIND, 1963 u.a.). Nur hier finden sich eosinophile Vorstufen in großer Zahl mit Mitosen (GROSS, 1957). Eine Proliferation von Eosinophilen auch in der Milz (FOOT, 1965; SPRY, 1971) oder im Thymus (VETHAMANY, 1968; ARCHER, 1970), wie sie bei Ratten und anderen Versuchstieren bekannt ist, konnte beim Menschen ebenso wenig wie eine ubiquitäre Entstehung besonders in Entzündungsgebieten nachgewiesen werden (GROSS, 1957).

Wegen der geringen Anzahl von Eosinophilen im Blut finden sich für den Menschen nur wenige und für Versuchstiere uneinheitliche Angaben über die Proliferationsleistung ihrer Vorstufen. In der Agarkultur lassen sich aus menschlichen Knochenmarkzellen von SENN (1972) kleine eosinophile Kolonien züchten, ebenso aus Mäusezellen von METCALF (1974) bis zu 5% lockere eosinophile Kolonien, wenn zur Stimulierung Mäusemilzzellen verwendet werden, die vier Tage vorher mit dem pflanzlichen Mitogen Pokeweed stimuliert waren. In der Agarkolonie ausgereifte eosinophile Segmentkernige verhielten sich färberisch und cytochemisch wie in vivo ausgereifte, ließen jedoch elektronenoptisch die Schichtung der Granula vermissen (SHOHAM, 1974).

Der Mitoseindex der eosinophilen Promyelozyten und Myelozyten wird beim Gesunden von GROSS (1957) mit $23^0/_{00}$ und von BOLL (1969 b) mit $14,3^0/_{00}$ angegeben. Er liegt damit etwas höher als der neutrophiler Vorstufen (s. Kap. II 2 b). Bei vielen hämatologischen Erkrankungen ist der mittlere Mitoseindex der eosinophilen Vorstufen erhöht, z.B. bei infektiöser Leukozytose auf $20,5^0/_{00}$, bei sideroachrestischer Anämie auf $30,5^0/_{00}$, bei chronisch myeloischer Leukämie auf $27,5^0/_{00}$ und bei Polycythaemia vera sogar auf $46,2^0/_{00}$ (BOLL, 1969 b). Nur bei der Bluteosinophilie ist der Mitoseindex erniedrigt, auf $4,6^0/_{00}$.

Mit der Kernstoffwechselmarkierung findet STRYCKMANS (1968) beim Menschen die Generationszeit der Eosinophilen gegenüber den Neutrophilen nicht verkürzt, aber ihre Aufenthalts- und Reifungszeit im Knochenmark kürzer als die der Neutrophilen. WICKRAMASINGHE (1972) sieht einen Markierungsindex von 16%, der verglichen mit dem Markierungsindex der neutrophilen Vorstufen etwas erniedrigt ist (s. Kap. II 2 e). SPEIRS (1968) nimmt eine mittlere Lebensdauer der Eosinophilen von 2—3 Tagen an, schätzt aber den Aufenthalt im Knochenmark, der die Durchgangszeit durch den Teilungs- und Reifungsspeicher einschließt, mit einer Woche länger ein als den der Neutrophilen. Die Aufenthaltszeit im Blut wird mit 6 Std (ARCHER, 1970), also recht kurz angegeben, aber die Aufenthaltszeit im Gewebe ist bei den Eosinophilen viel länger als bei den Neutrophilen. OSGOOD (1954) nimmt sogar 8—12 Tage an.

Die meisten Untersuchungen über den Proliferationsspeicher der Eosinophilen finden sich bei der Ratte (FOOT, 1965; COHEN, 1967; BRO-RASMUSSEN, 1967) und kommen zu divergenten Ergebnissen. Am besten sind noch die Vergleichsuntersuchungen mit dem Neutrophilenspeicher zu interpretieren. Der Markierungsindex der Eosinophilen gleicht dem der Neutrophilen (37 und 39%) (COHEN, 1967; SPRY, 1972). ALEXANDER (1969) findet mit der Doppelmarkierung eine Generationszeit der Eosinophilen von 22—25 Std mit einer DNA-Synthesezeit von 10,5—11 Std, während COHEN für die Generationszeit 72 Std, BRO-RASMUSSEN 40 Std berechnen. Die Reifungszeit gibt SPRY (1972) mit 2, FOOT (1965) mit 3 Tagen bei der Ratte, HUDSON (1972 a, b) mit 3—6 Tagen beim Meerschweinchen an. Beim Kaninchen ist die ^{3}H-Thymidin-Markierung maximal 80%, die Ausschwemmungszeit vom Knochenmark ins Blut gegen die Neutrophilen um 12 Std auf 3,5 Tage verlängert, ebenso der intravaskuläre Umsatz auf 1—1,6 Tage (DESAGA, 1972). An keimfreien wie bei anderen Mäusen findet FLIEDNER (1966) den Eosinophilen-Umsatz gleich dem der Neutrophilen. Die Reifungszeit wird bei den Eosinophilen im Gegensatz zu den Neutrophilen durch die Keimfreiheit nicht verzögert

(s. Kap. IV 1 a α). Die mittlere Eosinophilen-Lebensdauer wird bei der Ratte von FOOT (1965) mit 44 Std, von COHEN (1967) mit 8—9 Tagen errechnet. Die T/2 im Blut der Ratte beträgt nach FOOT 8—12 Std, nach COHEN 65 Std, ist also kürzer als im Gewebe: Für die T/2 im Gewebe gibt FOOT 22 Std, COHEN 2—4 Tage an.

Durch Pferdeserum-Injektion als stärkstem Reiz zur Eosinophilen-Ausschüttung wird beim Kaninchen weder eine Vermehrung, noch eine Linksverschiebung der eosinophilen Vorstufen im Knochenmark noch eine Vermehrung der Mitosen hervorgerufen (HUDSON, 1963). Erst nach längerer Antigen-Verabreichung werden die Mitosen vermehrt und absolut mehr reife Eosinophile ins Blut abgegeben. Eine Bluteosinophilie bei normalem Gewebseosinophilenspiegel, ausgelöst bei der Ratte durch die Injektion von syngenischen Lymphomzellen, entsteht nach autoradiographischen Befunden (SPRY, 1972) nicht durch eine vermehrte Eosinophilenproduktion und wird deswegen auf eine Hemmung der Emigration ins Gewebe, also auf eine Verlängerung der Aufenthaltszeit im Blut zurückgeführt.

Bei der Bluteosinophilie des Menschen fällt auf, daß zwar der Prozentsatz an Eosinophilen im Knochenmark ebenso stark vermehrt ist wie im Blut, aber weder ihr Markierungsindex (STRYCKMANS, 1968) noch ihr Mitoseindex (BOLL, 1969b) erhöht ist (dieser sogar vermindert auf 4,6$^{0}/_{00}$). Somit liegt bei der Eosinophilie im Blut keine Verkürzung der Generationszeit oder eine Erhöhung der Zellgeburtsrate vor. Lediglich eine Verkürzung der Reifungszeit könnte den Einstrom von Eosinophilen aus dem Knochenmark ins Blut vermehren. SPRY (1972) führt auch beim Menschen die Bluteosinophilie auf einen verminderten Abstrom von Eosinophilen ins Gewebe zurück.

Andererseits wird nach Nebennieren-Exstirpation der Mitoseindex der Eosinophilen bei der Ratte auf das über 4fache erhöht und durch Cortison wieder auf Normalwerte reduziert (DUSTIN, 1954). Hierdurch ist erwiesen, daß die Nebennierenhormone den Proliferationsspeicher der Eosinophilen hemmen.

3. Die Funktion der Eosinophilen

a) Lokomotion

Die Lokomotion der eosinophilen Segmentkernigen ähnelt der der neutrophilen (BESSIS, 1971), wenngleich sie mit etwa 10 μm/min langsamer vonstatten geht.

b) Eosinotaxis

Chemotaktisch auf Eosinophile = eosinotaktisch wirken Fremdproteine, das sind alle Parasiten und das Fleisch der Nahrung (HARRIS, 1953), ebenso Histamin, Histidin und andere durch Blutbasophile und Gewebsmastzellen sezernierte Substanzen. Sie locken die Eosinophilen in kurzer Zeit zum Intestinum, zu lokalen Entzündungsprozessen, in Exsudate oder zu Thromben.

Durch Tetanus- oder Diphtherietoxoid wird am Injektionsort eine lokale Gewebs-Eosinophilie ausgelöst, die bei Wiederholungsinjektionen bis zu einer Woche anhält (SPEIRS, 1969). Die Sekundärantwort ist immer weit stärker als die primäre. Sie kann auch durch 10 Tage nach einer Tetanustoxoid-Injektion gewonnene Milzzellen ausgelöst werden, ohne daß die Antitoxinproduktion im Empfänger angeregt wird (PONZIO, 1974).

Am Entzündungsort unterscheidet SPEIRS (1970) in Abhängigkeit von der Reizstärke drei eosinophile Reaktionstypen: Innerhalb von 24 Std kommt es zu einer kurzfristigen Invasion von Eosinophilen. Nach dem Kontakt mit größeren Partikeln, z.B. nach aktiver Immunisierung, kommt es zu einer zweiten Phase, die bis zu einer Woche dauert und bei der eine Blut- und eine Knochenmark-Eosinophilie auftreten. In der dritten, persistierenden Phase werden die Eosinophilen von dem neu gebildeten granulomatösen Gewebe angezogen.

Die stärkste Eosinotaxis bewirken mononukleäre Zellen, die lebhaft mit Antigen oder Antigen-Antigenkörper-Komplexen des Serums reagiert hatten. Die angelockten Eosinophilen werden dann von den sensibilisierten Zellen phagozytiert (SPEIRS, 1962). Wie die Monozyten und die Makrophagen haben die Eosinophilen auf der Oberfläche Rezeptoren für Immunglobuline (SZEKERES, 1972). IgE-Rezeptoren werden bei Eosinophilen wie bei Basophilen nachgewiesen (HUBSCHER, 1971).

Bei der Degranulation von Basophilen und Mastzellen wird Histamin freigesetzt, das die Eosinophilen anlockt (SPEIRS, 1955). Ein hoher Bluthistaminspiegel geht immer mit einer Bluteosinophilie einher (ARCHER, 1970). Der Histaminreiz fördert auch die Bildung von Eosinophilen im Knochenmark (ARCHER, 1969).

Weiterhin wirken Toxine von Parasiten oder Gewebsreize durch Wurminvasion eosinotaktisch, ebenso lösliche und Partikel-Antigene, z.B. Dextran-Partikel i.v. oder Asbestfasern (SPEIRS, 1955). Durch die Antigen-Antikörper-Reaktion beim Abbau von Fremdproteinen wir Histamin frei. Man schreibt den Eosinophilen eine besondere Entgiftungsfunktion für solche Fremdproteine, z.B. aus Askariden oder Fleischproteinen, zu (VAUGHN, 1953). Im Dünndarm kommt deswegen Histaminase vor und im Darm befinden sich besonders viele Eosinophile (GROSS, 1957; TEIR, 1966).

Pferdeserum verursacht beim Meerschweinchen eine starke Ausschüttung der Eosinophilen vom Knochenmark ins Blut (HUDSON, 1963). Ob noch ein anderer, nicht näher charakterisierter Faktor im Blutplasma die Ausschwemmung der Eosinophilen regelt, sei dahingestellt (SPRY, 1971).

Jeder Antigen-Reiz wird mit einer Vermehrung von Eosinophilen beantwortet, erst danach steigt der Antikörpertiter. Beide Reaktionen können durch Glukokortikoide unterdrückt werden. Der eosinophilotaktische Faktor, der von Basophilen abgesondert wird, die mit IgE-Antikörpern sensibilisiert sind, wirkt nicht auf Neutrophile chemotaktisch, doch induziert chemisch an Antigene aggregiertes menschliches γ-Globulin die Bildung von Anaphylotoxin, das sowohl Eosinophile wie Neutrophile anlockt (PARISH, 1972). Ein Synergismus zwischen dem eosinophilotaktischen Faktor, dem Anaphylotoxin und einem Fragment des Komplements 5a wird von KAY (1973) beschrieben.

Weiterhin wirkt ein proteolytisches Produkt des Fibrins eosinophilotaktisch (ENBERGS, 1972). Eosinophile lysieren im Hautfenster Fibrin, indem sie ihre Granula in die Fibrinmatrix entleeren (REBUCK, 1968) und Plasminogen u.a. abgeben. Thrombembolische Erkrankungen und Herzinfarkte sind häufig mit Hypercholesterinämie vergesellschaftet, bei der Mastzellen und Eosinophile vermindert sind (FERNEX, 1968).

c) Endozytose

Die *Phagozytose* kommt bei Eosinophilen seltener vor als bei Neutrophilen (BAEHNER, 1971; MICKENBERG, 1972), ihre Mechanismen unterscheiden sich nicht (s. Kap. III 4 c). Die *Pinozytose* ist jedoch bei reifen sowie unreifen eosinophil granulierten Zellen sehr lebhaft. Infolgedessen finden sich — besonders bei Allergikern — häufig viele kleine Vakuolen in den Eosinophilen.

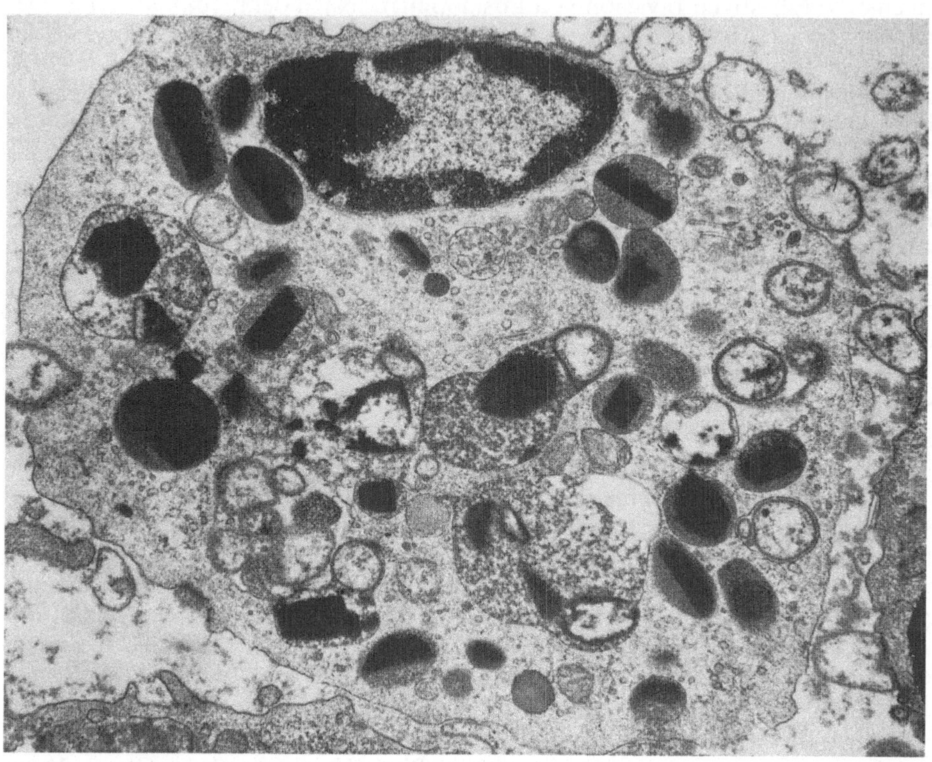

Abb. 54. Elektronenoptische Aufnahme eines Eosinophilen aus einer menschlichen Blutprobe, die mit Mykoplasma inkubiert wurde. Die Mykoplasmen sind im extrazellulären Medium ebenso wie in den Phagozytosevakuolen in großer Zahl zu sehen. Ein Organismus wird gerade von der Zelle aufgenommen. Die zentralen osmiophilen Körper der eosinophilen Granula sind in den Phagozytosevakuolen noch identifizierbar. 16000fache Vergrößerung. [D. ZUCKER-FRANKLIN, aus Sem. haematol. **5**, 109 (1968)]

d) Degranulation

Die Degranulation von Eosinophilen wurde in verschiedenen Geweben (KELÉNYI, 1968) und im Gastrointestinaltrakt (TEIR, 1966) elektronenmikroskopisch untersucht. Nach einer Verflüssigung des Granula-Inhaltes und Auflösung des Kristalles kommt es zur Ruptur der Granulamembran (Abb. 54). Ausgelöst wird solche Granulaauflösung in Eosinophilen z.B. durch Antigen-Präparationen aus Nematoden-Extrakten oder durch Antiseren unter Mitwirkung eines löslichen Antikörpers und von Komplement aus dem Serum (ARCHER, 1969).

Der sezernierte Granulainhalt der Eosinophilen entgiftet ähnlich wie die Antihistaminika das Histamin, das Bronchospasmen hervorruft und durch erhöhte Kapillardurchlässigkeit Ödeme produziert, sowie 5-Hydroxytryptamin, Bradykinin als potenten Konstriktor der glatten Muskulatur und die „slow reacting substance" (ARCHER, 1970).

4. Die Regulation der Eosinophilen

Im Differentialblutbild finden sich 2—3% Eosinophile, bei Kindern 4%, bei der Absolutzählung 100 (50—400)/μl. Beim Meerschweinchen übertrifft nach

HUDSON (1963) die Eosinophilenzahl im Knochenmark die im Blut 400mal, beim Menschen nach OSGOOD (1954) 100mal, nach den quantitativen Zahlen von BOLL (1970b) nur 20mal.

Das Nervensystem ist an der Regulation der Eosinophilen beteiligt. Nach Pilokarpin-Applikation kommt es zu einer Eosinophilie (DUSTIN, 1954; CHRISTOL, 1957).

An Mäusen stellt HALBERG (1953) fest, daß morgens eine Eosinophilie und am frühen Abend eine Eosinopenie auftritt, wenn die Tiere dem Tageslicht ausgesetzt sind. Dieser Eosinophilen-Rhythmus wird durch Adrenalektomie gestört. Beim Menschen besteht auch ein gewisser Rhythmus der Eosinophilenausschüttung, jedoch mit einem Minimum am Mittag und einem Maximum um 3 Uhr nachts (HOLLWICH, 1964). Der Rhythmus ist abhängig vom Hell-Dunkel-Wechsel, denn durch starke Lichtreize auf das Auge, auch mit Kunstlicht, wird bei Mensch und Maus eine Eosinopenie ausgelöst, die bei 300 durch doppelseitigen Katarakt Erblindeten fehlte (HOLLWICH, 1967, 1972). Der Cortisonspiegel fällt dabei ab, obgleich der Thorn-Test eine funktionstüchtige Nebenniere ausweist, so daß die ACTH-Ausschüttung der Hypophyse eingeschränkt sein muß. Durch operatives Wiedererlangen des Augenlichtes gehen die klinischen Ausfallserscheinungen durch die Hypophysen-Insuffizienz zurück und die mittägliche Eosinopenie tritt wieder auf.

a) Eosinopenie

Zur Eosinopenie im Blut kommt es durch die Abwanderung der Eosinophilen in das Gewebe, eine positive Eosinotaxis, oder durch eine Aplasie oder Verdrängung der Eosinopoese im Knochenmark, wie sie bei Anaphylaxie oder toxischer Agranulozytose beobachtet wird (GROSS, 1957).

Eine Eosinopenie kann hervorgerufen sein durch Verabreichung von Glukokortikoiden, durch vermehrte körpereigene Ausschüttung, wie bei allen Streßsituationen, Intoxikationen, Infektionen oder durch Hypophysenerkrankungen wie M. Cushing bzw. Akromegalie. Bei Menschen ohne innersekretorische Störungen rufen 25 mg ACTH eine Vermehrung der zirkulierenden Neutrophilen und eine Verminderung der zirkulierenden Lymphozyten und Eosinophilen hervor. Bei Erkrankungen der Nebenniere kommt es zur Granulozytose, aber die Eosinopenie bleibt aus. Hierauf beruht der *Thorn-Test* (THORN, 1950, GOLDECK, 1953). Durch Wärmereize mit einer Kompresse von 40° C auf den Rücken kann bei Kindern regelmäßig eine Eosinopenie, wie durch die ACTH-Injektion beim Thorn-Test, ausgelöst werden (SZAKÁLL, 1966).

Adrenalin, 0,3 mg s.c., löst nach 4 Std einen Eosinophilensturz auf durchschnittlich die Hälfte des Ausgangswertes im Blut und im Gewebe aus (SPEIRS, 1955). Dieser Effekt kann durch 10 mg des β-Rezeptorenblockers Propanolol i.v. verhindert werden (KOCH-WESER, 1968; BRAUNSTEINER, 1969). Möglicherweise reguliert Adrenalin das normale Fließgleichgewicht der Eosinophilen. Bei Asthmatikern ist die Eosinopenie nach Adrenalin abgeschwächt und die Wirkung von Acetylcholin ist verstärkt, was als Defekt der β-adrenergischen Blockade angesehen wird (MAKINO, 1970). Noradrenalin und Insulin wirken wie Adrenalin. Mineralokortikoide haben jedoch keinen Effekt auf die Eosinophilenzahl im Blut (PETROVA, 1966).

Außer der Hypophyse und der Nebenniere scheint der Thymus bei der Regulation der Eosinophilen eine Rolle zu spielen (DUSTIN, 1954; WESTERMANN, 1968, 1969). Thymuslose, nackte Mäuse können keine Eosinophilie bekommen, obgleich die Fähigkeit zur Neutrophilie unverändert ist (WALLS, 1971).

Die Bluteosinopenie geht mit einer Eosinopenie des Knochenmarkes einher (ARCHER, 1970). Ein vermehrter Untergang von Eosinophilen im retikuloendothelialen System wird dafür verantwortlich gemacht (ROHR, 1960).

Im Knochenmark wird durch Glukokortikoide und andere eine Eosinopenie verursachende Substanzen die Zellmultiplikation nicht vermehrt: Nach Cortison-Medikation werden auch die reifen Eosinophilen im Knochenmark vermindert und in der Ratten-Milz der Markierungsindex der Eosinophilen herabgesetzt (BRO-RASMUSSEN, 1973a, b). Nach kontinuierlicher Applikation von Dexamethason ist die Proliferation der eosinophilen Zellen im Knochenmark reduziert (LENKINSOP, 1967). Durch Hydrokortisonazetat werden beim Meerschweinchen die Eosinophilen im Knochenmark retiniert, auch wenn gleichzeitig Fremdprotein verabreicht wird (HUDSON, 1964). Die Eosinophilenvermehrung im Blut nach Heparin und Spironolaktonen (VALLENT, 1966) kann durch Glukokortikoide gebremst, jedoch nicht völlig verhindert werden.

b) Eosinophilie

Eine Vermehrung der Zahl der Eosinophilen im Blut über 250/μl kommt vor:

bei allen allergischen Erkrankungen wie Heuschnupfen, Bronchialasthma, Urtikaria, Ekzem, Pemphigus, Erythema multiforme, Dermatitis herpetiformis, Psoriasis vulgaris,
bei den Löffler-Syndromen eosinophiles Lungeninfiltrat oder Endokarditis parietalis fibroplastica (GROSS, 1957),
bei Autoaggressionskrankheiten, Periarteriitis nodosa, Thrombose, Serumkrankheit, Sklerodermie (ANGHELESCU, 1971),
bei Zoonosen,
als tropische Eosinophilie,
bei Scharlach,
bei Lymphogranulomatose, bei Sarkoidose,
bei Karzinomen, insbesondere bei im Darm zerfallenden und
bei Ovarialtumoren,
bei Urticaria pigmentosa, der Mastozytose,
bei behandelter perniziöser Anämie, Medikamentenabusus (MAYRON, 1972), insbesondere durch Dextrane (WALLS, 1972),
manchmal bei chronischer myeloischer Leukämie, Zustand nach Splenektomie oder nach ionisierender Bestrahlung,
äußerst selten als familiäre Eosinophilie (WINTROBE, 1967; DALOUS, 1968)
und bei Unterernährung (HEILMEYER, 1951).

Die Höhenosinophilie wurde von HUDSON (1967, 1972) an Meerschweinchen untersucht: Bei 3000–6000 m Höhe wandern die Eosinophilen viel stärker als die Neutrophilen und die Basophilen (GRANT, 1969) aus dem Knochenmark ins Blut. Die Reifungszeit der Eosinophilen wird dabei auf die Hälfte verkürzt, während die Erythroblasten stark proliferieren.

Ob man die Hypereosinophilie bei der Löfflerschen Endokarditis und Milztumor schon als *Eosinophilen-Leukämie* bezeichnen soll (HARDY, 1968), läßt sich auch durch die Untersuchung der alkalischen Phosphatase in den Leukozyten und des Philadelphia-Chromosoms nicht entscheiden (YAM, 1972), jedoch durch den stark positiven Ausfall der Naphtol-ASD-Chloracetat-Esterase-, der sauren Phosphatase- und der PAS-Reaktion in den Eosinophilen (LÖFFLER, 1975).

VI. Die Blutbasophilen im Vergleich mit Gewebsmastzellen

1. Morphologie

Man unterscheidet von dem System der Blutbasophilen, deren Genese ebenso
wie die der eosinophilen und neutrophilen Leukozyten im Knochenmark stattfindet, ein Mastzellsystem, das ubiquitär aus undifferenzierten Mesenchymzellen
oder bereits aus differenzierten Bindegewebszellen wie Histiozyten u.a. entsteht
(EHRLICH, 1880; SCHAUER, 1964; NIEBAUER, 1968). Schon MAXIMOW (1903, 1904)
beschreibt die Mastzelle als eine einzellige Drüse, die ihre Granula durch Degranulation ins umgebende Medium sezerniert.

a+b) Färbung nach Pappenheim und Zytochemie

Die *metachromatischen Granula* der Blutbasophilen sind in der Färbung nach
Pappenheim dunkelviolett, „basophil" und leichter wasserlöslich als die ebenfalls
metachromatischen Granula der Gewebsmastzellen (LENNERT, 1960). Sie enthalten unter anderen oxydativen Enzymen Peroxydase (UNDRITZ, 1963), saure Phosphatase, Laktat-Dehydrogenase, DPNH-Diaphorase, Glukose-6-Phosphat-De-
hydrogenase (LENNERT, 1960; ACKERMAN, 1971). Sie sind besonders gut anfärbbar mit Toluidinblau in alkoholischer und bei pH 4 auch in wäßriger Lösung
(SCHUBERT, 1955). Sie sind mit Sudan Schwarz B nicht anfärbbar und enthalten
weder alkalische Phosphatase noch unspezifische Esterasen oder Naphthol-ASD-
Chloracetat-Esterase (ACKERMAN, 1955a; DESAGA, 1970; RUTA, 1970). Die PAS-
Reaktion wird nur im Zytoplasma positiv (KAUNG, 1969).

Die groben Granula der Gewebsmastzellen sind größer und alkoholunlöslich,
weswegen sie bei der Pappenheim-Färbung voll gefärbt bleiben (Abb. 55), während die Granula der Blutbasophilen z.T. ausgewaschen, d.h. farblos werden
(Abb. 57e) (RIND, 1963). Sie sind Peroxydase- und Naphthol-ASD-Chloracetat-
Esterase-negativ (DESAGA, 1970).

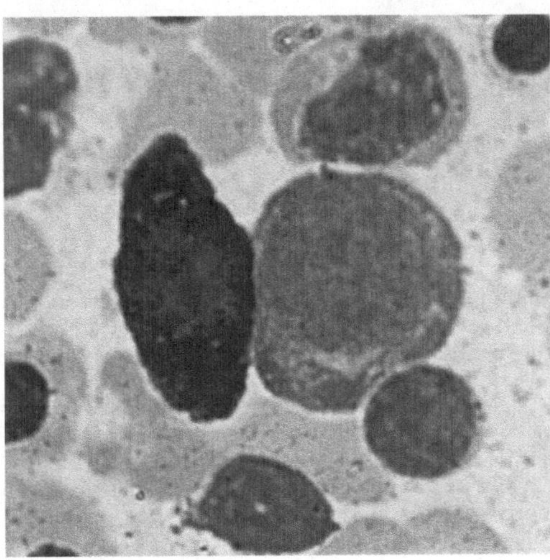

Abb. 55. Gewebsmastzelle links neben einem Proerythroblasten. Pappenheim-gefärbtes Präparat,
95fache Ölimmersion

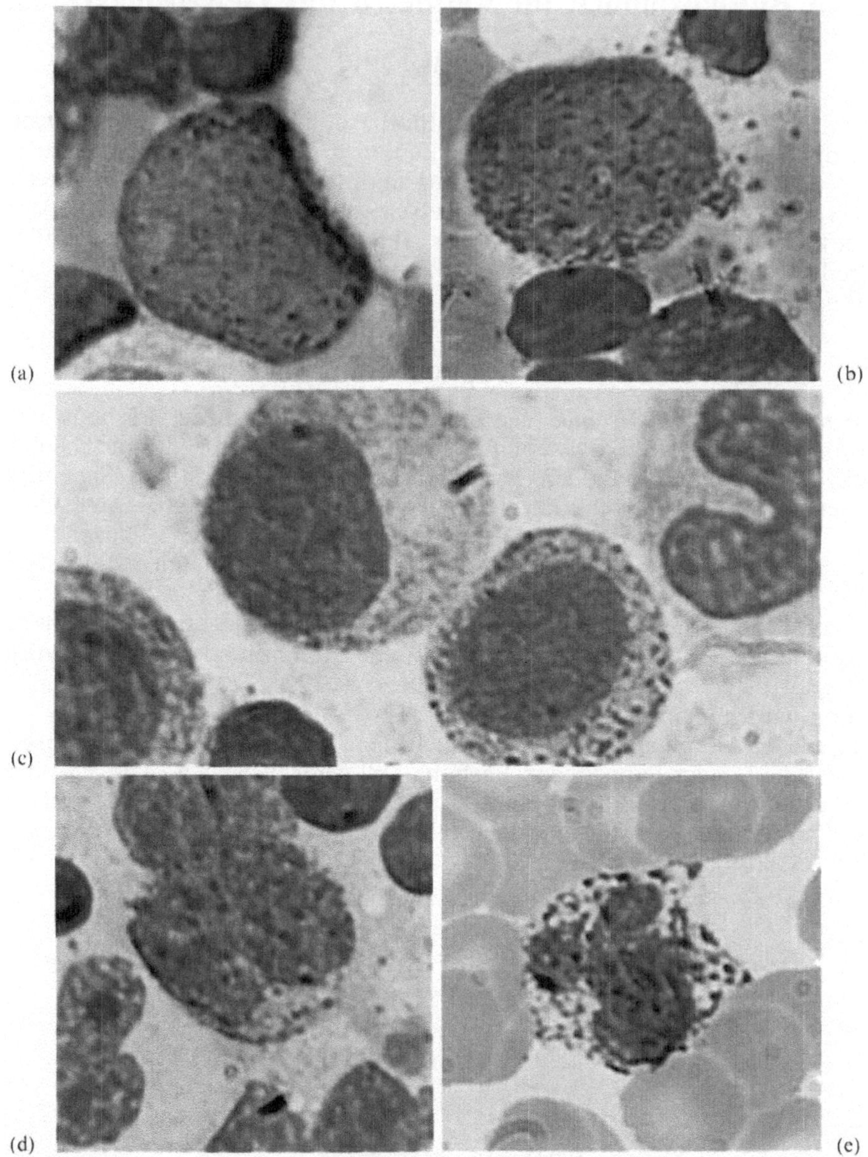

Abb. 56. (a) Junger, basophiler Promyelozyt, bzw. Basophiloblast: eine große, basophile Zelle mit einem großen Kern und zahlreichen großen, violetten Granula. (b) Basophiler Promyelozyt mit grober, basophiler Granulation und etwas mehr Zytoplasma um den großen lockeren Kern. (c) Basophiler Myelozyt mit kleinerem dichterem Kern, wesentlich mehr Zytoplasma, allerdings noch stark basophil und mit grober, basophiler Granulation neben einem Promyelozyten und Metamyelozyten. (d) Basophiler Myelozyt, kenntlich durch seine grobe, basophile Granulation, allerdings mit sehr großem Kern und nur wenig azidophilem Zytoplasma. Alles Pappenheim-gefärbte Knochenmarkausstriche von Gesunden. (e) Basophiler Segmentkerniger aus peripherem Blut, bei dem zwischen den basophilen Granula in typischer Weise auch entfärbte Granula in großer Zahl vorhanden sind. Pappenheim-gefärbter Blutausstrich vom Menschen. 95fache Ölimmersion

Chemisch enthalten die basophilen Granula Lipopolysaccharide, Histamin (20 pg/Gewebsmastzelle), Heparin oder heparinähnliche Substanzen, Hyaluronsäure, Phospholipide und Aminosäuren wie Arginin, Histidin, Thyrosin, Cystein, Tryptophan und Kupfer (ACKERMAN, 1963; LENNERT, 1970; KUNSKE, 1971). Das Histamin synthetisieren sie aus Histidin.

Stellt man für die basophilen Granulozyten eine Parallele zu der Entwicklungsreihe der neutrophilen auf, so findet man die basophilen Granula schon in kleinen Zellen mit stark basophil gefärbtem, also Ergastoplasma-reichem Zytoplasma, mit hoher Kern-Plasma-Relation und netziger Struktur und Nukleolen in den großen Kernen, den *Basophiloblasten* (Abb. 56a). UNDRITZ (1972) und INAGASI (1973) meinen bestimmte Stammzellen aufgrund ihrer Kernstruktur auch ohne basophile Granula als Basophiloblasten erkennen zu können. Den Basophiloblast könnte man mit der gleichen Berechtigung auch basophilen Promyelozyt I nennen, da in der neutrophilen Reihe alle schon granulierten Zellen, wenngleich mit azurophiler, unspezifischer Granulation, als Promyelozyt bezeichnet werden.

In der nächsten Reifestufe ergibt sich ein deutlicher Unterschied zu den neutrophilen und eosinophilen Vorstufen: Der *basophile Promyelozyt* wächst fast nie zu einer solchen Größe an wie der neutrophile und der eosinophile (UNDRITZ, 1972), weswegen seine Kern-Plasma-Relation hoch bleibt (Abb. 56b, c). Auch der *basophile Myelozyt,* nunmehr mit azidophilem Zytoplasma, hat einen für seine Zellgröße relativ großen Kern (Abb. 56d). Es kommt also nicht zu dem Kern-Plasma-Verhältnis von 0,3 wie bei den teilungsfähigen Vorstufen der neutrophilen und der eosinophilen Reihe. Die Unterscheidung von azurophilen und basophilen Granula ist im Pappenheim-gefärbten Präparat so schwierig, daß es sich empfiehlt, die Toluidinblau-Färbung nach SCHUBERT (1955) hinzuzuziehen. Wegen Überlagerung des Kernes mit den großen Granula können Metamyelozyten und Stabkernige oft nicht abgegrenzt werden.

Die reifen *Blutbasophilen* oder *basophilen Segmentkernigen* entsprechen auf dem Ausstrichpräparat in ihrer Größe den neutrophilen Segmentkernigen (Abb. 56e). Da die größte basophile Vorstufe, der Promyelozyt, höchstens 14 μm Durchmesser erreicht, zeichnet sich die ganze basophile Reihe durch wenig Variationen in der Größe aus. Beim Blutbasophilen sind die Granula selbst in einer Zelle unterschiedlich stark ausgewaschen, so daß neben dunkelvioletten Granula farblose vorkommen (RIND, 1963). BESSIS (1973) bildet die Granula in verschiedener Größe von 0,2—1 μm Durchmesser ab, also kaum größer als die eosinophilen Granula. Dieses muß im Hinblick auf ihre Größe im phasenoptischen und elektronenmikroskopischen Präparat als Fixierungsartefakt diskutiert werden.

Die *Gewebsmastzellen* sind größer als die Blutbasophilen, polygonal und von runden, großen, bei der Pappenheim-Färbung dunkelvioletten Granula so angefüllt, so daß die Größe des Kernes nur selten bestimmbar ist (Abb. 56).

c) Histologie

Im histologischen Schnitt lassen sich die Blutbasophilen und die Gewebsmastzellen durch ihre färbetechnischen Eigenschaften ebenso wie auf dem Ausstrich mit Toluidinblau nachweisen (LENNERT, 1952). Sie unterscheiden sich mit dieser Färbung durch die dunkelviolette Farbe ihrer Granula und ihre bizarren Formen leicht von den Eosinophilen und allen anderen Zellen. Bei der Färbung mit Gallaminblau-Giemsa werden die Granula der Blutbasophilen wie die der Eosinophilen leuchtend rot dargestellt (BURKHARDT, 1970).

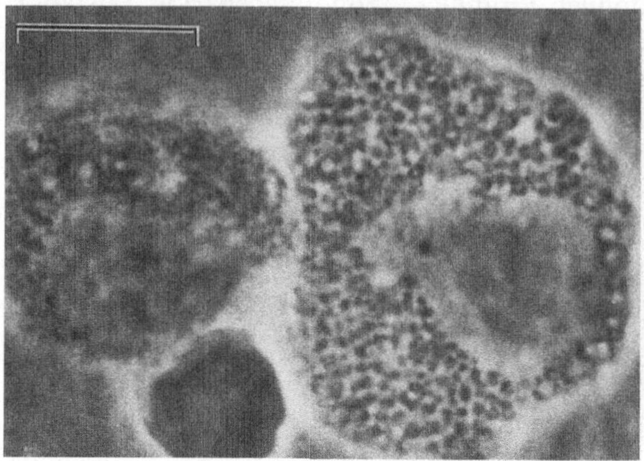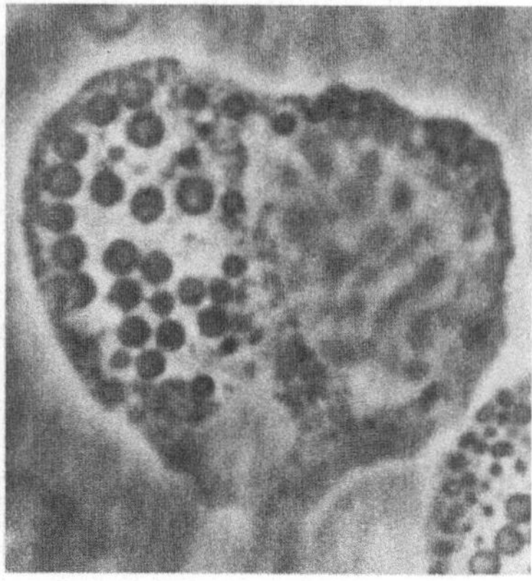

Abb. 57. Phasenkontrastaufnahmen. Nebeneinander neutrophil, eosinophil und basophil granulierte Myelozyten. Bei gleicher Vergrößerung wird die unterschiedliche Granulagröße deutlich. 100fache Ölimmersion, ⊢——⊣ 10 µm. [Aus Boll, I., u. Ch. Aust: Erythrocytenphagocytose. Hämolyse — hämolytische Erkrankungen **11**, 41 (1973)]

d) Phasenkontrast mit Kinetik

Phasenoptisch sind die basophilen Granulozyten und ihre Vorstufen durch die großen, kugelrunden, phasenpositiven, selten-negativen Granula von 0,5—1,5 µm Durchmesser charakterisiert (Herzog, 1976). In den lebhaft sich bewegenden Zellen sind die weniger zahlreich als die eosinophilen in den eosinophilen Zellen vorhanden (Abb. 57). Sind es ganz wenige, gruppieren sie sich um das Zytozentrum und überlagern sich in kleinen Gruppen. Bei längerer Beobachtung scheinen die großen, dunklen Granula gelegentlich aus der Aggregation von mehreren kleineren, z.B. in der Größe der eosinophilen Granula, entstehen zu können (Abb. 49, S. 304).

Untersuchungen an Mastzellen im Phasenkontrast zeigen die meisten in Lokomotion, wobei sie sich mit einer sehr breiten, undulierenden Membran fortbewegen. Am Rande zum dichten Endoplasma bilden sich gleichzeitig Granula aus, die bei der Vorwärtsbewegung nach hinten befördert werden. Burton (1963) findet wie Herzog (1976) im Laufe der Beobachtung eine Zunahme der Granula in den Zellen. Mitosen kommen selten vor. Mastzellengranula können nach Burton (1963) von anderen Zellen phagozytiert werden.

Im Phasenkontrast lassen sich die grob granulierten Zellen nicht immer in Blutbasophile und Gewebsmastzellen und manchmal schwer von den granulierten Histiozyten differenzieren. Die Granula der letzten zeigen Inversion,

---

Abb. 58. Teile von menschlichen Blutbasophilen, die Unterschiede in der Granulastruktur aufzeigen. (a) Verschiedene Granula mit Feinstruktur, die für menschliche Basophile charakteristisch ist. Bemerke die konzentrische Anordnung von peripheren Reihen von intragranulären Partikeln. Die extragranulären Partikel sind Glykogen. 53 000fache, elektronenoptische Vergrößerung. (b) Die intragranulären Partikel füllen nicht die konkave Seite des bohnenähnlichen Granulums aus. Bemerke die umgebende Membran. 80 000fache, elektronenoptische Vergrößerung. (c) Die basophilen Granula zeigen lamelläre Anordnung von intragranulären Membranen. Bemerke, daß das Gefüge des Bezirkes der Myelinfigur links sich im Erscheinungsbild von dem übrigen Granulum abhebt. (d) Ein basophiles Granulum mit einem mehr homogenen Gefüge. Bemerke die Myelinmembranen oben. Die extragranulären Teilchen ähneln der Struktur von Glykogen. 90 000fache, elektronenoptische Vergrößerung. [D. Zucker-Franklin, aus Sem. haematol. **5**, 109 (1968)]

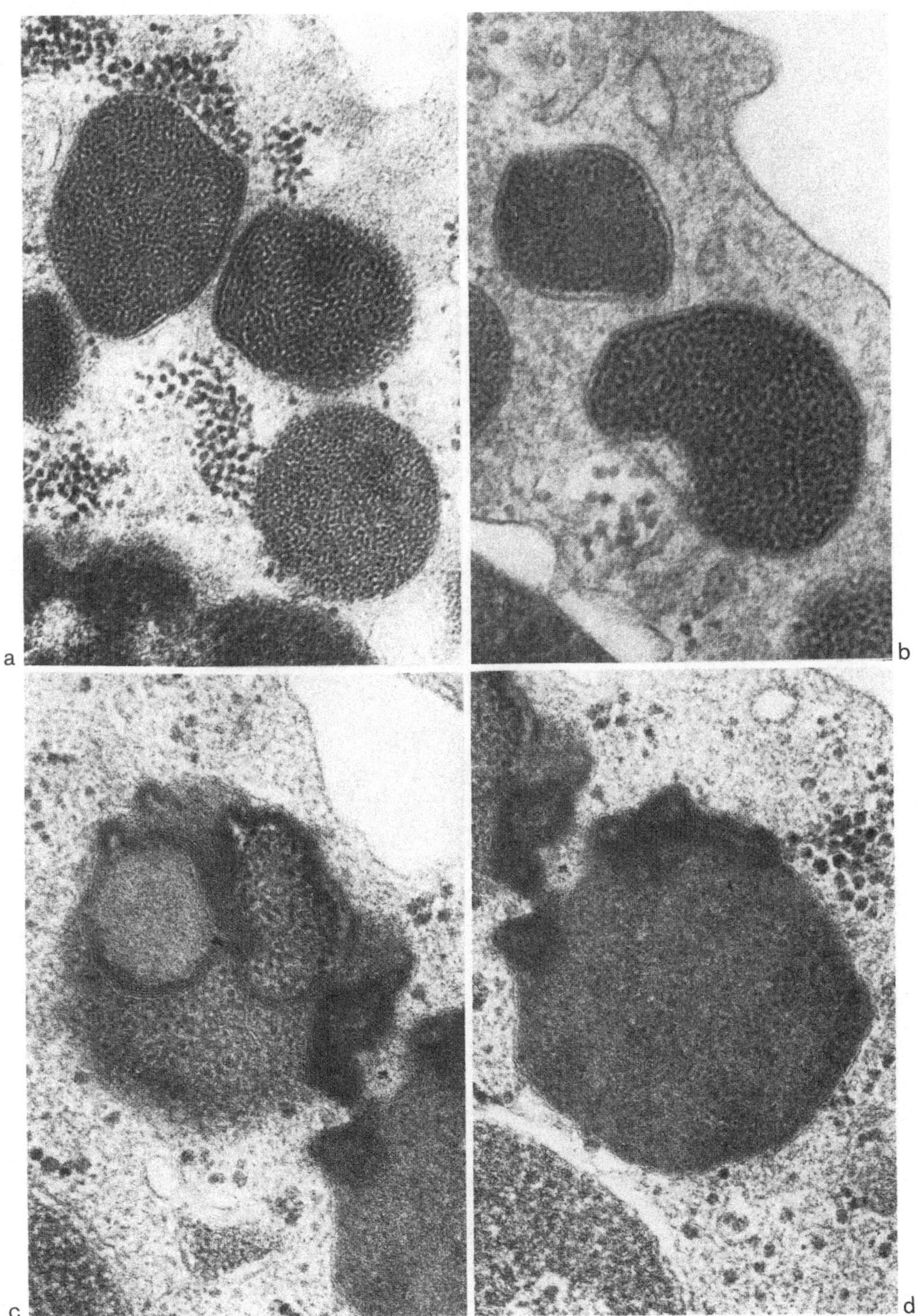

Abb. 58

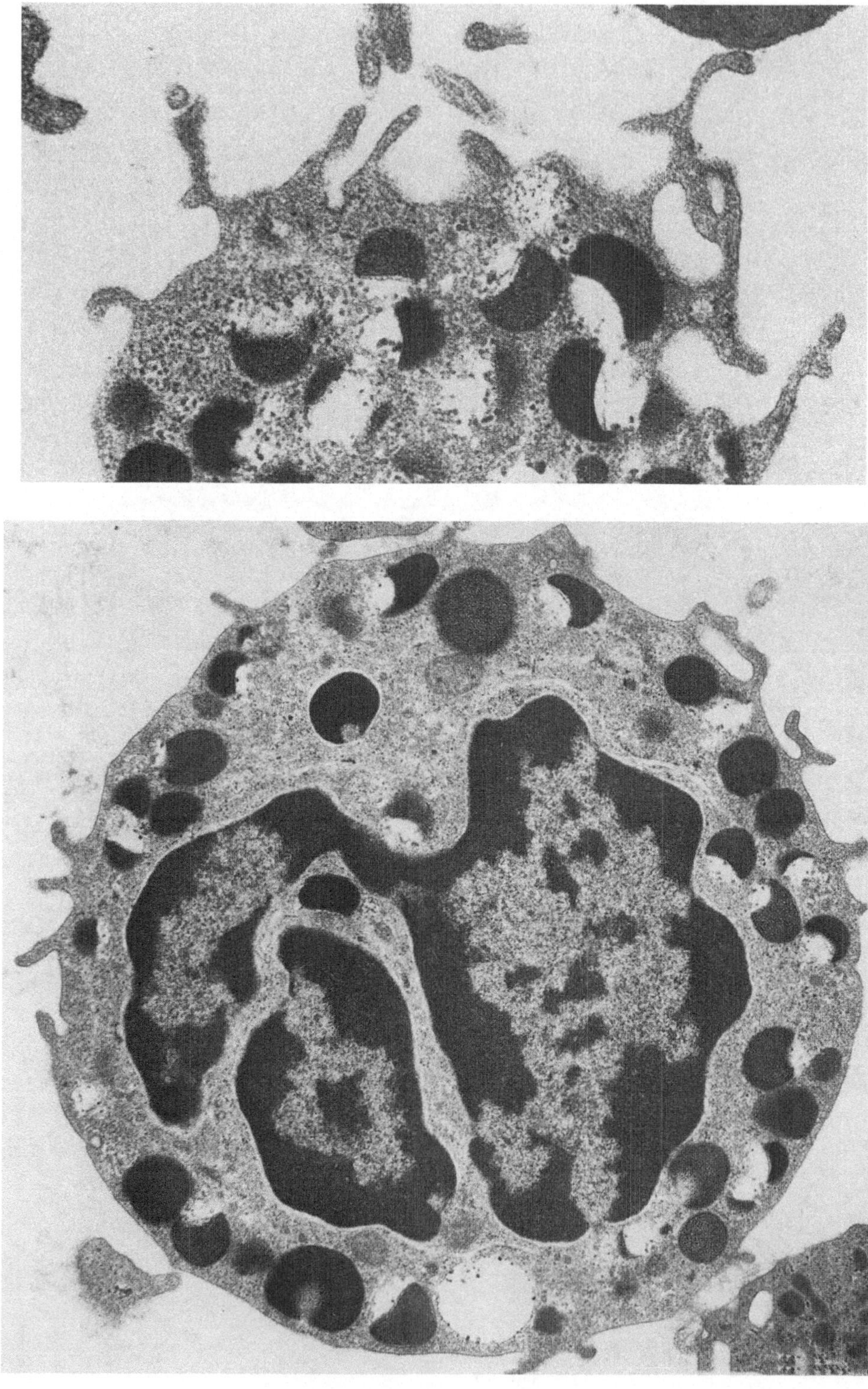

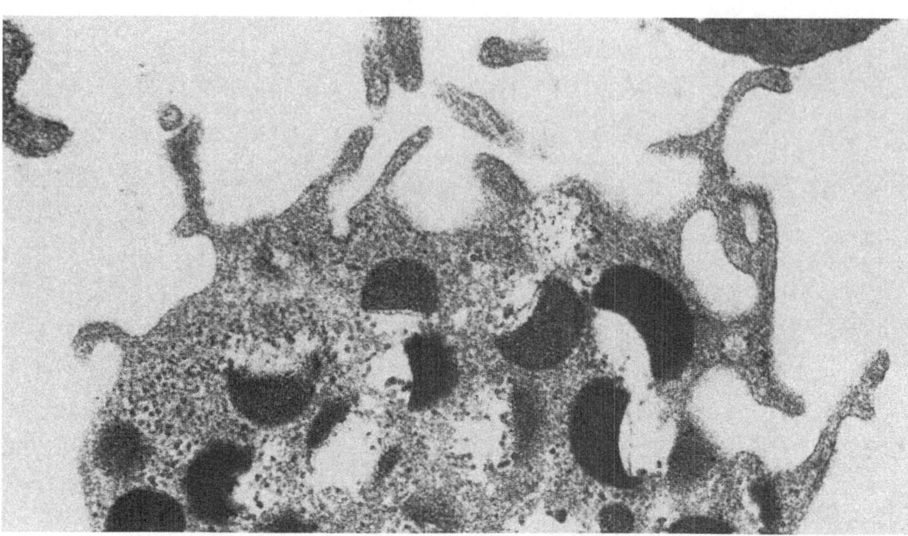

Abb. 59. (a) Menschlicher, peripherer Blutbasophiler. Beachte die Unterschiede in Größe und Struktur der Granula. Einige Granula scheinen zusammengefallen zu sein. Obgleich das ein Fixationsartefakt sein könnte, läßt es sich auch als eine physiologische Variation im Granulainhalt erklären. Links sind Kernporen zu sehen. 21 000fache, elektronenoptische Vergrößerung. (b) Ausschnitt eines menschlichen Basophilen, der die Oberflächenkonfiguration einiger Zellen mit kleinerem Durchmesser darstellt. Verschiedenartige Einfaltungen der Plasmamembran ähneln denen, die in Mastzellen nach der Degranulation gesehen werden. Das unterstützt die Annahme, daß ein ähnlicher Prozeß bei den Blutbasophilen auch vorkommt. 35000fache, elektronenoptische Vergrößerung. [D. Zucker Franklin, aus Sem. haematol. **5**, 109 (1968)]

d.h. eine dunkle Schale und eine zentrale Aufhellung (Abb. 44). Sie entsprechen damit den Glanzkörnern NÖLLERS (1952), sind sekundäre Lysosomen nach DE DUVE (1966). Die etwa gleich großen Granula oder primären Lysosomen der Basophilen sehen bei geeigneter Schichtdicke phasenpositiv oder grau aus und besitzen keine hervortretende Abgrenzung gegen die Umgebung (Abb. 38b, 49, 57c, 60, 61). In vielen Zellen nehmen im Verlaufe der Beobachtung, z.B. bei der Pinozytose und bei der Phagozytose, die sekundären Lysosomen zu. Das geschieht wegen ihrer lebhaften endozytotischen Vorgänge besonders häufig in den Monozyten (Abb. 35) und in ihren Vorstufen. Aus diesen Strukturen können sich Kristalle bilden. BOLL (1975) beobachtet das Entstehen und die Auflösung eines Kristalles in einem Histiozyten (Abb. 44) bei einer Histiozytose, BESSIS (1973) beschreibt Kristalle in Blutbasophilen.

e) Elektronenmikroskopie

Elektronenoptisch findet ZUCKER-FRANKLIN (1967, 1968) die basophilen Granula der Blutbasophilen rund, umgeben von einer Membraneinheit und angefüllt mit kleinen, runden, in jedem Granulum gleich großen Partikeln (Abb. 58). Die basophile Progranulation entsteht aus den Golgi-Lamellen (WETZEL, 1967) und aggregiert nach der Akkumulation von Heparin-Vorstufen mit basischem Protein aus dem endoplasmatischen Retikulum. Das granuläre Material wird durch Sulfurierung von Polysacchariden reorganisiert und schließlich durch maximale Ionenbindung zwischen Heparin und basischem Protein zu einem kompakten, homogenen Granulum umgebaut. Die Blutbasophilen enthalten außerdem einen kleinen Golgi-Körper, Zentriolen, Mitochondrien, Fibrillen, Mikrotubuli und oft Glykogen-Partikel im Zytoplasma (ZUCKER-FRANKLIN, 1967), nicht aber mehrere Arten von Granula (Abb. 59).

Nur wenige Granula enthalten Myelinfiguren (Abb. 58c), während die Granula der Mastzellen konzentrisch oder multizentrisch an Fingerabdrücke erinnernde Lamellensysteme im Inneren aufweisen (STOECKENIUS, 1956). Elektronenoptisch unterscheiden sich die polymorphen Granula der Mastzellen nicht nur von den runden, homogenen Granula der Blutbasophilen, sondern auch von den sekundären Lysosomen der phagozytierenden Retikulumzellen (BRAUNSTEINER, 1957a). Letztere sind je nach Art und Lyse des Phagosoms in ihrem Inhalt sehr polymorph. Die Struktur der basophilen Granula variiert, ebenso wie die der Mastzellgranula von Tierart zu Tierart (BESSIS, 1973); hier wurden nur die von Menschen beschrieben.

2. Die Proliferationskinetik der Blutbasophilen und der Gewebsmastzellen

Über die Proliferation der Blutbasophilen liegen wegen ihrer geringen Menge nur vereinzelte Untersuchungen vor (PETROVA, 1966 u.a.). Das gleiche gilt für die Proliferation der Gewebsmastzellen (GMZ), die wegen ihres ubiquitären Vorkommens im Gewebe genauso schwer zu erfassen ist. Die Transformation von Gewebsmastzellen aus Bindegewebszellen wird durch die Zugabe von verschiedenen Polysacchariden wie Heparin-Histamin-Komplexen, Dextran, Eisendextran oder Carboxymethylzellulose gefördert. SCHLEICHER (1968) meint wie ROHR (1960), daß die Gewebsmastzellen aus kleinen lymphoiden Retikulumzellen entstehen können.

Parwaresch (1971) hat mit einer Doppelfärbung mit Naphthyl-ASD-Chloracetat-Esterase und Toluidinblau die *Transformation von Blutbasophilen* aus Promyelozyten nachgewiesen. Phasenoptisch wurde beim Menschen die Transformation eines Promyelozyten in einen basophilen Myelozyten innerhalb von 6 Std von Boll (1973b) kinematographisch dokumentiert (Abb. 58). Weiterhin wurde die Entstehung von groben, phasenpositiven Granula in einem eosinophilen Myelozyten über 50 Std dokumentiert (Abb. 50) (Goethe, 1975). Auch gefärbt finden sich viele Myelozyten mit einer gemischten eosinophilen und basophilen Granulation, wobei allerdings die basophilen von Löffler (1975) entgegen der Filmdokumentation als Progranula angesehen werden. Da in beiden kinematographierten Zellen ein enger Oberflächenkontakt mit Erythrozyten stattgefunden hatte, bevor die wegen ihrer Größe und Phasenpositivität als basophil angesehenen Granula entstanden, drängt sich die Frage auf, ob der Kontakt mit den Mukopolysacchariden der Erythrozyten-Membran die Entstehung basophiler Granula induziert hat. Dieser Zusammenhang scheint bedeutsam im Hinblick auf die Regelmechanismen innerhalb der Granulozytopoese, nämlich welche Zellen neutrophile, welche eosinophile und welche basophile Granula ausbilden.

Je jünger die Blutbasophilen sind, desto stärker sind ihre Granula polymerisiert und desto höher ist ihr Gehalt an Sulfo- und Carboxylgruppen. Bei der Reifung, sprich Alterung werden die Granula saurer und werden bei immer niedrigerem pH mit Toluidinblau anfärbbar. Wird die Färbbarkeit bei höherem pH besser, muß eine partielle Degranulation oder eine Ausschwemmung von jüngeren Basophilen mit unreiferer Granulation angenommen werden (Lennert, 1970). Für letzteres spricht, daß Taichman (1971) nie eine extrazelluläre Degranulation sieht.

Ein interessantes Experiment zur *Entstehung von Gewebsmastzellen* wurde am Rattenlymphknoten von Thiede (1971) und Müller-Hermelink (1971) durchgeführt: Nach Behandlung der Ratten mit Kaninchen-Antiratten-Makrophagen-Serum bzw. Antithymozyten-Serum werden die Lymphknoten völlig frei von Gewebsmastzellen. Erst nach 3 Tagen bilden sich, elektronenmikroskopisch dargestellt, in kleinen Blasten erneut basophile Granula, die in 2 Tagen an Größe und Menge stark zunehmen. Die jungen Gewebsmastzellen ähneln zuerst emigrierten Monozyten bzw. kleinen Makrophagen. Eine Woche später sind voll ausgereifte Gewebsmastzellen nachweisbar, woraus die Autoren auf eine monozytogenetische Gewebsmastzellentstehung schließen. Schauer (1964) meint bei ähnlichen Versuchen mit der Zerstörung von Mastzellen durch die Substanz 48/80 eine Abschnürung neuer Mastzellen aus undifferenzierten Kapillarendothelien gesichert zu haben. Nach Combs (1965, 1966) entwickeln sich die Gewebsmastzellen bei der Ratte aus Stammzellen. Nach phasenoptischen Filmdokumentationen entstehen die Gewebsmastzellen sowohl aus Stammzellen wie aus der gesamten monozytär-histozytären Reihe (Boll, 1974a; Herzog, 1976).

Bei Gewebsmastzellen sieht Smith (1963) eine nur geringe Markierung mit ^{3}H-Thymidin und wenige Mitosen, während die Makrophagen, die Fibroblasten und andere Zellen stärker markiert sind, und schließt auf einen geringen Umsatz der Mastzellen. Nach Haas (1973) entstehen in mit Hydroxyurea zerstörtem Rattenknochenmark Mastzellen innerhalb von 4—10 Tagen. In diesen Versuchen nehmen die markierten Mastzellen ohne Mitosen zu, das bestätigt eine Transformation aus anderen Zellen. Der Markierungsindex liegt mit 88% sehr hoch und bleibt es über 6 Wochen, was wiederum auf einen geringen Umsatz dieses Zellsystems hinweist.

Nach phasenoptischen Langzeitbeobachtungen läßt sich nun vermuten (Boll, 1974a), daß alle aus dem Monozyten-Makrophagen-System hervorgegan-

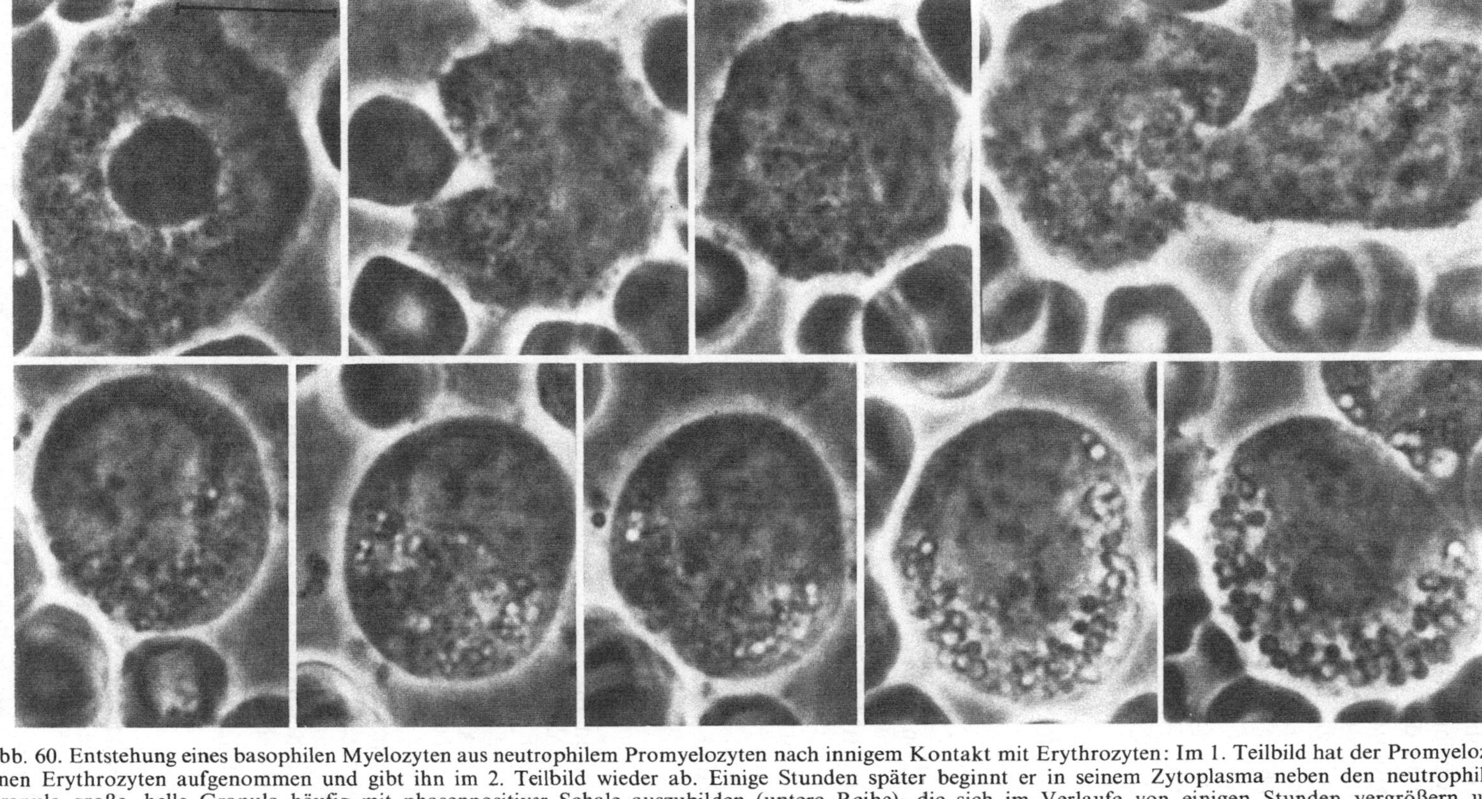

Abb. 60. Entstehung eines basophilen Myelozyten aus neutrophilem Promyelozyten nach innigem Kontakt mit Erythrozyten: Im 1. Teilbild hat der Promyelozyt einen Erythrozyten aufgenommen und gibt ihn im 2. Teilbild wieder ab. Einige Stunden später beginnt er in seinem Zytoplasma neben den neutrophilen Granula große, helle Granula häufig mit phasenpositiver Schale auszubilden (untere Reihe), die sich im Verlaufe von einigen Stunden vergrößern und stark vermehren, nun auch z.T. nur phasenpositiv sind. Beobachtungsdauer: 56 Std. Phasenkontrast-Filmdokumentation auf 16 mm Negativ-Film (aus menschlichem Knochenmark) — 10 μm. [Aus I. Boll u. Ch. Aust: Erythrophagocytose. Hämolyse — hämolytische Erkrankungen 11, 41 (1973)]

genen basophil granulierten Zellen zu den Gewebsmastzellen gehören. Sie können sowohl in den hämatopoetischen Geweben wie im Knochenmark und in den lymphatischen Organen aus den monopoetischen Vorstufen, den Monoblasten und den Promonozyten, als auch im Blut und ubiquitär im Gewebe aus den Monozyten, den Histiozyten und den Makrophagen entstehen. Die Transformation von allen Entwicklungsstufen des monopoetisch-histiozytären Systems zu grob granulierten Zellen konnte phasenoptisch dargestellt werden (BOLL, 1974a; HERZOG, 1976). Ob alle groben, phasenpositiven Granula gefärbt den basophilen, metachromatischen entsprechen, muß allerdings dahingestellt bleiben, da sie phasenoptisch nicht immer mit Sicherheit von den sekundären Lysosomen abgegrenzt werden können. Entstehen die großen homogenen Granula jedoch in neutrophilen Vorstufen (Abb. 59, S. 304, 60), reifen die Zellen zu Blutbasophilen aus (PARWARESCH, 1971).

3. Funktion der Blutbasophilen und der Gewebsmastzellen

a) Lokomotion

Die Lokomotion der basophilen geht in derselben Weise wie die der neutrophilen Segmentkernigen vonstatten. Die Wanderungsgeschwindigkeit der reifen Blutbasophilen ist jedoch langsamer, nach SHIBATA (1966) 12 µm/min.

Obgleich die Mastzelle im Bindegewebe entsteht, ist sie amöboid fortbeweglich (MAXIMOW, 1906). Sie zeigt ihre breiten, undulierenden Membranen wechselweise an allen Seiten. Ihre Wanderungsgeschwindigkeit beträgt, an 7 Zellen gemessen, 4,8 (2–15) µm/min, dieselbe mittlere Geschwindigkeit, die für Monozyten und monozytäre Präkursoren ermittelt wird (HERZOG, 1976).

b) Chemotaxis

Außer den für Neutrophile chemotaktischen Substanzen (KAY, 1972) werden Blutbasophile ins Gewebe gelockt durch Antikörper (BOETTCHER, 1973), Immunglobulin E (ISHIZAKA, 1973), Vakzine und Immunseren, Pollenextrakte (HASTIE, 1971; WILSON, 1971), Schlangengifte, Wurmextrakte (FERNEX,,1967, 1968) u.a.

Eine Anhäufung von Basophilen im Entzündungsgebiet ist schon lange bekannt (MAXIMOW, 1905). Werden Meerschweinchen jedoch nicht mit Pockenvirus allein, sondern mit Virus in komplettem Freundschen Adjuvans behandelt, entsteht in der Haut eine Reaktion von zahlreichen mononukleären Zellen und nur wenigen Basophilen (DVORAK, 1971). Bei der lokalen Reaktion auf Tuberkulin erscheinen nach DESAGA (1970) Blutbasophile, nicht aber Gewebsmastzellen. Die intradermale Reaktion auf Phytohämagglutinin ist mit einer Verminderung der Gewebsmastzellen und mit einer Vermehrung von „Blasten" verbunden (ASTALDI, 1969).

c) Endozytose

Der Blutbasophile und die Gewebsmastzelle können phagozytieren und pinozytieren. Die *Phagozytose* eines intakten Erythrozyten mit nachfolgender Hämolyse und vollständiger Lyse des Phagosoms wurde in einem Blutbasophilen kinematographisch dokumentiert (Abb. 38b, BOLL, 1971). Die Erythrozytenphagozytose bei Gewebsmastzellen bildet BURKHARDT (1970) mehrfach ab.

d) Degranulation

Wichtiger jedoch ist die Eigenschaft der Blutbasophilen und der Mastzellen, chemische Substanzen aus ihren Granula freizusetzen, weswegen sie als einzellige Drüsen bezeichnet werden.

Die Freisetzung von Histamin, Heparin, Serotonin u.a. wird gefördert durch die Substanz 48/80, IgE u.a. Antikörpern und auch durch Histamin, Heparin und Serotonin (SELYE, 1966; GUDOWSKI, 1967; SOFTIC, 1968, GOLDMAN, 1973). Die eigenen Hormone können also eine weitere Freisetzung im Sinne einer Kettenreaktion bewirken, ein fatales Geschehen beim Schock (s. Kap. III 2b). Außerdem rufen sie eine Blutbasophilie hervor, wahrscheinlich durch Entleerung aus dem marginalen Speicher. Gestört wird die Degranulation der Mastzellen durch ε-Aminokapronsäure (FRICK, 1967), durch Antihistaminika (BRAUNSTEINER, 1957a) und durch Glukokortikoide wegen ihres Membran-stabilisierenden Effektes (ARCHER, 1970).

Die Abgabe von grober Granulation zusammen mit Zytoplasmateilen bei den Basophilen ist als *merokrine Sekretion* zu beobachten (Abb. 61). POLICARD (1959) beschreibt beim Ratten-Mastocytom wandernde Gewebsmastzellen und ihre *Degranulation* durch Zellruptur mit Abgabe der Granula in kleinen Gruppen, so wie wir es auch beim Menschen beobachten (BOLL, 1966). LENNERT (1970) und PATTERSON (1972) zweifeln eine extrazelluläre Extrusion einzelner Granula an, wie sie allerdings von ORFANOS (1966) und CHAN (1974) elektronenoptisch dargestellt wird, und nehmen an, daß die Basophilen intrazellulär degranulieren und die Inhaltsstoffe dann durch die Zellmembran abgeben (Abb. 38b, 59b). Die Lähmung der kontraktilen Mikrofilamente der Zelle durch Colchicin und andere Spindelgifte verhindert die Abgabe von Histamin aus den Mastzellen (ORR, 1972).

Mit der Degranulation im Basophilen- und Gewebsmastzellen-System — schon durch lokale Ischämie auslösbar — geht also die Ausschüttung von kreislaufregulierenden Substanzen einher. Der Plasma-Histamin-Spiegel korreliert mit der Anzahl der Blutbasophilen beim Gesunden wie bei myeloischen Leukämien (KUNSKE, 1971; SUZUKI, 1971). Die Gewebshormone sind sowohl an der lokalen, akuten und chronischen Entzündung (MAXIMOW, 1905), als auch an der Regulation des Fettstoffwechsels und des Gerinnungssystems maßgeblich beteiligt. Der Kläreffekt des Heparins auf lipämisches Blut ist bekannt. Der Serum-Fettspiegel korreliert mit dem Auftreten von Basophilen sowohl nach einmaliger Belastung (ZÖLLNER, 1968), als auch bei chronischer Hyperlipidämie (LENNERT, 1970).

Bei Alveolarhypoxie wird Histamin aus den Mastzellen, die perivaskulär an den Lungenarteriolen vorkommen (HAAS, 1972), abgegeben, und damit die Bronchospastik ausgelöst.

Eine lokale Schädigung des Gewebes durch akute Entzündungsreize, z.B. eine Reaktion von eingedrungenen Antigenen mit Antikörpern oder auf Eiklar, Senföl, Staphylokokken, Streptolysin, Substanz 48/80 u.a. führen zur Vermehrung von Mastzellen und Blutbasophilen und zur Freisetzung von Histamin, Heparin und Enzymen. Durch die Histamin-Decarboxylase der Mastzellen wird Histamin von Peptiden abgespalten. Durch die Bildung von Kininen aus Kallikrein beginnt die Gewebsreaktion mit Zunahme der Gefäßpermeabilität, Ödem und Einwanderung von Eosinophilen. Das Rebucksche Hautfenster eignet sich nur bedingt für die Untersuchung von Basophilen (1963), da sie nur bei allergischen Entzündungen vermehrt darin vorkommen.

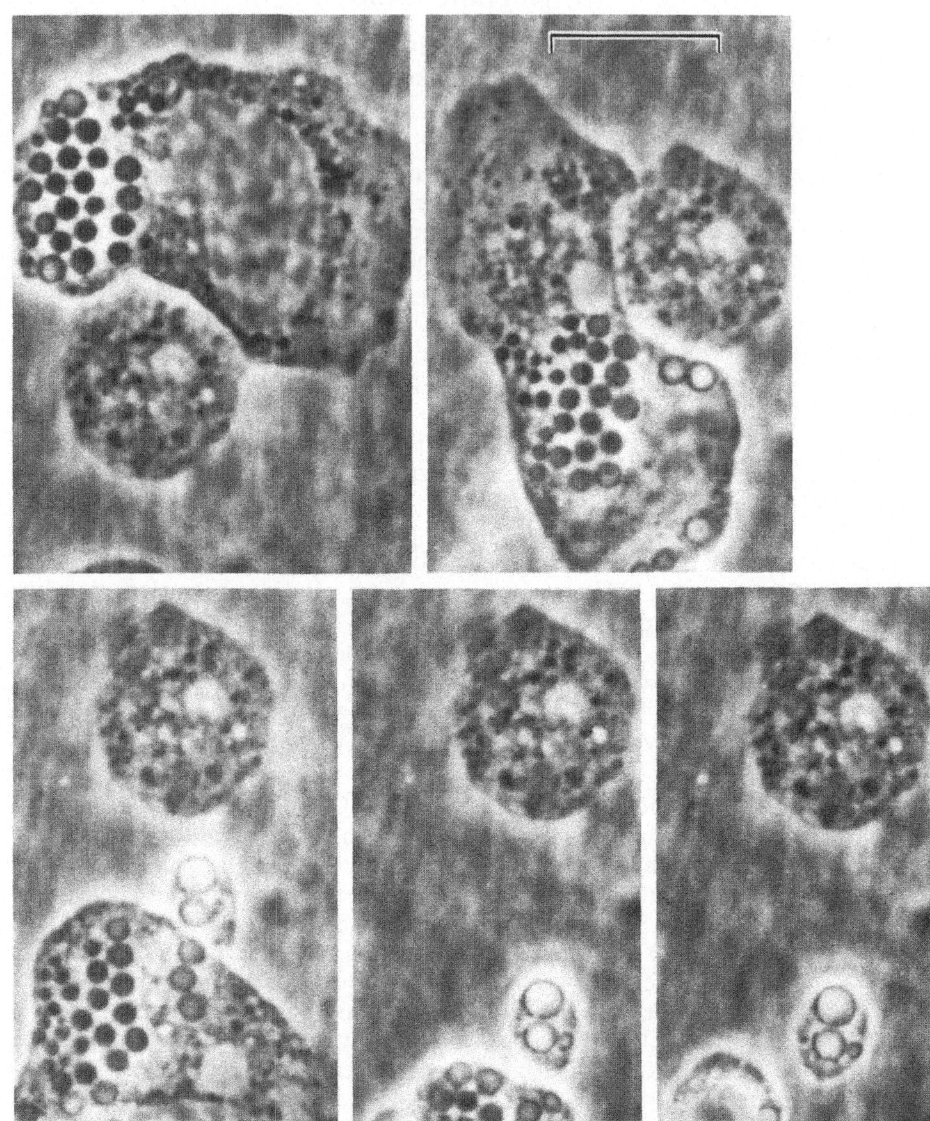

Abb. 61. Wandernder, basophiler Myelozyt mit der Zytokinese eines Zytoplasmabezirkes, der mehrere basophile Granula und keine Kernteile enthält=merokrine Sekretion oder Degranulation. 1. Der Myelozyt hat seine basophilen Granula im Frontteil versammelt und wandert um ein degeneratives Zellstück nach links herum, im 2. Teilbild nach unten, wobei nun der Kern in der Vorderseite der Zelle liegt. Im 3. Teilbild findet sich der basophile Myelozyt nur noch teilweise im Gesichtsfeld und hat eine gewisse Entfernung von dem als Fixpunkt vorhandenen degenerativen Zellteil gewonnen. An seiner Rückseite hat er den Zytoplasmabezirk mit 4—5 verschieden großen Granula abgesondert, der im 4. und 5. Teilbild unabhängig von der Zelle im Medium liegengeblieben ist. Beobachtungsdauer: 12 Std. Phasenkontrast-Filmdokumentation auf 16 mm Negativ-Film, 100fache Ölimmersion, ⊢⊣ 10 µm. [Aus BOLL, I.: Ärztl. Forsch. **22**, 264 (1968)]

Das Immunglobulin E hat eine besondere Beziehung zu den Blutbasophilen (HUBSCHER, 1971), denn mit IgE reagierende Rezeptoren lassen sich auf der Membran menschlicher Basophiler durch Rosettenbildung von Allergen-beladenen Erythrozyten nachweisen (WILSON, 1971). In Hautreizblasen weist KIMURA (1973 a, b) bei Allergikern vermehrt basophile Zellen nach, mit einer Zunahme des Serum-IgE.

Die Häufung von Gewebsmastzellen in der Magenschleimhaut wird mit der Säuresekretion durch deren Histaminfreisetzung in Zusammenhang gebracht (SELYE, 1965). Die Gewebsmastzellen nehmen wahrscheinlich auch am Knochenaufbau teil, da sie Hyaluronsäure und Chondroitinschwefelsäure absondern können und am Periost gehäuft vorkommen. Es drängt sich hier die Frage auf, ob alle lichtmikroskopisch mit großen Granula ausgestatteten Zellen die verschiedenen Substanzen gleichzeitig enthalten und sezernieren, oder ob die Mastzellen einmal diesen und dann jenen Stoff produzieren und speichern, insbesondere da solche Granula auch durch Zugabe von Dextran u.a. zum Kulturmedium in vitro induziert werden können.

4. Die Regulation der Blutbasophilen und der Gewebsmastzellen

Im Differentialblutbild finden sich $0-1{,}5\%$ Blutbasophile, bei Kindern bis zu 2%, bei der Absolutzählung 25 $(0-50)/\mu l$. Die Basophilenzahl im Knochenmark übertrifft die im Blut nach den quantitativen Zahlen von BOLL (1970 b) zehnmal.

Zwischen dem eosinophilen und basophilen System besteht eine enge Beziehung (DESAGA, 1970). Die Eosinophilie im Blut geht mit einer Mastzell-Hyperplasie einher (FERNEX, 1968). Bei der Tuberkulin-Reaktion in der Haut vermehren sich zuerst die Eosinophilen und erst nachdem sie wieder völlig verschwunden sind, vermehren sich die Basophilen dauerhaft. Andererseits wirkt das von den Basophilen produzierte Histamin eosinotaktisch (SELYE, 1965). Im Blut finden sich gemeinsame Reaktionen beider Zellreihen sowohl als Basopenie mit Eosinopenie, als auch eine Basophilie mit Eosinophilie, z.B. bei allen allergischen Zuständen, Urticaria pigmentosa u.a. (PETROWA, 1966).

Sterile Herniotomien rufen eine kurzfristige signifikante Änderung der Eosinophilen- und Basophilenzahl im peripheren Blut hervor, die nach einem Tag noch nicht wieder ausgeglichen ist (LENNERT, 1965).

Tageszeitabhängige Schwankungen treten wie bei den Eosinophilen auf. Veränderungen mit dem Lebensalter sind bei Basophilen nicht bekannt. Während der Schwangerschaft wird eine Basopenie beobachtet, außerdem kommt es zur Fluktuation der Basophilenzahl innerhalb des Menstruationszyklus.

a) Verminderung der Blutbasophilen

Eine Verminderung der Blutbasophilen kommt bei Hyperthyreose, M. Cushing, bei Verabreichung von ACTH, Glukokortikoiden, Colchicin und durch das Gift der Klapperschlange u.a. vor (BRAUNSTEINER, 1963; SELYE, 1965). Histaminliberatoren wie die Substanz 48/80 verursachen auch in vivo eine Basopenie. Der Mastzellgehalt im Myokard ist mit der Koronarsklerose und dem Infarkt negativ korreliert (FERNEX, 1967).

b) Vermehrung der Blutbasophilen

Eine Vermehrung der Blutbasophilen findet sich beim Myxödem, bei der Hyperlipämie, bei allen Allergien und bei Wurminfektionen, insbesondere Filariosis
und Schistosomiasis, infolge des durch die Parasiten hervorgerufenen Gewebszer-
falls (Fernex, 1967).

c) Vermehrung der Gewebsmastzellen

Die maligne Gewebsmastzellhyperplasie, die *Urticaria pigmentosa*, geht oft mit
einer Blutbasophilie einher; manchmal kommt es sogar zur Basophilen-Leuk-
ämie. Das spricht für einen engen Zusammenhang dieser beiden Systeme, obgleich morphologische Unterschiede, insbesondere in der elektronenmikroskopischen Granulastruktur, vorhanden sind (Abb. 59). Blut- wie Gewebsbasophile
enthalten metachromatische, basophile Granula mit Heparin, Histamin u.a. Die
beiden Systeme werden gleichermaßen durch Mastzellentlader, anaphylaktische
Reaktionen, Streß sowie Glukokortikoide beeinflußt. Beide Zellarten sind zur
Fortbewegung und zur Mitose fähig. Im Tierreich überwiegen entweder die
Blutbasophilen oder die Mastzellen (Speirs, 1955).

Literatur

Abercrombie, M.: The locomotory behaviour of cells. In: Cells and tissues in culture: methods,
     biology and physiology, Vol. 1, p. 177. New York: Willmer 1965.
Abercrombie, M.: Contact Inhibition: The Phenomenon and Its Biological Implication. Nat. Cancer
     Inst. Monogr. 26, 249 (1967).
Abercrombie, M., Ambrose, E.J.: The surface properties of cancer cells. A Review. Cancer Res.
     22, 525 (1962).
Ackerman, G.A.: Cytochemical Properties of the Blood Basophilic Granulocyte. Ann. N.Y. Acad.
     Sci. 103, 376 (1963).
Ackerman, G.A.: Histochemical Differentiation During Neutrophil Development and Maturation.
     Ann. N.Y. Acad. Sci. 113, 537 (1964).
Ackerman, G.A.: The human Neutrophilic Myelocyte. Z. Zellforsch. 121, 153 (1971).
Ackerman, G.A., Bellios, N.C.: Morphology of living Blood and Bone Marrow Cells. Blood
     10, 3 (1955a).
Ackerman, G.A., Bellios, N.C.: Blood and Bone Marrow from Various Hematologic Dyserasias.
     Blood 10, 1183 (1955b).
Ackerman, G.A., Clark, M.A.: Ultrastructural Localization of Peroxidase Activity in Human
     Basophil Leukocytes. Acta haemat. (Basel) 45, 280 (1971).
Adell, R., Skalak, R., Branemark, P.I.: A preliminary study of rheology of granulocytes. Blut
     21, 91 (1970).
Ahlborg, B.: Leukocytes in blood during prolonged physical exercise. Försvarsmedicin 3, 36
     (1967).
Ahlborg, B., Ahlborg, G.: Exercise leukocytosis with and without betaadrenergic blockade. Acta
     med. scand. 187, 241 (1970).
Albrecht, M.: Studien über die Leukocytenbewegung und deren Beeinflußbarkeit in vitro. Dtsch.
     med. Wschr. 79, 1431 (1954).
Albrecht, M.: Untersuchungen über die mitosehemmende Wirkung von Demecolcin auf mensch-
     liches Knochenmark in vitro. Acta haemat. (Basel) 13, 8 (1955).
Alexander, P., jr., Monette, F.C., LoBue, J.: Mechanisms of leukocyte production and release.
     X. Eosinophil proliferation in rats of different ages. Scand. J. Haemat. 6, 319 (1969).
Aleksandrowicz, J., Gaertner, H., Urbanczyk, J.: Metabolism of Blood Cells and their Precur-
     son. In: Szirmai, E.: Nuclear Hematology, p. 193. New York: Academic Press; 1965.
Alexanian, R., Donohue, D.M.: Neutrophilic granulocyte kinetics in normal man. J. appl. Physiol.
     20, 803 (1965).
Alexanian, R., Porteous, D.D., Lajtha, L.G.: Stem-cell kinetics after irradiation. Int. J. Radiat.
     Biol. 7, 87 (1963).
Allan, R.N., South, A.M.K.: A sex difference in the leukocyte count. J. clin. Path. 21, 691
     (1968).

AMBROSE, E.J.: Possible mechanism of the transfer of information between small groups of cells. In: Cell Differentiation. A Ciba Foundation Sympos. 1967, p. 101.

AMBROSE, E.J.: Liquid Crystalline Phenomena at the Cell Surface. Symp. Faraday Society 5, 175 (1971).

ANGHELESCU, M., PRODAN, I., COSTEA, G.: Sternal marrow changes in progressive scleroderma. Hautarzt 22, 307 (1971).

ARCHER, R.K.: The eosinophils leucocytes. Blackwell Sci. Publ. édit. Oxford, p. 205 (1963).

ARCHER, R.K.: Regulatory Mechanisms in Eosinophil Leukocyte Production, Release, and Distribution. In: GORDON, A.S.: Regulation of Hematopoiesis, Vol. 2, p. 917. New York: Appleton-Century-Crofts 1970.

ARCHER, G.T., NELSON, M., JOHNSTON, J.: Eosinophil granule lysis in vitro induced by soluble antigen antibody complexes. Immunology 17, 777 (1969).

ARENTH, J.: Die weißen Blutkörperchen und die Reticulumzellen. Arch. Gynäk. 1904, 74.

ARNETH, J.: Untersuchungen über Infektleukocytose. Z. klin. Med. 57, 288 (1905).

ARNOLD, O.: Über die Wirkung des synthetischen Brunststoffes Diäthylstilböstrol auf das Knochenmark und Blut des Hundes. Klin. Wschr. 18, 891 (1939).

ASTALDI, G.: Differentiation, Proliferation and Maturation of Haemopoietic Cells Studied in Tissue Culture. In: A Ciba Foundation Symposium on Haemopoiesis, p. 99. London: J. u. A. Churchill LTP 1960.

ASTALDI, G., GENOVA, R., KRČ, J., KRČOVA, V., CURTONI, E., TAVERNA, P.L.: On the behaviour of tissue mast cells in biopsy specimens of skin reaction to intradermal injections of phytohemagglutinin. Boll. Ist. sieroter. milan. 48, 470 (1969).

ASTALDI, G., MAURI, C.: La resistenza dell'attività proliferativa delle cellule midollari. Studio di un "Test Statmocinetico". Haematologica 33, 13 (1949).

ASTALDI, G., STROSSELLI, E.: Zytochemie der Leukocytengranulation bei seltenen Blutkrankheiten. In: MERKER, H.: Zyto- und Histochemie in der Haematologie. 9. Freiburger Symposion. Ste. 467. Berlin-Göttingen-Heidelberg: Springer 1963.

ATHENS, J.W.: Granulocyte kinetics in health and disease. In: PERRY, S.: Human Tumor Cell Kinetics, p. 135. National Cancer Institute Monograph Vol. 30, 1969.

ATHENS, J.W., HAAB, O.P., RAAB, S.O., BOGGS, D.R., ASHENBRUCKER, H., CARTWRIGHT, G.E., WINTROBE, M.M.: Leukokinetic Studies. XI. Blood Granulocyte Kinetics in Polycythemia Vera, Infection, and Myelofibrosis. J. clin. Invest. 44, 778 (1965).

ATHENS, J.W., HAAB, O.P., RAAB, S.O., MAUER, A.M., ASHENBRUCKER, H., CARTWRIGHT, G.E., WINTROBE, M.M.: Leukokinetic Studies. IV. The total blood, circulating, and marginal granulocyte pools and the granulocyte turnover rate in normal subjects. J. clin. Invest. 40, 989 (1961).

ATHENS, J.W., MAUER, A.M., ASHENBRUCKER, H., CARTWRIGHT, G.E., WINTROBE, M.: Leukokinetic Studies. I. A Method for Labeling Leukocytes with Diisopropylfluorophosphate (DFP^{32}). Blood 14, 303 (1959).

ATKINS, E.: Pathogenesis of Fever. Physiol. Rev. 40, 580 (1960).

AUST, C., BOLL, I.: Entwicklung von Di Guglielmo-Syndromen aus chronischen myeloischen Leukämien. Blut 28, 245 (1974).

BABIOR, B.M., KIPNES, R.S., CURNUTTE, J.T.: Biological defense mechanisms: the production by leukocytes of superoxide, a potential bactericidal agent. J. clin. Invest. 52, 741 (1973).

BAEHNER, R.L., JOHNSTON, R.B., JR.: Metabolic and bactericidal activities of human eosionphils. Brit. J. Haemat. 20, 277 (1971).

BAEHNER, R.L., NATHAN, D.G.: Quantitative nitroblue tetrazolium test in chronic granulomatous disease. New Engl. J. Med. 278, 971 (1968).

BAINTON, D.F.: Sequential degranulation of the two types of polymorphonuclear leukocyte granules during phagocytosis of microorganisms. J. Cell Biol. 58, 249 (1973).

BAINTON, D.F., FARQUHAR, M.G.: Origin of granules in polymorphonuclear leukocytes. Two types derived from opposite faces of the Golgi-complex in developing granulocytes. J. Cell Biol. 28, 277 (1966).

BAINTON, D.F., FARQUHAR, M.G.: Differences in enzyme content of azurophil and specific granules of polymorphonuclear leukocytes. J. Cell Biol. 39, 286 (1968).

BAINTON, D.F., FARQUHAR, M.G.: Differences in enzyme content of azurophil and specific granules of polymorphonuclear leukocytes. J. Cell Biol. 39, 299 (1968).

BAINTON, D.F., FARQUHAR, M.G.: Segregation and pachaging of granule enzymes in eosinophilic leukocytes. J. Cell Biol. 45, 54 (1970).

BALÁZS, A., BLASZSEK, I., RAPPEY, G., BACSY, E.: Elektrocytochemical Investigation of Activity and Localization of Several Enzymes in Differentiating Myeloid Cells. Acta. biol. Acad. Sci. hung. 23, 389 (1972).

BALÁZS, A., RAPPAY, G.: Cytological study on the loss of dividing ability in renewal cell populations. Exp. Geront. 3, 1 (1968).

BALÁZS, A., RAPPAY, G.: DNA Dynamics in Rat Granulopoiesis studied by Cytophotometry. Nature 217, 166 (1968).

Barat, N., De Boisfleury, A.: Étude de dissérents parmètres intervenant dans le nécrotactisme des granulocytes après destruction d'une cellule par faisceau laser. Nouv. Rev. franç. Hemat. **10**, 739 (1970).

Bargmann, W., Knoop, A.: Über das elektronenmikroskopische Bild des eosinophilen Granulozyten. Z. Zellforsch. **44**, 282 (1956).

Barnes, D.W.H., Breckon, G., Ford, C.E., Micklem, H.S., Ogden, D.A.: Fate of lymphoid cells injected into lethally irradiated mice: Further experiments. In: Yoffey, J.M.: The lymphocyte in immunology and haemopoiesis, p. 207. London: Arnold 1967.

Barta, I.: Über die Tätigkeit des leukopoetischen Systems bei Infektionskrankheiten (Untersuchungen mittels Sternalpunktion). Folia haemat. (Basel) **47**, 287 (1933).

Battaglia, S.: Zur Amyloidgenese. Klin. Wschr. **39**, 795 (1961).

Baudisch, W., Beckmann, A., Blank, I., Jenssen, H.-L.: Klebrigkeit und Migrationsverhalten der Leukocyten unter Einwirkung von Stoffwechselhemmstoffen. Acta biol. med. germ. **23**, 265 (1969).

Bauer, R.: Die Strahlenhämatologie in Vergangenheit und Gegenwart. Strahlentherapie **136**, 387 (1968).

Baum, J., Mowat, A.G., Kirk, J.A.: A simplified method for the measurement of chemotaxis of polymorphonuclear leukocytes from human Blood. J. Lab. clin. Med. **77**, 501 (1971).

Beaver, M.H., Wostmann, B.S.: Histamine and 5-Hydroxytryptamine in the intestinal tract of germ-free animals, animals harrouring one microbial species and conventional animals. Brit. J. Pharmacol. **19**, 385 (1962).

Becker, Hj., Munder, G., Fischer, H.: Über den Leukocytenstoffwechsel bei der Phagocytose. Hoppe-Seylers Z. physiol. Chem. **313**, 266 (1958).

Becker, J., Thom, H.-J.: Einige Ergebnisse der experimentellen Strahlenhämatologie (Untersuchungen mit 15 MeV-Elektronen an Ratten). Radiobiol. Radiother. **1**, 112 (1960).

Beckmann, A.: Vergleichende Untersuchungen über die Phagozytoseaktivität von Blut- und Exsudatleukozyten. 8. Kongr. d. Europ. Ges. f. Haematol., Wien 1961.

Beeson, P.B.: Tolerance to bacterial pyrogens. I. Factors influencing its development. J. exp. Med. **86**, 29 (1947a).

Beeson, P.B.: Tolerance to bacterial pyrogens. II. Role of the reticulo-endothelial system. J. exp. Med. **86**, 39 (1947b).

Begemann, H., Hemmerle, W.: Die Mitosetätigkeit des menschlichen Knochenmarks und ihre Beeinflussung durch cytostatische Substanzen. Klin. Wschr. **27**, 530 (1949).

Begemann, H., Rastetter, H., Fink, U.: Zur Klassifizierung der Lymphozyten. Med. Klin. **58**, 706 (1963).

Begemann, H., Rastetter, J.: Atlas der klinischen Hämatologie. Berlin-Heidelberg-New York: Springer 1972.

Beickert, A.: Das Lupus Erythematodes-Phänomen und die antinukleären Faktoren. Jena: VEB Gustav Fischer 1963.

Beissel, A.: Optische und histochemische Untersuchungen an Glanzkörnern in kultivierten Knochenmarkzellen Phytohaemagglutinin-stimulierten Lymphocyten. Diss. Berlin 1969.

Belcher, R.W., Carney, F.J., Monahan, F.G.: An electron microscopic study of phagocytosis of Candida Albicans by polymorphonuclear leukocytes. Lab. Invest. **29**, 620 (1973).

Bell, M.L., Clay, R.C., Howe, C.W., Rutenberg, A.M.: Antibacterial properties of human inflammatory leukocytes: A comparsion with leukocytes derived from peripheral blood. Res. (N.Y.) **11**, 167 (1972).

Benestad, H.B., Rytömaa, T., Kiviniemi, K.: The cell specific effect of the granulocyte chalone demonstrated with the diffusion chamber technique. Cell. Tiss. Kinet. **6**, 147 (1973).

Bennet, I.L., jr., Cluff, E.L.: Bacterial Pyrogens. Pharmacol. Rev. **9**, 427 (1957).

Bennet, M., Cudkowicz, G.: Hematopoietic progenitor cells of the mouse incapable of self-replication. Proc. Soc. exp. Biol. (N.Y.) **129**, 99 (1968).

Bensch, K.G., Simbonis, S., Hill, R.B., jr., King, D.W.: Phagocytosis and Cell Division. Nature **183**, 476 (1959).

Berghoff, A., Glatzel, H.: Zur Frage einer Beteiligung der Leukocyten am Transport resorbierter Nahrungsfette. Med. Welt (Stuttg.) **19**, 1114 (1968).

Bergsmann, O.: Asymmetrische Leukocytenbefunde bei Lungentuberkulose. Wien. Klin. Wschr. **37**, 618 (1965).

Bertalanffy, F.D.: Tritiated Thymidine versus Colchicine Technique in the Study of Cell Population Cytodynamics. Lab. Invest. **13**, 871 (1964).

Bessis, M.: Living blood cells and their ultrastructure. Berlin-Heidelberg-New York: Springer 1973.

Bessis, M., Tabuis, J.: Action cytologique des sérums anti-leucocytes et anti-plaquettes. Rev. Hémat. **9**, 127 (1954).

Bessis, M., De Boisfleury, A.: Les mouvements des leucocytes étudiés au microscope électronique a balayage. Rev. Hémat. **11**, 377 (1971).

BIERMAN, H.R.: Some principles underlying the pathological physiology of the leukemias in man. Proc. 2nd Nat. Cancer Conf. 1952, p. 516.
BIERMAN, H.R.: Characteristic of leukopoietin G in animals and man. Ann. N.Y. Acad. Sci. 113, 753 (1964).
BIERMAN, H.R., HOOD, J.E.: Study of a Granulopoietin from Endotoxin-Stimulated Mouse Plasma. Brit. J. Haemat. 22, 145 (1972).
BIERMAN, H.R., HOOD, J., MATLOCK, M.: Stimulation and maturation properties of leukopoietins. XII. Congr. Intern. Soc. Hemat. New York 1968, p. 32.
BIERMAN, H.R., KELLY, K.H., BYRON, R.L., JR., MARSHALL, G.J.: Leucopheresis in Man. I. Haematological Observations Following Leucocyte Withdrawal in Patients with Non-Haematological. Disorders. Brit. J. Haemat. 7, 51 (1961).
BIERMAN, H.R., KELLY, K.H., MARSHALL, G.J., BALUDA, M.A., CORDES, F.L.: The production and destruction of granulocytes in normal and leukemic man. Ann. N.Y. Acad. Sci. 77, 417 (1959).
BIERMAN, H.R., MARSHALL, G.J., MAEKAWA, T., KELLY, K.H.: Granulocytic Activity of Human Plasma: I. Acta haemat. (Basel) 27, 217 (1962).
BISHOP, C.R., ATHENS, J.W.: Studies of Granulocytopoiesis in Abnormal Conditions. In: Haematopoietic Cellular Proliferation, p. 229. New York and London: Grune and Stratton 1970.
BISHOP, C.R., ATHENS, J.W., BOGGS, D.R., WARNER, H.R., CARTWRIGHT, G.E., WINTROBE, M.M.: XIII. A non-steady-state kinetic evulation of the mechanism of cortisone-induced granulocytosis. J. clin. Invest. 47, 249 (1968).
BJORNSON, A.B., MICHAEL, J.G.: Factors in normal human serum that promote bacterial phagocytosis. J. infect. Dis. 128, 182 (1973).
BLAU, H.-J., BLAU, T.: Das Verhalten der eosinophilen und basophilen Granulocyten im Kindesalter. In: PLENERT, W.: Aktuelle Leukocyten-Probleme. Haematologie und Bluttransfusionswesen 4, 68 (1966).
BLEIBERG, J., LIRON, M., FELDMAN, M.: Haemopoietic stem cells and progenitor cells. Blood 29, 469 (1967).
BLENKINSOPP, E.C., BLENKINSOPP, W.K.: Effects of a glucocorticoid (dexamethasone) on the eosinophils of the rat. J. Endocr. 37, 463 (1967).
BLUMENSON, L.E.: A Comprehensive Modeling Procedure for the Human Granulopoietic System: Over-all View and Summary of Data. Blood 42, 303 (1973).
BODEL, P., MALAWISTA, S.E.: Phagocytosis by human blood leucocytes during suppression of glycolysis. Exp. Cell. Res. 56, 15 (1969).
BOETCHER, D.A., LEONARD, E.J.: Basophil chemotaxis: augmentation by a factor from stimulated lymphocyte cultures. Immunol. Commun. 2, 421 (1973).
BOGGS, D.R.: Homeostatic Regulatory Mechanisms of Hematopoiesis. Ann. Rev. Physiol. 28, 39 (1966).
BOGGS, D.R.: Hematopoietic Stem Cell Theory in Relation to Possible Lymphoblastic Conversion of Chronic Myeloid Leukemia. Blood 44, 449 (1974).
BOGGS, D.R., ATHENS, J.W., CARTWRIGHT, G.E., WINTROBE, M.M.: "Masked" Granulocytosis. Proc. Soc. exp. Biol. (N.Y.) 118, 753 (1965a).
BOGGS, D.R., ATHENS, J.W., CARTWRIGHT, G.E., WINTROBE, M.M.: Leukokinetic Studies. IX. Experimental Evaluation of a Model of Granulopoiesis. J. clin. Invest. 44, 643 (1965b).
BOGGS, D.R., CHERVENICK, P.A., MARSH, J.C., PILGRIM, H.I., CARTWRIGHT, G.E., WINTROBE, M.M.: Granulocytopoiesis in germfree mice. Proc. Soc. exp. Biol. (N.Y.) 125, 325 (1967).
BOGGS, D.R., HAAB, O.P., ATHENS, J.W., RAAB, S.O., CARTWRIGHT, G.E.: The Kinetics of Blood Granulocytes in Inflammations Induced in Man. Clin. Res. 10, 197 (1962).
BOGGS, D.R., MARSH, J.C., CHERVENICK, P.A., CARTWRIGHT, G.E., WINTROBE, M.M.: Neutrophil releasing activity in plasma of normal human subjects injected with endotoxin. Proc. Soc. exp. Biol. (N.Y.) 127, 689 (1968).
BOLL, I.: Beeinflussung der Erythro- und Leukopoese durch die Mitosegifte Colchicin und Xanthopterin in vitro. Acta haemat. (Basel) 9, 185 (1953).
BOLL, I.: Morphologische Studien zum Verhalten von Knochenmarkzellen in vitro. I. Granuloblastenmitosen. Folia haemat. 3, 58 (1958a).
BOLL, I.: Morphologische Studien zum Verhalten von Knochenmarkzellen in vitro. II. Ausreifung eines Myelocyten zum Segmentkernigen. Folia haemat. 3, 78 (1958b).
BOLL, I.: Morphologische Studien zum Verhalten von Knochenmarkzellen in vitro. III. Entstehung von zweikernigen Zellen. Folia haemat. 3, 84 (1958c).
BOLL, I.: Maturation of a promyelocyte to ripe neutrophils in vitro. A five-day phase-contrast-observation. 9th Congr. Intern. Soc. Haemat. Mexico 1962a.
BOLL, I.: Chromosomenabweichungen im menschlichen Knochenmark als Diagnostikum des Strahlenschadens. I. Intern. Symposion, Freiburg 1962b Ste. 341.
BOLL, I.: Morphologische Studien zum Verhalten von Knochenmarkzellen in vitro. IV. Die Entstehung von tetraploiden Zellkernen (Riesenmetamyelocyten). Blut 11, 129 (1965a).

Boll, I.: Morphologische Studien zum Verhalten von Knochenmarkzellen in vitro. V. Verhalten der Granuloblasten während der Interkinese. Blut 11, 326 (1965b).
Boll, I.: Granulocytopoese unter physiologischen und pathologischen Bedingungen. Berlin-Heidelberg-New York: Springer 1966.
Boll, I.: Morphologische Veränderungen einer Plasmocytomzelle während 4 Tagen in vitro. Blut 14, 351 (1967a).
Boll, I.: Some proofs for the existence of sleeping cells in human granulocytopoiesis. Haemat. lat. (Milano) 10, 49 (1967b).
Boll, I.: Die Proliferationskinetik der normalen und der leukämischen Granulocytopoese. Folia haemat. (Lpz.) 91, 172 (1969a).
Boll, I.: Die Proliferationskinetik der normalen und angeregten Erythropoese nach morphologischen Kriterien. Hämatologie und Bluttransfusion, Lehmanns Vlg., München 8, 49 (1969c).
Boll, I.: The difference in the kinetics of hemolytic anemias and iron deficiency anemias studies by differential counts and mitotic indices of human bone marrow in vivo and in vitro. Proc. Intern. Sympos. Erythropoieticum Prag 1970, S. 137.
Boll, I.: Leitfaden der cytologischen Knochenmark-Diagnostik, Vol. 11. München: J.F. Lehmanns 1973a.
Boll, I.: Morphologische phasenkontrast-kinematographische Studien zum Verhalten von Knochenmarkzellen in vitro. VII. Reifung von Myeloblasten zu Promyelocyten und Myelocyten bei myeloischen Leukämien. Blut 27, 159 (1973b).
Boll, I.: Morphologische phasenkontrast-kinematographische Studien zum Verhalten von Knochenmark- und Blutzellen in vitro. VIII. Das Monocyten-System beim Menschen. Blut 28, 8 (1974a).
Boll, I.: Histiocytose, ein seltener Knochenmarkbefund bei einer Erwachsenen. Zytochemische und phasenoptische kinetische Untersuchungen. Folia haemat. (Lpz.) 101, 919 (1974b).
Boll, I.: Phasenkontrastmorphologie und Kinetik der granulocyto- und monopoetischen Stammzelle. Dtsch. Haemat. Kongr. Wien 1974c.
Boll, I.: Morphologische phasenkontrast-kinematographische Studien zum Verhalten von Knochenmarkzellen in vitro. X. Myeloblasten und Monoblasten. Blut 32, 115 (1976).
Boll, I., Aust, Ch.: Erythrophagocytose (mit Zeitrafferfilm-Demonstration). In: Hämolyse-hämolytische Erkrankungen, Bd. 11, S. 41. München: J.F. Lehmanns 1973c.
Boll, I., Collmann, H., Aust, Ch.: Quantitative Bestimmung der Proliferationskinetik des menschlichen Knochenmarkes während drei Kulturtagen. Blut 31, 201 (1975).
Boll, I., Correll, V.: Morphologische Studien zum Verhalten von Knochenmarkzellen in vitro. VI. Verlaufsbeobachtungen an Erythroblasten. Blut 24, 102 (1972b).
Boll, I., Fuchs, G.: A kinetic model of granulocytopoiesis. Exp. Cell. Res. 61, 147 (1970a).
Boll, I., Heyer, B., Düring, G., Schariot, G., Schweihofer, E., Bruns, H.: Quantitative Ermittlung des Fermentgehaltes und der PAS-positiven Substanzen von Knochenmarkzellen in vivo und in vitro. Klin. Wschr. 48, 1233 (1970b).
Boll, I., Königs, H.-P.: The kinetics of the normal, the megaloblastic and the sideroachrestic erythropoiesis estimated by colchicine blocking in vitro. Blood 37, 204 (1971).
Boll, I., Graf Keyserlingk, D.: Unterschiede in der Kinetik von Erythroleukämien und Erythrämie di Guglielmo. In: Stacher, A., Höcker, P.: Erkrankungen d. Myelopoese 1976, S. 17.
Boll, I., Koppe, M., Schaaf, J., Trautmann, J.: Quantitative und qualitative Veränderungen an röntgenbestrahlten Knochenmarkkulturen. Strahlentherapie 100, 445 (1956).
Boll, I., Mersch, G.: Morphologische Untersuchungen zur Proliferationskinetik der normalen und pathologischen Granulocytopoese in vitro. Blut 19, 257 (1969b).
Boll, I., Mersch, G.F.M., Mersch, F.: Morphological aspects of the kinetically inactive human neutrophilic granulocytopoiesis. Proc. Soc. exp. Biol. (N.Y.) 135, 188 (1970a).
Boll, I., Mersch, G., Schoen, S., Göttke, U., Boxheimer, D., Lucke, G.: Hormoneinwirkung auf die Proliferationskinetik humaner Knochenmarkkulturen. Klin. Wschr. 46, 608 (1968).
Boll, I., Meyer, R.D., Trautmann, J.: Frühreaktionen am Blutbild röntgenbestrahlter Kaninchen nach subletalen Kombinationsbestrahlungen. Fortschr. Röntgenstr. 91, 316 (1959).
Boll, I., Nitzel, H.: Die Kinetik leukämischer Blasten (Myeloblasten, Monoblasten, Lymphoblasten) im Vergleich mit Mononucleosezellen (Bewegungsstudien im Zeitrafferfilm). In: Gross, R., van de Loo, J.: Leukämie. Berlin-Heidelberg-New York: Springer 1972, S. 199.
Boll, I., Sterry, K., Maurer, H.R.: In Vorbereitung.
Bond, V.P.: Strahlenbiologische Grundlagen der strahleninduzierten Knochenmarkschädigung. Strahlentherapie 56, 1 (1964).
Bond, V.P., Cronkite, E.P., Fliedner, T.M., Schork, P.: Deoxyribonucleic Acid Synthesizing Cells in Peripheral Blood of Normal Human Beings. Science 128, 202 (1958).
Bond, V.P., Fliedner, T.M., Cronkite, E.P., Rubini, J.R., Robertson, J.S.: Cell Turnover in Blood and Blood-Forming Tissues Studied with Tritiated Thymidine. In: The Kinetics of Cellular Proliferation, p. 188. New York and London: Grune u. Stratton 1959.
Borel, J.F.: Studies on chemotaxis. Effect of subcellular leukocyte fractions on neutrophils and macrophages. Int. Arch. Allergy 39, 247 (1970).

BOREL, J.F., KELLER, H.U., SORKIN, E.: Studies on Chemotaxis. XI. Effect on Neutrophils of Lysosomal and other Subcellular Fractions from Leukocytes. Int. Arch. Allergy 35, 194 (1969).

BOROVICZÉNY, K.G., WEYPRECHT, CH., RAULE, U.: Elektronenmikroskopisches Bild der nekrobiotischen Leukozyten-Abbauzelle im Blut. Blut 17, 161 (1968).

BOYDEN, S.: The chemotactic effect of mixtures of antibody and antigen on polymorphonuclear leucocytes. J. exp. Med. 115, 453 (1962).

BOYUM, A., BOECKER, W., CARSTEN, A.L., CRONKITE, E.P.: Proliferation of human bone marrow cells in diffusion chambers implanted into normal or irradiated hosts. Blood 40, 163 (1972a).

BOYUM, A., BREIVIK, H.: Kinetics of murine haemopoietic cell proliferation in diffusion chambers. Cell Tiss. Kinet. 6, 101 (1973).

BOYUM, A., CARSTEN, A.L., LAERUM, O.D., CRONKITE, E.P.: Kinetics of cell proliferation of murine bone marrow cells cultured in diffusion chambers: Effect of hypoxia, bleeding, erythropoietin injections, polycythemia, and irradiation of the host. Blood 40, 174 (1972b).

BRADLEY, T.R., METCALF, D.: The growth of mouse bone marrow cells in vitro. Aust. J. exp. Biol. med. Sci. 44, 287 (1966).

BRANDT, L.: Studies on the phagocytic activity of neutrophilic leukocytes. In: Scandinavian Journal of Haematology, Vol. 2, Kopenhagen: Munksgaard. 1967.

BRAUDE, A.I., CAREY, P.J., ZALESKY, M.: Studies with radioactive endotoxin. II. Correlation of physiologic effects with distribution of radioactivity in rabbits injected with lethal doses of E. coli endotoxin labelled with radioactive sodium chromate. J. clin. Invest. 34, 858 (1955).

BRAUNSTEINER, H.: Funktion der Leukocyten. Internist (Berl.) 3, 89 (1962).

BRAUNSTEINER, H.: Das Mastozytose-Syndrom. Dtsch. med. Wschr. 89, 573 (1964).

BRAUNSTEINER, H., DIENSTL, F.: Die Beeinflussung des Eosinophilensturzes durch Beta-Rezeptoren blockierende Substanzen. Wien. klin. Wschr. 119, 72 (1969).

BRAUNSTEINER, H., MITSOTAKIS, E., THUMB, N.: Über die Wirkung von Diaminodecan auf Mastzellen und basophile Leukocyten. Blut 3, 225 (1957a).

BRAUNSTEINER, H., PÄRTAU, J., REIMER, E.: Über die Reifungsdauer der Granulocyten. Klin. Wschr. 35, 535 (1957b).

BRAUNSTEINER, H., PAKESCH, F.: Elektronenmikroskopische Untersuchungen der Granula menschlicher Leukocyten. Acta haemat. (Basel) 17, 136 (1957c).

BRAUNSTEINER, H., THUMB, N.: Mastzellen, Basophile und Heparinfreisetzung. Bibl. haemat. (Basel) 15, 9 (1963).

BRECHER, G., PEDEN, J.C., JR.: Circulation Time and Fate of Naturally (Alkaline Phosphatase) and Fluorescent (Atabrine) Labeled Granulocytes. In: The Kinetics of Cellular Proliferation, p. 227. New York and London: Grune u. Stratton 1959.

BREIVIK, H., BENESTAD, H.B.: Regulation of granulocyte and macrophage formation in diffusion chamber cultures of mouse haematopoietic cells. Exp. Cell Res. 70, 340 (1972).

BRETON-GORIUS, J.: Structures périodiques dans les granulations éosinophiles et neutrophiles des leucocytes polynucléaires du sang d'homme. Nouv. Rev. franç. Hémat. 6, 195 (1966).

BROGAN, T.D.: Mechanisms of phagocytosis in human polymorphonuclear leucocytes. Immunology 10, 137 (1966).

BRO RASMUSSEN, F.: Eosinophils in the bone marrow and cortisol treated rats: Quantitative and autoradiographic studies. Acta path. mikrobiol. scand. 81, 593 (1973a).

BRO RASMUSSEN, F.: Effect of cortisol on the eosinophils in the rat spleen: Autoradiographic studies. Scand. J. Haemat. 11, 54 (1973b).

BRO RASMUSSEN, F., ANDERSEN, V., HENRIKSEN, O.: The kinetics of eosinophil granulocytes in rats. Autoradiographic studies. Scand. J. Haemat. 4, 81 (1967).

BROXMEYER, H., VAN ZANT, G., ZUCALI, J.R.: Mechanisms of leukocyte production and release. XII. A comparative assay of the leukocytosis inducing factor (LIF) and the colony stimulating factor (CSF). Proc. Soc. exp. Biol. Med. (N.Y.) 145, 1262 (1974).

BRUCE, D.L.: Effect of halothane anesthesia on extravascular mobilization of neutrophils. J. cell. Physiol. 68, 91 (1966).

BRÜSCHKE, G.: Veränderungen der Leukopoese unter der Einwirkung ionisierender Strahlen. Dtsch. Gesundh.-Wes. 16, 2053 (1961a).

BRÜSCHKE, G., DEGNER, W., SCHRÖDER, I.: Die osmotische Resistenz der Leukocyten unter Einwirkung ionisierender Strahlen. Dtsch. Gesundh.-Wes. 44, 2053 (1961b).

BRUGSCH, J.: Über Leukozytenveränderungen und toxische Spätporphyrinurie bei chronischen myeloischen Leukämien durch Zellgifte (Mitosegifte) beim Mensch. Z. ges. inn. Med. 9, 273 (1947).

BRYANT, R.E., DES PREZ, R.M., VAN WAY, M.H., ROGERS, D.E.: Studies on human leukocyte motility. I. Effects of alterations in pH, electrolyte concentration, and phagocytosis on leukocyte migration, adhesiveness, and aggregation. J. exp. Med. 124, 483 (1966).

BRYANT, R.E., DES PREZ, R.M., ROGERS, D.E.: Studies on human leukocyte motility. II. Effects of bacterial endotoxin on leukocyte migration, adhesiveness and aggregation. Yale J. Biol. Med. 40, 192 (1967).

BRYANT, R.E., SUTCLIFFE, M.C., McGEE, Z.A.: Effect of osmolalities comparable to those of the renal medulla on function of human polymorphonuclear leukocytes. J. infect. Dis. **126**, 1 (1972).

Bryant, R.E., Sutcliffe, M.C., McGee, Z.A.: Human polymorphonuclear leukocyte function in urine. Yale J. Biol. Med. **46**, 113 (1973).

Bullough, W.S.: Mitotic Activity in the Adult Male Mouse. Proc. roy. Soc. B. **135**, 212 (1948).

Bullough, W.S.: Mitotic and Functional Homeostasis. A speculative Review. Cancer. Res. **25**, 1683 (1965).

Bullough,,W.S., Laurence, E.B.: Epigenetic Mitotic Control. In: Control of Cellular Growth in Adult Organisms, p. 28. London and New York: Academic Press 1967.

Burkhardt, R.: Farbatlas der klinischen Histopathologie von Knochenmark und Knochen. Berlin-Heidelberg-New York: Springer 1970.

Burrichter, M., Fliedner, T.M., Stodtmeister, R., Fache, I.: Verkürzung der Segmentierungszeit neutrophiler Granulocyten. Schweiz. med. Wschr. **95**, 1520 (1965).

Burrows, M.T.: The cultivation of tissues of the chick embryo outside body. J. Anat. (Lond.) **15**, 2057 (1910).

Burton, A.L.: Studies on living normal mast cells. Ann. N.Y. Acad. Sci. **103**, 245 (1963).

Calvo, W., Haas, R.J.: Die Histogenese des Knochenmarkes der Ratte. Nervale Versorgung, Knochenmarkstroma und ihre Beziehung zur Blutzellbildung. Z. Zellforsch. **95**, 377 (1969).

Capone, R.J., Weinreb, E.L., Chapman, G.B.: Electron Microscope Studies on Normal Human Myeloid Elements. Blood **23**, 300 (1964).

Cardinali, G., Cardinali, G., Blair, J.: The Stathmokinetic Effect of Vincaleukoblastine on Normal Bone Marrow and Leukemic Cells. Cancer. Res. **21**, 1542 (1961).

Cardinali, G., Cardinali, G., Innamorati, G., Temerini, U.: Leukocyte alkaline phosphatase in pregnancy and in the puerperium. Progr. med. (Napoli) **26**, 193 (1970).

Carrel, A.: Growth-promoting function of leukocytes. J. exp. Med. **36**, 385 (1922).

Carrel, A.: Leukocytic trephones. J. Amer. med. Ass. **82**, 255 (1924).

Cartwright, G.E.: Discussionsbemerkung. In: Stohlman, F., jr.: The Kinetics of Cellular Proliferation, S. 183, New York — London: Grune & Stratton 1959.

Cartwright, G.E.: Diagnostic Laboratory Hematology. New York: Grune and Stratton 1968.

Cartwright, G.E., Athens, J.W., Wintrobe, M.M.: The kinetics of granulopoiesis in normal man. Blood **24**, 780 (1964).

Chan, B.S.T.: Observations on the discharged granules from guinea-pig bone marrow basophils following anaphylaxis. Immunology **26**, 685 (1974).

Chan, S.H., Metcalf, D., Stanley, E.R.: Stimulation and Inhibition by Normal Human Serum of Colony Formation in Vitro by Bone Marrow Cells. Brit. J. Haemat. **20**, 329 (1971).

Chang, J.C., Appleby, J., Bennett, J.M.: Nitroblue Tetrazolium Test in Hodgkin Disease and Other Malignant Lymphomas. Arch. intern. Med. **133**, 401 (1974).

Charlemagne, D., Jollès, P.: Les lysozymes des leucocytes et du plasma d'origine humaine. Hommes normaux et malades atteints de leucémie myéloide chronique. Nouv. Rev. franç. Hémat. **6**, 355 (1966).

Charton, F.: Das weiße Blutbild nach aseptischen Operationen. Inaug. Diss. Kiel 1969.

Chatelat, L.R., de, McCall, C.E., Cooper, M.R.: Amino acid oxidase in leukocytes: Evidence against a major role in phagocytosis. Infection Immunity **5**, 632 (1972).

Chatterjea, J.B., Dameshek, W., Stefanini, M.: The Adrenalin (Epinephrin) Test as Applied to Hematologic Disorders. Blood **8**, 211 (1953).

Chemielowa, M., Krzywinska, K., Korbas, J., Waligora, A.: Critical Evaluation of leucocytosis after epinephrine as a Hypothalamic function test. Wiad. lek. **19**, 1531 (1966).

Chervenick, P.A., Boggs, D.R.: Factors controlling release of neutrophils from marrow to blood. 13. Int. Hämat. Krg. München 1970.

Chervenick, P.A., Boggs, D.R.: In Vitro Growth of Granulocytic and Mononuclear Cell Colonies from Blood of Normal Individuals. Blood **37**, 131 (1971).

Chikkappa, G., Boecker, W.R., Borner, G., Carsten, A.L., Contkling, K., Cook, L., Cronkite, E.P., Dunwoody, S.: Return of alkaline phosphatase in chronic myelocytic leucemia cells in diffusion chamber cultures. Proc. Soc. exp. Biol. a. Med. (N.Y.) **143**, 212 (1973).

Chiller, J.M., Skidmore, B.J., Morrison, D.C., Weigle, W.O.: Relationship of the strukture of bacterial lipopolysaccharides to its function in mitogenesis and adjuvanticity. Proc. nat. Acad. Sci. (Wash.) **70**, 2129 (1973).

Choné, B.: Gezielte Steuerung der Leukocyten-Kinetik durch Echinacin. Ärztl. Forsch. **11**, 611 (1965).

Choné, B.: Hämatologische Funktionsdiagnostik in der Radiologie. München-Berlin-Wien: Urban und Schwarzenberg 1974.

Choné, B., Manidakis, G.: Echinacin-Test zur Leukocytenprovokation bei effektiver Strahlentherapie. Dtsch. med. Wschr. **94**, 1406 (1969).

Chretien, H.J., Garagusi, V.F.: Correction of corticosteroid induced defects of polymorphonuclear neutrophil function by ascorbic acid. Res. (N.Y.) **14**, 280 (1973).

CHRETIEN, H.J., GARAGUSI, V.F.: Phagocytosis and nitroblue tetrazolium reduction in uremia. Experientia (Basel) 29, 612 (1973).

CHRISTOL, D.: Généralités sur les Éosinophiles. Tomé 7, 2171 (1957).

CLAUSEN, J.E.: Polymorphonuclear leucocytes in the specific antigen induced inhibition of the in vitro migration of human peripheral leucocytes. Acta med. scand. 188, 59 (1970).

CLINE, M.J.: Metabolism of the circulating leukocyte. Physiol. Rev. 45, 674 (1965).

CLINE, M.J.: Phagocytosis and synthesis of ribonucleic acid in human granulocytes. Nature 212, 1431 (1966a).

CLINE, M.J.: Ribonucleic acid biosynthesis in human leukocytes. Effect of phagocytosis on RNA metabolism. Blood 28, 188 (1966b).

CLINE, M.J., HANFLIN, J., LEHRER, R.I.: Phagocytosis by Human Eosinophils. Blood 32, 922 (1968).

COCHRANE, C.G.: In: WILLIAMS, W.J.: Hematology, p. 581. New York: McGraw-Hill 1972.

COHEN, N.S., LoBUE, J., GORDON, A.S.: Mechanisms of Leukocyte Production and Release. VIII. Eosinophil and Neutrophil Kinetics in Rats. Scand. J. Haemat. 4, 339 (1967).

COHN, Z.A., HIRSCH, J.G.: The isolation and properties of the specific cytoplasmic granules of rabbit polymorphonuclear leukocytes. J. exp. Med. 112, 983 (1960).

COLE, L.J.: Hemopoietic restoration in lethally X-irradiated mice injected with peritoneal cells. Amer. J. Physiol. 204, 265 (1963).

COMBS, J.W.: Maturation of rat mast cells. An electron microscope study. J. Cell Biol. 31, 563 (1966).

COMBS, J.W., LAGUNOFF, D., BENDITT, E.P.: Differentiation and proliferation of embryonic mast cells of the rat. J. Cell Biol. 25, 577 (1965).

CONSTABLE, T.B., BLACKETT, N.M.: The cell population kinetics of neutrophilic cells. Cell Tiss. Kinet. 5, 289 (1972).

CONSTANTOPOULOS, A., NAJJAR, V.A.: Tuftsin, a natural and general phagocytosis stimulating peptide affecting macrophages and polymorphonuclear granulocytes. Cytobios (Cambridge) 6, 97 (1972).

COOPER, M.R., DeCHATELET, L.R., McCALL, C.E., LaVIA, M.F., SPURR, C.L., Baehner, R.L.: Complete deficiency of leukocyte glucose 6 phosphate dehydrogenase with defective bactericidal activity. J. clin. Invest. 51, 769 (1972).

CORBERAND, J., PRIS, J., REGNIER, C.: Cytochemical leukocyte reactions in normal newborn infants. Biol. Neonat. (Basel) 22, 280 (1973).

CORCINO, J., KRAUSS, S., WAXMAN, S., HERBERT, V.: Release of vitamin B_{12} binding protein by human leukocytes in vitro. J. clin. Invest. 49, 2250 (1970).

CORRE, F., LELLOUGH, J., SCHWARTZ, D.: Smoking and leucocyte counts. Results of an epidemiological survey. Lancet 1971 II, 632.

COWDRY, E.V.: Cells and their Behavior. Pathology, Anderson 1953, p. 5, St. Louis.

CRADDOCK, C.G.: Production and Distribution of Granulocytes and the Control of Granulocyte Release. In: Haemopoiesis, p. 237. London-New York: Churchill 1960.

CRADDOCK, C.G.: Cellular Proliferation in normal and leukemic states as reflected by in vitro DNA synthesis. IX. Intern. Hämatol. Kongr. Mexico 1962a.

CRADDOCK, C.G.: II. Granulocyte Kinetics. IX. Intern. Hämatol. Kongr. Mexico 1962b.

CRADDOCK, C.G.: Some Aspects of Leukokinetics in Myeloproliferative Diseases. In: Myeloproliferative Diseases, p. 13. Series Haematologica 1. Kopenhagen: Munksgaard 1965.

CRADDOCK, C.G.: Granulocyte Kinetics. In: WILLIAMS, W.J.: Hematology, p. 593. New York: McGraw-Hill Book Company, A Blakiston Publication 1972.

CRADDOCK, C.G., HAYS, E.F., RUNE FORSON, N., RODENSKY, D.: Granulocyte monocyte colony forming capacity of human marrow: A clinical study. Blood 42, 711 (1973).

CRADDOCK, C.G., JR., PERRY, S., LAWRENCE, J.S.: Control of the Steady State Proliferation of Leukocytes. In: The Kinetics of Cellular Proliferation. New York and London, Grune u. Stratton 1959, p. 242.

CRADDOCK, C.G., JR., PERRY, S., VENTZKE, L.E., LAWRENCE, J.S.: Evaluation of marrow granulocytic reserves in normal and disease states. Blood 15, 840 (1960).

CREAM, J.J.: Prednisolone-Induced Granulocytosis. Brit. J. Haemat. 15, 259 (1968).

CRONKITE, E.P.: Kinetics of granulocytopoiesis. In: PERRY, S.: Human Tumor Cell Kinetics, p. 51. National Cancer Institute Monograph Vol. 30, 1969.

CRONKITE, E.P., FLIEDNER, T.M.: Granulopoiesis. New Engl. J. Med. 270, 1347 (1964).

CRONKITE, E.P., FLIEDNER, T.M., STRYCKMANS, P., CHANANA, A.D., CUTTNER, J., RAMOS, J.: Flow Patterns and Rates of Human Erythropoiesis and Granulocytopoiesis, Ser. Haematol. 5, 51 (1965).

CRONKITE, E.P., VINCENT, P.C.: Granulocytopoiesis. In: Haematopoietic Cellular Proliferation, p. 211. New York and London: Grune und Stratton 1970.

CROWDER, J.G., MARTIN, R.R., WHITE, A.: Release of histamine and lysosomal enzymes by human leukocytes during phagocytosis of staphylococci. J. Lab. clin. Med. 74, 436 (1969).

CURRY, J.L., TRENTIN, J.J.: Haemopoietic stem cells and progenitor cells. Develop. Biol. 15, 395 (1967a).

Curry, J.L., Trentin, J.J.: Haemopoietic stem cells and progenitor cells. J. exp. Med. **126**, 819 (1967b).

Curry, J.L., Trentin, J.J., Wolf, N.: Haemopoietic stem cells and progenitor cells. J. exp. Med. **125**, 703 (1967c).

Dalous, A., Rochiccioli, P., Ghisolfi, J., *et al.*: Family eosinophilia. Rev. med. Toulouse **4**, 835 (1968).

Davidso, W.M., Smith, D.R.: A morphological sex difference in the polymorphonuclear neutrophil leucocytes. Brit. med. J. **1954 VI**, 4878.

Davis, A.T., Estensen, R., Quie, P.G.: Cytochalasin B. III. Inhibition of human polymorphonuclear leukocyte phagocytosis. Proc. Soc. exp. Biol. (N.Y.) **137**, 161 (1971).

Desaga, J.F., Parwaresch, M.R., Fuchs, F.: Die intravasale Kinetik der eosinophilen und neutrophilen Granulocyten des Kaninchens. Blut **24**, 283 (1972).

Desaga, J.F., Tietz, G., Lennert, K.: Zur Cytologie der Tuberkulinreaktion. Verh. Dtsch. Ges. Path. **54**, 265 (1970).

Deutsch, E.: Immunopathologie und Fibrinolyse. VIIth Internat. Congr. Int. Med., München 1962, Bd. 1., S. 36 Stuttgart: Thieme 1963.

Devoe, I.W., Gilchrist, J.E.: Release of endotoxin in the form of cell wall blebs during in vitro growth of Neisseria meningitidis. J. exp. Med. **138**, 1156 (1973).

Dexter, T.M., Allen, T.D., Lajtha, L.G., Schofield, R., Lord, B.I.: Stimulation of differentiation and proliferation of haemopoietic cells in vitro. J. cell. Physiol. **82**, 461 (1973).

Dicke, K.A., Platenburg, M.G.C., Bekkum, D.W. van: Colony formation in agar: in vitro assay for haemopoietic stem cells. Cell Tiss. Kinet. **4**, 463 (1971).

Dicke, K.A., Noord, M.J. van, Maat, B., Schaefer, U.W., Bekkum, D.W. van: Identification of cells in primate bone marrow resembling the hemopoietic stem cell in the mouse. Blood **42**, 195 (1973).

Dilla, M.A. van, Fulwyler, M.J., Boone, I.U.: Volume Distribution and Separation of Normal Human Leucocytes. Proc. Soc. exp. Biol. (N.Y.) **125**, 367 (1967).

Dimitrov, N.V., Stjernholm, R.L., Weir, D.R.: Metabolic Deviations of Polymorphonuclear Leukocytes in Rheumatoid Arthritis. Blut **19**, 139 (1969).

Dinarello, C.A., Goldin, N.P., Wolff, S.M.: Demonstration and characterization of two distinct human leukocytic pyrogens. J. Exp. Med. **139**, 1369 (1974).

Dingle, J.T., Barrett, A.J.: Accumulation of various substances within lysosomes. Biochem. J. **105**, 19 (1967).

Dingle, J.T., Pell, H.B.: Lysosomes in Biology and Pathology. Amsterdam: North Holland 1969.

Doan, C.A., Wright, C.S.: Primary congenital and secondary acquiered splenic panhematopenia. Blood **1**, 10 (1946).

Dörmer, P.: Die Variabilität der DNS-Synthesedauer einzelner Zellen: Methodik und Auswirkung auf das therapeutische Konzept. In: „Aktuelle Probleme der Therapie maligner Tumoren". Intern. Sympos. Münster 1972, S. 168. Stuttgart: Thieme 1973.

Dörmer, P., Brinkmann, W., Stieber, A., Stich, W.: Automatische Silberkornzählung in der Einzelzell-Autoradiographie. Klin. Wschr. **9**, 477 (1966).

Donohue, D.M., Gabrio, B.W., Finch, C.A., Hanson, M.L., Conroy, L.: Quantitative measurement of hematopoietic cells of the marrow. J. clin. Invest. **37**, 1564 (1958).

Dornfest, B.S., LoBue, J., Handler, E.S., Gordon, A.S., Quastler, H.: Mechanisms of Leukocyte Production and Release. I. Factors Influencing Leukocyte Release from Isolated Perfused Rat Femora. Acta haemat. (Basel) **28**, 42 (1962a).

Dornfest, B.S., LoBue, J., Handler, E.S., Gordon, A.S., Quastler, H.: Mechanisms of leukocyte production and release. II. Factors influencing leukocyte release from isolated perfused rat legs. J. Lab. clin. Med. **60**, 777 (1962).

Dougharty, T.F., White, A.: Influence of adrinal cortical secretion on blood elements. Science **98**, 367 (1943).

Dresch, C., Faille, A., Bauchet, J., Najean, Y.: Granulopoiese: Comparaison de différentes méthodes d'étude de la durée de maturation et des réserves médullaires. Nouv. Rev. franç. Hémat. **13**, 5 (1973).

Duplan, J.F.: The Triggering of Hemopoietic Stem Cells into Differentiated Cell Lines. Nouv. Rev. franç. Hémat. **8**, 445 (1968).

Dustin, P., jr., Harven, E. de: La Régulation hormonale de l'eosinophile sanguine et son mécanisme. In: Revue D'Hématologie, p. 307. Paris: Masson 1954.

Duve de, D.: Function of lysosomes. Ann. Rev. Physiol. **28**, 435 (1966).

Dvorak, H.F., Hirsch, M.S.: Role of basophilic leukocytes in cellular immunity to vaccinia virus infection. J. Immunol. **107**, 1576 (1971).

Eakins, D., Nelson, M.G.: Disseminated tuberculosis with associated haematological disorders. Irish. J. Med. Sci. **2**, 79 (1969).

Edelson, P.J., Stites, D.P., Gold, S., Fudenberg, H.H.: Disorders of neutrophil function. Defects in the early stages of the phagocytic process. Clin. exp. Immunol. **13**, 21 (1973).

EDWIN, E.: The segmentation of polymorphonuclear neutrophils. The conditions in hypovitaminosis B_{12} and hypersegmentation. Acta med. scand. **182**, 1 (1967).

EHRICH, W.: Die Leukocyten und ihre Entstehung. Ergebn. allg. Path. path. Anat. **29**, (1934).

EHRLICH, P.: Methodische Beiträge zur Physiologie und Pathologie der verschiedenen Formen der Leukocyten. Z. klin. Med. **1**, 553 (1880).

ELLERMANN, V.: Messung der Mitosewinkel als Methode zur Unterscheidung verschiedener lymphoider Zellformen. Folia haemat. **28**, 207 (1923).

ELMENDORFF, H., PULS, W.: Untersuchungen über die Phagocytose verschiedener Keime durch menschliche Leukocyten. Klin. Wschr. **16**, 982 (1966).

ELSBACH, P., ZUCKER-FRANKLIN, D., SANSARICQ, C.: Increased lecitihin synthesis during phagocytosis by normal leukocytes and by leukocytes of a patient with chronic granulomatous disease. New Engl. J. Med. **280**, 1319 (1969).

EMERSON, W.A., ZIEVE, P.D., KREVANS, J.R.: Hematologic changes in septicemia. Johns Hopk. med. J. **126**, 69 (1970).

ENBERGS, H.: Entwicklung, Feinmorphologie und Funktion eosinophiler Granulozyten. Tierärztliche Umsch. **10**, 486 (1972).

ERNSTROM, U., SNADBERG, G.: Adrenaline induced release of lymphocytes and granulocytes from the spleen. Biomed. Express **21**, 293 (1974).

ESCHENBACH, C., SEEBACH, G.: Anomaly of the lysosomal membrane of neutrophil granulocytes as the cause of progressive septic granulomatous disease. Virchows Arch. Abt. B. Zellpath. **7**, 16 (1971).

ESSERS, U., JOOST, S., BRUNNER, E.: Hinweise auf die Existenz eines der Proliferation pluripotenter Stammzellen fördernden Plasmafaktors. Verh. Ges. inn. Med. **80**, 1507 (1974).

EURENIUS, K., BROUSE, R.O.: Granulocyte kinetics after thermal injury. Amer. J. clin. Path. **60**, 337 (1973).

EVERETT, N.B., CAFFREY, R.W.: Radioautographic studies of bone marrow small lymphocytes. In: The Lymphocyte in Immunology and Haemopoiesis (Ed. J.M. YOFFEY), p. 108. London: Arnold 1967.

FARNES, P., BARKER, B.E.: Cytochemical studies of human bone marrow fibroblast-like cells. I. Alkaline phosphatase. Exp. Cell Res. **29**, 278 (1963).

FARNES, P., BARKER, B.E.: Tissue culture studies of human bone marrow. II. Protein synthesis in haemic cells. Exp. Cell Res. **54**, 53 (1969).

FEDORKO, M.E.: Formation of cytoplasmic granules in human eosinophilic myelocytes: an electron microscope autoradiographic study. Blood **31**, 188 (1968).

FEHER, I., GIDALL, J.: Quantitative changes in the level of the myelopoiesis-stimulating agent in rabbit sera. J. Lab. clin. Med. **66**, 272 (1965).

FEINENDEGEN, L.E.: Zelluläre Aspekte der Strahlensensibilisierung. Strahlentherapie **143**, 257 (1972).

FEINENDEGEN, L.E., BOND, V.P., HUGHES, W.L.: Physiological Thymidine Reutilization in Rat Bone Marrow. Proc. Soc. exp. Biol. (N.Y.) **122**, 448 (1966).

FELDMAN, M., BLEIBERG, I.: Studies on the feedback regulation of haemopoiesis. In: DE REUCK, A.V.S., KNIGHT, J.: CIBA Symposium on cell Differentiation, p. 79. London: Churchill 1967.

FERINGA, DE HAAN: Emigration der Leukocyten. Pflügers Arch. ges. Physiol. **1922**, 197. In: Handbuch der Inneren Medizin, Bd. II, S. 1028. Berlin-Göttingen-Heidelberg: Springer 1951.

FERNEX, M.: Physiopathologie des Mastzellsystems. Fortschr. Med. **24**, 1029 (1967).

FERNEX, M.: The Mast-Cell System. Its Relationship to Atherosclerosis, Fibrosis and Eosinophils. Basel-New York: Karger 1968.

FIEBELKORN, D.: Die Sudanschwarz B-Färbung in der Knochenmark-Kultur. Diss. 1972 Berlin.

FIESCHI, A.: Semiologie des Knochenmarkes. Ein Studium klinischer Morphologie. Ergebn. inn. Med. Kinderheilk. **59**, 382 (1940).

FIESCHI, A., SACCHETTI, C.: Dynamic Behaviour of Bone Marrow Granuloblasts in Leukopenia and Leukocytosis. Acta haemat. (Basel) **22**, 79 (1959).

FIESCHI, A., SACCHETTI, C.: Clinical assessment of granulopoiesis. Acta haemat. (Basel) **31**, 150 (1964).

FIESCHI, A., SACCHETTI, C.: Evaluation of the granulopoiesis during antiblastic treatment. Acta Genet. med. (Roma) **17**, 18 (1968).

FINCH, S.C.: In: WILLIAMS, W.J.: Hematology, p. 654. New York: McGraw-Hill 1972.

FISCHER, R., HENNEKEUSER, H.H.: Über den Nachweis der Thiaminpyrophosphatase („Golgiphosphatase") in Blut- und Knochenmarkzellen. Acta haemat. (Basel) **40**, 177 (1968).

FISHER, A.M., OSSMAN, A.G., JR., SHAW WILGIS, E.F., KRAVITZ, S.C.: Generalized tuberculosis with pancytopenia. Bull. Johns Hopk. Hosp. **119**, 355 (1966).

FLECK, L., MURCZYNSKA, Z.: Das Phänomen der Leukergie. Arch. Path. **47**, 260 (1949).

FLIEDNER, T.M.: Hämatologische Befunde beim akuten Strahlensyndrom. Dtsch. Röntgenkongreß 1963, Teil B, S. 25.

FLIEDNER, T.M.: Funktionelle Struktur der hämatopoetischen Stammzellspeicher. Hämatologen-Kongreß, Wien 1974.

Fliedner, T.M.: Zur Hämatologie des akuten Strahlensyndroms. Strahlentherapie **112**, 543 (1960).
Fliedner, T.M., Andrews, G., Cronkite, E.P., Bond, V.P.: Early and late cytological effects of whole body irradiation on human marrow. Blood **23**, 471 (1964f).
Fliedner, T.M., Bond, V.P., Cronkite, E.P.: The effect of total body irradiation on H^3-thymidine incorporation into DNA of rat bone marrow cells. 9. int. Congr. Radiol. **2**, 922 (1961).
Fliedner, T.M., Calvo, W., Haas, R., Forteza, J., Bohne, F.: Morphologic and cytokinetic aspects of bone marrow stroma. In: Hemopoietic Cellular Proliferation (Ed. Stohlman, F., jr.), p. 67. New York a. London, Grune a. Stratton (1970).
Fliedner, T.M., Cronkite, E.P.: Reifung, Lebenserwartung und Schicksal neutrophiler Granulozyten. Med. Welt (Stuttg.) **10**, 466 (1964a).
Fliedner, T.M., Cronkite, E.P., Bond, V.P.: Autoradiographic and Cytologic Studies Using H^3-Thymidine on the Proliferative Capacity of Bone Marrow in Total Irradiated Mammals. Radiat. Res. **9**, 1 (1958).
Fliedner, T.M., Cronkite, E.P., Bond, V.P.: Die Proliferationsdynamik der Blutzellbildung, autoradiographisch untersucht mit tritiummarkiertem Thymidin. Schweiz. med. Wschr. **41**, 1061 (1959).
Fliedner, T.M., Cronkite, E.P., Bond, V.P.: Das Studium der Proliferationsdynamik der Myelopoese unter Verwendung der Einzelzellautoradiographie. Folia haemat. (Frankfurt) **6**, 210 (1961).
Fliedner, T.M., Cronkite, E.P., Killmann, S.A., Bond, V.P.: Granulocytopoiesis. II. Emergence and Pattern of Labeling of Neutrophilic Granulocytes in Human. Blood **24**, 683 (1964c).
Fliedner, T.M., Cronkite, E.P., Robertson, J.S.: Granulocytopoiesis. I. Senescence and Random Loss of Neutrophilic Granulocytes in Human Beings. Blood **24**, 402 (1964b).
Fliedner, T.M., Fache, I., Adolphi, C.: Über die Umsatzkinetik der Leukocyten bei keimfreien Mäusen. Schweiz. med. Wschr. **96**, 1236 (1966).
Fliedner, T.M., Haas, R.J., Stehle, H., Adams, A.: A Tool for the Evaluation of Rapidly and Slowly Proliferating Cell Systems. Lab. Invest. **18**, 249 (1968).
Fliedner, T.M., Stodtmeister, R.: Experimentelle und klinische Strahlenhämatologie, Bd. **1**. München: J.F. Lehmanns 1962.
Fliedner, T.M., Thomas, E.D., Fache, I., Thomas, D., Cronkite, E.P.: Pattern of Regeneration of Nitrogen-Mustard Treated Marrow after Transfusion into Lethally Irradiated Homologous Recipients. Colloque du Centre National de la Recherche de la Recherche Scientifique sur La greffe des cellules hématopoiétiques allogéniques 1964e.
Fliedner, T.M., Thomas, E.D., Meyer, L.M., Cronkite, E.P.: The Fate of Transfused H^3-Thymidine-labeled Bone Marrow Cells in Irradiated Receipients. Ann. N.Y. Acad. Sci. **114**, 510 (1964d).
Foot, E.C.: Eosinophil Turnover in the Normal Rat. Brit. J. Haemat. **11**, 439 (1965).
Forsgren, A., Schmeling, D., Quie, P.G.: Effect of tetracycline on the phagocytic function of human leukocytes. J. Infect. Dis. **130**, 412 (1974).
Foster, J.M., Terry, M.L.: Studies on the energy metabolism of human leukocytes. I. Oxidative phosphorylation by human leukocyte mitochondria. Blood **30**, 168 (1967).
Franks, L.M., Riddle, P.N., Seal, P.: Actin-like filaments and cell movement in human ascites tumour cells. Exp. Cell Res. **54**, 157 (1969).
Frederic, C.L., Smoke, M.E., Wellington, J.S.: Studies of the humoral regulation of leukocytes. In: Studies of Leukocyte Physiology, p. 784. New York: Published by the Academy, October 19, 1967.
Frick, G., Frick, U.: Zur Rolle der basophilen Leukocyten und Mastzellen in Fibrinolyse und Allergie. III. Wirkung einer allergischen Sofortreaktion ohne und mit Vorbehandlung durch ε-Aminocapronsäure oder p-Aminomethylbenzoesäure auf Zahl und Degranulierung von basophilen Leukocyten. Folia haemat. (Lpz.) **88**, 1 (1967).
Friedkin, M.: Speculations on the Significance of Thymidylic Acid Synthesis. In: The Regulation of Cellular Proliferation, p. 97. New York and London: Grune and Stratton 1959.
Fritze, E., Kallweit, C., Müller, H.O.: Die Uratphagozytose der Granulozyten und ihre Beeinflussung durch Colchicin. Z. Rheumaforsch. **26**, 44 (1967).
Fruhmann, G.J.: Extravascular mobilization of neutrophils. Ann. N.Y. Acad. Sci. **113**, 968 (1964).
Fruhmann, G.J.: In: Gordon, A.S.: Regulation of Hematopoiesis, Vol. **2**, p. 873. New York: Appleton-Century-Crofts 1970.
Fruhman, G.J.: Endotoxins and leukocyte mobilization. J. reticuloendoth. Soc. **12**, 62 (1972).
Fuerst, D.E., Jannach, J.R.: Autofluorescence of Eosinophils: a Bone Marrow Study. Nature **205**, 1332 (1965).
Fukuda, T.: Undifferentiated mononuclear cell in human embryonic liver; presumptive hematopoietic stem cell. Virchows Arch. Abt. B Zellpath. **14**, 31 (1973).
Fukushima, K., Senda, N., Ishigami, S., Wakamiya, Y., Ueda, Y., Fujiwara, J.: Cytochemical studies on the protoplasmic streaming of leukocytes. Med. J. Osaka Univ. **5**, 199 (1954).
Furth, R., van: The origin of mononuclear phagocytes in tissues. J. exp. Med. **128**, 415 (1968).

GALBRAITH, P.R., VALBERG, L.S., BROWN, M.: Patterns of Granulocyte Kinetics in Health, Infection and in Carcinoma. Blood **25**, 683 (1965).

GARCIA, A.M.: Studies on DNA in leucocytes and related cells of mammals. III. The Feulgen-DNA content of human leucocytes. Acta histochem. (Jena) **17**, 230 (1964).

GAUTHIER, J., HAREL, P.: Human leukocytes: Their size distribution and mean corpuscular volume. Canad. med. Ass. J. **97**, 793 (1967).

GAVOSTO, F., MARAINI, G., PILERI, A.: Nucleic Acids Protein Metabolism in Acute Leucemia Cells. Blood **16**, 1555 (1960).

GAYLOR, M.S., CHERVENICK, P.A., BOGGS, D.R.: Neutrophil Kinetics after Acute Hemorrhage. Proc. Soc. exp. Biol. (N.Y.) **131**, 1332 (1969).

GERLINGS-PETERSEN, B.T., PONDMAN, K.W.: Fonction de l'anticorps et du complement dans la phagocytose. Nouv. Rev. franç. Hémat. **4**, 593 (1964).

GESSNER, T.P., HIMMELHOCHA, S.R., SHELTON, E.: Partial characterization of the protein components of eosinophil granules isolated from guinea pig exsudates. Arch. Biochem. **156**, 383 (1973).

GEUTHIER, J., HAREL, P.: Human leukocytes: their size distribution and mean corpuscular volume. Canad. med. Ass. J. **97**, 793 (1967).

GIDÁLI, J., FEHÉR, I.: Myelopoiesis controlling agents in vitro. Amer. J. Physiol. **206**, 585 (1964a).

GIDÁLI, J., FEHÉR, I.: Some data on mechanism of leukopenia and leukocytosis following irradiation. Blood **23**, 27 (1964b).

GIORDANO, G.F., LICHTMAN, M.A.: Marrow Cell Egress. The central interaction of barrier pore size and cell maturation. J. clin. Invest. **52**, 1154 (1973).

GLASSER, R.M., WALKER, R.I., HERION, J.C.: The Significance of Hematologic Abnormalities in Patients With Tuberculosis. Arch. intern. Med. **125**, 691 (1970).

GODWIN, H.A., ZIMMERMAN, T.S., KIMBALL, H.R., WOLFF, S.M., PERRY, S.: Correlation of Granulocyte Mobilization with Etiocholanolone and the Subsequent Development of Myelosuppression in Patients with Acute Leukemia Receiving Therapy. Blood **31**, 580 (1968).

GOETHE, M.: Phasenkontrastmikroskopische Beobachtungen an eosinophilen Granuloblasten und Granulocyten. Diss. Berlin, 1975.

GOETZL, E.J., AUSTEN, K.F.: A neutrophil immobilizing factor derived from human leukocytes. I. Generation and partial characterization. J. exp. Med. **136**, 1564 (1972).

GOLDECK, H., HEINRICH, W.D.: Die tagesperiodischen Spontanschwankungen der Blutmauserung der Ratte. Acta haemat. (Basel) **2**, 167 (1949).

GOLDECK, H., REMY, D.: Der Einfluß des Adrenocorticotropen Hormons (ACTH) auf die normale Blutbildung und die Blutkrankheiten. Klin. Wschr. **31**, 393 (1953).

GOLDMAN, M.A., SIMPSON, B.A., DVORAK, H.F.: Histamine and basophils in delayed type hypersensitivity reactions. J. Immunol. **110**, 1511 (1973).

GOLOLOBOVA, M.T.: Changes in mitotic activity in rats in relation to the time of day and night. Bull. exp. Biol. Med. **46**, 1143 (1958).

GOOD, R.A., THOMAS, L.: Studies on the generalized Shwartzman reaction. II. The production of bilateral cortical necrosis of the kidneys by a single injection of bacterial toxin in rabbits previously treated with thorotrast or trypan blue. J. exp. Med. **96**, 625 (1952).

GOODMAN, J.W.: Transplantation of peritoneal fluid cells. Transplantation **1**, 334 (1963).

GOODMAN, J.W.: Stem cells circulating in the blood. Rev. europ. Etud. clin. biol. **15**, 149 (1970).

GORDON, A.S.: Regulation of Hematopoiesis: Red Cell Production. New York: Appleton-Century-Crofts, Educational Division/Meredith Corporation 1970.

GORDON, A.S., et al.: Humoral Regulation of Leukocyte Numbers. Trans. N.Y. Acad. Sci. **23**, 39 (1960b).

GORDON, A.S., HANDLER, E.S., SIEGEL, C.D., DORNFEST, B.S., LOBUE, J.: Plasma factors influence leukocyte release in rats. Ann. N.Y. Acad. Sci. **113**, 766 (1964).

GORDON, A.S., NERI, R.O., SIEGEL, C.D., DORNFEST, B.S., HANDLER, B.S., LOBUE, J., EISLER, M.: Evidence for a circulating leucocytosis-inducing factor (LIF). Acta haemat. (Basel) **23**, 323 (1960a).

GORDON, H.A., WOSTMANN, B.S., BRUCKNER-KARDOSS, E.: Effects of Microbial Flora on Cardic Output and Other Elements of Blood Circulation. Proc. Soc. exp. Biol. a. Med. (N.Y.) **114**, 301 (1963).

GORIZONTOV, P.D., KALYAEVA, T.V., ROGOZKIN, V.D.: Leucocytin. A new agent used for the treatment of radiation leucopenias (Russian). Pat. Fiziol. éksp. Ter. **15**, 54 (1971).

GORSKI, J., KORDECKI, R., REUTT, H.: Effect of physical exertion on phagocytic capacity of neutrophil leukocytes in peripheral blood. Med. Pracy **20**, 113 (1969).

GOSTOMZYK, J.G., FEESER, C., RUHENSTROTH-BAUER, G.: Humorale Stimulierung der Ausschwemmung von Granulocyten aus dem Knochenmark durch die Milz. Klin. Wschr. **5**, 231 (1964).

GOTHE, H.D., HINRICHSEN, K.: Die Chromatinstruktur der Granulocytenkerne in ihrer Beziehung zu den geschlechtsspezifischen Kernanhangsgebilden. Klin. Wschr. **37**, 506 (1959).

Grant, J.B.F., Hudson, G.: A Quantitative Study of Blood and Bone Marrow Eosinophils in Severe Hypoxia. Brit. J. Haemat. **17**, 121 (1969).
Grawitz, E.: Eine neue Funktion der Leukozyten. Folia haemat. (Lpz.) **9**, 173 (1910).
Greenbaum, L.M., Chang, J., Freer, R.: Kinin metabolism in normal and malignant leucocytes. Adv. exp. Med. Biol. **8**, 39 (1970).
Greenberg, P.L., Schrier, S.L.: Granulopoiesis in Neutropenic Disorders. Blood **41**, 753 (1973).
Greendyke, R.M., Brierty, R.E., Swisher, S.N.: In Vitro Studies on Erythrophagocytosis. Blood **22**, 295 (1963).
Greenwood, B.: The motility of blood eosinophils on glass. Brit. J. Derm. **81**, 36 (1969).
Grigoriu, G.: La capacité proliférative de la moelle osseuse. Rev. roume Méd. interne **2**, 123 (1965).
Gropp, A.: Morphologie und Verhalten lebender Zellen. Med. Welt (Stuttg.) **1**, 20 (1963).
Gross, R.: Degenerative Zellveränderungen und Abbauformen in Knochenmarkkulturen, bes. bei den Eosinophilen. Acta haemat. (Basel) **11**, 1 (1954).
Gross, R.: Einige Gesichtspunkte für die Bewertung einer Eosinophilie oder einer Eosinopenie. Dtsch. med. Wschr. **82**, 507 (1957).
Guckian, J.C., Karrh, L.R., Copeland, J.L., McCoy, J.: Phagocytosis by polymorphonuclear leukocytes in patients with renal failure on chronic hemodialysis. Texas Rep. Biol. Med. **29**, 193 (1971).
Gudowski, G., Diekhoff, J.: Basophil leukocytes and histamine in the blood in allergic reaction diseases in childhood. Allergie u. Asthma **13**, 1 (1967).
Gump, D.W., Fekety, F.R., jr.: The relationship of infection and DNA-Synthesizing cells in human blood. J. Lab. clin. Med. **69**, 428 (1967).
Gunz, F.W., Mani, M.K., Ravich, R.B.M., Speden, J., Vincent, P.C.: The use of etiocholanolone for the measurement of marrow granulocyte reserves. Med. J. Aust. **57**, 763 (1970).
Gustafsson, B.E., Lanke, L.S.: Bilirubin and Urobilins in Germfree, Ex-Germfree, and Conventional Rats. J. exp. Med. **112**, 975 (1960).
Haas, F., Bergofsky, E.H.: Role of the Mast Cell in the Pulmonary Pressor Response to Hypoxia. J. clin. Invest. **51**, 3154 (1972).
Haas, R.J., Fache, I.: Zytokinetische Untersuchungen zur Proliferationsaktivität von Mastzellen im regenerierenden Knochenmark der Ratte. Blut **26**, 180 (1973).
Haas, R.J., Stehle, H., Fliedner, T.M.: Autoradiographic studies on rapidly and slowly proliferating cell systems in neonatal bone marrow. Helv. med. Acta **34**, 54 (1967).
Haber, A.H., Rothstein, B.E.: Radiosensitivity and Rate of Cell Division: "Law of Bergonié and Tribondeau". Science **163**, 1338 (1969).
Hadhazy, G., Gergely, L., Nagy, G., Tóth, F.D.: Comparsion of interferon production in vitro by leukocytes from healthy and polycythaemic persons. Acta microbiol. Acad. Sci. hung. **15**, 141 (1968).
Hakim, J., Boivun, P., Boucherot, J., Troube, H.: Enzymatic activities of the granulocytes of the normal man. Nouv. Rev. franç. Hemat. **13**, 153 (1973).
Halberg, F., Howard, R.B.: 24 Hour Periodicity and Experimental Medicine — Examples and Interpretations. Postgrad. Med. **24**, 349 (1958).
Halberg, F., Visscher, M.B., Bittner, J.J.: Eosinophil rhythm in mice: Range of occurrence; effects of illumination feeding and adrenalectomy. Amer. J. Physiol. **174**, 109 (1953).
Halbrecht, I., Shabtay, F.: Leukocyte alkaline phosphatase activity in pre-term, term and post term infant. Israel J. med. Sci. **8**, 1956 (1972).
Hale, A.J.: Deoxyribonucleic Acid Content of Human Leucocytes. 8. Kongr. Europ. Ges. Hämat. Wien 1961 p. 95.
Handler, E.S., Varsa, E.E., Gordon, A.S.: Mechanisms of leukocyte production and release. V. Studies on the Leukocytosis-Inducing Factor in the Plasma of Rats Treated With Typhoid-Paratyphoid Vaccine. J. Lab. clin. Med. **67**, 398 (1966).
Hansen, N.E., Andersen, V.: Die Lysozymaktivität in neutrophilen Granulocyten des Menschen. Brit. J. Haemat. **24**, 613 (1973).
Hardin, J.H., Spicer, S.S.: An ultrastructural study of human eosinophil granules: maturational stages and pyroantimonate reactive action. Amer. J. Anat. **128**, 283 (1970).
Hardy, W.R., Anderson, R.E.: The Hypereosinophilic Syndromes. Ann. intern. Med. **68**, 1220 (1968).
Hargraves, M.M., Richmond, H., Morton, R.: Presentation of two bone marrow elements: the "Tart" cell and the L.E.-cell. Proc. Mayo Clin. **23**, 25 (1948).
Hargraves, M.M.: Discovery of LE cell and its morphology. Proc. Mayo Clin. **44**, 579 (1969).
Harris, H.: Chemotaxis of granulocytes. J. Path. Bact. **66**, 135 (1953).
Harris, H.: Mobilization of defensive cells in inflammatory tissue. Bact. Rev. **24**, 3 (1960).
Harris, P.F., Haigh, G., Kugler, J.H.: Quantitative studies of mitoses and DNA-synthesizing cells in bone marrow and blood of guinea-pigs recovering from sublethal whole-body gamma irradiation. Brit. J. Haemat. **9**, 385 (1963a).

HARRIS, P.F., HAIGH, G., KUGLER, J.H.: Observations on the Accumulation of Mononuclear Cells and the Activities of Reticulum Cells in Bone Marrow of Guinea-Pigs Recovering from Whole Body Gamma Irradiation. Acta haemat. (Basel) **29**, 166 (1963b).

HARRIS, P.F., KUGLER, J.H.: Mitosis in metamyelocytes. Nature **200**, 712 (1963c).

HARRIS, P.F., KUGLER, J.H.: The effect of a large acute haemorrhage upon bone marrow granulocytes. J. Physiol. (Lond.) **182**, 45 (1965).

HARRIS, P.F., KUGLER, J.H.: Evidence of DNA-synthesis in guinea-pig metamyelocytes from ^{3}H-Thymidine labelling and microspectrophotometry. Exp. Cell Res. **42**, 196 (1966).

HARVEY, R.L., KRONVALL, G., TROUP, G.M., et al.: Chemotaxis of polymorphonuclear leukocytes by protein A of the staphylococcus. Proc. Soc. exp. Biol. (N.Y.) **135**, 453 (1970).

HASKILL, J.S., McNEILL, T.A., MOORE, M.A.S.: Haemopoietic stem cells and progenitor cells. J. Cell Physiol. **75**, 167 (1970).

HASTIE, R.: The antigen induced degranulation of basophil leucocytes from atopic subjects, studied by phase contrast microscopy. Clin. exp. Immunol. **8**, 45 (1971).

HAUS, E.: In: Handbuch der gesamten Hämatologie, 2. Band, 2. Teil, 1. Halbband, S. 181. München-Berlin-Wien: Urban und Schwarzenberg 1959.

HECKNER, F.: Polysaccharide in Blut- und Knochenmarkzellen. In: MERKER, H.: Zyto- und Histochemie in der Haematologie. 9. Freiburger Symposion. Berlin-Göttingen-Heidelberg: Springer 1963.

HECKNER, F.: Praktikum der mikroskopischen Hämatologie, 2. Aufl. München-Berlin-Wien: Urban und Schwarzenberg 1973.

HEILMEYER, I.: Funktionsprüfung der Leukopoese des Knochenmarkes. Dtsch. med. Wschr. **82**, 644 (1957).

HEILMEYER, L.: Handbuch.der gesamten Hämatologie, Bd. **1**. München-Berlin-Wien: Urban und Schwarzenberg 1957.

HEILMEYER, L., BEGEMANN, H.: Handbuch der inneren Medizin. Blut und Blutkrankheiten. Berlin-Göttingen-Heidelberg: Springer 1951.

HEINE, H., HEINE, K., SCHMIDT, H.: Untersuchungen über die „Normänderungen" des weißen Blutbildes. Acta biol. med. germ. **5**, 1 (1960).

HELLMAN, S., GRATE, H.E., CHAFFEY, J.T., CARMEL, R.: Hematopoietic Stem cell Compartment: Patterns of Differentiation Following Radiation or Cyclophosphamide. In: Hemopoietic Cellular Proliferation, S. 36, New York-London: Grune & Stratton 1970.

HENDERSON, J.D., JR.: Growth rates and morphology of germfree and conventional mice. Proc. Mayo Clin. **43**, 517 (1968).

HENDERSON, J.D., JR.: Hematologic and serum protein values in germfree and conventional mice. Proc. Mayo Clin. **43**, 530 (1968).

HENKEL, C.J., GARGUSI, V.F.: Correction of corticosteroid induced defects of polymorphonuclear neutrophil function by ascorbic acid. Res. N.Y. **14**, 280 (1973).

HENKEL, D.T., MEFFERD, R.B., JR., LOEFER, J.B.: Effect of a protein bacterial pyrogen on leukocytic counts in irradiated mice. Tex. Rep. Biol. Med. **11**, 494 (1953).

HENSON, P.M., JOHNSON, H.B., SPIEGELBERG, H.L.: The release of granule enzymes from human neutrophils stimulated by aggregated immunoglobulins of different classes and subclasses. J. Immunol. **109**, 1182 (1972).

HERION, J.C., SABA,, H.I., WALKER, R.I., ROBERTS, H.R.: Granulocytic pyrogen: partial purification and demonstration of anticoagulant action. Amer. J. Physiol. **217**, 720 (1969).

HERZOG, D.: Phasenkontrastmikroskopische Verlaufsbeobachtungen in vitro an humanen Zellen mit groben Granula. Diss. Berlin, 1976.

HEVESY, G.: On the Effect of Roentgen Rays on Cellular Division. Rev. mod. Physics **17**, 102 (1945).

HIRAKI, K., OFUJI, T.: Microcinematographic vital observation on the blood cells and its clinical application. Acta haemat. jap. **19**, 406 (1956).

HIRSCH, J.G.: Cinemicrophotographic observations on granule lysis in polymorphonuclear leucocytes during phagocytosis. J. exp. Med. **116**, 827 (1962).

HIRSCH, J.G., COHN, Z.A.: Degranulation of polymorphonuclear leukocytes following phagocytosis of microorganisms. J. exp. Med. **112**, 1005 (1960).

HIRSCHFELD, H.: Symptomatische Blutbildveränderungen. In: Handbuch der Krankheiten des Blutes und der blutbildenden Organe Bd. **1**, S. 94. Berlin: Springer 1925.

HIRSCHHORN, R., WEISSMANN, G.: Death of leucocytes due to ingestion of heterologous lysosomes. Nature **214**, 892 (1967).

HITTMAIR, A.: Hyper- und Dyssplenismus. In: LENNERT, K., HARMS, D.: Die Milz. Berlin-Heidelberg-New York: Springer 1970.

HITZIG, W.H.: Functional alteration in phagocytosis and their clinical consequences. Haematologia **5**, 377 (1971).

HJORT, G.H., CHRISTENSEN, H.E.: Electron-microscopic investigations on secondary renal amyloidosis. Acta rheum. scand. **7**, 65 (1961).

Hoff, F.: In Müller, L.R.: Lebensnerven und Lebenstriebe, 3. Aufl. S. 345. Berlin: Springer 1931.

Hoff, F.: In: Handbuch der gesamten Hämatologie, Band 2, 2. Teil, 1. Halbband, S. 167. München-Berlin-Wien: Urban und Schwarzenberg 1959.

Hokama, Y., Young, V., Higaki, M.: Effect of soluble blood group substances on the phagocytic function of blood leucocytes. Res. N.Y. **9**, 451 (1971).

Hollwich, F., Tilgner, S.: Reaktionen der Eosinophilen-Zahl auf okulare Lichtreize. Dtsch. med. Wschr. **30**, 1430, (1964).

Hollwich, F., Dieckhues, B.: Augenlicht und Nebennierenrindenfunktion. Dtsch. med. Wschr. **51**, 2335 (1967).

Hollwich, F., Dieckhues, B.: Die Wirkung von Tages- und Kunstlicht auf den tierischen und menschlichen Organismus. Fortschr. Med. **1**, 25 (1972).

Horwitz, K.: Über die Histiologie des embryonalen Knochenmarkes. Wien. med. Wschr. **54**, 1449 (1904).

Huber, C., Günther, R., Michlmayr, G., Huber, H., Braunsteiner, H.: DNS-synthetisierende Blutlymphozyten bei Patienten mit Lupus erythematodes disseminatus, primär chronischer Polyarthritis und Panarteriitis nodosa. Wien. klin. Wschr. **85**, 92 (1973).

Hubscher, T., Eisen, A.H.: Allergen Binding to Human Peripheral Leukocytes. Int. Arch. Allergy **41**, 689 (1971).

Hudson, G.: Changes in the marrow reserve of eosinophils following re-exposure to foreign protein. Brit. J. Haemat. **9**, 446 (1963).

Hudson, G.: The marrow reserve of eosinophils effect of cortical hormones on the foreign protein response. Brit. J. Haemat. **10**, 122 (1964).

Hudson, G., Smith, N.C.W., Wilson, R.S., Yoffey, J.M.: Eosinophil Granulocytes and Hypoxia. Nature **213**, 818 (1967).

Hudson, G., Chin, K.N., Moffatt, D.J.: Changes in Eosinophil Granulocyte Kinetics in Severe Hypoxia. Acta haemat. (Basel) **48**, 58 (1972).

Hudson, G., Chin, K.N., Moffatt, D.J.: Marrow reserve of eosinophils: estimation of transit time in normal guinea-pigs. Cell Tiss. Kinet. **5**, 191 (1972).

Huhn, D.: Die Feinstruktur des Knochenmarks der Ratte bei Anwendung neuerer Aldehydfixationen. Blut **13**, 291 (1966).

Huhn, D., Borchers, H.: Elektronenmikroskopisch-zytochemische Untersuchungen der Auer-Stäbchen bei akuter Paramyeloblasten-Leukämie. Blut **17**, 70 (1968).

Hurd, E.R., LoSpalluto, J., Ziff, M.: Formation of leukocyte inclusions in normal polymorphonuclear cells incubated with synovial fluid. Arthr. and Rheum. **13**, 724 (1970).

Imanaka, T.: Electron microskopic study on the localization of acid phosphatase in normal leucocytes. 1. Acid phosphatase activity in peripheral leucocytes and developing neutrophils in bone marrow (Japanese). Acta haemat. jap. **35**, 677 (1972a).

Imanaka, T.: Electron microscopic study on the localization of acid phosphatase in normal human leukocytes. 2. Dynamic analysis of acid phosphatase activity in neutrophils during phagocytosis (Japanese). Acta haemat. jap. **35**, 693 (1972b).

Inagasi, S.: On the morphologic discrimination of immature granulocytes: especially on the morphology of immature basophils. Acta haemat. jap. **36**, 55 (1973).

Iscove, N.N., Sieber, F., Winterhalter, K.H.: Erythroid Colony Formation in Cultures of Mouse and Human Bone Marrow: Analysis of the Requirement for Erythropoietin by Gel Filtration and Affinity Chromatography on Agarose-Concanavalin A. J. Cell Physiol. **83**, 309 (1974).

Ishizaka, T., Soto, C.S., Ishizaka, K.: Mechanisms of passive sensitization. III. Number of IgE molecules and their receptor sites on human basophil granulocytes. J. Immunol. **111**, 500 (1973).

Janoff, A., Scherer, J.: Mediators of inflammation in leukocyte lysosomes. IX. Elastinolytic activity in granules of human polymorphonuclear leukocytes. J. exp. Med. **128**, 1137 (1968).

Janossy, G., Humphrey, J.H., Pepys, M.B., Greaves, M.F.: Complement Independence of Stimulation of Mouse Splenic B Lymphocytes by Mitogens. Nature New Biology **245**, 108 (1973).

Jansa, P., Kucera, M., Zemanek, R.: Cytology of blood and the inflammatory exsudate following X-ray irradiation with so called antiinflammatory doses. Čs. Path. **5**, 62 (1969).

Japa, J.: A study of the mitotic activity of normal human bone marrow. Brit. J. exp. Path. **23**, 272 (1942).

Jensen, M.S., Bainton, D.F.: Temporal changes in pH within the phagocytic vacuole of the polymorphonuclear neutrophilic leukocyte. J. Cell Biol. **56**, 379 (1973).

Jochims, J.: Leukocyten und Fetttransport. Beobachtungen an Kindern im Hunger und im Coma diabeticum. Klin. Wschr. **10**, 520 (1962).

Jorke, D., Wilke, D.: Quantitativ-qualitative Untersuchungen der örtlichen Entzündung. Z. inn. Med. **3**, 95 (1971).

Kakinuma, K.: Metabolic control and intracellular pH during phagocytosis by polymorphonuclear leukocytes. J. Biochem. (Tokyo) **68**, 177 (1970).

KALEY, G., WEINER, R.: Effect of prostglandin E1 on leukocyte migration. Nature New Biology **234**, 114 (1971).

KAPLOW, L.S.: A histochemical procedure for localizing and evaluating leucocyte alkaline phosphatase activity in smears of blood and marrow. Blood **10**, 1023 (1955).

KAPPAS, A., HELLMANN, L., FUKUSHIMA, D.K., GALLAGHER, T.F.: The pyrogenic effect of etiocholanolone. J. clin. Endocr. **17**, 451 (1957).

KARIJALAINEN, J., WASASTJERNA, C.: The Etiocholanolone Test for Prediction of the Leukopenic Effect of Cytotoxis Drugs. Scand. J. Haemat. **11**, 337 (1973).

KARNOVSKY, M.L.: Activity of the Leukocyte. In: Ciba Foundation, Study group Biological. London: J. u. A. Churchill 1961 a.

KARNOVSKY, M.L., HOELZL WALLACH, D.F.: The Metabolic Basis of Phagocytosis. III. Incorporation of inorganic phosphate into various classes of phosphatides during phagocytosis. J. biol. Chem. **236**, 1895 (1961 b).

KARNOVSKY, M.L., SHAFER, A.W., CAGAN, R.H., GRAHAM, R.C., KARNOVSKY, M.J., GLASS, E.A., SAITO, K.: Membrane function and metabolism in phagocytic cells. Trans. N.Y. Acad. Sci. **28**, 778 (1966).

KATANO, T.: Morphologic studies on the formation and function of neutrophil granules. I. Morphologic studies on the formation of neutrophil granules. J. Okayama med. Ass. **78**, 171 (1966).

KAUDER, E., BOGGS, D.R., ATHENS, J.W., VODOPICK, H.A., CARTWRIGHT, G.E., WINTROBE, M.M.: Leukokinetic Studies. XII. Kinetic Studies of Normal Isologous Neutrophilic Granulocytes Transfused into Normal Subjects. Proc. Soc. exp. Biol. (N.Y.) **120**, 595 (1965).

KAUNG, D.T.: Periodic Acid-Schiff Reaction in Human Basophilic Leucocytes. Acta haemat. (Basel) **42**, 269 (1969).

KAY, A.B., AUSTEN, K.F.: Chemotaxis of human basophil leucocytes. Clin. exp. Immunol. **11**, 557 (1972).

KAY, A.B., SHIN, H.S., AUSTEN, K.F.: Selective attraction of eosinophils and synergism between eosinophil chemotactic factor of anaphylaxis (ECF A) and a fragment cleaved from the fifth component of complement (C5a). Immunology **24**, 969 (1973).

KAY, H.E.M.: How many cell-generations? Lancet **28**, 418 (1965).

KAY, H.E.M.: The control of Leucopoiesis. Proc. Roy. Soc. Med. **60**, 1025 (1967).

KEISER, G., COTTIER, H., ODARTCHENKO, N., BOND, V.P.: Autoradiographic Study on the Origin and Fate of Small Lymphoid Cells in the Dog Bone Marrow: Effect of Femoral Artery Clamping during in Vivo Availability of H^3-Thymidine. Blood **24**, 254 (1964).

KELEMEN, E.: Granulocyte alkaline phosphatase activity: a measure of the emergence time of mature marrow neutrophils. Acta haemat. (Basel) **50**, 19 (1973).

KELÉNYI, G.: Degranulation of tissue eosinophil leukocytes. Acta morphol. Acad. Sci. hung **16**, 265 (1968).

KELÉNYI, G., ZOMBAI, E.: Fluorescence microskopic and anisotropic staining reactions on the granules of the eosinophil granulocytes. Acta morph. Acad. Sci. hung **15**, 333 (1967).

KELLER, H.U., SORKIN, E.: Studies on chemotaxis. IV. The influence of serum factors on granulocyte locomotion. Immunology **10**, 409 (1966).

KELLER, H.U., SORKIN, E.: Chemotaxis von Leukocyten induziert durch Leukocyten in vitro. Helv. physiol. Acta **25**, 199 (1967a).

KELLER, H.U., SORKIN, E.: Studies on Chemotaxis. V. On the Chemotactic Effect of Bacteria. Int. Arch. Allergy **31**, 505 (1967b).

KEMPGENS, U., MAYER, M., MÜLLER, U., QUEISSER, W.: Cytophotometrisch-autoradiographische Untersuchungen an lymphoiden Zellen des menschlichen Knochenmarks. Verh. dtsch. Ges. inn. Med. **79**, 437 (1973).

KEYSERLINGK, D.G.: Über die Bedeutung des intracellulären kontraktilen Systems für die Lokomotion der Fibroblasten. Cytobiologie **1**, 259 (1970).

KEYSERLINGK, GRAF D., BOLL, I., ALBRECHT, M.: Elektronenmikroskopie und Cytochemie der „Gaucher-Zellen" bei chronischer Myelose. Klin. Wschr. **50**, 510 (1972).

KIESER, H.: Studien zur Granulagenese in den Zellen des Ehrlich'schen Ascitescarcinoms der weißen Maus. Arch. Geschwulstforsch. **10**, 119 (1956).

KILLMANN, S.A.: Kinetics of normal granulocytopoiesis and leukemic blast cells in man. In: XII. Congr. Int. Soc. Hemat. New York 1968a, p. 187.

KILLMANN, S.A.: The number and possible functions of DNA-synthesizing cells in human blood. Cell Tiss. Kinet. **1**, 123 (1968b).

KILLMANN, S.A., CRONKITE, E.P., FLIEDNER, T.M., BOND, V.P.: Mitotic Indices of Human Bone Marrow Cells. I. Number and Cytologic Distribution of Mitoses. Blood **19**, 743 (1962).

KILLMANN, S.A., CRONKITE, E.P., FLIEDNER, T.M., BOND, V.P.: Mitotic Indices of Human Bone Marrow Cells. III. Duration of Some Phases of Erythrocytic and Granulocytic Proliferation Computed from Mitotic Indices. Blood **24**, 267 (1964).

KILLMANN, S.A., CRONKITE, E.P., FLIEDNER, T.M., BOND, V.P., BRECHER, G.: Mitotic Indices of Human Bone Marrow Cells. II. The Use of Mitotic Indices for Estimation of Time Parameters of Proliferation in Serially Connected Multiplicative Cellular Compartments. Blood **21**, 141 (1963).

Kimball, H.R., Vogel, J.M., Perry, S., Wolff, S.M.: Quantitative aspects of pyrogenic and hematologic responses to etiocholanolone in man. J. Lab. clin. Med. **69**, 415 (1967).

Kimura, I.: Basophilic leukocyte: with reference to immunological reaction. Acta haemat. jap. **36**, 755 (1973a).

Kimura, I., Moritani, Y., Tanizaki, Y., et al.: Extravascular migration of basophils particulary at the site of allergic reactions (Japanese). Acta haemat. jap. **36**, 93 (1973b).

King-Smith, E.A., Morley, A.: Computer Simulation of Granulopoiesis: Normal and Impaired Granulopoiesis. Blood **36**, 254 (1970).

Kirk, J., Orr, J.S., Hope, C.S.: A Mathematical Analysis of Red Blood Cell and Bone Marrow Stem Cell Control Mechanisms. Brit. J. Haemat. **15**, 35 (1968).

Kiss, L.: Die Beziehung zwischen dem experimentellen Sanarelli-Shwartzman-Phänomen und dessen klinischen Manifestationen. Dtsch. med. J. **19**, 581 (1967).

Kita, A.: Studies on the test for phagocytic ability of human neutrophilic leukocytes. Appendix: Supplemental data on the phagocytic ability of normal human neutrophils. Jap. Arch. intern. Med. **15**, 157 (1968).

Klare, K.-H.: Über Abbauformen neutrophiler Segmentkerniger. Med. Bild **5**, 23 (1962).

Klebanoff, S.J.: Iodination of bacteria: A bactericidal mechanism. J. exp. Med. **126**, 1063 (1967).

Klebanoff, S.J., Hamon, C.B.: Role of myeloperoxidase mediated antimicrobial systems in intact leukocytes. Res. N.Y. **12**, 170 (1972).

Kleeberg, U.R.: Metabolische und funktionelle Defekte peripherer Blutzellen bei der Leukämie. Blut Suppl. 1975.

Klima, R.: Klinisch-hämatologische Aspekte seltener Zellen im Leukocytenkonzentrat. Krebsarzt **22**, 3 (1967).

Kline, D.L.: DNA P^{32} Studies of White Blood Cell Formation Distribution and Life Span. In: The Kinetics of Cellular Proliferation p. 142. New York and London: Grune and Stratton 1959.

Kline, D.L., Cliffton, E.E.: The life span of leukocytes in the human. Science **115**, 9 (1952).

Knoll, B.F., Johnson, A.J., Pearce, C.W., Rebuck, J.W.: The effect of autogenous urine on leukocytic defenses in man. Invest. Urol. **6**, 406 (1969).

Knoll, W.: Die Blutbildung beim Embryo. In: Hirschfeld, H., Hittmar, A.: Handbuch der allgemeinen Hämatologie, Bd. **1**, (1st half), S. 553. Berlin: Urban und Schwarzenberg 1932.

Knoll, W.: Die Entwicklung des blutbildenden Gewebes und des Blutes beim Menschen. In: Handbuch der gesamten Hämatologie, Bd. **1**, S. 44, Berlin: Urban und Schwarzenberg 1957.

Knospe, W.H., Blom, J., Crosby, W.H.: Regeneration of Locally Irradiated Bone Marrow. I. Dose Dependent, Long-Term Changes in the Rat, with Particular Emphasis upon Vascular and Stromal Reaction. Blood **28**, 398 (1966).

Knudtzon, S.: In Vitro Growth of Granulocytic Colonies From Circulating Cells in Human Cord Blood. Blood **43**, 357 (1974).

Koch, E.: Über leukocytäre Abbauzellen. Klin. Wschr. **29**, 474 (1951).

Koch, E.: Röntgenstrahlenwirkung auf den Leukozytenabbau. In: 6th Congr. Europ. Soc. Haemat. Copenhagen 1957, p. 303.

Koch, E., Hornykiewytsch, T.: Strahlendosis und Leukocytenabbau. Strahlentherapie **106**, 223 (1958).

Koch-Weser, J.: Beta-adrenergische Blockade und zirkulierende Eosinophile. Arch. intern. Med. **121**, 255 (1968).

Komiya, E.: Die nervöse Regulation der Blutkörperchen, In: 5. Europ. Hämatol. Kongr. Freiburg 1955, Ste. 1.

Komiya, E.: Die zentral-nervöse Regulation des Blutes. Stuttgart: Thieme 1956.

Komiya, E.: Weitere Beiträge über die neurohumorale Regulation des Blutbildes. Folia haemat. (Frankfurt) **3**, 46 (1958).

Komiya, E.: Nachschub, Verteilung und Untergang der Leukocyten. In: Handbuch der ges. Hämatologie, Bd. **2**, 2. Teil, 1. Halbband, S. 83, München-Berlin-Wien: Urban und Schwarzenberg 1959a.

Komiya, E.: Zahlenverschiebungen der Leukocyten (Leukocytose und Leukopenie). In: Handbuch der ges. Hämatologie, Bd. **2**, 2. Teil, 1. Halbband, S. 309, München-Berlin-Wien: Urban und Schwarzenberg 1959b.

Komiya, E., Shibamoto, G., Noda, M., Sugimoto, T., Sato, S., Hoshi, K., Kawashimo, N.: Extraktion der neurohumoralen blutregulierenden Wirkstoffe. Folia haemat. (Frankfurt) N.F. **3**, 374 (1959c).

Kondo, K., Yoshitake, J.: Fine structure of Auer bodies. A. R. Center Adult Dis. **6**, 17 (1966).

Kosenow, W.: Über Fortbewegung und Formveränderungen der Blutkörperchen unter dem Phasenkontrastmikroskop. Z. Kinderheilk. **73**, 653 (1953).

Kosenow, W.: Abweichende Ergebnisse bei der Geschlechtsbestimmung an Leukocyten und Mund-epithel-Kernen. Klin. Wschr. **35**, 75 (1957).

Koszewski, B.J.: Studies on the toxic granulation of the leukocytes. In: XII. Congr. Intern. Soc. Hemat. New York 1968, p. 33.

Krecke, H.-J.: Zum generalisierten Shwartzman-Phänomen (Sanarelli-Shwartzman-Phänomen) und seiner Bedeutung für die menschliche Pathologie. Veröffentlichungen aus der morphologischen Pathologie, Heft 69. Stuttgart: Fischer 1964.

Kreiter, H., Albert, F.W.: Verhalten von Leukozyten, Thrombozyten und Retikulozyten während der Hämodialyse. Med. Klin. **37**, 1234 (1971).

Krisch, K.: Lysosomen. Dtsch. med. Wschr. **91**, 1274 (1966).

Krüger, P.G., Diamant, B., Scholander, L.: Non-degranulating structural changes of rat mast cells induced by antigen and toluidine blue. Exp. Cell Res. **63**, 101 (1970).

Krzeminska-Lawkowiczowa, I.: The mitotic index and phases of division of bone marrow cells in healthy humans. Folia morph. (Warszawa) **28**, 405 (1969).

Kubanek, B.: Erythropoietin. The haematologist's hormone. Hormon- und Stoffwechselforsch. **1**, 151 (1969).

Kubanek, B.: Die Erythropoetinausscheidung als differentialdiagnostisches Kriterium zur Abgren-zung von Polyglobulien und Polycythaemia vera. Int. Arbeitstagg. über proliferative Erkrankun-gen des myeloischen Systems, Wien 1975.

Kubanek, B., Rencricca, N., Porcellini, A., Stohlman, F., jr.: Growth Patterns of Hemopoiesis Derived from Fetal Liver Transplanted into Heavily Irradiated Mice. In: Haemopoietic Cellular Proliferation, p. 205. New York and London: Grune und Stratton 1970.

Künkel, H.A.: Zur Frage der Strahlenbelastung des Zellkerns durch Inkorporation von tritium-markiertem Thymidin. Strahlentherapie **118**, 46 (1962).

Kunske, R.D., Pruzansly, J.J., Patterson, R.: Localization of Human Blood to Basophils. Proc. Soc. exp. Biol. (N.Y.) **138**, 262 (1971).

Kurnick, J.E., Robinson, W.A.: Colony growth of human peripheral white blood cells in vitro. Blood **37**, 136 (1971).

Kvarstein, B.: Effects of proteins and inorganic ions on the adhesiveness of human leucocytes to glass beads. Scand. J. clin. Lab. Invest. **24**, 41 (1969).

Kvarstein, B.: Effects of some metabolic inhibitors on the adhesiveness of human leucocytes to glass beads. Scand. J. clin. Lab. Invest. **24**, 35 (1971).

Lacher, M.J.: The granulocyte response to an endotoxin (Piromen) as a measure of functional marrow reserve. In: XII. Congr. Intern. Soc. Hemat. New York 1968, p. 38.

Laerum, O.D., Maurer, H.R.: Proliferation Kinetics of Myelopoietic Cells and Macrophages in Diffusion Chambers After Treatment with Granulocyte Extracts (Chalone). Virchows Arch. Abt. B. Zellpath. **14**, 293 (1973).

Lahiri, S.K.: Differentiation of haemopoietic precursor cells during recovery in radiation depleted animals. IVth Intern. Congr. Radiation Res., Evian 1970a.

Lahiri, S.K., Keizer, H.J., van Putten, L.M.: The efficiency of the assay for haemopoietic colony forming cells. Cell Tiss. Kinet. **3**, 355 (1970b).

Lajtha, L.G.: Bone Marrow Cell Metabolism. Physiol. Rev. **37**, 50 (1957).

Lajtha, L.G.: On DNA Labeling in the Study of the Dynamics of Bone Marrow Cell Population. In: The Kinetics of Cellular Proliferation, p. 173. New York and London: Grune and Stratton 1959.

Lajtha, L.G.: Stem Cell Kinetics and Erythropoietin. In: Erythropoiesis, p. 140, New York and London: Grune and Stratton 1962.

Lajtha, L.G.: Review of leukocytes. Nat. Cancer Inst. Monogr. **38**, 111 (1973).

Lajtha, L.G., Oliver, R., Ellis, F.: DNA synthesis in bone marrow studied by autoradiography. In: Radiobiology Symp. 1954, p. 216.

Lajtha, L.G., Oliver, R., Berry, R., Noyes, W.D.: Mechanism of Radiation Effect on the Process of Synthesis of Deoxyribonucleic Acid. Nature **182**, 1787 (1958).

Lajtha, L.G., Gilbert, C.W., Porteous, D.D., Alexanian, R.: Kinetics of a bone-marrow stem-cell population. Ann. N.Y. Acad. Sci. **113**, 742 (1964).

Lala, P.K., Maloney, M.A., Patt, H.M.: A Comparison of Two Markers of Cell Proliferation in Bone Marrow. Acta haemat. (Basel) **31**, 1 (1964).

Lala, P.K., Maloney, M.A., Patt, H.M.: Measurement of DNA-synthesis time in myeloid-eryth-roid precursors. Exp. Cell Res. **38**, 626 (1965).

Lamerton, L.F., Pontifex, A.H., Blackett, N.M., Adams, K.: Effects of protracted irradiation on the blood-forming organs of the rat. Part I.: Continuous exposure. Brit. J. Radiol. **33**, 287 (1960).

Lang, W., Maurer, W.: Zur Verwendbarkeit von Feulgen-gefärbten Schnitten für quantitative Autoradiographie mit markiertem Thymidin. Exp. Cell Res. **39**, 1 (1965).

Lange, R.D., O'Grady, L.F., Lewis, J.P., Trobaugh, F.E., jr.: Haemopoietic stem cells and progenitor cells. Ann. N.Y. Acad. Sci. **149**, 281 (1968).

Lasch, H.G.: Zur Pathophysiologie der Klinik des Sanarelli-Shwartzman-Phänomens. Throm. Diathes. haemorrh. (Stuttg.) **14**, 63 (1964).

Laster, C.E., Gleich, G.J.: Chemotaxis of eosinophils and neutrophils by aggregated immunoglobulins. J. Allergy **48**, 297 (1971).

Lawkowicz, W., Traczyk, Z., Ciesluk, S.: The diameter of granulocytes and the number of nuclear segments. Acta haemat. pol. **2**, 63 (1971).

Lawrence, J.S., Craddock, C.G., jr.: Stem cell competition: the response to antineutrophilic serum as affected by hemorrhage. J. Lab. clin. Med. **72**, 731 (1968).

Leder, L.D.: Der Blutmonozyt. Exp. Med., Path und Klin., Bd. **23**, Berlin-Heidelberg-New York: Springer 1967.

Leder, L.-D., Pape, B.: Der cytochemische Nachweis von Übergangsformen zwischen Promyelocyten und eosinophilen Myelocyten. Klin. Wschr. **48**, 1009 (1970).

Leder, Th.: Über die Entstehung der Entzündung und die Wirkung der entzündungserregenden Schädlichkeit. Fortschr. Med. **6**, 460 (1888).

Lee, S.L., Michael, S.R., Vural, I.L.: The LE-cell. Clinical and chemical studies. Amer. J. Med. **10**, 446 (1951).

Lehrer, R.I.: Inhibition by sulfonamides of the candidacidal activity of human neutrophils. J. clin. Invest. **50**, 2498 (1971).

Lennert, K.: Zur Praxis der pathologisch-anatomischen Knochenmarkuntersuchung. Frankf. Z. Path. **63**, 267 (1952).

Lennert, K.: Blutbasophile. 11. Tag. Dtsch. Hämat. Ges., Innsbruck 1965.

Lennert, K.: Bildung und Differenzierung der Blutzellen, insbesondere der Lymphocyten. Verh. Dtsch. Ges. Path. 50. Tag., 1966.

Lennert, K., Schubert, J.C.F.: Zur Cytochemie der Blut- und Gewebsmastzellen. Verh. dtsch. Ges. inn. Med. 66. Kongr., S. 1061 (1960).

Lennert, K., Parwaresch, M.R.: Die Reaktion der basophilen Granulocyten auf eine postprandiale Hyperlipämie. Schweiz. med. Wschr. **100**, 1410 (1970).

Lettré: Ergebnisse und Probleme der Mitosegiftforschung. Naturwissenschaften **3**, 75 (1946).

Lettré, H., Krapp, H., Ochsenschläger, M.: Wirkungen des Colchicins und N-Methylcolchicamids auf die Mitose der Zellen des Mäuse-Ascites-Tumors. Z. Krebsforsch. **57**, 142 (1950).

Levi, G.: Il ritmo e la modalita delle mitosi nelle cellule viventi coltivate in vitro. Arch. ital. Anat. Embriol. **15**, 321 (1916).

Levitan, A.A., Perry, S.: The Use of an Isolator System in Cancer Chemotherapy. Amer. J. Med. **44**, 234 (1968).

Levitt, M., Katzenstein, A., Marsh, J.C.: Growth kinetics of dog leukocytes in bone marrow culture. Exp. Hemat. **22**, 65 (1972).

Lewis, W.H.: Pinocytosis. Bull. Johns Hopk. Hosp. **49**, 17 (1931).

Lewis, J.P., Trobaugh, F.E.: Hemopoietic Stem Cells. Nature **204**, 589 (1964).

Lewis, J.P., Passovoy, M., Freeman, M., Trobaugh, E.: The repopulation potential and differentiation capacity of hematopoietic stem cells from the blood and bone marrow of normal mice. J. Cell Physiol. **71**, 121 (1968).

Lichtman, M.A.: Cellular Deformability during Maturation of the Myeloblast. New Engl. J. Med. **283**, 941 (1970a).

Lichtman, M.A.: Cytoplasmic deformability during maturation of the myeloblast: Possible role in marrow egress. New Engl. J. Med. **283**, 943 (1970b).

Lichtman, M.A.: Rheology of Leukocytes, Leukocyte Suspension, and Blood in Leukemia. J. clin. Invest. **52**, 350 (1973).

Lichtman, M.A., Weed, R.J.: Alteration of the Cell Periphery During Granulocyte Maturation: Relationship to Cell Function. Blood **39**, 301 (1972).

Lillie, R.D., Burtner, H.J.: Stable sudanophilia of human neutrophil leukocytes in relation to peroxidase and oxidase. J. Histochem. Cytochem. **1**, 8 (1953).

Lipson, R.L., Bayrd, E.D., Watkins, C.H.: The Postsplenectomy Blood Picture. Amer. J. clin. Path. **32**, 526 (1959).

Liron, M., Feldman, M.: Haemopoietic stem cells and progenitor cells. Transplantation **3**, 509 (1965).

Löffler, H.: Diskussionsbeitrag zum Thema Grundlagen zur klinisch-morphologischen Blutdiagnostik mit Hydrolasen. Cyto- und Histochemie in der Hämatologie, IX. Freiburger Symposion. Berlin-Göttingen-Heidelberg: Springer 1963.

Löffler, H.: Eosinophilen-Leukämie. Int. Arbeitstagg. über proliferative Erkrankungen des myeloischen Systems, Wien 1975.

Lord, B.I.: The effects of continuous irradiation on cell proliferation in rat bone marrow. Brit. J. Haemat. **10**, 496 (1964).

Lord, B.I., Cercek, L., Cercek, B., Shah, G.P., Dexter, T.M., Lajtha, L.G.: Inhibitors of haemopoietic cell proliferation?: Specificity of action within the haemopoietic system. Brit. J. Cancer **29**, 168 (1974).

LUCARELLI, G.: Kinetics of erythropoiesis in the starved new-born rat. Stem Cell Club Meeting, Rom 1973.

LUCARELLI, G., FERRARI, L., PORCELLINI, A., CARNEVALI, C., RIZZOLI, V., STOHLMAN, F.: Embryonic aspects of haemopoiesis. Exp. Hemat. 14, 7 (1967).

LUCARELLI, G., RIZZOLI, V., DELSIGNORE, R., RENCRICCA, N., PORCELLINI, A., FERRARI, L., CARNEVALI, C., HOWARD, D., STOHLMAN, F., JR.: Humoral regulation of fetal and neonatal eryhtropoiesis. In: STOHLMAN, F., JR.: Hemopoietic Cellular Proliferation, p. 197 (1970).

LUCKEY, T.D.: Germfree Life and Gnotobiology. New York: Academic Press 1963.

LUDWIG, F.C., SMOKE, M.E., WELLINGTON, J.S.: Studies of the Humoral Regulation of Leukocytes. Ann. N.Y. Acad. Sci. 136, 784 (1967).

LÜERS, T.: Ein morphologisches Geschlechtsmerkmal in Leukocytenkernen. Berl. Med. 7, 120 (1956a).

LÜERS, T.: Vergleichende Untersuchungen über morphologische Geschlechtsunterschiede der neutrophilen Leukocytenkerne bei Mensch und Kaninchen. Blut 2, 81 (1956b).

MACVITTIE, T.J., MCCARTHY, K.F.: Inhibition of granulopoiesis in diffusion chambers by a granulocyte chalone. Exp. Hemat. 2, 182 (1974).

MAKINO, S., OUELLETTE, J.J., REED, C.E., FISHEL, C.: Correlation between increased bronchial response to actetylcholine and diminished metabolic and eosinopenic responses to epinephrine in asthma. J. Allergy 46, 178 (1970).

MALASKOVÁ, V., FUKSOVA, J.: Alkaline phosphatase activity in immature granulocytes. Brit. J. Haemat. 15, 119 (1968).

MALAWISTA, S.E.: Human Polymorphonuclear Leukocytes: Demonstration of Microtubules and Effect of Colchicine. Science 156, 521 (1967).

MALONEY, M.A., WEBER, C.L., PATT, H.M.: Myelocyte-metamyelocyte transition in the bone marrow of the dog. Nature 197, 150 (1963).

MALONEY, M.A., PATT, H.M.: Granulocyte Transit from Bone Marrow to Blood. Blood 31, 195 (1968).

MALONEY, M.A., PATT, H.M., LUND, J.E.: Granulocyte dynamics and the question of ineffective granulopoiesis. Cell Tiss. Kinet. 4, 201 (1971).

MANDELL, G.L., HOOK, W.E.: Leukocyte function in chronic granulomatous disease of childhood. Studies on a seventeen year old boy. Amer. J. Med. 47, 473 (1969).

MANDELL, G.L.: Interaction of intraleukocytic bacteria and antibiotics. J. clin. Invest. 52, 1673 (1973).

MARCHESI, V.T.: In: GORDON, A.S.: Regulation of Hematopoiesis, Vol. 2, p. 943. New York: Appleton-Century-Crofts 1970.

MARCHESI, V.T., FLOREY: Electron micrographic observation on the emigration of leucocytes. Quart. J. exp. Physiol. 45, 343 (1960); 46, 115 (1961).

MARSH, J.C., PERRY, S.: The Granulocyte Response to Endotoxin in Patients with Hematologic Disorders. Blood 23, 581 (1964).

MARTIN, R.R., WARR, G., COUCH, R., KNIGHT, V.: Chemotaxis of human leukocytes: responsiveness to mycoplasma pneumoniae. J. Lab. clin. Med. 81, 520 (1973).

MARTINI, H.: Neue Begriffe der Entzündung. Med. Klin. 68, 697 (1973).

MASON, R.J., STOSSEL, T.P., VAUGHAN, M.: Lipids of alveolar macrophages, polymorphonuclear leukocytes, and their phagocytic vesicles. J. clin. Invest. 51, 2399 (1972).

MATUSIS, Z.E., PYLAEVA, S.I., PAKHOMOV, S.P.: Alteration on the phagocytic activity of leukocytes in burns (Russian). Khirurgiya (Mosk.) 9, 110 (1970).

MAUER, A.M.: Diurnal Variation of Proliferative Activity in the Human Bone Marrow. Blood 26, 1 (1965).

MAUER, A.M., ATHENS, J.W., WARNER, H.R., ASHENBRUCKER, H., CARTWRIGHT, G.E., WINTROBE, M.M.: An Analysis of Leukocyte Radioactivity Curves Obtained with Radioactive Diisopropylfluorophosphate (DFP^{32}). In: The Kinetics of Cellular Proliferation, p. 231. New York and London: Grune and Stratton 1959.

MAURER, H.-R.: Chalone, Regulationsstoffe des Organismus bei Mensch und Tier. Pharmazie in unserer Zeit 2, 181 (1973).

MAURER, W., NIKLAS, A., BASTEN, H., PUCHTLER, H.: Über vermehrte Phosphorausscheidung nach Röntgen-Bestrahlung von Tumoruntersuchungen mit Radiophosphor. Z. Krebsforsch. 57, 423 (1951).

MAURI, C.: Über Lipide und ihre Bedeutung in den Zellen der blutbildenden Systeme. In: MERKER, H.: Zyto- und Histochemie in der Hämatologie. 9. Freiburger Symposion, p. 433. Berlin-Göttingen-Heidelberg: Springer 1963.

MAXIMOW, A.: Über Klasmatocyten und Mastzellen. Zbl. allg. Path. path. Anat. 14 (1903).

MAXIMOW, A.: Über entzündliche Bindegewebsneubildung bei der weißen Ratte und die dabei auftretenden Veränderungen der Mastzellen und Fettzellen. Beitr. path. Anat. 35, 93 (1904).

MAXIMOW, A.: Beiträge zur Histiologie der eitrigen Entzündung. Beitr. path. Anat. 38, 301 (1905).

MAXIMOW, A.: Über die Zellformen des lockeren Bindegewebes. Arch. mikr. Anat. 67, 680 (1906).

Maximow, A.: Über die Entwicklung der Blut- und Bindegewebszellen beim Säugetierembryo. Folia haemat. **5**, 611 (1907).

Maximow, A.: Der Lymphozyt als gemeinsame Stammzelle der verschiedenen Blutelemente in der embryonalen Entwicklung und im postfetalen Leben der Säugetiere. Folia haemat. **8**, 125 (1909a).

Maximow, A.: Untersuchungen über Blut und Bindegewebe. I. Die frühesten Entwicklungsstadien der Blut- und Bindegewebszellen beim Säugetierembryo, bis zum Anfang der Blutbildung in der Leber. Arch. mikr. Anat. **73**, 444 (1909b).

Mayron, L.W., Alling, S., Kaplan, E.: Eosinophilia and drug abuse. Ann. Allergy **30**, 632 (1972).

McCall, C.E., Caves, J., Cooper, R., DeChatelat, L.: Functional characteristics of human toxic neutrophils. J. infect. Dis. **124**, 68 (1971).

McCredie, K.B., Hersh, E.M., Freireich, E.J.: Cells Capable of Colony Formation in the Peripheral Blood of Man. Science **171**, 293 (1971).

McCulloch, E.A., Siminovitch, L., Till, J.E.: Spleen-Colony Formation in Anemic Mice of Genotype WWv. Science **144**, 844 (1964).

McCulloch, E.A., Till, J.E.: Cellular Interactions in the Control of Hemopoiesis. In: Stohlman, F.: Haemopoietic Cellular Proliferation, p. 15. New York and London: Grune and Stratton 1970.

McMillan, R., Scott, J.L.: Leukocyte labeling with ^{51}chromium. I. Technic and results in normal subjects. Blood **32**, 738 (1968).

McRipley, R.J., Sbarra, A.J.: Role of the phagocyte in host-parasite interactions. XII. Hydrogen peroxide-myeloperoxidase bactericidal system in the phagocyte. J. Bact. **94**, 1425 (1967).

Mechanic, R.C., Frei, E., Landy, M., Smith, W.W.: Quantitative studies of human leukocytic and febrile response to single and repeated doses of purified bacterial endotoxin. J. clin. Invest. **41**, 162 (1962).

Meier, R., Schär, B.: Produktion von leukozytenemigrationsfördernden Stoffen durch grampositive Keime in vitro. Experienta (Basel) **13**, 492 (1957).

Menkin, V.: Factors Concerned in the Mobilization of Leukocytes in Inflammation. Ann. N.Y. Acad. Sci. **59**, 956 (1955).

DeMeo, A.N., Andersen, B.R.: Defective chemotaxis associated with a serum inhibitor in cirrhotic patients. New Engl. J. Med. **286**, 735 (1972).

Merker, H.: Zyto- und Histochemie in der Hämatologie. 9. Freiburger Symposion. Berlin-Göttingen-Heidelberg: Springer 1963.

Merker, H.: Cytochemie der Blutzellen. In: Heilmeyer, L.: Handbuch der inneren Medizin, Bd. **2**, 1. Teil, 5. Aufl., S. 130. Berlin-Heidelberg-New York: Springer 1968.

Metcalf, D.: Human leukaemia: Recent tissue culture studies on the nature of myeloid. Brit. J. Cancer **27**, 191 (1973).

Metcalf, D., Moore, M.A.S.: Haemopoietic Cells. Amsterdam-London: North Holland Publishing Company 1971.

Metcalf, D., Parker, J., Chester, H.M., Kincade, P.W.: Formation of eosinophilic-like granulocytic colonies by mouse bone marrow cells in vitro. J. Cell Physiol. **84**, 275 (1974).

Metschnikoff, E.: Sur la lutte des cellules de l'organisme contre l'invasion des microbes. Ann. Inst. Pasteur **1**, 321 (1887).

Meuret, G.: Monocytopoese beim Menschen. München: J.F. Lehmanns 1974.

Meuret, G., Walz, R., Oehl, S., Derin, H.: Untersuchungen zur Zellkinetik der neutrophilen Granulocyten. In: Ergebnisse der klinischen Nuklearmedizin, S. 503. Stuttgart-New York: Schattauer 1971.

Meuret, G., Hoffmann, G., Fliedner, T.M., Rau, M., Oehl, S., Walz, R., v. Klein-Wiesenberg, A.: Neutrophil kinetics in Man Studies using Autotransfusion of ^{3}H-DFP labeled Blood Cells and Autoradiography. Blut **26**, 97 (1973).

Meyer-Hamme, K., Haas, R.J., Fliedner, T.M.: Cytokinetics of Bone Marrow Stroma Cells after Stimulation by Partial Depletion on the Medullary Cavity. Acta haemat. (Basel) **46**, 349 (1971).

Micklem, H.S.: Haemopoietic stem cells and progenitor cells. Transplantation **4**, 732 (1966a).

Micklem, H.S., Loutit, J.F.: Tissue grafting and radiation. New York: Academic Press 1966b.

Mickenberg, I.D., Boot, R.K., Wolff, S.M.: Bactericidal and metabolic properties of human eosinophils. Blood **39**, 67 (1972).

Miescher, P., Fauconnet, M.: L'absorption du facteur „L.E." par des noyaux cellulaires isolés. Experientia (Basel) **10**, 252 (1954).

Miller, M.E., Baker, L.: Leukocyte functions in juvenile diabetes mellitus: humoral and cellular aspects. J. Pediat. **81**, 979 (1972).

Mittwoch, U.: Frequency of drumsticks in normal women and in patients with chromosomal abnormalities. Nature **201**, 317 (1964).

Möllendorff, W., von: Zur Kenntnis der Mitose I. Arch. exp. Zellforsch. **21**, 1 (1937).

MOESCHLIN, S.: Ausreifungszeit, Mitosedauer, täglicher Umsatz der granulierten Leucocyten. Schweiz. med. Wschr. **76**, 1051 (1946).

MOFFAT, D.J., ROSSE, C., SUTHERLAND, I.H., YOFFEY, J.M.: Studies on hypoxia I. The response of the bone marrow to primary hypoxia. Acta anat. (Basel) **58**, 26 (1964).

MOFFAT, D.J., ROSSE, C., YOFFEY, J.M.: Identity of the haemopoietic stem cell. Lancet **9**, 547 (1967).

MONTGOMERIE, J.Z., KALMANSON, G.M., GUZE, L.B.: Leukocyte phagocytosis and serum bactericidal activity in chronic renal failure. Amer. J. med. Sci. **264**, 385 (1972).

MOORE, M.A.S., METCALF, D.: Embryonic aspects of haemopoiesis. Brit. J. Haemat. **18**, 279 (1970).

MOORE, M.A.S., WILLIAMS, N.: Analysis of proliferation and differentiation of foetal granulocyte-macrophage progenitor cells in haemopoietic tissue. Cell Tiss. Kinet. **6**, 461 (1973).

MOORE, M.A.S., WILLIAMS, N., METCALF, D.: Purification and characterisation of the in vitro colony forming cell in monkey hemopoietic tissue. J. Cell Physiol. **79**, 283 (1972).

MORIKAWA, K.: Die autonome Innervation des Knochenmarkes. Klin. Wschr. **17**, 57 (1938).

MORLEY, A.A.: A neutrophil cycle in healthy individuals. Lancet **1966 II**, 1220.

MOVAT, H.Z., URIUHARA, T., TAICHMAN, N.S., ROWSELL, J.C., MUSTARD, J.F.: The role of PMN-leukocyte lysosomes in tissue injury, inflammation and hypersensitivitiy. VI. The participation of the PMN-leukocyte and the blood platelet in systemic aggregate anaphylaxis. Immunology **14**, 637 (1968).

MOWAT, A.G., BAUM, J.: Chemotaxis of polymorphonuclear leukocytes from patients with diabetes mellitus. New Engl. J. Med. **284**, 621 (1971a).

MOWAT, A.G., BAUM, J.: Polymorphonuclear leukocyte chemotaxis in patients with bacterial infections. Brit. med. J. **1971b III**, 617.

MÜLLER, A.H.: Über die Beziehungen zwischen einigen Vitaminen und der Zellzusammensetzung des Blutes. Z. ges. inn. Med. **1947**, 284.

MÜLLER, D.: Studium der Proliferationsdynamik von Blutzellen mit Hilfe cytophotometrischer DNS-Bestimmungen in der Einzelzelle. I. Untersuchungen der Myelopoese. Klin. Wschr. **44**, 174 (1966).

MÜLLER, E.F.: Leukozytose und Leukopenie. In: HIRSCHFELD, HITTMAIR: Handbuch der allgemeinen Haematologie, Band I, 2. Hälfte, S. 736—894. Berlin-Wien: Urban & Schwarzenberg 1933.

MÜLLER-BERGHAUS, G., LASCH, H.G.: Untersuchungen über Beziehungen zwischen Gefäß- und Gerinnungsfaktoren beim Sanarelli-Shwartzman-Phänomen. Thrombos. Diathes. haemorrh. **9**, 335 (1963).

MÜLLER-HERMELINK, H.K., THIEDE, A., SONNTAG, H.G., MÜLLER-RUCHHOLTZ, W., LEDER, L.D.: Elektronenmikroskopische Untersuchungen zur Herkunft von Gewebsmastzellen bei Ratten. Beitr. Path. **144**, 307 (1971).

MÜNCH, B.M.: Phasenkontrastmikroskopische Beobachtung zum Phänomen der Zeiosis an menschlichen Knochenmarkzellen. Diss. Berlin 1971.

MULLER-BÉRAT, C.N., LAERUM, O.D., MAURER, H.R.: Chalone inhibition of the committed stem cell to granulopoiesis in vitro. 6. Meeting Europ. Study Group Cell Prolif, p. 41. Moskau 1973.

MURPHY, D.L., GOODWIN, F.K., BUNNEY, W.E., JR.: Leukocytosis during lithium treatment. Amer. J. Psychiat. **127**, 1559 (1971).

MYUNG-HI KIM OH, RODEY, G.E., GOOD, R.A., CHILGREN, R.A., QUIE, P.G.: Defective candidacidal capacity of polymorphonuclear leukocytes in chronic granulomatous disease of childhood. J. Pediat. **75**, 300 (1969).

NAEGELI, O.: Über rotes Knochenmark und Myeloblasten. Dtsch. med. Wschr. **26**, 287 (1900).

NAEGELI, O.: Blutkrankheiten und Blutdiagnostik. In: Lehrbuch der Hämatologie, S. 199, Leipzig: Verlag von Veit und Comi 1908.

NAIDU, T.G., NEWBOULD, F.H.S.: A simple method for quantitation of chemotaxis of polymorphonuclear neutrophils in vitro. Immunol. Commun. **3**, 457 (1974).

NAJJAR, V.A., NISHIOKA, K.: Tuftsin: a natural phagocytosis stimulating peptide. Nature **228**, 672 (1970).

NEANDER, G.: The Effect of Vitamin C on the Number of Granulocytes in the Blood. Acta med. scand. **109**, 453 (1942).

NELIUS, D., NEUMANN, P., STOBBE, H., WOLLENBERG, W.: Beitrag zum qualitativen und quantitativen Verhalten der Granulozytopoese im Alter. Z. Alternsforsch. **21**, 115 (1968).

NIEBAUER, G.: Morphologie, Histologie und Funktion der Blut- und Gewebsmastzellen. Blut **16**, 267 (1968).

NIEMANN, W.: Die Wirkung von Ätiocholanolon auf die Proliferation von Knochenmarkkulturen. Diss. Berlin 1974.

NÖLLER, H.G.: Phasenkontrastmikroskopische Beobachtungen am Blute bei Hepatitis epidemica. Ärztl. Forsch. **6**, 185 (1952).

NORDLUND, J.J., ROOT, R.K., WOLFF, S.M.: Studies on the origin of human leukocytic pyrogen. J. exp. Med. **131**, 727 (1970).

NORTH, R.J.: Endocytosis. Semin. Hematol. **7**, 161 (1970).

NORTHUP, J.D., BULL, J.M., CARBONE, P.P.: Proliferative Activity of Human Granulocytes, as Estimated Quantitatively by In Vitro Colony Formation. J. nat. Cancer Inst. **48**, 629 (1972).

NOVIKOFF, A.B.: In: The Cell, Vol. 2, p. 423. New York: Academic Press 1961.

NOWELL, P.C.: Stimulation of Mitosis in Rat Marrow Cultures by Serum From Infected Rats. Proc. Soc. exp. Biol. (N.Y.) **101**, 347 (1959).

NOWELL, P.C., WILSON, D.B.: Lymphocytes and hemic stem cells. Amer. J. Path. **65**, 641 (1971).

NYDEGGER, U.E., ANNER, R.M., GEREBTZOFF, A., et al.: Polymorphonuclear leukocyte stimulating by immune complexes. Assessment by nitroblue tetrazolium dye reduction. J. Immunol. **3**, 465 (1973a).

NYDEGGER, U.E., MIESCHER, A., ANNER, R.M., CREIGHTON, D.W., LAMBERT, P.H., MIESCHER, P.A.: Serum and Cellular Factor Involvement in Nitroblue Tetrazolium (NBT) Reduction by Human Neutrophils. Klin. Wschr. **51**, 377 (1973b).

ODARTCHENKO, N.: Production Cellulaire Erythropoiétique. Recent Results in Cancer Research, Vol. 14. Berlin-Heidelberg-New York: Springer 1968.

OECHSLIN, R.J.: Knochemarksveränderungen bei Typhus abdominalis. Acta haemat. (Basel) **37**, 11 (1967).

O'GRADY, L., LEWIS, J.P., TROBAUGH, F.E.: Haemopoietic stem cells and progenitor cells. Exp. Hemat. **12**, 62 (1967).

OLSSON, I.: The biosynthesis and function of mucopolysaccharides in rabbit bone marrow cells. 13. Intern. Hämat. Kongr. München 1970, p. 39.

ORFANOS, C.: Mastzelle und Mastzelldegranulation. Klin. Wschr. **44**, 1177 (1966).

ORMAI, S.: Angaben zum Pathomechanismus der reaktiven Leukozytose. Acta med. Acad. Sci. hung. **20**, 357 (1964).

ORR, T.S.C., HALL, D.E., ALLISON, A.C.: Role of contractile microfilaments in the release of histamine from mast cells. Nature **236**, 350 (1972).

ORZECHOWSKI, G.: Pflanzliche Polysaccharide zur Steigerung der körpereigenen Abwehr. Med. Welt (Stuttg.) **6**, 293 (1963).

OSGOOD, E.E.: Number and distribution of human hemic cells. Blood **9**, 1141 (1954).

OSGOOD, E.E.: Control of Peripheral Concentration of Leukocytes. Brookhaven Symp. Biol. **10**, 31 (1957).

OSGOOD, E.E.: Regulation of Cell Proliferation. In: STOHLMANN, F., JR.: The Kinetics of Cellular Proliferation, p. 282. New York and London: Grune and Stratton 1959.

OSGOOD, E.E., BROWNLEE, I.E.: Culture of human bone marrow. A simple method for multiple cultures. J. Amer. med. Ass. **107**, 123 (1936).

OSIPOVA, T.V., SVET-MOLDAVSKY, G.J.: Effect of Liver Regeneration on the Number of Haemopoietic Stem Cells. Folia biol. (Praha) **19**, 157 (1973).

OSMOND, D.G.: Lymphocyte production in the bone marrow: radioautographic studies in polycythaemic guinea pigs. In: YOFFEY, Y.M.: The Lymphocyte in Immunology and Haemopoiesis, p. 120. London: E. Arnold 1967.

OSS, C.J., VAN, GILLMAN, C.F.: Phagocytosis as a surface phenomenon. II. Contact angles and phagocytosis of encapsulated bacteria before and after opsonization by specific antiserum and complement. Res. N.Y. **12**, 497 (1972b).

OSS, C.J., VAN, GILLMAN, C.F., GOOD, R.J.: The influence of the shape of phagocytes on their adhesiveness. Immunol. Commun. **1**, 627 (1972a).

OSS, C.J., VAN, WOEPPEL, M.S., MARQUART, S.E.: Immunoglobulins as a specific opsonins. III. The opsonizing power of fragments of polyclonal and monoclonal immunoglobulin G. Res. N.Y. **13**, 221 (1973).

OSTLUND, R.E., BISHOP, C.R., ATHENS, J.W.: Evaluation of non steady state neutrophil kinetics during endotoxin induced granulocytosis. Proc. Soc. exp. Biol. (N.Y.) **137**, 763 (1971).

OSWALD, N.C.: Acute Tuberculosis and Granulocytic Disorders. Brit. med. J. **5371**, 1489 (1963).

PANIZZON, R., SENN, H.J.: Muramidaseaktivität in Leukocyten und Plasma bei Krankheiten mit verminderter Infektabwehr. Klin. Wschr. **51**, 383 (1973).

PAPE, R., FRANZ, H.: Der Leukozytentest zur Feststellung reaktiver Vorgänge nach schwachen Röntgenbestrahlungen. Wien. med. Wschr. **106**, 812 (1956).

PAPPENHEIM, A.: Über die Stellung der akuten großzellig lymphocytären Leukaemie im nosologischen System der Leukaemien und die Bedeutung der großen Lymphocyten Ehrlichs an und für sich und für die Pathologie dieser Erkrankung. Folia haemat. (Lpz.) **4**, 535 (1907).

PARISH, W.E.: Effects of neutrophils on tissues. Experiments on the Arthus reaction, the flare phenomenon, and post phagocytic release of lysosomal enzymes. Brit. J. Derm. **81**, 28 (1969).

PARISH, W.E.: Eosinophilia. III. The anaphylactic release from isolated human basophils of a substance that selectively attracts eosinophils. Clin. Allergy **2**, 381 (1972).

PARK, B.H., FIKRIG, S.M., SMITHWICK, E.M.: Infection and nitroblue-tetrazolium reduction by neutrophils. Lancet **1968 II**, 532.

PARWARESCH, M.R., LEDER, L.-D., DANNENBERG, K.E.G.: On the Origin of Human Basophilic Granulocytes. Acta haemat. (Basel) **45**, 273 (1971).

PASTEUR, L.: C. R. Acad. Sci. (Paris) **100**, 68 (1885).

PATRIARCA, P., CRAMER, R.: Biochemical studies on the effect of papaverine on polymorphonuclear leukocytes. Biochem. Pharmacol. **22**, 3257 (1973).

PATT, H.M., LUND, J.E., MALONEY, M.A.: Cyclic hematopoiesis in grey collie dogs: a stem cell problem. Blood **42**, 873 (1973).

PATT, H.M., MALONEY, M.A.: Kinetics of Neutrophil Balance. In: The Kinetics of Cellular Proliferation, p. 201. New York and London: Grune and Stratton 1959.

PATT, H.M., MALONEY, M.A.: A model of granulocyte kinetics. Ann. N.Y. Acad. Sci. **113**, 515 (1964).

PATT, H.M., MALONEY, M.A.: Reconstitution of Bone Marrow in a Depleted Medullary Cavity. In: Haemopoietic Cellular Proliferation, p. 56. New York and London: Grune and Stratton 1970.

PATTERSON, R., SUSZKO, I.M., ZEISS, C.R., JR.: Mast Cells from Human Respiratory Tissue and Their in-vitro Reactivity. Science **175**, 1012 (1972).

PAUKOVITS, W.: Chalone, endogene Inhibitoren der Zellteilung? Blut **27**, 217 (1973).

PAULUS, H.E., OKUN, R., CALABRO, J.J.: Immunosuppressive therapy. Guidelines for drug dosage. Depression of bone marrow granulocyte reserves in systemic lupus erythematosus. Arthr. and Rheum. **15**, 29 (1972).

PECZALSKA, B.R., MACKIEWICZ, S., BURCHARDT, K., SZPYTKO, C.E.: Cytochemical investigations of peripheral blood leukocytes in rheumatoid arthritis. Rheumatologia (Warszawa) **11**, 133 (1973).

PENNY, R., GALTON, D.A.G.: Studies on neutrophil function. II. Pathological aspects. Brit. J. Haemat. **12**, 633 (1966b).

PENNY, R., GALTON, D.A.G., SCOTT, J.T., EISEN, V.: Studies on neutrophil function. I. Physiological and pharmacological aspects. Brit. J. Haemat. **12**, 623 (1966a).

PERRILLIE, P.E., FINCH, S.C.: Quantitative studies of the local exsudative cellular reaction in acute leukemia. J. clin. Invest. **43**, 425 (1964).

PERRY, S., MOXLEY, J.H.: Investigations of leukocyte kinetics in normal and leukaemic individuals by means of scintillation counting. Nature **209**, 882 (1966).

PERRY, S., WEINSTEIN, I.M., CRADDOCK, C.G., LAWRENCE, J.S.: The combined use of typhoid vaccine and P^{32} labeling to assess myelopoiesis. Blood **12**, 549 (1957).

PETERS, W.P., HOLLAND, J.F., SENN, H., RHOMBERG, W., BANERJEE, T.: Corticosteroid administration and localized leukocyte mobilization in man. New Engl. J. Med. **286**, 342 (1972).

PETRAKIS, N.L., LIEBERMANN, E., FULLERTON, J.: The Dead Leukocyte Content of the Blood in Normal and Leukemic Patients. Blood **12**, 367 (1957).

PETROVA, T.E.: The effects of corticosteroids and heparin on basophil and eosinophil leukocytes (Russian). Probl. Endokr. Gormonoter. **12**, 53 (1966).

PHILIPSBORN, E., VON: Weitere neue Erkenntnisse über das Verhalten der Leukocyten. In: FLECK, L.: Die „Leukergie". Kongr.-Zbl. ges. inn. Med. **191**, 297 (1958).

PIETSCHMANN, H.: Zyto- und biochemische Untersuchungen zur Enzympathologie der neutrophilen Granulozyten und ihrer Vorstufen. Wien: Brüder Holinek 1967.

PIETSCHMANN, H.: Zur Enzympathologie der neutrophilen Granulozyten. Wien. klin. Kolloquium **7**, 33 (1968).

PIKE, B.L., ROBINSON, W.A.: Human Bone Marrow Colony Growth in Agar-gel. J. Cell Physiol. **76**, 77 (1970).

PILGRIM, C., LENNARTZ, K.J., WEGENER, K., HOLLWEG, S., MAURER, W.: Autoradiographische Untersuchung über tageszeitliche Schwankungen des H-3-Index und des Mitoseindex bei Zellarten der ausgewachsenen Maus, des Ratten-Fetus sowie bei Ascites-Tumorzellen. Z. Zellforsch. **68**, 138 (1965).

PLAYFAIR, J.H.L., WOLFENDALE, M.R., KAY, H.E.M.: The Leukocytes of Peripheral Blood in the Human Foetus. Brit. J. Haemat. **9**, 336 (1963).

PLENERT, W.: Cytochemische Phosphatasereaktionen zum Studium von Knochenmarkspunktaten. Klin. Wschr. **37**, 825 (1959).

PLUM, C.M.: Die alkalische Phosphatase in den Zellen des normalen und des pathologischen Knochenmarkes und des peripheren Blutes. Acta haemat. (Basel) **4**, 73 (1950).

PLUZNIK, D.H., SACHS, L.: The induction of clones of normal mast cells by a substance from conditioned modium. Exp. Cell Res. **43**, 553 (1966).

PÖTTGEN, W.: Die moderne Theorie des Hypersplenismus auf der Grundlage zellkinetischer Befunde. Dtsch. med. Wschr. **97**, 1100 (1972).

POHLE, K.: Die 24-Std.-Mitoserhythmik beim S2-Ascites-Sarkom und beim Ehrlichschen Ascites-Carcinom der weißen Maus. Z. Krebsforsch. **64**, 208 (1961a).

POHLE, K.: Tagesperiodische Schwankungen der cancerostatischen Wirkungsstärke von N-Oxyd-Lost beim Ehrlich-Ascites-Carcinom der Maus. Z. Krebsforsch. **64**, 215 (1961b).

POLICARD, A., COLLET, A.: Recherches par microcinématographie en contraste de phase sur le comportement des mastocytes péritonéaux a l'état vivant. Bull. Micr. appl. **9**, 81 (1959).

PONZIO, N.M., SPEIRS, R.S.: Lymphoid Cell Dependence of Eosinophil Response to Antigen. V. Evidence for the induction of separate memory cells mediating cellular and humoral responses to tetanus toxoid. Z. Immunforsch. **146**, 4015 (1974).

POPP, F.-A., RÜTHER, W.: Biologische Grundlagen des Strahlenschutzes. Dtsch. Ärztebl. **46**, 3308 (1974).

PSCHYREMBEL, W.: Klinisches Wörterbuch mit klinischen Syndromen, 251. Aufl. Berlin-New York: Walter de Gruyter 1972.

QUEISSER, W.: Die Anwendung der kombinierten cytophotometrisch-autoradiographischen Methodik für die Untersuchung der Proliferation normaler und gestörter hämopoetischer Zellsysteme. Klin. Wschr. **51**, 687 (1973).

QUESENBERRY, P.J., MORLEY, A., MILLER, M., *et al.*: Effect of endotoxin on granulopoiesis and the in vitro colony forming cell. Blood **41**, 391 (1973).

QUIE, P.G.: Bactericidal function of human polymorphonuclear leukocytes. Pediatrics **50**, 264 (1972).

RAETHER, M.: Messungen der Geschwindigkeit bei Metamyelocyten, Stabkernigen, Segmentkernigen, Monocyten, Eosinophilen, Basophilen, Lymphocyten im Phasenkontrast-Zeitrafferfilm. Diss. Berlin, in Vorbereitung.

RAFTER, G.W., FAI CHENK, S., KRAUSE, D.W., BARRY WOOD, W.: Studies on the Pathogenesis of Fever. J. exp. Med. **123**, 433 (1966).

RAFTOPOULO, A.: Die alpha-Naphthylacetat-Esterase-Aktivität im Knochenmarkausstrich bei Hepatitis infektiosa und bei Coxsackipneumonie im Vergleich zu hämatologisch Gesunden. Diss. Berlin 1975.

RAMSEY, W.S.: Analysis of individual leucocytes behavior during chemotaxis. Exp. Cell Res. **70**, 129 (1972a).

RAMSEY, W.S.: Locomotion of human polymorphonuclear leucocytes. Exp. Cell Res. **72**, 489 (1972b).

RAMSEY, W.S., HARRIS, A.: Leucocyte locomotion and its inhibition by antimitotic drugs. Exp. Cell Res. **82**, 262 (1973).

REBUCK, J.W., CROWLEY, J.H.: A method of studying leucocyte functions in vivo. Ann. N.Y. Acad. Sci. **59**, 757 (1955).

REBUCK, J.W., HODSON, J.M., PRIEST, R.J., BARTH, C.L.: Basophilic granulocytes in inflammatory tissues of man. Ann. N.Y. Acad. Sci. **103**, 409 (1963).

REBUCK, J.W., SWEET, L.C.: Counteraction of eosinophile to allergenic induction of excess fibrin. XII. Congr. Intern. Soc. Hemat. New York 1968, p. 39.

REIZENSTEIN, P.: Granulocyte Precursor Generation Time as Derived from the Total Granulocyte Turnover Rate. Acta med. scand. **176**, 607 (1964).

RENNER, E.D., WEBEL, M.L., RITTS, R.E., JR.: The effect of methylprednisolone on leukocyte function. Res. N.Y. **14**, 530 (1973).

RICH, A.R., WINTROBE, M.M., LEWIS, M.R.: The differentiation of myeloblasts from lymphoblasts by their manner of lokomotion. Bull. Johns Hopk. Hosp. **65**, 291 (1939).

RICKARD, K.A., RENCRICCA, N.J., SHADDUCK, R.K., MONETTE, F.C., HOWARD, D.E., GARRITY, M., STOHLMANN, F., JR.: Myeloid Stem Cell Kinetics during Erythropoietic Stress. Brit. J. Haemat. **21**, 537 (1971).

RIIS, P., WULFF, H.R.: Dynamische Studien über die Beziehung von intravasculären neutrophilen Leukocyten zu Leukocyten in entzündlichen Exsudaten bei normalen Versuchspersonen. Acta haemat. (Basel) **23**, 276 (1960).

RIND, H.: Die „drei Bewegungstypen" der Leukocyten und Lymphocyten. Z. ges. inn. Med. **10**, 805 (1955a).

RIND, H.: Histochemie der Lymphocytenglanzkörner. Klin. Wschr. **33**, 731 (1955b).

RIND, H.: Atlas der Phasenkontrasthämatologie. Berlin: Akademie-Verlag 1958.

RIND, H.: Angewandte Phasenkontrasthämatologie. Habil.-Schrift, Gießen 1963.

RIND, H.: Leukocytenzahl und Differentialblutbild. In: OPITZ, H., SCHMID, F.: Handbuch der Kinderheilkunde, Band VI, S. 740. Berlin-Heidelberg-New York: Springer 1967.

ROBBINS, E., GONATAS, N.K.: The ultrastructure of a mammalian-cell during the mitotic cycle. J. Cell Biol. **21**, 429 (1964).

ROBINSON, W.A., METCALF, D., BRADLEY, T.R.: Stimulation by normal and leukemic mouse sera of colony formation in vitro by mouse bone marrow cells. J. Cell Physiol. **69**, 83 (1967).

ROBINSON, W.A., PIKE, B.L.: Colony growth of human bone marrow cells in vitro. In: STOHLMANN, F.: Haemopoietic Cellular Proliferation p. 249. New York and London: Grune and Stratton 1970.

ROBINSON, W.A., MANGALIK, A.: Regulation of granulopoiesis: positive feed-back. Lancet 7, 742 (1972).

ROBINEAUX, R.: Mouvements cellulaires et fonction phagocytaire des granulocytes neutrophiles. Études dynamiques de la phagocytose bacterienne, virale, minérale et cellulaire. Rév. Hémat. **9**, 364 (1954a).

ROBINEAUX, R.: La Phagocytose. Rév. Hémat. **9**, 378 (1954b).

ROBINEAUX, R., BUFFE, D., KOURILSKY, R.: Recherches sur la formation de la cellule de Hargraves. Ann. Inst. Pasteur **91**, 109 (1956).

ROHR, H.-P.: Die funktionelle Bedeutung der Lysosomen unter physiologischen und pathologischen Bedingungen. Schweiz. med. Wschr. **96**, 1712 (1966).

ROHR, K.: Das menschliche Knochenmark, 3. Aufl. Stuttgart: Thieme 1960.

RONDANELLI, E.G., MAGLIULO, E., GIRALDI, A., CARCÒ, F.P.: The Chronology of the Mitotic Cycle of Human Granulocytopoietic Cells. Phase Contrast Studies on Living Cells in Vitro. Blood **30**, 557 (1967).

ROSE, G.G.: Cinemicrography in Cell Biology. New York-London: Academic Press 1963.

ROSENBERG, M.: Fetal Hematopoiesis-Case Report. Blood **33**, 66 (1969).

ROSSE, C.: Two morphologically and kinetically distinct populations of lymphoid cells in the bone marrow. Nature **227**, 73 (1970).

ROSSE, C.: Lymphocyte production in the bone marrow. In: SCHWARZ, M.R. (Ed.): Proceedings of the 6th leucocyte culture conference. New York: Academic Press 1971a. p. 55.

ROSSE, C.: Lymphocyte production and life span in the bone marrow of the guinea-pig. Blood **38**, 372 (1971b).

ROTHSTEIN, G., HÜGL, E.H., BISHOP, C.R., ATHENS, J.W., ASHENBRUCKER, H.E.: Stimulation of granulocytopoiesis by a diffusible factor in vivo. J. clin. Invest. **50**, 2004 (1971).

ROTHSTEIN, G., HÜGL, E.H., BISHOP, C.R., ATHENS, J.W., ASHENBRUCKER, H.E.: Stimulation of granulocytopoiesis by a diffusible factor in vivo. Blood **41**, 73 (1973).

RUBINI, J.R., CRONKITE, E.P., BOND, V.P., FLIEDNER, T.M.: Stoffwechsel und Schicksal von tritiiertem Thymidin beim Menschen. J. clin. Invest. **39**, 909 (1960).

RUHENSTROTH-BAUER, G., GOSTOMZYK, G.J., FEESER, C.: Zur Chemie des granulocytenausschwemmenden Faktors der Milz. X. Intern. Haemat. Kongr., Stockholm 1964.

RUHENSTROTH-BAUER, G., STRAUB, E., SACHTLEBEN, P., FUHRMANN, G.F.: Die elektrophoretische Beweglichkeit von Blutzellen beim Gesunden und bei Kranken. Münch. med. Wschr. **103**, 794 (1961).

RUTA, R.: Alkaline phosphatase activity in basophil granulocytes of peripheral blood in rheumatic diseases. Folia histochem. cytochem. **8**, 177 (1970).

RUUTU, T.: Effect of phenothiazines and related compounds on phagocytosis and bacterial killing by human neutrophilic leukocytes. Ann. Med. exp. Fenn. **50**, 24 (1972a).

RUUTU, T.: Factors affecting the inhibition of phagocytosis by chlorpromazine. Ann. Med. exp. Fenn. **50**, 37 (1972b).

RUUTU, T., KOSUNEN, T.U.: Phagocytic activity of neutrophilic leukocytes of A_2 influenza patients. Path. Microbiol. scand. Sect. B **79**, 67 (1971).

RYTÖMAA, T.: Granulocytic Chalone and Antichalone. In: FERNES, P.: Hemic Cells in vitro, p. 47. Baltimore: Williams and Wilkins 1968c.

RYTÖMAA, T.: Role of Chalone in Granulopoiesis. Brit. J. Haemat. **24**, 141 (1973).

RYTÖMAA, T., KIVINIEMI, K.: Control of granulocyte production. I. Chalone and antichalone, two specific humoral regulators. Cell Tiss. Kinet. **1**, 329 (1968a).

RYTÖMAA, T., KIVINIEMI, K.: Control of granulocyte production. II. Mode of action of chalone and antichalone. Cell Tiss. Kinet. **1**, 341 (1968b).

SABIN, F.R.: Studies of living human blood cells. Bull. Johns Hopk. Hosp. **34**, 277 (1923).

SACCHETTI, C.: Effetti del trattamento corticosteroide sulla dinamica dei granulocitti neutrofili nel sangue e nel midollo osseo. Haematologica **56**, 177 (1971).

SACCHETTI, C., BOCCACCIO, P.: Riconoscimento del sequestro di granulociti nella milza. Minerva nucl. **9**, 207 (1965a).

SACCHETTI, C., BOCCACCIO, P., PONASSI, A., MORRA, L.: Quantitative and dynamic studies on the neutrophilic granulocytes after splenectomy. Nucl. Haemat. **4**, 9 (1964a).

SACCHETTI, C., BOCCACCIO, P., PONASSI, A., MORRA, L.: Neutrophilic leukocyte reserve of the bone marrow. I. "In vivo" detection and quantitation with DFP^{32}. Minerva nucl. **9**, 55 (1964b).

SACCHETTI, C., MORRA, L., BOCCACCIO, P., PONASSI, A.: Evaluation of the Granulocyte Bone Marrow Reserve: Its Role on the Prevention and Control of Radiation Effects. Nuclear Energy **1965b**, 109.

SACCHETTI, C., PONASSI, A., MORRA, L.: Interdipendenza tra massa dei granulociti neutrofili nel sangue e dismissione di granulociti dal midollo osseo. Haematologica **56**, 131 (1971).

SAHI, J., STOBBE, H., KLATT, R.: Leukozytenveränderungen im Blut nach Verabfolgung von Adrenalin unter besonderer Berücksichtigung der Lymphozytenmobilisation. Z. inn. Med. **24**, 817 (1969).

SAITO, A.: On the essential nature of the hematopoietic function of bone marrow. XIII: Correlations between development of clinical feature and the hematopoietic phases of the bone marrow and the body defense reaction fields. Tohoku J. exp. Med. **78**, 410 (1963).

SALERA, U., TAMBURINO, G.: Studion dell' attività proliferative dei granuloblasti. Ricerche sul midollo osseo umano normale. Haematologica **37**, 1 (1953).

SALMON, S.E., CLINE, M.J., SCHULTZ, J., LEHRER, R.I.: Myeloperoxidase deficiency: A genetic leukocyte defect. New Engl. J. Med. **282**, 250 (1970).

Sammour, M.B., Hilal, S.O.: Alkaline phosphatase activity of polymorphonuclear leukocytes in relation to oral contraceptives. Amer. J. Obstet. Gynec. **103**, 823 (1969).

Sbarra, A.J., Karnovsky, M.L.: The Biochemical Basis of Phagocytosis. I. Metabolic Changes During the Ingestion of Particles by Polymorphonuclear Leukocytes. J. biol. Chem. **234**, 1355 (1959).

Sbarra, A.J., Karnovsky, M.L.: The Biochemical Basis of Phagocytosis. II. Incorporation of C^{14}-Labeled Building Blocks Into Lipid, Protein, and Glycogen of Leukocytes During Phagocytosis. J. biol. Chem. **235**, 2224 (1960).

Schaefer, H.E., Hübner, G., Fischer, R.: Specific microgranules of eosinophils. Comparative microscope study. Acta haemat. (Basel) **50**, 92 (1973).

Schauer, A.: Die Mastzelle. Veröffentlichungen aus der morphologischen Pathologie. Stuttgart: Gustav Fischer 1964.

Schauer, A., Bartl, R., Hübner, G.: Knochenmarksveränderungen im Endotoxinschock. Verh. dtsch. Ges. Path. **58**, 382 (1974).

Schaumkell, K.W., Stange, H.H., Rumpharst, K.: Über das Vorkommen von Desoxyribonucleinsäure in den Drumsticks polymorphkerniger Granulocyten. Klin. Wschr. **35**, 1029 (1957).

Schirrmeister, H., Heimpel, H., Keiderling, W., Hoffmann, G.: Untersuchungen über den Leukozytenumsatz mit radioaktivem Diisopropylfluorophosphat ($DF^{32}P$) unter besonderer Berücksichtigung der myeloproliferativen Erkrankungen. Nucl. Med. **5**, 327 (1966).

Schilling, V.: I. Qualitative Leukocytenbilder, Arneth'sche Methode. III. Blutbild und seine klinische Verwertung. Folia haemat. (Lpz.) **13** (1912).

Schilling, V.: Das Knochenmark als Organ. I. Die Entwicklung der Grundkenntnisse vom Markorgan. Dtsch. med. Wschr. **7**, 261 (1925a).

Schilling, V.: Das Knochenmark als Organ. II. Die feinere Zytologie des Markparenchyms. Dtsch. med. Wschr. **9**, 344 (1925b).

Schilling, V.: Das Knochenmark als Organ. III. Funktion des Markparenchyms und Leukozytose. Dtsch. med. Wschr. **12**, 467 (1925c).

Schilling, V.: Das Knochenmark als Organ. III. Funktion des Markparenchyms und Leukozytose. Dtsch. med. Wschr. **13**, 516 (1925d).

Schilling, V.: Das Knochenmark als Organ. IV. Klinische Wertung der Markfunktion. Dtsch. med. Wschr. **15**, 598 (1925e).

Schilling, V.: Vom Knochenmark-Organ und seinen Funktionen. Naturwissenschaften **14**, 829 (1926).

Schilling, V.: Das Blutbild und seine klinische Verwendung, 9. u. 10. Aufl. Jena 1933. In: Handbuch der Inneren Medizin, S. 1032. Berlin-Göttingen-Heidelberg: Springer 1951.

Schilling, V.: Neurohumorale Regulierung des Blutes. 5. Congr. Soc. Europ. Hémat., S. 47. Freiburg 1955.

Schilling, V.: Die exakte Definition des stabkernigen Neutrophilen. Medizinische **1**, 30 (1957).

Schleicher, E.M.: Reticulohistiocytic origin of the blood basophil in human marrow. Acta haemat. (Basel) **40**, 162 (1968).

Schmalzl, F., Braunsteiner, H.: Zytochemische Untersuchungen zur Entwicklung der großen mononucleären Zellen des Hautfensters. Acta haemat. (Basel) **38**, 281 (1967).

Schmid, F.: Phagozytose. Fortschr. Med. **85**, 1035 (1967).

Schmid, J.R., Kiely, J.M., Tauxe, W.N., Owen, C.A., jr.: In vitro DNA and RNA synthesis in human bone marrow cells: a study of 12 normal subjects and 12 patients with lymphoplasmocytic disorders. Blood **27**, 310 (1966).

Schmidt, N.L.: Die Wirkung von Ascorbinsäure auf die Proliferation von Knochenmark in Kulturen. Diss. Berlin 1967.

Schmidt, W., Egbring, R., Havemann, H., Schmidt, M.: Characterization and biological effects of neutral granulocyte proteases: their possible role in myelocytic leucemias. 3. Int. Arbeitstagg. über proliferative Erkrankungen des myeloischen Systems. Wien, März 1975.

Schneider, G., Maurer, W.: Autoradiographische Untersuchung über den Einbau von H-3-Cytidin in die Kerne einiger Zellarten der Maus und über den Einfluß des Fixationsmittels auf die H-3-Aktivität. Acta histochem. (Jena) **15**, 171 (1963).

Schooley, J.C.: Haemopoietic stem cells and progenitor cells. J. Cell Physiol. **68**, 249 (1966).

Schreier, K., et al.: Untersuchungen zum Aminosäurestoffwechsel menschlicher Leukocyten. Klin. Wschr. **39**, 568 (1961).

Schridde, H.: Über Regeneration des Blutes unter normalen und krankhaften Verhältnissen. Zbl. allg. Path. **19**, 865 (1908).

Schubert, J.C.F.: Differenzierungsmethode metachromatischer Zellen nach ihrem Säuregrad. Experientia (Basel) **12**, 346 (1955).

Schubert, J.C.F.: Zytochemischer Nachweis alkalischer Phosphataseaktivität in Myeloblasten. Med. Welt (Stuttg.) **11**, 531 (1965).

Schubert, J.C.F., Katzenmeier, F.: Der zytochemische Nachweis der Leucinaminopeptidase in menschlichen Blut- und Knochenmarkausstrichen. In: Merker, H.: Zyto- und Histochemie in der Haematologie. 9. Freiburger Symposion, S. 329. Berlin-Göttingen-Heidelberg: Springer 1963.

SCHULTEN, H.: Morphologie der normalen und pathologischen Stammzellen, der Vorstufen und der reifen Zellen. In: Handbuch der gesamten Hämatologie, Bd. 1, Teil 1, S. 185. München-Berlin-Wien: Urban und Schwarzenberg 1957.

SCHULZ, R.M.: Die Wirkung des Serums von Splenomegaliepatienten auf die Proliferation von menschlichem Knochenmark in vitro. Diss. Berlin 1973.

SCHUMACHER, H.R., AGUDELO, C.A.: Intravascular Degranulation of Neutrophils: An Important Factor in Inflammation? Science 175, 1139 (1972a).

SCHUMACHER, H.R., SZEKELY, I.E., PARK, S.A.: Ultrastructural Studies on the Acute Leukemic Myeloblast. Blut 25, 169 (1972b).

SCHWANDT, P., BIRK, J., EHRHARDT, H.: Lipide in isolierten menschlichen Leukocyten. Klin. Wschr. 45, 1008 (1967).

SCOTT, R.B., ABUL-FADL, Y.: Protein Synthesis in human peripheral blood leukocytes. Blut 19, 405 (1969).

SCOTT, R.E., HORN, R.G.: Fine structural features of eosinophile granulocyte development in human bone marrow. Evidence for granule secretion. J. Ultrastruct. Res. 33, 16 (1970a).

SCOTT, R.E., HORN, R.G.: Ultrastructural aspects of neutrophil granulocyte development in humans. Lab. Invest. 23, 202 (1970b).

SEEBACH, G., ESCHENBACH, C.: Zur Entstehung cytoplasmatischer Vakuolen von Leukocyten im in-vitro-Versuch. Klin. Wschr. 52, 678 (1974).

SEGAL, A.W., LEVI, A.J.: The mechanism of the entry of dye into neutrophils in the nitroblue tetrazolium (NBT) test. Clin. Sci. Mol. Med. 45, 817 (1973a).

SEGAL, A.W., TRUSTEY, S.F., LEVI, A.J.: Reevaluation of nitroblue tetrazolium test. Lancet 7834, 879 (1973b).

SEIFERT, D.: Die Einwirkung von Serum bei infektiöser Mononukleose auf menschliches Knochenmark in vitro. Diss. Berlin 1975.

SEITZ, W.A.: Einfluß von vegetativen Wirkstoffen auf die Leukozytenbewegung. Z. ges. inn. Med. 12, 1105 (1957).

SELYE, H.: Physiology. Montreal 1936.

SELYE, H.: The mast cells. London: Butterworth 1965.

SELYE, H.: Experiment und praktische Medizin. Dtsch. med. J. 24, 717 (1966).

SENDA, N.: Mouvement of leukocyte. Rév. Hémat. 9, 418 (1954).

SENDA, N.: The Phagocytosis by Leucocytes. Ann. Rep. 2, 124 (1962).

SENDA, N., TAMURA, H.: The mechanisms of the movement of leucocytes. Ann Rep. 1, 126 (1961a).

SENDA, N., ENOMOTO, T.: The phagocytosis of leukocytes. Ann. Rep. 1, 160 (1961b).

SENDA, N., TAMURA, H., KONDO, K., KISHIGAMI, Y.: The Behavior of Cell Membrane of Leucocytes in Phagocytosis. Ann. Rep. 4, 1 (1964).

SENDA, N., SHIBATA, N., TATSUMI, N., TAMURA, H., JOSHITAKE, J., KONDO, K.: On a contractile protein of leukocytes. XII. Congr. Intern. Soc. Hemat. New York 1968, p. 35.

SENN, H.: Infektabwehr bei Hämoblastosen. Experimentelle Medizin, Pathologie und Klinik, Bd. 36. Berlin-Heidelberg-New York: Springer 1972.

SENN, H., HOLLAND, J.F., BANERJEE, T.: Kinetic and comparative studies on localized leukocyte mobilization in normal man. J. Lab. clin. Med. 74, 742 (1969).

SENN, J.S., TILL, J.E., SIMINOVITCH, L., McCULLOCH, E.A.: Colony formation in vitro from single-cell suspension of human bone marrow. Exp. Hemat. 13, 24 (1967).

SETH, V., CHANDRA, R.K.: Opsonic activity, phagocytosis, and bactericidal capacity of polymorphs in undernutrition. Arch. Dis. Childh. 47, 282 (1972).

SHEEHAN, H.L.: The staining of leukocyte granules by sudan black B. J. Path. Bact. 49, 580 (1939).

SHIBATA, A., TAKESE, S., OYODERA, S., MIURA, A.B., SUZUKI, A., SAKAMOTO, S., OIKAWA, A., SATO, T.: Cytological studies an basophil leukocytes. Acta Haem. Jap. 29, 879 (1976).

SHOHAM, D., BEN DAVID, E., ROZENSZAJN, L.A.: Cytochemical and morphologic identification of macrophages and eosinophils in tissue cultures of normal human bone marrow. Blood 44, 221 (1974)

SHOPSIN, B., FRIEDMANN, R., GERSHON, S.: Lithium and leukocytosis. Clin. Pharmacol. Ther. 12, 923 (1971).

SIEBERT, W.W.: Klinische Haematologie. Berlin und München: Urban und Schwarzenberg 1950.

SILINI, G., POZZI, V., PONS, S.: Embryonic aspects of haemopoiesis. J. Embryol. exp. Morph. 17, 303 (1967).

SIN, Y.K., SAINTE-MARIE, G.: Granulocytopoiesis in the Rat Thymus. II. Pattern for granulocyte formation based on cell counts in granulocytopoietic islands. Brit. J. Haemat. 11, 624 (1965).

SKEEL, R.T., YANKEE, R.A., SPIVAK, W.A., et al.: Leukocyte preservation. I. Phagocytic stimulation of the hexose monophosphate shunt as a measure of cell viability. J. Lab. clin. Med. 73, 327 (1969).

SMITH, D.E.: The tissue mast cell. Int. Rev. Cytol. 14, 327 (1963).

SMITH, W.W., ALDERMAN, I.M., CORNFIELD, J.: Granulocyte release by endotoxin in normal and irradiated mice. Amer. J. Physiol. 201, 396 (1961).

Smith, W.W., Brecher, G., Budd, R.A., Fred, S.: Effects of Bacterial Endotoxin on the Occurrence of Spleen Colonies in Irradiated Mice. Radiat. Res. **27**, 369 (1966).
Sodicoff, M., Binhammer, R.T.: Leukocytosis-inducing factor in the blood of x-irradiated rats. Radiat. Res. **33**, 82 (1968).
Softić, N., Brnobić, A.: Über den Effekt von Deseril und Deseril mit Serotonin auf die Degranulation basophiler Granulocyten in vitro. Derm. Wschr. **154**, 177 (1968).
Sorkin, E., Stecher, V.J.: Significance of leukocyte chemotaxis in allergic reaction. Int. Arch. Allergy **41**, 25 (1971).
Sorkin, E., Stecher, V.J., Borel, J.F.: Chemotaxis of leucocytes and inflammation. Ser. Haematol. **3**, 131 (1970).
Sparrevohn, S., Wulff, H.R.: The nuclear segmentation of eosinophils under normal and pathological conditions. Acta Haemat. (Basel) **37**, 120 (1967).
Speirs, R.S.: Physiological Approaches to an Understanding of the Function of Eosinophils and Basophils. Ann. N.Y. Acad. Sci. **59**, 706 (1955).
Speirs, R.S.: A Theory of Antibody Formation Involving Eosinophils and Reticuloendothelial Cells. Nature **4610**, 681 (1958).
Speirs, R.S.: Separation of eosinophils and macrophages for in vitro and in vivo production of antibody. Blood **20**, 108 (1962).
Speirs, R.S.: Functions of Leukocytes in Inflammation and Immunity. In: Gordon, A.S.: Regulation of Hematopoiesis II. New York: Appleton-Century Crofts 1970.
Speirs, R.S., Turner, M.X.: The Eosinophil Response to Toxoids and its Inhibition by Antitoxin. Blood **34**, 320 (1969).
Speirs, R.S., Turner, M.X., Moore, D., Athanassiades, T.J.: The role of eosinophils in inflammation and immunity. XII. Congr. Intern. Soc. Hemat. New York 1968, p. 40.
Spitznagel, J.K., Dalldorf, F.G., Leffell, M.S., Folds, I.R.H., Welsch, M.H., Cooney, B.S., Martin, L.E.: Character of azurophil and specific granules purified from human polymorphonuclear leukocytes. Lab. Invest. **30**, 774 (1974).
Spry, C.J.F.: Mechanism of eosinophilia. VI. Eosinophil mobilization. Cell Tiss. Kinet. **4**, 365 (1971).
Spry, C.J.F.: Mechanism of eosinophilia. VII. Eosinophilia in rats with lymphoma. Brit. J. Haemat. **22**, 407 (1972).
Stacher, A.: Klinisch und diagnostisch wichtige Blutbildreaktionen. Wien klin. Wschr. **40**, 725 (1967).
Stanek, I., Kalafut, F.: Mikrokinematographische Analyse des Absterbens freier phagozytierender Zellen in Kulturen von embryonaler Hühnermilz und Hühnergehirn. Biológia (Bratislava) **19**, 3 (1964).
Steerman, R.L., Snyderman, R., Leikin, S.L., Colten, H.R.: Intrinsic defect of the polymorphonuclear leucocyte resulting in impaired chemotaxis and phagocytosis. Clin. Exp. Immunol. **9**, 936 (1971).
Steidle, C., Huhn, D.: Feinstruktur gefriergeätzter neutrophiler Granulocyten. Blut **20**, 90 (1970).
Steinberg, B., Cheng, F.H.F., Martin, R.A.: Factors in Normal Human Serum Affecting Proliferation and Maturation of Erythrocytes and Granulocytes. Acta haemat. (Basel) **33**, 279 (1965).
Stobbe, H.: Hämatologischer Atlas, 3. Aufl. Berlin: Akademie-Verlag 1970.
Stodtmeister, R., Fliedner, T.M.: Granulocytenanomalien als Ausdruck destruktiver und regeneratorischer Phasen der strahleninduzierten Knochenmarkschädigung. Schweiz. med. Wschr. **94**, 1401 (1964).
Stoeckenius, W.: Zur Feinstruktur der Granula menschlicher Gewebsmastzellen. Exp. Cell Res. **11**, 656 (1956).
Stohlman, F., jr., Quesenberry, P.J.: Colony-stimulating Factor and Myelopoiesis. Blood **39**, 727 (1972).
Storti, E., Perugini, S.: Cytochemical researches on the lipids of the hematic cells with particular attention to those of acute leukosis. Acta haemat. (Basel) **5**, 321 (1951).
Storti, E., Lusvarghi, E., Grignaffini, G.F., Sgandurra, A.: Biological and clinical significance of the adrenalin test in haematology. Haematologica **1**, 27 (1967).
Stossel, T.P., Pollard, T.D., Mason, R.J., Vaughan, M.: Isolation and Properties of Phagocytic Vesicles from Polymorphonuclear Leukocytes. J. clin. Invest. **50**, 1745 (1971).
Stossel, T.P., Pollard, T.D.: Myosin in polymorphonuclear leukocytes. J. biol. Chem. **248**, 8288 (1973).
Strausz, I., Barczák, J., Kékes, E., Szebeni, A.: Prednisolone-induced acute changes in circulating neutrophil granulocytes. I. In cases of normal granulocyte reserves. Haematologia **1**, 319 (1967a).
Strausz, I., Barczák, J., Kékes, E., Szebeni, A.: Prednisolone-induced acute changes in circulating neutrophil granulocytes. II. In cases of deficient granulocyte reserves. Haematologia **1**, 327 (1967b).
Stryckmans, P., Cronkite, E.P., Fache, J., Fliedner, T.M., Ramos, J.: Deoxyribonucleic acid synthesis time of erythropoietic and granulopoietic cells in human beings. Nature **211**, 717 (1966).

STRYCKMANS, P.A., CRONKITE, E.P., GREENBERG, M.L., SCHIFFER, L.M.: Kinetics of eosinophil leukocyte proliferation in man. XII. Congr. Intern. Soc. Hemat. New York 1968, p. 41.

STUDER, A.: In: Handbuch der gesamten Hämatologie, Bd. **2**, 2. Teil, 1. Halbband, S. 287. München-Berlin-Wien: Urban und Schwarzenberg 1959.

SUZUKI, A., SHIBATA, A., ONODERA, S.: Histochemical double staining method for simultaneous demonstration of acid and alkaline phosphatases on bone marrow smears. Tohoku J. exp. Med. **95**, 127 (1968).

SUZUKI, J.B., BOOT, R.R., GRECZ, N.: Evaluation of phagocytic activity by ingestion of labeled bacteria. J. infect. Dis. **123**, 93 (1971).

SUZUKI, S., ISHIDA, F., KONO, T., MURANAKA, M.: Histamine contents of blood plasma and cells in patients with myelogenous leukemia. Cancer (Philad.) **28**, 384 (1971).

SYKES, J.A., MOORE, E.B.: A Simple Tissue Culture Chamber. Texas Rep. Biol. Med. **18**, 288 (1960).

SZAKÁLL, S.: Veränderung der eosinophilen Zellen unter der Einwirkung des Wärmereizes im Kindesalter. Wien. med. Wschr. **116**, 195 (1966).

SZEKERES, L., SZABO, E.: Receptors for immunoglobulins on emigrated eosinophil leukocytes. The role of eosinophils. Acta derm.-venereol. (Stockh.) **52**, 31 (1972).

TAICHMAN, N.S.: Ultrastructural Alteration in Guinea Pig Mast Cells During Anaphylaxis. Int. Arch. Allergy **40**, 934 (1971).

TALSTAD, I.: The relationship between phagocytosis of polystyrene latex particles by polymorphonuclear leucocytes (PML) and aggregation of PML. Scand. J. Haemat. **9**, 516 (1972).

TAYLOR, J.H., WOODS, P.S., HUGHES, W.L.: The organization of chromosomes as revealed by autoradiographic studies using tritium labeled thymidine. Proc. nat. Acad. Sci. (Wash.) **43**, 122 (1957).

TEIR, H.: Neubildung und Abbau der Granulocyten. Verh. dtsch. Ges. Path., 50. Tagung, S. 219, Heidelberg 1966.

TEIR, H., RYTÖMAA, T.: A feedback regulation system of granulocytopoiesis. Sangre (Barcelona) **9**, 418 (1964).

TEIR, H., RYTÖMAA, T.: Elimination of Granulocytes in the Intestinal Tract and its Pathological Consequences. Meth. Achiev. exp. Path. **1**, 639 (1966).

TEMPEL, K.: Zu Biochemie und Funktion der Lysosomen. Med. u. Ernähr. **8**, 101 (1967).

TENNENBAUM, R., SEMAN, G., CHOQUET, C., LAFUMA, J.: La transformation des cellules souches ganglionnaires et des lymphocytes en cellules hyperbasophiles dans la réaction du greffon contre l'hôte. Rev. franç. Étud. clin. biol. **10**, 1071 (1965).

TESTA, N.G., LORD, B.I.: Kinetics of growth of haematopoietic colony cells in agar. Cell Tiss. Kinet. **6**, 425 (1973).

THIEDE, A., MÜLLER-HERMELINK, H.-K., SONNTAG, H.G., MÜLLER-RUCHHOLTZ, W., LEDER, L.-D.: Preliminary Report on the Origin of Rat Mast Cells. Klin. Wschr. **49**, 435 (1971).

THOM, H.-J., STODTMEISTER, R.: Die Bedeutung der „Initialphase" für die akute Strahlenschädigung des Knochenmarkes. Folia haemat. (Frankfurt) **4**, 140 (1960).

THOM, R.: Über Volumenbestimmung an normalen und pathologischen menschlichen Leukocyten. — Autoreferat. Verh. dtsch. Ges. inn. Med. **71**, 732 (1965).

THOM, R., ALEXANDER, M.: Eine neue Methode zum Nachweis von LE-Zellen. Blut **12**, 193 (1966).

THOMAS, B., YOFFEY, J.M.: Human Foetal Haemopoiesis. I. The Cellular Composition of Foetal Blood. Brit. J. Haemat. **8**, 290 (1962).

THOMAS, E.D., PLAIN, G.L., THOMAS, D.: Leukocyte kinetics in the dog, studied by cross circulation. J. Lab. clin. Med. **66**, 64 (1965).

THOMAS, L., GOOD, R.A.: The effect of cortisone on the Shwartzman-reaction. The production of lesions resembling the dermal and generalized Shwartzman-reactions by a single injection of bacterial toxin in cortisone treated rabbits. J. exp. Med. **95**, 409 (1952).

THORN, G.W., et al.: The clinical usefulness of A.C.T.H. and cortisone. New Engl. J. Med. **242**, 783 (1950).

TILL, I.E., McCULLOCH, E.A.: A direkt measurement of radiation sensitivity of normal mouse bone marrow cells. Radiat. Res. **14**, 213 (1961).

TREPEL, F., BEGEMANN, H.: On the Origin of the Skin Window Macrophages. Acta haemat. (Basel) **36**, 386 (1966).

TSE, R.L., PHELPS, P.: Polymorphonuclear leukocyte motility in vitro. V. Release of chemotactic activity following phagocytosis of calcium pyrophosphate crystals, diamond dust, and urate crystals. J. Lab. clin. Med. **76**, 403 (1970).

TUBIANA, M., PEREZ, R., FOURNIER, B.: Life Span on Blood of Granulocytes labeled with $DF^{32}P$ during and after Total Body Radiation of Dogs. Rev. franç. Etud. clin. biol. **7**, 1100 (1962).

TULLIS, J.L., SURGENOR, D.M.: Phagocytosis promoting factor of plasma and serum. Ann. N.Y. Acad. Sci. **66**, 386 (1956).

TURNER, R.A., SCHUMACHER, H.R., MYERS, A.R.: Phagocytic function of polymorphonuclear leukocytes in rheumatic diseases. J. clin. Invest. **52**, 1632 (1973).

Uchida, T.: Leukokinetic studies in peripheral blood. I. Neutrophilic granulocyte kinetics in normal man. Acta haemat. jap. **34**, 164 (1971).

Undritz, E.: Mitose und Polyploidie. Schweiz. med. Wschr. **78**, 840 (1942).

Undritz, E.: Die Stammzellen der Blutkörperchen ihre Unterschiede und Nomenklatur. Schweiz. med. Wschr. **78**, 993 (1948).

Undritz, E.: Die Peroxydasereaktion und ihre praktische Bedeutung. In: Merker, H.: Cyto- und Histochemie in der Haematologie, S. 193. Berlin-Göttingen-Heidelberg: Springer 1963.

Undritz, E.: Die Differentialdiagnose der malignen Hämoblastosen. In: Chemo- und Immunotherapie der Leukosen und malignen Lymphome, S. 101. Wien: Bohmann 1969.

Undritz, E.: Hämatologische Tafeln Sandoz, 2. Aufl. Basel: Sandoz 1972.

Ungar, G.: Endocrine function of the spleen and its participation in the pituitary-adrenal response to stress. Endocrinology **37**, 329 (1945).

Ursanski, I., Habicht, W.: Zytophotometrische Bestimmungen des Nukleinsäuregehaltes mononukleärer Blutzellen, Folia haemat. (Lpz.) **94**, 11 (1970).

Vallent, K., Mundi, B., Perner, F., Nuding, J.: The effect of Heparin and corticoid treatment on the number of circulating eosinophils. Chirurg. **37**, 481 (1966).

Vasama, R., Vasama, R.: On the diurnal cycle of mitotic activity in the corneal epithelium of mice. Acta anat. (Basel) **33**, 230 (1958).

Vaughn, J.: The Function of the Eosinophile Leukocyte. Blood **8**, 1 (1953).

Vendrely, C., Chany, C., Robbe-Maridor, F.: Influence de la température sur la durée des phases du cycle de génération de cellules en cultures. Bull. Cancer **55**, 21 (1968).

Vethamany, V.G., Engelbert, V.E.: An electron microscopic study of eosinophil formation in the rabbit thymus. Haematologica **11**, 93 (1968).

Viala, J.J., Bryon, P.A., Fiere, D.: Deux cas de tuberculose de la moelle hematopoietique avec pancytopenie. Evolution favorable. Lyon méd. **223**, 1029 (1970).

Villinger-Kwerch, H.: Das Blutbild des erwachsenen und des alten Menschen. In: Heilmeyer, L., Hittmair, A.: Handbuch der gesamten Haematologie, Bd. I, 1. Teil, S. 78. München-Berlin-Wien: Urban & Schwarzenberg 1957.

Vincent, P.C., Levi, J.A., Macqueen, A.: The mechanism of neutropenia in Felty's syndrome. Brit. J. Haemat. **27**, 463 (1974).

Vogel, J.M., Kimball, H.R., Wolff, S., Perry, S.: Etiocholanolone in the evaluation of marrow reserves in patients receiving cytotoxic agents. Ann. intern. Med. **67**, 1226 (1967a).

Vogel, J.M., Yankee, R.A., Kimball, H.R., Wolff, S.M., Perry, S.: The effect of etiocholanolone on granulocyte kinetics. Blood **30**, 474 (1967b).

Vogler, W.R., Mingioli, E.S., Garwood, F.A., Smith, B.A.: Granulopoietic stem cell regulators in murine urine: Alterations in activity after methotrexate. J. Lab. clin. Med. **79**, 379 (1972).

Voth, D., Kohlhardt, M.: Untersuchungen zur Histomorphologie und Zytologie des menschlichen Mesothels. Z. Zellforsch. **58**, 546 (1962).

Wagner, M.: Determination of germfree status. Ann. N.Y. Acad. Sci. **78**, 89 (1959).

Wagner, R., Meyerriecks, N., Bermann, C.Z.: In vitro effects of X-radiation on white blood cells and blood platelets. Blood **12**, 733 (1957).

Walker, R.I., Herion, J.C., Herring, W.B., Palmer, J.G.: Leukocyte Kinetics in Hematologic Disorders Studied by DNA-Phosphorus Labeling. Blood **23**, 795 (1964).

Walls, R.S., Basten, A., Leuchars, E., Davies, A.J.S.: Mechanisms for eosinophilic and neutrophilic leucocytoses. Brit. med. J. **1971 III**, 157.

Walls, R.S., Beeson, P.B.: Mechanism of eosinophilia. IX. Induction of eosinophilia in rats by certain forms of dextran. Proc. Soc. exp. Biol. a. Med. (N.Y.) **140**, 689 (1972).

Walters, M.I., Lessler, M.A., Stevenson, T.D.: Oxidative metabolism of leukocytes from nondiabetic and diabetic patients. J. Lab. clin. Invest. **78**, 158 (1971).

Ward, H.N., Reinhard, E.H.: Chronic Idiopathic Leukocytosis. Ann. intern. Med. **75**, 193 (1971).

Ward, P.A.: Insubstantial leukotaxis. J. Lab. clin. Med. **79**, 873 (1972).

Ward, P.A.: Leukotaxis and leukotactic disorders: A review. Amer. J. Path. **77**, 519 (1974).

Warden, G.D., Mason, A.D., Pruitt, B.A.: Evaluation of Leucocyte chemotaxis in vitro in thermally injured patients. J. clin. Invest. **54**, 1001 (1974).

Warner, H.R., Athens, J.W.: An analysis of granulocyte kinetics in blood and bone marrow. Ann. N.Y. Acad. Sci. **113**, 523 (1964).

Wedekind, L.V., Jorke, D.: Strahleninduzierte Veränderungen der Lymphoidzellen. Folia haemat. (Lpz.) **91**, 395 (1969).

Weicker, H.: Ein quantitatives Modell der Granulopoese. Schweiz. med. Wschr. **86**, 1459 (1956).

Weinreich, J., Paetzel, A.: Blutbildveränderungen bei Lebererkrankungen mit portaler Hypertension. Med. Klin. **59**, 1743 (1964).

Weiss, L.: The measurement of cell adhesion. Exp. Cell Res. **8**, 141 (1961).

Weiss, L.: An experimental and theoretical approach to interaction forces between cells and glass. Exp. Cell Res. **53**, 603 (1968).

Weiss, L.: Transmural Cellular Passage in Vascular Sinuses of Rat Bone Marrow. Blood **36**, 189 (1970).

Weiss, P.: Guiding principles in cell locomotion and cell aggregation. Exp. Cell Res. **8**, 260 (1961).

Weiss, P., Scott, B.I.H.: Polarization of cell locomotion in vitro. Proc. nat. Acad. Sci. (Wash.) **50**, 330 (1963).

Weissenfels, I., Boll, I.: Einwirkung von Corticosteroiden (Prednisolonacetat und Triamcinolon) auf menschliches Knochenmark in vitro. Klin. Wschr. **51**, 907 (1973).

Weissmann, G., Dukor, P., Zurier, R.B.: Effect of cyclic AMP on release of lysosomal enzymes from phagocytes. Nature New Biology **231**, 131 (1971).

Weissmann, G., Zurier, R.B., Hoffstein, S.: Leukocytic proteases and the immunologic release of lysosomal enzymes. Amer. J. Path. **68**, 539 (1972).

Weitz-Hamburger, A., Lobue, J., Sharkis, S.J., Gordon, A.S., Alexander, P., jr.: Quantitative studies of peripheral blood and bone marrow in transfusion-induces plethoric mice. J. Anat. (Lond.) **109**, 549 (1971).

Wendt, F.: Neue Ergebnisse der Pyrogenforschung. Dtsch. med. Wschr. **84**, 2084 (1959a).

Wendt, F., Kim, I.Y.: Über die Pathogenese des Fiebers beim Menschen. I. Verhalten der zirkulierenden neutrophilen Granulocyten nach Injektion von bakteriellem Endotoxin und endogenem Pyrogen. Z. ges. exp. Med. **131**, 246 (1959b).

Wendt, F., Budde, C.: Das Verhalten der alkalischen Leukocytenphosphatase während der Initialphase der Fieberreaktion nach der Injektion von bakteriellem Endotoxin und endogenem Pyrogen beim Menschen. Folia haemat. (Frankfurt) **6**, 1 (1961a).

Wendt, F., Pringsheim, W.: Untersuchungen über die Pathogenese des Fiebers beim Menschen. Über die Bedingungen, unter denen in Leukocytensuspensionen sekundäres, endogenes Pyrogen gebildet wird. Verh. Dtsch. Ges. inn. Med. **67**, 719 (1961).

Wendt, F., Kappler, C., Burckhardt, K., Bohle, A.: Production of Generalized Shwartzman Reaction in Rabbits with Nitrogen Mustard-Induced Granulocytopenia. Proc. Soc. exp. Biol. (N.Y.) **125**, 486 (1967a).

Wendt, F., Kappler, C., Burckhardt, K., Bohle, A.: Auslösbarkeit der generalisierten Sanarelli-Shwartzman-Reaktion trotz extremer Granulocytopenie infolge Stickstofflost. Verh. dtsch. Ges. inn. Med. **73**, 361 (1967b).

Wendt, F., Kappler, C., Burckhardt, K., Bohle, A.: Failure to inhibit the generalized Shwartzman reaction in rabbits by nitrogen mustard induced granulocytopenia. Proc. Soc. exp. Biol. (N.Y.) im Druck.

West, B.C., Rosenthal, A.S., Gelb, N.A., Kimball, H.R.: Separation and characterization of human neutrophil granules. Amer. J. Path. **77**, 41 (1974).

Westermann, J.E.M., Engelbert, V.E.: Terminal variations of eosinophils in the rabbit thymus. Haematologica **11**, 199 (1968).

Westermann, J.E.M., Engelbert, V.E.: The distribution of eosinophilic and heterophilic granulocytes in the rabbit thymus. Canad. J. Zool. **47**, 89 (1969).

Westphal, O.: Récentes recherches sur la chimie et la biologie des endotoxines des bactéries a gram négatif. Ann. Inst. Pasteur **98**, 789 (1960).

Wetzel, B.K., Horn, R.G., Spicer, S.S.: Fine Structural Studies on the Development of Heterophil, Eosinophil, and Basophil Granulocytes in Rabbits. Lab. Invest. **16**, 349 (1967).

Wickramasinghe, S.N., Moffatt, B.: DNA Synthesis During Human Eosinopoiesis. Acta haemat. (Basel) **48**, 158 (1972).

Widmann, H.: Tierexperimentelle Untersuchungen über die Beziehungen der Leukocytenregulation zum „Ausgangswertgesetz" von Wilder. Klin. Wschr. **28**, 331 (1950).

Widmann, H., Ludwig, R.: Die Einwirkungen hochdosierter Röntgentotalbestrahlungen auf das weiße Blutbild. Strahlentherapie **89**, 243 (1952).

Wilde, J., Bandisch, E.: Die Bedeutung der Milz für die Adrenalin-Leukocytose. Acta hepato-Spenol. (Stuttg.) **7**, 364 (1960).

Williams, W.J.: Hematology. New York: McGraw-Hill 1972.

Wilmanns, W., Noef, V.: Die Thymidylat-Synthetase in weißen Blutzellen und im Knochenmark unter normalen und pathologischen Bedingungen. Klin. Wschr. **49**, 755 (1971).

Wilson, A.B., Marchand, R.M., Coombs, R.R.A.: Passive allergisation in vitro of human basophils with serum containing IgE reaginic antibodies to castor allergen, demonstrated by rosette formation. Lancet **1971 I**, 1325.

Wilson, A.T.: The egestion of phagocytized particles by leukocytes. J. exp. Med. **98**, 305 (1953).

Wilson, R., Matsuzawa, T., Connell, S.S.J.: Hematological Changes in Germfree Mice Following Whole-Body X-Irradiation (Abstr.). Radiat. Res. **22**, 249 (1964).

Wintrobe, M.M.: Clinical Hematology, 6. Aufl. Philadelphia: Leo & Febiger 1967.

Wolpert, L., Macpherson, I., Todd, I.: Cell Spreading and Cell Movement: an Active or a Passive Process? Nature **223**, 512 (1969).

Woodin, A.M., Harris, A.: The inhibition of locomotion on the polymorphonuclear leucocyte by organophosphorus compounds. Exp. Cell Res. **77**, 41 (1973).

Wostmann, B.S.: Serum Proteins in Germfree Vertebrates. Ann. N.Y. Acad. Sci. **78**, 254 (1959).

Wrba, H.: Zur Colchicinresistenz heterolog wachsender Tumoren des Goldhamsters. Z. Krebsforsch. **64**, 88 (1961).

Wright, D.G., Malawista, S.E.: The mobilization and extracellular release of granula enzymes from human leukocytes during phagocytosis. J. Cell Biol. **53**, 788 (1972).

Wu, A.M., Till, E.J., Siminovitch, L., McCulloch, E.A.: Cytological evidence for a relationship between normal hematopoietic colony-forming cells and cells of the lymphoid system. J. exp. Med. **127**, 455 (1968).

Wulff, H.R., Riis, P.: Relations between intravascular and inflammatory neutrophils in various haematological disorders. Acta haemat. (Basel) **26**, 98 (1961).

Yam, L.T., Li, C.Y., Necheles, T.F., Katayama, I.: Pseudoeosinophilia, eosinophilic endocarditis and eosinophilic leukemia. Amer. J. Med. **53**, 193 (1972).

Yllades, L.S.: The Biotopogram. Mexico 1964.

Yoffey, J.M.: The lymphomyeloid complex. In: Haemopoiesis, p. 1. A Ciba Found. Symp. 1960.

Yoffey, J.M.: Further problems of lymphocyte production. Ann. N.Y. Acad. Sci. **113**, 867 (1964).

Yoffey, J.M.: Bone Marrow in Hypoxia and Rebound. Springfield/Ill.: Ch. C. Thomas 1974.

Yoffey, J.M., Metcalf, W.K., et al.: Effect of A.C.T.H. and suprarenal extract on the bone marrow. Brit. med. J. **660**, 4708 (1951).

Zant van, H.E., Broxmeier, H.E., LoBue, J., Gordon, A.S.: Rat hindleg perfussion: correlation of bone marrow leukocyte cellularity with release. Amer. J. Physiol. **225**, 1327 (1973).

Zatti, M., Rossi, F.: Mechanism of the Respiratory Stimulation in Phagocytosing Leucocytes. The KCN-Insensitive Oxidation of $NADPH_2$. Experientia (Basel) **22**, 758 (1966).

Zieve, P.D., Haghshenass, M., Blanks, M., Krevans, J.R.: Vacuolization of the Neutrophil. An Aid in the Diagnosis of Septicemia. Arch. intern. Med. **118**, 356 (1966).

Zigmond, S.H., Hirsch, J.G.: Leukocyte locomotion and chemotaxis. New methods for evaluation, and demonstration of a cell derived chemotactic factor. J. exp. Med. **137**, 387 (1973).

Zimmermann, S., Ziegenbein, W.: Die Leukozytenagglomeration bei internen Erkrankungen. Dtsch. Gesundh.-Wes. **20**, 756 (1964).

Zivkovic, M., Baum, J.: Chemotaxis of polymorphonuclear leukocytes from patients with systemic lupus erythematodus and Felty's Syndrome. Immunol. Commun. **1**, 39 (1972).

Zollinger, H.U.: Cytologic studies with the phase-microskope. I. The formation of "blisters" on cells in suspension (potocytosis) with observations on the nature of the cellular membrane. Amer. J. Path. **24**, 545 (1948).

Zöllner, H.: Beziehungen zwischen Serumlipiden und basophilen Leukocyten im Blut beim gesunden Säugling während der Alimentären Hyperlipämie. Folia haemat. (Lpz.) **90**, 394 (1968).

Zucker-Franklin, D.: Electron microscope study of the degranulation of polymorphonuclear leukocytes following treatment with streptolysin. Amer. J. Path. **47**, 419 (1965).

Zucker-Franklin, D.: The phagosomes in rheumatoid synovial fluid leukocytes: a light, fluorescent, and electron microscope study. Arthr. and Rheum. **9**, 24 (1966).

Zucker-Franklin, D.: Electron microscope study of human basophils. Blood **29**, 878 (1967).

Zucker-Franklin, D.: Electron microscope studies of human granulocytes: structural variations related to function. Semin. Haemat. **5**, 109 (1968).

Zucker-Franklin, D., Hirsch, J.G.: Electron microscope study on the degranulation of rabbit peritoneal leucocyte during phagocytosis. J. exp. Med. **120**, 569 (1964).

Zurier, R.B., Hoffstein, S., Weissmann, G.: Cytochalasin B.: Effect on lysosomal enzyme release from human leukocytes. Proc. nat. Acad. Sci. (Wash.) **70**, 844 (1973a).

Zurier, R.B., Hoffstein, S., Weissmann, G.: Mechanisms of lysosomal enzyme release from human leukocytes. I. Effect of cyclic nucleotides and colchicine. J. Cell Biol. **58**, 27 (1973b).

Zurwehme, D., Mitzkat, H.J., Odriozola, J., Poliwoda, H.: Histochemie von Enzymen des energieliefernden Stoffwechsels in den Zellen der Granulopoese. Klin. Wschr. **48**, 828 (1970).

Das Monozyten-Makrophagen-System*

GERHARD MEURET

mit einem elektronenmikroskopischen Beitrag von DIETER HUHN

Mit 26 Abbildungen und 11 Tabellen

Einführung

Die Zellen des Monozyten-Makrophagen-Systems kommen ubiquitär im Organismus vor. Ihre Bildungsstätte ist das Knochenmark. Hier befindet sich ein Stammzellspeicher, der die Monozytopoese mit zur Differenzierung befähigten Vorläuferzellen speist. Die Monozytopoese entläßt die Monozyten aus dem Knochenmark in die Blutbahn. Nach einer relativ kurzen Zirkulationszeit verlassen die Monozyten das Gefäßsystem und gelangen ins Gewebe, wo sie sich zu Makrophagen weiter differenzieren.

Von jeher waren die Untersucher von den vielfältigen Funktionen der Makrophagen fasziniert. Der große Katalog ihrer Fähigkeiten ist heute wahrscheinlich nur teilweise bekannt. Gesichert ist, daß die Makrophagen durch ihre Fähigkeiten zur Phagozytose, Katabolismus, Speicherung und Synthese eine wesentliche Rolle bei der Erhaltung der Homöostase und der Integrität des Organismus spielen. Sie säubern ihn sowohl von autochthonem Material, wie z.B. gealterten Plasmaproteinen, sterbenden und toten Zellen, als auch von fremdem Material. Sie greifen in den afferenten Schenkel immunologischer Reaktionen ein und bilden Effektorzellen im efferenten Schenkel. Sie sind bei entzündlichen Reaktionen beteiligt, bei der Wundheilung, der Morphogenese und der Knochenbildung. Ein Teil der Makrophagen ist relativ beständig in bestimmten Organen fixiert, ein anderer Teil ist durch eine amöboide Beweglichkeit in der Lage, nahezu den gesamten Organismus zu überwachen.

Die große biologische Bedeutung des Makrophagen-Systems wurde erstmals von METCHNIKOFF (1888, 1892, 1884a, b, 1905) erkannt. Die grundlegenden Experimente, auf denen er später seine Phagozytenlehre aufbaute, führte er in Messina durch, nachdem er 1882 seine Professur an der dortigen Universität aufgegeben hatte. Er beobachtete unter dem Mikroskop das Verhalten beweglicher Zellen in durchsichtigen Seesternlarven. Wurden Rosendornen unter die Haut der Tiere gebracht, so wanderten zahlreiche dieser Zellen mit Hilfe amöboider Bewegungen auf die Läsion zu und sammelten sich um den Fremdkörper herum an. METCHNIKOFF erkannte, daß dieser Prozeß der Entzündungsreaktion höherer Tiere entspricht.

Bei den primitiven Wirbellosen obliegt den Phagozyten die gesamte Nahrungsverdauung. Bei phylogenetisch höheren Tieren übernehmen die Makropha-

* Die in dieser Arbeit erwähnten eigenen Untersuchungen wurden mit Unterstützung durch die Deutsche Forschungsgemeinschaft und den Schweizerischen Nationalfonds zur Förderung der wissenschaftlichen Forschung Nr. NF 3.9200.72 durchgeführt.

gen neben der „Säuberung" des Organismus von absterbenden Zellen und körperfremdem Material immer differenzierter werdende immunologische Funktionen.

Die hohe biologische Wertigkeit des Systems wird auch dadurch ersichtlich, daß sich Makrophagen in der Ontogenese der Säugetiere sehr früh aus dem Mesoderm entwickeln. Während der Fötalperiode erwerben sie rasch ihre volle Phagozytose- und Synthese-Leistungen.

Metchnikoff (1905) sagte der Makrophagenforschung eine große Zukunft voraus. Diese Prophezeiung hat sich erfüllt. Das Wissen über den Monozyten-Makrophagen-Komplex hat sich inzwischen zu einem nicht mehr überschaubaren Feld geweitet, das mit unverminderter Dynamik weiter anwächst. Meist wurden die neuen Erkenntnisse in Tierversuchen gewonnen; Untersuchungen am Menschen wurden dagegen relativ selten durchgeführt. In dem vorliegenden Artikel werden zunächst Ergebnisse bei Tieren dargestellt, wobei vielfach lediglich auf die Grundrisse des heutigen Wissens eingegangen wird. In Kapitel 12 erfolgt dann eine detailliertere Beschreibung der Monozytopoese des Menschen. — Was die Literaturangaben betrifft, so wird häufig auf einschlägige Übersichtsartikel verwiesen; Orginalarbeiten werden aus der Fülle der Publikationen vielfach relativ willkürlich zitiert.

1. Retikulo-Endotheliales System, Retikulo-Histiozytäres System, Mononuclear Phagocyte System

Schon vor der Jahrhundertwende war bekannt, daß im Organismus ubiquitär Zellen vorkommen, die sich durch eine hohe Phagozytosefähigkeit auszeichnen. Metchnikoff (1888) bezeichnete diese Zellen als Makrophagen. Er erkannte, daß zwischen den Makrophagen verschiedener Organe, des Bindegewebes und des Blutes (den „Mikrophagen") enge funktionelle Beziehungen bestehen und vermutete, daß diese verschiedenen Zelltypen ein System bilden.

Kiyono, der mit Aschoff zusammenarbeitete, zeigte in einer 1914 publizierten Arbeit, daß nach Injektion von Vitalfarbstoffen wie Lithioncarmin, Pyrrolblau und Trypanblau bei einer Reihe von mesenchymalen Zellen eine mehr oder weniger intensive Farbstoffspeicherung auftritt. Werden diese Zellen nach zunehmender Intensität der vitalen Farbstoffspeicherung angeordnet, so ergibt sich folgende Zellreihe:

a) Die Endothelien der Blut- und Lymph-Gefäße.

b) Die Fibrozyten oder die gewöhnlichen Bindegewebszellen.

c) Die Retikulumzellen der Milzpulpa, der Rindenknötchen und der Lymphknoten und schließlich des sonstigen lymphatischen Gewebes.

d) Die Retikuloendothelien der Lymphsinus der Lymphknoten, der Blutsinus der Milz, der Kapillaren der Leberläppchen (v. Kupffersche Sternzellen), der Kapillaren des Knochenmarks, der Nebennierenrinde, der Hypophyse.

e) Die Histiozyten, die als die beweglichen Bewohner des Bindegewebes definiert werden.

f) Die Splenozyten (Histiozyten der Milz) und die Monozyten (Histiozyten des Blutes).

ASCHOFF (1913, 1924) faßte verschiedene dieser Zellgruppen aufgrund gemeinsamer funktioneller Charakteristika, wie intensive Pinozytose von Farbstoffen, unter dem Begriff des retikulo-endothelialen Systems (RES) zusammen. Hierbei stellten die Gruppen c) und d) das RES im engeren Sinne dar. Das RES im weiteren Sinne umfaßte die Gruppen c)—f). ASCHOFF konnte sich jedoch nicht entschließen, auch die Gruppen a) und b) — Endothelien und Fibrozyten — dem RES zuzuordnen, da diese Zellen nur eine sehr geringe vitale Farbstoffspeicherung aufweisen und da sie relativ stark im Gewebe fixiert sind.

THOMAS (1949) führte den von VOLTERRA (1927) geprägten Begriff des retikulo-histiozytären Systems (RHS) wieder ein, unter der Vorstellung, daß unter bestimmten Bedingungen auch andere Zellen — glatte Muskelzellen, Knochenzellen, Schwannsche Zellen und Epithelzellen — funktionell den Zustand der Histiozyten annehmen können. Die Zellen behalten dann entweder diesen funktionell aktiven Zustand des Histiozyten bei, mit der Fähigkeit zur Phagozytose, zur Beweglichkeit, zur Proteinsynthese und zur Zellteilung, oder sie verwandeln sich später zu ruhenden Histiozyten bzw. Retikulumzellen.

Das Konzept des RES konnte durch neuere Untersuchungen in vielen Punkten bestätigt werden. Auf einer Konferenz in Leiden wurde 1970 der Versuch unternommen, neuere Erkenntnisse über die Morphologie, Funktion und Kinetik in einem einfachen Konzept des „Mononuclear Phagocyte System (MPS)" präziser zu erfassen (LANGEFOOT et al., 1970). Dem MPS wurden Zellen zugeordnet, die ähnliche morphologische und funktionelle Charakteristika aufwiesen. Ein hervorstechendes Merkmal ist eine Kräuselung der Zellmembran, wie sie Phasenkontrast- und Elektronen-mikroskopisch nachgewiesen werden kann (DAEMS u. BREDEROO 1970; v. FURTH et al., 1970; HIRSCH u. FEDORKO, 1970). Gemeinsame funktionelle Kriterien dieser Zellen sind: intensive Phagozytose und Pinozytose und das feste Anhaften an Glasoberflächen (BENNET u. COHN, 1966). Schließlich konnte durch zellkinetische Untersuchungen der eindeutige Beweis erbracht werden, daß die Makrophagen verschiedener Organe aus im Knochenmark lokalisierten Promonozyten hervorgehen. Die Blutmonozyten stellen das Bindeglied zwischen dem Ursprungsort der Zellen im Knochenmark und dem Ort ihrer Funktion, dem Gewebe dar — „ein mobiler Pool unvollständig differenzierter Zellen, die sich auf ihrem Weg von der Bildungsstätte zum Gewebe befinden".

Das Konzept des MPS (Tabelle 1) enthält, im Gegensatz zum RES, eine Vorstellung über den Zellfluß. Dieser geht von den medullären Promonozyten aus. Sie produzieren Monozyten und entlassen sie ins Blut. Nach der Emigration aus der Gefäßbahn entwickeln sich aus den Monozyten, in Abhängigkeit vom „Mikroenvironment", verschiedene Makrophagen-Arten: Histiozyten des Gewebes, v. Kupffersche Sternzellen, freie und fixierte Makrophagen der Lymphknoten, Makrophagen und Sinusendothelzellen des Knochenmarks, Peritonealmakrophagen, Osteoklasten und wahrscheinlich auch Mikrogliazellen. Endothelzellen und Fibroblasten wurden ausdrücklich nicht in das System aufgenommen, da diese Zellen weder die geforderten morphologischen und funktionellen Kriterien erfüllen, noch von Blutmonozyten abgeleitet werden können. Damit wurde auch diese Frage im Sinne ASCHOFFs entschieden.

Das Konzept des MPS hat den Vorteil, daß es klar, logisch und einfach den Stammbaum monozytopoetischer Zellen definiert, soweit er bis heute experimentell gesichert werden konnte. Unbefriedigend geklärt ist vor allem die Stellung der Retikulumzellen, die nicht ins Konzept des MPS aufgenommen wurden. Retikulumzellen lassen sich jedoch in funktioneller Hinsicht, z.B. bei bestimmten immunologischen Prozessen, nicht von den Zellen des MPS trennen. Deshalb

Tabelle 1. Das Konzept des Mononuclear Phagocyte System (MPS)

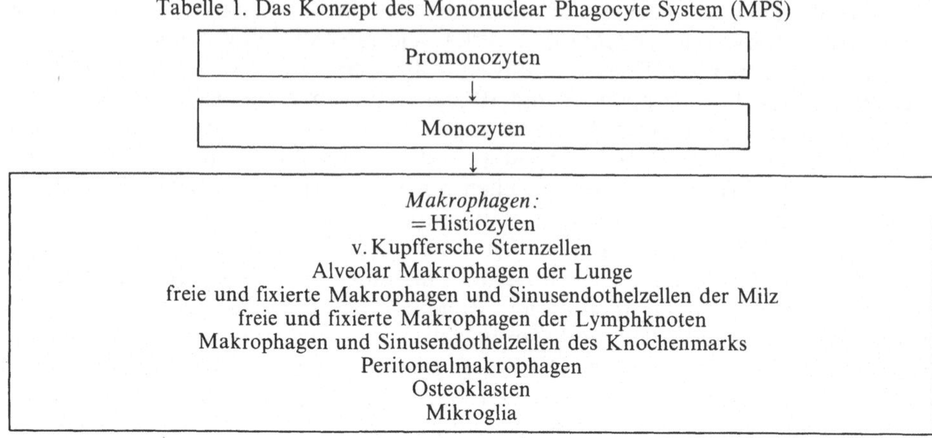

wird häufig, wenn bestimmte funktionelle Gesichtspunkte diskutiert werden, wie z.B. die Clearance von Kohlepartikeln („Carbon-Clearance"), der Begriff des RES beibehalten.

2. Lebenszyklus der Monozyten

2.1. Historische Theorien der Monozytenentstehung

Die Frage nach der Monozytenentstehung bildete jahrzehntelang ein Feld, auf dem verschiedene hämatologische Schulen heftige Kontroversen austrugen (Übersicht bei Brücher, 1952; Leder, 1964). Ehrlich, der 1891 erstmals den Blutmonozyten beschrieb, nahm aufgrund der Kernlappung eine myeloische Genese an.

Maximow (1902, 1909, 1923, 1926, 1928) und seine Schüler Bloom (1928a, b, 1929) und Lang (1928a, b) sind die Protagonisten der monophyletischen Theorie (Unitarier), die alle hämatopoetischen Zellreihen, einschließlich der Monozytopoese, aus einer pluripotenten, lymphatischen Stammzelle ableiten.

Naegeli (1931) und sein Schüler Rohr (1936, 1960), die Vertreter der dualistischen Schule, nahmen zwei verschiedene hämatopoetische Stammbäume an — einen lymphatischen und einen myeloischen, aus dem sich auch die Monozytopoese ableitet.

Schilling (1926) schließlich begründete die trialistische Schule. Er postulierte, daß aus dem Mesenchym drei verschiedene hämatopoetische Stammzellen hervorgehen: der Myeloblast als Stammzelle der Erythrozytopoese und Granulozytopoese, der Lymphoblast als Stammzelle der Lymphozytopoese und der splenogene Histiozyt (Splenozyt) als Stammzelle der Monozytopoese.

2.2. Heutiges Konzept der Monozytenentstehung

Die Entstehung der Monozyten und Makrophagen aus spezifischen, im Knochenmark lokalisierten Vorläuferzellen, kann heute als gesichert gelten (Übersichten NELSON, 1969; v. FURTH, 1970; PEARSALL u. WEISER, 1970; ROSER, 1970; VOLKMAN, 1970). Diese Tatsache wurde erstmals klar durch Versuche mit Strahlenchimären bewiesen. BALNER (1963) beobachtete, daß Peritonealmakrophagen letal bestrahlter C 57 black Mäuse, deren Knochenmark mit CBA-Knochenmarkzellen rekonstituiert wurde, allmählich durch Peritonealmakrophagen ersetzt wurden, die von den transplantierten Knochenmarkzellen abstammten.

PINKETT *et al.* (1966) und VIROLAINEN (1968 a, b) injizierten letal bestrahlten CBA-Mäusen Knochenmarkzellen eines histokompatiblen, homozygoten Stammes, die durch CBA $T_6 T_6$ Markerchromosomen gekennzeichnet waren. Bei den Strahlenchimären ließen sich dann nach mehreren Wochen $T_6 T_6$ Markerchromosomen in folgenden Makrophagen nachweisen: Peritonealmakrophagen, Alveolarmakrophagen, Makrophagen des Knochenmarks, der Milz, der Lymphknoten, des Thymus und in den v. Kupfferschen Sternzellen (weiteres Beweismaterial für die Abstammung dieser Zellen aus der Monozytopoese siehe UNGAR, 1935; MIMS, 1963; GOODMAN, 1964; VOLKMAN, 1966; LEDER, 1967; BOWDEN *et al.,* 1968, 1969; KINSKY *et al.,* 1969).

2.3. Stammzell-Konzept

Das heutige Stammzell-Konzept der Monozytopoese beruht im wesentlichen auf Beobachtungen, die sich bei Zellkulturversuchen mit Hilfe der Agar Colony forming Technik ergaben. In diesen Kultursystemen wachsen und differenzieren sich die „colony forming cells" (CFC), die funktionell den „committed"-Stammzellen der Granulozytopoese und der Monozytopoese entsprechen (ICHIKAWA *et al.,* 1966; METCALF *et al.,* 1967; METCALF u. MOORE, 1971). METCALF (1971) demonstrierte durch Einpflanzung von Knochenmarkzellen in die Kultur, daß aus einzelnen CFC gleichzeitig Granulozyten und Makrophagen entstehen können. Daher wurde angenommen, daß beide Zellsysteme, die Granulozytopoese und die Monozytopoese, aus einem gemeinsamen committed-Stammzellspeicher gespeist werden. Weitere Hinweise für diese Vorstellung ergaben Beobachtungen bei einer myelo-monozytären Mäuseleukämie (WARNER *et al.,* 1969). Hier erwiesen sich sowohl die Granulozyten als auch die Promonozyten, Monozyten und Makrophagen als Abkömmlinge eines leukämischen Clons (CLINE, 1973 a).

Das heutige Konzept der Organisation hämatopoetischer Zellsysteme ist in Abb. 1 skizziert. Mit Hilfe der Milz-Kolonie-Technik gelang es, die Existenz eines multipotentiellen Stammzell-Speichers nachzuweisen. Aus diesem Speicher, der in Abb. 1 als CFU (colony forming units) bezeichnet wird, gehen 3 verschiedene „committed"-Stammzellen hervor — die Pro-Megakaryozyten, die in vitro CFC und die Erythropoietin-sensitiven Zellen (ESC). Es wird angenommen, daß die „committed"-Stammzellen unter Normalbedingungen in der Lage sind, ohne Zellzustrom aus dem multipotentiellen Stammzellspeicher, ihren Bestand zu erhalten, obwohl sie kontinuierlich spezifische Vorläuferzellen an die Erythropoese, die Granulozytopoese, Monozytopoese und Thrombozytopoese liefern.

Die „committed"-Stammzellen sind Targetzellen für humorale Regelfaktoren, welche die Stammzell-Differenzierung zu den morphologisch identifizierbaren Proerythroblasten, Myeloblasten, Promonozyten und Megakaryozyten steuern. Der bekannteste humorale Regelfaktor ist das Erythropoetin, das auf die Erythropoetin-sensitiven Zellen einwirkt. Im Plasma und Urin von Tieren und Menschen konnte ein dem Erythropoetin verwandtes Glykoprotein mit einem Molekulargewicht zwischen 45000 und 60000 nachgewiesen werden, das

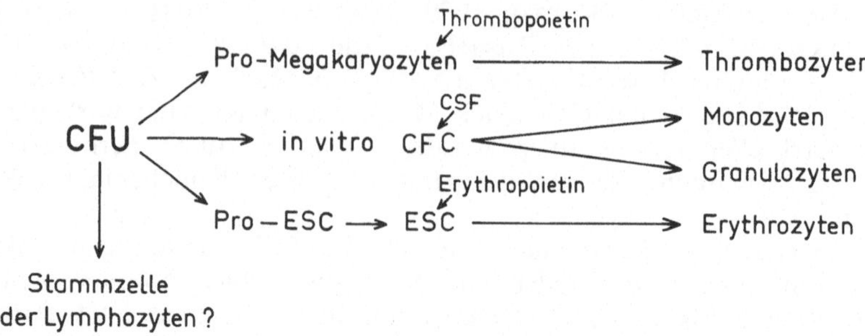

Abb. 1. Heutiges Konzept der Organisation hämatopoetischer Zellsysteme (Schema nach METCALF u. MOORE, 1971). Aus multipotentiellen Stammzellen (CFU) gehen determinierte Stammzellen hervor (Pro-Megakaryozyten, CFC, ESC), die Targetzellen humoraler Regulationsprinzipien darstellen (Thrombopoetin, Colony Stimulating Factor=CSF, Erythropoetin). Eine Besonderheit liegt bei der Granulozytopoese und Monozytopoese vor, die aus einem gemeinsamen Speicher determinierter Stammzellen hervorgehen

„committed"-Stammzellen der Granulozytopoese und Monozytopoese (CFC) in vitro (BRADLEY u. METCALF, 1966; ROBINSON *et al.*, 1969; METCALF u. MOORE, 1971) zur Proliferation anzuregen vermag. Es ist sehr wahrscheinlich, daß dieses als colony stimulating factor (CSF) oder colony stimulating activity (CSA) bezeichnete Protein entscheidend an der Regulation der Granulozytopoese und Monozytopoese beteiligt ist.

In neueren Arbeiten konnte eindeutig gezeigt werden, daß CSF in Monozyten und Makrophagen synthetisiert werden kann (CHERVENICK u. LO BUGLIO, 1972; GOLDE u. CLINE, 1972; GOLDE *et al.*, 1972; RUSCETTI u. CHERVENICK, 1974). Damit scheint sich abzuzeichnen, daß die Monozyten und Makrophagen sowohl bei der Steuerung der Monozytopoese als auch der Granulozytopoese eine Rolle spielen (METCALF, 1973; MOORE *et al.*, 1974; s. Kap. 12.12.4.).

2.4. Zell-Kinetik

2.4.1. Promonozyten

Die Zellen des Monozyten-Makrophagen-Systems besitzen eine hohe Haftfähigkeit an Glasoberflächen (BENNETT u. COHN, 1966). Diese Eigenschaft ermöglicht die Isolierung dieser Zellen und damit das Studium ihrer funktionellen Fähigkeiten. V. FURTH und DIESSELHOFF DEN DULK (1970) separierten mit Hilfe der Glasadhäsivität Promonozyten und Monozyten aus dem Knochenmark von NCS-Swiss-Mäusen. In Kulturversuchen bauten etwa 50% der Promonozyten ^{3}H-Thymidin ein, wohingegen bei Monozyten keine Radioaktivitäts-Aufnahme festgestellt werden konnte. Dieser Versuch zeigt, daß sich etwa die Hälfte der Promonozyten in DNS-Synthese befanden, während Monozyten nicht prolifierierten.

Bei *in vivo*-Versuchen konnte durch eine Serie von ^{3}H-Thymidininjektionen ein Promonozyten-Markierungsindex von 70% erreicht werden. Nach Abschluß der Markierung fiel die Markierungs-Intensität der Promonozyten kontinuierlich ab. Gleichzeitig ging die Radioaktivität auf die Monozyten über, deren Markierungsindex 24 Std nach ^{3}H-Thymidin-Injektion mit etwa 33% das Maximum erreichte. Die Silberkornzahl der Promonozyten war während des Versuchs etwa doppelt so hoch wie bei den Monozyten. Diese Beobachtung führte zu der Vorstellung, daß die isolierten Promonozyten eine Stammzelleigenschaft besitzen, indem sie einerseits zur Selbstreplikation befähigt sind und andererseits durch Reifungsteilungen Monozyten liefern.

Die Monozytopoese stellt ein schnell proliferierendes Zellerneuerungssystem dar. Die Dauer des Generationszyklus der Promonozyten ist ähnlich wie bei Erythroblasten und granulopoetischen Zellen. WHITELAW (1968) leitete aus der Markierungscharakteristik der Blutmonozyten, wie sie nach einer ^{3}H-Thymidin-Pulsmarkierung auftrat, die DNS-Synthesezeit der Promonozyten ab. Der ermittelte Wert lag bei 12,5 Std. VAN FURTH und DIESSELHOFF DEN DULK (1970) applizierten NCS-Swiss Mäusen eine Serie von ^{3}H-Thymidin-Injektionen. Die Analyse der Markierungsindizes an durch Glasadhäsion isolierten Promonozyten ergab eine mittlere DNS-Synthesezeit von 13,6 Std und eine mittlere Generationszeit von 19,5 Std.

WHITELAW (1966, 1968), FLIEDNER *et al.* (1961, 1969), V. FURTH und COHN (1968) und VOLKMAN (1967, 1970) zeigten, daß schon wenige Stunden nach Injektion von ^{3}H-Thymidin markierte Monozyten im Blut erscheinen (Tabelle 2). Hieraus kann geschlossen werden, daß Monozyten unmittelbar nach Abschluß der Proliferationsphase der Promonozyten ins Blut entlassen werden. Die Monozytopoese verfügt somit nicht, wie etwa die Granulozytopoese, über einen intramedullären Reifungs- oder einen Reserve-Speicher mit reifen Zellen.

2.4.2. Monozyten

Die bisher bekannten Monozyten-kinetischen Daten (Tabelle 2) wurden durch Zellmarkierungs-Versuche mit Radionukliden ermittelt. Hierbei wurde durch Markierung von proliferierenden Promonozyten ein Einstrom markierter Monozyten ins Blut ausgelöst. Während der Einstromphase konnte beobachtet werden, mit welcher Geschwindigkeit unmarkierte Blutmonozyten durch markierte er-

Tabelle 2. Daten zur Monozytenkinetik

	Osgood *et al.* 1952	Volkman 1965, 1967	Whitelaw 1966	Whitelaw *et al.* 1968	v. Furth u. Cohn 1968	Fliedner *et al.* 1961, 1969
Spezies	Mensch	Ratte	Ratte	Ratte	Maus	Mensch
Marker	^{33}P	^{3}HTDR	^{3}HTDR	^{3}HTDR	^{3}HTDR	^{3}HTDR
Pulsmarkierung	−	+	−	+	+	+
Mehrfachinjektion kontinuierliche Markierung	+	+	+	−	+	−
Intervall bis zum Auftreten mark. Blutmonoz. (Std)	−	6	−	8	2	6−24
Halbwertzeit (Std)	−	42	72	13; 48	22	<24
Zirkulationsdauer (Std)	72	60,2	−	−	32	144
Umsatzrate (Monoz. × 10^6/h/kg)	−	1,33	0,84	−	−	−

setzt werden. Nach der Einstromphase ließ sich die Abwanderung der markierten Zellen aus der Blutbahn beobachten. Das Verhalten markierter Zellen im Blut ist jedoch das Resultat von mehreren sich überlagernden Prozessen. Deshalb lassen sich Monozyten-kinetische Parameter mit dieser Technik nur näherungsweise bestimmen.

Die ersten Monozyten-kinetischen Untersuchungen wurden von Osgood et al. (1952) bei Patienten mit Monozytenleukämie durchgeführt. Nach Markierung mehrerer aufeinander folgender Generationen von Monozyten-Präkusoren mit Radiophosphor (^{32}P) zeigte sich, daß die ins Blut einströmenden, markierten Monozyten innerhalb von 3 Tagen die unmarkierte Monozytenpopulation vollständig ersetzte. Diese Zeitspanne entspricht näherungsweise der maximalen Monozyten-Zirkulationsdauer.

Alle folgenden Untersucher benutzten den inzwischen zur Verfügung stehenden Tritium-markierten DNS-Präkursor Thymidin (^{3}HTDR). Die durch eine einmalige ^{3}HTDR-Injektion (sog. ^{3}HTDR-Pulsmarkierung) ausgelöste Kurvencharakteristik markierter Blutmonozyten ließ annehmen, daß die Monozyten die Blutbahn unabhängig vom Zellalter und der Zirkulationsdauer, also entsprechend einem „at random"-Prozeß, verlassen (Whitelaw, 1966; Volkman, 1967; Fliedner, 1968; v. Furth u. Cohn, 1968). Die ermittelten intravasalen Monozyten-Halbwertzeiten lagen zwischen 13–48 Std.

Außer der ^{3}HTDR-Pulsmarkierung wurde auch die Mehrfachinjektion von ^{3}HTDR in Intervallen, die unter der vermuteten DNS-Synthesezeit der Promonozyten lagen (Whitelaw, 1968), und die ^{3}HTDR-Dauerinfusion (Volkman, 1967) zum Studium der Monozytenkinetik eingesetzt. Bei dieser Versuchsanordnung wird der Präkursorenspeicher der Monozytopoese für eine gewisse Zeit komplett markiert. Dadurch werden ausschließlich markierte Monozyten gebildet und ins Blut entlassen. Diese ersetzen allmählich die unmarkierten Blutmonozyten — ein Prozeß, der näherungsweise die Monozytenabwanderung aus der Blutbahn reflektiert. Die Ergebnisse zeigten, daß es sich um einen Exponentialprozeß handelt. Sie bewiesen damit eindeutig die „at random"-Emigration der Monozyten aus der Blutbahn.

Der den Zelleinstrom begleitende Zellverlust durch Monozyten-Emigration aus der Blutbahn verzögert die Zunahme markierter Monozyten im zirkulierenden Blut. Die Halbwertzeit des beobachteten Exponentialprozesses liegt daher höher als die wirkliche intravasale Monozyten-Halbwertzeit. Die bei Ratten beobachteten Halbwertzeiten lagen bei 72 Std (Whitelaw, 1966), bzw. bei 42 Std (Volkman, 1970). Mit Hilfe dieser Werte wurde auch die Monozyten-Umsatzrate berechnet, wobei ein Monozyten-Pool eingesetzt wurde, der sich auf das Blutvolumen bezog. Es ergaben sich Umsatzraten von $0{,}84 \times 10^6$ Monozyten/kg/h (Whitelaw, 1966) bzw. $1{,}33 \times 10^6$ Monozyten/kg/h (Volkman, 1967, 1970).

2.4.3. Makrophagen

Die Monozyten-Makrophagen-Transformation wurde in der Zellkultur schon 1922 von Simpson und 1926 von Carrel und Ebeling beschrieben. Ebert und Florey (1939) zeigten mit Hilfe der Kaninchen-Ohrkammer, daß Monozyten im Entzündungsgebiet das Gefäßsystem verlassen und sich im Gewebe in typische Makrophagen umwandeln.

V. Furth und Cohn (1968) zeigten mit Hilfe der ^{3}H-Thymidin-Pulsmarkierung, daß dem Einstrom markierter Monozyten ins Blut, mit ähnlicher Kurvencharakteristik ein Einstrom markierter Peritonealmakrophagen, v. Kupfferscher Sternzellen und Alveolarmakrophagen nachfolgt. Die Einstromkurven ermöglichten eine Abschätzung der Makrophagen-Umsatzzeiten. Für Peritonealmakrophagen lagen diese zwischen 20—40 Tagen, für v. Kupffersche Sternzellen bei 60 Tagen und für Alveolarmakrophagen bei 50 Tagen.

Dem Makrophagenumsatz liegen 3 Komponenten zugrunde:

a) Die Makrophagenrekrutierung aus Blutmonozyten.

b) Eine unter Normalbedingungen kaum ins Gewicht fallende Zellerneuerung durch lokale Makrophagenproliferation (v. FURTH, 1970; KELLY *et al.*, 1962). Den Anteil DNS-synthetisierender Peritonealmakrophagen und Alveolarmakrophagen lag bei Swiss-Mäusen um 2% (v. FURTH, 1970). Im Zustand der Allergie vom erzögerten Typ nahm die Proliferationsaktivität der Makrophagen jedoch erheblich zu (FORBES u. MACKANESS, 1963; WIENER, 1967; NORTH, 1970).

c) Der noch wenig geklärte Makrophagenabbau. Eine Möglichkeit für die Elimination gealterter Makrophagen wäre die Verdauung durch ihre eigenen Angehörigen, also ein Makrophagenkannibalismus. Gesichert ist, daß Alveolarmakrophagen das Gewebe durch Desquamation verlassen. Sie gelangen dann mit Hilfe des Flimmerstroms die Trachea hinauf, werden anschließend verschluckt und verdaut (NICOL u. BILBEY, 1958, BERTALANFLY, 1964; MOORE u. SCHOENBERG, 1964). Möglicherweise werden auch die Makrophagen anderer Organe über die Lungen eliminiert, denn SPRITZER *et al.* (1964, 1968) fanden bei 300—400 g schweren Ratten eine überraschend hohe Alveolarmakrophagen-Desquamationsrate von $1,2—2,5 \times 10^6$ Zellen pro Stunde.

Makrophagen sind unter Normalbedingungen relativ stationäre Zellen. Es konnte jedoch gezeigt werden, daß zumindest ein Teil dieser Zellen in der Lage ist, den Standort zu verändern. ROSER (1965, 1968) führte bei syngenischen Ratten eine intraperitoneale Implantation von Radiogold markierten Peritonealmakrophagen durch. Diese breiteten sich zunächst lymphogen aus, dann gelangten einige über den ductus thoracicus ins Blut. Wahrscheinlich siedelten sie sich dann hämatogen in den Organen ab, denn es wurden in der Leber markierte v. Kupffersche Sternzellen und in der Milz markierte Makrophagen nachgewiesen. Die Existenz von Makrophagen im Ductus thoracicus ist möglicherweise die Ursache von Befunden, die von HOWARD *et al.* (1966, 1969) erhoben wurden. Diese Untersucher wiesen die Transformation von Ductus thoracicus-Zellen in Leber- und Lungen-Makrophagen nach und belebten damit erneut die Diskussion um die von MAXIMOW (1923, 1926, 1927) und anderen vertretene und niemals eindeutig widerlegte These der Monozyten-Abstammung aus dem lymphatischen System.

3. Entwicklung der Promonozyten zu Makrophagen

3.1. Zellstruktur

HIRSCH und FEDORKO (1968) isolierten Promonozyten und Monozyten aus dem Knochenmark von Swiss-Mäusen mit Hilfe der Glasflächen-Adhäsion. Das Verhältnis Promonozyten zu Monozyten betrug etwa 20%:80%.

Promonozyten wiesen einen Durchmesser zwischen 14—20μ auf, einen großen nierenförmigen Kern, der sich bei Anwendung der Wright-Giemsa-Färbung intensiv färbte. Das Zytoplasma war basophil und enthielt feine Granula. Die

Lebendbeobachtung im Phasenkontrast-Mikroskop zeigte Nucleoli, phasenpositive Granula, Vesicula und eine grobe Kräuselung der Zelloberfläche mit fingerartigen Ausstülpungen. Im elektronenmikroskopischen Bild war ein gut entwickelter Golgi-Apparat zu erkennen, einige kleine elektronendichte und homogene Granula im Gebiet der Zentrosomen und Vakuolen. Das Zytoplasma war reich an Polyribosomen; Ergastoplasma-Membranen waren selten. Promonozyten waren Peroxydase positiv und zeigten bereits Phagozytose- und Pinozytose-Aktivität.

Die Differenzierung der Promonozyten zu *Monozyten* war verbunden mit einer Abnahme der Zahl der Polyribosomen und der Peroxydase-Aktivität. Die Zahl der Granula dagegen nahm zu. Hierbei handelte es sich um Sekundärlysosomen, die sich zumindest teilweise aus Pinozytose-Vakuolen entwickelten (COHN u. WIENER, 1963; COHN u. BENSON, 1965a—c; COHN et al., 1966).

Makrophagen besaßen gegenüber Promonozyten und Monozyten eine verstärkte Faltung der Zellkerne, vermehrt Zytoplasma, Mitochondrien, Granula, Vakuolen und Vesicula als Ausdruck einer intensiven Phagozytose- und Pinozytose-Aktivität. Der Golgi-Apparat war größer und komplexer strukturiert. Die Zahl der Polyribosomen dagegen war vermindert. Makrophagen erwiesen sich als Peroxydase-negativ.

Die Struktur der Makrophagen variierte beträchtlich, einerseits in Relation zum Mikroenvironment des jeweiligen Gewebes, in dem sie lokalisiert waren, und andererseits zum Grad der Stimulation. Stimulierte Makrophagen waren in der Regel größer; sie besaßen mehr Granula, Vakuolen, Polyribosomen und eine verstärkte Bewegungsaktivität der Zelloberfläche.

Verschiedene morphologische Merkmale kamen bei allen monozytären Zellen — den Promonozyten, Monozyten und Makrophagen — gemeinsam vor: Fingerartige Ausstülpungen (Mikrovilli) an der Zelloberfläche und eine grobe Zellkontur. Das Zytoplasma zeigte eine prinzipiell ähnliche Organisation: Der Golgi-Apparat und die Zentrosomen lagen in der Bucht der Zellkerne. Vesikula und Vakuolen kamen sowohl im zentrosomalen Bereich als auch der Zellperipherie vor. Granula und Mitochondrien waren um den Golgi-Apparat herum verteilt. Polyribosomen, das rauhe endoplasmatische Retikulum und Fetttropfen waren in der Zellperipherie angeordnet.

3.2. Biochemie

Der Übergang des Monozyten zum Makrophagen ist durch eine Zunahme der metabolischen Aktivität charakterisiert: die Zahl der Mitochondrien steigt an; mitochondriale Enzyme, wie die Cytochromoxydase, zeigen einen Aktivitäts-Zuwachs, die Rate der Glukose-Oxydation und Laktat-Produktion nimmt zu (COHN, 1968).

Eingehend untersucht wurde die Zunahme der Aktivität lysosomaler Enzyme: saure Phosphatase, β-Glucuronidase, Kathepsin, Lysozym (=Muramidase) und Arylsulfatase (COHN u. BENSON, 1965c; BENNETT u. COHN, 1966; OSSERMAN, 1966; AXALIN, 1970; CLINE, 1970b; CLINE, 1972). Das pH-Optimum dieser Enzyme liegt im sauren Bereich. Hervorstechend ist der Anstieg der sauren Phosphatase, deren Aktivität bei Kulturversuchen innerhalb von 3 Tagen das 40—50fache des Ausgangswertes erreichte. Das reiche Arsenal hydrolytischer Enzyme bildet die Grundlage wichtiger Makrophagen-Funktionen wie Bakterizidie und Verdauung von Mikroorganismen und die Entfernung sterbender oder toter autochthoner Zellen.

4. Lysosomen

Im letzten Jahrzehnt gelang es, die biologischen Mechanismen der Phagozytose und Pinozytose näher zu beschreiben. Ein entscheidener Impuls ging von den Untersuchungen von DE DUVE und WATTIAUX (1966) aus, die an der Rattenleber eine neue, Membran-gebundene Zellorganelle, die Lysosomen, beschrieben. Die Lysosomen waren mit einem großen Spektrum hydrolytischer Enzyme ausgestattet. Gleichartige Organellen lassen sich in hoher Zahl in Monozyten und vor allem in Makrophagen nachweisen.

Werden Peritonealmakrophagen von Mäusen zusammen mit Serum neugeborener Kälber inkubiert, so kann beobachtet werden, wie an der Zellmembran das Fremdserum in Form von kleinen Bläschen aufgenommen wird. Die Ingestion von flüssigen Substanzen wurde als Pinozytose bezeichnet (COHN u. BENSON, 1965c). Die Pinozytose-Bläschen sind zunächst frei von sauren Phosphatasen. Sie lösen sich von der Zytoplasmamembran und wandern zentripetal. Nach einem kurzen Aufenthalt in der Golgi-Zone tritt unvermittelt eine hohe Phosphatase-Konzentration in den Bläschen in Erscheinung — die Pinozytose-Bläschen haben sich in Sekundär-Lysosomen verwandelt.

Die Analyse der Frage, auf welchem Wege die Hydrolasen in die endozytotischen Vesikula gelangen, ergab folgendes Bild: Die Enzyme werden vom endoplasmatischen Retikulum synthetisiert. Sie gelangen dann wahrscheinlich in kleine Bläschen, die den Lamellen-Bündeln des Golgi-Komplexes angelagert sind (COHN *et al.*, 1966). Diese Enzym-haltigen Golgi-Vesicula stellen vermutlich die Primär-Lysosomen dar. Das neu synthetisierte Enzym wird durch Verschmelzung der Primär-Lysosomen mit den Pinozytose-Vesicula übertragen. Auf diese Weise entstehen die Sekundär-Lysosomen.

Zwischen der Pinozytose-Aktivität von verdaubarem Substrat und der Hydrolasen-Aktivität besteht eine positive Beziehung. Werden dagegen von der Zelle nicht verdaubare Polystren-Partikel phagozytiert, so bleibt die Produktion von Hydrolasen aus. Umgekehrt fällt bei Abnahme der Pinozytose von verdaubarem Substrat die Zahl der Sekundär-Lysosomen und die Aktivität der Hydrolasen wieder ab (COHN u. BENSON, 1965c). Daher wird angenommen, daß die Digestion die de novo-Synthese von Hydrolasen selbst induziert und steuert.

Neben Pinozytose-Vesicula, Primär- und Sekundär-Lysosomen werden in Makrophagen Autophago-Vakuolen beobachtet. Diese entstehen intrazellulär, und zwar unter bestimmten Bedingungen, wie z.B. der Einwirkung von Chloroquine (FEDORKO *et al.*, 1968a, b). Sie entstehen wahrscheinlich durch Fusion von Sekundär-Lysosomen mit Elementen des Golgi-Apparates, denn Autophago-Vakuolen enthalten Bestandteile der invaginierten Zellmembran und des Zytoplasmas mit Mitochondrien, Lipid-Tröpfchen usw.

5. Stoffwechsel der Monozyten und Makrophagen

5.1. Energiestoffwechsel

Die Glykolyse stellt die Hauptenergiequelle der Monozyten und Makrophagen dar. Hiervon hängt insbesondere die Phagozytose- und Pinozytose-Leistung der Zellen ab (OREN *et al.*, 1963; CLINE u. LEHRER, 1968; COHN, 1968; AXLINE,

1970). Die Energiegewinnung erfolgt sowohl über die Glykolyse als auch über die oxydative Phosphorylierung. Parallel der Entwicklung von Monozyten zu Makrophagen nimmt die Zahl der Mitochondrien und die Aktivität der Cytochromoxydase zu; gleichzeitig wird die aerobe Stoffwechselkette leistungsfähiger.

Die Sauerstoffaufnahme der Zellen paßt sich dem O_2-Druck der Umgebung an. Abgesehen von Alveolarmakrophagen verhalten sich Makrophagen fakultativ anaerob (Cline, 1970). Hierdurch ist eine effektive Phagozytose auch in nekrotischen Geweben und Höhlen gewährleistet. Alveolarmakrophagen dagegen sind auf eine ausreichende Sauerstoffversorgung angewiesen. Bei menschlichen Alveolarmakrophagen z.B. kann eine effektive Phagozytose und Energieproduktion nur aufrecht erhalten werden, wenn die O_2-Spannung eine kritische Grenze von 25 mm Hg überschreitet (Cohen u. Cline, 1971).

Der Glykogenvorrat der Makrophagen ist im Vergleich zu Neutrophilen gering (Bennett u. Cohn, 1966), so daß eine relativ starke Abhängigkeit von der exogenen Substratzufuhr vorliegt. Es konnte ein Glykogen-Transfer von Neutrophilen zu Makrophagen nachgewiesen werden (Rebuck, 1967). Dieser Prozeß zeigt, wie andere, daß den Neutrophilen bei der Makrophagenphagozytose eine unterstützende Funktion zukommt.

5.2. Synthese von Makromolekülen

5.2.1. Desoxyribosenukleinsäure

Einbaustudien mit ^{3}H-Thymidin zeigten, daß sich etwa die Hälfte der Promonozyten-Population von Swiss-Mäusen in der DNS-Synthesephase befindet (v. Furth u. Diesselhoff-Den Dulk, 1970). Bei Blutmonozyten war in der Regel keine und bei Makrophagen nur eine geringe DNS-Syntheseaktivität nachweisbar (v. Furth, 1970a, b). Bestimmte Stimuli (Listeria monocytogenes, Bacillus Calmette-Guérin, Rinder Serumalbumin), die in den Versuchen wahrscheinlich zur Entwicklung einer Allergie vom verzögerten Typ führten, provozierten einen signifikanten Anstieg der Makrophagen-DNS-Syntheserate (Mackaness, 1963; North, 1970).

Aus diesen Beobachtungen geht hervor, daß zwar alle Abkömmlinge der Monozytopoese mit der Fähigkeit zur DNS-Synthese ausgestattet sind, daß diese Möglichkeit aber von den einzelnen Zelltypen sehr unterschiedlich wahrgenommen wird. Während bei Promonozyten eine hohe DNS-Syntheseaktivität erforderlich ist zur Monozytenproduktion und Erhaltung des Zellsystems, variiert die DNS-Syntheseaktivität bei Makrophagen stark in Abhängigkeit von ihrer funktionellen Belastung.

5.2.2. Ribosenukleinsäure

Was die RNS-Synthese betrifft, so verhalten sich Makrophagen sehr ähnlich wie viele andere Säugetierzellen. Bei Peritonealmakrophagen von Kaninchen konnte ein hoher RNS-Umsatz nachgewiesen werden, bei dem RNS-Abbauprodukte wahrscheinlich rasch reutilisiert wurden (Cohn, 1968).

5.2.3. Proteine

Parallel der Zelldifferenzierung nimmt die Zellgröße der Monozyten und Makrophagen zu. Gleichzeitig steigt der Proteingehalt etwa auf das 3fache an (Cohn, 1968). Während dieser Entwicklung erwerben die Zellen die Fähigkeit zur Synthese eines großen Spektrums verschiedener Proteine, wie lysosomaler saurer Hydrolasen, Interferon, endogener Pyrogene (BODEL u. ATKINS, 1967; HAHN *et al.*, 1967), Colony stimulating Factor (s. 2.3.), bestimmter Serum-Proteine und wahrscheinlich auch Amyloid (BEN-ISHAY, 1968). Der Katalog der Proteine, die von Makrophagen synthetisiert werden, ist bisher nur unvollständig bekannt. Unklar ist insbesondere, in welchem Umfang die gebildeten Proteine sezerniert oder in der Zelle retiniert werden (COHN, 1968).

5.2.4. Interferon

Bakterielle Endotoxine und Viren induzieren bei Makrophagen eine intensive Interferon-Produktion (KNO u. HO, 1965; SMITH u. WAGNER, 1967a, b). Diese erfolgt wesentlich rascher als in anderen Geweben. Sie läßt sich kurzfristig durch eine Blockade des RES (mit Thorium-Dioxyd = Thorotrast) unterdrücken (KNO u. HO, 1965). Das von Makrophagen stammende Interferon schützt Tiere derselben Spezies vor Virusinfekten (ACTON u. MYRVIC, 1966). Die von Kaninchen-Peritonealmakrophagen gebildeten Interferone besaßen jedoch wesentlich geringere Molekulargewichte (37000 und 45000) als die Hauptmenge der im Kaninchen-Serum vorkommenden Interferone (SMITH u. WAGNER, 1967a, b). Möglicherweise sind also die von Makrophagen synthetisierten Interferone nicht identisch mit Interferonen, die vom anderen Zellsystemen als Antwort auf eine Virusinfektion gebildet werden. Die Interferon-Produktion der Alveolarmakrophagen gewährt wahrscheinlich einen wichtigen Schutz vor Virusaffektionen über den Respirationstrakt.

5.2.5. Serum-Proteine

Makrophagen bauen in der Kultur ^{14}C-markierte Aminosäuren in Proteine ein und sezernieren dann markierte Proteine ins Kulturmedium (STECHER u. THORBECKE, 1967). Bei Peritoneal- und Alveolarmakrophagen von Ratten, Mäusen, Meerschweinchen und Kaninchen konnte eine hohe Syntheserate der Komplement-Komponente C 3 (β_{1C}-Globulin), bei Makrophagen von Affen außerdem von C 4 (β_{1E}-Globulin) nachgewiesen werden. Peritonealmakrophagen von Ratten produzierten relativ hohe Mengen von Transferrin.

5.2.6. Lipide

Makrophagen haben die Fähigkeit Lipide aufzunehmen, zu speichern, sie umzubauen, neu zu synthetisieren und zu sezernieren (ELSBACH, 1972). Durch Aufnahme und Abbau von Chylomikronen (BYERS, 1960) und überschüssiger Lipide ist die Makrophagen-Funktion eng mit dem Atherosklerose-Problem verknüpft (DAY, 1967).

Bei der Phagozytose gelangen Teile der Makrophagenmembran ins Zellinnere und werden dort abgebaut. Da die Phagozytose eine verstärkte Synthese von Phospholipiden auslöst (DAY, 1967), kann angenommen werden, daß die Membranverluste rasch ersetzt werden.

Bei bestimmten Erkrankungen des Makrophagen-Systems wie z.B. den differenzierten Histiozytosen (Abt-Letterer-Siwesche Erkrankung und Hand-Schüller-Christiansche Erkrankung) tritt gleichzeitig eine Makrophagen-Vermehrung und eine vermehrte intrazelluläre Akkumulation von Cholesterin und Cholesterinestern auf (LICHTENSTEIN, 1953; AVIOLI *et al.*, 1963). Dieses Phänomen weist auf Beziehungen zwischen Lipidstoffwechsel und Proliferation der Makrophagen hin.

6. Endozytose

In mehreren Übersichtsartikeln werden die fundamentalen Makrophageneigenschaften der Endozytose (Phagozytose und Pinozytose) eingehend behandelt (CLINE, 1970; CLINE u. LEHRER, 1968; COHN, 1968; NORTH, 1970; PEARSALL u. WEISER, 1970). Hier sollen nur einige wesentliche Gesichtspunkte aufgegriffen werden.

Neutrophile und Monozyten bzw. Makrophagen bewegen sich im Sinne der positiven Chemotaxis direkt auf Bakterien und andere zellfremde Partikel zu. Nach dem Eindringen von Bakterien in den Organismus treffen die Neutrophilen zuerst am Reaktionsort ein. Die Makrophagen sind jedoch, was die Phagozytose-Leistung betrifft, den Neutrophilen überlegen. Im Gegensatz zu Neutrophilen vermögen Makrophagen nicht nur feste Partikel aufzunehmen, sondern auch flüssige Moleküle (Pinozytose).

6.1. Phagozytose

Die Differenzierung der Monozyten zu Makrophagen wird von einer Zunahme der Phagozytosekapazität begleitet. Dies ist wahrscheinlich zum Teil durch die Größenzunahme der Zellen bedingt und durch Zunahme von feinen, langen Mikrovili an der Zelloberfläche, die intensiv die Umgebung abtasten. Die Phagozytoseleistung der Makrophagen und die Aktivität ihrer lysosomalen Enzyme kann noch zusätzlich vermehrt werden durch Medikamente (CLINE, 1970c; BRANDT u. SVENSSON, 1973) oder bestimmte Stimuli, vor allem durch solche, die zur Überempfindlichkeit vom verzögerten Typ führen (z.B. Injektion von Tuberkel-Bakterien).

Makrophagen phagozytieren nicht nur organische Substanzen, sondern auch anorganische wie z.B. Kieselsäure, Beryllium, Thorium, Eisen und Plutonium. Das Temperaturoptimum ist eng und liegt bei Säugetiermakrophagen bei 37° C. Im Gegensatz hierzu ist die Phagozytose in einem weiten pH-Bereich zwischen 2,5—10,0 möglich. Das Optimum liegt bei pH 7,0—8,5.

Der Phagozytose-Prozeß kann in zwei Phasen zerlegt werden, denen verschiedene Mechanismen zugrunde liegen (RABINOVICH, 1967):

a) Die Anlagerung und Fixierung des Partikels an die Zelloberfläche. Dieser Vorgang kann sich aus einer zufälligen Begegnung ergeben; er kann aber auch auf einer chemotaktischen Anziehung oder einer besonderen Antikörper-Affinität zur Zelloberfläche beruhen.

b) Die zweite Phase umfaßt die Ingestion des Partikels. Sie wird von der ersten Phase induziert, wenn verschiedene Voraussetzungen erfüllt sind: Vorhandensein einer ausreichenden Energiemenge, von bestimmten Serumfaktoren — den „Opsoninen" und von 2wertigen Kationen.

Bei den Opsoninen handelt es sich um spezifische Antikörper, die sich als spezifische IgG- und IgM-Immunglobuline erwiesen. Sie hüllen die zur Phagozytose bestimmten Partikel ein. Dem Fc-Fragment von IgG scheint bei der Partikel-Fixation am Makrophagen eine besondere Bedeutung zuzukommen. Offensichtlich sind Makrophagen in der Lage eine spezifische molekulare Konfiguration von Antigen-Antikörper-Komplexen zu erkennen, da diese bevorzugt angelagert werden (PHILLIPS-QUAGLIATA, 1971). Hierdurch können Antigen-Antikörper Komplexe auch in Gegenwart von Immunglobulinen weitgehend selektiv aufgenommen werden.

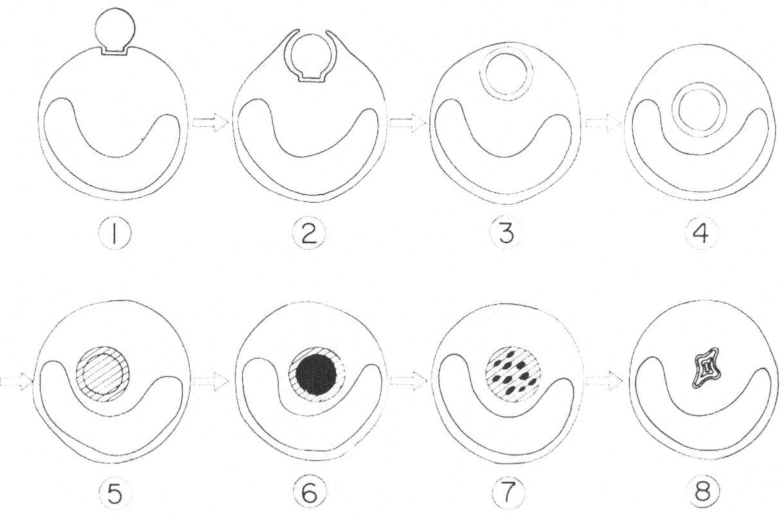

Abb. 2. Phasen der Phagozytose: (1) Fixation eines Antigens (z.B. Bakterium) an der Antikörper-beladenen Oberfläche des Makrophagen. (2) Ingestion: die Membran des Makrophagen breitet sich, manchmal mit Hilfe von Mikrovilli, über die Oberfläche des Antigens aus. (3) Verschluß des Phagozytosebläschens, das aus der mit dem Antigen invaginierten Zellmembran besteht. (4) Zentripetale Migration des Phagozytosebläschens. (5) Eindringen von Hydrolasen in das Bläschen durch Verschmelzung mit Primärlysosomen. (6) Bakterizidie. (7) Digestion. (8) Sekretion der Stoff-wechselendprodukte. Das nicht katabolisierbare Material bleibt im Makrophagen zurück

Die Spezifität der Partikel-Fixation am Makrophagen deutet auf das Vorhandensein besonderer Membran-„Rezeptoren" hin. Es konnte gezeigt werden, daß Makrophagen mit Rezeptoren für IgG (Lo Buglio *et al.*, 1967; Huber u. Fudenberg, 1969a, b) und möglicherweise auch für die 3. Komplement-Komponente ausgestattet sind. Der IgG-Rezeptor wird experimentell auch zur Identifizierung von Promonozyten, Monozyten und Makrophagen verwendet (Schmalzl *et al.*, 1969a; Cline u. Metcalf, 1972).

Die verschiedenen Phasen der Partikel-Ingestion lassen sich mikroskopisch beobachten (Abb. 2). Zunächst breitet sich die Makrophagenmembran langsam entlang der Partikeloberfläche aus bis sie diese völlig umhüllt. Auf diese Weise gelangt das Partikel zusammen mit Bestandteilen der Zellmembran ins Zellinnere. Schließlich löst sich das eingestülpte Membranbläschen mit dem Partikel von der Zellwand ab und schwimmt auf das Zellzentrum zu.

Bereits einige Minuten nach der Partikel-Ingestion nimmt die Aktivität des Zellstoffwechsels schlagartig zu. Die bei der Phagozytose verbrauchte Energie wird vorwiegend von der Glykolyse bezogen.

6.2. Pinozytose

Auch bei der Pinozytose handelt es sich um eine aktive Aufnahme von Molekülen. Dieser Prozeß muß von der betreffenden Substanz direkt ausgelöst werden. Bestimmte Faktoren, wie Antikörper gegen die Makrophagenmembran, anionische Serumfraktionen und einige Nukleoside bzw. Nukleotide erhöhen die Bereitschaft und Aktivität der Makrophagen zur Pinozytose. Die zur Pinozytose benötigte Energie stammt sowohl aus der Glykolyse als auch aus der oxydativen

Phosphorylierung. Sie kann nur aufrecht erhalten werden, wenn die Zelle über eine leistungsfähige Proteinsynthese verfügt. Bei der Pinozytose lösen sich, ähnlich wie bei der Phagozytose, von der Makrophagenmembran kleine Membranbläschen mit der aufgenommenen Flüssigkeit ab, die dann auf das Zellzentrum zuwandern.

7. Prozesse nach der Endozytose

Die Ingestion löst eine komplexe Kette von intrazellulären Ereignissen aus, die bisher nur fragmentarisch bei wenigen Tierspezies untersucht wurden. Zunächst trennen sich die Phagozytose- und die Endozytose-Bläschen von der Membran des Makrophagen und treiben auf die Golgi-Zone zu. Hier werden sie, wahrscheinlich durch Primärlysosomen, mit Enzymen ausgestattet und somit in Sekundärlysosomen (Phagolysosomen) umgewandelt (Abb. 2). Bakterien, Pilze oder Viren werden in dieser Phase abgetötet. Dann erfolgt die Digestion. Abhängig von der Natur des aufgenommenen Materials führt diese Phase zu einem mehr oder weniger kompletten Abbau in niedermolekulare, lösliche Substrate, die vom Makrophagen ins umgebende Medium abgegeben werden. Andere Abbauprodukte werden intrazellulär reutilisiert oder, wie das beim Erythrozytenabbau freiwerdende Eisen, gespeichert. Nach dem Durchlaufen der Reaktionskette wird ein neuer Gleichgewichts-Zustand hergestellt, bei dem die stimulierten Stoffwechselprozesse wieder zum Stillstand kommen und verbrauchte Enzyme und Substrate ersetzt werden. Auch in dieser Beziehung unterscheidet sich die Phagozytose des Makrophagen entscheidend von Neutrophilen, die kurze Zeit nach der Digestion absterben.

Bakterizidie. Es wurde gezeigt, daß Makrophagen in der Lage sind ein großes Spektrum Gram-positiver und Gram-negativer Bakterien zu inaktivieren. Die zugrundeliegenden Prozesse sind jedoch nahezu unbekannt. Es gibt Hinweise, die dafür sprechen, daß den sauren Hydrolasen bei der Bakterizidie nicht alleine die entscheidende Schlüsselstellung zukommt.

Möglicherweise können Ergebnisse, die bei den experimentell einfacher zugänglichen Neutrophilen gewonnen wurden, zu der Frage der Bakterizidie des Makrophagen beitragen. Diese Befunde erwecken den Eindruck, daß die Neutrophilen mit verschiedenen, jedoch funktionell vermaschten Mechanismen zur Bakterizidie ausgerüstet sind, die spezifisch gegen bestimmte Mikroorganismen eingesetzt werden (Cline, 1970). Ein besonders eindrucksvolles Modell stellt die fast ausschließlich bei Knaben vorkommende progressive septische Granulomatose — die Chronic Granulomatous Disease (CGD) — dar, die geschlechtsgebunden vererbt wird (Holmes *et al.*, 1967; Kaplan *et al.*, 1968; Lehrer u. Cline, 1969; Rodey *et al.*, 1969; Baehner u. Johnston, 1972). Bei dieser Erkrankung können von den Neutrophilen bestimmte Pilze und Bakterien zwar phagozytiert, jedoch nicht abgetötet werden, während bei allen anderen Keimen Ingestion und Digestion ungestört ablaufen. Die Analyse der Zellausstattung mit hydrolytischen Enzymen ergab Normalbefunde. Dagegen lagen Zeichen für einen defekten oxydativen Stoffwechsel vor: die Phagozytose provozierte nicht die erwartete, normale Zunahme des Sauerstoffverbrauchs, die Stimulation des Hexose-Monophosphat-Shunts und den Anstieg der H_2O_2-Produktion. Es kann somit angenommen werden, daß den oxydativen Prozessen beim Abtöten bestimmter Bakterien- und Pilz-Arten eine entscheidende Stellung zukommt.

Digestion. Die Digestion von Mikroorganismen wurde durch Isotopenmarkierung mit ^{14}C und ^{32}P analysiert (COHN, 1968). Die Versuche ergaben, daß ein kleinerer Anteil der Bakterien zu CO_2 oxydiert wird. Der größere Teil zerfällt zu säurelöslichen Stoffwechselprodukten, die von der Zelle weitgehend ins Medium abgegeben werden. Der Abbau von Mikroorganismen wird durch eine Antikörper-Hüllschicht verlangsamt, ein Hinweis, daß zunächst die Globulinhülle und dann erst der Mikroorganismus selbst angegriffen wird. Lipid-Komponenten der Zellmembran werden manchmal nur unvollständig abgebaut. Ihre Reste bilden im Zytoplasma der Makrophagen Bläschen, die lamellierte, zwiebelschalenartige Körper enthalten (LESSIN u. BESSIS, 1972).

8. Rolle der Makrophagen bei der Entzündung

Unterschiedliche Entzündungsreize werden ziemlich uniform beantwortet durch eine Serie zellulärer Ereignisse am Reaktionsort. Ein einmaliger und kurzfristiger Reiz löst zunächst den Einstrom einer Welle von Neutrophilen aus, die das Entzündungsgebiet besiedeln. Etwa 6 Std nach Induktion der Reaktion hat diese Welle das Maximum erreicht. Dann versiegt der Neutrophileneinstrom allmählich wieder vollständig. Ab der 8. Std treten, langsam zunehmend, Makrophagen im Exsudat auf. Sie erreichen am 2. Tag das Einstrommaximum. Danach fällt der Einstrom ab und geht in eine protrahierte Phase mit niedriger Einstromrate über (RYAN, 1967).

Untersuchungen voll ausgebildeter entzündlicher Infiltrate verschiedener Genese zeigten regelmäßig ein Vorherrschen von Makrophagen (EBERT u. FLOREY, 1939; ALLISON *et al.*, 1955; BANDMANN, 1960, 1967; KOSUNEN *et al.*, 1963; MYRVIK *et al.*, 1963; WIENER *et al.*, 1964, 1967; WOHLFAHRT, 1964; SCHMALZL *et al.*, 1965, 1969a; TREPEL u. BEGEMAN, 1965; CLIFF, 1966; SPECTOR u. LYKKE, 1966; WULFF u. SPARREVOHN, 1966; LIDEN, 1967; RYAN, 1967; SPECTOR *et al.*, 1968; SPECTOR u. WILLOUGHBY, 1968; LOEWI, 1969; SPECTOR u. HEESOM, 1969; SPECTOR u. RYAN, 1969; BRAUN-FALCO, 1970a, b; BÜCHNER *et al.*, 1970; SPECTOR, 1970; BÜCHNER, 1971; MEURET *et al.*, 1972). Bei den restlichen Zellen länger bestehender Infiltrate handelte es sich um Lymphozyten. SPECTOR und WILLOUGHBY (1968) zeigten am Beispiel einer chronischen Entzündungsreaktion, die durch komplettes Freundsches Adjuvanz induziert wurde, daß erst nach mehreren Wochen relevante Zahlen von Lymphozyten im Infiltrat erscheinen und sich zu lymphatischen Herden formieren, die als ektope Lymphknoten aufgefaßt werden können.

Die Tatsache, daß Makrophagen entzündlicher Reaktionen aus Blutmonozyten rekrutiert werden, wurde schon 1939 von EBERT und FLOREY (1939) direkt mikroskopisch beobachtet, mit Hilfe einer transparenten Kammer am Kaninchenohr. Blutmonozyten, die ins Entzündungsgebiet einströmen, können die Kapillarwand durchdringen und ins Gewebe auswandern. Hier transformieren sie sich dann zu den typischen Makrophagen. Eine genaue Analyse des Diapedeseprozesses ergab, daß in der Initialphase der Entzündung die Adhäsion der Zellen an der Endothelmembran zunimmt, so daß vermehrt Zellen das strömende Blut verlassen und an der Gefäßwand haften. Häufig kriechen die Zellen dann zunächst eine gewisse Zeit auf dem Epithel, bis sie — möglicherweise nach Auffinden einer geeigneten Pore — ins Gewebe übertreten (ALLISON, 1955).

Volkman und Gowans (1965a, b) bewiesen, daß zumindest ein großer Teil der Makrophagen im Entzündungsgebiet von schnell proliferierenden Vorläuferzellen im Knochenmark abstammt. Eine Zerstörung des Knochenmarks bei Ratten durch Bestrahlung bewirkte eine Abnahme der Makrophageneinwanderung in entzündliche Herde. Im Gegensatz dazu hatte die Drainage des Ductus thoracicus, die zu einer Entleerung der Lymphozytenspeicher führte, keine Abschwächung der Entzündungsreaktion zur Folge. Nach Restitution des Knochenmarks stieg die Makrophagenexsudation wieder auf Normalwerte an. Wurden die proliferierenden Zellen eines Partners von einem Paar parabiotischer Ratten durch ^{3}H-Thymidin markiert, so traten im Entzündungsherd des unbehandelten Tieres markierte Makrophagen auf. Damit wurde gezeigt, daß die im Knochenmark gebildeten Zellen die Entzündungsreaktion über die Blutbahn erreichten. Die hohen Makrophagen-Markierungsindizes (bis zu 57%), die nach einer einmaligen Injektion von ^{3}H-Thymidin 24 Std vor Induktion einer Entzündung auftraten, zeigten an, daß es sich bei den medullären Präkursoren um schnell proliferierende Zellen handelte. Nach ^{3}H-Thymidininjektion wurde außerdem ein annähernd paralleles Verhalten markierter Blutmonozyten und markierter Exsudatmakrophagen beobachtet, was ebenfalls für die Makrophagenrekrutierung aus Blutmonozyten sprach.

Spector (1969) stellte bei zellkinetischen Studien am Entzündungsherd 3 verschiedene Mechanismen fest, die zur Entstehung und Erhaltung entzündlicher Makrophagen-Infiltrate beitragen:

1. Die Makrophagen-Rekrutierung aus Blutmonozyten;
2. die Makrophagenentstehung durch mitotische Teilung an Ort der Entzündung;
3. die Selektion und Zunahme von Makrophagen mit einer hohen Lebenserwartung, die sich im Verlauf langdauernder Entzündungen vollzieht.

Die von Spector *et al.* bei experimentellen Entzündungen an Ratten erhobenen Befunde bilden eine gute Basis zum Verständnis und für Interpretationsversuche entzündlicher Erkrankungen beim Menschen. Die Ergebnisse dieser Tierversuche sollen daher ausführlicher dargestellt werden.

Eine Entzündungsreaktion läuft, was die Makrophagenkinetik betrifft, in mehreren Phasen ab. Makrophagen, die während der akuten Phase den Entzündungsherd bevölkern, stammen ausschließlich von Blutmonozyten ab. Frisch rekrutierte Makrophagen durchlaufen, solange sie sich noch im perivasalen Bereich befinden, eine Welle hoher DNS-Synthese-Aktivität. Diese fällt ab, sobald sich die Zellen von den Gefäßen entfernen und ins Bindegewebe vordringen. Die Befunde demonstrieren somit erneut die funktionelle Abhängigkeit der Makrophagen vom Mikroenvironment. Wurden DNS-synthetisierende Makrophagen aus 7 Tage alten Entzündungsherden ins Bindegewebe akuter Entzündungsreaktionen eingepflanzt, so verloren sie sofort ihre DNS-Synthese-Aktivität. Dieses Phänomen wurde als Hinweis für die Präsenz eines Hemmfaktors im Gebiet akuter Reaktionen gewertet.

Etwa vom 3. Tage nach Beginn einer protrahierten Entzündungsreaktion stieg die DNS-Syntheseaktivität der Makrophagen des Bindegewebes langsam an. Außerdem formierten sich Riesenzellen, die jedoch erst nach 2—3 Wochen einen ^{3}H-Thymidineinbau, d.h. DNS-Syntheseaktivität zeigten. Interessanterweise trat die DNS-Synthese der Riesenzellen bei Mäusen gegenüber Ratten in einem etwas früheren Stadium der Entzündung auf. Die DNS-Synthese war bei Mäusen außerdem häufiger und in den verschiedenen Kernen individueller Riesenzellen synchron (Spector, 1970).

Bei 7 Tage alten Entzündungen fiel nach einer Strahlenschädigung des Knochenmarks sowohl die Zahl als auch die DNS-Syntheseaktivität der Makrophagen ab. Dies zeigt, daß Entzündungen auch noch in einem relativ späten Stadium, in dem die Makrophagen bereits eine deutliche DNS-Syntheseaktivität besitzen, von der Zufuhr frischer Makrophagen durch Rekrutierung von Blutmonozyten abhängig sind. Da die Bestrahlung der Entzündungsreaktion selbst wenig Effekt zeigte, kann angenommen werden, daß in diesem Stadium die lokale Makrophagenneubildung noch keine wesentliche Bedeutung für die Erhaltung der Makrophagenpopulation im Entzündungsgebiet hatte.

Den direkten Beweis für die Monozytentransformation in Makrophagen im Entzündungsgebiet mit anschließender Zellvermehrung durch mitotische Zellteilung erbrachte folgender Versuch: Deckgläschen mit anhaftenden Blutmonozyten wurden Ratten implantiert, deren Knochenmark durch eine Ganzkörperbestrahlung zerstört worden war, um eine Rekrutierung aus Blutzellen auszuschalten. Innerhalb von etwa 48 Std hatten sich die implantierten Makrophagen erheblich vermehrt und wiesen eine hohe DNS-Syntheseaktivität auf.

Die Existenz von Makrophagen mit einer langen Lebensdauer im Entzündungsgebiet wurde bereits von EBERT und FLOREY (1939) und CLIFF (1966) vermutet. SPECTOR und RYAN (1969) bewiesen die Richtigkeit dieser These am Modell eines chronischen Granuloms, das durch Injektion von Carrageenin (Rohextrakt aus Seetang) provoziert worden war. Pulsmarkierungen, die in größer werdenden Intervallen nach Induktion der Entzündung durchgeführt wurden, zeigten, daß die initial relativ hohe DNS-Syntheserate (2%) der Makrophagen im Entzündungsgebiet bis zur 4. Woche auf ein sehr niedriges Plateau (0,2%) abfiel. Die geringe Mitoseaktivität wurde außerdem durch die langsam abfallenden Silberkornzahl markierter Makrophagen reflektiert.

Das Carrageenin Granulom war nicht nur durch eine auffallend niedrige Makrophagenneubildung gekennzeichnet, sondern außerdem durch einen schwachen Makrophagenzustrom durch Zellrekrutierung aus Blutmonozyten. Diese Tatsache wurde dadurch belegt, daß das Granulom in einem Gebiet provoziert wurde, das bereits vorher ^{3}H-Thymidin markierte Makrophagen enthielt. Der Markierungsindex am Reaktionsherd fiel nur sehr langsam ab, d.h. die Verdünnung der präexistenten, markierten Zellen durch den Einstrom unmarkierter Zellen war gering. Schließlich wurde durch Einbau von radioaktivem Uridin in den nicht proliferierenden Makrophagen eine aktive RNS-Synthese nachgewiesen und damit ausgeschlossen, daß es sich um tote Zellen handelte.

Neben den Granulomen mit niedrigem Makrophagenumsatz vom Carrageenin-Typ kommen chronische Granulome vor, bei denen über viele Wochen ein hoher Makrophagen-Umsatz persistiert. Als Prototyp dieser Gruppe wurde das Bortadella-Pertussis-Granulom analysiert. Hier wurde nicht nur eine hohe Rekrutierungsrate, sondern auch eine hohe Proliferationsaktivität der Makrophagen festgestellt. Mit zunehmendem Alter des Granuloms zeigte sich aber auch bei diesem Granulomtyp eine Selektion langlebiger Makrophagen.

Die Verallgemeinerung dieser Befunde kann folgendes Konzept ergeben: Jede Art von Entzündungsreiz wird initial ziemlich gleichförmig durch eine Makrophagenbesiedlung des Reaktionsherdes beantwortet, wobei die Makrophagen ausschließlich aus Blutmonozyten rekrutiert werden. Sind die Makrophagen in der Lage, den entzündlichen Reiz, z.B. durch Phagozytose und Katabolismus des provozierenden Agens, sofort wieder auszulöschen, so verschwinden sie innerhalb weniger Tage wieder, z.B. durch Zelltod, Wanderung oder Drainage über die Lymphgefäße. Gelingt es den Makrophagen aber nicht, den Entzündungsreiz zu beseitigen, so entwickelt sich eine chronische Entzündung, bei der die Makrophagen-Infiltration des Entzündungsherdes über lange Zeit persistiert.

Geht im Kampf mit dem entzündlichen Agens permanent eine große Zahl von Makrophagen verloren, so entwickelt sich ein Granulom mit hoher Makrophagen-Umsatzrate. Hierbei scheint der Makrophagenbestand am Entzündungsherd immer durch 2 Komponenten erhalten zu werden — durch die Makrophagenrekrutierung aus Blutmonozyten und durch die Makrophagenproliferation in loco. Letztere ist offenbar von der Zufuhr frisch rekrutierter Makrophagen abhängig. Mit zunehmendem Alter schnell sich umsetzender Granulome nehmen langlebige Makrophagen im Entzündungsgebiet zu (möglicherweise durch Selektion oder abnehmende Toxizität des Irritans), die dann als 3. Komponente zur Erhaltung der Makrophagenpopulation am Ort der Entzündungsreaktion beitragen.

Wird eine chronische Entzündung durch ein Agens mit geringer Makrophagentoxizität ausgelöst, das von Makrophagen zwar phagozytiert aber nicht, oder nur schwer, beseitigt werden kann (wie z.B. synthetische Polymere oder Carrageenin), so entsteht ein Granulom mit niedrigem Makrophagenumsatz. Hierbei treten nach Durchlaufen der akuten und subakuten Phase die Komponenten der Makrophagen-Rekrutierung und -Proliferation zurück und das Infiltrat wird in erster Linie durch Makrophagen mit hoher Lebenserwartung erhalten.

Bei Entzündungsreaktionen, die mit Gewebsläsion einhergehen, tragen die Makrophagen zur Wundheilung bei. Es ist bekannt, daß Makrophagen die Fibrozyten zur Fasersynthese stimulierten (Ross, 1964; Schowengerdt, 1969) und daß sie zur Kollagenresorption (Parakkal, 1969) befähigt sind.

9. Rolle des Makrophagen bei der Beseitigung gealterter Erythrozyten und im Eisenmetabolismus

Gealtertes oder totes autochthones Material wird nahezu ausschließlich von den Makrophagen beseitigt. Neutrophile beteiligen sich an dieser Aufgabe nicht. Der entscheidende Mechanismus, der zur Erkennung des zu verdauenden Materials führt, ist noch völlig rätselhaft.

Relativ eingehend wurde der Prozeß der Elimination gealterter Erythrozyten und die damit verbundene Rolle der Makrophagen im Eisenstoffwechsel untersucht. Wahrscheinlich ist die Ingestion kompletter Erythrozyten durch Makrophagen, wie sie häufig in histologischen Präparaten beobachtet wird, von quantitativ geringerer Bedeutung, als die sogenannte Membranphagozytose (Essner, 1960). Hierbei trennen die Makrophagen lediglich Fragmente von angelagerten Erythrozyten ab und nehmen sie auf. Die Membranphagozytose ist auch ohne die Gegenwart von Opsoninen und Antikörpern möglich (Rous, 1923; Vaughan u. Boyden, 1964; Weed u. Reed, 1966).

Die von den Makrophagen aufgenommene Hämkomponente des Hämoglobins wird zu Bilirubin abgebaut, sezerniert und dann durch die Leber ausgeschieden. Das beim Katabolismus freiwerdende Eisen wird retiniert und in eine Depotform, das Ferritin, überführt (Dacie, 1960). Beim Ferritin ist Eisenhydroxyd mit einem Protein, dem Apoferritin, assoziiert. Die Verbindung ist farblos und verteilt sich diffus im Zytoplasma des Makrophagen (Bothwell u. Finch, 1962).

Ferritin ist die Depotform des Eisens, aus dem normalerweise der Eisenbedarf des Organismus gedeckt wird. Zunächst übergeben die Makrophagen das Eisen an das Transferrin des Plasmas. Gebunden an Transferrin wird es den Eisen-aufnehmenden Zellen, in erster Linie den Erythroblasten, zugeführt. Unter normalen Verhältnissen übersteigt die Eisenaufnahme der Erythroblasten den Eisenbedarf der Hämoglobinsynthese. Das nicht utilisierte Eisen wird wiederum in Form des Ferritins in den Erythroblasten abgelagert und wird beim Kontakt der Erythroblasten und Erythrozyten mit Makrophagen von den letzteren direkt und ohne Schädigung der erythropoetischen Zelle übernommen (CROSBY u. SHEEKY, 1960). Elektronenmikroskopisch wurde ein ähnlicher Prozeß auch in umgekehrter Richtung beobachtet (BESSIS u. BRÉTON-GORIUS, 1959). Bei diesem von BESSIS als „Rhopheozytose" bezeichneten Vorgang lagern sich mehrere Erythroblasten an einzelne Makrophagen an. Durch „Mikropinozytose" übernehmen die Erythroblasten Ferritinkristalle aus der Makrophagen-„Mutterzelle". Die physiologische Bedeutung der Eisenübertragung auf Erythroblasten durch Rhopheozytose ist ungeklärt.

Durch aktive Variation der Eisenabgabe an das Transferrin greifen die Makrophagen in die Regulation des Eisenhaushalts ein (NOYES *et al.,* 1960). Wird nicht-utilisiertes Eisen über längere Zeit in Makrophagen gespeichert, so kondensiert die Apoferritinkomponente des Ferritins und es entsteht das schwer wasserlösliche Hämosiderin, das sich in Form brauner Schollen im Zytoplasma ablagert und das bei Eisenmangel zur Versorgung des Organismus herangezogen wird. — Schließlich konnte gezeigt werden, daß Makrophagen auch durch ihre Fähigkeit zur Transferrinsynthese (STECHER u. THORBECKE, 1967) in den Eisenmetabolismus eingreifen.

10. Rolle der Makrophagen bei der Immunantwort

Die Analyse der Frage nach dem Mechanismus der Auslösung einer Immunantwort durch ein Antigen zeigte übereinstimmend, daß hierbei mehrere Zellsysteme beteiligt sind. Es handelt sich einerseits um die zur Antikörperbildung befähigten Lymphozyten, andererseits um Makrophagen und um Retikulumzellen. Die wesentliche Aufgabe der Makrophagen im „afferenten Schenkel" des Funktionskreises besteht in der Stimulation der Lymphozyten zur Antikörpersynthese. Sie ingestieren zunächst das Antigen, katabolisieren es teilweise und offerieren das so präparierte Immunogen auf einem noch nicht näher bekannten Wege den Lymphozyten. Im efferenten Schenkel der Immunantwort stellen Makrophagen Effektorzellen dar, die durch Phagozytose und Katabolismus das antigene Material beseitigen. Schließlich sind Makrophagen in der Lage, immunogene Antigen-Fragmente zu speichern, so daß angenommen werden kann, daß das „immunologische Gedächtnis" zum Teil auch in Makrophagen verankert ist.

Die Antigen-Verarbeitung durch Makrophagen spielt auch bei der Aufrechterhaltung der Homöostase eine Rolle. Durch Katabolismus wird die Antigenmenge reduziert, das Immunogenangebot an die Antikörper-produzierenden Zellen reguliert und damit einer Antigenüberladung mit Immunparalyse vorgebeugt.

Im folgenden soll auf einige der Befunde, die zu diesem Konzept führten, näher eingegangen werden. Den folgenden Ausführungen liegen verschiedene, wichtige Übersichtsarbeiten (CLINE, 1972; COHN, 1968; NELSON, 1969; PEARSAL u. WEISER, 1970; UNANUE u. CEROTTINI, 1970) zugrunde.

10.1. Endozytose von Antigenen

Es konnte gezeigt werden, daß sich die Immunogenität entsprechend der Intensität mit der ein Antigen phagozytiert wird ändert. So fiel die Immunantwort bei Injektion fester oder chemisch bzw. physikalisch aggregierter Antigene stärker aus als bei löslichen Antigenen. Dasselbe Phänomen trat auch bei Injektion einer aggregierten und einer löslichen Fraktion desselben Antigens auf. Die lösliche Fraktion (z.B. von heterologem Albumin) verschwand nur sehr langsam aus der Blutbahn, sie erwies sich als nicht pinozytierbar, als nicht immunogen und führte zur Toleranz. Derartige Beobachtungen führten zu der Vorstellung, daß nur Antigene die vom RES aufgenommen werden in der Lage sind, eine Immunantwort zu induzieren (Frei *et al.,* 1965).

Nach Injektion radioaktiver Antigene waren diese in kleinen Mengen (etwa 1% des injizierten Antigens) noch nach Tagen und Wochen eingebaut in Phagolysosomen von Makrophagen im Mark und den perifollikulären Bezirken der Lymphknoten und in der Randzone der roten Milzpulpa nachweisbar (Nossal, 1968a, b). Als weiterer Anlagerungsort für Antigene erwiesen sich retikuläre Zellen in den Keimzentren der Milz und Lymphknoten. Sie sind durch lange, dendritische Ausläufer miteinander verflochten. Ihre Morphologie gleicht den Gliazellen. Hier lag die Hauptmenge des Antigens nicht intrazellulär, sondern war der Zyptoplasmamembran angelagert (Nossal, 1968b; Szakal, 1967). Da die Antigenassoziation über Wochen nachweisbar war, könnte dieses Antigendepot die Rolle eines immunologischen Gedächtnisses übernehmen. Die Antikörper traten zuerst in Zellen auf, die sich in unmittelbarer anatomischer Nachbarschaft mit den Antigen-beladenen Makrophagen und Lymphozyten befanden.

10.2. Wechselbeziehungen zwischen Lymphozyten und Makrophagen

Das funktionelle Zusammenspiel zwischen Antigen-tragenden Makrophagen und Antikörper-bildenden Lymphozyten ist im einzelnen noch nicht geklärt worden. Es ist anzunehmen, daß für dieses Zusammenspiel ein intimer Kontakt beider Zellarten erforderlich ist. Tatsächlich ließen sich Zytoplasmabrücken zwischen Lymphozyten und Antigen-beladenen Makrophagen nachweisen (Schoenberg, 1964; Sharp u. Burwell, 1960). In Antikörper-bildenden Organen formieren beide Zellarten häufig sog. „immunologische Inseln", bei denen ein zentraler Antigen-haltiger Makrophage von Lymphozyten umlagert wird (Thiery, 1960). Letztere zeigen oft eine Transformation zu blastenartigen Zellen, wie sie für die Entwicklung des immunkompetenten Lymphozyten zur Antikörper-bildenden Zelle typisch ist.

Übersichtlicher ließ sich das Zusammenspiel zwischen Lymphozyten und Makrophagen in Kulturversuchen demonstrieren. In Gegenwart von Monozyten oder Makrophagen und einem löslichen Antigen reagierten Lymphozyten mit der Transformation zu Blasten und mit Auftreten von DNS-Syntheseaktivität. Wurden die Monozyten bzw. die Makrophagen aus der Kultur entfernt, so zeigten die Lymphozyten keine Reaktionen auf das Antigen. Schließlich ließ sich die Reaktion durch Zugabe von Makrophagen restituieren (Harris, 1965; Oppenheim, 1968).

10.3. Verarbeitung der Antigene durch Makrophagen

Antigen-beladene Makrophagen, die histokompatiblen Tieren übertragen wurden (Makrophagen Transfer System), können sowohl eine immunologische Primärantwort als auch eine Sekundärantwort auslösen (ASCONAS, 1968a, b; MITCHISON, 1969; UNANUE u. CEROTTINI, 1970). Der Vergleich mit der durch direkte Antigeninjektion ausgelösten Immunantwort ergab, daß beide Applikationsarten bei gut phagozytierbaren Antigenen eine ähnlich starke Reaktion auslösten, während schlecht phagozytierbare Antigene beim Transfer mit Makrophagen intensiver beantwortet wurden. Diese Beobachtungen können zwar heute noch nicht befriedigend interpretiert werden, sie zeigen jedoch deutlich, daß die Immunogenität des Antigens beim Transfer über Makrophagen erhalten bleibt und hierdurch verstärkt werden kann.

Über das Schicksal des Antigens in Makrophagen ist, abgesehen vom Schritt des Katabolismus, wenig bekannt. Innerhalb der ersten Stunden nach der Aufnahme werden 80—90% des Antigens in Makrophagen zu kleinmolekularen Stoffwechselprodukten, vor allem Aminosäuren, abgebaut, die dann in die Umgebung der Zelle sezerniert werden (EHRENREICH u. COHN, 1967; UNANUE u. ASCONAS, 1968a, b). Weniger als 10% der aufgenommenen Antigenmenge wird für längere Zeit in der Zelle gespeichert. Einige Antigenmoleküle gelangen nicht ins Innere des Makrophagen, sondern werden lediglich der Zytoplasmamembran angelagert. Dort können sie, getrennt von den Hydrolasen, die sich vor allem im Zellzentrum befinden, fortbestehen. Ferner konnte auch eine Sekretion des von Makrophagen gespeicherten Antigens nachgewiesen werden (UNANUE u. ASCONAS, 1968a).

Das intrazelluläre Schicksal des Antigens wurde auch durch Fraktionierung von Antigen-beladenen Makrophagen untersucht. Es konnte gezeigt werden, daß das Antigen mit Lysosomen und mit anderen, heterogenen Zellkomponenten assoziiert ist. Die Immunogenität des Antigens in lebenden Makrophagen war jedoch wesentlich höher als die Antigen-haltiger subzellulärer Fraktionen (KOLSCH u. MITCHISON, 1968).

Verschiedene Befunde scheinen darauf hinzuweisen, daß Makrophagen Komplexe aus Antigen-Bruchstücken mit RNS-Komponenten enthalten. So ließ sich z.B. aus Peritonealmakrophagen nach einer 30 min dauernden Inkubation mit T_2-Phagen ein Phenolextrakt herstellen, der RNS-Antigen-Komplexe enthielt und der sich beim Kontakt mit Lymphozyten als immun erwies (FISHMAN u. ADLER, 1963; FRIEDMAN *et al.*, 1965). Wurden Makrophagen mit Hämocyanin als Antigen beladen, so konnte ein Antigen-haltiger RNS-Extrakt hergestellt werden, der bei Mäusen hochgradig immunogen war (ASKONAS u. RHODES, 1968). Durch eine Behandlung mit Ribonuclease ging die Immunogenität der Extrakte verloren. Die Antigen-freie RNA-Komponente besaß keine Immunogenität. Auch war ihr Molekulargewicht zu gering (etwa 12 000), um als Messenger-RNA L- oder H-Ketten kodieren zu können (GOTTLIEB *et al.*, 1967).

Diese Versuche können heute nicht sicher bewertet werden, vor allem deshalb, weil sich die Möglichkeit von Artefakten nicht sicher ausschließen läßt. Immerhin scheint sich abzuzeichnen, daß Makrophagen Antigen-Fragmente an RNA-Komponenten koppeln, daß auf diese Weise die Immunogenität verstärkt wird, so daß „Superantigene" entstehen.

11. Rolle der Makrophagen bei der erworbenen Zell-vermittelten Immunität

Die zelluläre Immunität unterscheidet sich von der humoralen Immunität darin, daß sie nicht durch Serum, sondern nur durch lebende sensibilisierte Lymphozyten passiv übertragen werden kann. Ihre Phänomenologie wird nicht durch humorale Antikörper ausgelöst, sondern beruht in erster Linie auf der Wechselwirkung von Lymphozyten und Makrophagen, die hier als Effektorzellen in Funktion treten. Grundsätzlich lassen sich zwei Typen zellulärer Immunität unterscheiden: die Immunität gegenüber Mikroorganismen (Bakterien, Pilze, Viren) und die Gewebs-Immunität (Transplantations-Immunität, Tumor-Immunität, Auto-Immunität). Bei der antimikrobiellen Immunität sind lediglich die Makrophagen direkt in den Kampf gegen die von ihnen aufgenommenen Parasiten verwickelt. Bei der Gewebs-Immunität sind es sowohl die Makrophagen als auch die Lymphozyten. Beide Arten der zellulären Immunität werden nahezu regelmäßig vom Zustand der Überempfindlichkeit vom verzögerten Typ begleitet. Es wird daher eine kausale Kopplung von zellulärer Immunität und der Spättyp-Überempfindlichkeit postuliert (Übersichtsarbeiten: Mackaness, 1962; Mackaness u. Blanden, 1967; Cohn, 1968; Pearsall u. Weiser, 1970).

Im folgenden wird zunächst in groben Zügen die Phänomenologie der zellulären Immunität und der Spättyp-Überempfindlichkeit behandelt; abschließend wird auf ein Modell zur Interpretation dieser Phänomene eingegangen.

11.1. Antibakterielle Immunität

Eine Vielzahl von Versuchen mit fakultativ intrazellulären bakteriellen Erregern (z.B. Mycobacterium tuberculosis, Listeria monocytogenes, Salmonella- und Brucella-Arten) zeigte, daß wenige Tage nach der Infektion von Tieren eine vermehrte Resistenz gegenüber dem betreffenden Parasiten auftritt. Dieser Zustand wird begleitet von einer generalisierten Aktivierung des Makrophagensystems.

Zur Verdeutlichung soll ein Versuch näher geschildert werden, bei dem dieses Phänomen besonders klar zum Ausdruck kommt (Mackaness, 1972): Listeria monocytogenes wurde Mäusen intravenös verabfolgt. Bis zum 3. Tag nach Injektion vermehrten sich die Parasiten rasch in Leber und Milz. Am 4. Tag setzte eine neue Phase ein, die mit einer dramatischen Inaktivierung der Parasiten einherging. Die Resistenzentwicklung in den Organen wurde begleitet von Veränderungen der Makrophagen-Eigenschaften. Wie die Organe, so zeigten auch die Peritoneal-Makrophagen der Tiere in vitro vom 4. Tage an die Fähigkeit zur Wachstumshemmung der aufgenommenen Listeria monocytogenes.

Der Gesamtkomplex der durch die Infektion erworbenen antibakteriellen Immunität umfaßte folgende Merkmale (Dannenberg, 1968; Makaness u. Blanden, 1967; Turk, 1962):

a) Verstärkte Resistenz gegenüber dem Keim, der die Infektion auslöste, ferner gegenüber einer Vielzahl anderer Bakterien und Kreuzresistenz zwischen den oben angeführten intrazellulären Parasiten.

b) Verstärkte Phagozytose in vivo und in vitro sowohl des Infektionskeims als auch anderer Erreger, sowie fester Partikel wie z.B. Kohle-Partikel (Tusche).

c) Verstärkte Wachstumshemmung intrazellulärer Bakterien in den Makrophagen der sensibilisierten Tiere. Hierbei wurde sowohl das Wachstum des Infektionskeims, als auch das anderer Keime gehemmt.

d) Anstieg der Aktivität lysosomaler Hydrolasen in den Makrophagen und Neubildung von Lysosomen.

e) Anstieg der DNS-Syntheseaktivität von Makrophagen.

Bakterielle Infektionen führen somit zu einer Makrophagen-Stimulation, die sich in einer immunologisch unspezifischen Zunahme der Phagozytose- und Bakterizidie-Kapazität manifestierte. Es ist anzunehmen, daß während der Latenzperiode zwischen Beginn der Infektion und Auftreten der verstärkten Aktivität des Makrophagen-Systems, eine Zellvermehrung durch Makrophagen-Proliferation und eine Erhöhung der katabolischen Leistung durch Neusynthese von Enzymen stattfindet.

11.2. Antivirale Immunität

Eine gewisse Vorstellung über die Rolle der Makrophagen in der Pathogenese von Virus-Krankheiten und bei der Abwehr von Virus-Invasionen kann am Prototyp des Vakzine-Virus gewonnen werden. Es ist das bisher bestuntersuchte Beispiel einer Virus-Makrophagen-Wechselbeziehung (MIMS, 1964; SILVERSTEIN, 1970).

Vakzine-Viren bestehen aus einer äußeren Lipoproteinmembran, diese enthält eine in Proteine gehüllte (Capsid) doppelsträngige DNS und zwei angelagerte Proteinkerne. Wahrscheinlich gelangt das Virus auf dem Wege der Phagozytose in den Makrophagen. Das Phagozytose-Bläschen verschmilzt jedoch nicht mit den Lysosomen, so daß die sonst übliche Digestionsphase ausbleibt. Zunächst findet ein Zerfall der Membranen des Phagozytose-Bläschens und des Virus statt. Auf diese Weise gelangt das Viron (Capsid und DNS) ins Zytoplasma. Das Viron bildet nun Messenger-RNA, was die Translation auslöst und die Synthese von Enzymen induziert, die später zur Virus-Reduplikation erforderlich sind. Das „uncoating enzyme", dessen Synthese ebenfalls vom Viron induziert wird, bewirkt eine Zerstörung des Capsids. Die freigelegte DNS kann sich dann mit Hilfe der vorbereiteten Enzyme replizieren.

Werden Makrophagen mit durch Antikörper neutralisierten Vakzine-Viren versetzt, so läuft die Phagozytose-Digestions Reaktion ähnlich wie bei Bakterien oder organischen Verbindungen ab: Das Phagozytosebläschen nimmt durch Verschmelzung mit Lysosomen hydrolytische Enzyme auf. Diese bewirken den Katabolismus der Virus-Antikörper-Komplexe zu niedermolekularen, löslichen Produkten wie Aminosäuren, Nukleasen und Zuckern, die dann in die Zellumgebung abgegeben werden.

11.3. Transplantations Immunität

Es kann angenommen werden, daß Makrophagen in verschiedene Phasen der Reaktionskette eingreifen, die schließlich eine Transplantat-Abstoßung bewirkt. Im afferenten Schenkel der Reaktion sind Makrophagen wahrscheinlich für die Antigen-Verarbeitung erforderlich; im efferenten Schenkel übernehmen sie die Rolle der Effektorzellen zur Beseitigung des antigenen Gewebes (PEARSALL u. WEISER, 1970). Histologisch gesehen wird der Prozeß der Transplantatabstoßung durch eine zunehmende Makrophageninfiltration am Reaktionsherd eingeleitet. Die Abstoßreaktion verläuft protrahiert, wenn der Makrophagenbestand des Organismus kurzfristig reduziert wird. Dieses Phänomen kann sowohl durch eine Reduktion der Makrophagen vor der Transplantation (Störung der Makrophagenfunktion im afferenten Schenkel), als auch nach der Transplantation (Störung der Makrophagenfunktion im efferenten Schenkel) ausgelöst werden (Pearsall u. Weiser, 1968a, b). Auf der andern Seite führt eine Stimulation des RES zu einer beschleunigten Transplantatabstoßung (Wooles u. Di Luzio, 1964).

11.4. Tumorimmunität, Autoimmun-Erkrankungen

Der Organismus kann spezifische Antikörper gegen autochthone Tumoren bilden und eine spezifische Tumorimmunität entwickeln. Diese wird in erster Linie von den Mechanismen der Zell-vermittelten Immunität getragen (Alexander u. Fairley, 1968; Brunner *et al.*, 1968; Hellström u. Hellström, 1969; Klein, 1960). Bei der Tumorimmunität kommt sowohl den Lymphozyten als auch den Makrophagen die Rolle der Effektorzellen zu, von denen Tumorzellen an der Proliferation gehindert, abgetötet und schließlich beseitigt werden können. Wie die Transplantationsimmunität, kann auch die Tumorimmunität durch eine Stimulation des RES gesteigert werden.

Autoimmun-Erkrankungen werden durch immunologische Reaktionen gegen körpereigene Zellen ausgelöst. Möglicherweise liegt diesen Erkrankungen eine Änderung des Antigenmusters im Organismus zugrunde, die entweder auf der Bildung neuer Antigene oder dem Auftauchen okkulter Antigene beruht (Miescher *et al.*, 1968). Am Reaktionsherd können ähnliche histologische Befunde erhoben werden wie bei einer Transplantat-Reaktion. Dies gilt sowohl für die experimentellen Modelle von Autoimmun-Erkrankungen, wie z.B. für die Autoimmun-Orchitis, -Enzephalomyelitis und -Thyreoiditis, als auch für die bisher bekannten Autoimmun-Erkrankungen des Menschen. Das histologische Substrat der Reaktion besteht aus Zellinfiltraten, die aus Makrophagen und Lymphozyten zusammengesetzt sind (Rose, 1965).

11.5. Überempfindlichkeits-Reaktionen
vom verzögerten Typ

Das Paradebeispiel für Überempfindlichkeits-Reaktionen vom verzögerten Typ ist die Tuberkulin-Reaktion. Sie zeigt alle typischen Merkmale wie sie durch eine Vielzahl von Antigenen provoziert werden können, wie z.B. durch Mikroorganismen, die während der Infektion eine intrazelluläre Phase durchlaufen (Bloom u. Bennett, 1966; Turk, 1967; Volkman, 1968) (z.B. Mycobacterium tuberculosis, Coccidioides, Viren), durch Transplantationsantigene, Tumorantigene, Autoantigene, z.B. beim experimentellen Modell der Autoimmun-Enzephalomyelitis (Kosunen *et al.*, 1963a, b) und der Autoimmun-Thyreoiditis (Kosunen u. Flax, 1966).

Die Überempfindlichkeit vom verzögerten Typ zeichnet sich durch folgende Merkmale aus (Bloom u. Bennett, 1970; Volkman, 1968):

a) Es handelt sich um immunologisch spezifische Entzündungsreaktionen.

b) Im Gegensatz zu der durch humorale Antikörper vermittelten Überempfindlichkeit vom Sofort-Typ entsteht die Reaktion der Überempfindlichkeit vom verzögerten Typ langsam und erreicht erst 24—48 Std nach Antigen-Injektion das Maximum.

c) Humorale Antikörper sind nicht nachweisbar.

d) Die Überempfindlichkeit vom verzögerten Typ kann nicht humoral, sondern nur durch lebende Lymphozyten eines sensibilisierten Spenders übertragen werden.

e) Bei der histologischen Untersuchung des Reaktionsherdes imponieren perivasale Infiltrate mit mononukleären Zellen; Neutrophile sind selten. Durch elektronenmikroskopische (GOLDBERG et al., 1962; WIENER et al., 1964) und zytochemische (TURK et al., 1966; WIENER et al., 1964) Analysen konnte gezeigt werden, daß es sich vorwiegend um Makrophagen handelt.

11.5.1. In vivo-Versuche

Die Frage nach dem Anteil sensibilisierter Zellen, die zur Überempfindlichkeitsreaktion vom verzögerten Typ erforderlich ist, wurde folgendermaßen geklärt: mittels ^{3}H-Thymidin-markierter Lymphknotenzellen von sensibilisierten Tieren wurde die Überempfindlichkeit vom verzögerten Typ passiv übertragen. Dann wurde beim Empfängertier durch das spezifische Antigen eine Hautreaktion ausgelöst. Am Reaktionsort traten nur 1—7% markierte, d.h. sensibilisierte Zellen auf (NAJARIAN u. FELDMAN, 1961); die Relation von markierten zu unmarkierten Zellen war ähnlich wie an den Kontrollstellen (HAMILTON u. CHASE, 1962); die Reaktionsintensität war nicht mit der Zahl markierter Zellen korreliert (TURK, 1962). Da der passive Transfer der Überempfindlichkeit vom verzögerten Typ mit weitgehend reinen Lymphozyten-Populationen sensibilisierter Spender möglich war, ist anzunehmen, daß es sich bei den sensibilisierten Zellen um Lymphozyten handelte.

Diese Befunde sprechen gegen die Vorstellung einer Akkumulation sensibilisierter Zellen am Ort der initialen Reaktion. Wahrscheinlicher ist vielmehr ein zufälliger Aufenthalt dieser Zellen im Reaktionsgebiet.

Der Beteiligung nicht sensibilisierter Zellen an der Reaktion wurde durch eine Umkehrung der oben geschilderten Versuchsanordnung eruiert (MC CLOSKEY et al., 1963). Hierbei wurde durch Injektion von ^{3}H-Thymidin ein Teil der nicht sensibilisierten Zellen eines normalen Empfängertieres markiert. Dann wurden unmarkierte Lymphknotenzellen eines sensibilisierten Spenders übertragen und unmittelbar darauf eine Hauttestung durchgeführt. Im Infiltrat der Reaktion befanden sich jetzt über 80% markierte, d.h. nicht sensibilisierte Zellen. Da ^{3}H-Thymidin nur von DNS-synthetisierenden Zellen aufgenommen wird, muß angenommen werden, daß die nicht sensibilisierten Zellen aus schnell proliferierenden Präkursoren hervorgingen.

Schließlich konnte der Nachweis erbracht werden, daß es sich bei den nicht sensibilisierten Zellen des Infiltrats um Makrophagen handelte, die von den Promonozyten im Knochenmark abstammten (LUBAROW u. WACHSMAN, 1968). HILL (1969) zeigte, daß die Reaktions-Geschwindigkeit und -Intensität der Überempfindlichkeit vom verzögerten Typ von der Zahl der Makrophagen am Reaktionsort abhängt. Wurde durch Injektion eines unspezifischen Irritans zunächst eine Entzündung mit Makrophagenakkumulation ausgelöst und danach an dieser Stelle eine Tuberkulintestung durchgeführt, so lief die Reaktion wesentlich rascher und intensiver ab.

Die in vivo erhobenen Befunde lassen vermuten, daß einige wenige sensibilisierte Lymphozyten nach Antigenkontakt eine Akkumulation von erheblichen Mengen nicht sensibilisierter Makrophagen am Reaktionsort herbeiführen und daß die Reaktionsintensität von der Zahl der Makrophagen bestimmt wird. Aufgrund der erheblichen nummerischen Unterschiede der beiden Reaktionspartner, Lymphozyten und Makrophagen, liegt es nahe anzunehmen, daß nicht Zell-zu-Zell-Wechselwirkungen durch Zellkontakt, sondern daß Mediatoren den Reaktionsablauf steuern.

11.5.2. In vitro-Versuche

Rich und Lewis (1932) machten die Beobachtung, daß die Zellauswanderung aus Milz- und Lymphknoten-Gewebe von Tieren mit Überempfindlichkeit vom verzögerten Typ gehemmt werden kann, wenn das zur Sensibilisierung benützte Antigen ins Kulturmedium gegeben wird. Auf diesen Befunden beruht eine von George und Vaughan (1962) entwickelte Technik, bei der die Migration von Peritonealexsudatzellen aus Kapillarröhrchen ins Kulturmedium untersucht wird. Auch diese Migration läßt sich hemmen durch das Antigen mit dem das Tier, von dem die Zellen in der Kapillare stammen, sensibilisiert wurde. Die Migrationshemmung geht der in vivo Überempfindlichkeit vom verzögerten Typ parallel.

Mit Hilfe des Kapillar-Systems ließ sich sowohl die funktionelle Bedeutung der beiden beteiligten Zelltypen (Lymphozyten und Makrophagen), wie auch die Bildung verschiedener Mediatoren untersuchen. Die Migration isolierter Makrophagen ließ sich durch das Antigen nicht hemmen; dagegen trat eine Hemmung nach Zugabe sensibilisierter Lymphozyten auf (Bloom u. Bennett, 1966). Offensichtlich ist also die immunologische Information an die Lymphozyten gekoppelt. Sie steuert sekundär das Verhalten der Makrophagen.

Es konnte gezeigt werden, daß Lymphozyten sensibilisierter Tiere nach Kontakt mit dem Antigen verschiedene Faktoren — die Lymphokine — ins Kulturmedium sezernieren, die als Mediatoren der Überempfindlichkeitsreaktion vom verzögerten Typ in Betracht kommen (Übersicht bei Bloom u. Bennett, 1970): Der „Migration Inhibitory Factor" (MIF) bewirkt die Migrationshemmung der Makrophagen. Der „Skin Reactive Factor" führt zu Hautreaktionen, die histologisch der Überempfindlichkeits-Reaktion vom verzögerten Typ ähnlich sind. Der „Lymphotoxic Factor" (LT) bewirkt, ähnlich wie der „Cloning Inhibitory Factor", ein Absterben der Target-Zellen. Der „Chemotactic Factor" zieht Makrophagen aus der Zirkulation an. Der „Mitogenic Factor" induziert bei normalen Lymphozyten die Proliferation. Beim „Cytophilic Factor" schließlich handelt es sich um Antikörper, die sich durch eine hohe Bindungsaffinität zur Makrophagenoberfläche auszeichnen.

11.5.3. Modell für Überempfindlichkeits-Reaktionen
vom verzögerten Typ

Die in vitro erhobenen Einzelbefunde wurden von Bloom und Bennett (1970) in ein hypothetisches Modell eingebaut, das die in vivo Phänomene der Überempfindlichkeitsreaktion vom verzögerten Typ zu simulieren versucht:

Zunächst trifft das in den Organismus eindringende Antigen auf sensibilisierte Lymphozyten, die sich zufällig im Invasionsbereich aufhalten. Die betroffenen Lymphozyten beginnen nach Antigenkontakt mit der Synthese und Sekretion verschiedener Lymphokine. Zunächst rekrutiert der „Chemotactic Factor" Blutmonozyten, die sich am Reaktionsort in Makrophagen umwandeln und die durch den „Migration Inhibition Factor" dort festgehalten werden. Beide Mechanismen führen zur Makrophagenakkumulation im antigenhaltigen Gebiet.

Der nächste Schritt im Reaktionsablauf ist die Makrophagenaktivierung, an der möglicherweise der „Cytophilic Factor" beteiligt ist und die mit einer Zunahme der Phagozytose- und Digestions-Kapazität verbunden ist. Der „Lymphotoxic" und der „Cloning Inhibition Factor" lösen eine Proliferationshemmung mit nachfolgendem Tod der antigenen Targetzellen aus. Hierbei können zytotoxisch wirksame Lymphozyten, die sich, stimuliert durch den „Blastogenic Factor" vermehren, Hilfestellung leisten. Auf diese Weise wird die Voraussetzung für eine effektive Beseitigung des antigenen Materials durch Makrophagen geschaffen. Einer Virusausbreitung im Gewebe, z.B. auch bei Virus-induzierten Tumoren, könnte durch das von Makrophagen abstammende Interferon Einhalt geboten werden.

Ein grundlegendes Prinzip der Überempfindlichkeitsreaktion vom verzögerten Typ, wahrscheinlich der zellulären Immunität allgemein, scheint also darin zu bestehen, daß spezifische Antigene im Organismus zufällig mit einzelnen sensibilisierten Lymphozyten zusammentreffen und diese zur Synthese von Lymphokinen anregen. Diese Mediatoren verstärken die Reaktion, indem sie eine große Zahl nicht sensibilisierter Makrophagen rekrutieren und diese zu Effektorzellen ausbilden. Diese verfolgen dann ihrerseits das Ziel, das antigene Material zu beseitigen.

12. Monozytopoese des Menschen

12.1. Morphologie

12.1.1. Lebendbeobachtung

Die Entwicklungsgeschichte menschlicher Promonozyten zu Monozyten und Makrophagen wurde von BOLL (1974) mit Hilfe der Phasenkontrast-Mikrokinematographie in der Zellkultur dokumentiert. Alle Angehörigen der monozytopoetischen Zellreihe zeichnen sich durch strukturarme, phasenkontrastmikroskopisch weitgehend „leere" Kerne mit scharf konturierter Kernmembran aus und durch eine auffallend intensive Bewegungsaktivität von Kern und Zytoplasma. Bei den unreifen Promonozyten handelt es sich um relativ kompakte Zellen, deren Zelldurchmesser bei 12 µm liegt. Der runde Kern ist von einem schmalen Zytoplasmasaum umgeben, an dem fortwährend Zytoplasmafortsätze entstehen und wieder verschwinden. Während der Differenzierung zum reifen Promonozyten nimmt das Kernvolumen und das Zytoplasmavolumen zu; im Zytozentrum entstehen phasenpositive Granula, die sich allmählich über das gesamte Zytoplasma ausbreiten; die Beweglichkeit von Kern und Zytoplasma wird intensiver und an der Zellmembran entstehen Pinozytose- und Phagozytose-Bläschen, die allmählich auf das Zytozentrum zuwandern. Charakteristisch für die Weiterentwicklung der Promonozyten zu Monozyten und Makrophagen ist eine weitere Zunahme des Zytoplasmavolumens, eine Intensivierung der Bewegungsphänomene von Kern und Zytoplasma, eine Vermehrung fingerartiger, beweglicher Zytoplasmaausstülpungen von Pinozytose- und Phagozytose-Bläschen und eine zunehmende Tendenz der Zellen sich auf Oberflächen auszubreiten.

Durch die Zunahme der Kernmotilität, die der Zellentwicklung parallel läuft, verlieren die Kerne allmählich ihre ursprünglich runde Gestalt. Reife Promonozyten zeigen wechselnd runde, längliche oder gebuchtete Kerne. Reife Monozyten besitzen eine sich fortwährend verändernde mehr oder weniger stark ausgeprägte Kernlappung. Die phasenkontrast-mikroskopische Beobachtung zeigt auch deutlich, daß die während der Differenzierung intensiver werdende Motilität des Zytoplasmas mit einer zunehmenden Fähigkeit der Zellen, sich auf Oberflächen fortzubewegen, verbunden ist, und außerdem mit einer zunehmenden Bildung von Pinozytose- und Phagozytose-Bläschen. Letztere entstehen vorwiegend im Bereich der die Zellumgebung abtastenden fingerartigen Zytoplasmaausläufer. Boll (1974) konnte eindeutig nachweisen, daß schon unreife Promonozyten in der Lage sind, sich auf Oberflächen fortzubewegen und daß sie während der Reifung zum Monozyten zwei aufeinander folgende Mitosen durchlaufen können.

12.1.2. Befunde bei panoptischer Färbung

Undritz (1972) unterscheidet 3 Formen monozytopoetischer Zellen: a) Den „Monoblasten", den er als Stammzelle der Monozytopoese bezeichnet. Es handelt sich um eine blastenartige Zelle, die einen chromatinreichen Kern mit Nukleolen und einen mittelbreiten, mäßig basophilen Zytoplasmasaum aufweist. Der Zelldurchmesser liegt zwischen 16–22 μm. b) Die als „Promonozyt" bezeichnete Zelle ist ähnlich groß wie der Monoblast. Sie besitzt einen meist schwach gelappten Kern, meist ohne Nukleolen und reichlich mittelstark basophiles Zytoplasma mit Azurgranula. c) Der Monozyt zeichnet sich durch einen meist stark gelappten Kern aus mit auffallend lockerer Struktur und schwach basophilem Zytoplasma, das Azurgranula enthält.

Bei unseren Studien der menschlichen Monozytopoese (Meuret, 1974a) konnten wir die von Undritz (1972) beschriebene Morphologie monozytopoetischer Zellen grundsätzlich bestätigen. Fraglich erschien lediglich, ob die als „Monoblasten" definierten Zellen ausschließlich der Monozytopoese angehören. Es muß jedoch betont werden, daß eine eindeutige Identifizierung monozytopoetischer Zellen im Myelogramm mit Hilfe panoptischer Färbungen nicht möglich ist und daß hierzu zytochemische Methoden herangezogen werden müssen, vor allem die Darstellung NaF sensibler unspezifischer Esterasen (Schmalzl u. Braunsteiner, 1968). Da bei diesen Verfahren zytoplasmatische Strukturen nicht zur Darstellung kommen, wie sie zur Einteilung der Zellen nach Undritz (1972) erforderlich sind, wählten wir eine Klassifizierung, bei der lediglich Zellgröße und Kernmorphologie berücksichtigt werden (s.u.).

Es zeigte sich, daß die Morphologie der Promonozyten des Knochenmarks und der monozytopoetischen Zellen im Blut praktisch identisch ist. Unterschiedlich ist die Häufigkeitsverteilung der verschiedenen Zellformen (Tabelle 3).

Tabelle 3. Häufigkeitsverteilung verschiedener Formen monozytopoetischer Zellen im Knochenmark und im Blut bei gesunden Individuen. Promonozyten im Knochenmark wurden bei dieser Untersuchung durch Darstellung der NaF sensiblen Naphthol-AS-D-Azetat-Esterase identifiziert (Meuret, 1974a)

Kernmorphologie monozytopoetischer Zellen	Prozentualer Anteil	
	Knochenmark (Mittel $\pm$ SD; N = 9)	Blut (Mittel $\pm$ SD; N = 10)
Klein, rund-oval	$5,3 \pm 1,7$	äußerst selten
Groß, rund-oval	$30,6 \pm 3,2$	$7,8 \pm 2,6$
Groß, schwach gelappt	$50,6 \pm 2,0$	$34,1 \pm 8,3$
Groß, stark gelappt	$13,6 \pm 3,4$	$58,1 \pm 10,1$

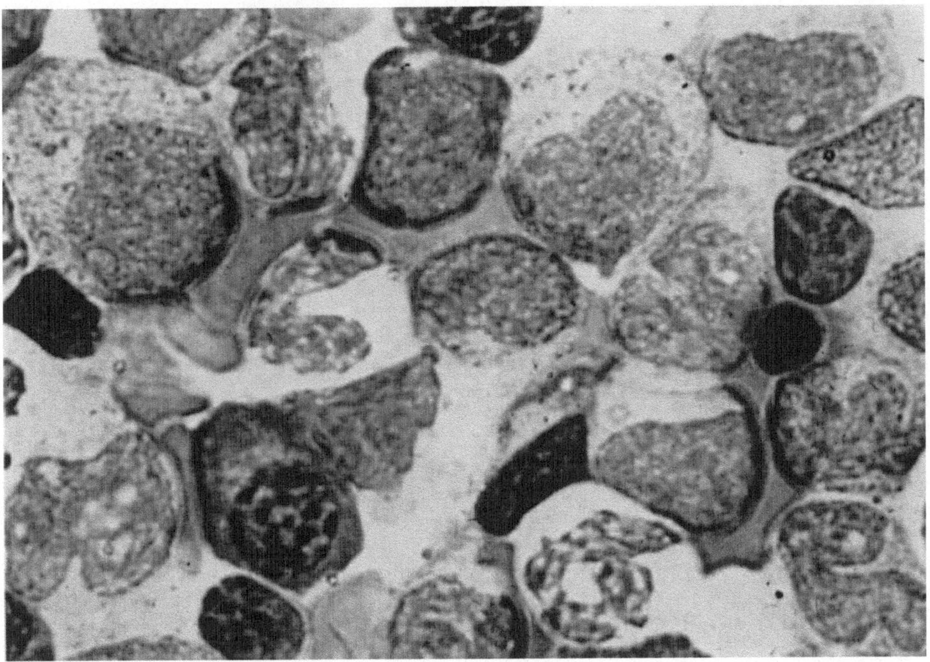

Abb. 3. Knochenmarkausstrich bei sog. chronischer Monozytenleukämie gefärbt nach PAPPENHEIM. Es handelt sich vorwiegend um monozytopoetische Zellen, die morphologisch mit denen gesunder Individuen völlig identisch sind. Sie sind durch locker strukturierte, rundliche oder unterschiedlich stark gefaltete Kerne gekennzeichnet. Das Zytoplasma ist schwach basophil und enthält, wie das der großen rundkernigen oder schwach gelapptkernigen Promonozyten im Bilde (oben links und rechts der Mitte), grobe, azurophile Granula

Die Zellen der Monozytopoese lassen sich aufgrund ihrer Größe und Kernmorphologie mehr oder weniger willkürlich in 4 Gruppen einteilen (MEURET, 1974a):

a) *Zellen mit kleinen runden oder ovalen Kernen:* Der Zelldurchmesser liegt zwischen 7–9 µm. Die meist exzentrisch liegenden Kerne sind von einem schmalen Zytoplasmasaum umgeben, der mäßig bis deutlich basophil ist und zum Teil einzelne grobe azurophile Granula besitzt. Im Pappenheim-Präparat hat dieser Typ der Promonozyten Ähnlichkeit mit lymphatischen Zellen oder mit den von YOFFEY (1962) beschriebenen „Transitional Cells". Sie entsprechen auch etwa den von BOLL (1974) phasenkontrastmikroskopisch nachgewiesenen unreifen Promonozyten. Diese kleinste Form der Promonozyten kann in panoptisch gefärbten Knochenmark- oder in Blut-Ausstrichen in der Regel nur bei massiver monozytopoetischer Hyperproliferation erkannt werden (Abb. 3 und 4). Unter Normalbedingungen gehören diese Zellen zu den seltensten Formen der Monozytopoese (Tabelle 3), die sich jedoch eindeutig durch die zytochemische Darstellung der NaF-sensiblen unspezifischen Esterasen identifizieren lassen.

b) *Zellen mit großen runden bis ovalen Kernen:* Ihr Zelldurchmesser beträgt 9–16 µm, ähnlich wie derjenige von Promyelozyten und Myelozyten. Der locker strukturierte Kern weist häufig Nucleoli auf. Der reichliche Hof mit schwach basophilem Zytoplasma enthält Promyelozyten-artige, grobe, azurophile Gra-

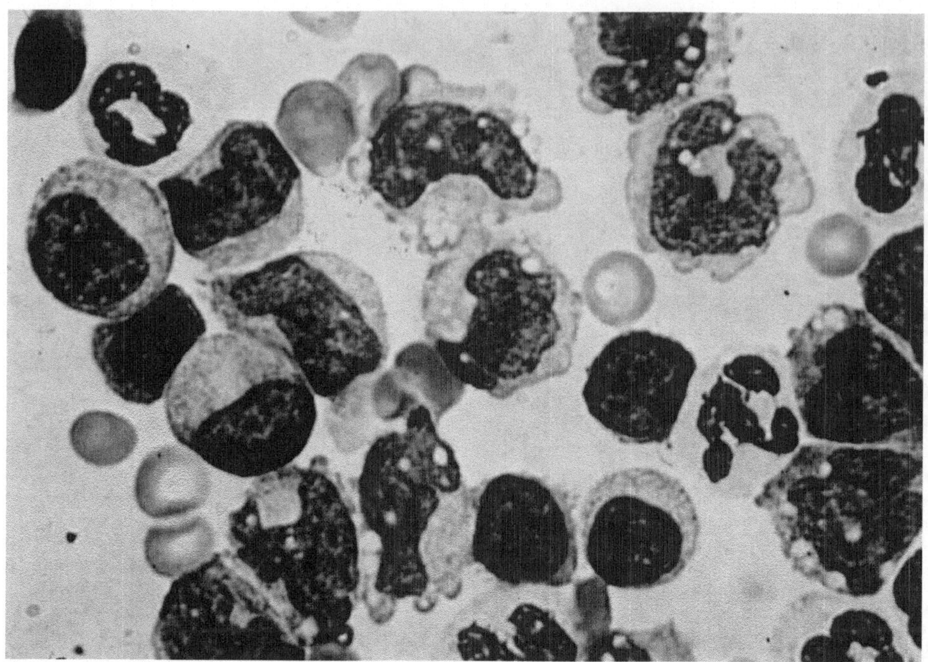

Abb. 4. Ausstrich konzentrierter Leukozyten aus dem peripheren Blut einer sog. chronischen Monozytenleukämie gefärbt nach PAPPENHEIM. Dargestellt sind nahezu ausschließlich reife und unreife monozytopoetische Zellen. Die unreifen Elemente sind kompakter. Sie besitzen kleinere oder größere rund bis ovale Kerne mit wenig schwach basophilem Zytoplasma und groben Azurgranula. Die reiferen Abkömmlinge der Monozytopoese weisen gelappte Kerne auf, das Zytoplasma ist unregelmäßig begrenzt, weit ausgebreitet und enthält Vakuolen

nula. Diese Zellen können daher häufig nicht sicher von Promyelozyten unterschieden werden.

c) *Zellen mit großen, schwach gelappten Kernen:* Diese Zelle mit einem Durchmesser zwischen 11—17 µm stellt morphologisch eine Übergangsform zwischen den Gruppen (b) und (d) dar. Das reichliche, schwach basophile, „schiefergraue" oder „taubengraue" Zytoplasma enthält nur noch einzelne grobe und mehrere feine azurophile Granula. Außerdem treten häufiger Zytoplasmavakuolen in Erscheinung. Der Kern weist an einer oder an mehreren Stellen leichte Einkerbungen auf und besitzt vereinzelt Nucleoli.

d) *Zellen mit großen, stark gelappten Kernen:* Der Zelldurchmesser liegt zwischen 14—20 µm. Die Kerne sind deutlich gelappt. Der Zytoplasmahof ist noch weiter ausgedehnt. Er ist schwach basophil, etwas schaumig strukturiert, enthält einzelne feine azurophile Granula und relativ häufig Vakuolen. Zellen dieser Gruppe kommen im Knochenmark mit etwa 14% der Promonozyten relativ selten vor; im Blut, mit etwa 60%, stellen sie jedoch die größte Fraktion dar (Tabelle 3).

Makrophagen, wie sie im Exsudat subakuter und chronischer Entzündungsreaktionen erscheinen, sind in Abb. 5 dargestellt. Die locker strukturierten und meist gefalteten Kerne sind von einem weit ausgebreiteten Zytoplasmahof umgeben, der sich in der panoptischen Färbung schiefergrau darstellt, der zahlreiche Vakuolen und wenige feine azurophile Granula enthält.

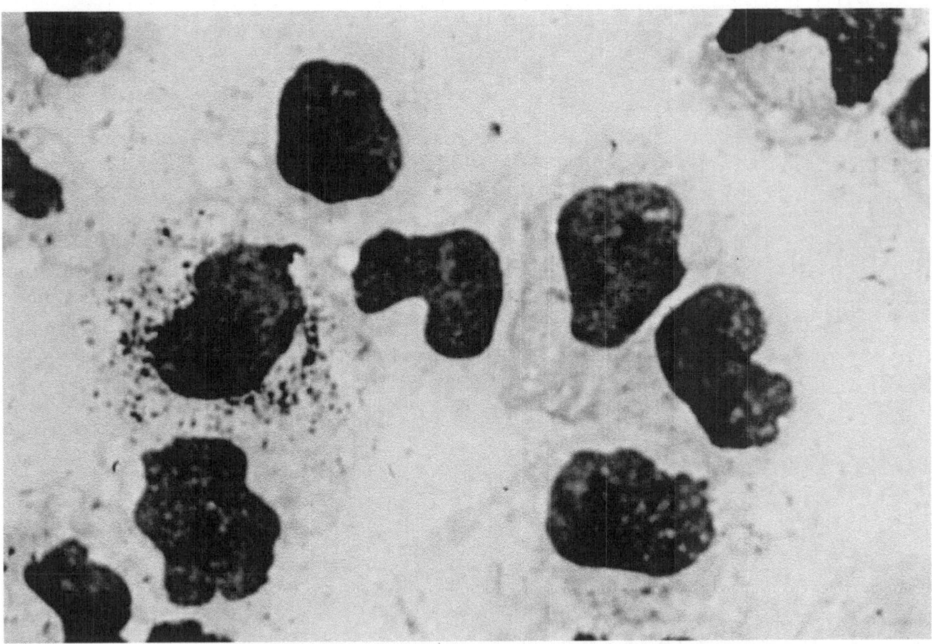

Abb. 5. Makrophagen auf einem „Hautfenster" nach REBUCK (1955). Das Hautfenster wurde wenige Stunden nach Transfusion autologer, 3H-Diisopropylfluorophosphat markierter Monozyten von einer akuten Entzündungsreaktion abgenommen, autoradiographiert und durch den Film nach GIEMSA gefärbt. Links der Mitte befindet sich ein radioaktiv markierter Makrophage (erkennbar durch Silberkörner in der Filmemulsion)

Allgemein kann gesagt werden, daß bereits die Morphologie fixierter monozytopoetischer Zellen mehrere funktionelle Fähigkeiten erkennen läßt, die sich während der Zelldifferenzierung entwickeln: die zunehmende Kernmotilität führt dazu, daß die Kerne immer seltener in runder Gestalt fixiert werden und um so häufiger als Gelapptkernige in Erscheinung treten. Die zunehmende Motilität des Zytoplasmas kommt in einer starken Polymorphie der Zellbegrenzung zum Ausdruck und in einer zunehmenden Ausbreitungstendenz der Zelle an der Glasoberfläche des Objektträgers. Hierbei handelt es sich offensichtlich um den Versuch, der zur Phagozytose befähigten Zelle, einen unendlich großen Fremdkörper — den Objektträger — zu umfassen. Eng verbunden mit der Motilität des Zytoplasmas ist die Phagozytoseaktivität, die sich in einer zunehmenden Zahl zytoplasmatischer Vakuolen manifestiert.

12.1.3. Elektronenmikroskopische Befunde

Auf den Abb. 6—12 hat Herr Priv. Doz. Dr. D. Huhn (Institut für Hämatologie der „Gesellschaft für Strahlen- und Umweltforschung", München, Landwehrstr. 61) die wichtigsten elektronenmikroskopischen Merkmale der Promonozyten, Monozyten und Makrophagen des Menschen dargestellt und kommentiert. Als Beispiele für Promonozyten, die sich unter Normalbedingungen schwierig isolieren lassen, wurden Promonozyten aus dem peripheren Blut eines Patienten mit sog. chronischer Monozytenleukämie dargestellt. Diese Zellen ließen

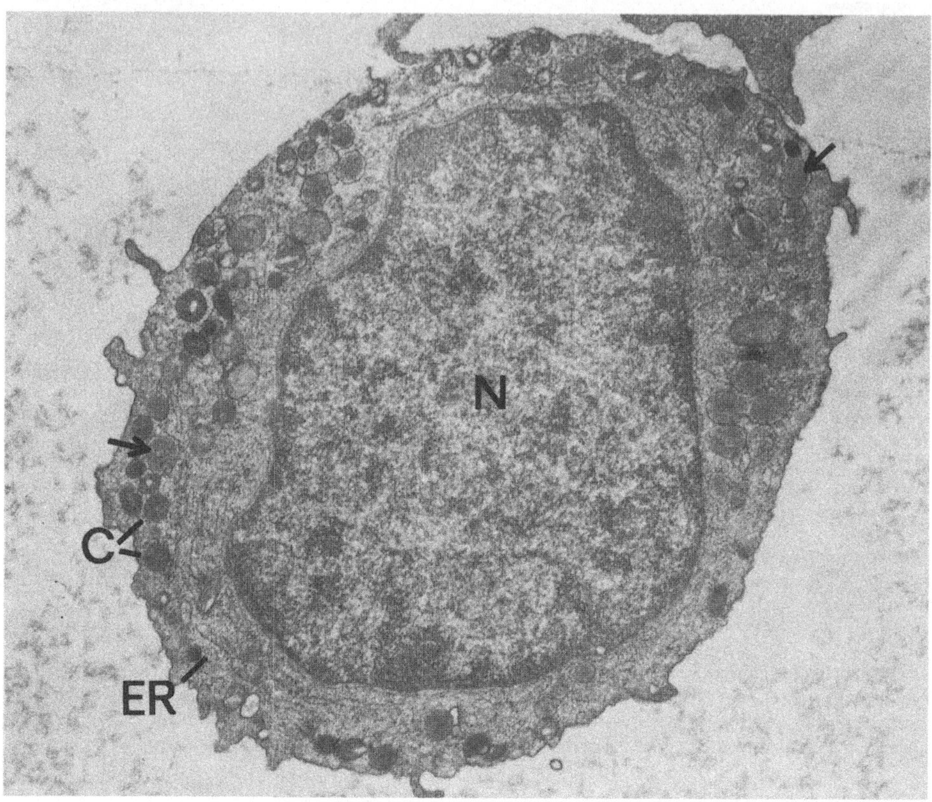

Abb. 6. Monozytenvorstufe („Promonozyt") von einem Patienten mit sog. chronischer Monozyten-leukämie. Rundlicher Kern (N) mit gleichmäßig verteiltem Chromatin. Im Zytoplasma befinden sich peripher mehrere große Granula, die den azurophilen Granula der Promyelozyten gleichen (Pfeile). Daneben zahlreiche kleinere und elektronendichte Granula, wie man sie in ausdifferenzierten Monozyten findet (C). Mehrere lange Ergastoplasmazisternen, die konzentrisch um den Kern angeordnet sind (ER). Vereinzelt fingerartige Zytoplasmaausläufer (Mikrovilli) an der Zelloberfläche. Vergrößerung 15750fach

weder lichtmikroskopisch noch funktionell — was die Zytochemie, Phagozytoseleistung und Kinetik betrifft — Abweichungen von der Norm erkennen (Meuret et al., 1974b).

Das elektronenmikroskopische Bild menschlicher Zellen der Monozytopoese deckt sich weitgehend mit dem der tierischen Monozytopoese (Hirsch u. Fedorko, 1970): *Unreife Promonozyten* (Abb. 6) besitzen rundliche Kerne, die von einem relativ kleinen Zytoplasmasaum umgeben sind. Die Zellperipherie enthält neben groben Granula (Pfeil) feinere elektronendichte Granula (C), wie sie in Monozyten vorkommen. Die Zellmembran zeigt einzelne Mikrovilli. *Reife Promonozyten* (Abb. 7) besitzen meist gebuchtete Kerne. Die Kernbucht enthält einen gut ausgebildeten Golgi-Apparat. Grobe Granula werden seltener, kleine, elektronendichte Granula häufiger; die Zahl der Mikrovilli nimmt zu; in der Zellperipherie treten Phagozytosebläschen auf. *Reife Blutmonozyten* (Abb. 8) zeigen mehrfach gebuchtete und gekerbte Kerne, viele bizarre, lang ausgestreckte zytoplasmatische Ausläufer, zahlreiche kleine Granula und Phagozytosebläschen.

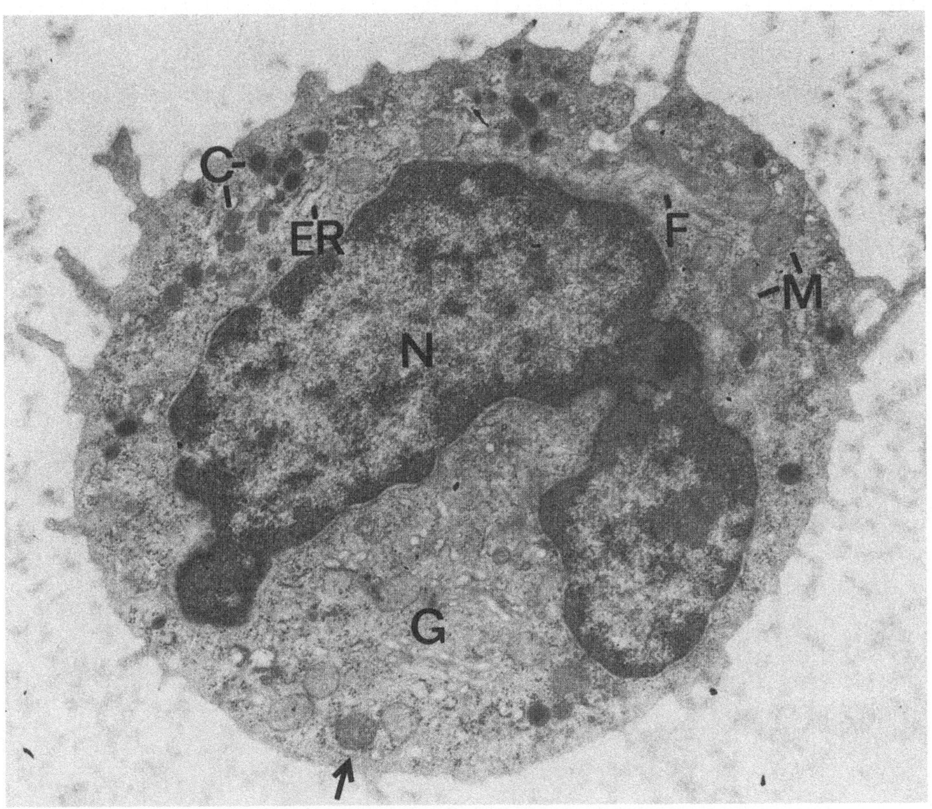

Abb. 7. Unreifer Monozyt bei sog. chronischer Monozytenleukämie. Nierenförmiger Kern (N)
mit randständiger Chromatinverdichtung. Im Zytoplasma nur noch ganz vereinzelt größere Granula
(Pfeil). Zahlreiche kleine, elektronendichte Granula (C), wie sie typisch für ausdifferenzierte Monozy-
ten sind. Ausgedehntes Golgi-Feld (G) in der Bucht des Kerns. Mehrere kurze Ergastoplasma-
Zisternen (ER). An der äußeren Zirkumferenz des Kerns ein Bündel feiner Fibrillen (F). Die
Zelloberfläche zeigt Einbuchtungen und Mikrovilli. Vergrößerung 14 700fach

In den Abb. 10 a — c sind verschiedene Phasen der Phagozytose illustriert.
An die Zellmembran angelagerte Partikel (hier Thrombozyten) werden während
der Ingestionsphase von starken (Abb. 10a) oder feinen (Abb. 10b) Zytoplas-
maarmen umfaßt und in den Zelleib hineingedrückt. Dann schließt sich die
Zellmembran über dem Partikel. Es entsteht ein Phagozytosebläschen, das zentripetal wandert (Abb. 10b — c). Die Entstehung der wesentlich kleineren Pinozytosebläschen ist in Abb. 11b dargestellt.

12.2. Zytochemie

Die zytochemischen Befunde von Monozyten und Makrophagen ergeben kein
klar verständliches Bild, da die Untersuchungen unvollständig sind, zum Teil
lediglich bei Tieren durchgeführt wurden und da die Beurteilung der Intensität
der zytochemischen Reaktionen rein subjektiv erfolgte. Die folgenden Ausführungen basieren auf einer Übersichtsarbeit von SCHMALZL und BRAUNSTEINER

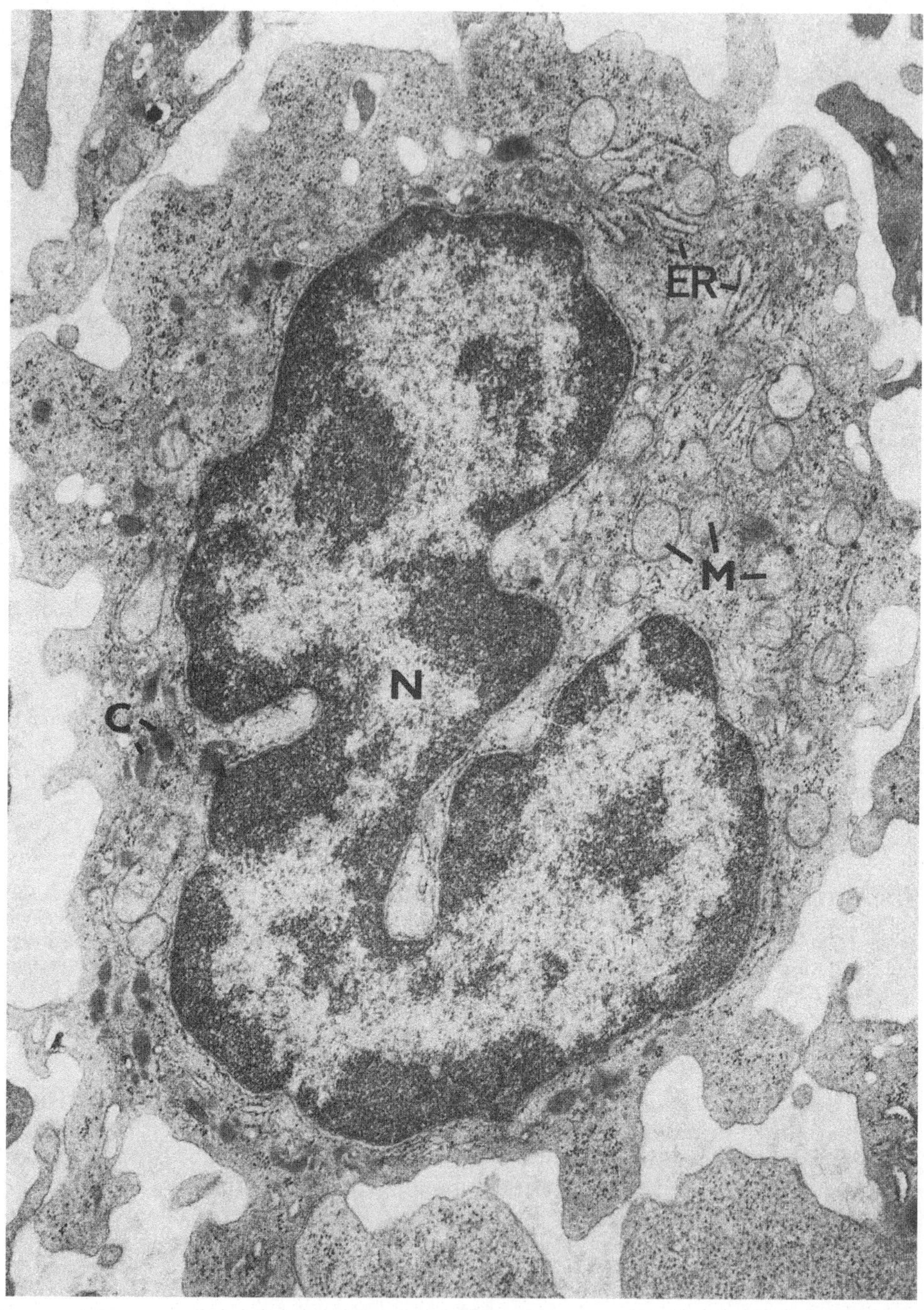

Abb. 8. Blutmonozyt eines gesunden Probanden. Gelappter Kern (N) mit ausgeprägter randständiger Chromatinverdichtung. Im Zytoplasma kleine elektronendichte Granula (C), kleine Mitochondrien (M) sowie zahlreiche kurze Ergastoplasma-Zisternen (ER); bizarre Zelloberfläche. Vergrößerung 23 600fach

Abb. 9a—d (rechte Seite). Ausschnitte aus Monozyten von gesunden Probanden: (a) Kern mit Nukleolus (NL) links: daran anschließend im Zytoplasma ein Bündel feiner Fibrillen (Pfeile). Der Durchmesser der einzelnen Fibrillen beträgt etwa 40—60 Å. Vergrößerung 40000fach. (b) Ange-

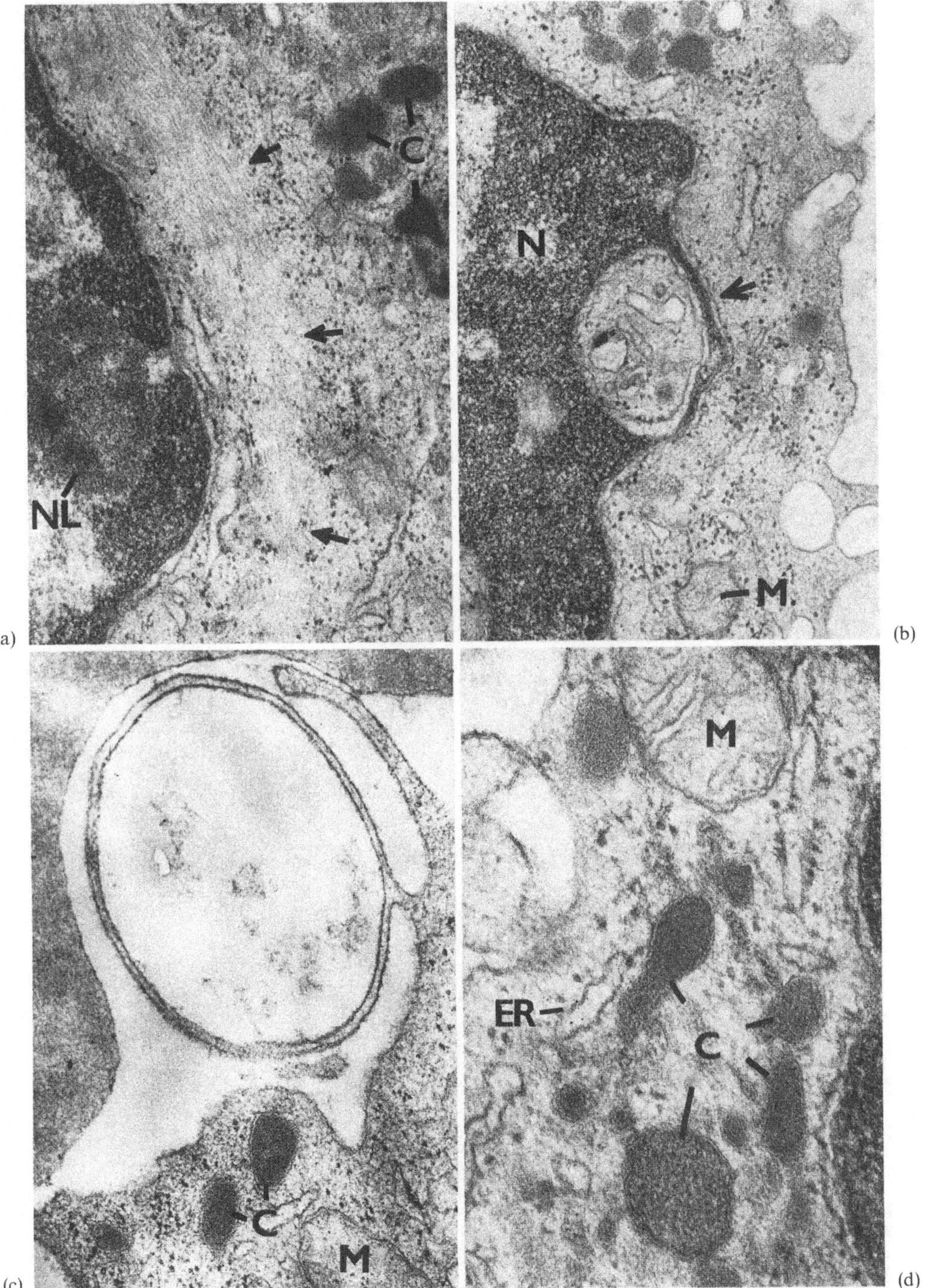

schnittener Kern (N), der durch einen schmalen Ausläufer von Nukleoplasma und Kernmembran eine sogenannte „Kerntasche" bildet (Pfeil). Vergrößerung 41000fach. (c) Oberfläche eines Monozyten mit unregelmäßig geformten Ausstülpungen der Zellmembran. Vergrößerung 48000fach. (d) Am rechten Bildrand angeschnittener Kern. Im Zytoplasma die für Monozyten typischen kleinen elektronendichten Granula (C), sowie kurze Ergastoplasma-Zisternen (ER) und kleine Mitochondrien (M). Vergrößerung 48000fach

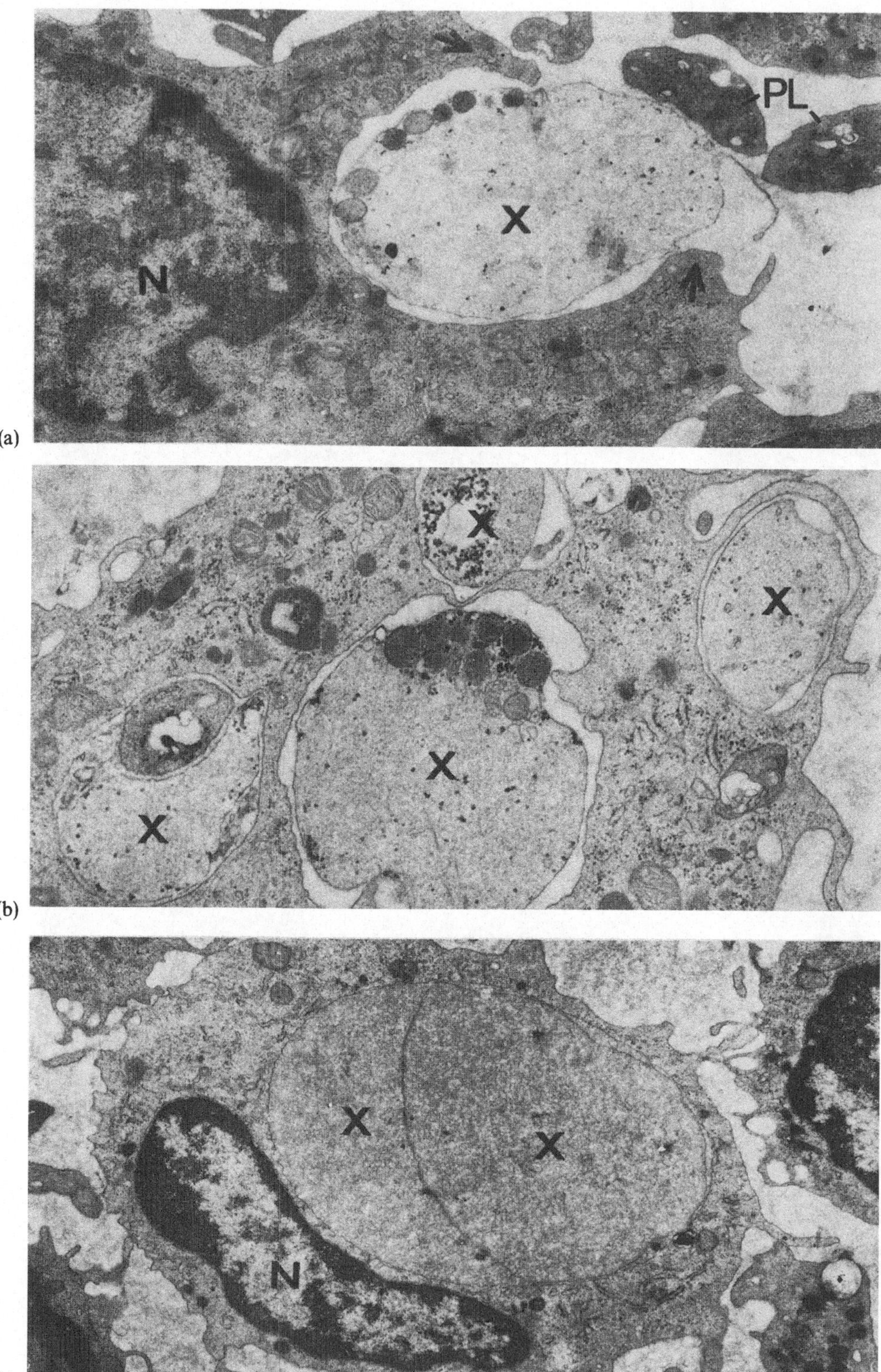

Abb. 10a—c. Phagozytose von Thrombozyten (X) durch einen Blutmonozyten eines gesunden Probanden. (a) Der Monozyt umgreift einen Thrombozyten mit 2 Zytoplasmafortsätzen (Pfeile). Vergrößerung 18000fach. (b) Ausschnitt aus einem Monozyten, der mehrere Thrombozyten in großen Phagozytose-Vakuolen phagozytiert hat. Vergrößerung 22000fach. (c) Monozyt, der 2 Zellen

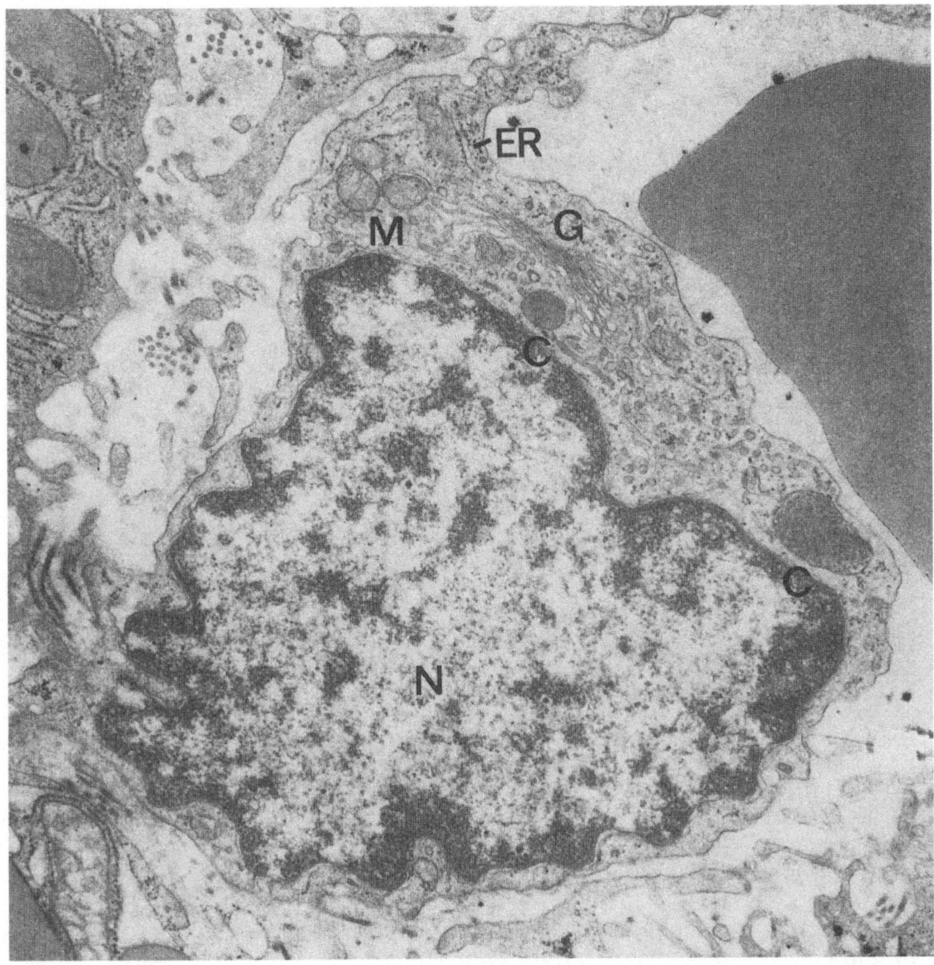

Abb. 11a u. b. (a) V. Kupffersche Sternzelle eines gesunden Probanden. Im Zytoplasma kurze Ergastoplasma-Zisternen (ER), einige Granula von verschiedener Größe (C), Mitochondrien (M) und ein ausgeprägtes Golgi-Feld (G). Vergrößerung 22000fach. (b) Ausschnitt, der die Membran der Zelle zeigt mit Bildung von Pinozytosebläschen (Pfeile). Vergrößerung 32800fach

(wahrscheinlich Thrombozyten) phagozytiert hat. Der Kern ist abgeflacht an den Rand verlagert. Vergrößerung 12600fach

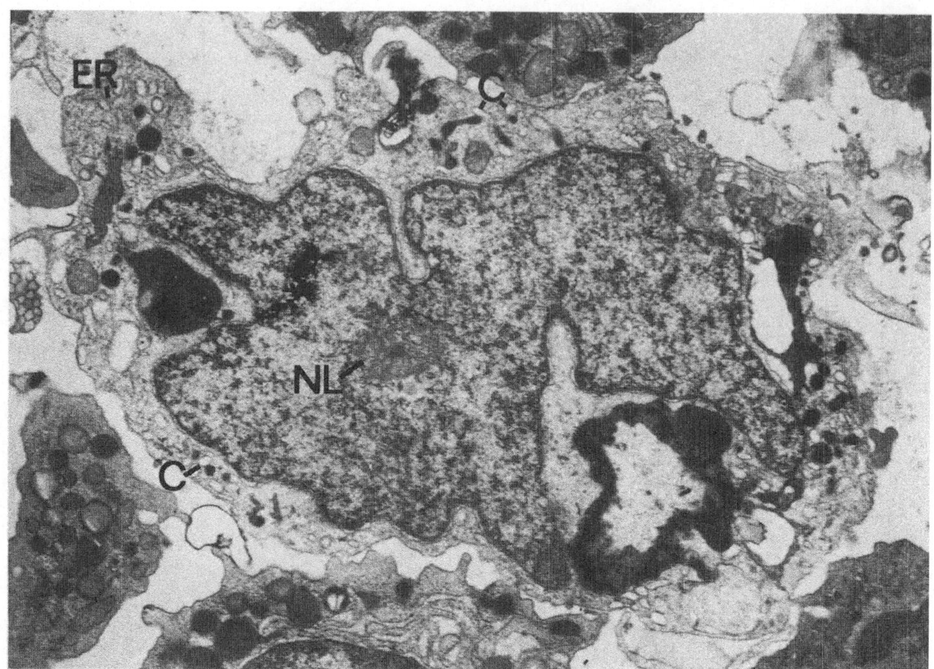

Abb. 12. Makrophage aus dem Knochenmark eines gesunden Probanden. Unregelmäßig geformter Kern mit Nukleolus (NL). Die Zelle bildet Fortsätze und enthält Einstülpungen. Im Zytoplasma zahlreiche Vakuolen und Vesikel. Phagozytierte Zellen und Zellreste teilweise abgebaut, liegen als elektronendichte Einschlüsse im Zytoplasma. Einige kleine elektronendichte Granula (C) und kurze Ergastoplasma-Zisternen. Vergrößerung 9100fach

(1970), auf Untersuchungen dieser Gruppe, Ergebnissen von Leder (1967a, b) und eigenen Befunden (Meuret et al., 1971).

Glykogen und Lipide. Von den chemischen Komponenten der Monozyten wurden bisher vor allem Glykogen mit der PAS-Reaktion und Lipide (in erster Linie Phospholipide) mit der Sudan-Black-B-Reaktion untersucht.

Die PAS-Reaktion fällt bei unreifen Promonozyten relativ schwach aus (Rund- bis Ovalkernige in Tabelle 4). Parallel der Zelldifferenzierung zu Blutmonozyten nimmt die Reaktionsintensität weiter ab (Gelapptkernige in Tabelle 4). Die Differenzierung der Makrophagen kann mit einer Zunahme der PAS-Reaktion verbunden sein (Wulff, 1962). Diese Befunde zeigen, wie auch die von Bennett und Cohn (1966) durchgeführten chemischen Analysen, daß die Zellen der monozytopoetischen Reihe geringe Glykogenreserven besitzen.

Die Ergebnisse der Sudan-Black-B-Reaktion verhalten sich ähnlich wie die der PAS-Reaktion. Promonozyten zeigen die intensivste Reaktion, die dann parallel der Differenzierung zu Blutmonozyten abfällt (Tabelle 4). Bei Hautfenstermakrophagen werden die Differenzierungsprozesse von einer erneuten Zunahme der Sudan-Black-B-Reaktion begleitet (Schmalzl u. Braunsteiner, 1967).

Enzyme. Für mehrere in Monozyten und Makrophagen zytochemisch nachweisbare Enzyme wurde gezeigt oder vermutet, daß sie sich nahezu ausschließlich in Lysosomen aufhalten: saure Phosphatase, β-Glukuronidase, Sulfatase, Azetylglukosaminidase, Lysozym (Muramidase), Naphthylaminidase.

Tabelle 4. Zytochemisches Muster der Promonozyten und Monozyten im peripheren Blut eines Patienten mit sog. chronischer Monozytenleukämie im Vergleich zu dessen segmentkernigen neutrophilen Granulozyten und Lymphozyten (MEURET *et al.*, 1974b)

Zytochemische Reaktion	Promonozyten ⟶ Monozyten			Segment-kernige Neutrophile	Lym-phozyten
	rund-oval kernige	schwach gelappte Kerne	stark gelappte Kerne		
Naphthol-AS-D-Azetat-Esterase	100	148	174	104	0
NaF-hemmbare Naphthol-AS-D-Azetat-Esterase	50	72	151	0	0
Naphthol-AS-D-Chloroazetat-Esterase	171	80	11	153	0
Peroxydase	63	4	0	253	0
Saure Phosphatase	3	75	84	0	39
Alkalische Leukozyten Phosphatase	0	0	0	132	0
PAS	40	7	4	296	36
Sudan black B	108	48	12	259	0

Im allgemeinen nimmt die Aktivität dieser lysosomalen Enzyme während der Zelldifferenzierung zu; d.h. Promonozyten weisen die geringsten, reife Makrophagen die höchsten Reaktionsintensitäten auf. Dieses Verhalten ist in Tabelle 4 am Beispiel der sauren Phosphatase dargestellt.

Die alkalische Leukozyten Phosphatase kann in den Zellen des Monozyten-Makrophagen-Komplexes nicht nachgewiesen werden. Dieses Enzym kann jedoch gelegentlich durch die Phagozytose von Neutrophilen in diese Zellen gelangen.

Die Reaktionen der Naphthol-AS-D-Chloroazetat-Esterase und der Peroxydase verhalten sich ähnlich (Tabelle 4). Beide Enzyme besitzen ihre höchsten Aktivitäten in Promonozyten. Während der Zellreifung nehmen die Aktivitäten dieser Enzyme ab und sind in Makrophagen nicht mehr nachweisbar (LEDER, 1964, 1966, 1967a, b).

Leitenzyme der monozytopoetischen Zellreihe sind unspezifische Esterasen (LÖFFLER, 1961; LEDER, 1967a, b), die durch Natriumfluorid gehemmt werden können (FISCHER u. SCHMALZL, 1964; SCHMALZL u. BRAUNSTEINER, 1967, 1968a, b). Die Aktivität der NaF sensiblen unspezifischen Esterasen steigt während der Zelldifferenzierung der Promonozyten zu Blutmonozyten an (Tabelle 4) und ist bei Makrophagen am höchsten.

12.3. Promonozyten und Promyelozyten

In dem Jahrzehnte dauernden Streit über die Herkunft der Monozyten, der fast ausschließlich auf deutschsprachige Hämatologen beschränkt blieb, wurde unter anderem zunächst erwogen (ROHR, 1936) und später postuliert (LEDER, 1967a, b), daß nicht nur Granulozyten, sondern auch Monozyten von Promyelozyten abstammen. Diese Streitfrage hat zwar im Lichte der Ergebnisse der heutigen Stammzellforschung an Interesse verloren, trotzdem ist es reizvoll, sie nochmals kurz aufzurollen — und zwar unabhängig von Stammzellkonzepten — allein aufgrund der inzwischen bekannten funktionellen Unterschiede zwischen Promonozyten und Promyelozyten.

Ursache der Kontroverse war die morphologische Ähnlichkeit von Promonozyten und Promyelozyten. Beide Zellarten können dieselbe Größe, gleichartige Kerne und ein ähnliches Zytoplasma aufweisen, das mit groben azurophilen Granula versehen ist. Rohr (1936) stützte seine These außerdem auf die bei bestimmten Formen der Agranulozytose vorkommende erhebliche Vermehrung Promyelozyten-artiger Zellen im Knochenmark, die von einer Monozytose im peripheren Blut begleitet ist. Dieses Argument ist jedoch nicht stichhaltig, da aus diesen als „Promyelozyten" aufgefaßten Zellen in erster Linie Monozyten und nur wenige Granulozyten hervorgehen. Logischer wäre es anzunehmen, daß das von Rohr angesprochene „Promyelozytenmark", das bei Medikamenten — induzierten Neutropenien vorkommt, vorwiegend aus Promonozyten besteht, die morphologisch nicht von Promyelozyten unterschieden werden können.

Tabelle 5. Funktionelle Unterschiede zwischen den morphologisch ähnlichen Promonozyten und Promyelozyten

	Promonozyten	Promyelozyten
NaF sensible unspezifische Esterase	positiv	negativ
Phagozytoseaktivität	vorhanden	fehlt
Zellmotilität	ausgeprägt	schwach
Lokomotion	vorhanden	fehlt
IgG-Rezeptor	vorhanden	fehlt

Wenn man sich die funktionellen Charakteristika der Promonozyten und Promyelozyten vor Augen hält (Tabelle 5), so kommt man zu der Auffassung, daß es sich bei den Promonozyten um wesentlich differenziertere Zellen handelt als bei den Promyelozyten. So besitzen z.B. Promonozyten eine gut ausgebildete Phagozytoseaktivität, eine intensive Zellbeweglichkeit mit der Fähigkeit, sich auf Oberflächen fortzubewegen. Alle diese Eigenschaften treten innerhalb der Granulozytopoese erst bei den späten und differenzierteren Nachfahren der Promyelozyten auf. Beide Zellarten unterscheiden sich auch eindeutig durch Isoenzyme unspezifischer Esterasen, die bei den Promonozyten durch NaF gehemmt werden können und durch die nur bei Promonozyten vorhandenen IgG Membranrezeptoren.

Die Gegenüberstellung dieser funktionellen Kriterien zeigt übereinstimmend mit dem heutigen Konzept, daß es sich bei den promyelozytenartigen Zellen um die Abkömmlinge zweier Zellinien — der Monozytopoese und der Granulozytopoese — handelt. Auf der andern Seite sind diese Befunde kaum vereinbar mit der Vorstellung, daß der Promyelozyt die Stammzelle beider Zellsysteme darstellt.

12.4. Promonozyten bei gesunden Individuen

12.4.1. Medullärer Promonozytenpool

Um den Anteil der Promonozyten im menschlichen Knochenmark zu bestimmen, spülten wir Knochenmarkbröckel auf einem Sieb mit autologem Serum frei von peripherem Blut. Dann wurden Bröckelausstriche hergestellt und die Promonozyten durch die kombinierte Reaktion NaF-sensibler und NaF-resistenter unspezifischer Esterasen (Shnitka u. Seligman, 1961; Schmalzl u. Braunsteiner, 1968a, b) dargestellt. Die Auswertung von jeweils 3000 kernhaltigen Knochenmark-Zellen bei 10 gesunden Probanden zeigte, daß die zytochemisch erfaßbaren Promonozyten 2,2—3,7% (Mittel=2,9%, SD=0,6%) ausmachen (Meuret, 1974a, b). Ähnliche Ergebnisse werden auch von Leder (1967b) (0,2%—3,4%, SD=1%) und von Schmalzl und Braunsteiner (1969b) (2%— 5%) mitgeteilt.

Promonozyten lassen sich aufgrund der Zellgröße und Kernmorphologie zum Teil eindeutig, zum Teil etwas willkürlich vier verschiedenen Gruppen zuordnen (s. 12.1.2.): Kleine rund- bis oval-kernige, große rund- bis oval-kernige, große schwach gelappte und große stark gelappte Zellen. Die mittlere Häufigkeitsverteilung dieser 4 Zelltypen liegt bei 5%:30%:50%:15% (Tabelle 3).

Mit Hilfe der Daten über die totale Knochenmark-Zellularität, die von Donohue et al. (1958) bestimmt wurde, kann zusammen mit den oben angeführten Ergebnissen, die Größe des medullären Promonozyten-Speichers berechnet werden (Meuret, 1974a, b). Bei 9 gesunden Versuchspersonen lagen die Speichergrößen der gepoolten Promonozyten zwischen $4,4—7,8 \times 10^8$ Promonozyten pro kg Körpergewicht (Mittel$=5,8 \times 10^8$, SD$=1,2 \times 10^8$).

12.4.2. DNS-Syntheseaktivität

Die DNS-Syntheseaktivität der Promonozyten wurde aufgrund der ^{3}H-Thymidin-Aufnahme in vitro beurteilt (Meuret, 1974a, b), wobei die Präkursoren zunächst zytochemisch dargestellt und anschließend im Autoradiogramm ausgewertet wurden (Methodik nach Schmalzl et al., 1969b). Der ^{3}H-Thymidin-Markierungsindex und damit die Fraktion der gepoolten DNS-synthetisierenden Promonozyten lag bei gesunden Versuchspersonen im Mittel bei 12% (Tabelle 6). Dies ist wesentlich geringer als die DNS-Syntheseaktivität der zur Proliferation befähigten granulopoetischen (Cronkite u. Vincent, 1969) und erythropoetischer Zellen (Queisser et al., 1971).

Von den kleinen rund- bis ovalkernigen Promonozyten zeigten nur etwa 7% DNS-Syntheseaktivität. Die Fraktion DNS-synthetisierender Zellen stieg über die großen rund- bis ovalkernigen und schwach gelappten Formen bis hin zu den stark gelappten Promonozyten schließlich auf 25% an (Tabelle 6).

Tabelle 6. DNS-Syntheseaktivität von morphologisch identischen Promonozyten im Knochenmark und Monozyten im Blut gesunder Individuen. Als Maß für die DNS-Syntheseaktivität wurde der 3H-Thymidin-Markierungsindex verwendet, der autoradiographisch nach Inkubation der Zellen mit dem Marker bestimmt wurde (Meuret, 1974a, b)

Kernmorphologie monozytopoetischer Zellen	^{3}H-Thymidin-Markierungsindex (%)	
	Knochenmark (Mittel ± SD; N=7)	Blut (Mittel; N=10)
Klein, rund-oval	7,1 ± 5,5	—
Groß, rund-oval	9,7 ± 2,2	3,28
Groß, schwach gelappt	10,1 ± 1,8	0,54
Groß, stark gelappt	24,9 ± 2,5	0,05
Total	12,0 ± 1,8	0,43

12.4.3. DNS-Synthesezeit

Bei einem hämatologisch Gesunden wurden DNS-Synthesezeitbestimmungen der Promonozyten durchgeführt mit der von Hilscher und Maurer (1962) und Wimber und Quastler (1963) beschriebenen Doppelmarkierungstechnik, bei der die Zellen in vivo mit ^{3}H-Thymidin und anschließend in vitro mit ^{14}C-Thymidin markiert wurden (Meuret, 1974a). Bei den großen rund- bis ovalkernigen Promonozyten lag die mittlere DNS-Synthesezeit um 11,4 Std, bei den großen schwach gelappten um 9,8 Std und bei den stark gelappten um 7,7 Std. Die mittlere DNS-Synthesezeit der gepoolten Präkursoren betrug 9,7 Std.

12.4.4. Zell-Geburtsrate im Promonozyten-Kompartment

Gemäß der heutigen Vorstellung über die Organisation hämatopoetischer Zellerneuerungssysteme kann angenommen werden, daß der medulläre Promonozytenspeicher durch einen kontinuierlichen Zustrom mit zur Differenzierung befähigten Vorstufen gespeist wird. Während der Zellpassage durch den Promonozytenspeicher werden durch Reifungsteilungen weitere Zellen „geboren". Der Zellstrom, der ursprünglich in den Promonozytenspeicher einfließt, die „Stammzell-Differenzierungsrate", wird durch die Zellneubildung auf der Promonozytenstufe („Zellgeburtsrate") verstärkt.

Die Zellgeburtsrate im Promonozytenspeicher läßt sich nach einer von Cronkite et al. (1965) angegebenen Formel berechnen:

$$\text{Zellgeburtsrate} = \frac{\text{Zellzahl im Speicher} \times {}^3\text{H-Thymidin Markierungs Index}}{\text{DNS-Synthesezeit}}$$

Zu dieser Berechnung standen die Daten von 7 gesunden Probanden zur Verfügung. Als DNS-Synthesezeit wurde ein Wert von 10 Std eingesetzt. Für den gesamten medullären Promonozytenpool ergaben sich Geburtsraten zwischen 5,1 und $9,5 \times 10^6$ Zellen pro kg Körpergewicht pro Std (Mittel $= 6,8 \times 10^6/$ kg $\times$ h; SD $= 1,7 \times 10^6/$kg $\times$ h).

12.5. Promonozyten bei stimulierter Monozytopoese

Bei 4 Patienten mit chronischen Magen- oder Duodenal-Ulzera wurde der Promonozytenspeicher unmittelbar vor und etwa 15 Std nach Beginn der partiellen Gastrektomie untersucht (Meuret, 1974a, b).

Präoperativ wich der totale medulläre Promonozyten-Pool nicht wesentlich von der Norm ab (Tabelle 7). In der postoperativen Phase nahm er im Mittel um etwa 35% zu.

Die DNS-Syntheseaktivität erreichte schon präoperativ den doppelten Normalwert. Postoperativ nahm sie um etwa 38% weiter zu.

Die DNS-Synthesezeit der stimulierten Promonozyten wurde bei einem Patienten bestimmt, der sich in einem protrahierten septischen Schock befand (Meuret, 1974a). Die mit verschiedenen Methoden durchgeführten Messungen ergaben Werte um 9,5 Std, die mit denen gesunder Probanden übereinstimmten. Daher wurde zur Berechnung der Zellgeburtsrate im Promonozytenspeicher der Patienten, wie unter Normalbedingungen, eine DNS-Synthesezeit von 10 Std eingesetzt. Allerdings konnten v. Furth et al. (1973) bei Swiss-Mäusen zeigen,

Tabelle 7. Promonozyten bei Gesunden und bei 4 Patienten mit Magen- oder Duodenal-Ulzera unmittelbar vor und etwa 15 Studen nach Beginn einer partiellen Gastrektomie (MEURET, 1974a, b)

	Normal	Präoperativ	Postoperativ
Promonozyten im Myelogramm (%)[a]	$4,0 \pm 0,7$	$4,6 \pm 0,4$	$6,2 \pm 0,5$
[3]H-Thymidin markierte Promonozyten (%)	$12,0 \pm 1,8$	$23,4 \pm 4,4$	$32,2 \pm 6,6$
Zellgeburtsrate im Promonozytenspeicher ($\times 10^6$/kg $\times$ h)	$6,8 \pm 1,7$	$15,2 \pm 1,8$	$28,3 \pm 5,0$

[a] Der relative Promonozytenanteil im Myelogramm bezieht sich auf alle kernhaltigen Zellen mit Ausnahme der stab- und segmentkernigen Neutrophilen, die hier nicht berücksichtigt wurden, um den Einfluß der postoperativen Mobilisation der Neutrophilenreserve zu eliminieren.

daß die DNS-Synthesezeit der Promonozyten während der ersten 12 Std der Entzündungsreaktion vorübergehend von 16,2 auf 7,6 Std abfällt und bis zur 24. Std wieder auf den Ausgangswert zurückkehrt.

Die Zellgeburtsrate im Promonozytenspeicher der Patienten erreichte präoperativ, entsprechend der gesteigerten DNS-Syntheseaktivität, etwa den doppelten Normalwert. Postoperativ stiegen die Werte um etwa 86% an, einerseits durch die Zunahme der DNS-Syntheseaktivität und andererseits durch die Vergrößerung des Präkursorenspeichers (Tabelle 7).

Wurden diese Ergebnisse nach den kernmorphologisch unterschiedlichen Promonozytenformen aufgeschlüsselt (Tabelle 8), so zeigte sich, daß die Vergrößerung des Präkursorenspeichers, die Zunahme der Proliferationsaktivität und der Zellgeburtsrate praktisch ausschließlich auf einer Änderung der Verhältnisse bei den kleinen und großen rund- bis ovalkernigen Promonozyten beruhte. Hierbei war der Anstieg der Proliferationsaktivität bei den kleinen Rund- bis Ovalkernigen nahezu doppelt so groß wie bei den großen Promonozyten mit runden oder ovalen Kernen.

Tabelle 8. Ergebnisse der in Tabelle 7 erwähnten Patienten, aufgeschlüsselt nach den verschiedenen Formen der Promonozyten

Kernmorphologie der Promonozyten		Normal	Patienten Präoperativ	Postoperativ	Normal/Präoperativ/ Postoperativ
Klein,	Pool[a]	30,1	42,9	126,1	1/1,4/ 4,2
rund-oval	L.I.[a]	7,1	11,5	23,6	1/1,6/ 3,3
	B.R.[a]	0,15	0,49	2,79	1/3,3/18,6
Groß,	Pool	176,5	171,4	352,5	1/1,2/ 0,0
rund-oval	L.I.	9,7	16,9	31,6	1/1,7/ 3,3
	B.R.	1,67	2,9	11,2	1/1,7/ 6,7
Groß, schwach	Pool	296,9	307,0	238,0	1/1,0/ 0,8
gelappt	L.I.	10,1	21,7	34,5	1/2,2/ 3,4
	B.R.	2,98	6,68	8,23	1/2,2/ 2,8
Groß,	Pool	79,3	139,5	167,8	1/1,6/ 2,1
stark gelappt	L.I.	24,9	38,7	36,6	1/1,6/ 1,5
	B.R.	2,04	5,17	6,09	1/2,2/ 3,0

[a] Promonozyten-Pool ausgedrückt als Promonozyten $\times 10^6$/kg Körpergewicht
L.I. = ^{3}H-Thymidin-Markierungsindex in vitro als Maß für die DNS-Syntheseaktivität der Promonozyten
B.R. = Zellgeburtsrate in den Promonozyten-Kompartments, ausgedrückt als Zellen $\times 10^6$/kg $\times$ h

Aus diesen Beobachtungen können mehrere Schlußfolgerungen gezogen werden:

a) der Promonozytenspeicher des Knochenmarks verfügt über eine Proliferationsreserve, die unter Normalbedingungen nicht utilisiert wird.

b) Die Proliferationsreserve der verschiedenen Promonozytenformen ist unterschiedlich. Sie ist bei den kleinen rund- bis ovalkernigen Promonozyten am größten und nimmt über die großen Rund- bis Ovalkernigen und schwach Gelapptkernigen zu den Formen mit stark gelappten Kernen ab.

c) Relative schwache Entzündungsreize, wie sie z.B. von chronischen Magen- und Duodenal-Ulzera ausgehen, führen zu einer signifikanten Rekrutierung der Proliferationsreserve, die sich auf die verschiedenen Formen der Promonozyten etwa gleichmäßig verteilt (Tabelle 8).

d) Starke und akut auftretende Entzündungsreize, wie sie bei dem experimentellen Modell durch die Operationswunden induziert wurden, werden ohne relevanten Zeitverlust durch eine entsprechend starke Rekrutierung der Proliferationsreserve beantwortet. Bei dieser Rekrutierung wird in zunehmendem Maße auf die Speicher der kleinen und großen rund- bis ovalkernigen Promonozyten zurückgegriffen.

e) Die Modifikation der Zellgeburtsrate im Promonozytenspeicher ist Teil eines Adaptationsprinzips, das eine rasche Anpassung der Monozytenproduktionsrate an den Monozytenbedarf des Organismus ermöglicht.

f) Die Variation der Zellgeburtsrate im Promonozytenspeicher entspricht einer Änderung der Zellteilungsfrequenz dieser Zellen während ihres Aufenthalts im Knochenmark. Als zellkinetische Grundlage hierfür sind in erster Linie zwei Möglichkeiten in Betracht zu ziehen: der Eintritt von G_0-Phase Zellen in den Generationszyklus und/oder die Verkürzung der Zellzykluszeit, vor allem auf Kosten der G_1-Phase (Abb. 15). Für die letztere Möglichkeit spricht eine Verkürzung der Promonozyten-Generationszeit von 29 Std auf 12,8 Std, bei einem Patienten mit septischem Schock (Meuret, 1974a), ähnlich wie sie auch v. Furth et al. (1973) im Tierversuch nachwiesen. Eine Steigerung der Zellgeburtsrate durch Verkürzung der Zellzykluszeit kommt auch bei anderen Zellsystemen vor, wie z.B. nach Stimulation der Granulozytopoese (Cronkite u. Vincent, 1969; Boll u. Fuchs, 1970; Boll et al., 1970).

12.6. Stammzell-zu-Blut-Transitzeit der Monozytopoese

Die Tatsache, daß sowohl Blutmonozyten als auch Promonozyten ^{3}H-Diisopropylfluorophosphat (^{3}H-DFP) in autoradiographisch nachweisbarer Menge aufnehmen und stabil fixieren (Meuret u. Hoffmann, 1973; Meuret et al., 1974b), schien eine Möglichkeit zu bieten, die Stammzell-zu-Blut-Transitzeit der Monozytopoese zu bestimmen. Bei einem hämatologisch Gesunden wurde nach intravenöser Applikation von ^{3}H-DFP das in Abb. 13 dargestellte Verhalten markierter Blutmonozyten beobachtet (Meuret, 1974a). Durch die Injektion von ^{3}H-DFP wurden 84% der Blutmonozyten direkt autoradiographisch nachweisbar markiert. Diese verließen die Blutbahn mit einer Halbwertzeit von 6 Std. Sie wurden ersetzt durch gleichzeitig aus dem Knochenmark ins Blut einströmende Monozyten, die durch eine schwächere DFP-Aufnahme und vorausgegangene Zellteilungen einen mittleren Markierungsindex von nur 47% besaßen. Etwa 40 Std nach der Injektion waren die initial direkt im Blut markierten Monozyten weitgehend aus der Blutbahn verschwunden, so daß sich dann ein Fließgleichgewicht

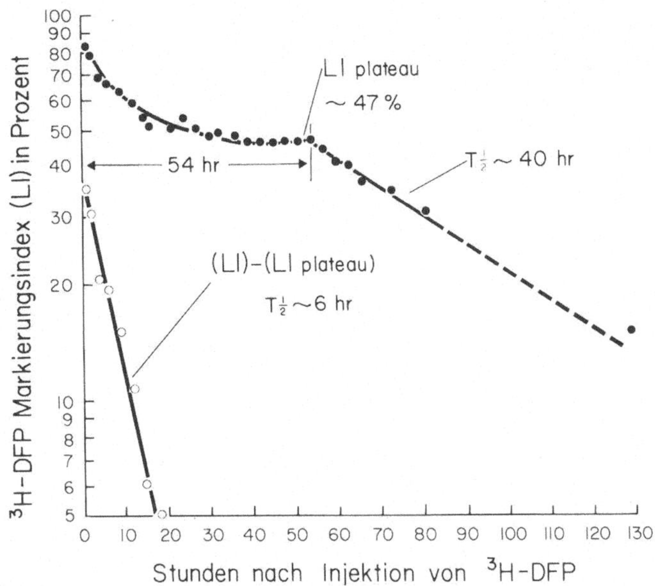

Abb. 13. Verhalten ^{3}H-Diisopropylfluorophosphat (^{3}H-DFP) markierter Blutmonozyten nach intravenöser Applikation des Markers bei einem hämatologisch gesunden Probanden (MEURET, 1974a)

(=Plateau der Kurve) zwischen den aus dem Knochenmark einströmenden und den ins Gewebe emigrierenden markierten Monozyten einstellte. Etwa 54 Std nach ^{3}H-DFP-Injektion endete das Kurvenplateau abrupt und die Markierungsindizes fielen erneut ab. Dieses Verhalten läßt darauf schließen, daß nach 54 Std die Markierungsindizes der vom Knochenmark ins Blut entlassenen Monozyten plötzlich abnahmen. Offenbar dauerte es 54 Std bis die Hauptmasse der im Promonozytenspeicher markierten Zellen die Blutbahn erreicht hatte, d.h. bis die Zellen des Promonozytenspeichers einmal vollständig umgesetzt wurden. Die ermittelte Zeit von 54 Std reflektiert somit näherungsweise die Stammzell-zu-Blut-Transitzeit der normalen menschlichen Monozytopoese.

12.7. Struktur der Monozytopoese

Zusätzliche, für die Strukturanalyse der Monozytopoese erforderliche Befunde, ergab die Anwendung der ^{3}H-Thymidin-Pulsmarkierung (MEURET, 1974a; MEURET et al., 1974c). Hierbei wurde ^{3}H-Thymidin intravenös appliziert um kurzfristig die zum Zeitpunkt der Injektion in DNS-Synthese befindlichen Zellen des Organismus zu markieren. Anschließend traten mehrere Wellen markierter Monozyten auf, die aus dem Knochenmark ins Blut einströmten (Abb. 14). Sie reflektieren die Dauer und Position der ^{3}H-Thymidin-markierbaren Zellzyklusphasen, d.h. der DNS-Synthesephasen im medullären Promonozyten Speicher.

Der führende Rand der ersten Welle markierter Monozyten, die das Blut erreichte, erschien etwa 6 Std nach Injektion von ^{3}H-Thymidin (Abb. 14, t$_1$). Während dieser Zeitspanne durchliefen die markierten Zellen das Ende der DNS-Synthesephase, die prämitotische Ruhephase, die Mitose und die Phase des Zelltransits vom Knochenmark ins Blut. Da diese Zeit für einen zusätzlichen

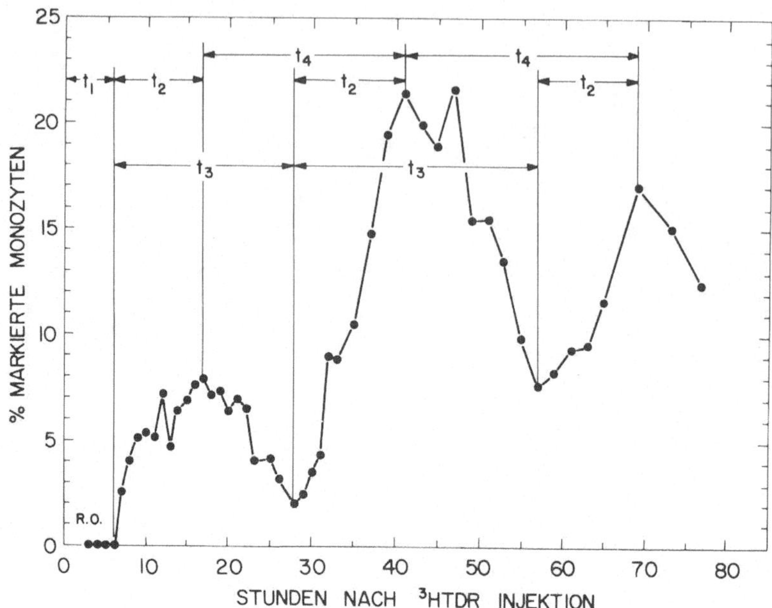

Abb. 14. Einstromcharakteristik markierter Monozyten vom Knochenmark ins Blut nach intravenöser Applikation von 3H-Thymidin (3H-TDR) bei einem hämatologisch gesunden Probanden (Meuret, 1974a)

Aufenthalt in einem nichtproliferierenden Knochenmarkspeicher nicht ausreicht,
kann gefolgert werden, daß die Monozyten direkt aus dem proliferierenden
Promonozytenspeicher ins Blut entlassen werden. Dies entspricht auch Befunden
anderer Autoren, die ähnliche Untersuchungen bei Tieren (Whitelaw, 1966;
Whitelaw et al., 1968; v. Furth u. Cohn, 1968; Volkman, 1970) und beim
Menschen (Fliedner et al., 1961, 1969) durchführten.

Die Dauer der steil ansteigenden Flanken der ins Blut einströmenden Wellen
markierten Monozyten (t_2) entspricht etwa der DNS-Synthesezeit der Promonozyten. Die bei mehreren Probanden ermittelten Werte ergaben einen Durchschnitt bei 11 Std, ähnlich wie auch die mit unabhängigen Methoden bestimmten
DNS-Synthesezeiten (s. 12.4.2.).

Die Intervalle zwischen dem Beginn (t_3) und dem Ende (t_4) zweier aufeinan-
derfolgender Wellen reflektiert näherungsweise die mittlere Zellzykluszeit der
Promonozyten. Die Durchschnittswerte von t_3 und t_4 lagen bei 29 Std.

Die Stammzell-zu-Blut-Transitzeit der Monozytopoese oder die Passagezeit
des Promonozytenspeichers liegt, wie unter 12.6. aufgeführt wurde, bei 55 Std.
Dies entspricht ziemlich genau der Zeit, die für zwei aufeinanderfolgende Promo-
nozyten-Generationszyklen von je 29 Std Dauer erforderlich wäre (Abb. 15).

12.8. Modell der Monozytopoese

Das in Abb. 15 dargestellte Modell der Monozytopoese resultiert aus den unter
12.5. bis 12.7. dargestellten Befunden (Meuret, 1972, 1974a–c):

Ähnlich wie bei den bisher untersuchten Versuchstieren besitzt auch die
menschliche Monozytopoese außer einem Stammzellspeicher lediglich einen Pro-

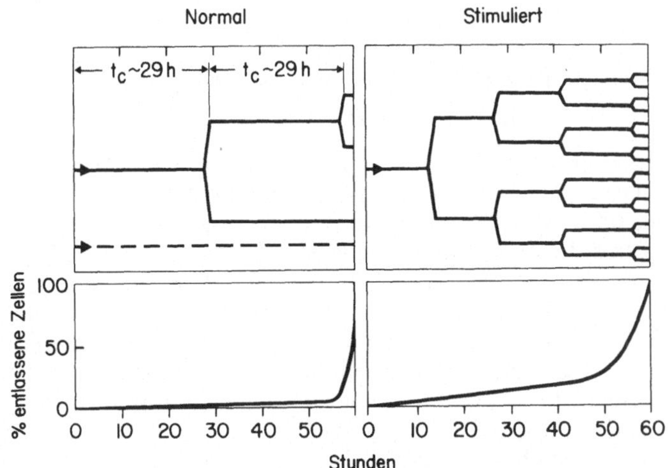

Abb. 15. Modell der menschlichen Monozytopoese (MEURET, 1974 a—c)

liferationsspeicher. Ein Reifungsspeicher oder Reservespeicher wie bei der Granulozytopoese ist nicht vorhanden.

Während ihres Aufenthalts im Proliferationsspeicher durchlaufen die proliferierenden Promonozyten unter Normalbedingungen in der Regel zwei aufeinanderfolgende Generationszyklen mit einer mittleren Dauer von je 29 Std. Die DNS-Synthesezeit der Promonozyten liegt sowohl bei normaler als auch bei stimulierter Monozytopoese bei 10 Std.

Unter Normalbedingungen wird die Proliferationskapazität der Promonozyten nur zum Teil utilisiert. Damit ist der Promonozytenspeicher mit einer Proliferationsreserve ausgerüstet, die bei erhöhtem Monozytenbedarf des Organismus ohne relevante Zeitverzögerung adäquat rekrutiert werden kann.

Die Proliferationsreserve ist zum Teil in einer Promonozytenfraktion mit landauernder postmitotischer Ruhephase (G_1-Phase) verankert. Nicht auszuschließen ist die Existenz von Promonozyten, die das Knochenmark ohne Zellteilungen im Sinne von G_0-Zellen passieren.

Bei stimulierter Monozytopoese führen die Promonozyten während ihrer begrenzten Aufenthaltsdauer im Knochenmark zusätzliche mitotische Zellteilungen durch. Dies wird durch eine Verkürzung der Zellzykluszeit ermöglicht, was wahrscheinlich in erster Linie auf Kosten der G_1-Phase erfolgt. Offen bleibt die Frage, ob durch eine Stimulation auch nichtproliferierende, „schlafende" Promonozyten (G_0-Phase-Zellen) zur Proliferation „erweckt", d.h. in den Zellzyklus „getriggert" werden.

Wie im folgenden Abschnitt gezeigt wird, entläßt das Knochenmark nahezu selektiv diploide Abkömmlinge der Monozytopoese (G_1-Phase Zellen) ins Blut. Neben reifen Monozyten, die stark überwiegen, gelangen auch unreife monozytopoetische Zellen in die Blutbahn, und zwar ist die Möglichkeit des Transits ins Blut prinzipiell bei Promonozyten aller Reifegrade gegeben (MEURET, 1974c). Die Transitwahrscheinlichkeit junger Promonozyten ist jedoch gering; bei über 50 Std alten Promonozyten steigt sie rasch an.

Die Zunahme der Zellneubildungsrate bei der stimulierten Monozytopoese ist immer verbunden mit einer Verschiebung des Zelltransits ins Blut zugunsten unreifer Zellformen — ein Phänomen, das der „Linksverschiebung" bei der Granulozytopoese entspricht.

12.9. Blutmonozyten

12.9.1. Zahl, Formen und funktionelle Charakteristika (Tabelle 9)

Bei gesunden Individuen liegt die Zahl der Blutmonozyten im Mittel bei 400 µl (SD ±100). Es lassen sich 3 Formen unterscheiden (Meuret *et al.*, 1971): rund- bis ovalkernige, schwach gelapptkernige und stark gelapptkernige Blutmonozyten. Das Verhältnis dieser 3 Formen liegt um 1:3:6.

Die rund- bis ovalkernigen Blutmonozyten stellen die unreifste Fraktion monozytopoetischer Zellen dar, die vom Knochenmark ins Blut entlassen wird. Sie sind charakterisiert durch einen vergleichsweise hohen ^{3}H-Thymidin-Markierungsindex, hohe Aktivitäten der Naphthol-AS-D-Chloroazetat-Esterase und -Peroxydase bei niedriger Aktivität unspezifischer Esterasen (z.B. der Naphthol-AS-Azetat-Esterase, Tabelle 9).

Auf der andern Seite handelt es sich bei den gelapptkernigen Blutmonozyten um die reifste Fraktion, mit den niedrigsten ^{3}H-Thymidin-Markierungsindizes, den niedrigsten Aktivitäten der Naphthol-AS-D-Chloroazetat-Esterase und -Peroxydase und der höchsten Aktivität unspezifischer Esterasen.

Blutmonozyten mit schwach ausgepräger Kernlappung nehmen eine Mittelstellung zwischen diesen beiden Gruppen ein.

Äußerst selten kommen unter Normalbedingungen auch Abbauformen von Monozyten im peripheren Blut vor. Ihre mittlere Häufigkeit beträgt 0,6 Zellen pro µl Blut (Bereich 0—1,9/µl, N=8). Sie sind durch homogene, oft zu einzelnen Chromatintropfen zerfallene Kerne und eine intensive Reaktion NaF sensibler unspezifischer Esterasen im Zytoplasma gekennzeichnet. Bei Erkrankungen der Monozytopoese kann ihre Zahl erheblich zunehmen (Meuret *et al.*, 1973).

Bei benigner oder „reaktiver" Monozytose verschiebt sich parallel der Monozytenzahl die Häufigkeitsverteilung der 3 Monozytenformen im Blut auf Kosten der reifen Gelapptkernigen zugunsten der unreifen Rund- bis Ovalkernigen (Abb. 16). Außerdem nimmt der Differenzierungsgrad aller 3 Monozytenformen

Tabelle 9. Zahl und funktionelle Charakteristika der Blutmonozyten unter Normalbedingungen und bei „reaktiver" Monozytose im Rahmen von Infektionen (Mittelwerte). Typ 1 = Blutmonozyten mit großen runden oder ovalen Kernen; Typ 2 = Blutmonozyten mit schwach gelappten Kernen; Typ 3 = Blutmonozyten mit stark gelappten Kernen (Meuret *et al.*, 1971)

	Normal ($\bar{x} \pm$ SD; N = 10)			Monozytose: 1000—1500/µl			Monozytose: 1500—3000/µl		
	Typ 1	Typ 2	Typ 3	Typ 1	Typ 2	Typ 3	Typ 1	Typ 2	Typ 3
Monozytenformen in Prozent	8± 3	34± 8	58 ±10	26	38	36	37	34	29
Monozyten pro µl Blut	28±10	124±45	218±83	304	451	433	746	686	563
^{3}H-Thymidin-Markierungsindex (%)	3,28	0,54	0,05	1,50	1,27	0,28	4,87	4,28	1,65
Naphthol-AS-Azetat-Esterase[a]	73±36	134±26	141± 33	50	128	163	77	138	148
Naphthol-AS-D-chloroazetat-Esterase[a]	128±58	53±21	26± 11	163	94	43	181	108	62
Peroxydase[a]	114±31	68±31	52± 21	93	67	31	106	64	35

[a] Aktivitätsindizes

ab. Dies äußert sich z.B. in einem Anstieg des ^{3}H-Thymidin-Markierungsindex und der Naphthol-AS-D-Chloroazetat-Esterase-Aktivität innerhalb der einzelnen Zellgruppen (Tabelle 9).

12.9.2. Zelltransit vom Knochenmark ins Blut

Die Tatsache, daß menschliche Blutmonozyten zur DNS-Synthese befähigt sind, wurde erstmals von BOND *et al.* (1958) und RUBINI *et al.* (1961) nachgewiesen. Auffallend ist allerdings, daß morphologisch gleichartige monozytopoetische Zellen im Knochenmark eine wesentlich höhere DNS-Syntheseaktivität besitzen als im peripheren Blut (Tabelle 6). Mikrospektrophotometrische DNS-Messungen, die in Kombination mit der autoradiographischen Prüfung der ^{3}H-Thymidinaufnahme in vitro bei gesunden Individuen durchgeführt wurden, zeigten, daß es sich bei 98,43% der Blutmonozyten im diploide, bei 1,40% um intereuploide, DNS-synthetisierende und bei 0,17% um tetraploide Zellen handelt (MEURET, 1974a).

Diese Befunde zeigen, daß das Knochenmark nehezu ausschließlich diploide Zellen in die Blutbahn entläßt. Da diese später als Makrophagen im Gewebe erneut in den Generationszyklus eintreten können, müssen sie als potentiell zur Proliferation befähigte, d.h. als G_1- oder G_0-Phase-Zellen aufgefaßt werden.

Die mittlere Zirkulationsdauer ($=\ln 2/T^1/_2$) der Blutmonozyten beträgt nur etwa 11 Std (MEURET u. HOFFMANN, 1973). Da sich in einer derart kurzen Zeitspanne die funktionellen Charakteristika der Zellen wahrscheinlich nicht relevant verändern, kann angenommen werden, daß die Blutmonozyten im we-

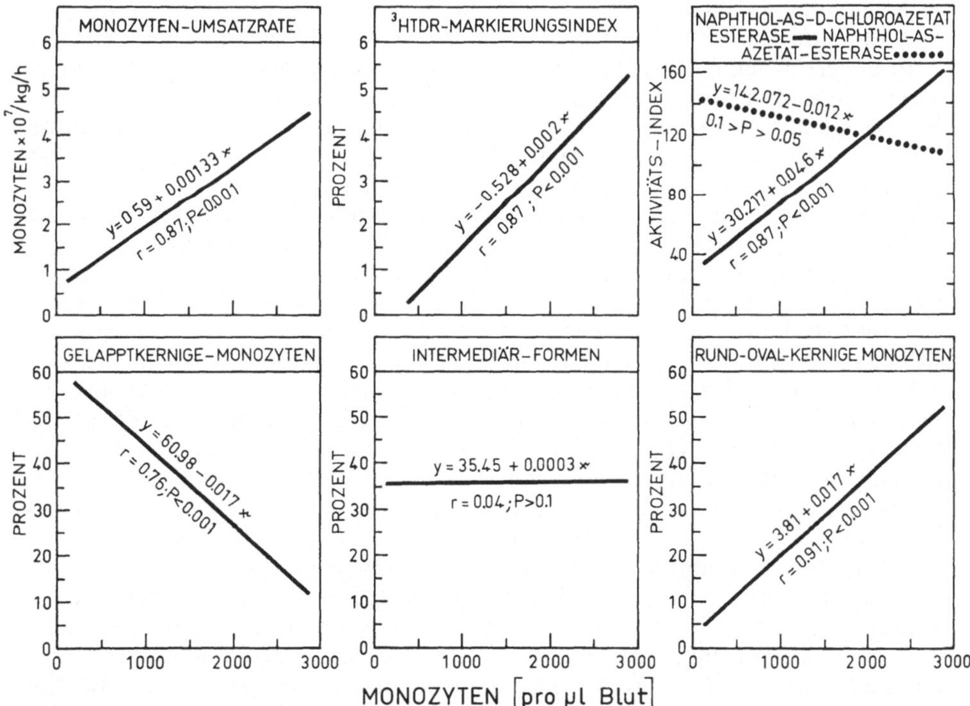

Abb. 16. Zahl der Blutmonozyten in Relation zu verschiedenen funktionellen Parametern. Schematische Darstellung durch Regressionsgeraden (MEURET, 1974a)

sentlichen die Eigenschaften der vom Knochenmark ins Blut einströmenden Zellpopulation reflektieren. Die Monozyten Einstromrate ins Blut entspricht der Monozyten Umsatzrate, die mit der Blutmonozytenzahl positiv korreliert ist (Meuret u. Hoffmann, 1973, Abb. 16). Die funktionellen Parameter der Blutmonozyten, die in Relation (Abb. 16) zur Monozytenzahl bestimmt wurden, können daher auch auf die Monozyteneinstromrate bezogen werden.

Unter diesem Aspekt ergibt sich folgendes Bild: Bei einer normalen Monozyten-Einstromrate von etwa 7×10^6 Zellen/kg $\times$ h gelangen neben einem überwiegenden Anteil reifer Monozyten auch unreifer monozytopoetische Zellen ins Blut. Wie Untersuchungen mit der ^{3}H-Thymidin-Pulsmarkierungstechnik zeigten (Meuret et al., 1974c), haben prinzipiell die monozytopoetischen Zellen aller Reifegrade die Fähigkeit, das Knochenmark zu verlassen. Die Transitwahrscheinlichkeit junger monozytopoetischer Zellen ist gering; sie steigt jedoch bei über 50 Std alten Promonozyten rasch an. Bei stimulierter Monozytopoese verschiebt sich der Zelltransit parallel der Monozyten-Einstromrate — oder, was dem entspricht, parallel der Monozyten-Produktionsrate — zugunsten unreifer monozytopoetischer Zellen.

12.10. Kinetik der Blutmonozyten

Monozyten können in vitro durch Inkubation mit ^{3}H-Diisopropylfluorophosphat (^{3}H-DFP) stabil und ohne Beeinträchtigung ihrer Viabilität markiert werden (Meuret u. Fliedner, 1970). Diese Beobachtung wurde zum Studium der Monozytenkinetik beim Menschen herangezogen. Hierbei wurde eine Modifikation des von Athens et al. (1959, 1961, 1965) zur Untersuchung der Granulozyten-Kinetik eingeführten Verfahrens verwendet: Den Probanden wurde eine bekannte Zahl autologer Monozyten nach der in vitro-Markierung mit ^{3}H-DFP transfundiert. Nach Beendigung der Autotransfusion wurden in geeigneten Intervallen venöse Blutproben entnommen, Leukozytenkonzentrate hergestellt und Objektträgerausstriche angefertigt. In den Autoradiogrammen der Präparate wurden mikroskopisch die Monozyten-Markierungsindizes ermittelt, die zur Bestimmung der Monozyten-kinetischen Parameter dienten.

Schon etwa 5 min nach Beendigung der Autotransfusion hatten sich die markierten Monozyten in einem Pool verteilt, der den zirkulierenden Monozytenpool (ZMP) im Mittel um das 4,5fache überstieg (Meuret u. Hoffmann, 1973). Aufgrund dieser Befunde wurde analog zu den Verhältnissen beim Neutrophilensystem die Existenz eines marginalen Monozytenpools (MMP) postuliert. Das rasche Verschwinden der markierten Monozyten aus dem zirkulierenden in den marginalen Pool während und nach der Autotransfusion wurde als Zeichen eines intensiven Zellaustausches zwischen ZMP und MMP gewertet. Es erschien somit berechtigt, beide Pools als eine zellkinetische Einheit zu betrachten. Diese wurde als totaler Blutmonozytenpool (TBMP) bezeichnet.

Die markierten Monozyten verließen das zirkulierende Blut im Sinne eines Exponentialprozesses (Abb. 17). Häufiger als 1-Komponentenkurven vom Typ A wurden 2-Komponentenkurven vom Typ B beobachtet, die durch einen initial hohen Verlust markierter Zellen gekennzeichnet waren. Es liegen gewisse Hinweise vor, die dafür sprechen, daß die initiale Komponente auf der Elimination von Zellen beruhte, die während der Markierungs- und Transfusions-Prozedur lädiert wurden (Athens et al., 1965; Meuret u. Hoffmann, 1973). Auf der exponentiellen Kurvenkomponente wurde die intravasale Monozyten-Halbwertzeit ($T^1/_2$) abgelesen.

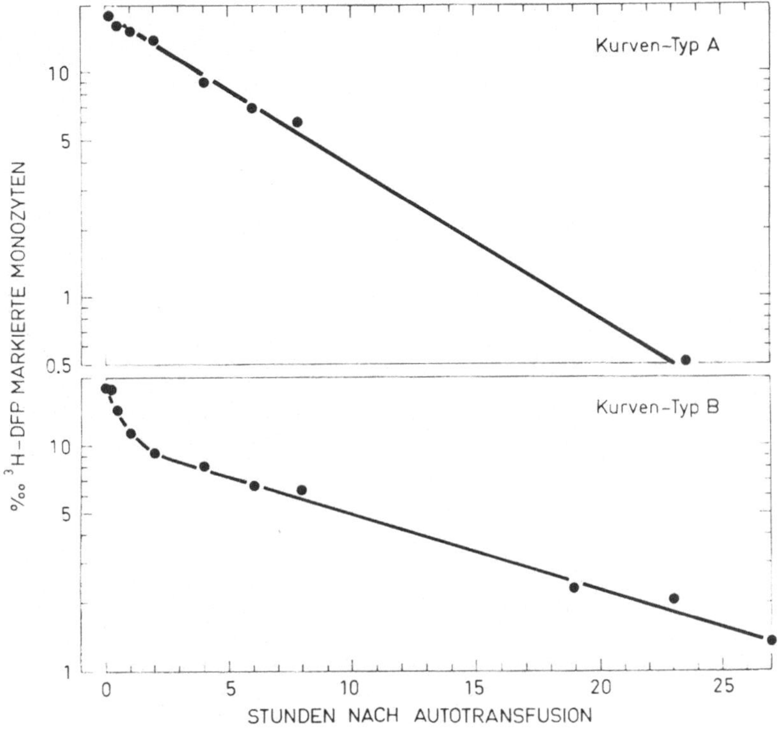

Abb. 17. Abwanderung von ^{3}H-Diisopropylfluoroposphat (^{3}H-DFP) markierten Monozyten aus der Blutbahn bei zwei gesunden Individuen (MEURET u. HOFFMANN, 1973)

Bei gesunden Probanden enthielt TBMP durchschnittlich 80×10^6 Monozyten pro kg Körpergewicht. MMP war im Mittel etwa 3,5mal größer als ZMP. $T^1/_2$ lag bei 8,4 Std. Die mit TBMP und $T^1/_2$ berechnete mittlere Monozyten-Umsatzrate (MUR) lag bei $7,5 \times 10^6$/kg $\times$ h (Tabelle 10).

Außer Gesunden wurde auch eine Gruppe von Patienten untersucht, die meist eine „reaktive" Monozytose aufwiesen. Bei diesen Patienten lag die intravasale Monozyten-Verteilung zwischen ZMP und MMP meist im Normbereich

Tabelle 10. Monozyten-Kinetik bei 8 gesunden Individuen (MEURET *et al.*, 1971)

Parameter	Einheit	Mittel	Bereich	SD
Monozyten	M/ μl	260	136−372	105
ZMP	M $\times 10^9$	1,38	1,0−2,3	0,5
	M $\times 10^7$/kg	1,78	1,0−2,7	0,6
TBMP	M $\times 10^9$	6,42	3,9−12,6	3,1
	M $\times 10^7$/kg	8,13	4,2−14,4	3,1
MMP	M $\times 10^9$	5,04	2,2−10,3	2,8
	M $\times 10^7$/kg	6,35	2,4−11,7	2,8
ZMP ÷ MMP	—	0,33	0,2−0,4	0,2
$T^1/_2$	Stunden	8,4	4,5−10,0	1,9
MUR	M $\times 10^9$/h	0,58	0,3−1,2	0,4
	M $\times 10^7$/h/kg	0,75	0,3−1,4	0,4

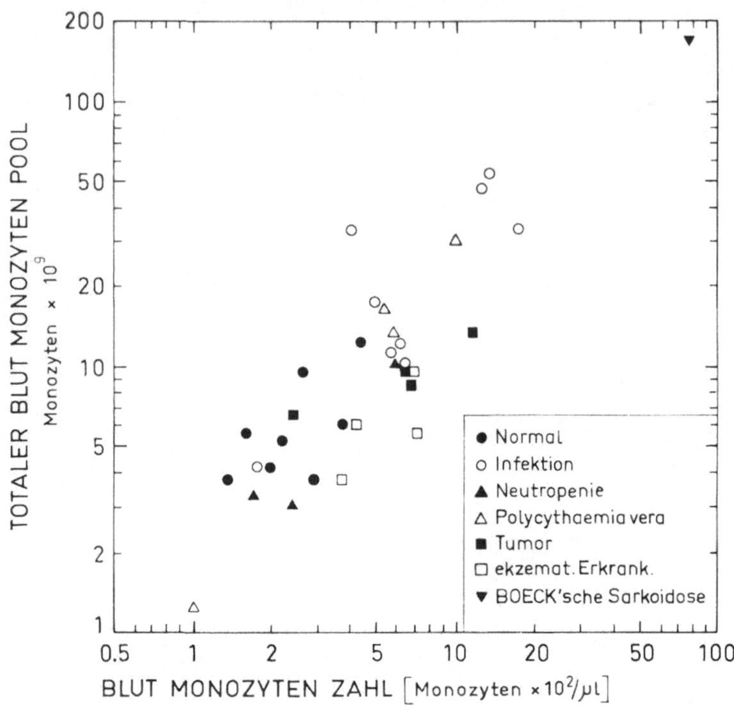

Abb. 18. Beziehung zwischen Blutmonozytenzahl und totalem Blutmonozytenpool (MEURET u. HOFFMANN, 1973)

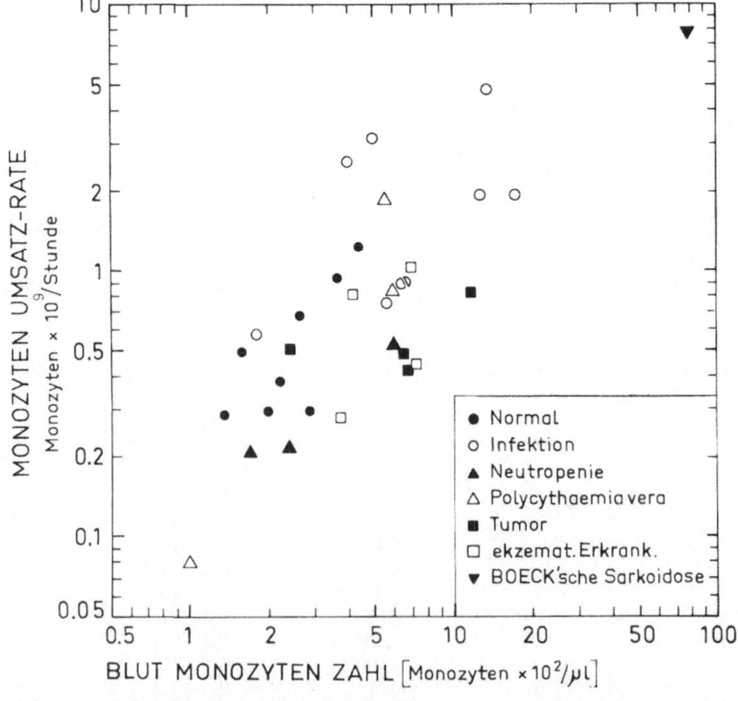

Abb. 19. Beziehung zwischen Blutmonozytenzahl und Monozytenumsatzrate (MEURET u. HOFFMANN, 1973)

oder wich nur wenig davon ab. Bei Monozytose kamen mäßig verlängerte Halbwertzeiten vor, die jedoch 15 Std nicht überschritten. Verkürzte Halbwertzeiten
mit 4 bzw. 3,5 Std wurden bei einer akuten Pyelonephritis und einer Osteomyelofibrose mit Splenomegalie beobachtet.

Die geringe Varianz sowohl der intravasalen Monozytenverteilung als auch
der Halbwertzeit ergaben linear positive Beziehungen zwischen der Blutmonozytenzahl und TBMP einerseits (Abb. 18) und MUR andererseits (Abb. 19).

12.11. Rekrutierung von Makrophagen aus Blutmonozyten im Gebiet entzündlicher Reaktionen

12.11.1. Akute Entzündungen

Zur Analyse der Makrophagen-Rekrutierung aus Blutmonozyten wurden autologe, ^{3}H-DFP markierte Leukozyten transfundiert. Gleichzeitig wurden durch
Abradieren der oberen Epidermisschichten der Haut akute Entzündungsreaktionen ausgelöst (MEURET et al., 1972). Die Exsudatzellen wurden auf Deckgläschen
aufgefangen, die auf den Läsionen fixiert wurden (sog. Hautfenstertechnik nach
REBUCK u. CROWLEY, 1955). Die auf den Deckgläschen anhaftenden Exsudatzellen wurden dann gefärbt und im Autoradiogramm ausgewertet.

Etwa ab der 6. Std nach Beendigung der Autotransfusion markierter Monozyten erschienen auf den Hautfensterpräparaten die ersten Makrophagen die
eine ähnlich intensive und über das gesamte Zytoplasma verteilte Markierung
aufwiesen, wie die transfundierten markierten Monozyten (Abb. 5). Innerhalb
von etwa 2 Tagen nach der Autotransfusion stiegen die Makrophagen-Markierungsindizes auf Werte an, wie sie bei den Blutmonozyten 5 min nach Beendigung der Autotransfusion vorlagen. Diese Befunde sprechen dafür, daß die
Makrophagen der akuten Entzündungsreaktion ausschließlich aus Blutmonozyten rekrutiert werden. Sie stehen im Einklang mit Beobachtungen von SPECTOR
et al. (1965) am Exsudat Fibrin-induzierter Entzündungsreaktionen bei Ratten.
Der gegenüber den Blutmonozyten verzögerte Anstieg der Makrophagen-Markierungsindizes beruhte wahrscheinlich auf der relativ trägen Monozytenimmi-
gration und der Gewebspassage bis zum Erreichen der Deckglasoberfläche (SPEC-
TOR, 1970).

12.11.2. Chronische Entzündungen

Im Rahmen der unter 12.10. erwähnten Monozyten-kinetischen Studien, wurden
auch 4 Patienten mit generalisierten, chronisch ekzematösen Hauterkrankungen
(Neurodermitis, Erythrodermie, allergische Kontaktekzeme) untersucht. Bei 3
dieser Patienten lag die Monozytenumsatzrate im Normbereich, bei dem 4.
überschritt sie die obere Normgrenze nur geringfügig (MEURET et al., 1972).
Aus diesen Befunden kann abgeleitet werden, daß Makrophagenspeicher im
Gewebe der ausgedehnten Entzündungsreaktionen, mit denen diese Erkrankungen einhergingen, in der Lage waren, sich weitgehend unabhängig von der Mono-
zyten-Rekrutierung zu erhalten. Analog zu den Beobachtungen bei tierexperimentellen, chronischen Entzündungsreaktionen (SPECTOR, 1970) kann angenommen werden, daß in den befallenen Hautbezirken Infiltrate von lokal prolifene-
renden Makrophagen und von Makrophagen-Populationen mit hoher Lebenserwartung vorlagen.

12.11.3. Entzündungs-Riesenzellen

Riesenzellen, wie sie in Fremdkörpergranulomen auftreten, mit großer Wahrscheinlichkeit auch Langhanssche Riesenzellen tuberkulöser Granulome, sind Nachfahren von Blutmonozyten (Büchner, 1971; Gillman u. Wright, 1966; Roulet, 1956). Zur Frage ihrer Entstehung liegen einerseits Beobachtungen vor, die für eine Konfluenz von Makrophagen im Entzündungsgebiet sprechen (Büchner, 1971; Maximow, 1927; Roulet, 1956; Silverman u. Shorter, 1963), andererseits ergaben sich auch Hinweise für ihre Entstehung durch amitotische Zellteilung (Büchner, 1971; Leder, 1967; Wurm, 1957). Hautfensterversuche, die während der Autotransfusion von ^{3}H-DFP-markierten Monozyten durchgeführt wurden, ermöglichten es, den Prozeß der Riesenzellentstehung aus Blutmonozyten in subakuten Entzündungsreaktionen direkt zu verfolgen (Meuret et al., 1972). Nachdem zunächst in den ersten Std der Entzündungsreaktionen das Erscheinen einzelner markierter Monozyten auf den Hautfensterpräparaten beobachtet werden konnten, zeigte sich in den folgenden Tagen eine zunehmende Aggregation und Verschmelzung von markierten und unmarkierten Hautfenster-Makrophagen. Auf diese Weise entstanden mehrkernige Zellformationen, in denen individuelle Zellen nicht mehr abgegrenzt werden konnten. Die Silberkornverteilungen über diesen Riesenzellen wiesen alle Übergänge auf zwischen einer strengen Lokalisation über der im Zellkomplex befindlichen, markierten Zelle und einer homogenen Ausbreitung über den gesamten Zytoplasmabezirk der Formation. Zwischenstufen dieser Entwicklung, die den Anfang und das Ende der Zellverschmelzung zeigten, stellten Riesenzellen dar, bei denen die Radioaktivität aus markierten Makrophagen in unmarkierte verschieden weit eingedrungen war. Diese Befunde lieferten somit den direkten Beweis für die Entstehung der Riesenzellen im Gebiet akuter oder subakuter Entzündungsreaktionen durch Makrophagen-Konfluenz. Aufgrund der tierexperimentellen Ergebnisse von Spector (1970) ist anzunehmen, daß die Entstehung der Riesenzellen durch amitotische Zellteilungen vor allem bei mehrere Wochen dauernden, chronischen Entzündungsreaktionen eine Rolle spielt.

12.12. Regulation der Monozytopoese

12.12.1. Regulation der Stammzelldifferenzierungsrate

Bei gesunden Probanden wurden unter extrem standartisierten Bedingungen tägliche Messungen der Monozytenzahlen im zirkulierenden Blut durchgeführt (Meuret et al., 1974a). Die in Abb. 20 dargestellten Ergebnisse zeigen, daß die Blutmonozytenzahlen innerhalb enger Grenzen schwankten, wobei jedoch mehrere Kurvenmaxima zur Darstellung kamen. Diese Maxima erschienen in ziemlich regelmäßigen Intervallen, so daß der Eindruck entstand, daß sich die Monozytenzahlen zyklisch verhalten. Wie in der Abbildung dargestellt, wurde die Periodenlänge der vermuteten Oszillation durch graphische Messung der Zeit zwischen den prominenten Kurvengipfeln bestimmt. Zeitintervalle von 5 Tagen kamen am häufigsten vor; der Bereich der Intervalle lag zwischen 3 und 6 Tagen.

Diese Untersuchungen wurden als Hinweis für die Existenz von Niederamplitudenschwingungen mit Vorherrschen einer 5-Tages-Periodik aufgefaßt. Die Frequenz dieser Oszillation ist damit wesentlich höher als die der Neutrophilen (Periodendauer etwa 20 Tage), der Retikulozyten (Periodendauer etwa 15 Tage)

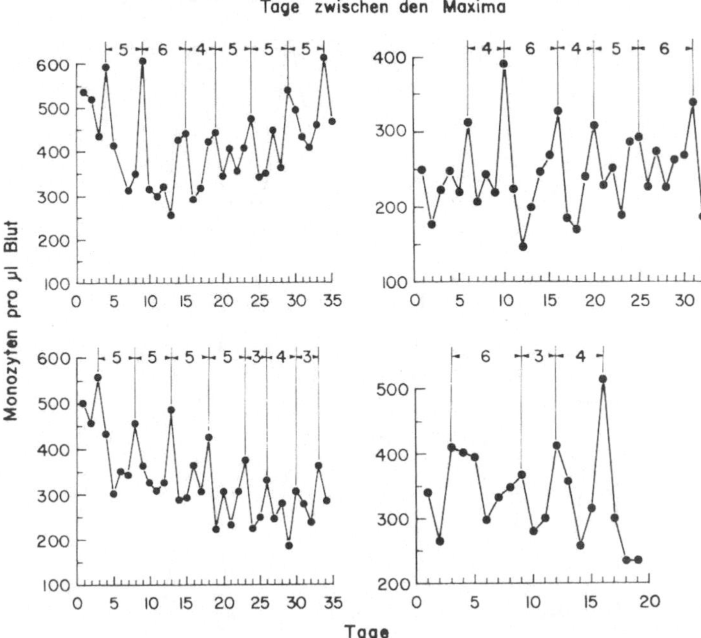

Abb. 20. Oszillation der Monozytenzahlen im Blut bei gesunden Individuen (MEURET *et al.*, 1974a)

und der Thrombozyten (Periodendauer etwa 27 Tage) wie sie von MORLEY (1966, 1969) und MORLEY und STOHLMAN (1969) ermittelt wurde.

MORLEY *et al.* (1970) formulierten und analysierten die Hypothese, daß die Oszillation der Blutzellzahlen durch eine Regelschleife hervorgerufen wird, die zur Steuerung der Haematopoese dient. Gemäß dieser Hypothese nahmen wir für die Monozytopoese eine Regelschleife an, die sich aus folgenden Komponenten zusammensetzte: a) Die Blutmonozytenzahl als kontrollierte Variable. b) Ein rückgekoppeltes Signal, dessen Größe von der kontrollierten Variablen bestimmt wird und das auf Stammzellebene einwirkt, indem es die Stammzelldifferenzierung zu Promonozyten steuert. c) Die Funktion des Regelsystems wird von einem Verzögerungsglied beherrscht, das im wesentlichen der Stammzell-zu-Blut-Transitzeit (etwa 55 Std) entspricht.

Die Gültigkeit dieser hypothetischen Regelschleife für die Monozytopoese wurde durch eine Computer-Simulation eines mathematischen Modells der Schleife geprüft. In dieses Modell wurden alle bisher gemessenen Daten der menschlichen Monozytopoese eingesetzt, wie z.B. die Stammzell-zu-Blut-Transitzeit von 55 Std und die mittlere Halbwertzeit der Monozyten im Blut von 8,4 Std.

Die Ergebnisse der Computer-Simulation sind in der Abb. 21 dargestellt. Sie ergaben eine Oszillation verschiedener Parameter (MEURET *et al.*, 1970):

a) Der Signalstärke welche die Stammzelldifferenzierung zu Promonozyten reguliert; b) der Stammzelldifferenzierungsrate; c) der Monozyteneinstromrate vom Knochenmark ins Blut; und d) eine Oszillation der Blutmonozytenzahl mit einer Periodik von 5,5 Tagen.

Das Ergebnis der Computer-Simulation steht im Einklang mit der beobachteten Periodik der Oszillation bei den Versuchspersonen. Es unterstützt damit

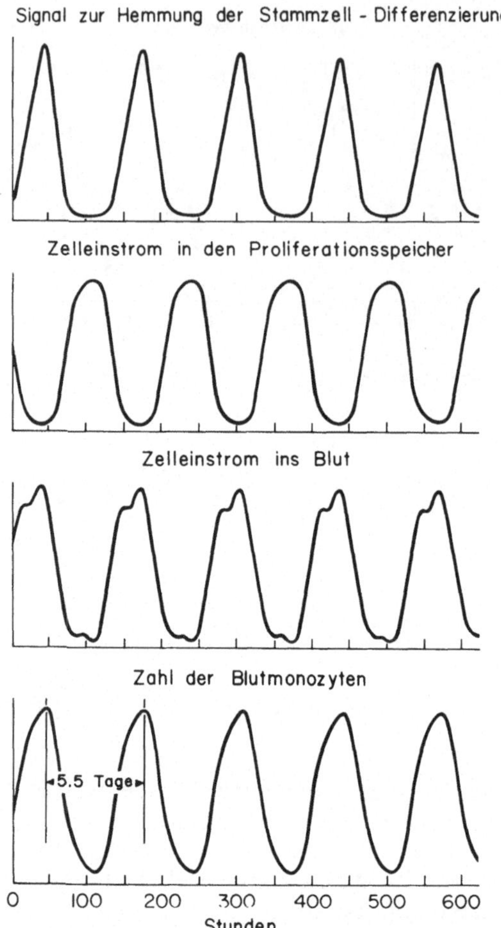

Abb. 21. Ergebnisse der Computer-Simulation eines mathematischen Modells für eine hypothetische Stammzell-Regelschleife der Monozytopoese (Regelschleife 1 in Abb. 23)

die Hypothese der Existenz eines Regelsystems, dessen Signal von den Speichern der reifen Abkömmlinge der Monozytopoese ausgeht und auf Stammzellebene die Monozytenproduktion steuert.

12.12.2. Regulation der Zellgeburtsrate auf Promonozytenebene

Wie unter 12.5. aufgeführt wurde, verfügt das Promonozyten-Kompartment des Knochenmarks über eine Proliferationsreserve, da unter Normalbedingungen die Proliferationskapazität der Promonozyten nur partiell ausgeschöpft wird. Eine Stimulation der Monozytopoese bewirkt eine sofortige und adäquate Utilisation dieser Proliferationsreserve. Innerhalb des Promonozytenspeichers finden dann zusätzliche Zellteilungen statt, welche — unabhängig vom Zellzustrom aus dem Stammzellspeicher — zu einem Anstieg der Monozytenproduktionsrate führen. Auf diese Weise wird die Zellflußrate, die vom Stammzellspeicher in den Proliferationsspeicher einströmt, über das normale Maß hinaus zusätzlich verstärkt.

12.12.3. Regulation des Zelltransits
vom Knochenmark ins Blut

Aus den Untersuchungen, die unter 12.6. geschildert wurden, geht hervor, daß sich der Monozytentransit vom Knochenmark ins Blut zugunsten unreifer Zellformen verschiebt, wenn die Monozytenproduktionsrate zunimmt. Dieser Prozeß entspricht einer Verkürzung der Stammzell-zu-Blut-Transitzeit der monozytopoetischen Zellen. Auch dieser Mechanismus arbeitet ohne relevanten Zeitverlust. Dies zeigt das postoperative Verhalten der Blutmonozyten bei hämatologisch gesunden Patienten, die chirurgischen Eingriffen unterzogen wurden (Abb. 22; MEURET, 1974a). Die Blutmonozytenzahlen verhielten sich etwas unregelmäßig. Sie ließen jedoch keinen Abfall erkennen, wie er aufgrund des gesteigerten Monozyteneinstroms in das Gebiet der akuten Entzündungsreaktionen,

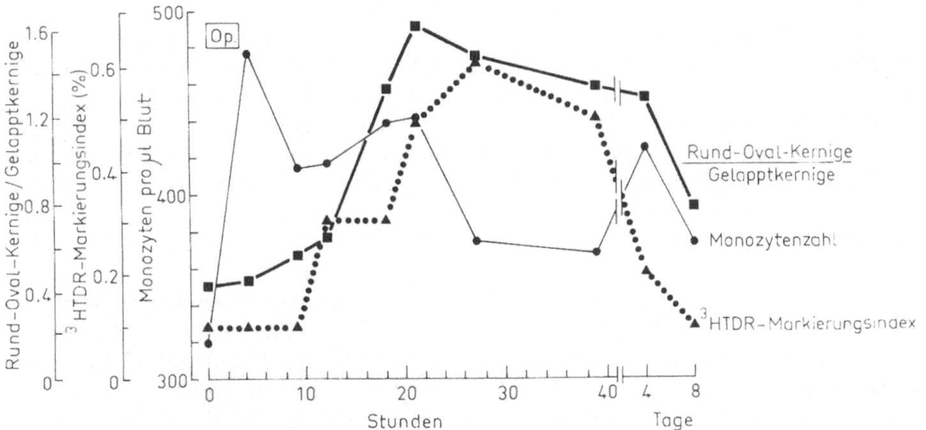

Abb. 22. Zahl, morphologische und funktionelle Eigenschaften der Blutmonozyten bei Patienten nach chirurgischen Eingriffen. Mittelwerte von 4 hämatologisch gesunden Patienten (MEURET, 1974a)

die durch die Operation induziert wurden, hätte erwartet werden müssen. Dies beweist, daß die Monozytenneuproduktion unmittelbar nach Operationsbeginn zunahm. Von der 15. bis zur 25. Std nach Operationsbeginn stieg die Fraktion der unreifen Monozyten mit großen runden bis ovalen Kernen erheblich an, auf Kosten der reifen Monozyten mit gelappten Kernen. Im späteren Verlauf kehrten die Fraktionen dieser beiden Zellen allmählich wieder auf die normalen Ausgangswerte zurück. Die Verschiebung der Zellmorphologie wurde begleitet von einem parallel dazu verlaufenden Anstieg und Abfall der ^{3}H-TDR-Markierungsindizes der Blutmonozyten. Diese Befunde zeigen klar, daß schon etwa 10 Std nach Stimulation der Monozytopoese eine signifikante Verschiebung des Monozytentransits vom Knochenmark ins Blut zugunsten unreifer monozytopoetischer Zellen auftritt.

12.12.4. Modell der Regulation der Monozytopoese

In dem in Abb. 23 wiedergegebenen Regulationsmodell für die Monozytopoese wurde analog dem Modell für die Granulozytopoese von KING-SMITH und MORLEY (1970) als Regelgröße die Blutmonozytenzahl oder der totale Blutmonozyten-

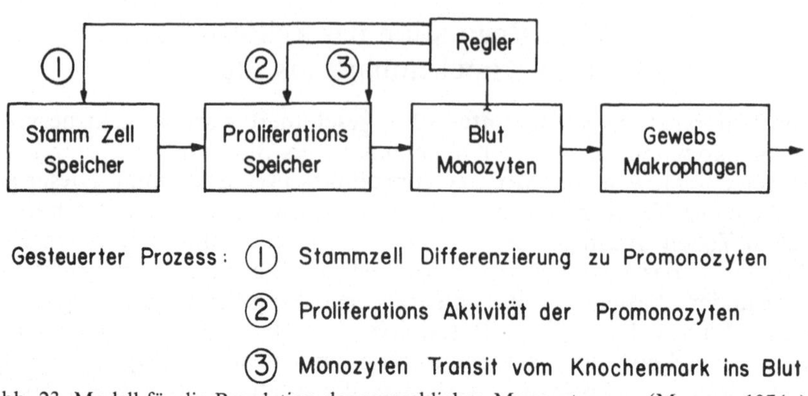

Abb. 23. Modell für die Regulation der menschlichen Monozytopoese (Meuret, 1974a)

pool (TBMP) eingesetzt. Vom Blutmonozyten-Kompartment gehen 3 Regelschleifen aus. Eine dieser Schleifen operiert auf Stammzellebene und kontrollliert die Stammzell-Differenzierung zu Promonozyten. Diese lange Regelschleife ist durch die Stammzell-zu-Blut-Transitzeit mit einer erheblichen Trägheit behaftet. Die zweite Regelschleife ist kürzer. Sie modifiziert die Zahl der Zellteilungen innerhalb des Promonozytenspeichers, und damit den Grad der Verstärkung des vom Stammzellspeicher ausgehenden Zellstroms. Die dritte und kürzeste Schleife kontrolliert den Zelltransit vom Knochenmark ins Blut und variiert auf diese Weise die Knochenmark-Transitzeit der Zellen.

Alle drei Schleifen arbeiten nach dem Prinzip der negativen Rückkopplung. Eine Abnahme des totalen Blutmonozytenpools bzw. eine Zunahme des Monozytenbedarf wird beantwortet durch eine Zunahme der Stammzell-Differenzierungsrate, durch eine Erhöhung der Zellflußratenverstärkung im Promonozytenspeicher und durch eine Verkürzung der Knochenmark-Transitzeit.

Es ist anzunehmen, daß unter Normalbedingungen die Regulation der Monozytopoese in erster Linie über die lange Regelschleife erfolgt, deren Stellglied die Stammzelldifferenzierung darstellt. Die kurzen Regelschleifen stellen Adaptations-Mechanismen dar, die — wahrscheinlich vorwiegend unter pathologischen Bedingungen — eine rasche Anpassung der Monozytenproduktion an den Monozytenbedarf des Organismus gewährleisten.

Alle bisher vorliegenden Befunde sprechen dafür, daß die Regulation der Monozytopoese und der Granulozytopoese auf einem ähnlichen Prinzip beruht. Man kann heute annehmen, daß es sich um eine vorwiegend humorale Regulation handelt (Morley et al., 1971; Metcalf, 1973). Als wahrscheinlichster Mediator der Regulation gilt der Colony-Stimulating-Factor (CSF), der alle geforderten Eigenschaften besitzt: Es handelt sich um eine Gruppe von Makromolekülen, die von Makrophagen gebildet werden können, die in vitro in extrem geringen Konzentrationen auf die Proliferation monozytopoetischer und granulozytopoetischer Zellen einwirken und deren Konzentration in vivo bei Infektion, nach Bestrahlung, Gewebsläsion und Antigen-Injektion ansteigt (Metcalf, 1973).

Neben der Stimulation des determinierten Stammzellspeichers scheint CSF auch die Zelldifferenzierung zu beeinflussen (Moore et al., 1974). Bei niedriger CSF-Konzentration fließen die Vorstufen bevorzugt in das Monozyten-Makrophagen-System ein; bei hoher CSF-Konzentration dagegen gelangen sie bevorzugt in die Granulozytopoese (Abb. 24). Die CSF-Regulation wird möglicher-

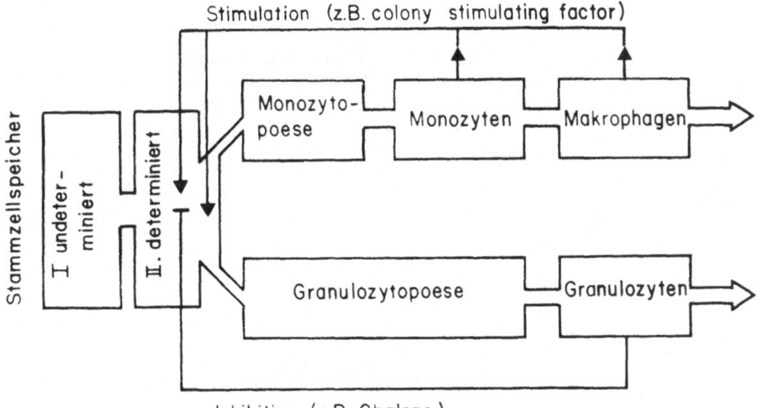

Abb. 24. Konzept der Regulation von Granulozytopoese und Monozytopoese nach MOORE *et al.*
(1974). Der von den Makrophagen gebildete Colony stimulating Factor (CSF) stimuliert die Stamm-
zellproliferation und steuert die Verteilung der Vorstufen zwischen der Differenzierung in Monozy-
ten-Makrophagen und in Granulozyten. Die CSF-Regulation wird durch eine antagonistische Regelschleife stabilisiert, deren humoraler Mediator möglicherweise Chalone darstellen

weise durch eine antagonistische Regelschleife stabilisiert. Als humoraler Träger
des Signals werden Chalone diskutiert. Sie werden von reifen Granulozyten
gebildet und bewirken eine Konzentrations-abhängige Dämpfung der Stammzell-
proliferation (RYTOMAA, 1973).

VAN WAARDE *et al.* (1976) provozierten bei Mäusen eine Peritonitis. Nach
18 Stunden konnte im Serum eine Aktivität nachgewiesen werden mit einem
Molekulargewicht unter 50000, die sowohl eine verstärkte Proliferationsaktivität
der Promonozyten als auch eine Monozytose bewirkte. Damit käme dieser Monozytose induzierende Faktor als Mediator der von uns postulierten kurzen
Regelschleifen in Betracht.

12.13. Zur Pathologie
des Monozyten-Makrophagen-Systems

Im Gegensatz zu den detaillierten Konzepten, die über Erkrankungen der Erythrozytopoese, Granulozytopoese, Thrombozytopoese und Lymphozytopoese
vorliegen, ist das Bild von Erkrankungen des Monozyten-Makrophagen-Systems
noch äußerst lückenhaft. Nachdem jetzt die wesentlichen Fakten der Physiologie
des Systems bekannt sind und leistungsfähige Untersuchungsmethoden zur Verfügung stehen, müßte es möglich sein, einen besseren Einblick auch in dieses
Gebiet zu gewinnen.

Die nosologische Stellung ist heute von nur wenigen Erkrankungen dieses
Systems bekannt. Es wäre daher verfrüht den Versuch einer Klassifizierung
aufgrund pathogenetischer Gesichtspunkte zu wagen. Wir haben jedoch festgestellt, daß sich der vorliegende Fragenkomplex relativ einfach und eindeutig
aufgliedern läßt, wenn man, wie CLINE und GOLDE (1973), von quantitativen
Gesichtspunkten ausgeht und lediglich die Zahl der Promonozyten, der Monozyten und Makrophagen mit dem Normalfall vergleicht (Abb. 25). Diese Methode
läßt sich problemlos auf die Promonozyten des Knochenmarks und Blutmonozyten anwenden. Dagegen ist es nicht möglich, den Speicher der Gewebsmakropha-

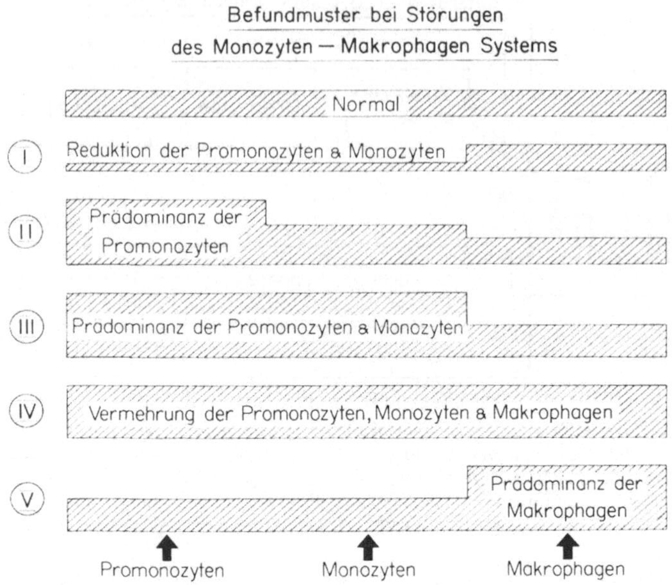

Abb. 25. Muster quantitativer Befunde an Zellen des Monozyten-Makrophagen-Systems unter normalen und pathologischen Bedingungen

gen exakt zu bestimmen, so daß weder eine mäßige Reduktion noch eine mäßige Vermehrung der Makrophagen erkannt werden kann. Derartige Veränderungen können bei der nachfolgenden Einteilung der Erkrankungen des Monozyten-Makrophagen-Systems lediglich grob geschätzt werden. In dem Schema der Abb. 25 fehlen Zustände mit verminderter Makrophagenzahl. Es ist möglich, daß derartige Erkrankungen entweder nicht vorkommen, oder nur unter ganz bestimmten Bedingungen auftreten, wie z.B. nach einer intensiven Ganzkörperbestrahlung vor der Knochenmarktransplantation, oder daß sie sich dem Nachweis entziehen. Eine Makrophagen-Vermehrung stärkeren Grades allerdings läßt sich durch Untersuchung von Biopsie-Präparaten, z.B. der Leber, Lymphknoten, Haut und des Knochenmarks erfassen.

Zum Verständnis der Erkrankungen des Monozyten-Makrophagen-Systems ist es erforderlich, daß man sich von vornherein mit einer Besonderheit vertraut macht, nämlich mit der Tatsache, daß die differenzierten Abkömmlinge der Monozytopoese, die Makrophagen, die Fähigkeit zur Zellteilung besitzen und dadurch relativ unabhängig von der Monozytopoese ihre Speicher erhalten und an die funktionelle Aufgabe adaptieren können. Unter Normalbedingungen wird die Proliferationspotenz der Makrophagen kaum utilisiert. Unter pathologischen Bedingungen kann die Proliferationsaktivität der Makrophagen anwachsen und dazu führen, daß, wie beim ausgedehnten chronischen Ekzem, eine pathologische Ausdehnung der Makrophagenspeicher ohne relevante Rekrutierung von Blutmonozyten über lange Zeit persistiert (Meuret et al., 1972) oder daß, wie bei Histiozytosen, ohne Mitbeteiligung der Monozytopoese, der Organismus mit Makrophagen überladen wird.

Nur ein Teil der in Tabelle 11 erwähnten Zustände kann eindeutig als primäre und isolierte Störung des Monozyten-Makrophagen-Systems aufgefaßt werden, wie dies besonders für Erkrankungen mit metabolisch defekten Makrophagen gilt (Gruppe V, Tabelle 11). Bei anderen Formen treten die Abweichungen des

Tabelle 11. Zur Pathologie des Monozyten-Makrophagen-Systems

I. *Verminderung der Promonozyten und Monozyten (Hypoplasie der Monozytopoese)*
   a) Aplastische Syndrome
   b) Akute Leukämien

II. *Prädominanz der Promonozyten*
   a) Akute Monozytenleukämie (Typ Schilling)
   b) Akute Myelo-monozytäre Leukämie (Typ Naegeli)

III. *Prädominanz der Promonozyten und Monozyten*
   a) Chronische Monozytenleukämie
   b) „Chronisch idiopathische Monozytose"
   c) Chronische oder subakute myelo-monozytäre Leukämie
   d) Juvenile chronisch myeloische Leukämie
   e) Erythro-monozytäre Leukämie
   f) Präleukämische Syndrome
   g) Polycythaemia vera, Osteomyelofibrose, chronisch myeloische Leukämie
   h) Bestimmte Neutropenien: Zyklische Neutropenie, Infantile hereditäre Agranulozytose (KOST-
      MAN), Remissionsphase passagerer Neutropenien

IV. *Vermehrung der Promonozyten, Monozyten und Makrophagen*
   a) Infektionen, Einwirkung von Irritantien
   b) Immunologische Erkrankungen
   c) Maligne Tumoren

V. *Prädominanz der Makrophagen*
Histiozytosen-Lokalisierte Formen
   a) Histiozytose des Knochenmarks (Typ Robb Smith)
   b) Histiozytose des Knochens (= Eosinophiles Granulom)
   c) Histiozytose der Lunge
   d) „Histiozytose der Haut" (z.B. Neurodermitis, Psoriasis vulgaris)
Histiozytosen-Generalisierte Formen
   e) Histiozytosen des Kindes (Typ Abt-Letterer-Siwe)
   f) Generalisiertes eosinophiles Granulom
   g) Histiozytosen des Erwachsenen
Metabolische Defekte der Makrophagen
   h) Defekte mit Substrat-Speicherung: Glucocerebroside (Morbus Gaucher); Sphingomyelin
      (Morbus Niemann Pick); Mucopolysaccharide (M. HURLER); Phosphosphingolipide und
      Glycerosphingolipide („Sea Blue Histiozyte Syndrom") usw.
   i) Gestörte Granula-Bildung (Chediak-Higashi-Syndrom)

Monozyten-Makrophagen-Systems im Rahmen übergeordneter Erkrankungen
auf, die nicht allein auf dieses System beschränkt sind. Dies trifft für aplastische
Syndrome zu, für Leukämien, oder allgemeiner gesagt, für myeloproliferative
Syndrome, für Veränderungen der Stammzellregulation bei Neutropenien, für
die Stimulation der Monozytopoese im Zusammenhang mit Antigenen, Entzündungen, Infektionen und malignen Tumoren.

Geht man von den Symptomen einer Vermehrung bzw. Verminderung bestimmter Zelltypen innerhalb des Systems aus, so lassen sich im wesentlichen
5 Befundsmuster unterscheiden (Abb. 25; Tabelle 11), die im folgenden kurz
erörtert werden sollen.

12.13.1. Verminderung der Promonozyten und Monozyten

Es handelt sich um die Hypoplasie der Monozytopoese. Sie wird ausgelöst
durch Defekte auf Stammzellebene, die mit einer reduzierten Stammezelldifferen-
zierungsrate zu Promonozyten einhergehen. Derartige Störungen (Tabelle 11)
sind in der Regel mit einer ähnlich stark ausgeprägten Hypoplasie der Granulozytopoese gekoppelt. Sie kommen bei aplastischen Syndromen (TWOMEY, 1973),

Strahlen- oder Medikamenten-bedingter Schädigung der Hämatopoese und bei akuten Leukämien vor. Während die Hypoplasie der Monozytopoese obligatorisch mit einer Hypoplasie der Granulozytopoese gepaart ist, kommt umgekehrt die Hypoplasie der Granulozytopoese auch isoliert vor.

12.13.2. Prädominanz der Promonozyten

Eine mehr oder minder isolierte Vermehrung von Promonozyten kommt bei der akuten Monozytenleukämie, Typ Schilling, vor. Die Spielformen dieser Erkrankung differieren durch eine unterschiedliche Zahl von reifen Promonozyten und Monozyten, was auf dem Grad der vorliegenden Differenzierungsstörung beruht. Tritt gleichzeitig eine Prädominanz der Myeloblasten und Promonozyten auf, so liegt das Bild der akuten myelo-monozytären Leukämie, Typ Naegeli, vor.

12.13.3. Prädominanz der Promonozyten und Monozyten

Dieser Gruppe können subakut oder chronisch verlaufende Erkrankungen, mit ausgeprägter Monozytose, zugeordnet werden (Tabelle 11). Problematisch erscheint der Begriff der „chronischen Monozytenleukämie, denn es war trotz Anwendung sehr differenzierter Untersuchungsmethoden nicht möglich, qualitative Veränderungen an den monozytopoetischen Zellen nachzuweisen (Meuret et al., 1974b). Diese Ergebnisse werfen die Frage auf, ob es sich bei der chronischen Monozytenleukämie wirklich um eine Leukämie handelt, oder lediglich um eine abnorm heftige Reaktion der Monozytopoese gegen ein, möglicherweise leukämogenes, Agens. Letzteres könnte schließlich die beschriebene Transformation des Krankheitsbildes in die akute Monozytenleukämie bewirken.

Neben dem als chronische Monozytenleukämie bezeichneten Krankheitsbild, das durch eine extreme Hyperproliferation der Monozytopoese mit extremer Monozytose im peripheren Blut ($>10\,000$ monozytopoetische Zellen pro µl) ausgezeichnet ist, kommen auch chronisch verlaufende Monozytosen mit geringerer Proliferationsaktivität der Monozytopoese vor. Da die Ursache dieser Veränderungen in der Regel nicht geklärt werden kann, bezeichnen wir sie vorläufig als „chronisch idiopathische Monozytosen".

Die sog. chronische Monozytenleukämie und die „chronisch idiopathischen Monozytosen" weisen verschiedene gemeinsame Merkmale auf: a) Beide Krankheitsbilder kommen äußerst selten vor. b) Sie können mit einer Vermehrung der Plasmazellen einhergehen, mit Bildung von Paraproteinen; auch wurde der Übergang dieser Erkrankung in multiple Myelome beobachtet. c) Manchmal treten nicht Infekt-bedingte Fieberschübe auf, die möglicherweise durch Pyrogene verursacht werden, die von Makrophagen abstammen. d) Die Patienten zeigen in der Regel eine Infektdiathese. Bei der chronisch oder subakut verlaufenden myelo-monozytären Leukämie und der juvenilen Form der myeloischen Leukämie liegt eine ähnlich stark ausgeprägte Hyperproliferation der Granulozytopoese und der Monozytopoese vor. Bei der ebenfalls chronisch verlaufenden erythro-monozytären Leukämie umfaßt die Hyperproliferation die (ineffektive) Erythropoese und Monozytopoese. Alle diese Erkrankungen gehen nahezu obligatorisch in akute Leukämien über. Es handelt sich um eine besondere Gruppe präleukämischer Syndrome, die allgemein häufig mit einer Monozytose einhergehen (Linman u. Saarni, 1974).

Bei myeloproliferativen Syndromen wie der Polycythaemica vera, der Osteomyelofibrose und der chronisch myeloischen Leukämie wird die granulozytopoe-

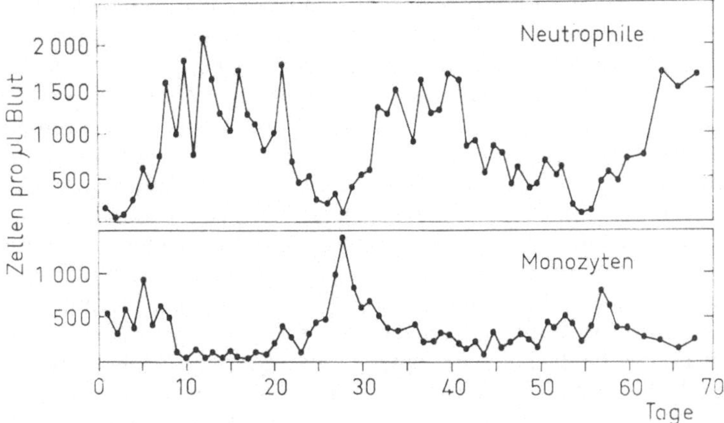

Abb. 26. Oszillation der Neutrophilen- und Monozyten-Zahlen im Blut bei zyklischer Neutropenie (MEURET u. FLIEDNER, 1974)

tische Hyperproliferation oft von einer Hyperproliferation der Monozytopoese mäßigen Grades begleitet, die als Zeichen einer Störung auf Stammzellebene gedeutet wird. Bei der zyklischen Neutropenie oszilliert die Proliferationsaktivität der Monozytopoese synchron und invers zur Proliferationsaktivität der Granulozytopoese (Abb. 26). Die Transplantierbarkeit dieser Erkrankung beweist, daß der Defekt im Stammzellspeicher liegt (WEIDEN et al., 1974). Die Konzentration des „Colony Stimulating Factors" (CSF) im Blut oszilliert parallel zum Monozytenspiegel (DALE et al., 1971; MANGALIK u. ROBINSON, 1973; MOORE et al., 1974). Diese Befunde stimmen mit dem Konzept überein, daß CSF von Monozyten und Makrophagen sezerniert wird und daß CSF in die in vivo-Regulation der Granulozytopoese und Monozytopoese eingreift.

Bei der infantilen hereditären Agranulozytose (Kostman), tritt eine schwere und stabile Neutropenie zusammen mit einer Monozytose auf. In der Remissionsphase von Neutropenien bei reversiblen hämatopoetischen Schäden wird der Neutrophilenanstieg durch eine mehrere Tage vorher auftretende Monozytose angekündigt (MONALDO u. HANLON, 1965): Dieses Phänomen kann in der Regel auf die unterschiedliche Knochenmarktransitzeit zurückgeführt werden, die bei der Monozytopoese nur 2,5 Tage und bei der Granulozytopoese etwa 11 Tage beträgt (CRONKITE u. VINCENT, 1969).

12.13.4. Vermehrung der Promonozyten, Monozyten und Makrophagen

Die Abgrenzung dieser Gruppe von Erkrankungen von den Gruppen III und V (Tabelle 11) ist heute nicht eindeutig möglich, da exakte Daten über den Zellgehalt der Makrophagenspeicher fehlen. Diese Größe kann lediglich indirekt und grob abgeschätzt werden, mit Hilfe des Makrophagengehaltes von Biopsiepräparaten. Es kann angenommen werden, daß die Erkrankungen der Gruppe IV im Einzelfall auch den Gruppen III oder V zugeordnet werden könnten.

Bei den in Gruppe IV aufgeführten Zustände handelt es sich meist um Erkrankungen, bei denen Antigene beteiligt sind. Es handelt sich entweder um exogene Antigene wie bei Infektionen, um Autoantigene wie bei Autoaggressionserkrankungen, oder um Neoantigene wie bei malignen Tumoren.

Im Rahmen der immunologischen Reaktion wird sowohl die Monozytopoese als auch die Makrophagenproliferation stimuliert. Diese Stimulation ist bei bestimmten Erkrankungen besonders stark ausgeprägt. Dies gilt im Falle der Infektion z.B. für die Syphilis, die Malaria, den Thyphus und Brucellosen; im Falle Antigen-induzierter, nicht infektiöser Entzündungen für das Ekzem und bei malignen Tumoren insbesondere für maligne Lymphome (Mathé u. Tubiana, 1973). So fanden wir bei Patienten mit unbehandelter Lymphogranulomatose, unabhängig vom Stadium und vom histologischen Typ, regelmäßig eine mäßig gesteigerte Monozytopoese mit Vermehrung der Promonozyten und deren DNS-Syntheseaktivität. Wesentlich intensiver ausgeprägt waren diese Veränderungen bei der Mycosis fungoides (Meuret et al., 1976), ein malignes Lymphom, dessen natürliche Evolution sich in mehreren Punkten deutlich von anderen malignen Lymphomen unterscheidet: die malignen lymphatischen Zellen infiltrieren zunächst lediglich die oberen Schichten der Haut. Diese Infiltrate, die nicht befallene Haut und die regionalen Lymphknoten sind stark mit Makrophagen durchsetzt. Erst nach einem jahrelangen Verlauf erfolgt die Ausbreitung des Tumors in tiefere Hautschichten und dessen Dissemination in innere Organe. Dies rechtfertigt die Annahme, daß die starke Reaktion des Monozyten-Makrophagen-Systems bei der Mycosis fungoides dazu beiträgt, das Tumorwachstum zu erschweren und daß die Makrophagen eine relativ effektive Barriere gegen die Tumordissemination bilden.

12.13.5. Prädominanz der Makrophagen

Es ist eine Eigenart des Monozyten-Makrophagen-Systems, daß die differenzierten Abkömmlinge, die Makrophagen, aufgrund ihrer Potenz zur Selbstreplikation, ein von der Zellversorgung der Monozytopoese relativ unabhängiges Eigenleben führen können. Dies manifestiert sich besonders deutlich bei Erkrankungen, die mit einer isolierten und exzessiven Makrophagenvermehrung einhergehen. Bei den meisten dieser Syndrome (Tabelle 11) scheint sich außerdem klar abzuzeichnen, daß es sich um primäre Erkrankungen des Monozyten-Makrophagen-Systems handelt. Bei einigen dieser Erkrankungen sind metabolische Defekte der Makrophagen bekannt. Diese funktionellen Störungen scheinen eine Makrophagen-Proliferation zu induzieren und führen auf diese Weise zu einer Makrophagen-Akkumulation im Organismus. Bei den übrigen Erkrankungen dieser Gruppe, den Histiozytosen (Tabelle 11), sind keine zur Deutung der Pathogenese verwertbaren Ergebnisse bekannt.

Die Histiozytosen können in zwei verschiedenen Erscheinungsformen auftreten: Sie sind entweder auf bestimmte Organe lokalisiert, „lokalisierte Formen", oder sie befallen nahezu den gesamten Organismus, „generalisierte Formen". Die lokalisierten Formen können bei bestimmten Syndromen, z.B. beim eosinophilen Granulom, im Krankheitsverlauf allmählich in generalisierte Formen übergehen.

Das gemeinsame Symptom dieser nosologisch wahrscheinlich äußerst verschiedenartigen Erkrankungen sind besonders stark ausgeprägte Gewebsinfiltrationen mit Makrophagen (die, wenn die beteiligten Zellen kein gespeichertes Material im Zytoplasma zeigen, vom Pathologen in der Regel als Histiozyten-Infiltrationen bezeichnet werden). Diese Infiltrate sind häufig, vor allem bei chronisch verlaufenden Krankheitsformen, mit Eosinophilen durchsetzt. Besonders auffallend ist das gleichzeitige Vorkommen beider Zellarten beim eosinophilen Granulom.

Zytologisch unterschieden sich die bei den verschiedenen Erkrankungen vorkommenden Makrophagen durch den Grad der Substratspeicherung. Bei akuten Histiozytosen ist die Substratspeicherung in der Regel sehr schwach ausgeprägt, bei chronischen Formen dagegen wesentlich stärker. Bei den als „Speicherkrankheiten" bezeichneten Formen, Morbus Gaucher, Niemann-Pick, Hurler usw., liegt eine exzessive Substratspeicherung vor, die dazu führt, daß die als „Schaumzellen" imponierenden Makrophagen Durchmesser von über 100 µ erreichen. Die zur pathologischen Speicherung führenden metabolischen Defekte scheinen im wesentlichen darin zu bestehen, daß bestimmte Substrate, die vom Makrophagen durch Pinozytose aufgenommen werden, von der Zelle nicht katabolisiert und sezerniert werden können (Übersichtsarbeiten: HERS, 1965; BRADY, 1972; DOSIK et al., 1972; DOUGLAS u. SAWITSKY, 1972; GOTTFRIED, 1972; GROOVER et al., 1972; KOLODNY, 1972; NITOWSKY, 1972; SAWITSKY et al., 1972; SILVERSTEIN u. ELLEFSON, 1972; VOLK et al., 1972). Beim Chediak-Higashi-Syndrom äußert sich der metabolische Defekt in einer Störung der Granulabildung, die hier jedoch sowohl die Granulozytopoese als auch die Monozytopoese betrifft.

In die Gruppe der lokalisierten Histiozytosen wurden in Tabelle 11 auch Hauterkrankungen unbekannter Genese eingereiht, die, wie z.B. die Neurodermitis und die Psoriasis vulgaris, durch „idiopathische" und chronisch entzündliche Effloreszenzen charakterisiert sind, wobei im zellulären Infiltrat des Reaktionsgebietes Makrophagen vorherrschen (BRAUN-FALCO u. BURG, 1970a, b).

12.13.6. Histiozytosen — Maligne Lymphome

Bei malignen Erkrankungen des lymphatischen Systems können im lymphatischen Gewebe Zellen auftreten, die wesentlich größer sind als die üblichen Lymphozyten. Diese Zellen wurden früher als atypische Retikulumzellen oder Histiozyten aufgefaßt. Dies erklärt Krankheitsbezeichnungen wie: lympho-histiozytäre- oder histiozytäre Formen maligner Lymphome; Lymphoretikulosarkom; Retikulosarkom; Retikulose; Retikuloendotheliose usw. Nachträglich wurde jedoch mit Hilfe zytochemischer Studien und anderer Untersuchungen zur funktionellen Charakterisierung dieser Zellen gezeigt, daß es sich nahezu ausschließlich um Abkömmlinge des lymphatischen Systems handelt. Die im Infiltrat maligner Lymphome eher selten vorkommenden Histiozyten sind durch einfache morphologische Untersuchungen nicht von den großen lymphatischen Zellen zu unterscheiden. Diesen Ergebnissen kann entnommen werden, daß sich Begriffe wie Lymphoretikulosarkom, Retikulose, Retikulosarkom, usw. praktisch ausschließlich auf maligne Lymphome beziehen, die durch das mehr oder minder häufige Vorkommen von großen lymphatischen Zellen gekennzeichnet sind. Akut verlaufende Histiozytosen, vor allem des Erwachsenen, können zwar ebenfalls unter diesen Diagnosen geführt werden, sie sind jedoch äußerst selten. Die Existenz der Retikulose im Sinne einer malignen Systemerkrankung, die sich ausschließlich auf Retikulumzellen bezieht, die weder dem lymphati-. schen- noch dem Monozyten-Makrophagen-System zuzuordnen sind, ist damit fragwürdig geworden.

Literatur

ABRAMSON, N., LO BUGLIO, A.F., JANDL, J.H., COTRAN, R.S.: The interaction between human monocytes and red cells. Binding characteristics. J. exp. Med. 312, 1191 (1970).
ACTON, J.D., MYRVIC, Q.N.: Production of interferon by alveolar macrophages. J. Bact. 91, 2300 (1966).

Alexander, P., Fairley, G.H.: The allergic response in malignant disease. In: Clinical Aspects of Immunology (P.G.H. Gell, R.R.A. Coombs, Eds.), vol. 2. Oxford: Blackwell 1968.

Allison, F., Smith, M.R., Wood, W.B.: Studies on the pathogenesis of acute inflammation. I. The inflammatory reaction to thermal injury as observed in the rabbit ear chamber. J. exp. Med. **102**, 655 (1955).

Asamer, H., Schmalzl, F., Braunsteiner, H.: Der immunzytologische Lysozymnachweis in menschlichen Blutzellen. Acta haemat. **41**, 49 (1969).

Aschoff, L.: Ein Beitrag zur Lehre von den Makrophagen auf Grund von Untersuchungen des Herrn Dr. Kiyono. Verh. dtsch. path. Ges. 16. Tagung, S. 107 (1913).

Aschoff, L.: Das reticuloendotheliale System. Ergebn. inn. Med. Kinderheilk. **26**, 1 (1924).

Askonas, B.A., Rhodes, J.M.: Immunogenicity of antigen-containing ribonucleic acid preparations from macrophages. J. exp. Med. **127**, 915 (1968).

Athens, J.W., Haab, O.P., Raab, S.O., Maurer, A.M., Ashenbrucker, H., Cartwright, G.E., Wintrobe, M.M.: Leukocyte kinetic studies. IV. The total blood, circulating and marginal granulocyte pools and the granulocyte turnover rate in normal subjects. J. clin. Invest. **40**, 989 (1961).

Athens, J.W., Maurer, A.M., Ashenbrucker, H., Cartwright, G.E., Wintrobe, M.M.: Leukokinetic studies. I. A method for labeling leukocytes with diisopropylfluorophosphate DFP^{32}. Blood **14**, 303 (1959).

Athens, J.W., Raab, S.O., Haab, O.P., Boggs, D.R., Ashenbrucker, H., Cartwright, G.E., Wintrobe, M.M.: Leukocyte kinetic studies. X. Blood granulocyte kinetics in chronic myelocytic leukemia. J. clin. Invest. **44**, 765 (1965).

Avioli, L.V., Lasersohn, J.T., Lopresti, J.M.: Histiocytosis X (Schüller-Christian disease) a clinico-pathological survey, review of ten patients and the result of prednisone therapy. Medicine **42**, 119 (1963).

Axline, S.G.: Functional biochemistry of the macrophage. Sem. Hemat. **7**, 142 (1970).

Baehner, R.L., Johnston, R.B., jr.: Monocyte function in children with neutropenia and chronic infections. Blood **40**, 31 (1972).

Balner, H.: Identification of peritoneal macrophages in mouse radiation chimeras. Transplantation **1**, 217 (1963).

Bandmann, H.J.: Beitrag zur Histopathologie allergischer epicutaner Testreaktionen. Hautarzt **11**, 258, 310, 355, 393 (1960).

Bandmann, H.: Monozyten bei experimentellem Kontaktekzem. Hautarzt **18**, 122 (1967).

Ben-Ishay, H., Zlotnick, A.: The cellular origin of amyloid. Israel J. med. Sci. **4**, 987 (1968).

Bennett, W.E., Cohn, Z.A.: The isolation and selected properties of blood monocytes. J. exp. Med. **123**, 145 (1966).

Bertalanffy, F.D.: Respiratory tissue: Structure, histopathology, cytodynamics. Part I. Review and basic cytomorphology. Part II. New approaches and interpretations. Int. Rev. Cytol. **16**, 233 and **17**, 213 (1964).

Bessis, M.C., Bréton-Gorius, J.: Ferritin and ferruginous micelles in normal erythroblasts and hypochromic hypersideremic anemias. Blood **14**, 423 (1959).

Bloom, W.: The origin and nature of the monocyte. Folia haemat. (Lpz.) **37**, 1 (1928a).

Bloom, W.: The relationship between lymphocytes, monocytes and plasma cells. Folia haemat. (Lpz.) **37**, 63 (1928b).

Bloom, W.: Über die Monozytenfrage. Klin. Wschr. **8**, 481 (1929).

Bloom, B.R., Bennett, B.: Mechanism of a reaction in vitro associated with delayed-type hypersensitivity. Science **153**, 80 (1966).

Bloom, B.R., Bennett, B.: Macrophages and delayed-type hypersensitivity. Sem. Hemat. **7**, 215 (1970).

Boak, J.L., Christie, G.H., Ford, W.L., Howard, J.G.: Pathways in the development of liver macrophages: alternative precursors contained in populations of lymphocytes and bone marrow cells. Proc. Roy. Soc. B. **169**, 307 (1968).

Bodel, P.T., Atkins, E.: Release of endogenous pyrogen by human monocytes. New Engl. J. Med. **276**, 1002 (1967).

Boll, I.: Morphologische phasenkontrast-kinematographische Studien zum Verhalten von Knochenmark und Blutzellen in vitro. VIII. Das Monozyten-System beim Menschen. Blut **28**, 8 (1974).

Boll, I.T.M., Fuchs, G.: A kinetic model of granulocytopoiesis. Exp. Cell Res. **61**, 147 (1970).

Boll, I.T.M., Mersch, G.F.M., Mersch, F.: Morphological aspects of the kinetically inactive human neutrophilic granulocytopoiesis. Proc. Soc. exp. Biol. Med. **135**, 188 (1970).

Bond, V.P., Cronkite, E.P., Fliedner, T.M., Schork, P.: Desoxyribonucleic acid synthesizing cells in peripheral blood of normal human beings. Science **128**, 202 (1958).

Bothwell, T.H., Finch, C.A.: Iron Metabolism. Boston: Little, Brown & Co. 1962.

Bowden, D.H., Adamson, J.Y.R., Grantham, W.G., Wyatt, J.P.: Origin of the lung macrophage. Evidence derived from radiation injury. Arch. Path. **88**, 540 (1969).

BOWDEN, D.H., DAVIES, E., WYATT, J.P.: Cytodynamics of pulmonary alveolar cells in the mouse. Arch. Path. **86**, 667 (1968).

BRADLEY, T.R., METCALF, D.: The growth of mouse bone marrow cells in vitro. Aust. J. exp. Biol. med. Sci. **44**, 287 (1966).

BRANDT, L., SVENSSON, B.: Stimulation of macrophage phagocytosis by clofazimine. Scand. J. Haemat. **10**, 261 (1973).

BRADY, R.O.: Biochemical and metabolic basis of familial spingolipidoses. Sem. Hemat. **9**, 273 (1972).

BRAUN-FALCO, O., BURG, G.: Das entzündliche Infiltrat bei Psoriasis vulgaris. Eine cytochemische Untersuchung. Arch. clin. exp. Derm. **236**, 297 (1970a).

BRAUN-FALCO, O., BURG, G.: Histochemische und cytochemische Untersuchungen bei der allergischen DNCB-Kontaktdermatitis des Meerschweinchens. Arch. klin. exp. Derm. **239**, 307 (1970b).

BRAUNSTEINER, H., SCHMALZL, F.: Étude cytochimique des monocytes. Mise en évidence d'une estérase caractéristique. Nouv. Rev. franc. Hémat. **8**, 289 (1968).

BRÜCHER, H.: The monocytes. In: The Physiology and Pathology of Leukocytes (E. BRAUNSTEINER, D. ZUCKER-FRANKLIN, Eds.), p. 91. New York-London: Grune and Stratton 1962.

BRUNNER, K.T., MAUEL, J., CEROTTINI, J.C., RUDOLF, H., CHAPUIS, B.: In vitro studies of cellular and humoral immunity induced by tumor allografts. In: Immunopathology, 5th Int. Symp. (R. GRABAR, P. MIESCHER, Eds.). Basel: Schwabe 1968.

BÜCHNER, TH.: Entzündungszellen im Blut und im Gewebe. Veröffentlichungen aus der morphologischen Pathologie. **Heft 86**. Stuttgart: Fischer 1971.

BÜCHNER, TH., JUNGE-HÜSLING, G., WAGNER, H., MÜLLER, V.ST., HAUSS, W.H.: Zur hämatogenen Herkunft von Zellen des Granulationsgewebes. (Zellkinetische autoradiographische Studie am Fremdkörpergranulom und der Wundheilung bei der Ratte.) Verh. dtsch. Ges. inn. Med. **76**, 514 (1970).

BYERS, S.O.: Lipids and the reticuloendothelial system. Ann. N.Y. Acad. Sci. **88**, 240 (1960).

CARREL, A., EBELING, A.H.: The fundamental properties of the fibroblast and the macrophage. II. The macrophage. J. exp. Med. **44**, 285 (1926).

CHERVENICK, P.A., LO BUGLIO, A.F.: Human blood monocytes: stimulators of granulocyte and mononuclear colony formation in vitro. Science **178**, 164 (1972).

CLENDENNING, W.E., BRECHER, G., VAN SCOTT, E.J.: Mycosis fungoides. Relationship to malignant cutaneous reticulosis and the Sézary syndrome. Arch. Derm. **89**, 785 (1964).

CLIFF, J.W.: The behaviour of macrophages labelled with colloidal carbon during normal healing in rabbit ear chambers. Quart. J. exp. Physiol. **51**, 112 (1966).

CLINE, M.J.: Bactericidal activity of human macrophages: analysis of factors influencing the killing of listeria monocytogenes. Infect. Immunity **2**, 156 (1970a).

CLINE, M.J.: Monocytes and macrophages: Differentiation and function. In: Formation and Destruction of Blood Cells (T.J. GREEWALD, G.A. JAMIESON, Eds.), p. 222. Philadelphia: Lippincott 1970b.

CLINE, M.J.: Leukocyte function in inflammation: the ingestion, killing, and digestion of microorganisms. Ser. Haemat. **3**, 3 (1970c).

CLINE, M.J.: Drug potentiation of macrophage function. Infect. Immunol. **2**, 601 (1970d).

CLINE, M.J.: Biochemistry and function of monocytes and macrophages. In: Hematology (W.J. WILLIAMS, E. BEUTLER, A.J. ERSLEV, R.W. RUNDLES, Eds.), p. 741. McGraw-Hill 1972.

CLINE, M.J.: Defective mononuclear phagocyte function in patients with myelomonocytic leukemia and in some patients with lymphoma. J. clin. Invest. **52**, 2185 (1973a).

CLINE, M.J., GOLDE, D.W.: A review and reevaluation of the histiocytic disorders. Amer. J. Med. **55**, 49 (1973b).

CLINE, M.J., LEHRER, R.I.: Phagocytosis by human monocytes. Blood **32**, 423 (1968).

CLINE, M.J., METCALF, D.: Cellular differentiation in a murine myelomonocytic leukemia. Blood **39**, 771 (1972).

COHEN, A.B., CLINE, M.J.: The human alveolar macrophage: Isolation, cultivation in vitro and studies of morphologic and functional characteristics. J. clin. Invest. **50**, 1390 (1971).

COHN, Z.A.: The structure and function of monocytes and macrophages. Advanc. Immunol. **9**, 163 (1968).

COHN, Z.A., BENSON, B.: The differentiation of mononuclear phagocytes. Morphology, cytochemistry and biochemistry. J. exp. Med. **121**, 153 (1965a).

COHN, Z.A., BENSON, B.: The in vitro differentiation of mononuclear phagocytes. I. The influence of serum on granule formation, hydrolase production, and pinocytosis. J. exp. Med. **121**, 835 (1965b).

COHN, Z.A., BENSON, B.: The in vitro differentiation of mononuclear phagocytes. III. The reversibility of granule and hydrolytic enzyme formation and the turnover of granule constituents. J. exp. Med. **122**, 455 (1965c).

COHN, Z.A., HIRSCH, J.G., FEDORKO, M.E.: The in vitro differentiation of mononuclear phagocytes. V. The formation of macrophage lysosomes. J. exp. Med. **123**, 757 (1966).

COHN, Z.A., WIENER, E.: The particulate hydrolases of macrophages. I. Comparative enzymology, isolation, and properties. J. exp. Med. **118**, 991 (1963).

CRONKITE, E.P., FLIEDNER, T.M., STRYCKMANS, P., CHANANA, A.D., CUTTNER, J., RAMOS, J.: Flow patterns and rates of human erythropoiesis and granulocytopoiesis. Ser. Haemat. **5**, 51 (1965).

CRONKITE, E.P., VINCENT, P.C.: Granulocytopoiesis. Ser. Haemat. **2**, 3 (1969).

CROSBY, W.H., SHEEKY, T.W.: Hypochromic iron-loading anaemia: studies on iron and haemoglobin metabolism by means of vigorous phlebotomy. Brit. J. Haemat. **6**, 56 (1960).

DACIE, J.V.: The Hemolytic Anaemias. Congenital and Aquired. Part I. The Congential Anaemias. New York: Grune & Stratton 1960.

DAEMS, W.T., BREDEROO, P.: The fine structure of mononuclear phagocytes as revealed by freeze-etching. In: Mononuclear Phagocytes (R. v. FURTH, Ed.). Oxford-Edinburgh: Blackwell 1970.

DALE, D.C., BROWN, C.H., CARBONE, P., WOLFF, S.M.: Cyclic urinary leukopoietic activity in grey collie dogs. Science **173**, 152 (1971).

DANNENBERG, A.M., JR.: Cellular hypersensitivity and cellular immunity in the pathogenesis of tuberculosis: Specifity, systemic and local nature, and associated macrophage enzymes. Bact. Rev. **32**, 85 (1968).

DAY, A.J.: Lipid metabolism by macrophages and its relation to atherosclerosis. Advanc. Lipid. Res. **5**, 185 (1967).

DONOHUE, D.M., REIFF, R.H., HANSON, M.L., BETSON, Y., FINCH, C.A.: Quantitative measurement of erythrocytic and granulocytic cells of the marrow and blood. J. clin. Invest. **37**, 1571 (1958).

DOSIK, H., ROSNER, F., SAWITSKY, A.: Acquired lipidosis: Gaucher-like cells and „blue cells" in chronic granulocytic leukemia. Sem. Hemat. **9**, 309 (1972).

DOUGLAS, S.D., SAWITSKY, A.: Conclusions: The lipidoses as possible lysosomal diseases or disorders of the vacuolar apparatus. Sem. Hemat. **9**, 451 (1972).

DE DUVE, C., WATTIAUX, R.: Functions of lysosomes. Amer. Rev. Physiol. **28**, 435 (1966).

EBERT, R.H., FLOREY, H.W.: The extravascular development of the monocyte observed in vivo. Brit. J. exp. Path. **20**, 342 (1939).

EHRENREICH, B.A., COHN, Z.A.: The uptake and digestion of iodinated human serum albumin by macrophages in vitro. J. exp. Med. **126**, 941 (1967).

EHRLICH, P.: Über die Bedeutung der neutrophilen Körnung. In: Farbenanalytische Untersuchungen zur Histologie und Klinik des Blutes. Gesammelte Mitteilungen (P. EHRLICH, Hrsg.). Berlin: Hirschwald 1891.

ELSBACH, P.: Lipid metabolism by phagocytes. Sem. Hemat. **9**, 227 (1972).

ESSNER, E.: An electron microscopic study of erythrophagocytosis. J. biophys. biochem. Cytol. **7**, 329 (1960).

FEDORKO, M.E., HIRSCH, J.G., COHN, Z.A.: Autophagic vacuoles produced in vitro. I. J. Cell Biol. **38**, 377 (1968a).

FEDORKO, M.E., HIRSCH, J.G., COHN, Z.A.: Autophagic vacuoles produced in vitro. II. J. Cell Biol. **38**, 392 (1968b).

FISCHER, R., SCHMALZL, F.: Über die Hemmbarkeit der Eseraseaktivität in Blutmonozyten durch Natriumfluorid. Klin. Wschr. **42**, 751 (1964).

FISHMAN, M., ADLER, F.L.: Antibody formation initiated in vitro. II. Antibody synthesis in X-irradiated recipients of diffusion chambers containing nucleic acid derived from macrophages incubated with antigen. J. exp. Med. **117**, 595 (1963).

FLIEDNER, T.M., CRONKITE, E.P., BOND, V.P.: Potentialities and limitations of ^{3}H-thymidine labeling of hemopoietic cell systems in the study of their dynamics of proliferation. Paper No. 62, In: Proc. 8th Congress European Soc. Haematol., New York-Basel: Karger 1961.

FLIEDNER, T.M., LAEGER, F., CRONKITE, E.P.: Zellkinetische Untersuchungen an Blutmonozyten. In: Der Blutmonozyt (H. BRÜCHER, Hrsg.), S. 39. München: Lehmanns 1969.

FORBES, J.J., MACKANESS, G.B.: Mitosis in macrophages. Lancet **1963 II**, 1203.

FREI, P.C., BENACERRAF, B., THORBECKE, G.J.: Phagocytosis of the antigen, a crucial step in the induction of the primary response. Proc. nat. Acad. Si. (Wash.) **53**, 20 (1965).

FRIEDMAN, H.P., STRAVITSKY, A.B., SOLOMON, J.M.: Induction in vitro of antibodies to phage T_2: Antigens in the RNA extract employed. Science **149**, 1106 (1965).

v. FURTH, R.: Origin and kinetics of monocytes and macrophages. Sem. Hemat. **7**, 125 (1970a).

v. FURTH, R.: The origin and turnover of promonocytes, monocytes and macrophages in normal mice. In: Mononuclear Phagocytes (R. v. FURTH, Ed.). Oxford-Edinburgh: Blackwell 1970b.

v. FURTH, R., COHN, Z.A.: The origin and kinetics of mononuclear phagocytes. J. exp. Med. **128**, 415 (1968).

v. FURTH, R., DIESELHOFF-DEN DULK, M.M.C.: The kinetics of promonocytes and monocytes in the bone marrow. J. exp. Med. **132**, 813 (1970).

v. FURTH, R., DIESSELHOFF-DEN DULK, M.M.C., MATTIE, H.: Quantitative study on the production and kinetics of mononuclear phagocytes during an acute inflammatory reaction. J. exp. Med. **138**, 1314 (1973).

v. Furth, R., Fedorko, M.E., Hirsch, J.G.: Morphology and peroxydase cytochemistry of mouse promonocytes, monocytes and macrophages. J. exp. Med. **132**, 794 (1970).

George, M., Vaughan, J.: In vitro cell migration as a model for delayed hypersensitivity. Proc. Soc. exp. Biol. (N.Y.) **111**, 514 (1962).

Gillman, T., Wright, L.J.: Probably in vivo origin of multi-nucleated giant cells from circulating mononuclears. Nature (Lond.) **209**, 263 (1966).

Goldberg, B., Kantor, F.S., Benacerraf, B.: An electron microscopic study of delayed sensitivity to ferritin in guinea pigs. Brit. J. exp. Path. **43**, 621 (1962).

Golde, D.W., Cline, M.J.: Identification of the colony-stimulating cell in human peripheral blood. J. clin. Invest. **51**, 2981 (1972).

Golde, D.W., Finlay, T.N., Cline, M.J.: Production of colony-stimulating factor by human macrophages. Lancet **1972 II**, 1397.

Goodman, J.W.: On the origin of peritoneal fluid cells. Blood **23**, 18 (1964).

Gottfried, E.L.: Lipid patterns of leukocytes in health and disease. Sem. Hemat. **9**, 241 (1972).

Gottlieb, A.A., Glisin, V.R., Doty, P.: Studies on macrophage RNA involved in antibody production. Proc. nat. Acad. Sci. (Wash.) **57**, 1849 (1967).

Groover, V.R., Burke, E.C., Gordon, H., Berdon, W.E.: The genetic mucopolysaccharidoses. Sem. Hemat. **9**, 371 (1972).

Hamilton, L.-D., Chase, M.W.: Labelled cells in the cellular transfer of delayed hypersensitivity. Fed. Proc. **21**, 41 (1962).

Hahn, H.H., Char, D.C., Postel, W.B., Wood, W.B., Jr.: Studies on the pathogenesis of fever: XV. Production of endogenous pyrogen by peritoneal macrophages. J. exp. Med. **126**, 385 (1967).

Harris, G.: Studies of the mechanism of antigen stimulation of DNA synthesis in rabbit spleen cultures. Immunology **9**, 529 (1965).

Hellström, K.E., Hellström, J.: Cellular immunity against tumor antigens. Advanc. Cancer Res. **12**, 167 (1969).

Hers, H.G.: In born lysosomal diseases. Gastroenterology **48**, 625 (1965).

Hill, W.C.: The influence of the cellular infiltrate on the evolution and intensity of delayed hypersensitivity reactions. J. exp. Med. **129**, 363 (1969).

Hilscher, W., Maurer, W.: Autoradiographische Bestimmung der Dauer der DNS-Verdopplung und ihres zeitlichen Verlaufs bei Spermatogonien der Ratte durch Doppelmarkierung mit ^{14}C- und ^{3}H-Thymidin. Naturwissenschaften **49**, 352 (1962).

Hirsch, J.G., Fedorko, M.E.: Morphology of mouse mononuclear phagocytes. In: Mononuclear phagocytes (R. v. Furth, Ed.), p. 7. Oxford-Edinburgh: Blackwell 1970.

Hirsch, J.G., Fedorko, M.E., Cohn, Z.A.: Vesicle fusion and formation at the surface of pinocytic vacuoles in macrophages. J. Cell Biol. **38**, 629 (1968).

Holmes, B., Page, A.R., Good, R.A.: Studies of the metabolic activity of leukocytes from patients with a genetic abnormality of phagocytic function. J. clin. Invest. **46**, 1422 (1967).

Howard, J.G., Boak, J.L., Christie, G.H.: Further studies on the transformation of thoracic duct cells into liver macrophages. Ann. N.Y. Acad. Sci. **129**, 327 (1966).

Howard, J.G., Christie, G.H., Boak, J.L., Kinsky, R.G.: Peritoneal and alveolar macrophages derived from lymphocyte populations during graft-versus-host reaction. Brit. J. exp. Path. **50**, 448 (1969).

Huber, H., Fudenberg, H.H.: Receptor sites of human monocytes for IgG. Int. Arch. Allergy **34**, 7 (1969a).

Huber, H., Fudenberg, H.H.: Die immunologische Funktion von Monozyten und Makrophagen. Klin. Wschr. **47**, 1061 (1969b).

Huber, H., Polley, M.J., Linscott, W.D., Fudenberg, H.H., Müller-Eberhard, H.J.: Human monocytes: Distinct receptor sites for the third component of complement and for immunoglobin G. Science **162**, 1281 (1968).

Ichikawa, Y., Pluznik, D.H., Sachs, L.: In vitro control of the development of macrophage and granulocyte colonies. Proc. nat. Acad. Sci. (Wash.) **56**, 488 (1966).

Kaplan, E.L., Laxdal, T., Quie, P.G.: Studies of polymorphonuclear leukocytes from patients with chronic granulomatous disease of childhood: Bactericidal capacity for streptococci. Pediatrics **41**, 591 (1968).

Kelly, L.S., Brown, B.A., Dobson, E.L.: Cell division and phagocytic activity in liver reticuloendothelial cells. Proc. Soc. exp. Biol. (N.Y.) **110**, 555 (1962).

King-Smith, E.A., Morley, A.: Computer simulation of granulopoiesis: normal and impaired granulopoiesis. Blood **36**, 254 (1970).

Kinsky, R.G., Christie, G.H., Elson, J., Howard, J.G.: Extra-hepatic derivation of Kupffer cells during oestrogenic stimulation of parabiosed mice. Brit. J. exp. Path. **50**, 438 (1969).

Kiyono, K.: Die vitale Karminspeicherung. Ein Beitrag zur Lehre von der vitalen Färbung mit besonderer Berücksichtigung der Zelldifferenzierungen im entzündeten Gewebe. Jena: Fischer 1914.

Klein, G.: Tumor Antigens. Ann. Rev. Microbiol. **20**, 223 (1966).

Kolodny, E.H.: Clinical and biochemical genetics of the lipidoses. Sem. Hemat. **9**, 251 (1972).

Kolsch, E., Mitchison, N.A.: The subcellular distribution of antigen in macrophages. J. exp. Med. **128**, 1059 (1968).

Kono, Y., Ho, M.: The role of the reticuloendothelial system in interferon formation in the rabbit. Virology **25**, 162 (1965).

Kosunen, T.U., Waksman, B.H., Flax, M.H., Tihen, W.S.: Autoradiographic study of cellular mechanism in delayed hypersensitivity. I. Delayed reactions to tuberculin and purified proteins in the rat and guinea pig. Immunology **6**, 276 (1963a).

Kosunen, T.U., Waksman, B.H., Samuelson, I.K.: Radioautographic study of the cellular mechanisms in delayed hypersensitivity. J. Neuropath. exp. Neurol. **22**, 367 (1963b).

Kosunen, T.U., Flax, M.H.: Experimental allergic thyreoiditis in the guinea pig. Lab. Invest. **15**, 606 (1966).

Lang, F.J.: Über die Blutstammzellen. Arch. exp. Zellforsch. **6**, 242 (1928a).

Lang, F.J.: Zur Monozytenfrage. Folia haemat. (Lpz.) **36**, 383 (1928b).

Langevoot, H.L., Cohn, Z.A., Hirsch, J.G., Humphrey, J.H., Spector, W.G., R. van Furth: The nomenclature of mononuclear phagocytic cells. Proposal of a new classification. In: Mononuclear phagocytes (R. v. Furth, Ed.), p. 1. Oxford-Edinburgh: Blackwell 1970.

Leder, L.D.: Der Nachweis der Naphthol-AS-D-chloroazetatesterase und seine Bedeutung für die histologische Diagnostik. Verh. dtsch. Ges. Path. **48**, 317 (1964).

Leder, L.D.: Fermentcytochemische Untersuchungen zur Herkunft des Blutmonozyten. Klin. Wschr. **44**, 25 (1966).

Leder, L.D.: The origin of blood monocytes and macrophages. Blut **16**, 86 (1967a).

Leder, L.D.: Der Blutmonozyt. Berlin-Heidelberg-New York: Springer 1967b.

Lehrer, R.I., Cline, M.J.: Leukocyte myeloperoxydase deficiency and disseminated candidiasis: The role of myeloperoxydase in resistance to Candida infection. J. clin. Invest. **48**, 1478 (1969).

Lessin, L.S., Bessis, M.: Morphology of monocytes and macrophages. In: Hematology (W.J. Williams, E. Beutler, A.J. Erslev, R.W. Rundles, Eds.), p. 731. McGraw-Hill 1972.

Lichtenstein, L.: Histiocytosis X; integration of eosinophilic granuloma of bone, „Letterer-Siwe disease" and „Schüller-Christian disease" as related manifestations of a single nosologic entity. Arch. Path. **56**, 84 (1953).

Lidén, S.: The mononuclear-cell infiltrate in allergic contact dermatitis. Acta path. microbiol. scand. **70**, 58 (1967).

Linman, J.W., Saarni, M.I.: The preleukemic syndrome. Sem. Hemat. **11**, 93 (1974).

LoBuglio, A.F., Cotran, R.S., Jandl, J.H.: Red cells coated with immunoglobulin G: Binding and sphering by mononuclear cells in man. Science **158**, 1582 (1967).

Löffler, H.: Cytochemischer Nachweis von unspezifischer Esterase in Ausstrichen. Beiträge zur Technik und Ergebnisse im Blutausstrich des Menschen. Klin. Wschr. **39**, 1220 (1961).

Löffler, H., Jayhöfer, W., Lange, R.H., Ehlers, G., Remmele, W.: Sézary-Syndrom, eine leukämische Variante der Mykosis fungoides. Dtsch. med. Wschr. **99**, 429 (1974).

Loewi, G.: Experimental immune inflammation in the synovial membrane. II. The origin and local acitivty of inflammatory cells. Immunology **17**, 489 (1969).

Lubaroff, D.M., Waksman, B.H.: Bone marrow as a source of cells in reactions of cellular hypersensitivity. J. exp. Med. **128**, 1425 (1968).

Mackaness, G.B.: Cellular resistance to infection. J. exp. Med. **116**, 381 (1962).

Mackaness, G.B., Blanden, R.V.: Cellular immunity Progr. Allergy **11**, 89 (1967).

Maldonado, J.E., Hanlon, D.G.: Monocytosis. Proc. Mayo Clin. **40**, 248 (1965).

Mangalik, A., Robinson, W.: Cyclic neutropenia: The relationship between urine granulocyte colony stimulating activity and neutrophil count. Blood **41**, 79 (1973).

Mathé, G., Tubiana, M.: Hodgkin's disease: considerable progress and more to be achieved. Ser. Haemat. **6**, 244 (1973).

Maximow, A.: Experimentelle Untersuchungen über die entzündliche Neubildung von Bindegewebe. Beitr. path. Anat. Suppl. **5**, 1 (1902).

Maximow, A.: Der Lymphozyt als gemeinsame Stammzelle der verschiedenen Blutelemente in der embryonalen Entwicklung und im postfetalen Leben der Säugetiere. Folia haemat. (Lpz.) **8**, 125 (1909).

Maximow, A.: Untersuchungen über Blut und Bindegewebe. VIII. Arch. mikr. Anat. **97**, 283 (1923).

Maximow, A.: Über undifferenzierte Blutzellen und mesenchymale Keimlager im erwachsenen Organismus. Klin. Wschr. **5**, 2193 (1926).

Maximow, A.: Bindegewebe und blutbildendes Gewebe. In: Handbuch der mikroskopischen Anatomie des Menschen. **Bd II/1**, S. 232. Berlin: Springer 1927.

Maximow, A.: Cultures of blood leukocytes. From lymphocyte and monocyte to connective tissue. Arch. exp. Zellforsch. **5**, 169 (1928).

McCloskey, R.T., Benacerraf, B., McCloskey, J.W.: Studies on the specifity of the cellular infiltrate in delayed hypersensitivity reactions. J. Immunol. **90**, 466 (1963).

Messner, H., Fliedner, T.M., Cronkite, E.P.: Kinetics of erythropoietic cell proliferation in pernicious anemia. Ser. Haemat. **2**, 44 (1969).

Metcalf, D.: Transformation of granulocytes to macrophages in bone marrow colonies in vitro. J. Cell. Physiol. **77**, 277 (1971).

Metcalf, D.: Regulation of granulocyte and monocyte-macrophage proliferation by colony stimulating factor (CSF): a review. Exp. Hemat. **1**, 185 (1973).

Metcalf, D., Bradley, T.R., Robinson, W.: Analysis of colonies developing in vitro from mouse bone marrow cells stimulated by kidney feeder layers or leukemic serum. J. Cell. Physiol. **69**, 93 (1967).

Metcalf, D., Moore, M.A.S.: Haematopoetic cells. Amsterdam-London: North Holland Publ. 1971.

Metchnikoff, E.: Über die phagocytäre Rolle der Tuberkelriesenzellen. Virchows Arch. path. Anat. **113**, 63 (1888).

Metchnikoff, E.: Über die Beziehung der Phagozyten zu Milzbrandbazillen. Virchows Arch. path. Anat. **97**, 502 (1884a).

Metchnikoff, E.: Über eine Sproßpilzkrankheit der Daphnien. Beitrag zur Lehre über den Kampf der Phagozyten gegen Krankheitserreger. Virchows Arch. path. Anat. **97**, 177 (1884b).

Metchnikoff, E.: Leçons sur la pathologie comparée de l'inflammation. Paris: Masson 1892.

Metchnikoff, E.: Immunity in infective diseases. Boston: Univ. Press 1905.

Meuret, G.: Monozytopoese und Kinetik der Blutmonozyten beim Menschen. Blut **24**, 337 (1972).

Meuret, G.: Monozytopoese beim Menschen. Blut, Suppl. **13** (1974a).

Meuret, G.: Human monocytopoiesis. Exp. Hemat., **2**, 238 (1974b).

Meuret, G., Bammert, J., Hoffmann, G.: Kinetics of human monocytopoiesis. Blood, **44**, 801 (1974c).

Meuret, G., Bremer, Ch., Bammert, J., Ewen, J.: Oscillation of blood monocyte counts in healthy individuals. Cell Tissue Kinet. **7**, 223 (1974a).

Meuret, G., Bundschu-Lay, A., Senn, H.J., Huhn, D.: Functional characteristics of chronic monocytic „leukemia". Acta Haemat. (Basel), **52**, 95 (1974b).

Meuret, G., Djawari, D., Berlet, R., Hoffmann, G.: Kinetics, cytochemistry and DNA-synthesis of blood monocytes in man. In: The reticuloendothelial system and immune phenomena (N.R. Di Luzio, Ed.), p. 33, New York: Plenum press 1971.

Meuret, G., Fliedner, T.M.: Zellkinetik der Granulozytopoese und des Neutrophilensystems bei einem Fall von zyklischer Neutropenie. Acta Haemat. (Basel) **43**, 48 (1970).

Meuret, G., Fliedner, T.M.: Neutrophil and monocyte kinetics in a case of cyclic neutropenia. Blood **43**, 565 (1974).

Meuret, G., Hoffmann, G.: Monocyte kinetic studies in normal and disease states. Brit. J. Haemat. **24**, 275 (1973).

Meuret, G., Hoffmann, G., Fliedner, T.M., Rau, M., Oehl, S., Walz, R., v. Klein-Wisenberg, A.: Neutrophil kinetics in man. Studies using autotransfusion of 3HDFP labeled blood cells and autoradiography. Blut **26**, 97 (1973).

Meuret, G., Schmitt, E., Hagedorn, M.: Monocytopoiesis in chronic eczematous diseases, psoriasis vulgaris, and mycosis fungoides. J. Invest. Dermatol. **66**, 22 (1976).

Meuret, G., Marwedel, A., Brand, E.T.: Makrophagenrekrutierung aus Blutmonocyten bei Entzündungsreaktionen der Haut. Arch. Derm.-Forsch. **245**, 254 (1972).

Meuret, G., Rau, M., Kasten, B., Hoffmann, G.: Kinetik der Blutmonozyten beim hämatologisch gesunden Menschen. Nuc-compact **1**, 70 (1971).

Meuret, G., Südhoff, A.: Zytochemische und zellkinetische Untersuchungen bei einer chronischen Erkrankung des Monozytensystems. Blut **24**, 226 (1972).

Miescher, P.A., Müller-Eberhard, H.J.: Textbook of Immunpathology, vol. 1, p. 132. New York: Grune & Stratton 1968.

Mims, C.A.: The peritoneal macrophages of mice. Brit. J. exp. Path. **45**, 37 (1963).

Mims, C.A.: Aspects of the pathogenesis of virus diseases. Bact. Rev. **28**, 30 (1964).

Mitchison, N.A.: The immunogenic capacity of antigen taken up by peritoneal exudate cells. Immunology **16**, 1 (1969).

Moore, R.D., Schoenberg, M.D.: Alveolar lining cells and pulmonary reticuloendothelial system of the rabbit. Amer. J. Path. **45**, 991 (1964).

Moore, M.A.S., Spitzer, G., Metcalf, D., Penington, D.G.: Monocyte production of colony stimulating factor in familial cyclic neutropenia. Brit. J. Haemat. **27**, 47 (1974).

Morley, A.A.: A neutrophil cycle in healthy individuals. Lancet **1966 II**, 1220.

Morley, A.A.: A platelet cycle in healthy individuals. Aust. Ann. Med. **18**, 127 (1969).

Morley, A., King-Smith, E.A., Stohlman, F., jr.: The oscillatory nature of hemopoiesis. In: Hemopoietic Cellular Proliferation (F. Stohlman, jr., Ed.). New York: Grune & Stratton 1970.

Morley, A., Rickard, K.A., Howard, D., Stohlman, F., jr.: Studies on the regulation of granulopoiesis. IV. Possible humoral regulation. Blood 37, 14 (1971).

Morley, A., Stohlman, F., jr.: Erythropoiesis in the dog: The periodic nature of the steady state. Science 165, 1025 (1969).

Myrvik, Q.N., Leake, E.S., Oshima, S.: A study of macrophages and epitheloid-like cells from granulomatous (BCG-induced) lungs of rabbits. J. Immunol. 89, 745 (1963).

Naegeli, D.: Lehrbuch der Blutkrankheiten und Blutdiagnostik. Berlin: Springer 1931.

Najarian, J.S., Feldman, J.D.: Passive transfer of tuberculin sensitivity by tritiated thymidine labelled lymphoid cells. J. exp. Med. 114, 779 (1961).

Nelson, D.S.: Macrophages and immunity. New York: Wiley 1969.

Nicol, T., Bilbey, D.L.J.: Elimination of macrophage cells of the reticulo-endothelial system by way of the bronchial tree. Nature (Lond.) 182, 192 (1958).

Nitowsky: Use of cell culture techniques in diagnosis and studies of inherited disease. Sem. Hemat. 9, 403 (1972).

North, R.J.: The mitotic potential of fixed phagocytes in the liver as revealed during the development of cellular immunity. J. exp. Med. 130, 315 (1969).

North, R.J.: Endocytosis. Sem. Haemat. 7, 161 (1970).

Nossal, G.J.V., Abbot, A., Mitchell, J.: Antigens in immunity. XIV. Electron microscopic radioautographic studies of antigen capture. J. exp. Med. 127, 263 (1968a).

Nossal, G.J.V., Abbot, A., Mitchell, J., Lumus, A.: Antigens in immunity. XV. Ultrastructural features of antigen capture in primary and secondary lymphoid follicles. J. exp. Med. 127, 277 (1968b).

Noyes, W.D., Bothwell, T.H., Finch, C.A.: The role of the reticulo-endothelial cell in iron metabolism. Birt. J. Haemat. 6, 43 (1960).

Oppenheim, J.J., Leventhal, B.G., Hersh, E.M.: The transformation of column purified lymphocytes with nonspecific and specific antigenic stimuli. J. Immunol. 101, 262 (1968).

Oren, R., Farnham, A.E., Saito, K., Milofsky, E., Karnovsky, M.L.: Metabolic patterns in three types of phagocytizing cells. J. Cell Biol. 17, 487 (1963).

Osgood, E.E., Tivey, H., Davison, K.B., Seaman, A.J., Li, J.G.: The relative rates of formations of new leukocytes in patients with acute and chronic leukemias: measured by the uptake of radioactive phosphorus in the isolated desoxyribonucleic acid. Cancer (N.Y.) 5, 331 (1952).

Osserman, E.F., Lawlor, D.P.: Serum and urinary lysozyme (muramidase) in monocytic and monomyelocytic leukemia. J. exp. Med. 124, 921 (1966).

Parakkal, P.F.: Involvement of macrophages in collagen resorption. J. Cell Biol. 41, 344 (1969).

Paz, R.A., Spector, G.: The mononuclear-cell response to injury. J. Path. Bact. 84, 85 (1962).

Pearsall, N.N., Weiser, R.S.: The macrophage in allograft immunity. I. Effect of silica as a specific macrophage toxin. J. Reticuloendothel. Soc. 5, 107 (1968a).

Pearsall, N.N., Weiser, R.S.: The macrophage in allograft immunity. II. Passive transfer with immune macrophages. J. Reticuloendothel. Soc. 5, 121 (1968b).

Pearsall, N.N., Weiser, R.S.: The macrophage. Philadelphia: Lea & Febiger 1970.

Phillips-Quagliata, J.M., Levine, B.B., Quagliata, F., Uhr, J.W.: Mechanisms underlying binding of immune complexes to macrophages. J. exp. Med. 133, 589 (1971).

Pinkett, M.O., Cowdrey, C.R., Nowell, P.C.: Mixed hematopoietic and pulmonary origin of „alveolar macrophages" as demonstrated by chromosome markers. Amer. J. Path. 48, 859 (1966).

Queisser, W., Spiertz, E., Jost, E., Heimpel, H.: Vergleichende morphologische und zytophotometrisch-autoradiographische Untersuchung der menschlichen Erythropoiese. Z. Zellforsch. 116, 523 (1971).

Rabinovich, M.: The dissociation of the attachement and ingestion phases of phagocytosis by macrophages. Exp. Cell Res. 46, 19 (1967).

Rebuck, J.W., Crowley, J.H.: A method of studying leukocytic function in vivo. Ann. N.Y. Acad. Sci. 59, 757 (1955).

Rebuck, J.W., Whitehouse, F.W., Noonan, S.M.: A major fault in diabetic inflammation: Failure of leukocytic glycogen transfer to histiocytes. Advanc. exp. Med. Biol. 1, 369 (1967).

Reschad, H., Schilling-Torgau, V.: Über eine neue Leukämie durch echte Übergangsformen (Splenozytenleukämie) und ihre Bedeutung für die Selbständigkeit dieser Zellen. Münch. med. Wschr. 60, 1981 (1913).

Rich, A.R., Lewis, M.R.: The nature of allergy in tuberculosis as revealed by tissue culture studies. Bull. Johns Hopkins Hosp. 50, 115 (1932).

Robinson, W.A., Stanley, E.R., Metcalf, D.: Stimulation of bone marrow colony growth in vitro by human urine. Blood 33, 396 (1969).

Rohr, K.: Blut- und Knochenmarksmorphologie der Agranulozytosen. Folia haemat. (Lpz.) 55, 305 (1936).

Rohr, K.: Das menschliche Knochenmark. S. 314. Stuttgart: Thieme 1960.

RODEY, G.E., PARK, B.H., WINDHORST, D.B., GOOD, R.A.: Defective bactericidal activity of monocytes in fatal granulomatous disease. Blood **33**, 813 (1969).

ROSE, N.R.: Autoimmune diseases. In: The Inflammatory Process. (B.W. ZWEIFACH, L. GRANT, R.T. MCCLUSKEY, Eds.), p. 731. Academic Press, New York: 1965.

ROSER, B.: The distribution of intravenously injected peritoneal macrophages in the mouse. Aust. J. exp. Biol. Med. Sci. **43**, 553 (1965).

ROSER, B.: The distribution of intravenously injected Kupffer cells in the mouse. J. Reticuloendothel. Soc. **5**, 455 (1968).

ROSER, B.: The origin, kinetics and fate of macrophage populations. J. Reticuloendothel. Soc. **8**, 139 (1970).

ROSS, R.: Studies of collagen formation in healing wounds. Advanc. Biol. Skin **5**, 144 (1964).

ROULET, F.: Die infektiösen „spezifischen" Granulome. In: Handbuch der allgemeinen Pathologie. **Bd. 7/1.** Berlin-Göttingen-Heidelberg: Springer 1956.

ROUS, P.: Destruction of the red blood corpuscles in health and disease. Physiol. Rev. **3**, 75 (1923).

RUBINI, J.R., BOND, V.P., KELLER, S., FLIEDNER, T.M., CRONKITE, E.P.: DNA-synthesis in circulating blood leukocytes labeled in vitro with 3H-thymidine. J. Lab. clin. Med. **58**, 751 (1961).

RUSCETTI, F.W., CHERVENICK, P.A.: Release of colony-stimulating factor from monocytes by endotoxin and polyinosinic-polycytidylic acid. J. Lab. clin. Med. **83**, 64 (1974).

RYAN, G.B.: The origin and sequence of the cells found in the acute inflammatory response. Aust. J. exp. Biol. Med. Sci. **45**, 149 (1967).

RYAN, G.B., SPECTOR, W.G.: Naturalselection of longlived macrophages in experimental granulomata. J. Path. **99**, 139 (1969).

RYTÖMAA: Role of chalone in granulopoiesis. Brit. J. Haemat. **24**, 141 (1973).

SAWITSKY, A., ROSNER, F., CHODSKY, S.: The sea-blue histiozyte syndrome, a review: genetic and biochemical studies. Sem. Hemat. **9**, 285 (1972).

SCHILLING, V.: Der Monozyt in trialistischer Auffassung und seine Bedeutung im Krankheitsbilde. Med. Klin. **22**, 563 (1926).

SCHMALZL, F., BRAUNSTEINER, H.: Zur Herkunft der Monozyten. Wien. Z. inn. Med. **48**, 31 (1967a).

SCHMALZL, F., BRAUNSTEINER, H.: Zytochemische Untersuchungen zur Entwicklung der großen mononukleären Zellen des Hautfensters. Acta haemat. **38**, 281 (1967b).

SCHMALZL, F., BRAUNSTEINER, H.: On the origin of monocytes. Acta haemat. **39**, 177 (1968).

SCHMALZL, F., BRAUNSTEINER, H.: Zytochemische Darstellung von Esteraseaktivitäten in Blut- und Knochenmarksausstrichen. Klin. Wschr. **46**, 642 (1968).

SCHMALZL, F., BRAUNSTEINER, H.: The cytochemistry of monocytes and macrophages. Ser. Haemat. **3**, 93 (1970).

SCHMALZL, F., HUBER, H., ASAMER, H., ABBREDERIS, K., BRAUNSTEINER, H.: Cytochemical and immunological investigations on the source and functional changes of mononuclear cells in skin window exudates. Blood **34**, 129 (1969a).

SCHMALZL, F., HUBER, H., BRAUNSTEINER, H.: Demonstration of proliferating monocytic precursors by the combination of cytochemical and autoradiographic methods. Klin. Wschr. **47**, 887 (1969b).

SCHOENBERG, M.D., MUMAW, V.R., MOORE, R.D., WEISBERGER, A.S.: Cytoplasmic interaction between macrophages and lymphocytic cells in antibody synthesis. Science **143**, 964 (1964).

SCHOWENGERDT, C.G., SUYEMOTO, R., MAIN, F.B.: Granulomatous and fibrous mediastinitis. A review and analysis of 180 cases. J. thorac. cardiovasc. Surg. **57**, 365 (1969).

SHARP, J.A., BURWELL, R.G.: Interaction („peripolesis") of macrophages and lymphocytes after skin homografting or challenge with soluble antigens. Nature (Lond.) **188**, 474 (1960).

SHNITKA, F.K., SELIGMAN, A.M.: Role of esteratic inhibition on localization of esterase and simultaneous cytochemical demonstration of inhibitor sensitive and resistant enzyme species. J. Histochem. Cytochem. **9**, 504 (1961).

SILVERMAN, L., SHORTER, R.G.: Histogenesis of the multinucleated giant cell. Lab. Invest. **12**, 985 (1963).

SILVERSTEIN, S.: Macrophages and viral immunity. Ser. Haemat. **7**, 185 (1970).

SILVERSTEIN, M.N., ELLEFSON, R.D.: The syndrome of the seablue histiocyte. Sem. Hemat. **9**, 299 (1972).

SIMPSON, M.E.: The experimental production of macrophages in the circulating blood. J. med. Res. **34**, 77 (1922).

SMITH, T.J., WAGNER, R.R.: Rabbit macrophage interferons. I. Conditions for biosynthesis by virus-infected and uninfected cells. J. exp. Med. **125**, 559 (1967a).

SMITH, T.J., WAGNER, R.R.: Rabbit macrophage interferons. II. Some physiochemical properties and estimations of molecular weights. J. exp. Med. **125**, 579 (1967b).

SPECTOR, W.G.: The macrophage in inflammation. Ser. Haemat. **3**, 132 (1970).

SPECTOR, W.G., HEESOM, N.: The production of granulomata by antigen/antibody complexes. J. Path. **98**, 31 (1969).

Spector, W.G., Heesom, N., Stevens, J.E.: Factors influencing chronicity in inflammation of the rat skin. J. Path. Bact. **96**, 203 (1968).
Spector, W.G., Lykke, A.W.J.: The cellular evolution of inflammatory granulomata. J. Path. Bact. **92**, 163 (1966).
Spector, W.G., Ryan, G.B.: New evidence for the existence of long-lived macrophages. Nature (Lond.) **221**, 51, 83, 860 (1969).
Spector, W.G., Walters, M.N-J., Willoughby, D.A.: The origin of the mononuclear cell in inflammatory exudates induced by fibrinogen. J. Path. Bact. **90**, 181 (1965).
Spector, W.G., Willoughby, D.A.: The origin of mononuclear cells in chronic inflammation and tuberculin reactions in the rat. J. Path. Bact. **96**, 389 (1968).
Spritzer, A.A., Watson, J.A.: The measurement of ciliary clearance in the lungs of rats. Health Phys. **10**, 1093 (1964).
Spritzer, A.A., Watson, J.A., Auldt, J.A., Guettnoff, M.A.: Pulmonary macrophage clearance. The hourly rates of transfer of pulmonary macrophages to the oropharynx of the rat. Arch. environm. Hlth **17**, 726 (1968).
Stecher, V.J., Thorbecke, G.J.: Sites of synthesis of serum proteins. I. Serum proteins produced by macrophages in vitro. J. Immun. **99**, 643 (1967).
Sternberger, L.A., Donati, E.J., Osserman, E.F., Seligman, A.M.: Electron immuncytochemical demonstration of lysozyme in monocytes of monocytic leukemia. J. Histochem. Cytochem. **15**, 785 (1967).
Szakal, A.K., Hanna, M.G., jr.: The ultrastructure of antigen localization and virus-like particles in mouse spleen germinal centers. Exp. Mol. Path. **8**, 75 (1967).
Thiery, J.P.: Microcinematographic contribution to the study of plasma cells. Ciba Foundation Symposium on Cellular Aspects of Immunity, vol. 59 (1960).
Thomas, J.A.: Conception du système reticulo-histiocytaire: la regulation de l'état histiocytaire et la spécificité cellulaire. Rev. Hémat. **4**, 639 (1949).
Towomey, J.J., Douglass, C.C., Sharkey, O., jr.: The monocytopenia of aplastic anemia. Blood **41**, 187 (1973).
Trepel, F., Begeman, H.: On the origin of macrophages in the rat. Brit. J. exp. Path. **46**, 62 (1965).
Turk, J.L.: The passive transfer of delayed hypersensitivity in guinea pigs by the transformation of isotopically labelled cells. Immunology **5**, 478 (1962).
Turk, J.L.: Delayed Hypersensitivity. Frontiers of Biology, vol. 4. New York: Wiley 1967.
Turk, J.L., Heather, C.J., Diengdoh, J.V.: A histochemical analysis of mononuclear cell infiltrates of the skin with particular reference to delayed hypersensitivity in the guinea pig. Int. Arch. Allergy **29**, 278 (1966).
Unanue, E.R., Askonas, B.A.: The immune response of mice to antigen in macrophages. Immunology **15**, 287 (1968a).
Unanue, E.R., Askonas, B.A.: Persistence of immunogenicity of antigen after uptake by macrophages. J. exp. Med. **127**, 915 (1968b).
Unanue, E.R., Cerottini, J.C.: The function of macrophages in the immune response. Sem. Hemat. **7**, 225 (1970).
Undritz, E.: Hämatologische Tafeln, Sandoz (1972).
Ungar, J., jr., Wilson, G.R.: Monocytes as a source of alveolar phagocytes. Amer. J. Pathol. **11**, 681 (1935).
Vaughan, R.B., Boyden, S.V.: Interactions of macrophages and erythrocytes. Immunology **7**, 118 (1964).
Vilpo, J.A., Kiviniemi, K., Rytömaa: Inhibition of granulopoiesis by endogenous granulocyte chalone studied with the diffusion chamber technique. Europ. J. Cancer **9**, 515 (1973).
Virolainen, M.: Hematopoietic origin of macrophages as studied by chromosome markers in mice. J. exp. Med. **127**, 943 (1968).
Virolainen, M., Defendi, V.: Ability of haematopoietic spleen colonies to form macrophages in vitro. Nature (Lond.) **217**, 1069 (1968).
Volk, B.W., Adachi, M., Schneck, L.: The pathology of spingolipidoses. Sem. Hemat. **9**, 317 (1972).
Volkman, A.: The origin and turnover of mononuclear cells in peritoneal exudates in rats. J. exp. Med. **124**, 2411 (1966).
Volkman, A.: The production of monocytes and related cells. Haemat. lat. (Milano) **10**, 61 (1967).
Volkman, A.: The function of the monocyte. Bibl. haemat. **29**, 86 (1968).
Volkman, A.: The origin and fate of the monocyte. Ser. Haemat. **3**, 62 (1970).
Volkman, A., Gowans, J.L.: The production of macrophages in the rat. Brit. J. exp. Path. **46**, 50 (1965a).
Volkman, A., Gowans, J.L.: The origin of macrophages from bone marrow in the rat. Brit. J. exp. Path. **46**, 62 (1965b).

VOLTERRA, M.: Ricerche sul sistema reticulo-istiocitario. Lo Sperimentale. Archivo di Biologia normale e pathologica **81**, 319 (1927).

VAN WAARDE, HULSING-HESSELINK, E., VAN FURTH, R.: A serum factor inducing monocytosis during an acute inflammatory reaction caused by newborn calf serum. Cell Tissue Kinet. **9**, 51 (1976).

WARNER, N.L., MOORE, M.A.S., METCALF, D.: A transplantable myelomonocytic leukemia in BALBc mice: Cytology, Karyotype and muramidase content. J. nat. Cancer. Inst. **43**, 963 (1969).

WEED, R.T., REED, C.F.: Membrane alterations leading to red cell destruction. Amer. J. Med. **41**, 681 (1966).

WEIDEN, P.L., ROBINETT, B., GRAHAM, T.C., ADAMSON, J., STORB, R.: Canine cyclic neutropenia. J. clin. Invest. **53**, 950 (1974).

WESTERHAUSEN, J., OEHLERT, W.: Chronisches pluripotentielles immunproliferatives Syndrom. Dtsch. med. Wschr. **97**, 1407 (1972).

WHITELAW, D.M.: The intravascular life span of monocytes. Blood **28**, 445 (1966).

WHITELAW, D.M., BELL, M.F., BATHO, H.F.: Monocyte kinetics: observations after pulse labeling. J. Cell. Physiol. **72**, 65 (1968).

WIENER, E.: DNA-synthesis in peritoneal mononuclear leukocytes. Exp. Cell Res. **45**, 450 (1967).

WIENER, J., LATTES, R.G., SPIRO, D.: An electron microscopic study of leukocyte emigration and vascular permeability in tuberculin sensitivity. Amer. J. clin. Path. **50**, 485 (1967).

WIENER, J., SPIRO, D., RUSSELL, P.S.: An electron microscopic study of the homograft rejection. Amer. J. Path. **44**, 319 (1964).

WIENER, J., SPIRO, D., ZUNKER, H.O.: A cellular study of tuberculin sensitivity. Amer. J. Path. **47**, 723 (1965).

WIMBER, D.E., QUASTLER, H.: A ^{14}C- and ^{3}H-thymidine double labeling technique in the study of cell proliferation in tradescantia root tips. Exp. Cell Res. **30**, 8 (1963).

WOLFAHRT, W.: Histoautoradiographische Untersuchungen zum Stoffwechsel und zur Genese des tuberkulösen Granulationsgewebes. Beitr. path. Anat. **129**, 436 (1964).

WOOLES, W.R., DI LUZIO, N.R.: Inhibition of homograft acceptance and homo- and heterograft rejection in chimeras by reticuloendothelial system stimulation. Proc. Soc. exp. Biol. (N.Y.) **115**, 756 (1964).

WULFF, H.R.: Histochemical studies of leukocytes from an inflammatory exudate. I. Glycogen and phosphorylase. Acta haemat. **28**, 86 (1962).

WULFF, H.R., SPARREVOHN, S.: The origin of mononuclear cells in human skin windows. Acta path. microbiol. scand. **68**, 401 (1966).

WURM, E.: Über die Entstehung der Fremdkörperriesenzellen. Beitr. path. Anat. **116**, 149 (1957).

YOFFEY, J.M.: The present status of the lymphocyte problem. Lancet **1962I**, 206.

Das retikuloendotheliale System (RES) oder retikulohistiozytäre System (RHS)

H. Begemann und W. Kaboth

Mit 13 Abbildungen und 1 Tabelle

„Vorbelastet" durch neuere Forschungsergebnisse mag der Leser dieses Kapitels berechtigt fragen, warum im Jahre 1975 ein Artikel über das RES geschrieben wird. Das hat folgende Gründe: Der Begriff RES ist heute zweifelsohne zu wesentlichen Teilen durch den Terminus MPS (mononuclear phagocyte system) (Langevoort u.Mitarb., 1970; van Furth u.Mitarb., 1972) bzw. durch die Bezeichnung Monozyten-Makrophagen-System (MMS) (Meuret, s. diesen Band S. 361) ersetzt. Die neue Definition schließt jedoch ausdrücklich einige Zellen, die bisher dem RES zugeordnet wurden, aus. Es sind dies „retikuläre", dendritische und endotheliale Zellen sowie Fibroblasten (Fibrozyten). Dem MPS bzw. MMS wird in diesem Band — der Wertigkeit der umfangreichen Forschungsergebnisse der letzten Jahre entsprechend — ein eigenes Kapitel gewidmet (s.S. 361).

Allein wegen der genannten Zellformen, die im MMS-Kapitel nicht besprochen werden, ist es notwendig, eine gesonderte Darstellung zu geben. Andererseits spielt der Begriff RES in der Literatur wie auch im klinischen Sprachgebrauch immer noch eine wichtige Rolle, so daß der Leser mit Recht verlangen kann, sich über den damit umschriebenen Sachverhalt orientieren zu können. Naturgemäß wird die folgende Darstellung des RES weitgehend eine Beschreibung der historischen Entwicklung sein. Die zitierten Literaturstellen werden aus dem gleichen Grunde meist längere Zeit zurückliegen. Es soll jedoch versucht werden, den Auslöseprozeß des Begriffes MPS-MMS aus dem RES darzustellen und zusätzlich neue Informationen über die „reticular cells" (Retikulumzellen) hinzuzufügen, die im Kapitel über das MMS definitionsgemäß keine Berücksichtigung erfahren.

I. Historische Entwicklung

Seit Ludwig Aschoff ist das retikuloendotheliale System (RES) ein Begriff, der auch in einer modernen klinischen und theoretisch-medizinischen Vorstellung noch seinen Platz hat. Die Fruchtbarkeit dieses Begriffs zeigt sich unter anderem darin, daß letztlich die Diskussion um Abgrenzung und Funktion dieses Systems, ja sogar um seine Existenzberechtigung, heute noch geführt wird. Die verschiedenen Auffassungen einzelner Autoren fanden ihren Niederschlag in der Nomenklatur. An dieser Stelle sollen nur einige der zahlreichen Namensvorschläge wiedergegeben werden, teils weil sie eine historische Bedeutung haben, teils weil sie auch heute noch nebeneinander benutzt werden: Makrophagen-System

(Evans), Resting migrating cells-system (Maximow), Gymnozyten-System (Chevallier), Hämohistioblasten-System (Ferrata), retikulohistiozytäres System (Rohr, Lennert u.a.), retotheliales System (Fresen, Roulet, Rössle).

Aschoff (1924) hatte bekanntlich, gestützt auf die Untersuchungen von Metschnikoff, Ranvier, Marchand, Weidenreich, Maximow und Ribbert die *Phagozytosefähigkeit* bestimmter, in verschiedenen Organen anzutreffender, über den ganzen Körper verteilter Zellen als Kriterium für ihre Zusammenfassung zu einer Funktionseinheit genommen, die er als „retikuloendotheliales System" bezeichnete. Dabei kamen Aschoff u.Mitarb. zu folgender Einteilung, der sie die Intensität des vitalen Speicherungsvermögens von Farbstoffen in aufsteigender Reihe zugrunde legten:

1. Die Endothelien der Blut- und Lymphgefäße. Sie speichern nur bei besonders hochgetriebener Färbung in Gestalt allerfeinster Körnchen.
2. Die Fibrozyten oder gewöhnlichen Bindegewebszellen. Sie speichern bei genügend starker Färbung in wechselnder Stärke, ziemlich feinkörnig und sind leichter zu färben als die Endothelien.
3. Die Retikulumzellen der Milzpulpa, der Rindenknötchen und der Markstränge der Lymphknoten und des sonstigen lymphatischen Gewebes. Sie speichern relativ leicht und stärker als die Bindegewebszellen, bleiben aber an Schnelligkeit und Stärke der Speicherung gegenüber den folgenden Gruppen deutlich zurück.
4. Die Endothelien der Lymphsinus der Lymphknoten, der Blutsinus der Milz, der Kapillaren der Leberläppchen (Kupffersche Sternzellen), der Kapillaren des Knochenmarks, der Nebennierenrinde und der Hypophyse (s.u. die gegenteilige Ansicht Fresens).
5. Die Histiozyten, die im Gegensatz zu den fixen Bindegewebszellen (Fibroblasten und Fibrozyten) als die beweglichen Zellen des Bindegewebes (Clasmatozyten Ranviers) definiert werden. Die Histiozyten speichern fast ebenso leicht wie die Gruppe 4, besonders wenn sie sich in einem Reizzustand befinden.
6. Die Splenozyten (Histiozyten der Milz) und die Monozyten (Bluthistiozyten).

Abweichend von dieser ursprünglichen Konzeption wurden von Fresen (1945—60) die Kapillarendothelien von Knochenmark, Nebenniere und Hypophyse aus dem System ausgeklammert, während die Uferzellen der Sinuswand in Knochenmark, Lymphknoten und Milz nach histologischen und funktionellen Kriterien einbezogen blieben. Sie wurden als „Retikulumzellen in endothelialer Position" aufgefaßt. Für sie ist der Begriff „Retothel" geprägt worden, um einerseits ihre Zugehörigkeit zum „Retikulum" und andererseits ihre Besonderheit gegenüber den eigentlichen Gefäßwandendothelien auszudrücken. Auch im Thymus wurde von Fresen gemäß dessen histogenetischer Struktur als lympho-epitheliales Organ scharf zwischen dem an den systembezogenen pathomorphologischen Alterationen unbeteiligten Gefäßendothel und dem dem RES zuzuordnenden „retikulumzelligen" Stroma unterschieden.

Folgt man der historischen Entwicklung des RES-Begriffes, dann versuchte Fresen, die durch die Phagozytosefähigkeit nur unscharfe Abgrenzung des RES eindeutiger zu umreißen. Auf seine Anregungen und Befunde hin galt die argyrophile Gitterfaserbildung als ein charakteristisches Merkmal dieses Zellsystems. Auch Lennert und Nagai (1962) hatten das dargelegt. Im Ausstrichpräparat ist der Nachweis von argyrophilen Fasern ebenfalls gelungen (Undritz, 1946 u.a.). Bis auf den heutigen Tag konnte jedoch mit keiner Methode schlüssig bewiesen werden, daß die argyrophilen Gitterfasern oder Retikulinfasern tatsächlich von Retikulumzellen gebildet werden, so daß der zelldiagnostische Wert einer Retikulinfaserbildung als Definition der Retikulumzellen nicht aufrecht erhalten werden konnte. Man beschränkt sich daher zunächst darauf — nichts präjudizierend —, von retikulinassoziierten Retikulumzellen zu sprechen, wenn es gilt, die in morphologisch enger Beziehung zu Retikulinfasern gelegenen Zellen mit „Retikulumzellcharakteristika" zu beschreiben. Weitere Einzelheiten über Retikulumzellformen im engeren Sinn s.S. 443.

Weitere Ergänzungen in den Bemühungen um eine Abgrenzung des retikulären Systems brachten die Methoden der histo- und zytochemischen Darstellung von Zellenzymen. Allen Zellen des RES ist der Gehalt an „unspezifischen Esterasen" (α-Naphthyl-Acetat-, Naphthol-AS-Acetat- und Naphthol-AS-D-Acetat-Esterasen) sowie an sauren und alkalischen Phosphatasen (MERKER, 1963; LENNERT u.Mitarb., 1963; ZAJDELA, 1963 u.a.) eigen. Da die einfache Naphthol-Esterase und die saure Phosphatase auch in den Monozyten und Histiozyten in hoher Konzentration vorkommen, sind sie für die Differenzierung dieser Zellen besonders bedeutsam (LENNERT, 1961; LÖFFLER, 1962; LENNERT u.Mitarb., 1963). Histiozyten zeigen ferner eine schwache ATPase-, 5-Nucleotidase- und Glycerophosphatase-Aktivität (LENNERT u.Mitarb., 1963). Die vorwiegend in den Keimzentren als Makrophagen vorhandenen Kerntrümmermakrophagen (Sternhimmelzellen) weisen praktisch das gleiche Enzymmuster auf. Die Endothelien der Lymphsinus haben ebenfalls reichlich Esterasen und saure Phosphatasen, aber keine alkalischen Phosphatasen, während die Kapillarendothelien dieses Ferment besonders reichlich enthalten (LENNERT u.Mitarb., 1963). Dagegen ist ihr Gehalt an unspezifischen Esterasen und sauren Phosphatasen nur gering. Vgl. auch die entsprechenden Ausführungen im Kapitel über das Monozyten-Makrophagen-System. Dort weitere Literatur (s.S. 395).

Auch die Methoden der Enzymnachweise mit Hilfe zytochemischer Verfahren konnten jedoch nicht die Grundlagen schaffen, die zu einer weiterführenden (genetisch oder funktionell orientierten) Neuordnung des RES-Begriffs ausreichten, da diese letztlich mehr oder weniger unspezifische Kriterien der Zellbeschreibung darstellen.

Die bisher noch allgemein übliche Weiterführung des Systembegriffes einerseits und die unsichere histologische Fundierung andererseits hatten zu einer wechselnden Interpretierung, Ausweitung oder Beschränkung des RES-Begriffes geführt, was wiederum erhebliche Unterschiede der von den einzelnen Untersuchern verwendeten Nomenklatur zur Folge hatte (s.S. 439).

Schon ASCHOFF hatte zu bedenken gegeben, „ob es überhaupt berechtigt sei, von einem System zu sprechen" und angedeutet, daß es „die Aufgabe der Zukunft sein werde, diese Differenzierung noch sorgfältiger durchzuführen". Daß die bereits von ASCHOFF gegenüber seiner eigenen Konzeption vorgebrachten Bedenken nicht zerstreut wurden, ging schließlich aus einer Bemerkung von BESSIS hervor, der am Ende des französischen Rundgesprächs über die „Definition des RES" im Jahre 1963 erwog, ob es nicht zweckmäßig sei, nur von retikulären, endothelialen, nicht einzuordnenden Zellen etc. und von phagozytierenden, hämatopoetischen oder Immunitätsfunktionen etc. zu sprechen. Diese Bemerkung von BESSIS (1963) führt mitten in die Problematik der Lehre vom RES hinein. Sind die ihm zugesprochenen Zellen tatsächlich als eine Funktionseinheit aufzufassen oder ergeben sich bei genauer Erforschung ihrer Funktion trotz mannigfacher morphologischer Ähnlichkeiten Unterschiede, die sie eher den einzelnen Organen als einem einheitlichen organunspezifischen System zugeordnet erscheinen lassen?

So stieß in den folgenden Jahren eine scharfe Begrenzung des RES-Begriffs auch weiterhin trotz der angeführten funktionellen, histologischen, zytologischen und zytochemischen Charakteristika auf große Schwierigkeiten. Erst ein neuer Versuch einer Klassifizierung, der 1969 auf einer Konferenz in Leiden vorgenommen wurde (LANGEVOORT u.Mitarb., 1970; VAN FURTH u.Mitarb., 1972), brachte neue Gesichtspunkte. Die dort versammelten Autoren benutzten für ihre Definition neben der ursprünglich als charakteristisch erkannten Funktion der Phagozytosefähigkeit reproduzierbare zellgenetische und zellkinetische Parameter. Das neue Konzept geht von der eindeutig nachgewiesenen Vorstellung aus, daß alle der neuen Systemeinheit zugehörigen Zellen aus Promonozyten des Knochenmarkes hervorgehen, weshalb die Begriffe retikuloendothelial wie auch retikulohistiozytär vermieden und durch den Begriff „Mononuclear Phagocytic System" (MPS) ersetzt werden. Die aus den Promonozyten des Knochenmarkes hervorgehenden Blutmonozyten treten, wie durch zytokinetische Untersuchungen nachgewiesen werden konnte, als Makrophagen verschiedener Organsysteme in Erscheinung, so daß nach diesem Konzept die Blutmonozyten ein Bindeglied zwischen ihrem Ursprung im Knochenmark und dem Ort der Funktion dieser Zellen im Gewebe darstellen — ein mobiler Pool unvollständig differenzierter einzelner Zellen, die sich auf dem Weg ihrer Bildungsstätte zu spezifischen Organgeweben befinden (van Furth u. Mitarb., 1972).

Die im einzelnen diesem System zugeordneten Zellen werden in Tabelle 1 wiedergegeben.

Tabelle 1

Zellen	Ort
Vorläuferzellen	Knochenmark
Promonozyten	Knochenmark
Monozyten	Knochenmark, Blut
Makrophagen	Bindegewebe (Histiozyten)
	Leber (Kupfersche Sternzellen)
	Lunge (Alveolarmakrophagen)
	Lymphknoten (freie und fixierte Makrophagen)
	Knochenmark (Makrophagen, frei und fixiert?)
	Milz (freie und fixierte Makrophagen)
	Seröse Höhlen (Pleura- und Peritoneal-Makrophagen)
	Knochen (Osteoklasten?)
	Nervensystem (Mikrogliazellen?)

Die eigentlichen Retikulumzellen alter Definition sind in diesem System nicht berücksichtigt, da sie nur schwach phagozytieren (Weiss, 1964), keine Immunphagozytose zeigen (Stuart u. Davidson, 1970), und — nicht zuletzt — offenbar nicht dieselben Vorstufen wie die Makrophagen dieses neuen Konzeptes haben. Endothelzellen und Fibroblasten bzw. Fibrozyten sind aus dem MPM-System ebenso definitiv ausgeschlossen. In diesen Punkten werden die bereits von Aschoff und Fresen verfochtenen Vorstellungen akzeptiert. Diesen Zellen fehlen die Charakteristika von mononukleären Phagozyten. Sie stammen weder von peripheren Blutmonozyten ab, noch sind sie zu stärkerer Phagozytose befähigt. Dagegen werden ausdrücklich Epitheloidzellen und mehrkernige Riesenzellen vom Typ der Fremdkörperriesenzellen oder der Langhansschen Riesenzellen dem MPS-System zugerechnet, deren zellgenetische Abstammung von Monozyten oder Makrophagen gesichert scheint (Sutton u. Weiss, 1966; Papadimitriu u. Spector, 1971; Meuret u. Mitarb., 1972).

In jüngster Zeit geht Meuret noch einen Schritt weiter, indem er vorschlägt, den nach manchen Seiten offenen morphologischen Begriff MPS durch den Begriff Monozyten-Makrophagen-System (MMS) zu ersetzen, welcher den Vorteil hat, die zellgenetischen und zellkinetischen Grundlagen dieser Definition auch im Namen zu führen. Damit scheint die historische Entwicklung eines Begriffes abgeschlossen. Ausgehend von der Phagozytosefähigkeit verschiedener morphologisch unterschiedlicher Zellformen in verschiedenen über den Körper verteilten Organsystemen ist über mannigfache Umwege nach Berücksichtigung neuer zellgenetischer und zellkinetischer Erkenntnisse ein Punkt erreicht, welcher dem ursprünglichen Konzept der Makrophagen-Klassiker wieder erstaunlich nahe kommt. Andererseits ist es von diesem Standpunkt aus möglich, sich wieder intensiver der Erforschung der funktionellen Aufgaben des Makrophagen-Systems zuzuwenden, einer Forschungsrichtung, die voll im Fluß ist. MEURET hat die hierher gehörige Literaturfülle gesichtet und in klarer Form dem derzeitigen Stand entsprechend in diesem Band auf S. 377ff. dargelegt.

Ausgehend von der Überlegung, daß der Begriff des RES zumindest im klinischen Sprachgebrauch noch eine Rolle spielt, sollen im folgenden Zellformen, die noch bis vor kurzem fest, geradezu traditionell, dem RES zugerechnet worden sind, einschließlich bestimmter Zellformen, deren Existenz heute in Zweifel gezogen werden muß und Begriffe, die inzwischen einen Bedeutungswandel erfahren haben, hier an dieser Stelle in tradierter Weise durchgesprochen werden.

II. Zellformen des RES (RHS)

Im folgenden sollen einzelne Zellformen beschrieben werden, die im alten RES-Begriff ihren festen Platz hatten. Es soll dabei, soweit erforderlich, ebenfalls „historisch" vorgegangen werden, um zwischen den alten, teilweise im klinischen Sprachgebrauch noch erhaltenen oder verwendeten Nomenklaturen und neuen Begriffen eine Brücke zu schlagen. Einzelne der aufgeführten Termini haben wohl lediglich einen Bedeutungswandel erfahren, andere jedoch müssen in ihrer Existenz als fragwürdig erscheinen.

Die sogenannten lymphoiden Retikulumzellen

Unter diesem Namen faßte ROHR, der erstmals die im Knochenmark-Punktat vorkommenden retikulären Zellen systematisch untersucht und geordnet hatte, eine große Gruppe von Zellen zusammen, die nach seinen eigenen Worten weder morphologisch noch funktionell einheitlicher Natur sind. In diesem „Sammeltopf" finden sich Retikulumzellen, Retothelien, Histiozyten und indifferente Zellen der Adventitia. Den Beinamen „lymphoid" erhielten sie wegen ihrer Ähnlichkeit mit den Lymphozyten. Doch weist nur ein Teil von ihnen, nämlich die „kleinen lymphoiden Retikulumzellen", diese Ähnlichkeit auf, die dann allerdings so ausgeprägt sein kann, daß eine genaue Zuordnung in die eine oder andere Zellgruppe unmöglich ist. Konsequenterweise schlugen daher LENNERT (1952) und KABELITZ (1958) vor, nur von „kleinen lymphoiden Zellen" zu sprechen. Da die „großen lymphoiden Retikulumzellen" kaum mehr eine formale Ähnlichkeit mit den Lymphozyten haben, entzog LENNERT ihnen das Epitheton „lymphoid" und sprach nur von „Retikulumzellen". Wir haben im folgenden die von ROHR eingeführten Bezeichnungen zunächst weiterbenutzt, da sie in der hämatologischen Literatur noch gebraucht wurden, wollen allerdings nur von „lymphoiden" und „großen Retikulumzellen" sprechen.

Die lymphoiden Retikulumzellen wurden in allen hämatopoetischen Geweben beschrieben. Diese kleinen Zellen sind nur schwer von Lymphozyten zu unterscheiden. Ihr Kern hat etwa die gleiche Größe wie diese und eine ähnliche Chromatinstruktur. Ein Kernkörperchen ist bei der panoptischen Färbung meist nicht erkennbar. Das Zytoplasma ist vielleicht etwas breiter und heller als das der Lymphozyten, meist grau-blau tingiert und gegen die Nachbarzellen oft nur schwer abgrenzbar. Doch kommen in dieser Gruppe auch Zellen vor, deren

Kern etwas größer und in der Struktur lockerer, „grob retikulär" oder etwas strähnig ist. Ihr Zytoplasma kann etwas stärker basophil sein und bisweilen eine feine rötlich-violette Granulierung zeigen. Schon diese morphologischen Unterschiede ließen vermuten, daß auch die „kleinen lymphoiden Retikulumzellen" keine einheitliche Zellgruppe bilden. Lennert (1961) erweiterte die Rohrsche Einteilung durch Einführung einer *„mittleren Retikulumzelle"* die in einer seßhaften und einer abgelösten Form in Erscheinung treten soll. Die abgelöste Form entspräche dem Histiozyten von Dreyfus (1940) und Bessis (1954), eine Zelle, die sich durch morphologische Variationsbreite und spezifisches funktionelles Verhalten auszeichne. Morphologisch ist der Kern der mittleren Retikulumzellen größer als der der kleinen lymphoiden Zellformen und von typisch retikulärer Struktur, so daß er den Kernen der großen Retikulumzellen oft ähnlich ist. Zum Unterschied von den meist nacktkernigen kleinen Retikulumzellen weisen sie meist einen deutlichen Zytoplasmasaum auf, der eine blaue bis grau-rötliche Farbe zeigt. Während Lennert (1961) die verwandtschaftlichen Beziehungen zwischen den beiden genannten Retikulumzellen offen ließ, leitete Rohr (1960) die Histiozyten unmittelbar von den kleinen lymphoiden Retikulumzellen ab. Diese sollten den „cellules réticuloendotheliales fixes" von Lambin (1927) und De Weerdt (1939), die Histiozyten den „cellules réticuloendotheliales motilisées" entsprechen. Zytochemisch sind Histiozyten und mittlere Retikulumzellen reicher mit Zellfermenten ausgestattet als die typischen kleinen lymphoiden Zellformen, vor allem ist ihre Aktivität an unspezifischen Esterasen größer (Lennert, 1961). Eine funktionelle Zuordnung der kleinen lymphoiden Retikulumzellen war nie eindeutig möglich. Nach Rohr (1960) sollten vor allem die subendothelial gelagerten adventitiellen Zellen hierhin gehören, die wohl weitgehend den undifferenzierten Mesenchymzellen von Maximow (1927) entsprechen. Sie nehmen auch bei hochgetriebener Speicherung keine Farbstoffe auf. Sie galten als pluripotent (Marchand, 1924; Herzog, 1925; Maximow, 1927). Typischerweise sollen sie nach Heckner und Voth (1954) im Gegensatz zu den benachbarten Sinusendothelien keine Retikulinfaser-Bildung erkennen lassen. Aufgrund der Entwicklung unserer Kenntnisse über das lymphatische System (s. Kap. 1, S. 3ff. dieses Bandes) muß jedoch heute die Berechtigung, von einer eigenständigen, kleinen lymphoiden, ebenso wie von einer sessilen, mittleren Retikulumzelle zu sprechen, ernstlich angezweifelt werden. Zumindest muß man annehmen, daß die kleine lymphoide Retikulumzelle dem lymphatischen Zellsystem zugehört bzw. in den dort beschriebenen Zellformen aufgeht. Wenn man die sessile, mittlere Retikulumzelle nur als eine Größenvariante der großen Retikulumzelle auffaßt, was Lennert bereits 1961 angedeutet hat, mag es berechtigt erscheinen, von einem rein pragmatischen Standpunkt aus diese Unterteilung aufrecht zu erhalten.

Die großen Retikulumzellen (Abb. 1) unterscheiden sich von den oben beschriebenen Zellformen durch Größe, Kern- und Zytoplasmastruktur. Der Zelldurchmesser ist im Ausstrich erheblichen Schwankungen unterworfen. Er kann über 25 μ groß sein. Der Kern ist rund oder oval oder stärker eingebuchtet mit einem feinmaschigen, meist gleichmäßig strukturierten, oft aber auch sehr hellen Chromatin. In der Regel werden ein bis zwei scharf begrenzte bläuliche Nukleolen erkennbar. Das Zytoplasma ist schwachblau oder rötlichgrau bis violett, meist scharf begrenzt und weist mehrere in verschiedene Richtungen weisende Plasmaausläufer auf. Manchmal enthält das Zytoplasma vakuolige Einschlüsse. Nach Lennert (1961) sind diese Zellen sessil, weisen etwa dasselbe Enzymmuster auf wie die mittleren Retikulumzellen, unterscheiden sich jedoch von den Histiozyten zytochemisch dadurch, daß sie peroxydase-negativ sind.

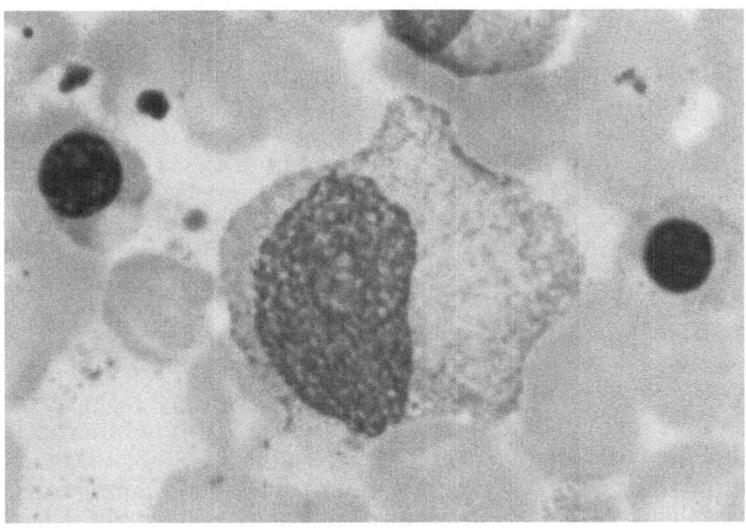

Abb. 1. Große lymphoide Retikulumzelle, Knochenmark

Phasenkontrastmikroskopische Untersuchungen der Retikulumzellen stammen unter anderem von BESSIS (1954), POLICARD (1957) und RIND (1959). Interessant sind diese Befunde im Hinblick auf das Zytoplasma, welches eine granulafreie Außen- und eine granulahaltige Innenzone erkennen läßt. Die juxtanukleäre Zentrosphäre mit den Zentriolen und dem Golgiapparat ist frei von Mitochondrien und Granula. Doch unterscheiden sich die verschiedenen Retikulumzellformen auch phasenoptisch wesentlich, worauf vor allem RIND (1959) hingewiesen hat.

In der Deutung elektronenmikroskopischer Befunde bestanden anfänglich erhebliche Differenzen (BESSIS, 1954; POLICARD, 1957; FREESEN u. WELLENSIEK, 1958; TANAKA, 1958; REINAUER, 1959; RÜTTNER u. VOGEL, 1957; WEISS, 1958; STOKENIUS u. NAUMANN, 1958; COSSEL, 1959; YAMORI u. MORI, 1963; KAJIKAWA, 1963; ONOE u. TSUKADA, 1963. Neuere Übersicht: CARR, 1973), was z.T. sicherlich darauf zurückzuführen ist, daß die elektronenoptisch dargestellten Zellen schwer mit den lichtoptisch vorgenommenen Differenzierungen zur Kongruenz gebracht werden konnten.

Zytogenetisch sah ROHR in den großen Retikulumzellen in erster Linie junge Vorstufen der Hämato- (insbesondere der Erythro-)poese (also etwa den Hämohistioblasten FERRATAS entsprechend); LENNERT (1961) hielt sie für Uferzellen mit Phagozytose-Potenz. Zu ihnen wurden daher auch die Sinusoide der Lymphknoten und die Pulpazellen der Milz, auf deren Besonderheiten im Ausstrich vor allem MOESCHLIN (1947) hingewiesen hat, gezählt. Beide Anschauungen waren morphologisch belegbar. Doch muß man heute annehmen, daß es sich trotz morphologischer Ähnlichkeit um verschiedene Zelltypen handelt. Haben doch BENACERRAF u.Mitarb. (1959) gezeigt, daß nach subletaler Röntgenbestrahlung die Phagozytosefähigkeit des RES nur unwesentlich oder überhaupt nicht eingeschränkt wird, während die hämatopoetischen Funktionen vollständig erloschen sind.

Wenn auch derzeit die mit der Frage der Retikulumzellen verbundenen Probleme, seien sie morphologischer oder funktioneller Art, noch keineswegs als gelöst angesehen werden können, so haben doch jüngere elektronenoptische Untersuchungen neue, wichtige Erkenntnisse gebracht. Vor allem ist es heute durchaus möglich, lichtoptische und elektronenoptische Befunde einander zu korrelieren.

In Analogie zu den Befunden der Lymphozytenforschung, die es ermöglicht, den B-Lymphozyten und T-Lymphozyten in den verschiedenen lymphatischen Organen typische B-Zell- und T-Zell-Areale zuzuordnen (s.Kap. 1, S. 84 dieses Bandes), konnten für diese Areale verschiedene Formen der dort anzutreffenden großen Retikulumzellen beschrieben werden. Man unterscheidet heute *dendritische Retikulumzellen,* welche für die B-Zellregion, speziell die Keimzentrumsstrukturen (Sekundärfollikel) und Primärfollikel spezifisch sind und *interdigitierende Retikulumzellen* (IRC), die ausschließlich in T-Zellarealen anzutreffen sind. Diese Zellformen sind wohl — der alten Nomenklatur folgend — der Gruppe der großen Retikulumzellen (Lennert, 1961) zuzuordnen.

Die *dendritischen Retikulumzellen* sind in der Lage, im Rahmen einer Sekundärantwort an ihrer Oberfläche Antigene in Form von IgT-Komplexen anzulagern, was fluoreszenzmikroskopisch (White, 1963; White u.Mitarb., 1967) wie auch autoradiographisch (Nossal u.Mitarb., 1968; Hanna u.Mitarb., 1969) gezeigt werden konnte. Dieser Vorgang dürfte mit der Keimzentrumsbildung in Zusammenhang stehen. Wahrscheinlich haben diese Retikulumzellen die Aufgabe, Antigene an ihrer Oberfläche zu präsentieren, um mit B-Lymphozyten entsprechender Spezifität hier zu reagieren (Nossal u. Ada, 1971; Feldmann, 1972). Elektronenoptisch (Abb. 2) besitzen die dendritischen Retikulumzellen ein relativ weitlumiges Ergastoplasma sowie Desmosomen. In ihren übrigen Strukturen gleichen sie weitgehend den von Veldmann (1970) erstmals im Lymphknoten des Kaninchens beschriebenen interdigitierenden (verzahnten) Retikulumzellen, die ausschließlich in der Parakortikalzone des Lymphknotens (paracortex, parafollicular cortex, diffuse cortex) vorkommen. Beide Zellarten zeigen eine weitverzweigte, tief gegliederte Zytoplasmaoberfläche mit zahlreichen Plasmafortsätzen, die untereinander in engen Zellkontakt treten.

Lichtmikroskopisch sind die *interdigitierenden Retikulumzellen* (IRC), die auch in der T-Zellregion der Rattenmilz (Veerman, 1974), Mäusemilz (van Ewijk, 1974) und menschlichen Milz (Heusermann u.Mitarb., 1974) nachgewiesen und von Kaiserling und Lennert (1974) erstmals im menschlichen Lymphknoten präzise morphologisch beschrieben werden konnten, durch einen unregelmäßig geformten, manchmal bizarren Kern mit sehr feinem, hellen Chromatin gekennzeichnet. Das Zytoplasma färbt sich bei Giemsa-Färbung schwach grau bis grau-rötlich an, ist bei HE-Färbung schwach eosinrot. Es enthält nur einzelne schwach positive PAS-positive Granula. Im zytologischen Präparat zeigen die Zellen eine geringe bis mäßig starke saure Phosphatase-Aktivität. Die unspezifische Esterase ist nur sehr schwach positiv. Alkalische Phosphatase, Peroxydase und Naphthol-AS-D-Chloracetat-Esterase-Reaktion sind negativ. Elektronenmikroskopisch (Abb. 3 und 4) sind die IRC nach Kaiserling und Lennert (1974) im wesentlichen durch 3 Kriterien gekennzeichnet: 1. Der Zellkern ist stark gebuchtet, teils sogar segmentartig gegliedert. Der Nucleolus ist vorwiegend randständig, gelegentlich kommen „nuclear bodies" vor. Je nach der Fixierung liegt das Heterochromatin der inneren Kernmembran an (Glutaraldehyd) oder ist relativ gleichförmig über den Kern verteilt (OsO_4-Fixierung). 2. Die Zytoplasmaperipherie ist durch zahlreiche Plasmafortsätze, die sich mit Fortsätzen benachbarter Retikulumzellen verflechten („interdigitieren"), gegliedert. Im Zytoplasma liegen unregelmäßig verteilt kurze, vorwiegend englumige Ergastoplasmaschläuche. Golgi-Zonen sind nur in wenigen Zellen angeschnitten. Einige Zellen enthalten Silber-Methenamin-positive Granula, welche den lichtoptischen PAS-Granula entsprechen. Gelegentlich beobachtete intrazytoplasmatische Ein-

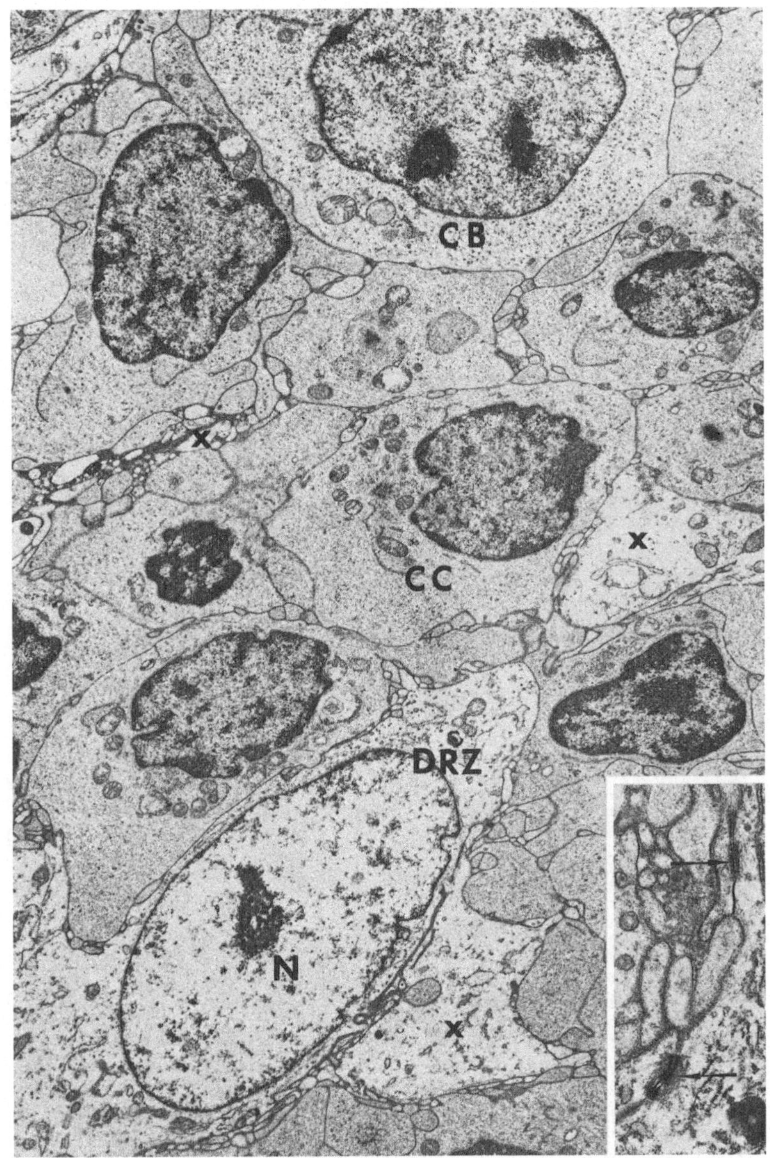

Abb. 2. Dendritische Retikulumzelle (DRZ) im Keimzentrum eines menschlichen Lymphknotens mit verzweigten Zytoplasmafortsätzen (X). N = Zellkern. Im Einsatzbild Desmosomen (Pfeile), durch die die dendritischen Retikulumzellen miteinander verknüpft sind. Benachbart zu der dendritischen Retikulumzelle bzw. den Zytoplasmafortsätzen liegen Centrocyten (CC). Am oberen Bildrand ein Centroblast (CB). 7500 ×, Einsatzbild: 20800 ×. (Freundlichst überlassen von Dr. habil. Dr. med. E. KAISERLING, Pathologisches Institut der Universität Kiel)

schlüsse werden als Zytoplasmadegenerate gedeutet, wobei aber nicht sicher auszuschließen ist, ob es sich bei diesen Gebilden nicht doch um Phagosomen (heterophage Vakuolen) handelt. Doch wurden auch von VELDMAN (1970) Phagosomen in den Retikulumzellen der Parakortikalzone nicht beschrieben. Das Grundplasma dieser Retikulumzellen ist elektronenoptisch transparent und enthält nur wenige freie Einzel- und Polyribosomen.

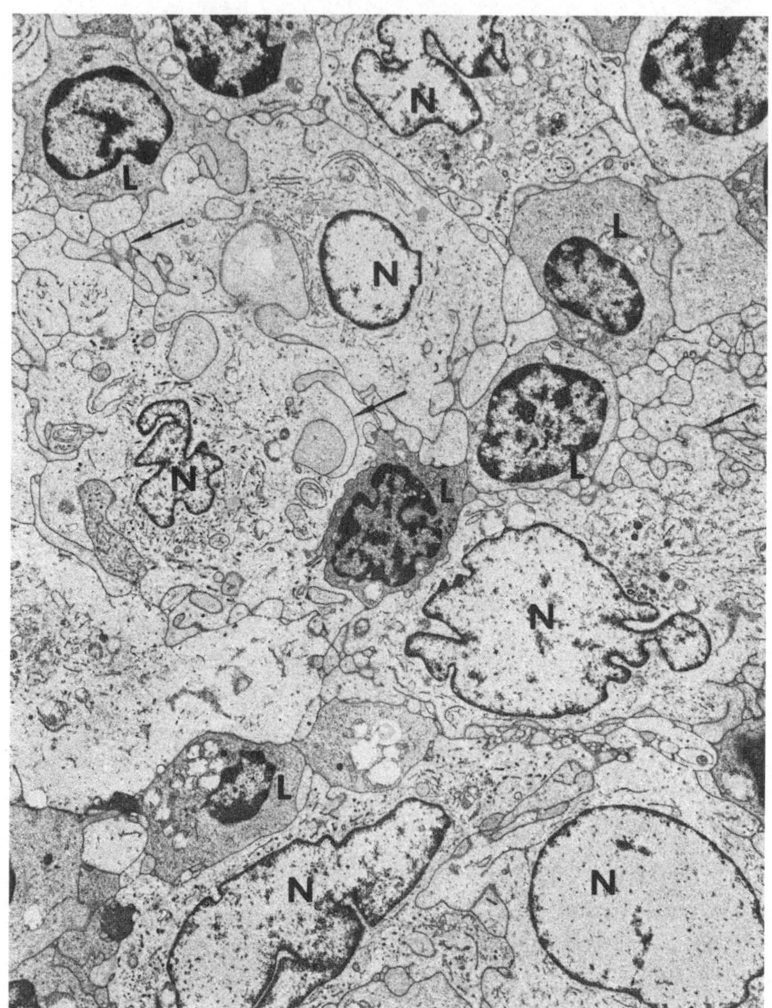

Abb. 3. Mehrere interdigitierende Retikulumzellen in der thymusabhängigen Region eines menschlichen Lymphknotens bei dermatopathischer Lymphadenitis. Kennzeichnend sind der irregulär geformte Zellkern (N), die umschriebenen Zytoplasmainvagionationen (Pfeile) und die glatten und rauhen intrazytoplasmatischen Membranprofile (vgl. Abb. 4). Zwischen den Retikulumzellen Lymphozyten (L) (T-Lymphozyten) mit einem teils ovalen, teils irregulär geformten Zellkern. 6600 ×. (Freundlichst überlassen von Dr. habil. Dr. med. E. Kaiserling, Pathologisches Institut der Universität Kiel)

IRC wurden von Kaiserling u. Mitarb. (1974) auch im menschlichen Thymus nachgewiesen. Sie liegen in diesem Organ im Mark und in der inneren Rindenzone. Das ausschließliche Vorkommen der IRC in Thymus-abhängigen Bereichen des lymphatischen Gewebes legt funktionelle Beziehungen dieser Retikulumzellart zur Thymus-abhängigen Immunantwort nahe. Experimentelle Befunde von Veldman (1970) und Ewijk u. Mitarb. (1974) konnten Hinweise dafür erbringen, daß bei einer isolierten T-Zell-vermittelten Immunantwort die Transformation von Lymphozyten und Blastzellen sich während engen Kontaktes mit IRC ereignete. So konnte wahrscheinlich gemacht werden, daß die IRC

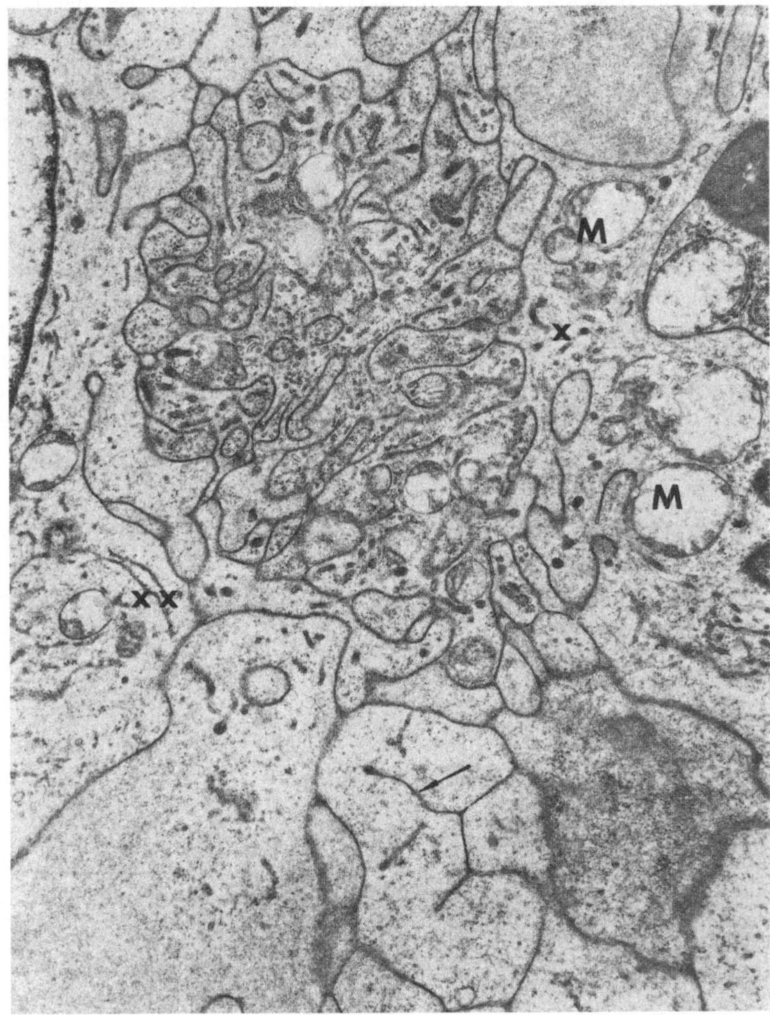

Abb. 4. Zytoplasmainvaginationen interdigitierender Retikulumzellen. Die Invaginationen sind am Ende häufig kolbig aufgetrieben und umschließen einen elektronendichten Inhalt (Pfeile). Im Zytoplasma Mitochondrien (M) sowie glatte (X) und rauhe (XX) Membranprofile. 16 100 ×. (Freundlichst überlassen von Dr. habil. Dr. med. E. KAISERLING, Pathologisches Institut der Universität Kiel)

eine ähnliche Funktion haben wie die dendritischen Zellen der B-Zell-Region. Vorsichtig formulieren KAISERLING u.Mitarb. (1974), daß die Bedeutung der IRC in einem spezifischen „microenvironment" für die T-Zell-Reifung und/oder Differenzierung gesehen werden könnte.

Ein weiterer Typ von Zellen, der der Gruppe der großen Retikulumzellen zuzuordnen ist, sind die in den letzten Jahren auch im menschlichen Lymphknoten beschriebenen *dunklen Retikulumzellen,* die sog. „dark reticular cells" (MOLLO u.Mitarb., 1969 und früher; IZARD u. DE HARVEN, 1968). Diese Zellen haben die Größe von großen Lymphozyten bis großen Retikulumzellen oder

Makrophagen. Sie besitzen viele Ähnlichkeiten mit den häufiger beschriebenen „hellen Retikulumzellen", insbesondere mit den dendritischen Retikulumzellen. Sie zeichnen sich ebenso wie diese durch lange, weitverzweigte Zytoplasmafortsätze aus, die mit Nachbarzellen in Verbindung stehen können. Das Zytoplasma ist ebenso wie der Kern bei den dunklen Retikulumzellen licht- wie elektronenoptisch auffällig „dunkel" und dicht. Lichtoptisch haben die Zellen eine besondere Affinität für Methylenblau und Toluidinblau. Elektronenoptisch ist das Plasma reich an Organellen und hat zahlreiche Ribosomen. Es finden sich bei einem Teil der Zellen Hinweise für eine Phagozytosetätigkeit. Andere Zellen scheinen Beziehungen zu kollagenen Faserstrukturen zu haben. Obgleich nicht mit letzter Sicherheit ausgeschlossen werden kann, daß es sich bei den dunklen Retikulumzellen um Degenerationsformen von hellen Retikulumzellen handelt, glauben Mollo u. Mitarb. (1969) daß sie spezielle Funktionsformen von Retikulumzellen seien, bei denen allerdings degenerative Veränderungen häufiger in Erscheinung treten können. Letztlich müssen weitere Untersuchungen klären, inwieweit es berechtigt ist, hier einen eigenständigen Zelltyp anzunehmen.

Die phagozytierenden Retikulumzellen (Makrophagen)

Die Fähigkeit zur Phagozytose gilt immer noch als eine wesentliche biologische Eigenschaft der „Retikulumzellen". Je nach Art der gespeicherten Substanz kann zwischen „Pigmentmakrophagen" (Abb. 5), „Lipophagen" oder „Kerntrümmermakrophagen" (Abb. 6) unterschieden werden. Eine derart strenge Unterscheidung kann jedoch nur aus didaktischen Gründen aufrecht erhalten werden. Zweifelsohne werden immer wieder, besonders im Ablauf pathologischer Gewebsreaktionen, Makrophagen mit eindeutigem Überwiegen eines Speichertyps (z.B. Lipoid-speichernde Makrophagen im Knochenmark bei Ziewe-Syndrom, Kerntrümmermakrophagen im Lymphknoten bei Toxoplasmose etc.) angetroffen. Es dürfte sich dabei jedoch nur um verschiedene funktionelle Leistungen ein und derselben Zelle handeln, was u.a. daraus hervorgeht, daß vielfach Einzelzellen verschiedene Substanzen gespeichert haben können. Als Pigment

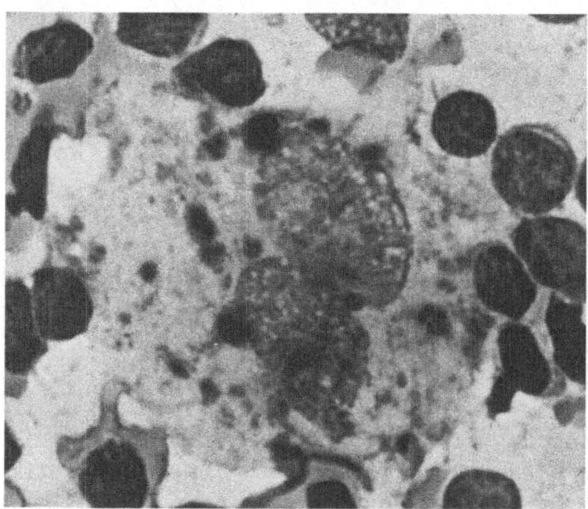

Abb. 5. Pigmentmakrophage (zweikernig)

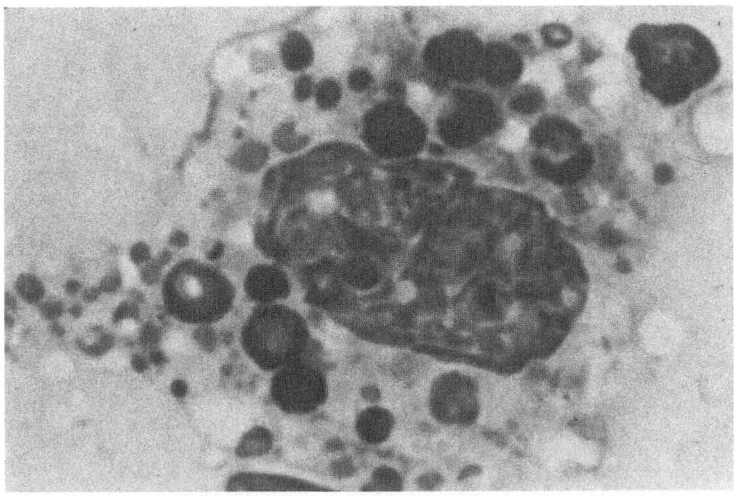

Abb. 6. Kerntrümmermakrophage aus einem „gereizten" Lymphknoten (Sternhimmelzelle)

ist in erster Linie Melanin zu nennen, welches als grünlich-blauer, grünlich-brauner oder dunkelbrauner Farbstoff in Erscheinung tritt, und zwar meist zunächst in Form kleiner Granula, die, wie LENNERT (1961) hervorhebt, meist in der Nähe der Kerneinbuchtung auftreten, später aber unter Umständen die ganze Zelle ausfüllen können. Hämosiderin weist eine grünliche Farbe auf und ist oft mit phagozytierten Kerntrümmern oder Erythrozyten vergesellschaftet. Anthrakotisches Pigment wird an seiner grauschwarzen oder pechschwarzen Farbe erkannt, ebenso wie Tätowierungspigment, das, ähnlich wie das anthrakotische Pigment, gefärbt erscheint.

Die *Lipophagen,* auf die vor allem MOESCHLIN (1941) aufmerksam gemacht hat, sind meist auffallend — bis 46 μ Durchmesser — groß (s. Abb. 7 und 8). Das ganze Zytoplasma ist von feinen, gleichmäßigen Fett-Tropfen durchsetzt, die ihm ein wabenförmiges Aussehen verleihen. Nach MOESCHLIN soll ein morphologischer Unterschied zwischen den Lipophagen von Knochenmark und Lymphknoten darin bestehen, daß der Kern bei den Formen im Lymphknoten mehr zentral, bei den Formen im Knochenmark exzentrisch liegt. Ähnlich wie MOESCHLIN haben wir diese Zellen im Lymphknoten bei verschiedenen, meist bakteriell bedingten Formen der Lymphadenitis besonders häufig beobachtet.

Die *Kerntrümmermakrophagen* „tingible body macrophages" (s. Abb. 6 u. 9) kommen ebenfalls in allen hämatopoetischen Geweben vor. Im Knochenmark sind sie besonders häufig bei immunologisch bedingten Krankheitsbildern zu finden, worauf schon ROHR hinweist. Im Verlauf erworbener hämolytischer Anämien können sie als erythrophagische Zellen auftreten. Im Lymphknoten sind sie als „Sternhimmelzellen" besonders in den Keimzentren zu finden. Sie weisen nach LENNERT darauf hin, daß ein Keimzentrum — und damit auch der entsprechende Lymphknoten — funktionell aktiv ist. DEELMAN (1949) hat immer wieder betont, daß der Nachweis von diesen „Sternhimmelzellen" unter anderem differentialdiagnostisch gegen das Vorliegen eines „großfollikulären Lymphoblastoms" spricht.

Im Verlauf bakterieller Infekte kann man auch phagozytierende Zellen mit eingelagerten Bakterienhäufchen sehen.

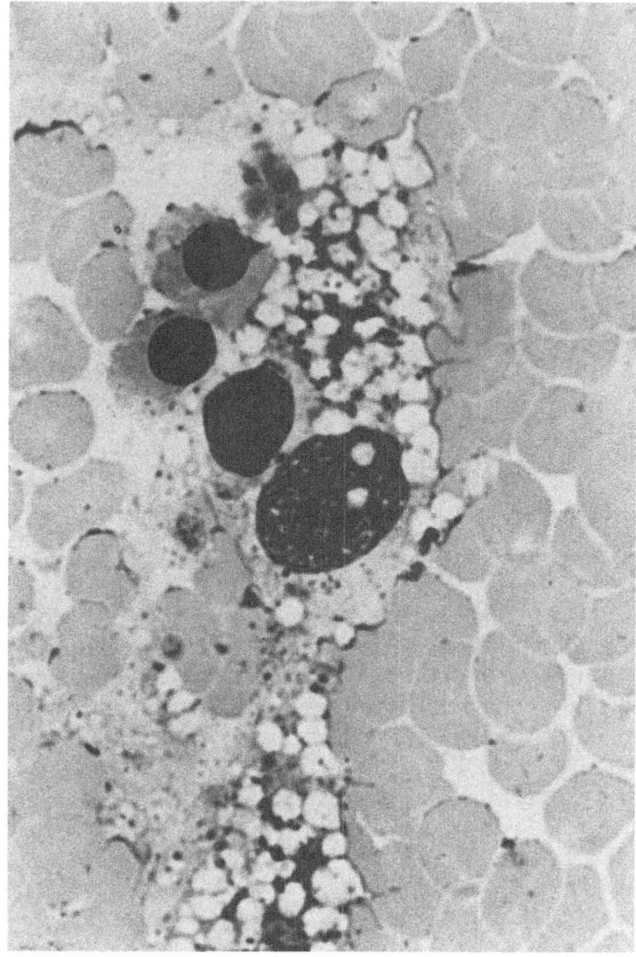

Abb.7. Lipophage

Der Kern der Makrophagen ist zu Beginn der Speicherung relativ groß, locker und relativ zart strukturiert. Mit zunehmender Speicherung wird der Nukleus dichter und kleiner, um schließlich in Kernpyknose überzugehen.

Die Ansicht der verschiedenen Untersucher über den Ursprung der Makrophagen war lange Zeit — und ist es wohl auch heute noch — keineswegs einhellig. Während die meisten Autoren (Fresen, 1957; Kabelitz, 1958; Leiber, 1961; Lennert, 1961; Ehrlich, 1962) sie ohne Einschränkung von den Retikulumzellen ableiteten, sprachen Rohr und Undritz, in Anlehnung an Schilling, die Monozyten als ihre Mutterzellen an, wobei Rohr es offen ließ, ob sich phagozytierende Zellen ausschließlich aus den vom Blut eingeschwemmten Monozyten ableiten können. Er räumte ein, daß zweifellos „Beziehungen des Monozyten zum eigentlichen retikulohistiozytären Gewebe, vor allem den undifferen-

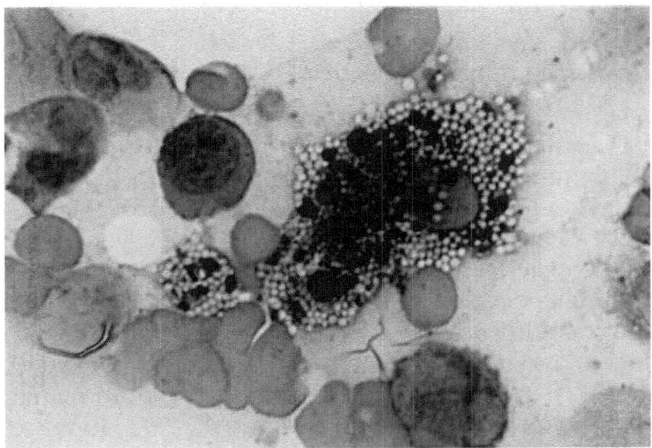

Abb. 8. Fettspeichernder Makrophage mit positiver α-Naphthyl-Esterase-Reaktion

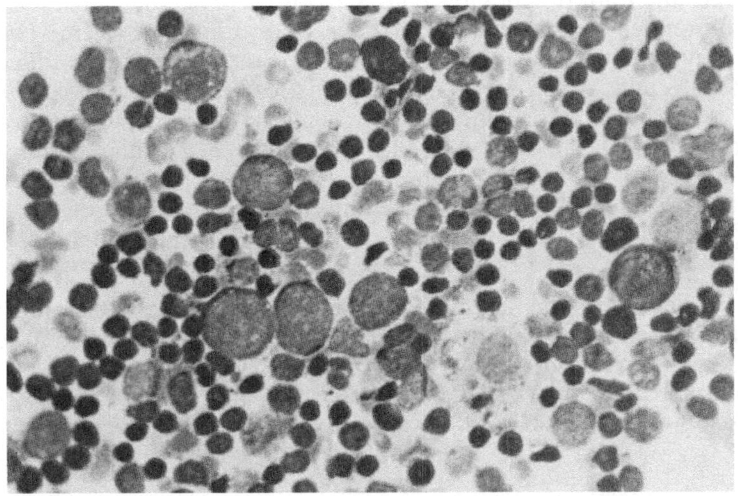

Abb. 9. Reaktive Lymphknotenhyperplasie. Neben zahlreichen großen lymphatischen Blastzellen unten rechts ein Kerntrümmermakrophage (Sternhimmelzelle)

zierten Adventitiaelementen" bestehen. Diese Auffassung war Teil einer umfassenderen Vorstellung ROHRs (1940) über die Genese der Monozyten: Diese sollten zum größten Teil als „Myelomonozyten" aus dem Knochenmark stammen. Nur unter bestimmten Reizzuständen würden sie als „Histiomonozyten" aus dem retikulohistiozytären System oder als „Lymphomonozyten" aus dem lymphatischen Gewebe ins Blut entlassen. Im Gegensatz zu UNDRITZ (1952), der den Monozyten von Monoblasten des Knochenmarkes ableitet und in ihm eine von vornherein hochspezialisierte stationäre oder wandernde Bindegewebszelle sah, war nach Rohr „eine wohlfundierte Ableitung der Knochenmarkmonozyten von Myeloblasten, einem Monoblasten oder einer myeloischen Stammzelle bisher morphologisch nicht gelungen".

Inzwischen konnte, wie bereits erwähnt, durch weitere zytochemische und zytokinetische Untersuchungen die Frage nach der Herkunft der Makrophagen einerseits und Beziehungen zwischen Makrophagen-Histiozyten-Monozyten andererseits weitgehend und zugunsten der Anschauungen von Rohr und Undritz in bemerkenswert wenig modifizierter Weise entschieden werden. Es konnte grundsätzlich nachgewiesen werden, daß die Blutmonozyten oder zumindest — wie dies aus einschlägigen tierexperimentellen Versuchen hervorgeht — große „lymphoide" mononukleäre Blutzellen, die nicht mit Lymphozyten gleichzusetzen sind, die Potenz haben, sich in Entzündungszellen umzuwandeln und Histiozyten, Epitheloidzellen und mehrkernige Riesenzellen vom Fremdkörper-Riesenzelltyp und Langhans-Zelltyp zu bilden (Maximow, 1902; Rebuck, 1947; Volkman u. Gowans, 1965; Spector u.Mitarb., 1965; Trepel u. Begemann, 1966; Leder, 1967 u. früher; van Furth u. Cohn, 1968; Virolainen, 1968; Epstein u. Krasnobrod, 1968; Büchner u.Mitarb., 1970 u.a.). Im Rahmen weiterführender Untersuchungen wurde dabei eine Fülle neuer Befunde erhoben, die, weit über die Klärung der anstehenden Fragen hinausreichend, auch wichtige Aufschlüsse über die Funktion des aus dem RES entwickelten und nunmehr herausgelösten führenden Begriffs des Monozyten-Makrophagen-Systems (MMS) erbracht haben. Neben zellkinetischen Daten über Entstehung, Lebensdauer, Wege im Organismus und Abbau der Monozyten-Histiozyten-Makrophagen, über Einzelheiten des Phagozytose- und Pinozytosemechanismus sind hier vor allem die Erkenntnisse über die Rolle der Makrophagen bei der primären und sekundären Immunantwort bzw. über Wechselbeziehungen zwischen Lymphozyten und Makrophagen zu nennen. Die hier angeschnittenen Themen werden anschaulich und ausführlich im Kapitel von G. Meuret, S. 361 dieses Bandes abgehandelt[1].

Über die bisher besprochenen Zellformen hinaus werden nach wie vor einige Zellen mit spezifischen morphologischen Charakteristika und spezifischen funktionellen Eigenschaften dem RES zugerechnet. Es sind dies in erster Linie die Epitheloidzellen, die mehrkernigen Riesenzellen und die Mastzellen, die sog. Gewebsbasophilen, welche weiter unten (s.S. 455) noch näher besprochen werden sollen.

---

[1] Darüber hinaus seien jedoch an dieser Stelle einige ausgezeichnete neuere Monographien über
das Makrophagensystem genannt, anhand derer es möglich ist, sich zusätzlich über Detailfragen
wie auch über weitere umfangreiche Literaturhinweise zu informieren:
Carr, I.: The Makrophage. A Review of Ultrastructure and Function. New York: Academic
Press 1973.
Furth, R. van (Ed.): Mononuclear Phagocytes. Oxford: Blackwell 1970.
Huber, H., Fudenberg, H.H.: Die immunologischen Funktionen von Monocyten und Makrophagen. Klin. Wschr. 47, 1061 (1969).
Stuart, A.E.: The Reticulo-Endothelial-System. Edinburgh-London: Livingstone 1970.
Park, B.H., Good, R.A.: Principles of Modern Immunobiology, Chapter 21: Deficiency of Phagocytic Functions. Philadelphia: Lea and Febiger 1974.
Yoffey, J.M., Courtice, F.C.: Lymphatics, Lymph and the Lymphomyeloid Complex, Chapter
V: Lymphocytes and Macrophages. London-New York: Academic Press 1970.
Williams, R.C., Fudenberg, H.H. (Ed.): Phagocytic Mechanismus in Health and Disease. Stuttgart:
Thieme 1972.
Vernon-Roberts, B.: The Macrophage. Cambridge: Univ. Press 1972.
Laskin, A.I., Lechevalier, H. (Ed.): Macrophages and Cellular Immunity. London: Butterworths
1972.
Pearsall, N.N., Weiser, R.S.: The Macrophage. Philadelphia: Lea and Febiger 1970.

Die Epitheloidzellen

Epitheloidzellen (s. Abb. 10) kommen nahezu in allen Organen im Rahmen chronischer entzündlicher Vorgänge, insbesondere sog. Granulombildungen vor. Auch im Knochenmark können sie bei Granulombildungen unterschiedlicher

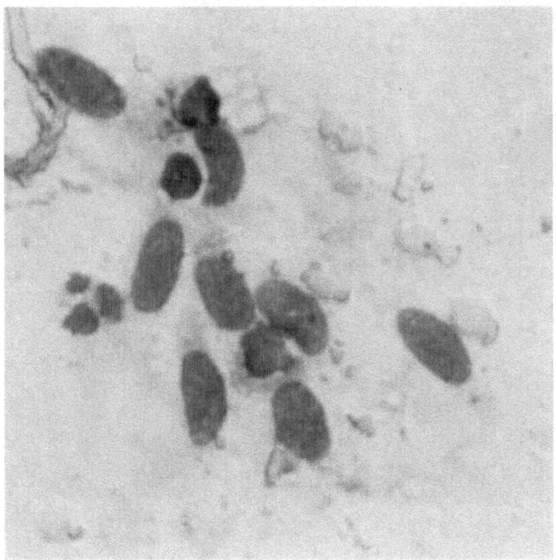

Abb. 10. Epitheloidzellen

Genese beteiligt sein. Sie sind zytologisch durch ihre charakteristische Kernstruktur mit den breiteren Chromatinbalken und den ihnen zwischengelagerten Lükken gekennzeichnet. Meist sieht man zwei kleinere, hellblaue, scharf begrenzte Nukleolen. LENNERT (1961) unterschied zwischen „saftigen" und „dürren" Formen. Aus den Epitheloidzellen scheinen sich oft mehrkernige Riesenzellen zu entwickeln. Über ihren Entstehungsmodus bestand lange Zeit Unklarheit. LENNERT hielt die Entwicklung durch amitotische Teilung oder Konfluierung für wahrscheinlich. Neuere Untersuchungen haben jedoch klar erwiesen, daß Epitheloidzellen aus Monozyten entstehen, die in das Gewebe oder in das Entzündungsgebiet eingewandert sind (s.S. 454). Bezüglich der mehrkernigen Riesenzellen wies bereits REBUCK (1947) darauf hin, daß es sich bei der Langhansschen Riesenzelle offenbar nur um eine Sonderform der Fremdkörperriesenzelle handele.

Die Gewebsmastzellen

Im Jahre 1877 wurden sie erstmals von EHRLICH beschrieben und in der Annahme, daß sie ihr typisches Aussehen einer „Zellmästung" verdanken, als Mastzelle bezeichnet (s. Abb. 11). In Knochenmarksausstrichen wurden sie von UNDRITZ (1946), ROHR (1948), LEITNER (1948), KABELITZ (1949), BREMY (1950)

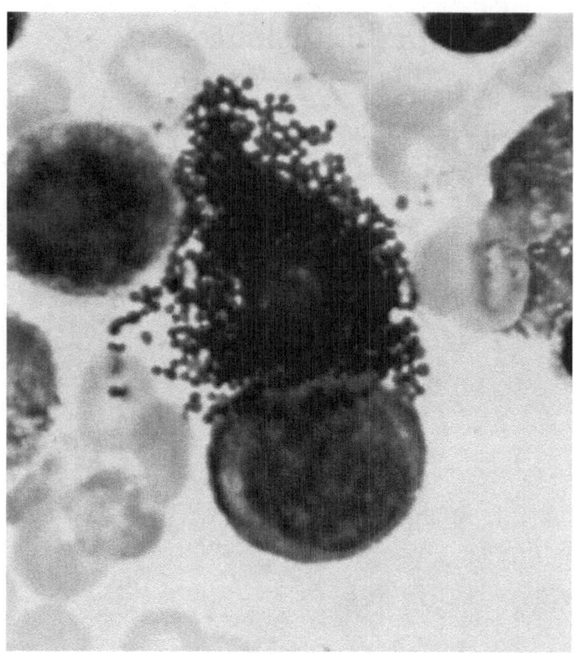

Abb. 11. Gewebsmastzelle, panoptische Färbung

u.a. beschrieben. Allerdings kommt sie in normalen Markausstrichen kaum
vor, wie aus den statistischen Untersuchungen von Fadem (1951) belegt ist,
im Gegensatz zu Lymphknoten- und Milzpunktaten, in denen Mastozyten fast
immer, wenn auch nicht zahlreich, angetroffen werden können. Die Gewebsmastzellen sind relativ groß (15—30 µ Durchmesser). Ihr Charakteristikum ist eine
verhältnismäßig grobe, gleichmäßige, dunkelviolette Granulierung, die durch
die metachromatische Reaktion gegenüber gewissen Anilinfarbstoffen, vor allem
Toluidinblau gekennzeichnet ist. Im Gegensatz zu den Granula der Blutmastzel-
len sind die Granula der Gewebsmastozyten wasserunlöslich. Nach Kerngröße,
Form und Granuladichte unterscheidet Lennert (1961), ähnlich wie Bessis
(1954), zwei Mastzelltypen: einerseits die „Mastoblasten" bzw. „Promastozy-
ten", also Mastzellen mit relativ großem Kern, verwaschener Struktur und spär-
licherer Granulation sowie andererseits die „Mastozyten", die einen runden,
kompakten Kern, ähnlich dem der Lymphozyten und Plasmazellen aufweisen.
Gewebsmastzellen kommen ähnlich wie die Plasmazellen besonders in der Nähe
kleiner Gefäße vor (s. Abb. 12 und 13). Sie sollen sich aus undifferenten Mesenchymzellen (Holmgren u. Wielander, 1937) entwickeln. Aus diesem Grunde
werden sie auch von den meisten Autoren (Cazal, 1946; Rohr, 1948; Lennert,
1961) dem RES zugerechnet.

Es liegen zahlreiche zytochemische Untersuchungen an Mastzellen vor (u.a.
Friberg u.Mitarb., 1951; Compton, 1952; Asboe-Hansen, 1954; Lennert
u.Mitarb., 1959—1961). Die für die Granulafärbung typische Metachromasie
ist auf saure Mukopolysaccharide zu beziehen. Die Granulareifung geht mit
einer zunehmenden SO_4-Veresterung Hyaluronsäure-ähnlicher Vorstufen einher,
woraus schließlich Heparin entsteht. Lennert (1961) hat darauf hingewiesen,
daß Diskrepanzen über chemisches und färberisches Verhalten dieser Zellen,

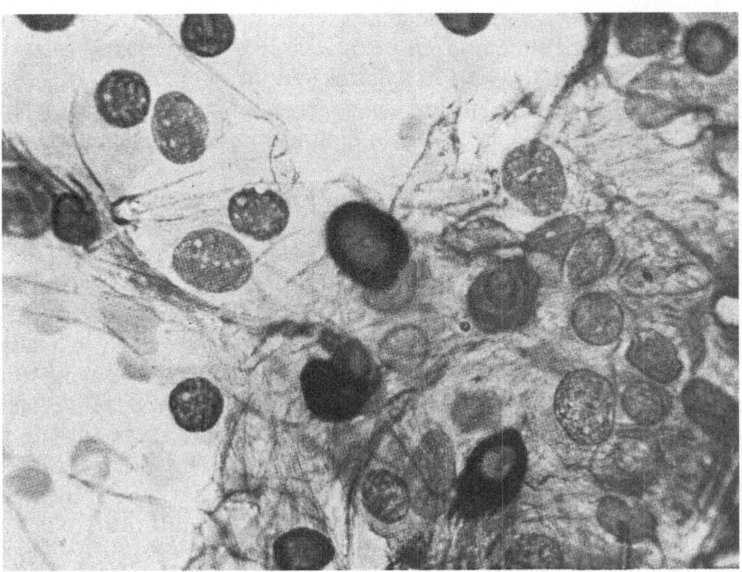

Abb. 12. Gewebsmastzellen mit Toluidinblau gefärbt in der Unterhaut der Ratte (nach JORPES, 1937)

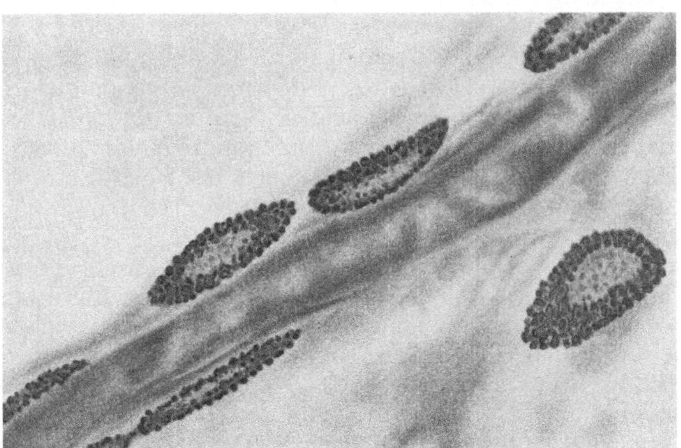

Abb. 13. Gewebsmastzelle rings um eine Kapillare in der Subkutis der Ratte, mit Toluidinblau vitalgefärbt. Vergr. 700fach (nach JORPES, 1937)

wie sie in den Angaben verschiedener Autoren zu finden sind, auf die unterschiedliche Reaktionweise dieser chemischen Substanzen zur Zeit der Zellreifung und auf inkonstante Färbebedingungen zurückzuführen sind. Die Peroxydase- und Oxydasereaktion ist in den Gewebsmastzellen stets negativ. Im Knochenmark zeigen etwa zwei Drittel, im Lymphknoten-Punktat 97,5% von ihnen eine positive PAS-Reaktion (LENNERT u. SCHUBERT, 1959; LENNERT, 1961). Lipide konnten nicht nachgewiesen werden (FADEN, 1951; ASTALDI u.Mitarb., 1954), doch ist die Sudanschwarz-Reaktion oft positiv (WISLOCKI u. DEMPSEY, 1946). Aufgrund dieser Befunde vermuteten BERG (1951), RILEY (1959), HEBDOM und SNELLMANN (1951), daß die Mastzellgranula Phosphatide enthalten. Weiterhin wurden zytochemisch saure Phosphatasen und Lipasen (Montagna u. No-back, 1948) sowie spezifische und unspezifische Esterasen (Lennert u. Löffler, 1959) nachgewiesen. Alkalische Phosphatasen sind nach Lennert (1961) nicht nachweisbar. In den Mastzellen der Urticaria pigmentosa finden sich verschiedene Enzyme in stärkerer Aktivität als in den normalen menschlichen Mastzellen (Schauer, 1964).

Mit Hilfe einer selektiven H^3-Thymidin-Markierungsmethode zytokinetisch ruhender Zellen im unbehandelten Knochenmark der Ratte ließ sich unter regeneratorischen Verhältnissen nach vorhergehender Zerstörung des Knochenmarkes mit Hydroxyuria die Anzahl DNA-synthetisierender Markzellen bestimmen (Haas u. Fache, 1973). Bei diesen Untersuchungen, die an Ratten durchgeführt wurden, fand sich nur eine geringe Proliferationsaktivität der Mastzellen.

Durch Calciferrol-Injektionen bzw. experimentellen Odoratismus (durch Lathyrus odoratus) konnte Gillman (1958) eine massive Mastzellvermehrung in verschiedenen Geweben erzeugen. Da durch diese Versuchsanordnung gleichzeitig auch erhebliche Mengen von Mukopolysacchariden freigesetzt werden, diskutiert der Autor eine Resorption saurer Mukopolysaccharide durch die Mastzellen. Auch Niederberger u. Mitarb. (1960) vermuteten aufgrund experimenteller Erfahrungen, daß die Mastzellen die Höhe des Serummukoproteidspiegels wesentlich beeinflussen. Die Bedeutung von Kobaltverbindungen mit Histaminwirkung auf die Mastzellen wurde von Niebroy (1958) überprüft und eine Zunahme der Kern- und Granulagröße sowie der Metachromasie festgestellt. Darüber hinaus fand der gleiche Autor einen tagesrhythmischen Wechsel von karyometrischen Funktionen und Metachromasie.

Phasenmikroskopische Untersuchungen an Gewebsmastzellen wurden von Zollinger (1950), Bessis (1954), Rind (1959) u.a. vorgenommen. Doch haben sie keine wesentlichen Ergebnisse erbracht. Elektronenoptisch (Übersicht: Orr, 1973) sind neben den Mastzellgranula Mitochondrien von typischem Bau zu erkennen. Die Mastzellgranula zeigen eine lamelläre Feinstruktur (Bloom u. Mitarb., 1955/56; Stoeckenius, 1956; Braunsteiner, 1959) und sind von einer Membran umgeben.

Über die Funktion der Gewebsmastzellen sind wir durch die Arbeiten von Holmgren und Wilander (1937), Jorpes u. Mitarb. (1937), Jürgens und Studer (1948), Riley und West (1959) u.a. unterrichtet. Es gilt als gesichert, daß diese Zellen nicht nur Heparin enthalten, sondern auch selbst bilden (Lennert u. Schubert, 1959). Auch Histamin dürfte, wie vor allem Schayer u. Mitarb. (1955) nachgewiesen haben, in diesen Zellen synthetisiert werden. Das Mengenverhältnis Heparin:Histamin beträgt nach Werle und Amann (1956) 3:1 Gewichtseinheiten, nach dem molaren Bindungsverhältnis 1:29. Die einzelne Gewebsmastzelle soll nach Graham u. Mitarb. (1955) 7—32 μμg Histamin enthalten. Serotonin kommt nach Sjoerdsma u. Mitarb. (1957) in menschlichen Mastzellen nicht vor, wurde inzwischen aber doch einwandfrei nachgewiesen.

Heparin und Histamin dürften im Rahmen bestimmter Gewebsreaktionen zusammenwirken. Leider ist darüber noch sehr wenig und nur Unvollständiges bekannt. Jedoch kommt es offenbar nach bestimmten Reizen zur Freisetzung von Histamin, Serotonin und/oder Heparin, ein Vorgang, der morphologisch mit einer Degranulation der Mastzellen verknüpft zu sein scheint. Neben einer unspezifischen läßt sich eine spezifische Mastzellendegranulation unterscheiden, welche nach vorangegangener passiver Sensibilisierung und nach erneuter Antigenzufuhr auftritt. Die spezifische Mastzellendegranulierung läßt sich durch die β-Adrenergika Fenoterol, Salbutamol und durch das Antiallergikum Natriumcromoglycat (Intal) hemmen (Fügner, 1973). Bezüglich der Histaminfreisetzung bestehen offensichtlich enge Beziehungen zu allergischen Reaktionen, sei es, daß sie sich an der Haut oder an den Schleimhäuten (Bronchialasthma) abspielen. Heparin dürfte über die gerinnungshemmende und fibrinolytische Wirkung hinaus im Verlauf von Entzündung und Tumorkrankheiten noch andere Aufgaben zu erfüllen haben.

Eine Vermehrung der Gewebsbasophilen in den hämatopoetischen Organen ist meist mit entzündlichen Reaktionen vergesellschaftet. Nach ROHR (1960) tritt eine ausgesprochene Mastzellenvermehrung im Knochenmark als Zeichen eines chronisch entzündlichen Markprozesses auf, in erster Linie bei der von ihm beschriebenen „chronisch-interstitiellen Myelitis". Immer dürfte eine Mastozytose auf eine Knochenmarkschädigung hinweisen, deren nähere Definition jedoch meist auf Schwierigkeiten stößt. Etwas eindeutiger ist die Bewertung dieser Zellformen im Lymphknotenpunktat. Schon normalerweise sind Gewebsbasophile im Lymphknoten häufiger als im Knochenmark anzutreffen. Bei allen entzündlichen Reaktionen gehören sie nahezu obligatorisch zum Zellbild. Bemerkenswerterweise wird im Knochenmark und Lymphknoten bei der Makroglobulinämie Waldenström (WALDENSTRÖM, 1948) fast regelmäßig eine Mastzellvermehrung gefunden, worauf HEILMEYER und BEGEMANN (1951) ebenso wie eine Reihe von anderen Autoren hingewiesen haben. KABELITZ (1958) beschrieb eine enge topographische Beziehung zwischen Gewebsmastzellen und Knochenmarklymphknötchen. ZILIOTTO und PELLEGRINI (1956) fanden die Mastzellen meist in der Nachbarschaft von jungen Bindegewebszellen und vermuteten eine „plastische Funktion" der Mastozyten, eine spekulative Ansicht, die jedoch durch Untersuchungen von HAAS und FACHE (1973) — freilich in modifizierter Weise — wieder belebt worden ist. Diese Autoren messen den Mastzellen für die Knochenmarkregeneration eine Bedeutung bei, die in der Freisetzung von Metaboliten für eine regenerierende Hämatopoese gesehen wird. KABELITZ hat anhand seines großen Beobachtungsgutes gezeigt, daß eine Mastzellvermehrung im Knochenmark nicht als prognostisch ungünstiges Zeichen angesehen werden muß. Der gleiche Autor fand darüber hinaus eine Vermehrung von Gewebsbasophilen im Mark außer bei Entzündungen auch bei Knochenmarksmetastasen von Karzinomen. Umstritten ist die nosologische Stellung der Mastozytosen bei der Urticaria pigmentosa. Während viele Autoren geneigt sind, diese Gewebsveränderungen als maligne Retikulose aufzufassen, spricht BIGELOW (1961) von einem benignen Mastozytom, das vergleichbar dem eosinophilen Granulom solitär oder generalisiert verlaufen kann.

III. Funktion des RES

A. Das RES und die granulomatösen Entzündungen

Die morphologische Verschiedenheit der Zellen des RES und ihre unterschiedlichen Differenzierungsmöglichkeiten sind Ausdruck vielfältiger Aufgaben des Organismus. Diese sind in erster Linie die Beseitigung von körperfremden und bestimmten körpereigenen Bestandteilen. Sie erfolgt durch die wohl wichtigste und charakteristischste Funktion der Zellen des RES, durch Phagozytose, d.h. Aufnehmen, Verdauen, Metabolisieren und Wiederverteilen von Substanzen. Die Zellen des RES werden in dieser Aufgabe unterstützt von Granulozyten mit ihren phagozytierenden Fähigkeiten und von lymphatischen Zellen, mit deren Hilfe körperfremde, die Individualität des Organismus gefährdende Substanzen unschädlich gemacht werden können.

Während diese Vorgänge unter normalen Umständen kontinuierlich im Organismus ablaufen, kommt es unter besonderen Bedingungen örtlich durch Zusammenwirken unterschiedlich differenzierter Zellen zu charakteristischen Gewebsreaktionen, die als granulomatöser Reaktionstypus bezeichnet werden. Dabei kommt einem Granulom, wie es Watts u.Mitarb. (1963) gezeigt haben, keineswegs nur reparative Funktion zu. In erster Linie scheint diese zelluläre Reaktionsweise zur Abschirmung des Organismus gegen das Eindringen körperfremder Agentien verantwortlich zu sein. Die granulomatöse Reaktionsweise, die als Durchgangsphase bei allen Entzündungen vorkommt, kann zeitlich und örtlich so ausgedehnt sein, daß sie bestimmte Krankheitsbilder morphologisch prägt.

In anderen Fällen werden kleinere, weniger beherrschende Granulombildungen in den verschiedensten Organen beobachtet. Meist entwickeln sie sich in unmittelbarer Nachbarschaft von kleinen Blutgefäßen. Auch in den hämatopoetischen Organen können sie als Nebenbefund erwähnt sein, hier die tuberkulösen Granulome, die Rohr erstmals 1937 in Knochenmark-Schnittpräparaten nachwies und die später von zahlreichen Autoren beschrieben wurden (Stahel, 1939; Sundberg u. Spink, 1947; Gormsen, 1948; Pease, 1952 u.a.). Sie weisen in der Regel eine große Anzahl von Epitheloidzellen und häufig auch Langhanssche Riesenzellen auf. Ähnlich aufgebaut sind die Markgranulome bei Morbus Boeck (Dressler, 1939; Stahel, 1939; Gormsen, 1948; Michelson, 1948; Hovde u. Sundberg, 1959 u.a.), bei den Brucellosen (Sundberg u. Spink, 1947; Gormsen, 1948; Fisher, 1951; Pease, 1956 u.a.) sowie bei der Histoplasmose, bei der nach Pease (1956) ebenfalls Langhanssche Riesenzellen vorkommen. Auch im Verlauf der Hepatitis epidemica (Pease, 1952/1956; Rohr, 1960) und der infektiösen Mononukleose (Schleicher, 1949; Hovde u. Sundberg, 1950; Pease, 1956) waren Markgranulome, zum Teil mit reichlich Epitheloidzellen, nachweisbar. Ferner wurden autoptisch Granulombildungen im Knochenmark beim Typhus abdominalis, bei der Blastomykose, der Coccidioidomycosis, der Kala-Azar und der Toxoplasmose gefunden (s. Rohr, 1960).

Rohr (1948) hatte auf eine spezielle granulomatöse Reaktionsform des Knochenmarks aufmerksam gemacht, die er als chronisch-interstitielle Myelitis bezeichnete. Diese Knochenmarksreaktionen sind zweifellos ätiologisch nicht einheitlicher Natur. Morphologisch kennzeichnend ist die starke Beteiligung der Gewebsmastzellen. Meist gehen die Veränderungen mit hyperplastischer Hämatopoese und im peripheren Blut mit einer (Pan)-Zytopenie einher. Diese Knochenmarksveränderungen werden heute im Sammelbegriff des „aplastischen Syndroms" geführt.

In vielen Fällen kann die Retikulumzellreaktion mehr oder weniger einförmig sein. Ob diese relative Uniformität als Antwort auf einen bestimmten Reiz oder als Folge einer speziellen Reaktionsbereitschaft aufzufassen ist, bleibt bisher noch unentschieden. Rohr hatte diese Veränderungen zunächst (1952) als „reaktive Retikulosen" beschrieben und später die Bezeichnung retikuläre oder retikulohistiozytäre Reaktionen vorgezogen, um Verwechslungen mit dem eigenständigen Krankheitsbegriff der „malignen Retikulosen" zu vermeiden. Aus dem gleichen Grunde hatte Lennert in Anlehnung an die Leukozytose den Namen Retikulozytose vorgeschlagen, ein Begriff, der von den Hämatologen leider bereits für einen ganz anderen Sachverhalt reserviert worden war. Die französischen Autoren bezeichneten die reaktiven Retikulosen als „reticulos associées" oder, falls in erster Linie das Knochenmark betroffen ist, als „irritations médullaires" (Cazal, 1946).

B. Die Funktionen des RES im engeren Sinn

Eine der augenfälligsten physiologischen Funktionen des RES ist zweifellos die Zytoklasie von gealterten Erythrozyten, die in Milz, Knochenmark und Leber stattfindet (Übersicht: MIESCHER, 1957; STUART, 1970 u.a.). Ferner sind Zellen des RES aufgrund ihrer Phagozytosefähigkeit entscheidend beim Metabolismus der Gallenfarbstoffe, des Cholesterols, verschiedener Hormone, Lipide (DiLuzio u. PAOLETTI, 1967), der Proteine und des Eisens (Übersicht: WHITE-LOCK, 1960) beteiligt. Besonders gut untersucht ist die Eisenraffung des RES im Verlauf von Infekten und Tumorerkrankungen. Tierexperimentell und klinisch haben besonders HEILMEYER u.Mitarb. gesetzmäßige Veränderungen untersucht (s. Bd. II/2, S. 56). Nach HEILMEYER und WÖHLER (1969) ist Eisen, wahrscheinlich infolge seiner unmittelbar entgiftenden Funktionen, vielleicht aber auch durch seine enzymaktivierenden Fähigkeiten, ein integrierender Faktor bei der Aktivierung des RES.
Das Phagozytosevermögen der Zellen des RES muß zweifellos als Schlüssel für das Verständnis der diesem Zellsystem eigenen Funktionen angesehen werden. So lag es nahe, nach Methoden zu suchen, welche es gestatten, die Phagozytosefähigkeit des RES zu prüfen. Es wurde eine Vielzahl verschiedener Techniken entwickelt (Übersicht über die ältere Literatur: HALPERN, 1957; HELLER, 1958). Alle Untersuchungsverfahren bedienen sich der intravenösen Injektion von kolloidalen Substanzen, welche die Eigenschaft besitzen müssen, inert zu sein, weder in vitro noch in vivo zu aggregieren und eine gleichmäßige Partikelgröße zu besitzen. Nach der i.v.-Injektion des kolloidalen Materials kommt es zu einem exponentiellen Abfall im peripheren Blut, was als Ausdruck der Phagozytoseleistung des RES aufzufassen ist. Um die RES-Clearance zu untersuchen, benutzten schon GAY und CLARK (1924—1925) Trypanblau, CANNON u.Mitarb. (1929) indische Tinte. Andere Untersucher benutzten mit Gelatine stabilisierte Kohle, Latexpartikel, Polystyren, Thoriumdioxyd und zahlreiche andere kolloidale Substanzen. Von SINGER u.Mitarb. (1967) wurden radioaktiv markierte Kolloide verwendet, so daß die Verschwinderate der Aktivität aus dem Blutstrom als Indikator der RES-Clearance herangezogen werden konnte. CRUCHAUD (1968) verwendete Kohlepartikel und kolloidales Eisen, womit es ihm gelang, eine hochgetriebene partielle Blockade des RES beim Kaninchen zu erreichen. Mit keiner der erwähnten Methoden ist es gelungen, das RES über eine längere Zeit komplett zu blockieren. Zwei Mechanismen scheinen jedoch zumindest zeitlich begrenzt limitierende Faktoren für die Phagozytosekapazität des RES darzustellen: erstens eine Verarmung des Serums an opsonierenden Substanzen (PISANO u.Mitarb., 1968) und zweitens die eigentliche Blockierung durch „Überfütterung" der Zelle (JEUNET u. GOOD, 1967, 1969; JEUNET u.Mitarb., 1969), wobei letztere mit einer Erschöpfung der Zellmembranfunktion zusammenhängen könnte (FRED u. SHORE, 1967). Die Frage, warum es nicht gelingt, das RES durch überreichliches Angebot an kolloidalem Material komplett zu blockieren, läßt sich jedoch auch noch anders erklären. Allen Zellen des RES, besonders den sehr phagozytoseaktiven Makrophagen ist eine rasche Proliferationspotenz eigen, so daß auch nach Blockierung eines mehr oder minder großen Anteils der Zellen des RES sehr rasch eine kompensatorische Zellproliferation dazu führt, daß zunächst reduzierte Clearance-Raten wieder ansteigen (BIOZZI u.Mitarb., 1956), d.h. aber, daß das Phagozytosevermögen des Gesamt-RES wieder zunimmt. So konnten DOBSON u.Mitarb. (1967) zeigen, daß in bestimmten Zeitabständen wiederholte Injektionen von Kohlepartikel eher zu einer Steigerung der Clearancerate als zu einer Blockade des RES führen. Andererseits

machten in diesem Zusammenhang GILL u.Mitarb. (1966) und KAYE u.Mitarb. (1967) die interessante Beobachtung, daß möglicherweise eine extreme Beanspruchung durch eine bestimmte Phagozytoseleistung die Zellen des RES daran hindern kann, andere potentielle Funktionen auszuüben. Angeregt durch die klinische Beobachtung, daß Patienten mit Sichelzellenanämie zu Salmonelleninfektionen neigen, fanden die Autoren in tierexperimentellen Studien heraus, daß eine extensive Erythrophagozytose die Fähigkeit der Makrophagen, antikörperbeladene Salmonellen abzutöten, einschränkt. Ähnliche Beobachtungen wurden an einem anderen Modell von NORMANN und BENDITT (1965) mitgeteilt.

Im Mittelpunkt all dieser Untersuchungen stand natürlich die Frage nach der Beeinflußbarkeit der Antikörperbildung durch eine Blockade des RES. Verschiedene Untersucher, u.a. CRUCHAUD (1968) (Übersicht: STUART, 1970; PEARSALL u. WEISER, 1970; LASKIN u. LECHEVALIER, 1972), fanden heraus, daß es prinzipiell möglich ist, sowohl die Primärantwort als auch die immunologische Sekundärreaktion nach partieller Blockade des RES zu reduzieren. Wenn das Antigen vor der Applikation eines kolloidalen RES-Blockers gegeben wird, ist jedoch eine Beeinflussung der immunologischen Funktionen nicht möglich. Diese Erkenntnisse führen mitten in die Probleme und Fragen der Stellung des RES bzw. des Makrophagensystems im Funktionskreis der Antikörperproduktion hinein. Eine nähere Diskussion dieser sehr interessanten Fragestellung, die von Anbeginn der RES-Forschung eine zentrale Rolle gespielt hat, soll hier an dieser Stelle nicht erfolgen. Die hierher gehörige Thematik wird ausführlich im Makrophagenkapitel (s.S. 381) abgehandelt.

Auf dem Boden der beschriebenen Methoden, die es zum Ziele haben, eine Blockierung des RES herbeizuführen, wurden ferner zahlreiche experimentelle Untersuchungen durchgeführt, die sich zum Ziel gestellt hatten, die Frage nach funktions-(Phagozytose-)steigernden und funktions-(Phagozytose-)mindernden Faktoren zu prüfen (Übersichten: PEARSALL u. WEISER, 1970; STUART, 1970; VERNON-ROBERTS, 1972). YAMAGATA u.Mitarb. (1954) fanden, daß der von ihnen berücksichtigte Kongorot-Index beim Kaninchen jahreszeitliche Schwankungen aufweist. Durch Adrenalin, Atropin, Banthin und Pervitin wird der Kongorot-Index angehoben, durch Pilocarpin, Acetylcholin und Neogynergen, ebenso wie durch Imidalin, Chloralhydrat, Luminal, Magnesiumsulfat und Pikrotoxin herabgesetzt. Auch Histamin und 5-Hydroxytryptamin (NORTHOVER, 1961; FERNEX, 1968) vermögen die RES-Funktion zu steigern. Ein ähnlicher Effekt ist durch die Injektion von einfachen Triglyceriden (COOPER, 1964) oder von Cholin (ALTURA u. HERSHEY, 1966) zu erreichen. In typischer Weise stimulieren auch Oestrogene die RES-Phagozytoseaktivität (NICOL u.Mitarb., 1964, 1966). Gehemmt werden kann die RES-Funktion durch Fettsäureester wie Methyl- oder Äthylpalmitat (SABA u. DILUZIO, 1968; FLEMING, 1967). Eine Aufstellung weiterer Substanzen findet sich bei NICOL und BILBEY (1958). Zu den RES-hemmenden Substanzen gehören selbstverständlich auch die Zytostatika. FRIMMER (1953) sowie BENACERRAF u.Mitarb. (1954) fanden eine Senkung der RES-Clearance für Polyphosphat nach Stickstofflost, Äthylurethan und TEM. Relativ gut bekannt ist ferner die RES-hemmende Wirkung hoher Dosen von Nebennierenrindensteroiden auf das RES (NICOL u.Mitarb., 1967 u.a.). Tierexperimentell wurde diese Frage unter anderem bereits von STUDER (1953) angegangen. Er konnte zeigen, daß die mesenchymale Entzündungsreaktion durch Cortison gebremst wird, wobei die reparative Phase stärker beeinflußt wurde als die initiale leukozytäre Infiltration. Niedrige Dosen von Kortikosteroiden sind jedoch nach SNELL (1960) in der Lage, die Phagozytose im RES der Maus zu stimulieren.

Durch bakterielle Infekte hinwiederum wird die phagozytische Funktion des RES gesteigert, wie SALKY u.Mitarb. (1964) anhand systematischer Untersuchungen mit Hilfe von radioaktiv markierten Triglycerid-Emulsionen zeigen konnten. Auch HALPERN u.Mitarb. (1963) fanden eine Steigerung der RES-Funktionen bei Infekten und nach Applikation von Bakterienextrakten. OLD u.Mitarb. (1960) sowie SALKY u.Mitarb. (1967) beobachteten eine Stimulierung der RES-Phagozytoseleistung bei Patienten mit neoplastischen Erkrankungen, BOAK u.Mitarb. (1968) im Rahmen einer „graft versus host"-Reaktion. Auch bei der Lymphogranulomatose (Morbus Hodgkin) kann mit Hilfe von Clearance-Untersuchungen für ^{125}J-markierte humane Albuminaggregate eine Steigerung des RES-Phagozytosevermögens nachgewiesen werden. Die Phagozytoserate ist dabei offenbar abhängig vom Aktivitätszustand der Erkrankung. Sie sinkt während einer therapiebedingten Remission, um im Rezidiv erneut anzusteigen (SHEAGREN u.Mitarb., 1967). Eine Verminderung der RES-Phagozytoserate zeigte sich dagegen bei der Mehrzahl einer Reihe von Patienten mit akuter Leukämie. Eine gesteigerte Phagozytoseaktivität wurde bei diesen Patienten nur dann gefunden, wenn gleichzeitig eine vermehrte Erythroklasie nachweisbar war (GROCH u.Mitarb., 1965). Deutlich vermindert war die Phagozytosefähigkeit auch nach Splenektomie (BENKÖ, 1958). Da dieser Effekt der Milzexstirpation aber nur 4 Tage anhält, vermuteten NICOL u.Mitarb. (1958), daß die Funktionsminderung des RES nach dieser Operation mehr auf den Streß des Eingriffs, die Anaesthesie etc. als auf den Verlust der Milz zurückzuführen sei.

In diesem Zusammenhang sind neuere Untersuchungen über die Beziehung zwischen RES-Funktion und Schock anzuführen. Inzwischen kann als gesichert gelten, daß durch eine Schocksituation, gleich welcher Genese (ob traumatisch, nach akuter Hämorrhagie, nach schweren Verbrennungen, bei Endotoxinämie oder im Tourniquet-Schock), eine Depression der Funktionen des RES zu beobachten ist (FINE u.Mitarb., 1959, 1970; DAMICO u. CAMBRIA, 1963; CARTENY, 1965; ALTURA u. HERSHEY, 1966, 1967, 1968, 1972; RITTENBURG u. HANDBACK, 1967; LEMPERLE, 1970; SCHILDT, 1971; SCHILDT u. LÖW, 1971). Aus diesen Beobachtungen wird gefolgert, daß bei der Therapie von Schockzuständen potentiell die RES-Funktion schädigende Maßnahmen im Rahmen der heute üblichen Schock-Therapie, wie Gabe von Plasmaexpandern, Kortikosteroiden, Antibiotika, Fettemulsionen, Blutkonserven und extrakorporaler Kreislauf, abwägend berücksichtigt werden sollten.

Der Einfluß von Röntgenstrahlen auf die RES-Funktion, welcher schon in den 50er Jahren eingehend untersucht wurde (GABRIELI u. AUSKAPS, 1953; DILUZIO, 1955; BENACERRAF u.Mitarb., 1959; GILMAN u. TROWELL, 1965 u.a.), wurde zunächst unterschiedlich beurteilt. Zusammengefaßt kann aber aus diesen Experimenten der Schluß gezogen werden, daß die Phagozytosekapazität durch subletale Strahlendosen nicht alteriert wird. Möglicherweise kommt es jedoch durch Veränderungen der Gefäßpermeabilität oder andere unbekannte Faktoren zu einer Änderung der Verteilung des phagozytierten Materials in den zur Phagozytose befähigten Organen.

Literatur

AKEN VAN, W.G., VREEKEN, J.: The clearance mechanism of the reticulo-endothelial system. In: Mononuclear Phagocytes (R. VAN FURTH, Ed.), p. 382. Oxford: Blackwell 1970.
ALTURA, B.M., HERSHEY, S.G.: Influence of choline on the RES and on survival after experimental shock. J. Reticuloendothel. Soc. 3, 57 (1966).

Altura, B.M., Hershey, S.G.: Use of RES phagocytic function as an index in shock therapy. Bull. N.Y. Acad. Med. **43**, 249 (1967).

Altura, B.M., Hershey, S.G.: RES phagocytic function in traume and adaption to experimental shock. Amer. J. Physiol. **215**, 1414 (1968).

Altura, B.M., Hershey, S.G.: Sequential changes in RES function after acute hemorrhage. Proc. Soc. exp. Biol. (N.Y.) **129**, 935 (1972).

Amano, S.: Inflammation, especially the cell physiological analysis of its fundamental forms. Acta Sch. med. Univ. Kioto **22**, 88 (1949).

Asboe-Hansen, G.: The mast cell. Int. Rev. Cytol. **3**, 399 (1954).

Aschoff, L.: Ein Beitrag zur Lehre von den Makrophagen. Verh. dtsch. Ges. Path. **16**, 107 (1913).

Aschoff, L.: Das reticuloendotheliale System. Ergebn. inn. Med. Kinderheilk. **26**, 1 (1924).

Aschoff, L.: Die lymphatischen Organe. Med. Klin. **22**, Beitr. 1, 1 (1926).

Aschoff, L.: Über die lymphatischen Organe. Verh. anat. Ges. (Jena) **46** (1938). In: Erg.-H. zu Anat. Anz. **87**, 152 (1938/39).

Astaldi, G., Rondanelli, E.G., Bernardelli, E.: Ricerche istochimiche sul contenuto dei granuli delle mastcellule del midollo osseo umano. Haematologica **38**, 967 (1954).

Barrow, J., Tullis, J.L., Chambers, jr., F.W.: Effect of x-irradiation and antihistamine drugs on the reticuloendothelial system measured with colloidal radiogold. Amer. J. Physiol. **164**, 822 (1951).

Begemann, H.: Klinische und experimentelle Beobachtungen am immunisierten Lymphknoten. Freiburg: Schulz 1953.

Begemann, H.: Lymphknotencytologie. In: Internationales Symposion über klinische Cytodiagnostik (Henning, Witte, Hrsg.). Stuttgart: Thieme 1958.

Begemann, H.: Cytodiagnostik und Biopsie bei Adenopathien. In: Huit colloques de biologie clinique (Welsch, Dustin, Dagnalic, Eds.). Bruxelles: Presses Académique Européennes 1958.

Benacerraf, B., Halpern, B.N., Biozzi, G., Benos, S.A.: Quantitativ study of the granulopectic activity of the reticuloendothelial system. III. The effect of cortisone and nitrogene mustard on the regenerative capacity of the R.E.S. after saturation with carbon. Brit. J. exp. Path. **35**, 97 (1957).

Benacerraf, B., Kivy-Rosenberg, E., Sebestieu, M.M., Zweifach, B.W.: The effect of high doses of x-irradiation on the phagocytic, proliferative and metabolic properties of the reticulo-endothelial system. J. exp. Med. **110**, 49 (1959).

Benkö, A.: Klinisch-pathologische Studien über die durch makromolekuläre Speicherung entstehenden und spontanen Retikulosen. Z. ges. inn. Med. **13**, 294 (1958).

Berg, N.O.: A histological study of masked lipids. Acta path. microbiol. scand., Suppl. **90** (1951).

Bessis, M.: In: J. Bernard et al., Definition du système réticulo-endothélial en 1963. Nouv. Rev. franç. Hémat. **3**, 779 (1963).

Bessis, M.: "Lymphoid tissue" and "hemopoietic tissue and blood". In: Electron microscopic anatomy. New York: Academic Press 1964.

Bigelow, E.L.: Changing concepts concerning mastocytosis. J. Pediat. **58**, 499 (1961).

Biozzi, G., Halpern, B.N., Benacerraf, B., Stiffel, C.: Phagocytic activity of the reticuloendothelial system in experimental infections. In: Physiopathology of the Reticuloendothelial System (B.N. Halpern, B. Benacerraf, J.F. Delafresnaye, Eds.), p. 204. Springfield/Ill.: Thomas 1956.

Bloom, G., Aberg, B.: Morphology of tissue mast-cells in dog mastocytoma and clinical chemistry of these tumours. Acta path. microbiol. scand. **37**, 163 (1955).

Bloom, G., Friberg, U., Larsson, B.: Some observations on the fine structure of mast cell tumours (mastocytoma). Nord. Vet.-Med. **8**, 43 (1956).

Boak, J.L., Christie, G.H., Ford, W.L., Howard, J.G.: Pathways in the development of liver macrophages: Alternative precursors contained in populations of lymphocytes and bone-marrow cells. Proc. roy. Soc. B **169**, 307 (1968).

Braunsteiner, H.: Mastzellen und basophile Leukocyten. In: Physiologie und Physiopathologie der weißen Blutzellen, S. 49. Stuttgart: Thieme 1959.

Braunsteiner, H., Fellinger, K., Pakesch, F.: Elektronenmikroskopische Untersuchungen des Knochenmarks. Dtsch. Arch. klin. Med. **200**, 541 (1953).

Braunsteiner, H., Fellinger, K., Pakesch, F.: Ergebnisse um Probleme histologischer Untersuchungen im Elektronenmikroskop. Klin. Wschr. **31**, 337 (1953).

Braunsteiner, H., Fellinger, K., Pakesch, F.: Electron microscopy investigation of sections from lymph nodes and bone marrow in malignant blood diseases. Blood **12**, 278 (1957).

Bremy, P.: Die Gewebsmastzellen im menschlichen Knochenmark. Stuttgart: Thieme 1950.

Büchner, Th., Junge-Hülsing, G., Wagner, H., Müller, St., Haus, W.H.: Zur prospektiven Potenz mononukleärer Blutzellen bei der granulierenden Entzündung. Verh. dtsch. Ges. Path. **54**, 416 (1970).

Cannon, P.R., Baer, R.B., Sullivan, F.L., Webster, J.R.: The influence of the reticulo-endothelial system on the formation of antibodies. J. Immunol. **17**, 441 (1929).

CARTENY, G.: RES phagocytic activity in tourniquet shock (in Italian). Il Policlinico **72**, 228 (1965).

CAZAL, P.: Les réticulopathies et le système réticulohistiocytaire. Paris: Vigot Frères 1942.

CAZAL, P.: La réticulose histiomonocytaire. Paris: Masson 1946.

COLLET, A.: In: J. BERNARD et al., Definition du système réticulo-endothélial en 1963. Nouv. Rev. franç. Hémat. **3**, 779 (1963).

COMPTON, A.S.: Connective tissue mast cell. Amer. J. Anat. **91**, 301 (1952).

COOPER, G.N.: Functional modification of reticuloendothelial cells by simple triglycerides. J. Reticuloendothel. Soc. **1**, 50 (1964).

COSSEL, L.: Elektronenmikroskopische Untersuchungen zur Frage des Disseschen Raumes in der Leber. Klin. Wschr. **37**, 743 (1959).

CRUCHAUD, A.: The effect of reticuloendothelial blockade on antibody formation and immunologic tolerance. Lab. Invest. **19**, No. 1, 15 (1968).

DAMICO, G.D., CAMBRIA, S.: "Stress" and the phagocytic activity of the RES (in Italian). Giorn. It. Chirurg. **19**, 501 (1963).

DEELMAN, H.T.: Über die Retikulosen und das Problem der Leukämien. Schweiz. Z. Path. **12**, 137 (1949).

DiLUZIO, N.R.: Effects of x-irradiation and choline on the reticuloendothelial system of the rat. Amer. J. Physiol. **181**, 595 (1955).

DiLUZIO, N.R., PAOLETTI, R.: The reticuloendothelial system and atherosclerosis. New York: Plenum Press 1967.

DOBSON, E.L., KELLY, L.S., FINNEY, C.R.: Kinetics of the phagocytosis of repeated injections of colloidal carbon: Blockade, a latent period or stimulation? A question of timing and dose. Advanc. Exp. Med. Biol. **1**, 63 (1967).

DRESSLER, M.: Über einen Fall von Splenomegalie durch Sternalpunktion als Boecksche Krankheit verifiziert. Klin. Wschr. **1938**, 1467.

DREYFUS, B.: Cytologie du ganglion normal. Paris: Thèse 1940.

EPSTEIN, W.L., KRASNOBROD, H.: The origin of epitheloid cells in experimental granulomas of man. Lab. Invest. **18**, 190 (1968).

EWIJK, W. VAN, VERZIJDEN, J.H.M., KWAST, T.H. VAN DER, LUIJEX-MEIJER, S.W.M.: Reconstitution of the thymus dependen area in the spleen of lethally irradiated mice. Cell Tiss. Res. **149**, 43 (1974).

FADEM, R.S.: Tissue mast cells in humane bone marrow. Blood **6**, 614 (1951).

FELDMANN, M.: Cell interactions in the immune responses in vitro. V. Specific collaboration via complexes of antigen and thymus-derived cell immunoglobulin. J. exp. Med. **136**, 737 (1972).

FERNEX, M.: The Mast-Cell System. Its Relationship to Atherosclerosis, Fibrosis and Eosinophils, p. 88. Baltimore: Williams & Wilkins 1968.

FINE, J., RUTENBERG, S., SCHWEINBURG, F.B.: The role of the reticuloendothelial system in hemorrhagic shock. J. exp. Med. **110**, 547 (1959).

FISHER, B., PRICE, J.W.: The bone marrow lesions in human brucellosis. Acta haemat. (Basel) **6**, 31 (1951).

FLEMMING, K.B.P.: Pharmacological stimulation and depression of the phagocytic function of the RES. Advanc. Exp. Med. Biol. **1**, 188 (1967).

FRED, R.K., SHORE, M.L.: Application of a mathematical model to the study of RES phagocytosis in mice. Advanc. Exp. Med. Biol. **1**, 1 (1967).

FRESEN, O.: Zur Histomorphologie des RES. Klin. Wschr. **1946**, 100.

FRESEN, O.: Das retotheliale System, seine physiologische Bedeutung, morphologische Bestimmung und Stellung in der Hämatologie. In: Handbuch der gesamten Hämatologie (HEILMEYER, HITTMAIR, Hrsg.), Bd. I/1. München-Berlin-Wien: Urban & Schwarzenberg 1957.

FRESEN, O.: Das retotheliale System in seiner Bedeutung für Orthologie und Pathologie. Dtsch. med. Wschr. **85**, 2027 (1960).

FRESEN, O.: The submicroscopical structure of the reticular cell tissue. Acta haemat. (Basel) **32**, 193 (1964).

FRESEN, O., WELLENSIEK, H.J.: Elektronenoptische Befunde am retikulumzelligen Gewebe. Zbl. allg. Path. path. Anat. **97**, 406 (1958).

FRESEN, O., WELLENSIEK, H.J.: Zur elektronenoptischen Struktur des Lymphknotens. Verh. dtsch. Ges. Path. **42**, 353 (1959).

FRIBERG, U., GRAF, W., ABERG, B.: On the histochemistry of the mast cells. Acta path. microbiol. scand. **29**, 197 (1951).

FRIMMER, M.: Weitere Untersuchungen über die reticuloendotheliale Clearance für Makromoleküle. V. Mitt.: Der Einfluß von Stickstofflost, Äthylurethan und Triaethylenmelanin auf die RES-Funktion. Naunyn-Schmiedebergs Arch. exp. Path. Pharmakol. **220**, 334 (1953).

FÜGNER, A.: Eine verbesserte Methode zur Untersuchung der Reagin-bedingten Mastzelldegranulierung bei Ratten. Experientia (Basel) **29**, 708 (1973).

FURTH, R. VAN: The origin and turnover of promonocytes, monocytes and macrophages in normal mice. In: Mononuclear Phagocytes (R. VAN FURTH, Ed.), p. 151. Oxford: Blackwell 1970.

Furth, R. van, Cohn, Z.: The origin and kinetics of mononuclear phagocytes. J. exp. Med. **128**, 415 (1968).

Furth, R. van, Cohn, Z.A., Hirsch, J.G., Humphrey, J.H., Spector, W.G., Langevoort, H.L.: The mononuclear phagocyte system: A new classification of macrophages, monocytes and their precursor cells. Bull. Wld Hlth Org. **46**, 845 (1972).

Gabrieli, E.R., Auskaps, A.A.: The effect of whole body x-irradiation on the reticulo-endothelial system as demonstrated by the use of radioactive chromium phosphate. Yale J. Biol. Med. **26**, 159 (1953).

Gay, F.P., Clark, A.R.: The reticuloendothelial system in relation to antibody formation. Proc. Soc. exp. Biol. (N.Y.) **22**, 1 (1924/25).

Gill, F.A., Kaye, D., Hook, E.W.: The influence of erythrophagocytosis on the interaction of macrophages and salmonella in vitro. J. exp. Med. **124**, 173 (1966).

Gillman, Th.: Mast cell increases after calciferol intoxication and in experimental odoratism. Acta haemat. (Basel) **19**, 179 (1958).

Gilman, R., Trowell, O.A.: The effect of radiation on the activity of reticuloendothelial cells in organ cultures of lymph node and thymus. Int. J. Rad. Biol. **9**, 313 (1965).

Gormsen, H.: The occurrense of epitheloid cell granulomas in human bone marrow. Acta med. scand., Suppl. **213**, 154 (1948).

Graham, H.T., Lowry, O.H., Wahl, N., Priebat, M.K.: Mast cells as sources of tissue histamine. J. exp. Med. **102**, 307 (1955).

Groch, G.S., Perille, P.E., Finch, S.C.: Reticuloendothelial phagocytic function in patients with leukemia, lymphoma and multiple myeloma. Blood **26**, 489 (1965).

Haas, R.J., Fache, I.: Zytokinetische Untersuchungen zur Proliferationsaktivität von Mastzellen im regenerierenden Knochenmark der Ratte. Blut **26**, 180 (1973).

Halpern, B.N., Benacerraf, B., Delafresnaye, J.F.: Physiopathology of the Reticulo-Endothelial System. Oxford: Blackwell 1957.

Halpern, B.N., Biozzi, G., Stiffel, C.: Action de l'extrait microbien Wxb 3148 sur l'évolution des tumeurs éxperimentales. Colloques internationaux du C.N.R.S. **115**, 221 (1963).

Hanna, M.G. jr., Szakal, A.K., Nettersheim, P., Walburg, H.E. jr.: The relation of antigen localization and virus localization to the development and growth of lymphoid germinal centers. In: Lymphatic tissue and germinal centers in immune response. Advanc. exp. Med. Biol. **5**, 149 (1969).

Hebdom, A., Snellman, O.: Isolation and analysis of the large cytoplasmic granules of tissue mast cells. Exp. Cell Res. **9**, 148 (1955).

Heckner, F.: Cytologie und Klinik der Lymphogranulomatose. Ergebn. inn. Med. Kinderheilk. **10**, 512 (1958).

Heckner, F., Voth, H.: Zytologische Begriffsbestimmung der Retikulumzellen. Dtsch. Arch. klin. Med. **201**, 511, 582 (1954).

Heilmeyer, L., Begemann, H.: Blut und Blutkrankheiten. In: Handbuch der inneren Medizin (H. Schwiegk, Hrsg.), 4. Aufl., Bd. II. Berlin-Göttingen-Heidelberg: Springer 1951.

Heilmeyer, L., Plötner, K.: Das Serumeisen und die Eisenmangelkrankheit. Jena: Fischer 1937.

Heilmeyer, L., Wöhler, F.: Über die Entgiftungsfunktion des Speichereisens. Tierexperimentelle Untersuchungen über die Entgiftung von Botulismus A-, Tetanus- und Diphtherie-Toxin durch Hämosiderin und reduzierende Stoffe. Klin. Wschr. **37**, 785 (1959).

Heller, J.H.: Measurement of the function of the reticuloendothelium. Ann. N.Y. Acad. Sci. **73**, 212 (1958).

Heller, J.H.: Reticuloendothelial Structure and Function. New York: Ronald Press 1958.

Herzog, G.: Über die Bedeutung der Gefäßwandzellen in der Pathologie. Klin. Wschr. **2**, 730 (1923).

Heusermann, U., Stutte, H.J., Müller-Hermelink, H.K.: Interdigitating cells in the white pulp of the human spleen. Cell Tiss. Res. **153**, 415 (1974).

Hitzig, W.H.: Immunbiologische Reaktionen des cellulären und des humoralen Systems. Schweiz. med. Wschr. **93**, 1433 (1963).

Holmgren, H.J., Wilander, O.: Beitrag zur Kenntnis der Chemie und Funktion der Ehrlich'schen Mastzellen. Z. mikr.-anat. Forsch. **42**, 242 (1937).

Hovde, R.F., Sundberg, R.D.: Granulomatous lesions in the bone marrow in infectious mononucleosis. A comparison of the changes in the bone marrow in infectious mononucleosis with those in brucellosis, tuberculosis, sarcoidosis and lymphatic leukemia. Blood **5**, 209 (1950).

Ito, T.: Studies on the tissue mast cells. Nagoya J. med. Sci. **19**, 99 (1957).

Izard, J., de Harven, E.: Increased numbers of a characteristic type of reticular cell in the thymus and lymph nodes of leukemic mice: An electron mikroscope study. Cancer Res. **28**, 421 (1968).

Jasinski, B.: Das Verhalten der Retikulumzellen des Knochenmarks in akut einsetzenden Granulozytopenien und Agranulozytosen. Schweiz. med. Wschr. **74**, 497 (1944).

Jeunet, F.S., Cain, W.A., Good, R.A.: Reticuloendothelial function in the isolated perfused liver. III. Phagocytosis of Salmonella typhosa and Brucella melitensis and the blockade of the reticuloendothelial system. J. Reticuloendothel. Soc. **6**, 391 (1969).

JEUNET, F.S., GOOD, R.A.: Reticuloendothelial function in the isolated perfused liver. I. Study of rates of clearance, role of a plasma factor, and the nature of RE blockade. J. Reticuloendothel. Soc. **4**, 351 (1967).

JEUNET, F.S., GOOD, R.A.: Reticuloendothelial function in the isolated perfused liver. II. Phagocytosis of heat-aggregated bovine serum albumin. Demonstration of two components in the blockade of the reticuloendothelial system. J. Reticuloendothel. Soc. **6**, 94 (1969).

JORPES, E., HOLMGREN, H.J., WILANDER, O.: Über das Vorkommen von Heparin in den Gefäßwänden und in den Augen. Z. mikr.-anat. Forsch. **42**, 279 (1937).

JÜRGENS, R., STUDER, A.: Experimentelle temporäre Fibrinopenie durch Thrombininjektionen. Schweiz. med. Wschr. **1948**, 386.

KABELITZ, H.J.: Morphologie und Bedeutung der Gewebsmastzellen im Sternalpunktat. Dtsch. Arch. klin. Med. **194**, 499 (1949).

KABELITZ, H.J.: Die Polykaryocyten des Knochenmarks und ihre Beziehungen zur Bildung der Blutplättchen. Acta haemat. (Basel) **4**, 168 (1950).

KABELITZ, H.J.: Die Zytologie der Defensivreaktionen im menschlichen Knochenmark. In: Medizinische Theorie und Klinik in Einzeldarstellungen (H. SCHAEFER, Hrsg.), Bd. 8. Heidelberg-Frankfurt a.M.: Dr. Alfred Hüthig 1958.

KAISERLING, E., LENNERT, K.: Die interdigitierende Retikulumzelle im menschlichen Lymphknoten. Eine spezifische Zelle der thymusabhängigen Region. Virchows Arch. B Cell Path. **16**, 51 (1974).

KAISERLING, E., STEIN, H., MÜLLER-HERMELINK, H.K.: Interdigitating retikulum cells in the human thymus. Cell Tiss. Res. **155**, 47 (1974).

KAJIKAWA, K.: Electron microscopic studies in histiocytes. Proc. Jap. Soc. Reticul. System **3**, 107 (1963).

KAYE, D., GILL, F.A., HOOK, E.W.: Factors influencing host resistance to Salmonella infections: The effects of hemolysis and erythrophagocytosis. Amer. J. med. Sci. **254**, 205 (1967).

KELLER, R.: Biochemische Eigenschaften und physiologische Bedeutung der Gewebsmastzellen. Schweiz. med. Wschr. **90**, 503 (1960).

KELSALL, M.A., CRABB, E.D.: Lymphocytes and mast cells. Baltimore: Williams & Wilkins 1959.

KLIMA, R.: Grundlagen für eine Neuordnung der Hämatologie zellulärer Reaktionen im lymphatischen Apparat. Wien. Z. inn. Med. **33**, 125 (1952).

LAMBIN, P.: Recherches sur le role hématopoiétique du système réticuloendothélial; les cellules de Ferrata. Haematologica **8**, 349 (1927).

LANDOLT, R.F.: Eosinophiles Leukämoid und Lymphogranulomatose. Schweiz. med. Wschr. **74**, 1071 (1944).

LANGEVOORT, H.L.: The nomenclature of mononuclear phagocytic cells: proposal for a new classification. In: Mononuclear Phagocytes (R. VAN FURTH, Ed.), p. 1. Oxford: Blackwell 1970.

LEDER, L.D.: Der Blutmonozyt. Berlin-Heidelberg-New York: Springer 1967.

LEIBER, B.: Der menschliche Lymphknoten. München-Berlin: Urban & Schwarzenberg 1961.

LEITNER, ST.J.: Übergang einer essentiellen hypochromen Anämie in eine perniziöse Anämie mit Vermehrung der gewebsbasophilen Zellen im Sternalpunktat. Acta med. scand. **130**, 66 (1948).

LEMPERLE, G.: Hemmung und Stimulierung der Funktionen des reticuloendothelialen Systems (RES) im Schock. In: Schock, Stoffwechselveränderungen und Therapie. Stuttgart: Schattauer 1970.

LENNERT, K.: Zur Praxis der pathologisch-anatomischen Knochenmarkuntersuchung. Frankfurt. Z. Path. **63**, 267 (1952).

LENNERT, K.: Lymphknoten, Cytologie und Lymphadenitis. In: Handbuch der speziellen pathologischen Anatomie und Histologie (E. UEHLINGER, Hrsg.), Bd. 1/III A. Berlin-Göttingen-Heidelberg: Springer 1961.

LENNERT, K.: Lymphknoten, Diagnostik in Schnitt und Ausstrich. In: Handbuch der speziellen pathologischen Anatomie und Histologie (E. UEHLINGER, Hrsg.), Bd. 1/III A. Berlin-Göttingen-Heidelberg: Springer 1961.

LENNERT, K., SCHUBERT, J.C.F.: Zur Histochemie der Gewebsmastzelle im menschlichen Lymphknoten. Frankfurt. Z. Path. **69**, 591 (1959).

LENNERT, K., LÖFFLER, H.: Zur Cytochemie der Lymphknotenzellen. 7. Kongr. der Europäischen Ges. für Hämatologie, London 1959.

LENNERT, K., LÖFFLER, H., LEDER, L.-D.: Fermenthistochemische Untersuchungen am lymphoretikulären Gewebe. In: Zyto- und Histochemie in der Hämatologie (H. MERKER, Hrsg.). Berlin-Göttingen-Heidelberg: Springer, 1963.

LENNERT, K., NAGAI, K.: Quantitative und qualitative Gitterfaserstudien im Knochenmark. Virchows Arch. path. Anat. **336**, 151 (1962).

LENNERT, K., REMMELE, W.: Karyometrische Untersuchungen an Lymphknotenzellen des Menschen. I. Mitt.: Germinoblasten, Lymphoblasten und Lymphocyten. Acta haemat. (Basel) **19**, 99 (1958).

LIMARZI, L.R., JONES, R.M., PAUL, J.T., PONCHER, H.G.: Sternal marrow in Banti's syndrome and other splenomegalic states. Amer. J. clin. Path. **13**, 231 (1943).

LÖFFLER, H.: Zur Differenzierung unreifzelliger (akuter) Leukosen mit cytochemischen Methoden. 8. Tagg. Dtsch. Ges. Haemat. Wiesbaden 1962. Folia haemat. (Frankf.) N.F. **8**, 112 (1963).

Maximow, A.: Experimentelle Untersuchungen über die entzündliche Neubildung von Bindegewebe. Beitr. path. Anat., Suppl. 5 (1902).

Maximow, A.: Der Lymphocyt als gemeinsame Stammzelle der verschiedenen Blutelemente in der embryonalen Entwicklung und im postfetalen Leben der Säugetiere. Fol. haemat. (Lpz.) 8, 125 (1909).

Maximow, W.: Bindegewebe und blutbildende Gewebe. In: Handbuch der mikroskopischen Anatomie des Menschen, Bd. 2/I. Berlin: Springer 1927.

Merker, H.: Grundlagen zur klinisch-morphologischen Blutdiagnostik mit Hydrolasen. In: Zyto- und Histochemie in der Hämatologie (H. Merker, Hrsg.). Berlin-Göttingen-Heidelberg: Springer 1963.

Metschnikoff, E.: Zur Lehre der intracellulären Verdauung niederer Tiere. Zool. Anz. 5, 310 (1882).

Michelson, H.E.: Sarcoidosis (Besnier-Boeck-Schaumann disease). J. Amer. med. Ass. 136, 1034 (1948).

Miescher, P.: The role of RES in haematoclasis. In: Physiopathology of RES (B.N. Halpern, Ed.). Oxford: Blackwell 1957.

Moeschlin, S.: Beitrag zur Morphologie der reticuloendothelialen Zellen des intravitalen Lymphknotenpunktats. Folia haemat. (Lpz.) 65, 181 (1941).

Moeschlin, S.: Die Milzpunktion. Basel: Schwabe 1947.

Moeschlin, S.: Phasenkontrastuntersuchungen in der Hämatologie. Acta haemat. (Basel) 2, 399 (1949).

Mollo, F., Monga, G., Stramignoni, A.: Dark reticular cells in human lymphadenitis and lymphomas. Virchows Arch. Abt. B 3, 117 (1969).

Montagna, W., Noback, Ch.R.: Localization of lipids and other chemical substances in the mast cells of man and laboratory mammals. Anat. Rec. 100, 535 (1948).

Moore, R.D., Lamm, M.E., Lockman, L.A., Schoenberg, M.D.: Cellular aspects of the action of Freund's adjuvant in the spleen and lymph nodes. Brit. J. exp. Path. 44, 300 (1963).

Nicol, T., Bilbey, D.L.J.: Substances depressing the phagocytic activity of the reticulo-endothelial system. Nature (London) 182, 606 (1958).

Nicol, T., Bilbey, D.L.J., Charles, L.M., Cordingley, J.L., Vernon-Roberts, B.: Oestrogen: The natural stimulant of body defence. J. Endocrinol. 20, 277 (1964).

Nicol, T., Bilbey, D.L.J., Ware, C.C.: Effect of splenectomy on the phagocytic activity of the reticulo-endothelial system. Nature (Lond.) 182, 534 (1958).

Nicol, T., Quantock, D.C., Vernon-Roberts, B.: The effects of steroid hormones on local and general reticuloendothelial activity: relation of steroid structure to function. Advanc. exp. Med. Biol. 1, 221 (1967).

Nicol, T., Vernon-Roberts, B., Quantock, D.C.: The effects of oestrogen: anti-oestrogen interaction on the reticulo-endothelial system and reproductive tract in ovariectomized mice. J. Anat. 100, 921 (1966).

Niebroj, T.: Mast cells. Influence of cobalt on white mouse skin mast cells. Nature (Lond.) 181, 991 (1958).

Niederberger, P., Sailer, S., Braunsteiner, H.: Über die Wirkung eines Histaminfreisetzers auf die Serummucoproteine. Wien. Z. inn. Med. 41, 221 (1960).

Normann, S.J., Benditt, E.P.: Function of the reticuloendothelial system. II. Participation of a serum factor in carbon clearance. J. exp. Med. 122, 709 (1965).

Northover, B.J.: The effect of histamine and 5-hydroxytryptamine on phagocytosis of staphylococci in vitro by polymorphs and macrophages. J. Path. Bact. 82, 355 (1961).

Nossal, G.J.V., Abbot, A., Mitchell, J., Lummus, Z.: Antigens in immunity. XV. Ultrastructural features of antigen capture in primary and secondary lymphoid follicles. J. exp. Med. 127, 277 (1968).

Nossal, G.J.V., Ada, G.L.: Antigens, lymphoid cells, and the immune response. New York-London: Academic Press 1971.

Old, L.J., Clarke, D.A., Benacerraf, B., Goldsmith, M.: The reticuloendothelial system and the neoplastic process. Ann. N.Y. Acad. Sci. 88, 264 (1960).

Onoe, T., Tsukada, H.: Fine structures of the cells of the reticuloendothelial system and their correlation to the function. Proc. Jap. Soc. Reticul. System 3, 97 (1963).

Orr, T.S.C.: Mast cells and allergic asthma. Brit. J. Dis. Chest 67, 87 (1973).

Papadimitriou, J.M., Spector, W.G.: The origin, properties and fate of epithelioid cells. J. Path. 105, 187 (1971).

Pease, G.L.: Significance of granulomatous lesions in bone marrow aspirations. Amer. J. clin. Path. 22, 107 (1952).

Pease, G.L.: Granulomatous lesions in bone marrow. Blood 11, 720 (1956).

Pisano, J.C., Patterson, J.T., DiLuzio, N.R.: Reticuloendothelial blockade: Effect of puromycin on opsonin-dependent recovery. Science 162, 565 (1968).

Policard, A.: The morphology and physiology of the reticulohistiocytic cell. In: Physiopathology of the RES (Halpern, Benacerraf, Delafresneye, Eds.), p. 12. Springfield/Ill.: Thomas 1957.

POLICARD, A., COLLET, A., MARTIN, J.-C.: Les cellules du réticulum et les cellules basophiles du ganglion à l'état normal et en réaction antigénique précoce. Nouv. Rev. franç. Hémat. 2, 159 (1962).

RAPPAPORT, H.: Classification of neoplastic. In: Symposium on lymphoreticular tumours in Africa (F.C. ROULET, Ed.). Basel-New York: Karger 1964.

REBUCK, J.W.: The structure of the giant cells in the blood-forming organs. J. Lab. clin. Med. 32, 660 (1947).

REBUCK, J.W.: Cytology of acute inflammation in man as demonstrated by two original procedures with particular reference to the role of lymphocytes. Thesis Univ. Minn. 1947.

REINAUER, H.: Morphologische Befunde an Lymphknoten bei infektiöser Mononukleose. Virchows Arch. path. Anat. 332, 56 (1959).

RIBBERT, H.: Menschliche Zellen als Parasiten. Dtsch. med. Wschr. 1907 I, 329.

RILEY, J.F.: The mast cells. Edinburgh-London: E. & S. Livingstone 1959.

RILEY, J.F., WEST, G.B.: The presence of histamine in tissue mast cells. J. Physiol. (Lond.) 120, 528 (1953).

RIND, H.: Atlas der Phasenkontrast-Hämatologie. Berlin: Akademie-Verlag 1959.

RITTENBURG, M.S., HANDBACK, L.D.: Phagocytic depression in thermal injuries. J. Trauma 7, 523 (1967).

ROHR, K.: Moderne Auffassungen über Abstammung und Entwicklung der menschlichen Blutzellen. Schweiz. med. Wschr. 70, 685 (1940).

ROHR, K.: Inflammation interstitielle chronique de la moëlle osseuse (Myelitis chronica interstitialis). Sang 19, 521 (1948).

ROHR, K.: Das menschliche Knochenmark, 3. Aufl. Stuttgart: Thieme 1960.

ROHR, K.: Reaktive Retikulosen des Knochenmarks. Acta haemat. (Basel) 7, 321 (1952).

ROULET, F.: Weitere Beiträge zur Kenntnis des Retothelsarkoms der Lymphknoten und anderer lymphoider Organe. Virchows Arch. path. Anat. 286, 702 (1932).

RÜTTNER, J.R., VOGEL, A.: Elektronenmikroskopische Untersuchungen an der Lebersinusoidwand. Verh. dtsch. Ges. Path. 1957, 314.

SABA, T.M.: Physiology and physiopathology of the reticuloendothelial system. Arch. Intern. Med. 126, 1031 (1970).

SABA, T.M., DiLUZIO, N.R.: Evaluation of humoral and cellular mechanismus of methyl palmitate induced reticuloendothelial depression. Life Sci. 7, 337 (1968).

SALKY, N.K., DiLUZIO, N.R., LEVIN, A.G., GOLDSMITH, H.S.: Phagocytic activity of the RES in neoplastic disease. J. Lab. clin. Med. 70, 393 (1967).

SALKY, N.K., DiLUZIO, N.R., P'POOL, D.B., SUTHERLAND, A.J.: Evaluation of reticuloendothelial function in man. J. Amer. med. Ass. 1964, 168.

SCHAUER, A.: Die Mastzelle. Stuttgart: Fischer 1964.

SCHAYER, R.W., DAVIS, K.J., SMILEY, R.L.: Binding of histamine in vitro and its inhibition by cortisone. Amer. J. Physiol. 182, 54 (1955).

SCHILDT, B.: Reticuloendothelial system function following trauma. Acta Univ. Upsal. 99 (1971).

SCHILDT, B., LÖW, H.: Relationship between trauma, plasma corticosterone and reticuloendothelial function in anaesthized mice. Acta Endocrinol. 67, 141 (1971).

SCHLEICHER, E.M.: Reticulum hyperplasia and proliferation of lymphoid cells in the bone marrow in infectious mononucleosis. Acta haemat. (Basel) 2, 242 (1949).

SCHWARZ, W.: Heutige Vorstellungen über die ultramikroskopische Struktur des Bindegewebes. In: Struktur und Stoffwechsel des Bindegewebes (W. HAUS, H. LOSSE, Hrsg.). Stuttgart: Thieme 1960.

SHEAGREN, J.N., BLOCK, J.B., WOLF, S.M.: Reticuloendothelial system phagocytic function in patients with Hodgkin's disease. J. clin. Invest. 46, 855 (1967).

SINGER, J.M., LAVIE, S., ADLERSBERG, L., ENDE, E., HOENIG, E.M., TCHORSH, Y.: The use of radioiodinated latex particles for in vivo studies of phagocytosis. Advanc. Exp. Med. Biol. 1, 18 (1967).

SJOERDSMA, A., WAALKES, T.P., WEISSBACH, H.: Serotonin and histamine in mast cells. Science 125, 1202 (1957).

SNELL, J.F.: The reticuloendothelial system: I. Chemical methods of stimulation of the reticuloendothelial system. Ann. N.Y. Acad. Sci. 88, 56 (1960).

SPECTOR, W.G., WALTERS, N.I., WILLOUGHBY, D.A.: The origin of the mononuclear cells in inflammatory exsudates induced by fibrinogen. J. Path. Bact. 90, 181 (1965).

STAHEL, R.: Diagnostische Drüsenpunktion. Leipzig: Thieme 1939.

STOECKENIUS JR., W.: Zur Feinstruktur der Granula menschlicher Gewebsmastzellen. Exp. Cell Res. 11, 656 (1956).

STUART, A.E., DAVIDSON, A.E.: The human reticular cell: Reactions to vital dyes and particulate substances. J. Path. 103, 194 (1970).

STUDER, A.: Zur Frage der Angriffsorte von Compound E (Cortison). Z. ges. exp. Med. 121, 287 (1953).

Studer, A.: Vorkommen und Bedeutung des körpereigenen Heparins. Experientia (Basel) **10**, 148 (1954).

Sundberg, R.D., Spink, W.W.: The histopathology of lesions in the bone marrow of patients having active brucellosis. Blood, Suppl. **1**, 7 (1947).

Sutton, J.S., Weiss, L.: Transformation of monocytes in tissue culture into macrophages, epithelioid cells, and multinucleated giant cells. An electron microscope study. J. Cell Biol. **28**, 303 (1966).

Tanaka, N.: Comparative cytology studies by means of an electron microscope on monocytes, subcutaneous histiocytes, reticulum cells in the lymph nodes and peritoneal macrophages. Ann. Rep. Inst. Virus Res. Kyoto Univ., Ser. A **1**, 87 (1958).

Trepel, F., Begemann, H.: On the origin of the skin window macrophages. Acta haemat. (Basel) **36**, 386 (1966).

Undritz, E.: Die nicht zur Blutkörperchenbildung gehörenden Zellen intravitaler Knochenmarkspunktate nebst Auszählungsschema für Myelogramme. Schweiz. med. Wschr. **76**, 333 (1946).

Undritz, E.: Hämatologische Tafeln Sandoz. Nürnberg: Sandoz AG 1952.

Undritz, E.: Die Peroxydasereaktionen und ihre praktische Bedeutung. In: Zyto- und Histochemie in der Hämatologie (H. Merker, Hrsg.). Berlin-Göttingen-Heidelberg: Springer 1963.

Veerman, A.J.P.: On the interdigitating cells in the thymus-dependent area of the rat spleen: A relation between the mononuclear phagocyte system and T-lymphocytes. Cell Tiss. Res. **148**, 247 (1974).

Veldman, J.E.: Histophysiology and electron microscopy of the immune response. Groningen: N.V. Boekdrukkerij Dijkstra Niemeyer 1970.

Virolainen, M.: Hematopoietic origin of macrophages as studied by chromosome markers in mice. J. exp. Med. **127**, 943 (1968).

Volkmann, A., Gowans, J.L.: The production of macrophages in the rat. Brit. J. exp. Path. **46**, 50 (1965).

Watts, G.T., Baddeley, M.R., Wellings, R.: Significance of cells in wound granulation tissue. Lancet **1963** II, 1031.

Weerdt, W. de: Recherches hématologiques sur la biopsie médullaire. Rev. belge Sci. méd. **11**, 297 (1939).

Weidenreich, F.: Die Leukocyten und verwandte Zellformen. Wiesbaden: Bergmann 1911.

Weiss, L.: Aspects of the reticuloendothelial system studied with the light microscope and electron microscope. Ann. N.Y. Acad. Sci. **73**, 131 (1958).

Weiss, L.: The white pulp of the spleen. The relationship of arterial vessels, reticulum and free cells in the periarterial lymphatic sheath. Bull. Johns Hopk. Hosp. **115**, 99 (1964).

Werle, E., Amann, R.: Über eine Bindung des Histamins an Heparin. Naturwissenschaften **42**, 583 (1955).

Whitelock, O.: The reticuloendothelial system. Ann. N.Y. Acad. Sci. **88**, 1 (1960).

Wilkins, D.J.: Interaction of charged colloids with the RES. Advanc. exp. Med. Biol. **1**, 25 (1967).

Wislocki, G.B., Dempsey, E.W.: Observations on the chemical cytology of normal blood and hemopoietic tissues. Anat. Rec. **96**, 249 (1946).

Yamagata, S., Arai, I., Unoura, K., Aratani, T., Miura, K.: Experimentelle Studien über die Funktion des reticuloendothelialen Systems. II. Mitt. Tohoku J. exp. Med. **59**, 265 (1954).

Yamagata, S., Arai, I., Unoura, K., Aratani, T., Miura, K., Otomo, K.: Experimentelle Studien über die Funktion des reticuloendothelialen Systems. III. Mitt.: Einfluß des vegetativen Nervensystems auf die Funktion des RES und der Leber. Tohoku J. exp. Med. **59**, 275 (1954).

Yamagata, S., Unoura, K., Aratani, T., Miura, K.: Experimentelle Studien über die Funktion des reticuloendothelialen Systems. I. Mitt. Tohoku J. exp. Med. **59**, 257 (1954).

Yamori, T., Mori, Y.: Electron microscopic observation of the reticuloendothelial system. Proc. Jap. Soc. Reticul. System **3**, 87 (1963).

Zajdela, F.: In: J. Bernard u.a., Definition du système réticulo-endothélial en 1963. Nouv. Rev. franç. Hémat. **3**, 779 (1963).

Ziliotto, G., Pellegrini, N.: Sul comportamento delle mastzellen in alcune forme di iperplasie del sistema reticolo-endoteliale delle linfoghiandole. Riv. Anat. Pat. **40**, 389 (1956).

Zollinger, H.U.: Gewebsmastzellen und Heparin. Experientia (Basel) **6**, 384 (1950).

Physiologische Variation der Leukozytenzahl bei üblichen Probeentnahmen

I. Reissner

1. Allgemeines zur Bewertung von Leukozytendaten

Jede Messung oder Zählung ist ein Vergleich und geschieht zum Zwecke eines Vergleichs mit dem Ziel einer Bewertung bzw. Beurteilung. Bei der Zählung der Leukozyten und bei der Anfertigung eines Differentialblutbildes werden vom Arzt mehrere Schätzungen, Vergleiche und Bewertungen durchgeführt:

a) Schätzung der tatsächlich beim untersuchten Fall vorhandenen Werte.

b) Vergleich dieser Schätzwerte mit den entsprechenden Werten bei einer vergleichbaren Population gesunder Individuen.

c) Vergleich dieser Schätzwerte mit den entsprechenden Werten des Untersuchten, vorzugsweise mit solchen aus einer krankheitsfreien Zeit und (oder) denen der letzten Untersuchungen während der Krankheit.

d) Vergleich dieser Schätzwerte mit den entsprechenden Werten bei Patienten mit der gleichen Erkrankung im gleichen Stadium.

Diese Schätzungen und Vergleiche und erst recht die hieraus zu ziehenden Schlüsse sind keineswegs leicht. Sie setzen mindestens die Kenntnisse:

A. über die Genauigkeit und Reproduzierbarkeit der Methoden und
B. über die Variationen der Werte bei der Normalbevölkerung voraus.

Es sind nun bereits Begriffe verwendet worden, die zur Statistik gehören. Im Hinblick auf die Qualitätskontrolle, die Urteilsbildung und auf Literaturstudien müssen hier einige Definitionen gebracht werden. Für die standardisierte Anwendung von Bezeichnungen in der Laboratoriumsmedizin wird auf die neueren Normblätter des DNA verwiesen.
Sowohl eine irgendwie definierte Normalbevölkerung als auch die Gesamtheit der an einer bestimmten Erkrankung leidenden Personen sind statistische Massen. Durch eine definierte „Gleichartigkeit" hinsichtlich der gewählten Eigenschaften bilden sie eine (allerdings nicht erfaßbare) Grundgesamtheit, eine Population, Bevölkerung, Kollektiv. Eine wahllos aus einer Population herausgegriffene Anzahl ist eine Stichprobe. Sie muß eine Zufallsstichprobe sein (random sample), sobald statistische Methoden auf sie Anwendung finden sollen, weil die mathematische Bearbeitung von der Zufälligkeit des Eintreffens von Ereignissen und des Streuens von Werten (wie bei Glücksspielen) ausgeht.
Die geprüfte Eigenschaft (Merkmal) kann qualitativ oder quantitativ sein. Letztere wird als Zahl (Ergebnis von Messung oder Zählung) erfaßbar. Solche quantitativen Merkmale können als diskrete Größen (um Einheiten wachsend

oder abnehmend, z.B. Personen) oder als stetige, bzw. nahezu stetige, kontinuierliche Größen auftreten. Im gesamten biologischen Bereich sind die quantitativen Merkmale einer Häufigkeitsverteilung unterworfen, d.h., daß man in einer bestimmten Stichprobe von Probanden für ein Merkmal (z.B. Leukozytenzahl im μl Blut) verschiedene Werte erhält, die nach der Größe geordnet, ein Abbild ihrer Häufigkeit ergeben. Dies hat mehrere Gründe und führt zu dem Ergebnis einer statistischen Beschreibbarkeit der Größenordnung des Merkmals. Bei einem solchen Merkmal mit „Normalverteilung" (= Gauß-Verteilung) ist die Umschreibung durch zwei Parameter möglich: durch den arithmetischen Mittelwert und durch ein Streuungsmaß. Das gebräuchlichste Streuungsmaß ist die Standardabweichung (standard deviation). Der Begriff Fehler ist im deutschen Sprachgebrauch so vieldeutig, daß eine Konvention nötig scheint. Man findet zuweilen anstatt Standardabweichung den Begriff „mittlerer Fehler". Deshalb ist es nötig, das Wort „Fehler" jeweils zu definieren, wenn es wissenschaftlich benutzt wird. Es ist nicht gut, das Phänomen der Streuung von Punktwerten einfach mit „Fehler" zu bezeichnen, obwohl natürlich Fehlerhaftes neben anderen Faktoren eine Vergrößerung der Standardabweichung mit sich bringen dürfte, wenn es nicht sogar „systematische", d.h. einseitig gerichtete Verschiebungen („bias") ergibt. Da in der Literatur reichlich Bezeichnungen für Parameter zu finden sind, die nicht ohne weiteres miteinander vergleichbar sind und die Häufigkeitsverteilung vieler Merkmale oft nicht primär der Normalverteilung entspricht, müssen die gebräuchlichsten Begriffe kurz genannt werden:

Häufigkeitsverteilung

Bei jedem streuenden Merkmal muß zunächst untersucht werden, welcher Verteilung die Werte folgen. Dies ist nötig, weil nur dann die adäquaten Mathematischen Methoden angewandt werden können. Die direkt gewonnenen Zähl- oder Meßwerte sind oft nicht normal verteilt, lassen sich aber durch Transformation in vielen Fällen einer bekannten Verteilung, z.B. der Normalverteilung anpassen. Die Güte dieser Anpassung muß ebenfalls geprüft werden. So sind z.B. die Werte der Leukozytenzahl im μl Blut nicht normal verteilt, dagegen sind die Logarithmen dieser Werte normal verteilt. Über Fragen der Verteilung von Zählergebnissen bei Leukozyten sind von Immich (1974) neuere Ergebnisse vorgelegt worden. Bei den Werten des Differentialblutbildes sind die Schwierigkeiten noch größer, weil das Vorhandensein bestimmter Zellarten aus statistischer Sicht ein „seltenes Ereignis" ist.

„Mittlere Werte"

1. Arithmetisches Mittel, Durchschnitt (mean, average) $\bar{x} = \dfrac{1}{n} \sum\limits_{i=1}^{n} x_i$

$\bar{x}$ = arithmetisches Mittel $\qquad$ (gilt für Normalverteilung)[1]
x_i = Meßwerte
$\sum$ = Summenzeichen
n = Zahl der Untersuchungen bzw. Messungen.

2. Median, Zentralwert.
Es ist jener Punkt einer Häufigkeitsverteilung, über (und unter) welchem genau die Hälfte aller Beobachtungen liegen.

3. Mode, Häufigster Wert.
Der am häufigsten vorkommende Wert in einer Reihe von Beobachtungen.

---

[1] Über die sogenannte Normalverteilung (Gauß) und die Beziehungen der anderen bekannten Verteilungen zu ihr (z.B. „Student", log-normale Verteilung, Poisson-V., Binomialverteilung) orientiere man sich in Lehrbüchern für Statistik.

4. Geometrischer Mittelwert. $\bar{x}_G = \sqrt[n]{x_1 \cdot x_2 \cdot \ \cdots \ \cdot x_n}$
n-te Wurzel aus dem Produkt von n Meßwerten.

5. Harmonischer Mittelwert $\quad \bar{x}_H = \dfrac{n}{\sum\limits_{i=1}^{n} \dfrac{1}{x_i}}$

„Streuungsmaße"

1. Standardabweichung, standard deviation, mittlere Abweichung

$$s = \sqrt{\frac{\sum (x - \bar{x})^2}{(n-1)}} \quad \text{(gilt für Normalverteilung).}$$

2. Varianz, Streuung

$$s^2 = \frac{\sum (x - \bar{x})^2}{(n-1)} \quad \text{(gilt für Normalverteilung).}$$

3. Variationsbreite, Schwankungsbreite, Spannweite.
Unterschied zwischen dem größten und dem kleinsten Wert einer Meßwertserie. (Diese Größe ist nicht gleichwertig mit den sog. „Normalbereichen" der Literatur, sondern gilt für Angaben, bei denen der Bereich der Variation direkt durch die kleinsten und größten Werte angegeben wird: „sämtliche Werte lagen zwischen ... (Minimalwert) und ... (Maximalwert)".)

Bei der Normalverteilung[1] und den hiervon unmittelbar abgeleiteten Verteilungen gilt, daß 95,4% der Werte im Bereich von $\bar{x} \pm 2\,s$ liegen.
„Normale" Bevölkerung und Stichproben daraus (Vergleichsgruppen).
Die größte Schwierigkeit für die Angabe von Normalwerten und Normalbereichen liegt in der Definition der Begriffe „normal" und „gesund" bei den untersuchten Personen.
Man begegnet auch heute noch sehr verwaschenen Definitionen, z.B. „klinisch gesunde Versuchspersonen" oder „gesunde Männer und Frauen im Alter zwischen ..., die innerhalb der letzten zwei Monate keine Erkrankung durchgemacht hatten". Wie sehr die genaue Umschreibung der Normalpersonen und das objektive Ausschließen irgendwelcher Einflußfaktoren die Ergebnisse der statistischen Auswertung bestimmen, läßt sich z.B. bei Rud (1947) gut erkennen. Bei der Vielzahl der äußeren und inneren Einflüsse auf die erhältlichen Werte scheint es fragwürdig, ob Mittelwerte und Standardabweichungen für die „gesamte Menschheit" im Einzelfalle nützlich wären. Man müßte ohnehin die hierzu nötigen umfangreichen Stichprobenuntersuchungen jeweils im Abstand von mehreren Jahren wiederholen, weil die Umwelteinflüsse in unserer technisierten Welt bereits im kommenden Jahre durchschnittlich anders wirken als im laufenden Jahre. Hiermit wird gefordert, daß jeder Untersucher über die Verhältnisse in seinem eigenen Untersuchungsgut Bescheid weiß und die angemessene, genau definierte Vergleichsgruppe selbst erarbeitet. Er sollte mindestens überprüfen, ob die Verhältnisse mit den ihm zugänglichen Daten übereinstimmen, bzw. wo und welcher Natur die Abweichungen in seinem Material sind. Das gleiche gilt für die Methoden. Jede Untersuchungsmethode wird praktisch von Zufälligkeiten beeinflußt, d.h. die Ergebnisse streuen demzufolge auch bei identischem Material. Die gesamte Standardabweichung setzt sich aus den Varianzen durch die einzelnen „fehlerhaften" Arbeitsschritte und denen durch ungenaue Hilfsmittel (z.B. Pipetten) zusammen nach der Formel:

$$s = \sqrt{s_1^2 + s_2^2 + \cdots + s_n^2}.$$

Durch geeignete Verfahren ist eine Schätzung der einzelnen Varianzen möglich. Oft wird dann nur eine einzige Standardabweichung angegeben, z.B. die einer elektronischen Zählapparatur und dann oft als Relativwert, „prozentuale Streuung oder Abweichung" bzw. als Variations-(Variabilitäts-)koeffizient $= \dfrac{s}{\bar{x}} = 100$, was einer Standardabweichung in Prozent des Mittelwertes gleich kommt. Beim Leser entsteht sehr leicht ein Irrtum oder Verwirrung, wenn er sich keine Klarheit über diese Angaben verschafft.

Außerdem sollte man sich im Einzelfalle darüber klar werden, ob die Angabe des Variationskoeffizienten überhaupt sinnvoll ist. Häufig wird der Fehler gemacht, „Relativwerte" (prozentuale Angaben) den gleichen mathematischen Bearbeitungen zu unterwerfen wie man es mit „Nativwerten" (primäre Meß- und Zählergebnisse) tut. Dies verführt dann zu dem falschen, weiteren Schritt, daß nicht vergleichbare Daten (über die Relativierung) doch verglichen werden. Falsche Bewertungen und Urteile sind die Folge.

2. Technik und Bewertung der Leukozytenzählung

Der Untersucher möchte im Einzelfalle mit Hilfe einer Stichprobe des Patientenblutes die tatsächliche Leukozytenzahl pro µl Blut (z.B. Kapillarblut) seines Patienten wissen. Es ist aber nur möglich zu schätzen, zwischen welchen Werten der tatsächliche Wert wahrscheinlich liegt. Da man bei einwandfreier Technik für das Zählkammerverfahren mit einer Standardabweichung von $s = 10$ bis $s = 12$ pro 100 gezählter Zellen rechnen muß, würden unter Annahme der Normalverteilung bei 9000 für 2 µl ausgezählten Leukozyten bei 95% aller so bearbeiteten Stichproben die Werte zwischen 10800 und 7200 liegen. Man sieht, wie nah der höhere Wert $(\bar{x} + 2s)$ an der allgemein für „pathologisch" gehaltenen Grenze liegt. Spricht man bei mehr als 10000 Leukozyten pro µl Blut von „Leukozytose", so wäre beim untersuchten Patienten ohne weiteres „zufällig" eine Leukozytose zu diagnostizieren.

Abgesehen von fehlerhaften Techniken: bei der Blutentnahme, Pipettenfüllung, beim Schütteln, durch Variieren der Bearbeitungszeit, Füllen der Kammern, Zählen, Ausrechnen unter Berücksichtigung evtl. vorhandener kernhaltiger roter Zellen oder durch nicht ganz reine Zählkammern u.a.m., wurden die Standardabweichungen oder die Variabilitätskoeffizienten für ungenaue Geräte usw. in grober Annäherung mehrfach geschätzt.

CARTWRIGHT (1968) gibt folgende Werte an:

Unter der (nicht zutreffenden) Annahme der „zufälligen" Verteilung der Zellen in der Kammer, für dieses „Feld" einen

Variabilitätskoeffizienten von $\sqrt{\dfrac{100^2}{n_g}} \cdot n_g =$ Gesamtzahl der gezählten Zellen.

Bei Verwendung verschiedener Zählkammern einen

Variabilitätskoeffizienten von $\sqrt{\dfrac{4{,}6^2}{n_k}} \cdot n_k =$ Anzahl der benutzten Kammern.

Für die Pipetten einen

Variabilitätskoeffizienten von $\sqrt{\dfrac{4{,}7^2}{n_p}} \cdot n_p =$ Anzahl der benutzten Pipetten.

Es empfiehlt sich also die Verwendung geeichter Pipetten mit geringer Toleranz, damit die Streuung und die Standardabweichung geringer wird. Außerdem ist einzusehen, daß die Genauigkeit des Ergebnisses nicht nur von der Anzahl der ausgezählten Zellen, sondern auch von der Verdünnung der Blutproben abhängt. Diese beeinflußt die „zufällige" Anordnung der Zellen in der Kammer. Man wird praktisch bei Leukämien mit reichlich Leukozyten im peripheren Blut die Erythrozytenpipetten verwenden und bei Leukopenie die Leukozytenpipette bis 1,0 mit Blut füllen (Verdünnung $^1/_{10}$) und die geänderte Verdünnung bei der Berechnung berücksichtigen.

Es ist notwendig, in 2 Kammern auszuzählen, bei der Neubauerkammer also 8 große Quadrate (mit je 16 mittleren Quadraten). Beim Wunsch nach größerer Genauigkeit sollte die ganze Untersuchung sofort zweimal durchgeführt werden.

Technik der Zählkammerzählung

Es erübrigt sich, auf alle Möglichkeiten der fehlerhaften Durchführung der Leukozytenzählung hinzuweisen, denn sie sind dieselben wie bei der Erythrozytenzählung. Da wenig geübte Personen bei ihren Zählergebnissen eine mehr als doppelt so große Standardabweichung zeigen als geübte, sollte die praktische Durchführung der Untersuchung versierten und gewissenhaften Kräften überlassen werden.

Das Wesentlichste bei der Gewinnung von Kapillarblut ist das freie und ausreichende Fließen des Blutes. Jedes Quetschen der Fingerbeere, die dem Ohrläppchen vorzuziehen ist (bessere Zirkulation), ist zu vermeiden. Für den Einstich taugt nur ein absolut steriles Gerät!

1. Der erste, aus der trockenen Fingerbeere austretende Tropfen wird weggewischt, ebenso das der Pipettenspitze anhaftende Blut nach genauer Füllung der Pipette bis 0,5.

2. Nun wird saubere Türksche Lösung (cave vorherige Verunreinigung mit Blut oder Staub) nachgezogen bis genau zur Marke 11 (Verdünnung $^1/_{20}$).

3. Die Pipette wird verschlossen 3 min lang geschüttelt, wobei sie auch rotiert wird.

4. Die ersten 4 Tropfen (Inhalt des dünnen Teils) werden verworfen, mit den nächsten füllt man beide Kammern (z.B. der Neubauerkammer). Die sauber vorbereitete Kammer darf nicht mit einem schadhaften oder unsymmetrisch aufgesetzten Deckglas bedeckt sein. Der Schliffrand unter dem Deckglas soll die „Farben dünner Blättchen" zeigen und darf nicht durch Pipetteninhalt verunreinigt werden. Ein Überschuß bei der Füllung, der zur Ausfüllung eines Teils des Randes führt, ist zu vermeiden. KLEINE und PLÖTNER (1959) geben für fehlerhafte Kammerabdeckung Abweichungen bis 20% an.

5. Bei jedem „großen Quadrat" der beiden Kammern werden nun die 16 mittleren „in mäanderartiger Reihenfolge" ausgezählt. Man zählt die auf der linken und oberen Randlinie der mittleren Quadrate liegenden Zellen mit, nicht aber die auf den Randlinien rechts und unten. Da die verwendeten Kammern 0,1 mm tief sind, wird die Zellzahl im µl Blut:

$$\frac{\text{Gesamtzahl der ausgezählten Zellen} \cdot \text{Verdünnung}}{0{,}1 \cdot \text{Zahl der ausgezählten großen Quadrate}} = \text{Zellen pro µl Blut.}$$

$$\text{z.B. } \frac{240 \cdot 20}{0{,}1 \cdot 8} = 6000.$$

Von dieser Zahl sind prozentual (am Ausstrich ermittelt) die kernhaltigen roten
Zellen abzuziehen, sofern solche im peripheren Blut enthalten sind.

Türksche Lösung: 1 ml Eisessig, 1 ml 1%ige wäßrige Gentianaviolettlösung,
mit Aqua dest. auf 100 ml aufgefüllt.

Elektronische Leukozytenzählung

Unter den elektronischen Zählgeräten haben sich zwei Verfahren bereits bewährt:

1. Das „Coulter-Counter"-System
2. Das fotoelektrische Zählen.

Da diese Techniken in erster Linie bei der Zählung der roten Blutkörperchen
Verwendung finden, kann die ausführliche Darstellung im Kapitel über Erythrozyten nachgelesen werden.

Grundsätzlich ergibt sich für die Leukozytenzählung das Problem, durch
die Verdünnungslösungen eine vollständige Zerstörung der Erythrozyten zu erhalten, während die Leukozyten in einer genügenden Zeitspanne nicht angegriffen werden sollen.

Das zweite Problem ist die Registrierung von Teilchen in einem Volum-
oder Durchmesserbereich, der genau den Größen der Leukozyten entspricht.
Außerdem sollen Koinzidenzeffekte möglichst vermieden werden.

Zu 1. Der Coulter-Counter ist ein Durchflußsystem, bei dem das mit Spezial-
lösungen verdünnte Blut durch eine Kapillare gesogen wird. In der Kapillare
ist eine Verengung mit nur so geringem Durchlaß vorhanden, daß die Teilchen
(Zellen) einzeln hindurchtreten sollen. Hierbei ändert sich die Leitfähigkeit des
Inhaltes der Kapillare proportional zur Teilchengröße des jeweils durch die
Verengung gleitenden Teilchens. Diese Schwankungen der Leitfähigkeit werden
nach Zahl und Amplitude registriert und ausgewertet. Hierin liegt also auch
die Möglichkeit einer Schätzung der Teilchengröße und ihrer Häufigkeitsverteilung. Es können auf elektronischem Wege beliebige Klassen von Teilchen, die
innerhalb einer gewählten Größenordnung liegen, ausgezählt und registriert werden. Der Hauptvorteil des Verfahrens ist aber das mühelose Zählen größerer
Zellenzahlen, wodurch die befriedigende Genauigkeit noch gesteigert wird.

Die Verdünnung des Blutes, die zulässigen Untersuchungszeiten und die
Zusammensetzung der meist Saponin oder Cetavlon enthaltenden Verdünnungslösungen werden von verschiedenen Autoren unterschiedlich angegeben. Wer
sich dieser Technik bedienen will, sollte unbedingt einige Originalpublikationen
gelesen haben, worin die näheren Einzelheiten beschrieben sind (siehe GOTT-
MANN).

Zu 2. Fotoelektrisches Zählen kann bei Leukozyten nicht über Trübungsef-
fekte geschehen. Man kann aber z.B. von jeder in einer Spezialkammer gezählten
Zelle ein vergrößertes optisches Bild entwerfen, das auf eine Schlitzblende bestimmter Breite geworfen wird. Hinter dem Schlitz liegt eine Photozellenverstär-
kerröhre (Photomultiplier), die die jeweilige Abnahme der Lichtmenge in ihrem
„Gesichtsfeld" beim „Sehen" einer Zelle elektrisch registrierbar macht. Der
Casella-Automat tastet das Feld der Kammer zeilenartig ab (meist durch entspre-
chendes Verschieben der Kammer) und imitiert so in verfeinerter Weise das
manuelle Verschieben der Kammer beim gewöhnlichen Zählkammerverfahren.
Es ist klar, daß sich der Automat unter gewissen Bedingungen „irren" wird,
z.B. wenn Teile mehrerer Zellen zufällig auf die Blende projiziert sind, wobei

eine Lichtschwankung der gleichen Größen entstehen kann wie beim Vorbeiwandern einer ganzen, einzelnen Zelle. Weniger kompliziert und häufiger im Gebrauch sind Geräte, die wiederum mit kapillaren Durchtrittsöffnungen für die Zellen arbeiten wie beim Coulter-Prinzip, nur werden hier die durchtretenden Zellen optisch registriert. Die Zuverlässigkeit solcher Zählautomaten scheint besser als die der Geräte der erstgenannten Art (Casella).

Zu den fotoelektrischen Zählverfahren gehört auch das EEL-Verfahren, bei dem die Zellsuspension kurz nach dem Austritt aus einer Kapillare in einem laminaren Strom von Vehikelflüssigkeit optisch erfaßt wird. Obgleich das EEL-Verfahren etwas kompliziert und deshalb für die Routine nicht ideal erscheint, zeichnen sich brauchbare Wege zur Differenzierung von Blutzellen mit dieser Methode ab. Es gelang über die Vitalfärbung der Leukozyten mit fluoreszierenden Farbstoffen eine Auszählung dieser Zellen in Zellsuspensionen, die alle korpuskulären Elemente des Blutes enthielten. Eine Differenzierung zwischen Granulozyten und Lymphozyten war wegen der verschiedenen Kern/Plasma-Relation möglich. Der Unterschied der Stärke des Fluoreszenzlichtes des Plasmas, das in einer anderen Farbe als der Kern leuchtet, wurde ausgenutzt.

Bei allen Zählautomaten sind Korrekturen der Ergebnisse nötig, die aber leicht über Tabellen (z.B. für die Koinzidenz) durchführbar sind. Auch arbeiten die Maschinen nur in einem bestimmten Bereich für die Teilchenzahl pro Volumeinheit optimal. Das bringt für Leukopenien eine stärkere Zählunsicherheit, für erhebliche Leukozytosen den Zwang zu stärkerer Verdünnung der Blutprobe mit sich.

Die Qualität der Hämolyse ist bei der Leukozytenzählung im Automaten besonders wichtig. Untersuchungen in der Med. Univ.-Klinik Freiburg haben gezeigt, daß von den in der Literatur angegebenen Substanzen zur Hämolysierung das Saponin durch keinen anderen Stoff übertroffen wird. Nur Cetavlon hämolysiert ähnlich gut, ohne die Leukozyten bereits gleichzeitig zu schwer zu schädigen. Die Cetavlon enthaltenden Lösungen sind mit Essigsäure angesäuert. Die (meist 1%) Saponin enthaltende, 2mal wöchentlich neu zu bereitende Saponinlösung wird der vorverdünnten Blutprobe zugefügt. Die zählfertige Verdünnung ist für den Coulter-Counter normal 1:500. Die eigentliche Verdünnungsflüssigkeit enthält hierbei meist Trispuffer und kann beim gleichen Arbeitsgang zur Erythrozytenzählung dienen, z.B.:

1. 10 ml Verdünnungsflüssigkeit mit 0,02 ml Blut mischen.
2. 10 ml Verdünnungsflüssigkeit mit 0,1 ml der Verdünnung (1.) mischen.
3. Zählung der Erythrozyten in Verdünnung (2.) mit dem Coulter-Counter.
4. Ersetzen der 0,1 ml in Verdünnung (1.) durch 0,1 ml Saponinlösung.
5. Nach 5 min Zählung der Leukozyten in Gemisch (4.) mit dem entsprechend eingestellten Coulter-Counter.

Verdünnungsflüssigkeit:

45 g Natriumchlorid
3,0 ml Titriplex III
25,0 ml Formalin 4%ig
12,5 ml Tris
0,5 g Cialit
Aqua dest. ad 5000 ml

Die Substanzen werden in einem 5-Literkolben gut gemischt. Nach einem Tag soll die Lösung durch ein Doppelfilter gegeben werden und ist am nächsten Tag gebrauchsfertig.

Saponinlösung:

1 g Saponin
Aqua dest. ad 50 ml. Beim Auffüllen auf 50 ml muß wegen der starken Schaum-
bildung vorsichtig gemischt werden.

Ein Rezept für den EEL-Automaten enthält Cetavlon:

12,5 ml Cetavlon 40%ig
5,0 ml Eisessig
10,0 ml Formalin 40%ig
Aqua dest. ad 1000 ml
Von der wöchentlich frisch bereiteten Lösung wird jeweils die für einen
Tag benötigte Menge durch ein Sinterglasfilter gegeben.

Schätzung der Leukozytenzahl ohne Zählkammer und ohne Pipetten (Pinhead-
Methode).
Für die schnelle Bewältigung einer großen Zahl von Leukozytenbestimmun-
gen und beim Fehlen genügend vieler Pipetten und Zählkammern (z.B. im
Katastrophenfall, besonders nach Anwendung nuklearer Waffen) hat Benjamin
(1958) eine Methode angegeben. Mit Hilfe eines mit Blut benetzten Stecknadelkopfes werden pro Person 3 kleine Tröpfchen Blut auf einen Objektträger gebracht, getrocknet, fixiert, gefärbt und ausgewertet. Die obere Fläche des Metall-
stecknadelkopfes erlaubt die Übertragung einer Blutmenge von 0,4 µl auf das
Glas. Die Streuung ist befriedigend klein. Vergleiche mit dem Zählkammerverfahren ergaben keine einseitige Abweichung, $^3/_4$ aller Schätzwerte liegen innerhalb von ± 20% der Zählkammerergebnisse. Demnach sind solche Schätzungen
brauchbar, obgleich nicht ausgezählt wird. Man vergleicht die Pünktchendichte
im auszuwertenden Präparat mit der in Standardbildern (Photographie von
Präparaten bekannten Leukozytengehaltes). Die Pünktchen sind die angefärbten
Leukozyten des Tröpfchenpräparates, die mit geringer Vergrößerung (z.B. 1 × 85)
betrachtet werden. Als Farbe sind auch Notbehelfe wie Tinte verwendbar, fixiert
wird durch einen Formalinzusatz.

Optische Hilfsmittel

Die für das übliche Zählen in der Kammer benutzte Türksche Lösung macht
die Leukozyten durch Anfärbung der Zellkerne erkennbar. Man kann jedoch
ohne jede Färbung die Kerne und Granula durch rein optische Hilfsmittel
hervorheben. Neben der Betrachtung im Dunkelfeld eignet sich hierfür besonders
das Phasenkontrastverfahren. Es erlaubt außerdem Studien an lebenden Leukozyten über deren Bewegungen, Abgabe und Aufnahme von Teilchen (z.B. Phagozytose) u.a.m.

Normbereich

Für Erwachsene liegen die Normalwerte zwischen 4000 und 11000 Leukozyten
pro µl Blut. Dieser relativ weite Bereich deckt die in der Literatur angetroffenen
Werte ab und entspricht den Angaben von Dacie und Lewis (1963) und von
Osgood *et al.* (1939).

3. Technik und Bewertung des Differentialblutbildes

Bei der Differenzierung und Zählung der Leukozytenformen will der Untersucher erfahren, zwischen welchen Werten bei seinem Patienten der „wirkliche Wert" der gezählten Zellform liegt. Eine Reihe von Schätzungen und Vergleichen, wie oben angedeutet, wird nötig. Da aber beim Differentialblutbild die Techniken des Ausstriches, der Färbung und der Auszählung für die Ergebnisse ausschlaggebend sind, hat es keinen Sinn, an technisch schlechtem Material eine Schätzung vorzunehmen. Bei einwandfreier Technik können dagegen z.B. die Standardabweichungen oder andere Parameter aus Tabellen größerer Untersuchungsreihen als Näherungswerte angesehen werden. So gibt CARTWRIGHT (1968) eine allgemeine Formel für die Standardabweichung differenzierter Zelltypen in Abhängigkeit von der Gesamtzahl der ausgezählten Zellen an:

$$s = \sqrt{\frac{L(100-L)}{n}} \quad \begin{array}{l} L = \text{Prozentzahl der Zellen des gemeinten Typs,} \\ n = \text{Gesamtzahl der ausgezählten Leukozyten.} \end{array}$$

Nicht nur in dieser Formel wird auf die Prozentsätze der Zellformen abgehoben, es ist noch weithin üblich, das Differentialblutbild in % anzugeben. Dies ist eine wenig günstige Auswirkung der sonst so verdienstvollen Konzeption des Schillingschen Hämogramms. Zwei große Nachteile liegen in den Prozentangaben:

1. Aus den Prozenten ist nie ersichtlich, wie viele Zellen gezählt wurden, obwohl Angaben aus 50 Zellen gegenüber denen bei 200 oder 400 gezählten Leukozyten schlechte Informationen sind. Man müßte also zusätzlich angeben, wie viele Zellen ausgezählt wurden und in welcher Weise die Resultate „gerundet" wurden (evtl. Dezimalbruch).

2. Die Gesamtzahl der zirkulierenden Zellen eines Typs ist die biologisch bedeutsame Größe. Dieser Aussage kommt die Absolutzahl des Zelltyps im µl Blut am nächsten. Prozentangaben lassen dagegen keine Schlüsse auf die quantitativen Verhältnisse eines Zellsystems zu. Aus dem gleichen Grunde ist man für die Thrombozyten längst zur Absolutzahl pro µl Blut übergegangen. Selbstverständlich hat es aber schon wegen der Streuungsfortpflanzung und anderer mathematischer Gegebenheiten keinen Sinn, bei relativ seltenen Zellarten auf Absolutzahlen umzurechnen, doch sind auch hier Relativwerte dann nutzlos, wenn keine Gesamtleukozytenzahl pro µl Blut beigegeben ist.

Eine weitere Schwierigkeit für die Beurteilung von Differentialblutbildern liegt wiederum in der Definition von „normal" bzw. „gesund" und in der Abhängigkeit der Normbereiche vom Lebensalter und anderen physiologischen Gegebenheiten. Ist man zu Vergleichen genötigt, so kann also nur mit Ergebnissen verglichen werden, die einem adäquaten Untersuchungsgut zugehören. Nur durch entsprechende „Schichtung", „Unterteilung" (Stratification) und Klassenbildung in den Stichproben kann man Irrtümern und Fehlschlüssen entgehen.

Schließlich ist für die relativ seltenen Zelltypen die Binomialverteilung nicht mehr als geeignetes Modell zu betrachten. Die Poisson-Verteilung ergibt für eine relative Häufigkeit von 5% und weniger meist eine bessere Anpassung.

Techniken

Einzelne Zelltypen lassen sich durch Modifikationen der bereits genannten Zählmethoden quantitativ erfassen, z.B. die speziell gefärbten Eosinophilen in einer

Zählkammer mit genügend großem Volumen. Hierher gehören Supravitalfärbungen und die Nutzung der oben erwähnten optischen Hilfsmittel, die gerne zur Beobachtung überlebender Zellen am feuchten Frischpräparat oder frischen Zellsuspensionen in geeigneten Kammern verwendet werden. Die Angaben, die als „Differentialblutbild" (oder Hämogramm) bezeichnet werden, gewinnt man dagegen an toten („fixierten") Zellen, die auf einer Glasunterlage ausgebreitet, getrocknet, fixiert und mit geeigneten Farbstoffen angefärbt wurden.

Der Ausstrich

Durch viele technische Variationen für die Ausbreitung der Zellen auf ihrer Unterlage wurde eigentlich nur erreicht, daß man die Unmöglichkeit einer „gleichmäßigen" Verteilung der einzelnen Zelltypen auf der Unterlage erkannt hat. Selbst mit der Deckglastechnik, die in dieser Hinsicht optimal ist, kann nicht erreicht werden, daß die Zellen jeden Typs in „zufallsentsprechender Anordnung" verteilt werden. Da Deckglaspräparate schwieriger zu handhaben und zu kennzeichnen, schlechter aufzubewahren und leicht zerstörbar sind, soll hier nur der Ausstrich auf dem Objektträger beschrieben werden.

Beachtet man die für solche Ausstriche nötigen Vorbedingungen und Techniken, so resultiert ein Ausstrich, an dem man einen „Kopfteil" und einen „Schwanzteil" vom mittleren Abschnitt gut unterscheiden kann. Am Kopf war das Bluttröpfchen aufgebracht worden, am Schwanz hat sich der Blutvorrat zwischen Objektträger und dem ca. 45 Grad schräggehaltenen Ausstreichglas (geschliffenes Deckglas oder geschliffener Objektträger geringerer Breite) erschöpft. Auf den ersten Blick kann man grob beurteilen, ob sich die Färbung überhaupt lohnt. Ein löcheriger Ausstrich (nicht fettfreier Objektträger), ein tief ausgefranzter Schwanz, kleine Gerinnsel oder schlechte Ausbreitung des Blutes müssen zum Verwerfen des Ausstriches führen. Die eigentliche Färbung, die für die Differenzierung eine panoptische (z.B. nach Pappenheim) sein sollte, kann nach den Anweisungen des Handbuchabschnittes über Färbemethoden durchgeführt werden. Man sollte sich aber darüber im klaren sein, daß auch durch minutiöses Befolgen guter Anweisungen, Puffern von Verdünnungsflüssigkeiten und Spülflüssigkeit keine ganz homogene Qualität der Färbung eines Ausstriches erreicht werden kann. Der Ausstrich ist im Kopfteil etwas zu dick, d.h. die Erythrozyten liegen nicht nur nebeneinander, sondern überschneiden sich zum Teil. Im Schwanzteil liegen die einzelnen Zellen weiter voneinander entfernt, während sie in der Mitte dicht beieinander liegen und optimal ausgebreitet sind. Diese Abnahme der Ausstrichdicke vom Kopf bis zum Schwanz bedingt auch eine ungleichmäßige Färbung. Noch wichtiger ist allerdings die ungleichmäßige Verteilung der Leukozyten. Vergleicht man die Form des Ausstriches mit der Flamme eines Bunsenbrenners, der keine optimale Luftzufuhr erhält, so wäre der Kopfteil dem blaugrünen Flammenkegel, der Mittelteil dem farblosen Flammenteil, der Schwanz der gelblichen Spitze der Flamme vergleichbar. In dieser Spitze und im Saum, also im Rande und im Schwanz des Ausstriches, findet man gehäuft die Segmentkernigen, während im Kopf- und Mittelteil die Lymphozyten relativ vermehrt vorkommen. Je langsamer beim Ausstreichen gearbeitet wurde, desto deutlicher wird diese Verschiebung. Sie ist sicher nicht nur der verschiedenen Größe der Zellen zuzuschreiben. Diese ungleichmäßige Verteilung der Zelltypen macht es möglich, daß durch verschiedenes Vorgehen bei der Auszählung aus demselben Ausstrich recht unterschiedliche Werte gewonnen werden können. Die früher viel geübte 4-Feld-Mäander-Methode nach Schilling hat den Nachteil, daß die färbetechnisch ungünstigen Randzonen mit ausgewertet werden. Es ist besser, über den ganzen Ausstrich hinweg, vom Kopf bis zum Schwanzteil einschließlich, Streifen durchzumustern, bis die gewünschte Anzahl von Zellen differenziert ist. Da sowohl bei der Anfertigung von Ausstrichen und beim Färben als auch beim Auszählen eine Fülle von Techniken in der Literatur zu finden sind, sei hier nochmals auf die Abschnitte dieses Buches verwiesen, in denen hierzu Stellung genommen wird.

Färbung

Als Standardmethode für die Zelldifferenzierung genügt die panoptische Färbung nach PAPPENHEIM, eine Kombination der Färbungen nach MAY-GRÜNWALD mit der nach Giemsa den meisten Anforderungen.

4. Normalbereiche der verschiedenen Leukozytenformen

Die physiologische Variation

Da die Differenzierung der weißen Blutzellen von morphologischen Merkmalen ausgeht, setzt sie die Kenntnis der Zellmorphologie voraus. Es gilt also zwischen „normalen" morphologischen Bildern und deren Häufigkeit, Anomalien und pathologischen Erscheinungsformen und deren Häufigkeitsverteilungen zu unterscheiden. Bei strenger Auffassung und sorgfältiger Definition der Begriffe „gesund" und „normal", würde man unter Ausschaltung von physiologisch regulativen Verschiebungen die geringste Variabilität finden. Eine Standardisierung der Abnahmebedingungen für Blutproben, die den „Grundumsatzbedingungen" gleichkommt, könnte dies erreichen. Praktisch lassen sich solche Voraussetzungen wohl nur bei wissenschaftlichen Erhebungen angenähert erfüllen. Deshalb ist ohne Vergleich der Untersuchungsbedingungen eine Stellungnahme zu verschiedenen publizierten „Normalbereichen" gar nicht sinnvoll. Man muß vielmehr die Variabilität insgesamt für größer halten, als dies bisher üblich war. Aus diesen Gründen wird bewußt auf eine tabellarische Übersicht über die von verschiedenen Autoren erarbeiteten Werte verzichtet. Die Definition der Stichprobe der Normalpersonen muß ohnehin in der jeweiligen Originalarbeit nachgelesen werden. Würde man die physiologischen Zustände, die einer Belastung irgendwelcher Art, z.B. körperliche Arbeit, Gravidität entsprechen, jedoch in die Norm einbeziehen, so ergäbe sich eine unkontrollierbare Verzerrung der als normal zu betrachtenden Schwankungsbereiche. Man hält deshalb an Bedingungen ähnlich wie für den Grundumsatz und dem Kollektiv der Stoffwechselnormalen „gesunden" Personen für gesuchte Normalwerte fest. Es bleiben auch dann noch voneinander zu trennende Teilkollektive, die für sich allein betrachtet, vom Durchschnitt der anderen deutlich abweichen. Im Säuglingsalter und in der Kindheit sind typische Unterschiede gegenüber dem Blutbild der Erwachsenen vorhanden. Neben dem Lebensalter kann der weibliche Zyklus, die Rasse und in noch nicht geklärter Weise offenbar die Umwelt auf die Werte des Blutbildes Einfluß nehmen, so daß auch scheinbare periodische Schwankungen (tageszeitlich usw.) anderer Art beschrieben wurden. („Scheinbar" bezieht sich auf die Einschränkung, daß die Unterschiede nur die Gewinnbarkeit der Zellen betreffen kann.)

a) Physiologische Leukozytosen

Während der ersten Lebensstunden, mit einem Gipfel bei der 24. Lebensstunde, ist in der Regel eine mehr oder weniger starke Leukozytose durch Granulozytose vorhanden. Später noch sind erhebliche Schwankungen der Leukozytenzahl ohne erkennbare Ursachen nicht selten. Nach der 2. Lebenswoche beginnt eine Periode relativer Lymphozytose (5000—6000 Lymphozyten pro µl Blut), die manchmal bis in das Schulalter andauert.

Neutrophile Granulozyten

Jeder „Streß" bewirkt eine entsprechende Vermehrung der Leukozyten, vor allem der Neutrophilen, im zirkulierenden Blut, wobei akute und starke körperliche Belastung den stärksten Effekt hat und sofort wirkt. Die Leukozytenzahl steigt jedoch nicht nur bei Adrenalinausschüttung, sondern auch bei Vagusreizen (z.B. Erbrechen) und psychischen Alterationen (Angst, Schrecken usw.). Schließlich ist auch in der Schwangerschaft eine mäßige Leukozytose und zunehmende Granulozytose feststellbar. Die Herkunft dieser regulativ in den Kreislauf gelangenden Leukozyten ist nicht absolut geklärt. „Organdepots" (z.B. Lungen) bzw. der marginale Pool sollen die wesentlichen Herkunftsgebiete sein.

Normbereich der Neutrophilen: 2000—8000 pro µl Blut.

b) Granulozyten-Lymphozyten-Relation

Der relative Anteil der Lymphozyten am normalen weißen Blutbild variiert auch bei Erwachsenen sehr stark und erreicht zunehmend Werte, die vor 1940 als pathologische Lymphozytose betrachtet wurde. Hierbei dürften Umweltfaktoren (Ernährung, Einwirkung von Noxen) eine Rolle spielen, die eine regulative Verschiebung des Differentialblutbildes ohne erkennbare Krankheit hervorrufen. Vielleicht kann man von einem Anpassungsvorgang sprechen, dem ganze Bevölkerungsteile unterliegen. Es ließ sich z.B. zeigen, daß bei gesunden in Kliniken tätigen Personen die Lymphozyten durchschnittlich höher lagen als bei einer Stichprobe aus der Bevölkerung der gleichen Stadt. Es gibt nicht wenige Publikationen, die für einen bestimmten Personenkreis hohe Lymphozytenwerte nachweisen, ohne daß man die Ursachen hierfür sicher angeben konnte.

c) Lymphatische Zellen

Die relative Lymphozytose in der frühen Kindheit, die erst allmählich dem „Blutbild der Erwachsenen" (um das 20. Lebensjahr) weicht und die relativ hohen Lymphozytenwerte auch bei größeren Bevölkerungsgruppen und unter gewissen Umwelteinflüssen (Krieg, chemische Stoffe usw.) wurden schon oben angedeutet.

Obwohl die Funktionen der lymphatischen Blutzellen weitgehend ungeklärt sind, kann man anhand pathologischer Reaktionen, biochemischer Untersuchungen und schließlich über morphologische Eigenschaften eine weitere Differenzierung dieser Zellgruppe vornehmen. So lassen sich Zellformen unterscheiden, die unter den Bezeichnungen „Lymphoide", „lymphatische Reiz- oder Reaktionsformen", „Virozyten" und vielen anderen Namen bekannt sind. JORKE

(1963) hat diese „Lymphoidzellen" intensiv untersucht, ihre Merkmale (z.B. DNS-Produktion) zusammengestellt und ihr Vorkommen bei Gesunden untersucht. Da sie bei jedem gesunden Menschen „mit allerdings sorgfältiger Technik zu 4 bis 5% im peripheren Blutausstrich gefunden werden", dürften sie zu den normalen Blutzellen gehören, die auf bestimmte Reize hin vermehrt auftreten.

Normbereich der lymphatischen Zellen: 1000—3000 pro µl Blut.

d) Monozyten

Auch die Monozytenzahl unterliegt physiologischen Schwankungen. Während der beiden ersten Lebenswochen sollen sie relativ ansteigen (auf Werte zwischen 15 und 20%). Nahrungsaufnahme und Gravidität sollen ebenfalls zur Erhöhung der Monozytenzahl führen. Die Regulationsmechanismen hierfür sind nur ungenügend bekannt, es scheint neurale und humorale Systeme hierfür zu geben.

Normbereich der Monozyten: bis 700 pro µl Blut.

e) Eosinophile Granulozyten

Neben der Differenzierung aus dem Blutausstrich steht für diese Zellen die wesentlich genauere Methode der Auszählung in der Fuchs-Rosenthal-Kammer zur Verfügung. Die Azidophilie der Granula und die relative Beständigkeit der Zellen gegen hypotone Lösungen sind hierzu ausgenutzte Eigenschaften der Eosinophilen. DUNGERs Methode wurde vielfach modifiziert, andere Autoren verwendeten auch völlig neue Verfahren (siehe Färbetechnik) und andere Farbstoffe, doch sind die Ergebnisse nicht sicher besser als bei der „klassischen Methode" nach DUNGER. RUD (1947) gelangte durch subtile Technik zu neuen Erkenntnissen über konstitutionsbedingte Unterschiede der Eosinophilenzahl und über Umwelteinflüsse. Soweit für die Eosinophilenzählung eine vorherige Zerstörung der anderen Leukozyten (z.B. durch Aceton in alkalischem Milieu) erforderlich ist, sollte man die Ergebnisse mit Vorsicht behandeln (elektronische Zählung), denn die verwendeten Substanzen zerstören entweder nicht alle Leukozyten anderer Art, oder sie zerstören auch einige Eosinophile. Korrekturen sind nötig.

Normbereich der Eosinophilen: bis 500 pro µl Blut.

f) Basophile Granulozyten (Blutbasophile)

Die relative Seltenheit der Blutbasophilen bringt es mit sich, daß durch Ausstrichdifferenzierung im Einzelfalle nur wenig ausgesagt werden kann. Erst Verfahren zur Direktzählung, z.B. MOORE und JAMES (1953), BRAUNSTEINER und THUMB (1958), konnten zu annehmbaren Schätzungen der Häufigkeit bei Gesunden und zu Aussagen über Einflüsse hierauf führen. Den Basophilen als Heparinträgern im peripheren Blut wird eine Funktion im Fettstoffwechsel zugeschrieben, weil man sowohl bei erniedrigtem Fettgehalt des Blutes, als auch bei längerer Heparinbehandlung eine Abnahme der Basophilenzahl im peripheren Blute nachweisen kann.

Normbereich der Basophilen: „durchschnittlich" 28 pro µl Blut.

g) Sonstige Zellen im peripheren Blut

Es kann kein Zweifel daran bestehen, daß im peripheren Blut auch Zellen vorkommen, die nicht zu den Blutzellen gehören. Da sie recht selten anzutreffen sind, muß man für quantitative Aussagen Anreicherungsverfahren benutzen. Solche Techniken (Dextran- oder Collidonanwendung, Zentrifugieren) dienen meist dem Nachweis von Zellarten, die man beim Gesunden nicht vorfindet, z.B. Tumorzellen. Mit der Methode von Klima hat sein Mitarbeiter Gött (1964) gezeigt, daß Endothelzellen im peripheren Blut keineswegs als Zeichen einer Erkrankung aufgefaßt werden müssen. Die Häufigkeit des Vorkommens von Endothelzellen bei Gesunden ist jedoch noch ungeklärt, da den Autoren nicht genügend gesunde Versuchspersonen zur Verfügung standen. Der Nachweis der Zellen geschieht im Ausstrich des Leukozytenkonzentrates.

Literatur

Benjamin, N.R.: A Rapid Method for Estimation of the Total Leucocyte Count. Blood 13, 677—683 (1958).

Braunsteiner, H., Thumb, N.: Quantitative Veränderungen der Blutbasophilen und ihre klinische Bedeutung. Acta haemat. 20, 339 (1958).

Cartwright, G.E.: Diagnostic Laboratory Hematology. 4th ed. New York-London: Grune & Stratton 1968.

Dacie, J.V., Lewis, S.M.: Practical Haematology. 3rd. ed. London: J. & A. Churchill 1963.

Gött, E.: Vorkommen und Bedeutung von Endothelzellen im peripheren Blut. Acta haemat. 32, 39—43 (1964).

Gottmann, A.W.: Multiple Hematologic Analyses by Means of a Coulter Counter Model S. In Astaldi, G., Sirtori, C.: Standardization in Hematology. G. Vanzetti, Franco Angeli Editore, Milano, 1970, 192—199.

Immich, H.: Medizinische Statistik, Kap. 22. Stuttgart-New York: Schattauer 1974.

Jorke, D.: Die Lymphoidzellen des Blutes. Serie: Hämatologie u. Bluttransfusionswesen. Bd. 2. Berlin: Akademie-Verlag 1963.

Kleine, N., Plötner, K.: Zählmethoden und Hämoglobinbestimmung. In: Handb. Ges. Hämat. (Heilmeyer-Hittmair, Hrsg.), Bd. 2, S. 121. Berlin-Göttingen-Heidelberg: Springer 1959.

Moore, J.E., James, G.W.: A Simple Direct Method for Absolute Basophil Leucocyte Count. Proc. Soc. exp. Biol. (N.Y.) 82, 601 (1953).

Osgood, E.E., Brownlee, I.E., Osgood, M.W., Ellis, D.M., Cohen, W.: Total, differential and absolute leucocyte counts and sedimentation rates. Arch. intern. Med., 64, 105 (1939).

Rud, F.: The eosinophil count in health and in mental disease. Acta psychiatr. Neurol. Suppl. 40 (1947).

Sachverzeichnis